U & S Fachbuch
Anatomie · Text und Atlas

Anatomie
Text und Atlas

Deutsche und lateinische Namen

Herbert Lippert

4., überarbeitete Auflage
944, z. T. mehrfarbige Abbildungen

Urban & Schwarzenberg
München–Wien–Baltimore 1983

Anschrift des Verfassers:
Prof. Dr. med. Dr. phil. *Herbert Lippert*, Leiter der Abteilung für Funktionelle und Angewandte Anatomie der Medizinischen Hochschule, Konstanty-Gutschow-Straße 8, 3000 Hannover 61

CIP-Kurztitelaufnahme der Deutschen Bibliothek

Lippert, Herbert:
Anatomie : Text u. Atlas ; dt. u. lat. Namen / Herbert Lippert. – 4., überarb. Aufl. – München, Wien, Baltimore : Urban und Schwarzenberg, 1983.
([U-und-S-Fachbuch] U-&-S-Fachbuch)
ISBN 3-541-07214-8

4 3 2
88 87 86

1. Auflage 1975 (ISBN 3-541-07211-3)
2. Auflage 1976 (ISBN 3-541-07212-1)
3. Auflage 1979 (ISBN 3-541-07213-X)

Satz: W. Tutte Druckerei GmbH, Salzweg-Passau. Lithographie: G. Zanella, Verona. Druck und Bindung: Passavia Passau. Printed in Germany.

ISBN 3-541-07214-8

Vorwort

Wer erstmals einen anatomischen Atlas durchblättert und dabei die vielen Namen sieht, gewinnt leicht den Eindruck, das Studium der Anatomie sei eine Art Sprachkurs, bei dem es in erster Linie auf das Vokabellernen ankomme, und der anatomische Atlas sei ein Wörterbuch dieser Fremdsprache. Beginnt man mit dieser Einstellung das „Pauken", so wird die Anatomie bald zum Alptraum werden. In der Anatomie geht es jedoch nicht in erster Linie um die Namen, sondern um das Verständnis der Baugesetzlichkeiten des menschlichen Körpers. Die anatomischen Namen sind nur Hilfsmittel zur leichteren Verständigung, aber niemals Selbstzweck. Ebensowenig wie man eine Fremdsprache durch Auswendiglernen eines Wörterbuchs beherrschen lernt, kann man den Körperbau des Menschen durch Auswendiglernen anatomischer Namen erfassen.

In dem hier vorliegenden „Textatlas" wird versucht, dieser Problematik Rechnung zu tragen: Der „Text" soll mit möglichst wenig Fachbegriffen klare Vorstellungen vom funktionellen Bau des Körpers vermitteln; der „Atlas" muß nach Art eines Bilderwörterbuchs möglichst viele Begriffe anbieten. Damit sich der Anfänger im „Dschungel" der Begriffe nicht verläuft, sind die wichtigen Namen durch Fettdruck herausgehoben. Im Zusammenhang gelesen, vermittelt der Text ein Basiswissen der Anatomie, das in den Krankenpflegeberufen als Examenswissen ausreichen dürfte, für den Medizinstudenten natürlich nur eine Einführung bedeuten kann. Die Zusammenfassungen am Ende jedes Kapitels sollen die Vorbereitung auf eine Prüfung erleichtern.

Ausgangspunkt für die Herausgabe dieses Buches ist die Tatsache, daß die Lehrbücher der Anatomie für die Krankenpflegeberufe unzureichend bebildert sind, die ausgezeichnet illustrierten Lehrbücher für Medizinstudenten dagegen für Nichtmediziner wegen ihres Umfangs und Preises meist nicht in Frage kommen. Es lag daher nahe, aus Abbildungen medizinischer Lehrbücher einen Atlas zusammenzustellen und mit deutschen und lateinischen Namen auszustatten, der für die Angehörigen der medizinischen Pflegeberufe und für Studierende „aller Fakultäten" (vor allem der Leibesübungen, der Biologie und der biomedizinischen Technik) verständlich und erschwinglich ist. Die Anregung zu diesem Buch verdanke ich Herrn Michael Urban und Herrn Dr. Degkwitz, die mir auch das reiche Abbildungsgut des Verlages Urban & Schwarzenberg zur Verfügung stellten.

Die dritte Auflage brachte eine nahezu völlige Neubearbeitung. Im Nachdruck dieser Auflage konnten kleinere Verbesserungen vorgenommen werden. Ziel der vierten Auflage ist es, das Buch bei gleichem Umfang noch leserfreundlicher zu machen. So wurde der Text an vielen Stellen etwas gekürzt oder umgestellt, um die zu einer Bildseite gehörenden Erläuterungen möglichst auf einer Seite unterzubringen und so das lästige Hin- und Herblättern zu ersparen. In zahlreiche Schwarzweißabbildungen wurden Farben einkopiert, um sie übersichtlicher zu gestalten. Selbstverständlich wurden Fortschritte der

wissenschaftlichen Erkenntnis im Text berücksichtigt. Im Vordergrund stand also diesmal die Arbeit am Detail, während das Grundkonzept nicht verändert wurde.
Verpflichtet fühle ich mich meinen kritischen Lesern, die in zahlreichen Zuschriften Verbesserungsvorschläge machten. Der Lehrbuchautor braucht in besonderem Maß die Rückkoppelung. Deshalb bitte ich wieder meine Leser: Schreiben Sie, was Ihnen nicht gefällt. Haben Sie keine Hemmungen, Kritik zu üben. Jede Zuschrift wird willkommen sein.
Besonderen Dank schulde ich Herrn Michael Urban und seinen Mitarbeitern, vor allem Frau Renate Hausdorf, die verständnisvoll auf meine Wünsche für die vierte Auflage eingingen. Meinen Mitarbeiterinnen Frl. Gabriele König und Frau Antje Luhmann danke ich für die Hilfe bei der Reinschrift des Manuskripts und beim Lesen der Korrekturen. Ohne sie im einzelnen zu erwähnen, sei schließlich auch all derer gedacht, die durch Erteilen von Abdruckgenehmigungen die Zusammenstellung dieses Atlasses ermöglicht haben. Ihre Namen gehen aus dem Abbildungsnachweis am Ende des Buches hervor.

Hannover, im Mai 1983 Herbert Lippert

Inhalt

Einführung

Was ist Anatomie?

Das Wort Anatomie leitet sich vom griechischen „anatemnein“ = „auseinanderschneiden, zergliedern“ ab. Anatomie hieße dann etwa „Zergliederungskunst“. Der heutigen Anatomie geht es aber nicht mehr um das Aufschneiden, sondern um das Zusammenfügen der Teile zu einem funktionsfähigen Ganzen. Wir können dies mit der Berufsbezeichnung „Schneider“ vergleichen. Das Zerschneiden des Stoffes ist zwar auch nötig, aber noch nötiger erscheint uns das Zusammennähen zu einem passenden Kleidungsstück.

Die Anatomie ist eine sehr alte Wissenschaft. Nach ersten Erkenntnissen in der Antike trat zwar, wie in allen Naturwissenschaften, im Mittelalter ein Rückschlag ein. Damals herrschte die Lehre von GALEN, der seine anatomischen Kenntnisse an Affen und nicht an Menschen gewonnen hatte. Im 13. Jahrhundert begann dann für die Anatomie bereits die Renaissance. Man führte, zunächst zögernd, dann immer häufiger, Sektionen des Menschen durch. In der Mitte des 16. Jahrhunderts erlebte die Anatomie eine unerhörte Blüte. 1543 erschien bereits ein umfassendes Werk über die menschliche Anatomie von VESAL, dem Leibarzt Karl V., das die Grundlage für die weitere Entwicklung bildet. Die Anatomie ist damit als die erste anerkannte Naturwissenschaft zu bezeichnen. 57 Jahre nach Erscheinen von Vesals Anatomie wurde man wegen neuer Ansichten noch verbrannt (Giordano Bruno) und 90 Jahre später mußte man noch abschwören (Galilei). Vom 16. bis zum 18. Jahrhundert war die Anatomie die Naturwissenschaft vom Menschen schlechthin, und der Arzt studierte im wesentlichen vier Fächer: Anatomie, Chirurgie, (innere) Medizin und Botanik. Im 19. Jahrhundert erfolgte dann in rascher Folge die Verselbständigung von Teilgebieten der „Lehre vom Körperbau“: Die „vergleichende Anatomie“, die den Bau des Menschen mit dem der Tiere vergleicht, wurde zu einem Teil der Zoologie. Die „pathologische Anatomie“, mit den krankhaften Veränderungen des Körpers befaßt, wurde zu einem selbständigen Fach der klinischen Medizin. Am einschneidendsten wurde die Spaltung der Lehre vom gesunden Menschen in „Anatomie“ und „Physiologie“. Physiologie bedeutet, wörtlich übersetzt, „Lehre vom Körper“, sie befaßt sich jedoch im wesentlichen mit den Lebensvorgängen (Kreislauf, Atmung, Verdauung, Fortpflanzung usw.). Für die alte Anatomie blieb damit die Untersuchung des Baues und der Strukturgesetzlichkeiten des menschlichen Körpers übrig. Aber auch in diesem Bereich mußte sie sich noch einschränken. Die Lehre von den Unterschieden der Menschenrassen und der Konstitutionstypen wurde zu einem Teilgebiet der „Anthropologie“ (wörtlich „Lehre vom Menschen“). Trotzdem bleibt für die Anatomie als Lehr- und als Forschungsgebiet eine Fülle von Problemen übrig, zumal gerade in letzter Zeit die scharfen Grenzen zwischen den einzelnen Fächern wieder fließender werden.

Anatomie = Lehre vom Bau des gesunden menschlichen Körpers

Gliederung der Anatomie

Die Anatomie beschränkt sich heute nicht mehr auf die Beschreibung, sondern sieht Form und Funktion in Wechselwirkung („funktionelle Anatomie"). Der menschliche Körper ist ein funktionelles Ganzes, bei dem die einzelnen Teile nicht ohne das Ganze zweckmäßig arbeiten können. Trotzdem ist es nötig, zum Studium die einzelnen Teile und Aspekte gesondert zu betrachten. Man muß sich nur hüten, das Ganze einfach als Summe der Teile verstehen zu wollen. Dies wird bei der „Baustofflehre" deutlich. Ein Gewebe ist mehr als die Summe der Zellen, ein Organ mehr als die Summe der Gewebe. Erst das sinnvolle Gefüge, die Abstimmung der Funktionen der einzelnen Teile macht das Ganze aus.

Der menschliche Körper ist aber nicht ein für allemal unverändert da. Aus mikroskopischen Anfängen reift er durch Differenzierungs- und Wachstumsvorgänge zur selbständigen Lebensfähigkeit heran, ist auf dem Höhepunkt seiner körperlichen Entwicklung selbst fortpflanzungsfähig und verfällt danach, erst fast unmerklich, dann in immer schnelleren Schritten, bis die Lebensfähigkeit erlischt.

So kann man den Körperbau des Menschen unter drei Hauptaspekten sehen (Tabelle 1): den Bausteinen, den Lagebeziehungen und der Entwicklung. In diesem Atlas steht die Baustofflehre im Vordergrund, da sie die grundlegenden Kenntnisse über den Körperbau vermittelt.

Tabelle 1. Hauptbetrachtungsweisen der Anatomie

1. Bausteine:	Zellen (Zytologie = Zellenlehre)	
	Gewebe (Histologie = Gewebelehre)	
	Organe	mikroskopische und
	Organsysteme	makroskopische Anatomie
2. Lagebeziehungen:	topographische Anatomie	
3. Entwicklung:	Embryologie = Entwicklungsgeschichte	

Nach ihren Aufgaben für den Gesamtorganismus kann man die Organe des Menschen (wie der Wirbeltiere im allgemeinen) in drei große Gruppen einteilen (Tabelle 2):

A. Organe, die dem Körper seine charakteristische Gestalt und die Möglichkeit der Bewegung verleihen: Knochen, Gelenke, Muskeln usw. fassen wir unter dem Begriff „Bewegungsapparat" zusammen;

B. Organe, die unmittelbar der Erhaltung der Lebensvorgänge und der Erhaltung der Art dienen: Organe im Dienst der Verdauung, der Atmung, des Kreislaufs, der Harnbereitung, der Fortpflanzung, der Infektionsabwehr und die großen Drüsen werden gewöhnlich als „innere Organe" bezeichnet;

C. Organe, die der Abgrenzung des Organismus gegen die Umwelt und dem Kontakt mit dieser dienen, sind die Haut, die Sinnesorgane und das Nervensystem.

Nach der in Tabelle 2 angegebenen Reihenfolge der Organsysteme ist dieser Atlas gegliedert, wobei lediglich noch ein Abschnitt über Zellen- und Gewebelehre vorangestellt wurde.

Tabelle 2. Organsysteme

A.	1. Bewegungsapparat	
B.	2. Verdauungsorgane 3. Hormondrüsen 4. Atmungsorgane 5. Harn- und Geschlechtsorgane 6. Kreislauforgane 7. Lymphatische Organe	„innere Organe“
C.	8. Haut 9. Sinnesorgane 10. Nervensystem	

Die anatomischen Namen

Die Nomenklatur aller Wissenschaften ist weitgehend von den Sprachen des klassischen Altertums geprägt. So sind auch die offiziellen „Nomina anatomica“ lateinisch. Viele anatomische Namen haben eine lange Tradition: Aus griechischen Vorstufen wurden sie in die lateinische Sprache der Wissenschaft des Mittelalters übernommen, sie finden sich in den frühen anatomischen Lehrbüchern der Neuzeit und wurden auch mit dem Aufkommen deutschsprachiger Lehrbücher im 19. Jahrhundert beibehalten. So wie an die Stelle des Lateinischen im 19. Jahrhundert die Nationalsprachen als Sprachen der Wissenschaft traten, so wurden die lateinischen Namen allmählich eingedeutscht (entsprechend anglisiert, romanisiert usw. in den anderen Ländern). Die Endungen schliffen sich ab, lange Namen wurden verkürzt. So entstand in Deutschland „Muskel“ aus „Musculus“, „Arterie“ aus „Arteria“, „Sternokleido“ aus „Musculus sternocleidomastoideus“ usw. Die Umgangssprache des Mediziners ist im wesentlichen von solchen eingedeutschten Bezeichnungen bestimmt, aber auch in der wissenschaftlichen Literatur greifen sie immer mehr um sich.

Die Wissenschaft gesteht dem Entdecker das Recht zu, dem Entdeckten einen Namen zu geben. Viele wissenschaftliche Entdeckungen werden jedoch unabhängig voneinander mehrfach gemacht; häufig bemerkt man auch erst später, daß es sich um Identisches handelt usw. So kommen oft mehrere Bezeichnungen für das gleiche Gebilde zustande. Um die internationale Verständigung zu erleichtern, haben daher erstmals 1895 die Anatomen aus aller Welt auf einem internationalen Kongreß in Basel sich auf eine einheitliche Nomenklatur geeinigt, die „Nomina anatomica“. Im Laufe der Zeit wurden Ergänzungen und Verbesserungen nötig, so daß die „Basler“ Nomina anatomica 1935 von den „Jenenser“ und 1955 von den „Pariser“ Nomina anatomica abgelöst wurden. Die komplette Liste der Namen wurde jeweils als Buch herausgegeben und dient als Nachschlagewerk, das allerdings für den Nichtanatomen etwas schwierig zu handhaben ist. Die Unterschiede zwischen den drei Nomenklaturen sind gering, sie betreffen vor allem die Richtungsbegriffe, einige Adjektivendigungen, die Schreibung der Umlaute und den Bindestrich bei zusammengesetzten Wörtern. Da sich der Kliniker wenig um die philologischen Bemühungen des Anatomen kümmert, wird sowieso eine Mischung der drei Nomenklaturen gebraucht, und nur der Spezialist kann ohne Nachschlagewerk sagen, welche Schreibweise dem letzten Stand entspricht. Eine wesentliche Erweiterung hat die offizielle Nomenklatur 1975 durch Einbeziehung der Gewebelehre („Nomina histologica“) und der Entwicklungsgeschichte („Nomina embryologica“) erfahren.

Der Medizinstudent wird neuerdings in einem eigenen „Kursus der medizinischen Terminologie“ in die Probleme der wissenschaftlichen Namengebung eingeführt. Dieser Atlas ist jedoch für den Nichtmediziner bestimmt, der für ihn verständliche Namen erwartet. Eine verbindliche deutsche Nomenklatur der Anatomie gibt es nicht. In anatomischen Werken für Nichtmediziner werden dann meist die lateinischen Namen ins Deutsche übersetzt oder historische Bezeichnungen verwendet. Dabei wird nach meinem Dafürhalten meist zu weit gegangen, so daß Bezeichnungen zustande kommen, die für die Mehrzahl der Ärzte nicht oder nur schwer verständlich sind. (Fragen Sie z. B. Ihren Hausarzt, ob er die Begriffe „Leerdarm“, „Krummdarm“ und „Grimmdarm“ kennt, Sie würden ihn vermutlich belehren können, daß es sich um die ihm wohlvertrauten Gebilde „Jejunum“, „Ileum“ und „Kolon“ handelt!) In diesem Atlas wurde daher versucht, deutsche Bezeichnungen zu finden, die sowohl dem Arzt als auch dem Laien verständlich sind, um die Kommunikation zu erleichtern.

Die derzeit gültige anatomische Nomenklatur weicht in der Schreibweise etwas vom klassischen Latein ab. So ist es üblich, das erste Wort eines anatomischen Begriffs (und nur dieses) mit großem Anfangsbuchstaben zu schreiben: z. B. Arcus aortae = Aortenbogen. Doppelvokale werden weitgehend nicht mehr gebraucht: z. B. Peritoneum = Bauchfell (früher üblich Peritonaeum). Wie „j“ gesprochenes lateinisches „i“ wird als „j“ geschrieben: z. B. Jejunum = Teil des Dünndarms.

Die Aussprache der lateinischen Wörter in der Medizin folgt dem spätlateinischen Gebrauch, wie er in den romanischen Sprachen weiterlebt. So wird „c“ vor e und i wie „z“, sonst wie „k“ gesprochen, z. B. Caecum = Blinddarm, gesprochen „Zäkum“. Die größte Schwierigkeit bietet dem Nichtlateiner die richtige Betonung. Viele Fehler kann man vermeiden, wenn man sich einprägt, daß nie die letzte Silbe, sondern immer die zweit- oder drittletzte Silbe betont ist. Meist liegt der Ton auf der vorletzten Silbe, z. B. Vag<u>i</u>na = Scheide. Nur wenn die vorletzte Silbe kurz ist, geht die Betonung auf die drittletzte über: z. B. Ventr<u>i</u>culus = Magen. Bei einigen Wörtern bestehen auch Meinungsverschiedenheiten unter den Gelehrten über die korrekte Betonung, z. B. M. deltoideus = Deltamuskel: die einen betonen „delto<u>i</u>deus“, die anderen „deltoid<u>e</u>us“.

Die Richtungsbegriffe der Anatomie

Der Mensch lebt in einem dreidimensionalen Raum und erlebt auch den eigenen Körper als dreidimensional. Wir sind gewohnt, an unserem Körper „oben“ und „unten“ (Längsrichtung), „vorn“ und „hinten“ (Pfeilrichtung), „rechts“ und „links“ (Querrichtung) zu unterscheiden. Diese Richtungen sind nicht vertauschbar: Wir können uns drehen wie wir wollen: Der rechte Arm wird nie zum linken, das „Hinterteil“ nie ein „Vorderteil“, der „Ober“-Schenkel nie zum „Unter“-Schenkel (auch wenn wir uns auf den Kopf stellen!). Weil die Richtungen nicht vertauschbar sind, können sie bei anatomischen Namen verwendet werden: So unterscheiden wir an der Lunge einen Oberlappen und einen Unterlappen, am Herzen eine rechte Kammer und eine linke Kammer, am Rückenmark eine vordere und eine hintere Wurzel usw. Der Arzt verwendet statt der deutschen häufig aus dem Lateinischen abgeleitete Bezeichnungen:

oben = kranial (von cranium = Kopf),
unten = kaudal (von cauda = Schwanz),
in Längsrichtung = longitudinal (von longitudo = Länge),
vorn = ventral (von venter = Bauch),
hinten = dorsal (von dorsum = Rücken),
in Pfeilrichtung = sagittal (von sagitta = Pfeil).

Neben der Unterscheidung von rechts und links interessiert es häufig, ob ein Gebilde mehr zur Körpermitte (der Symmetrieebene) zu oder seitlich gelegen ist:

seitlich = lateral (von latus = Seite),
zur Mitte zu = medial (von medius = mittlerer),
in der Mittelebene gelegen = median,
in Querrichtung = transversal (von transversus = quer).

Tabelle 3. Abkürzungen von Richtungsbezeichnungen als Bestandteile anatomischer Begriffe. Es sind jeweils die vollständigen Formen in der Einzahl wiedergegeben. Man beachte jedoch, daß das Geschlecht der Hauptwörter im Lateinischen und im Deutschen nicht immer übereinstimmt: z.B. der Körper = „das“ Corpus, die Lunge = „der“ Pulmo, die Leber = „das“ Hepar.

	männlich	weiblich	sächlich	deutsch
ant.	anterior	anterior	anterius	vorderer
caud.	caudalis	caudalis	caudale	unten
dext.	dexter	dextra	dextrum	rechts
dors.	dorsalis	dorsalis	dorsale	hinten (rückwärts)
ext.	externus	externa	externum	außen (i.S.v.oberflächlich)
inf.	inferior	inferior	inferius	unterer
int.	internus	interna	internum	innen (i.S. von tief)
lat.	lateralis	lateralis	laterale	außen (i.S. von seitlich)
med.	medialis	medialis	mediale	innen (als Gegensatz von seitlich)
	medius	media	medium	mittlerer (von 3)
post.	posterior	posterior	posterius	hinterer
prof.	profundus	profunda	profundum	tief
sin.	sinister	sinistra	sinistrum	links
sup.	superior	superior	superius	oberer
superf.	superficialis	superficialis	superficiale	oberflächlich
ventr.	ventralis	ventralis	ventrale	vorn (bauchwärts)

Aus zwei Richtungen kann man eine Ebene bilden, dementsprechend aus drei Hauptrichtungen des Körpers drei Gruppen von Hauptebenen:

Frontalebenen (parallel zur Stirn, frons = Stirn),
Transversalebenen (auch Horizontalebenen genannt),

Sagittalebenen (auch Paramedianebenen, weil sie parallel zur Medianebene = Symmetrieebene des Körpers stehen).
Klarheit über die Richtungsbegriffe erleichtert das Verständnis der anatomischen Nomenklatur sehr.

Die Richtungsbezeichnungen als Bestandteile anatomischer Namen werden in der Fachliteratur häufig abgekürzt. Dies ist in diesem Atlas unterblieben, da im Lateinischen die Endung von Eigenschaftswörtern abhängig vom Geschlecht des zugehörigen Hauptworts ist und der des Lateinischen nicht Kundige somit Schwierigkeiten mit der vollständigen Wiedergabe solcher abgekürzten Bezeichnungen hat. Um das Verständnis von Fachliteratur er erleichtern, sind in Tabelle 3 jedoch die wichtigsten Abkürzungen aufgeführt.

Erläuterungen zur Anlage dieses Atlasses

1. Halbfette Ziffern

Ein anatomischer Atlas hat zumeist eine Doppelfunktion zu erfüllen, er soll Lernhilfe und Nachschlagewerk zugleich sein. Als Lernhilfe müßte er sich auf das Wesentliche beschränken, als Nachschlagewerk aber viele Einzelheiten bringen. In diesem Atlas wurde versucht, beiden Gesichtspunkten durch unterschiedliche Drucktechnik Rechnung zu tragen. Die Hinweise für wichtige Bezeichnungen wurden in halbfetten Ziffern gesetzt, um diese besonders zu kennzeichnen. Die Summe dieser Begriffe macht eine Art Basiswissen der Anatomie aus, das auch der gebildete Nichtmediziner beherrschen sollte. Bei diesen Hervorhebungen wurde auch die Klarheit der Abbildung berücksichtigt: Es kann also sein, daß eine Bezeichnung in einer Abbildung hervorgehoben ist, auf einer anderen, wo das Bezeichnete nur schlecht zu erkennen ist, nicht.

2. Namen in eckigen Klammern

Die Hinweislinien wurden jeweils mit deutschen (links) und lateinischen (rechts) Namen bezeichnet. Die lateinischen Namen sind, wie schon weiter oben angeführt wurde, größtenteils durch internationale Übereinkunft festgelegt. Begriffe, die nicht zu diesen internationalen „Nomina anatomica“, „Nomina histologica“ und „Nomina embryologica“ gehören, wurden in eckige Klammern gesetzt, z. B. [Linea vitalis].

3. Namen in runden Klammern

Bei deutschen Namen:

a) Alternativen: z. B. Bizeps (= zweiköpfiger Armmuskel).
Die deutschen Namen für Organe usw. sind im Gegensatz zu den lateinischen Namen nicht offiziell festgelegt. Es steht weitgehend im Ermessen des Autors, welchen Namen er gebrauchen will. Im genannten Beispiel ist die offizielle Bezeichnung „M. biceps brachii“, dies heißt wörtlich übersetzt „zweiköpfiger Armmuskel“. In der Umgangssprache hat sich die aus dem Lateinischen stammende eindeutschende Bezeichnung „Bizeps“ so eingebürgert, daß sie hier an erster Stelle genannt wurde.

b) Erläuterungen: z.B. „weiße Linie“ (Durchflechtungszone der Sehnen der schrägen Bauchmuskeln). Hier schien ein kurzer Kommentar angebracht, da man sich unter dem Namen „weiße Linie“ wohl kaum etwas vorstellen kann.

c) Vereinfachende Bezeichnungen: z.B. (Schlagader zum geraden Bauchmuskel) für A. epigastrica inferior. Viele der speziellen anatomischen Begriffe werden nur vom Arzt gebraucht. Dieser lernt im allgemeinen nur die lateinischen Bezeichnungen. Es erschien daher nicht sinnvoll, Übersetzungen um jeden Preis zu schaffen, die dem einzig möglichen Gesprächspartner, dem Arzt, nicht verständlich sind. Die direkte Übersetzung von „A. epigastrica inferior“ mit „untere Oberbauchschlagader“ dürfte den Arzt vermutlich erst nach längerem Nachdenken auf die richtige Spur bringen. Es wurde daher die anschaulichere Bezeichnung „Schlagader zum geraden Bauchmuskel“ gewählt, die allerdings insofern vereinfachend ist, als es mehrere Schlagadern zu diesem Muskel gibt. In diesen Fällen empfiehlt sich die Benützung der lateinischen Bezeichnungen.

Bei lateinischen Namen:

a) Ergänzungen, z.B. Margo lateralis (renis) = seitlicher Rand (der Niere). Das Eingeklammerte kann wegbleiben, wenn es aus dem Zusammenhang klar ist. So führen die „Nomina anatomica“ nur Margo lateralis unter der Überschrift Ren (= Niere) auf.

b) Offizielle Alternativen, z.B. M. peroneus (= fibularis) longus = langer Wadenbeinmuskel. Hier lassen die „Nomina anatomica“ sowohl „M. peroneus longus“ als auch „M. fibularis longus“ zu.

c) Vereinfachte Bezeichnungen: z.B. (Glandula vestibularis major) für „Öffnung des Ausführungsgangs der großen Scheidenvorhofdrüse“. Obwohl die Neufassung der „Nomina anatomica“ über 11000 Namen enthält, fehlen darin viele Bezeichnungen für weniger wichtige Details. So wird für die Öffnung des Ausführungsgangs der großen Scheidenvorhofdrüse keine eigene Bezeichnung angegeben. Um nicht „päpstlicher als der Papst“ zu sein, wurde daher nicht übersetzt „Ostium ductus glandulae vestibularis majoris“, sondern der in den „Nomina anatomica“ enthaltene Begriff „Glandula vestibularis major“ in runde Klammern gesetzt, um die Vereinfachung zu kennzeichnen.

4. Abkürzungen

Traditionsgemäß werden einige sehr häufig verwendete Wörter als Bestandteile von anatomischen Namen abgekürzt. Es sind dies:

A.	= Arteria	= Schlagader
Lig.	= Ligamentum	= Band
M.	= Musculus	= Muskel
N.	= Nervus	= Nerv
R.	= Ramus	= Ast (eines Blutgefäßes oder eines Nerven)
V.	= Vena	= Vene

Um die Mehrzahl anzugeben, wird der letzte Buchstabe der Abkürzung verdoppelt: Aa. = Arteriae, Ligg. = Ligamenta, Mm. = Musculi, Nn. = Nervi, Rr. = Rami, Vv. = Venae.
Andere Abkürzungen werden in diesem Atlas nicht verwendet.

Zellen- und Gewebelehre

Zelle

Die Zelle gilt als der Grundbaustein aller Lebewesen. Wenn wir den Begriff „Baustein“ wörtlich nehmen wollen, so können wir die Zellen mit den Ziegeln eines Hauses vergleichen. So wie es (nach Ausgangsmaterial und Größe) sehr verschiedenartige Ziegel gibt, so sind auch die Zellen je nach ihrer Aufgabe in ihrem feineren Bau und ihrer Größe recht unterschiedlich. Die meisten Zellen des menschlichen Körpers haben Durchmesser im Größenbereich zwischen 5 und 20 µm (µm = Mikrometer; 1 µm = $^1/_{1000}$ mm). Die größten menschlichen Zellen, die Eizellen, liegen bei einem Durchmesser von 0,10 bis 0,15 mm an der Grenze der Sichtbarkeit mit dem freien Auge. Der Begriff „Zelle“ ist vom lateinischen „cellula“ = Kämmerchen abgeleitet. Der Name wurde erstmals im 17. Jahrhundert gebraucht, als man mit den damals aufkommenden, noch recht primitiven Mikroskopen kleine Hohlräume in Pflanzen bemerkte. Bei der Pflanzenzelle liegt der Vergleich mit einem „Kämmerchen“ nahe, da diese im Gegensatz zur Tierzelle eine feste Zellwand besitzt. Erst im 19. Jahrhundert wurde der Zellbegriff im heutigen Sinne entwickelt, nachdem man den Zellkern entdeckt hatte. Die klassische Definition der Zelle als „ein mit den Eigenschaften des Lebens begabtes Klümpchen von Protoplasma, in welchem ein Kern liegt“, hat auch nach mehr als einem Jahrhundert heute noch eine gewisse Gültigkeit. Auch wir unterscheiden Zellkern und Zelleib (Zytoplasma) als die beiden Hauptbestandteile der Zelle. Freilich ging es mit der Zellenlehre ähnlich wie mit der Atomlehre. So wie man in dem für unteilbar gehaltenen Atom eine ganze Reihe von „Atomteilchen“ entdeckte, so hat man innerhalb der Zelle wieder winzige „Organe“ gefunden, die man „Zellorganellen“ nennt. Es gibt übrigens auch Zellen ohne Kern, die reifen roten Blutkörperchen, sie gehen jedoch aus kernhaltigen Vorstufen hervor und sind nur begrenzte Zeit (etwa vier Monate) lebensfähig.

A bis **N** Beispiele für Zellformen im lichtmikroskopischen Bild. Um die Zellen und ihre Bausteine im Mikroskop gut sichtbar zu machen, werden hauchdünne Schnitte von wenigen Mikrometern Dicke mit bestimmten Farbstoffen angefärbt. Aufgrund der verschiedenen chemischen Zusammensetzung von Zellkern, Zelleib und Zellkörperchen färben sich diese mit verschiedenen Farbstoffen an. Man beachte die so sehr unterschiedlichen Zellformen.

A Drüsenzellen aus dem Magen (Belegzellen und Nebenzellen).
B Leberzelle.
C Knorpelzelle, von Zwischenzellsubstanz umgeben.
D Zwischenzelle des Hodens mit Eiweißkristallen (hormonbildend).
E Weißes Blutkörperchen (neutrophiler Granulozyt).
F Nervenzelle aus dem Rückenmark.
G Nervenzelle aus dem Großhirn.
H Stäbchenzelle aus der Netzhaut des Auges (Helldunkelsehen).
J Zapfenzelle aus der Netzhaut des Auges (Farbensehen).
K Pigmentzelle aus der Aderhaut des Auges (lichtabsorbierend).
L Fettzelle („Siegelringzelle“) mit großem Fetttropfen.
M Riesenzelle aus dem Knochenmark.
N Große Nervenzelle aus dem Kleinhirn. Die Fortsätze der Nervenzellen sind mit Telefondrähten zu vergleichen. In ihnen werden im Körper Nachrichten übermittelt.

1 Zellkern .... Nucleus (Karyon)
2 Zelleib .... Cytoplasma
3 Kernkörperchen .... Nucleolus
4 Kernmembran .... Karyotheca (Caryotheca)

5 Stärkekörnchen .... Granulum glycogeni
6 Eiweißkristall .... Crystalloidum
7 Pigmentkörnchen .... Granulum pigmenti

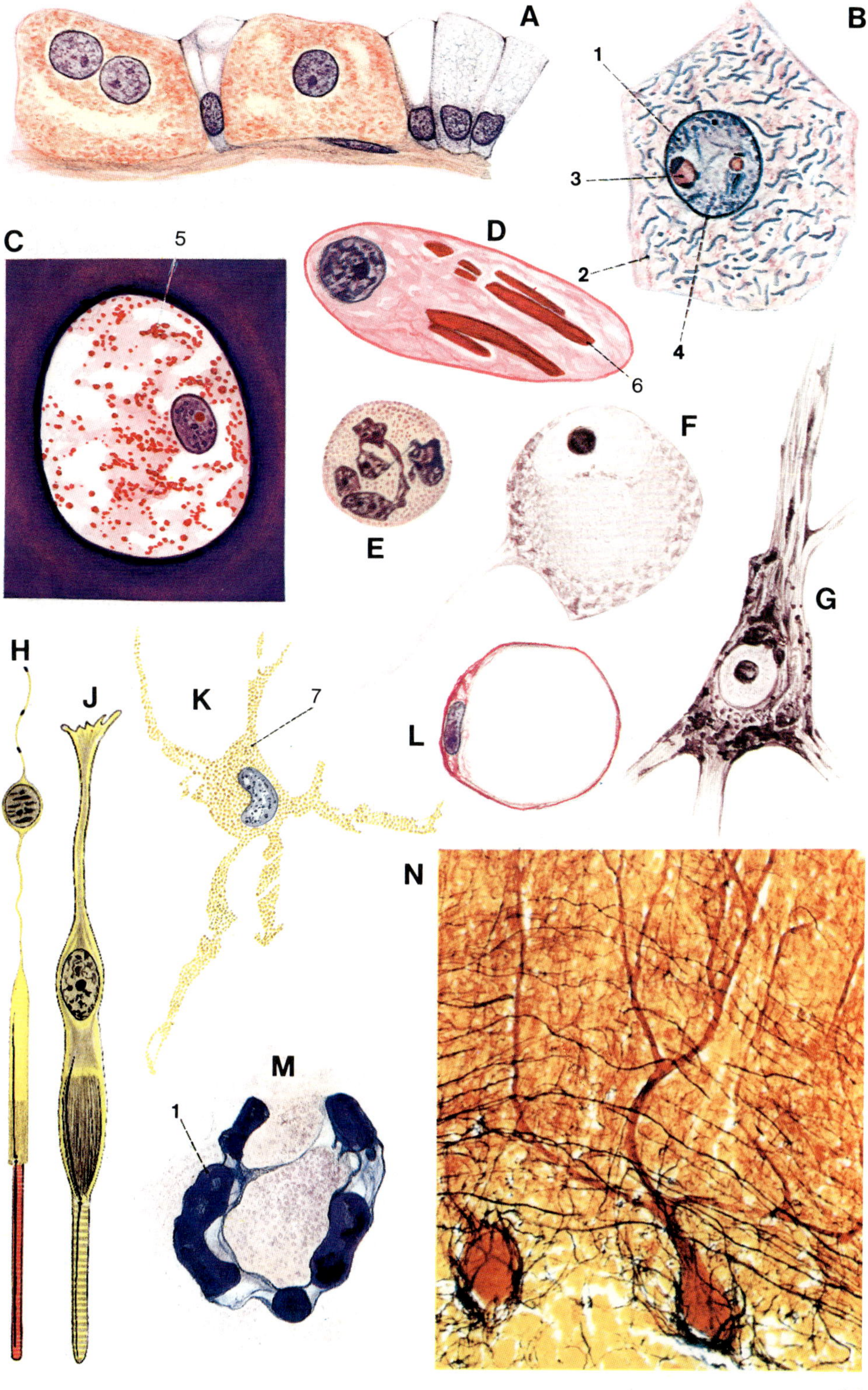
A
B
1
3
2
4
C
5
D
6
E
F
G
H
J
K
7
L
M
1
N

Zelle

Bestandteile der Zelle:

I. Zellkern (Nukleus)
   a) Chromatin bzw. Chromosomen
   b) Kernkörperchen (Nukleolus)
   c) Kernsaft (Karyolymphe)
   d) Kernmembran mit Kernmembranspalt

II. Zelleib (Zytoplasma)
   a) Zellorganellen: rauhes und glattes endoplasmatisches Retikulum (Ergastoplasma), Golgi-Apparat (gesprochen „Goldschi"-), Ribosomen, Mitochondrien, Zentralkörperchen (Zentriol) und Kinetosomen, Lysosomen, Zytosomen, Microbodies, Filamente, Tubuli
   b) „Berufsstrukturen": Muskelfasern (Myofibrillen), Nervenfasern (Neurofibrillen)
   c) Tote Einlagerungen: Sekrete, Pigmente (z. B. Blutfarbstoff, brauner Farbstoff der Haut), Fett usw.
   d) Grundplasma (Hyaloplasma)
   e) Zellmembran (Plasmolemm).

A Elektronenmikroskopisches Bild einer Knorpelzelle, Vergrößerung etwa 12000 fach. Die Grenze der Detailerkennbarkeit im Lichtmikroskop liegt bei etwa 0,1 µm. Diese Grenze ist erstens durch den Abstand der lichtempfindlichen Zellen in der menschlichen Netzhaut, zweitens durch die Wellenlänge des sichtbaren Lichts bedingt. Da man an beiden nichts ändern kann, hat es auch keinen Zweck, mit dem Lichtmikroskop stärker als etwa 2000 fach zu vergrößern (obwohl dies theoretisch möglich wäre). Will man feinere Einzelheiten unterscheiden, so muß man anstelle des sichtbaren Lichts Strahlen von kleinerer Wellenlänge verwenden. Dies geschieht im Elektronenmikroskop. Mit ihm erreicht man Vergrößerungen bis 1,5 millionenfach. Die Grenze der Detailerkennbarkeit im Elektronenmikroskop liegt bei etwa 1 nm (nm = Nanometer; 1 nm = 0,001 µm = 0,000 001 mm). Nachteil des Elektronenmikroskops ist der große Arbeitsaufwand, der mit der Gewinnung eines Bildes verbunden ist: Das Präparat muß dünner als 0,000 1 mm sein; es muß im Vakuum gearbeitet werden usw.

B Elektronenmikroskopisches Zellschema (nicht maßstäblich).

1	Zellkern	Nucleus (Karyon)
2	Kernmembran	Karyotheca (Caryotheca)
3	Kernkörperchen	Nucleolus
4	Zelleib	Cytoplasma
5	Mitochondrion („Fadenkorn")	Mitochondrion (Mitochondrium)
6	Rauhes endoplasmatisches Retikulum	Reticulum endoplasmicum granulosum
7	Golgi-Apparat (Binnennetz)	Complexus golgiensis (Apparatus reticulatus internus)
8	Einstülpung der Zellmembran	Invaginatio cellularis
9	Mikrozotte	Microvillus
10	Haftplatte	Macula adherens (Desmosoma)
11	Zwischenzellraum	Spatium intercellulare
12	Freies Ribosom	Ribosoma
13	Bläschen	Vacuola; Vesicula cytoplasmica
14	Fingerförmige Verzahnung der Zellmembranen	Junctio (intercellularis) digitiformis
15	Zellkörperchen (verschiedener Art)	Lysosoma; Phagosoma; Phagolysosoma; Peroxysoma; Granula
16	Kernpore	Porus nuclearis
17	Zentralkörperchen	Centriolum

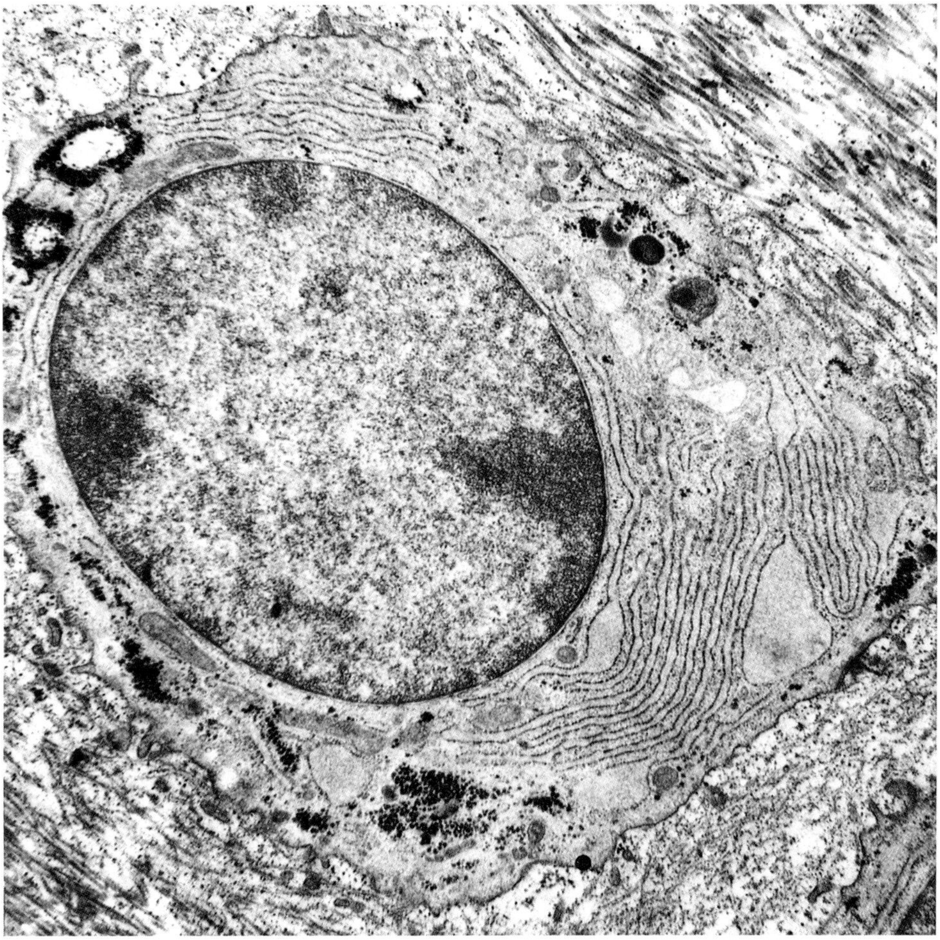

A

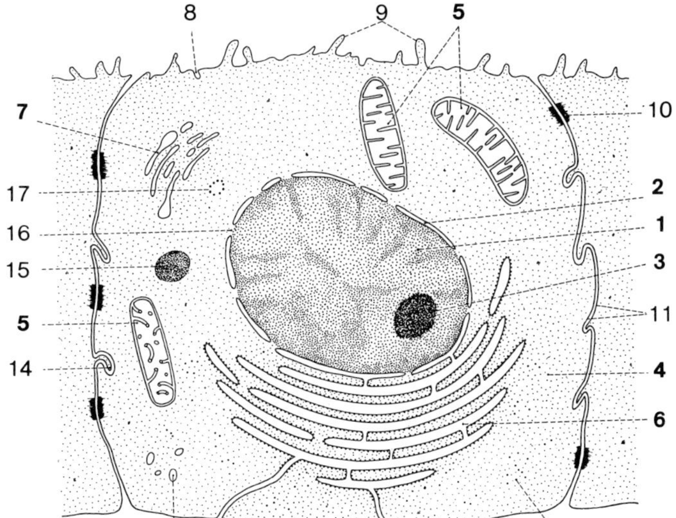

B

A Schema der Fremdkörperaufnahme (Phagozytose): Manche Zellen, z. B. weiße Blutkörperchen, haben die Fähigkeit, außerhalb der Zelle liegende Fremdkörper, z. B. Bakterien, zu umfließen und so in das Zellinnere zu bringen. Dort verschmilzt diese Vakuole mit einem Lysosom, in welchem Enzyme gespeichert sind. Mit Hilfe dieser Enzyme wird der Fremdkörper abgebaut. Unverdauliche Anteile werden auf dem umgekehrten Weg wieder aus der Zelle geschleust. Die Zelle kann aber auch von den Abbauprodukten vergiftet werden und dabei zugrunde gehen. So entsteht z. B. Eiter aus weißen Blutkörperchen.
Stoffaufnahme (Mikropinozytose): Flüssigkeiten können in Form kleiner Bläschen in das Zellinnere gelangen. Dort kann entweder die umhüllende Membran aufgelöst und der Bläscheninhalt in das Grundplasma aufgenommen werden oder mehrere Bläschen fließen zu einer größeren Vakuole zusammen, in welcher der Inhalt gespeichert wird. Die Bläschen können aber auch mit dem endoplasmatischen Retikulum verschmelzen.
Stoffpassage durch die Zelle (Zytopempsis): Die durch Mikropinozytose in die Zelle gelangten Flüssigkeitsbläschen bleiben nicht in der Zelle, sondern werden auf der anderen Seite der Zelle wieder unverändert ausgeschieden. Dieser Transportweg ist für höhermolekulare Stoffe, die nicht ungehindert die Zellmembran passieren können, z. B. für den Durchtritt von Eiweißen durch die Kapillarwände oder das Darmepithel nötig. Niedermolekulare Stoffe können Zellen durch Diffusion entsprechend den Konzentrationsgefällen passieren.

B Freßzelle (Phagozt) aus einem Lymphknoten, umgeben von Lymphzellen. Im Zellinnern die aufgenommenen Fremdkörper. Lichtmikroskopisches Bild.

C Staubzelle aus der Lunge. Mit der Atemluft gelangt Staub in die Luftwege. Zum großen Teil bleibt er bereits an der feuchten Schleimhaut von Nase, Rachen, Kehlkopf, Luftröhre und Bronchen hängen und wird dann durch den Schlag der Flimmerhaare der Deckzellen oder durch Hustenstöße wieder nach außen befördert. Bis in die Lungenbläschen gelangter Staub kann auf diesem Weg nicht entfernt werden. Er muß von Freßzellen aufgenommen und abtransportiert werden („Staubzellen“).

D Stoffaufnahme im elektronenmikroskopischen Bild (Vergrößerung etwa 40 000 fach). Man beachte die Einstülpungen der Zellmembran.

E Elektronenmikroskopisches Bild von Mitochondrien (Vergrößerung etwa 40 000 fach) Mitochondrien kommen in allen Zellen, ausgenommen den reifen roten Blutkörperchen vor. Sie enthalten die Enzyme für die Verbrennungsvorgänge in der Zelle und sind damit für den Betriebsstoffwechsel der Zelle unentbehrlich. Sie haben eine Sonderstellung unter den Zellorganellen, indem sie weitgehend autonom sind und nach Art einer Symbiose innerhalb der Zelle leben (wenige bis über tausend). Aufgebaut werden die Mitochondrien aus einem komplizierten Membransystem.

1 Zellkern .... Nucleus (Karyon)
2 Fremdkörper .... Phagosoma
3 Zwischenzellsubstanz .... Substantia intercellularis
4 Zellmembran .... Cytolemma (Plasmolemma)
5 Zelleib .... Cytoplasma
6 Mitochondrion .... Mitochondrion (Mitochondrium)
7 Kernmembran .... Karyotheca (Caryotheca)

B

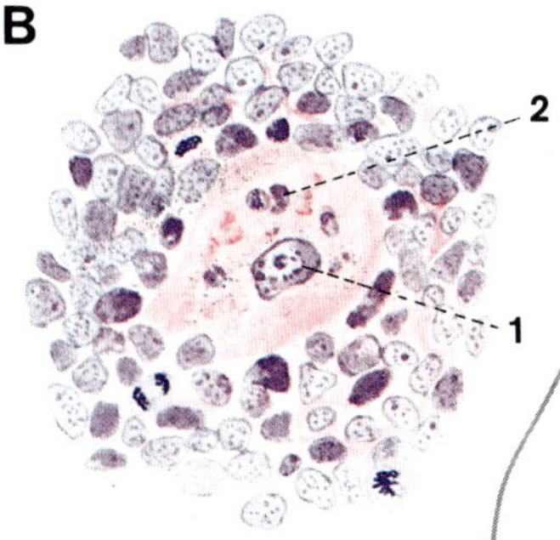

A

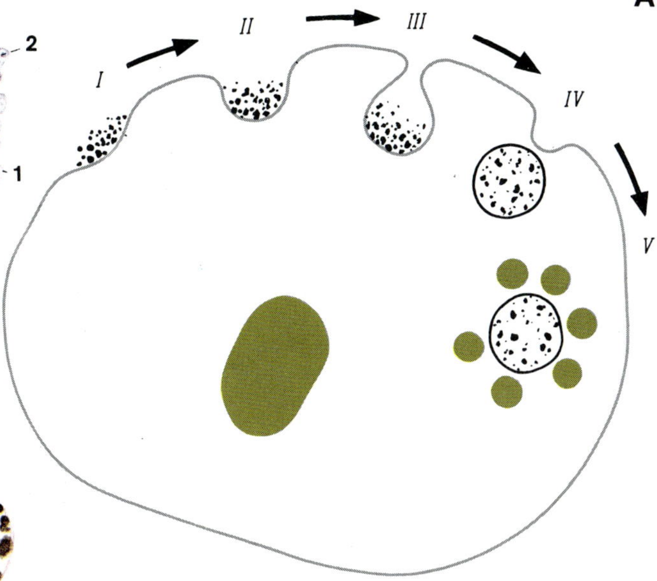

C

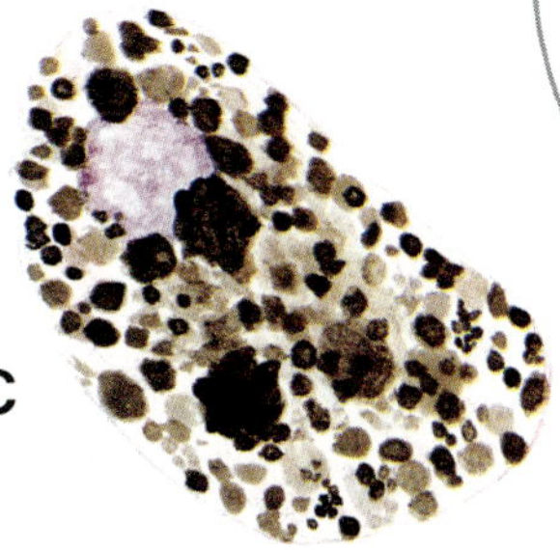

D

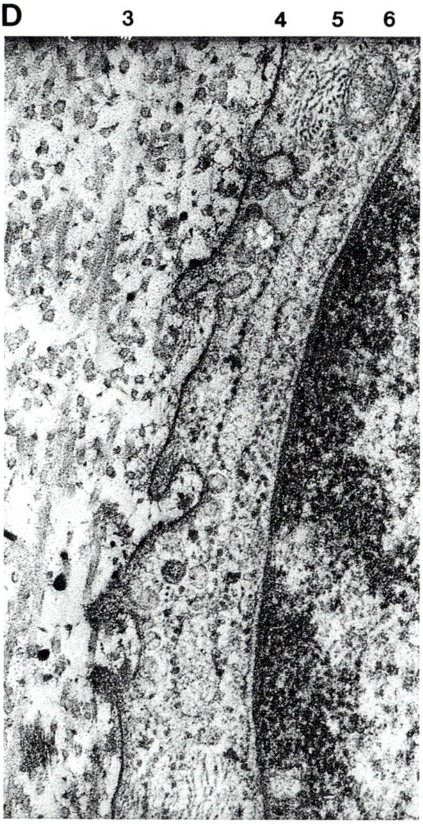

E

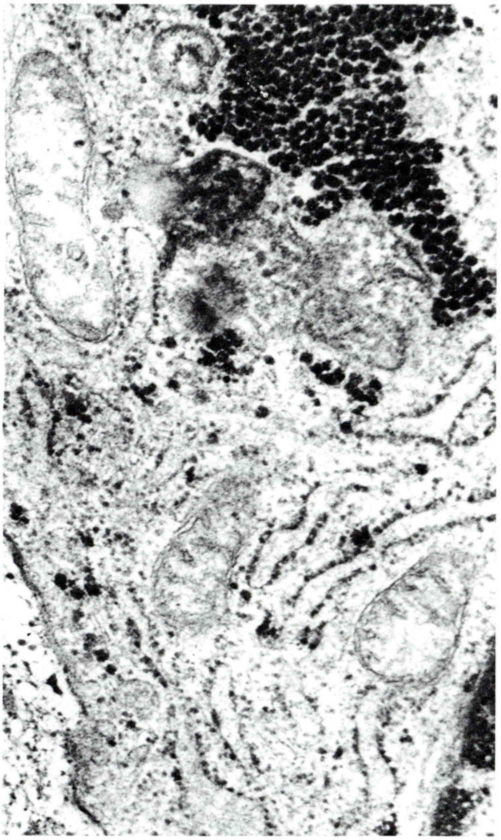

A Sekretbildung in Drüsenzellen der Darmwand (Grund einer Lieberkühnschen Krypte, vgl. S. 193). Das Sekret sammelt sich in Tröpfchen in den der Lichtung zugewandten Teilen der Drüsenzellen an. Das Sekret der abgebildeten Körnerzellen ist basisch und färbt sich daher mit sauren Farbstoffen an („azidophil" = „säureliebend"). Die meisten Drüsenzellen geben ihr Sekret an die innere (Schleimhaut) oder äußere (Haut) Körperoberfläche ab, meist unter Vermittlung eines Ausführungsgangs: „exokrine" Drüsen (exokrin = Absonderung nach „außen").

B Sekretbildung in einer Hormondrüse (Vorderlappen der Hirnanhangsdrüse). Neben den in Abbildung A dargestellten Drüsenzellen gibt es auch andere, welche den gebildeten Stoff nicht einer Körperoberfläche, sondern direkt der Blutbahn zuführen. Diese Stoffe nennt man Hormone, den Vorgang „innere Sekretion", die Drüsen „endokrine Drüsen". Nach der unterschiedlichen Anfärbung der Zellen kann man annehmen, daß in dem dargestellten Zellkomplex verschiedenartige Hormone gebildet werden (vgl. S. 216).

C, D Ausschnitte aus elektronenmikroskopischen Bildern einer Knorpelzelle (Vergrößerung etwa 25 000fach). Sekrete werden vermutlich im endoplasmatischen Retikulum gebildet und dann im Golgi-Apparat gespeichert. Dem Golgi-Apparat (die deutsche Bezeichnung „Binnennetz" ist wenig gebräuchlich) kommt damit eine Schutzaufgabe zu: Er muß die Zelle vor der Schädigung durch ihre eigenen Sekrete, z. B. Verdauungssäfte, bewahren. Möglicherweise werden im Golgi-Apparat aber auch Sekrete gebildet oder vollendet. Stoffabgabe erfolgt übrigens nicht nur durch Drüsenzellen. Die meisten Zellen sind hierzu in der Lage. Die Nervenzellen sondern z. B. „Überträgerstoffe" ab, um die Erregung auf den Muskel zu übertragen. Die Bindegewebezellen bauen die Zwischenzellsubstanz und die Fasern in ihr auf.

C Endoplasmatisches Retikulum.

D Golgi-Apparat (= Binnennetz)

1 Golgi-Apparat (Binnennetz) .... Complexus golgiensis (Apparatus reticulatus internus)

C

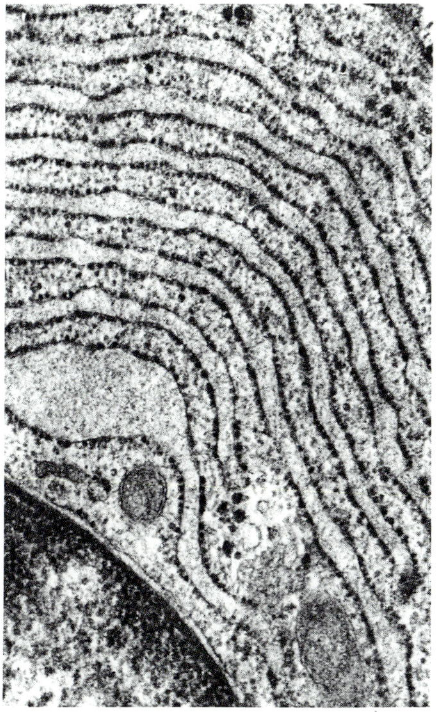

A

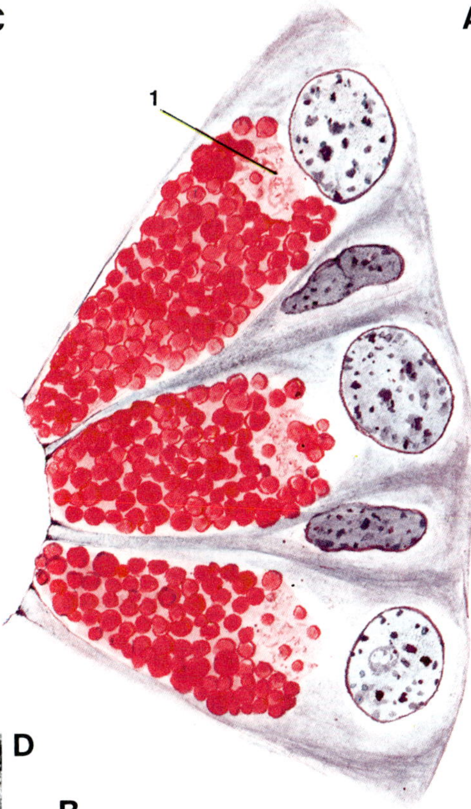

D

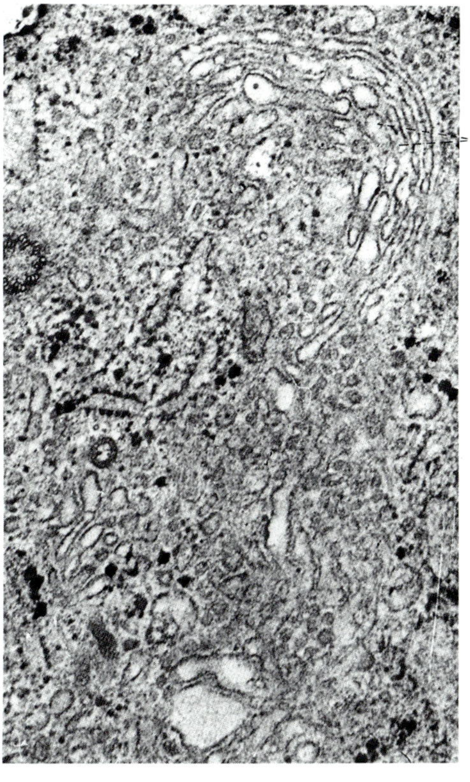

B

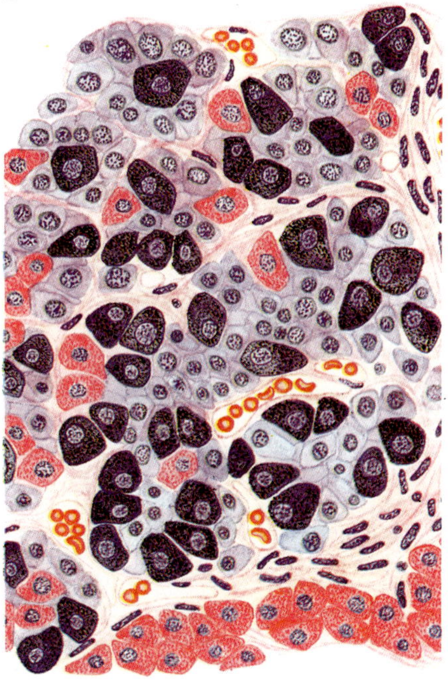

A Stoffaustausch durch die Wand eines Haargefäßes = Kapillare (elektronenmikroskopisches Bild, Vergrößerung etwa 100 000fach). Die Wand der Haargefäße wird von drei Elementen gebildet: a) den deckzellartig gelagerten Endothelzellen, welche die Lichtung (nahezu) lückenlos auskleiden, b) dem bindegewebigen Grundhäutchen, das strumpfartig den Endothelzellschlauch umgibt, c) den Perizyten, das sind „Zellen", die „außen herum" liegen. Der Stoffaustausch zwischen Blut und Gewebe kann auf verschiedene Weise erfolgen: durch den Zelleib der Endothelzelle (nach Art der auf S. 15 dargestellten Bläschenbildung = Mikropinozytose, die auch in diesem Bild gut sichtbar ist) oder durch Aussparungen in der Endothelauskleidung: Fenster, Poren und Spalten. Endothelfenster sind durch ein Verschlußhäutchen geschlossen, Endothelporen offen. In jedem Fall bildet das bindegewebige Grundhäutchen noch eine Abgrenzung zwischen Blut und Gewebe. Der Stoffaustausch erfolgt weitgehend passiv aufgrund von Druck- und Konzentrationsunterschieden: Am Anfang des Haargefäßes ist der Blutdruck höher, es wird Flüssigkeit in das Gewebe abgepreßt. Dadurch wird das Blut eingedickt, so daß am Ende des Haargefäßes wieder Flüssigkeit aus dem Gewebe in die Blutbahn zurückgesaugt wird (aufgrund des osmotischen Drucks). Der Austausch von Sauerstoff, Kohlendioxid, der Nährstoffe und Stoffwechselabbauprodukte erfolgt entsprechend den Konzentrationsgefällen zwischen Blut und Gewebe. Durch Spalten zwischen den Endothelzellen können sich auch weiße Blutkörperchen hindurchzwängen, um ihren Abwehraufgaben nachzukommen.

B Gasaustausch in den Lungenbläschen zwischen Haargefäßen und Atemluft. Nähere Erläuterung S. 242.

C Abpressen von Flüssigkeit in einem Nierenkörperchen. Das Endothel hat zahlreiche Poren. Erläuterung der Harnbereitung S. 252.

D Flachschnitt durch den Bürstensaum (Mikrovilli) der Darmzellen im elektronenmikroskopischen Bild bei etwa 80 000facher Vergrößerung. Was im lichtmikroskopischen Bild (vgl. S. 29) nur als feine Streifung zu sehen ist, stellt sich im elektronenmikroskopischen Bild als sehr regelmäßige zottenartige Struktur heraus. Auf den lichtmikroskopisch sichtbaren Darmzotten (vgl. S. 193) sitzen nochmals Mikrozotten zur weiteren Oberflächenvergrößerung. Je größer die Oberfläche, desto rascher geht der Stoffaustausch vonstatten.

1	Blut	Sanguis
2	Gewebe	Textus
3	Luft	–
4	Primärharn	–
5	Haargefäß (Kapillare)	Vas capillare
6	Haargefäßwandzelle mit Poren	Endotheliocytus fenestratus
7	Mikropinozytosebläschen	Vesicula pinocytotica
8	Zelle der Lungenbläschenwand	Cellula respiratoria (squamosa)
9	Staubzelle	Phagocytus alveolaris
10	Elastische Faser	Fibra elastica
11	Füßchenzelle mit Fortsätzen	Podocytus; Cytopodium
12	Grundhäutchen (Basalmembran)	Membrana basalis
13	Kapselraum mit Primärharn	Lumen capsulae

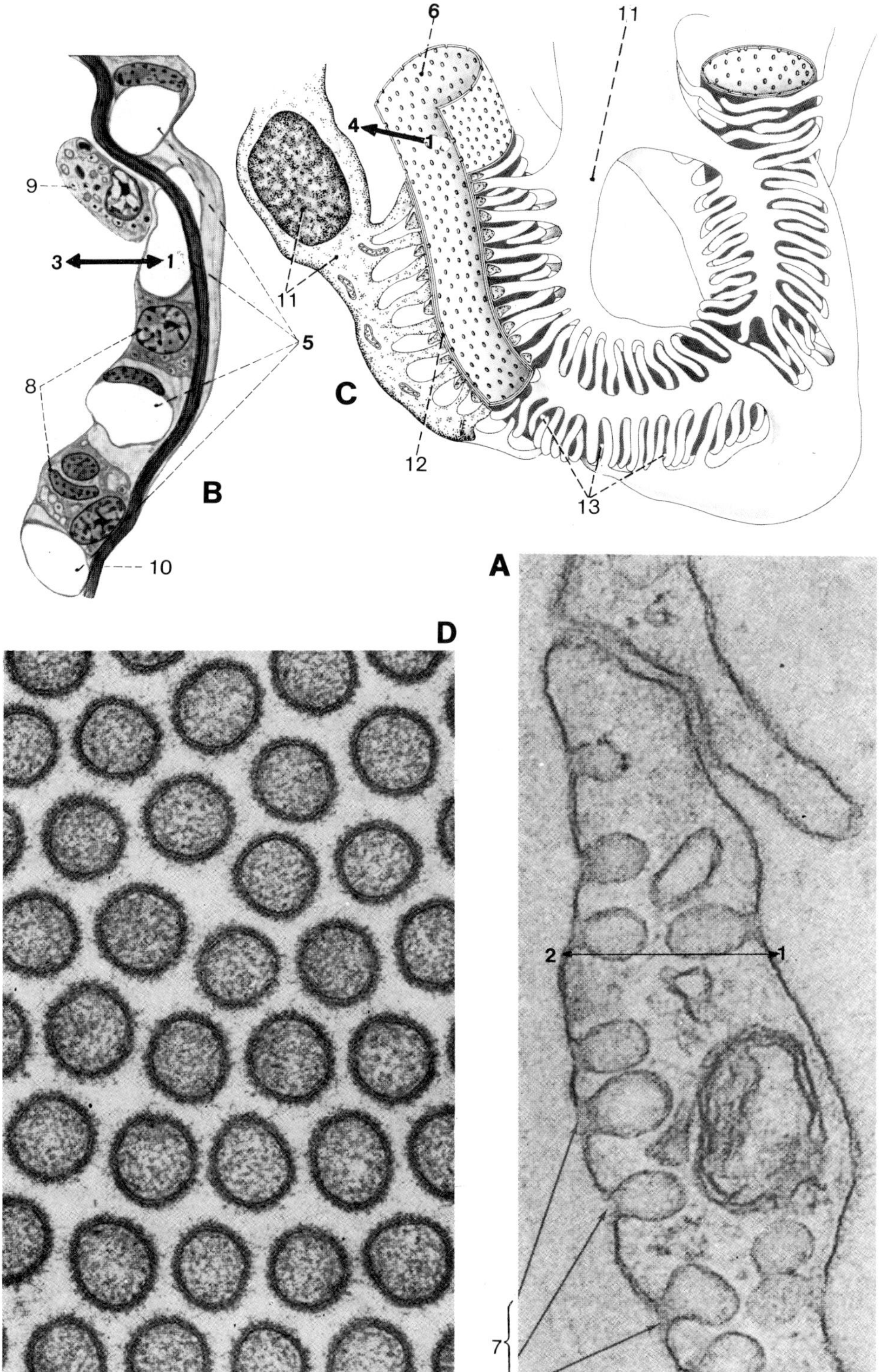
6
11
4
9
3
1
11
5
8
C
12
13
B
10
A
D
2
1
7

A bis **E** Schema der indirekten Zellteilung („Mitose"). Wachstum und Differenzierung im Lauf der Entwicklung des Menschen sind mit einer gewaltigen Zunahme der Zellzahl verbunden. Allein das in unseren Blutgefäßen kreisende Blut enthält etwa 25 Billionen (25 000 000 000 000) rote Blutkörperchen. All diese Zellen sind aus der einzigen befruchteten Eizelle hervorgegangen. Angesichts des komplizierten Aufbaus jeder einzelnen Zelle kann die Zellteilung nicht einfach so vor sich gehen, daß eine Zelle in mehrere Stücke zerfällt und diese wieder zur ursprünglichen Größe heranwachsen, sondern es müssen alle wichtigen Zellbestandteile den neuen Zellen mitgegeben werden. Die Zellteilung erfolgt daher meist nicht auf „direktem" Weg (Amitose), sondern auf einem komplizierten „indirekten" (Mitose), bei dem vor allem die Erbanlagen zu genau gleichen Teilen den beiden Tochterzellen übergeben werden. Die Erbanlagen liegen in den Chromosomen im Zellkern. Bei der indirekten Zellteilung muß dann je ein vollständiger Chromosomensatz jeder Tochterzelle mitgegeben werden, d. h. der Zellteilung muß eine Verdoppelung jedes Chromosoms vorausgegangen sein, damit ein kompletter Satz der Erbanlagen an jede folgende Zelle weitergereicht wird. Was man im Mikroskop beobachten kann, ist die Trennung der schon verdoppelten Chromosomen und die Durchschnürung von Zellkern und Zelleib. Die direkte Beobachtung ist nicht nur bei einzelligen Lebewesen möglich, sondern auch an menschlichen Zellen, die man in einer Nährlösung züchtet („Gewebekultur"). Der Lebenslauf einer Zelle läßt sich in 4 große Phasen gliedern:

a) G_1-Phase: Wachstums- und Arbeitsphase: Nach der Zellteilung wachsen die beiden Tochterzellen allmählich zur Größe der Mutterzellen heran und nehmen die ihnen im Bauplan des Organismus zukommende Arbeit auf. Diese Phase dauert bei kurzlebigen Zellen, z. B. den Deckzellen des Darms oder bestimmten weißen Blutkörperchen, nur wenige Tage, bei langlebigen Zellen, z. B. Nerven- oder Muskelzellen, Jahrzehnte.

b) S-Phase: Synthesephase: Zur Vorbereitung der Zellteilung wird die Erbsubstanz im Zellkern (DNS, vgl. S. 22) verdoppelt. Die DNS-Synthese dauert etwa 5 bis 8 Stunden.

c) G_2-Phase: Kurze Ruhepause vor der Zellteilung von 40 bis 60 Minuten.

d) Mitose: Zellteilung, gegliedert in 4 Unterphasen (Prophase, Metaphase, Anaphase, Telophase), deren Gesamtablauf etwa 30 bis 60 Minuten benötigt.

A Knäuelstadium (Prophase): Im Zellkern treten knäuelförmige Strukturen auf. Es handelt sich um die Chromosomen, die in der zwischen den Zellteilungen liegenden „Arbeitsphase" (fälschlich oft „Ruhephase" genannt) der Zelle nicht zu sehen sind. Im Zelleib hat sich das Zentralkörperchen geteilt. Die beiden neuen Zentralkörperchen wandern zu gegenüberliegenden Polen der Zelle (daher auch „Polkörperchen" genannt). Die Kernmembran beginnt zu verschwinden. Die Zellorganellen mit Ausnahme der Mitochondrien scheinen aufgelöst zu werden.

B Bildung des Muttersterns (Metaphase): Die Chromosomen haben sich in der Ebene des Zelläquators angeordnet. Sie liegen dabei so, daß ihre Einschnürungen (vgl. S. 23) zur Mitte und die Arme abgewinkelt zur Seite weisen. Es entsteht so eine Sternfigur. Von den Zentralkörperchen ausgehend hat sich auf jeder Zellhälfte eine Spindelfigur ausgebildet, die jeweils an den Einschnürungen der schon gespaltenen Chromosomen ansetzt.

C Auseinanderrücken der Kernhälften (Anaphase): Von der Spindel werden jeweils die beiden Tochterchromosomen auseinandergezogen.

D Späte Anaphase: Es haben sich zwei Tochtersterne ausgebildet, der Zelleib beginnt sich einzuschnüren.

E Endphase (Telophase oder Rekonstruktionsphase): Die beiden Tochterzellen haben sich getrennt, die Zellkerne sind wieder von einer Kernmembran umschlossen, die Chromosomen verschwinden scheinbar.

F bis **N** Mikrofotos von Zellteilungen in Kulturen von Lymphzellen. F Vergrößerung 1000fach, G bis N Vergrößerung 2000fach (Grenze des Auflösungsvermögens des Lichtmikroskops).

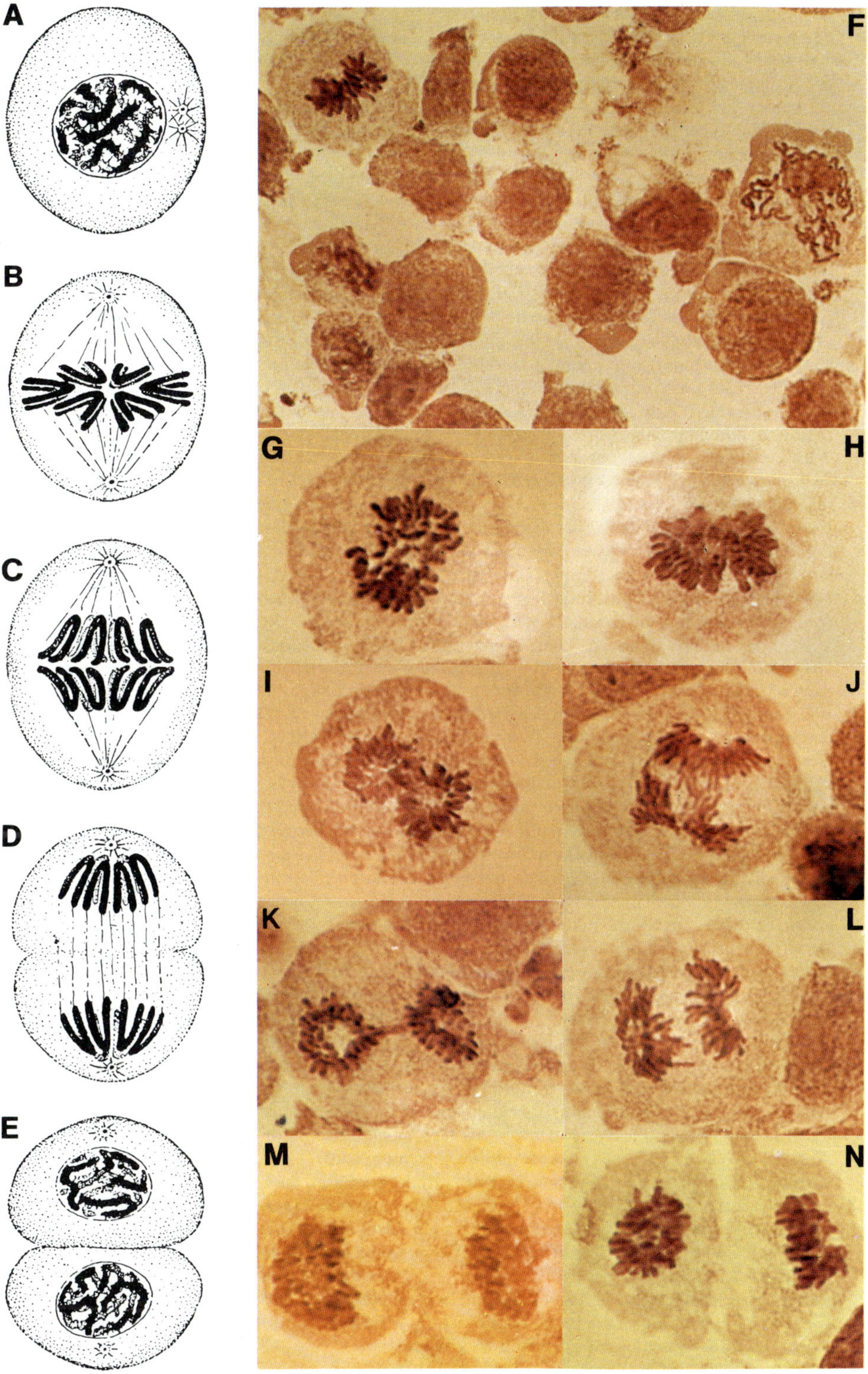
A
B
C
D
E
F
G
H
I
J
K
L
M
N

A Chromosomensatz einer Frau (Mikrofoto).

B Fotomontage aus Abbildung A (Karyogramm). Die Buchstaben und Ziffern entsprechen den internationalen Bezeichnungen (Denver-Klassifikation). Die Chromosomen sind am besten in der Metaphase der Zellteilung zu beobachten, in welcher sie bereits längsgespalten sind und die beiden Hälften (Chromatiden) nur noch an der Einschnürung zusammenhängen. Dadurch kommt die eigenartige H-Figur der Chromosomen in den Schemata zustande. Von den 46 Chromosomen des Menschen liegen 44 in Paarform vor (Nr. 1–22), wobei jeweils der eine Paarling von der Mutter, der andere vom Vater abstammt. Die restlichen beiden Chromosomen sind geschlechtsspezifisch und werden daher „Geschlechtschromosomen" genannt. Die Frau besitzt zwei X-Chromosomen, der Mann ein X- und ein Y-Chromosom in allen Körperzellen, ausgenommen den Keimzellen, in denen nur der halbe Chromosomensatz vorliegt. Diese Halbierung des Chromosomensatzes erfolgt in den „Reifeteilungen" („Meiose"). Sie ist notwendig, weil sonst bei jeder Befruchtung der Chromosomensatz verdoppelt würde. Die Geschlechtsbestimmung bei der Befruchtung erfolgt durch die Samenzelle (vgl. Abbildung C).
Die Chromosomen sind nur während der Zellteilung sichtbar, in der Zwischenphase zwischen zwei Zellteilungen („Interphase") sind sie scheinbar in das Chromatingerüst des Zellkerns aufgelöst. Diesem Vorgang liegt folgender Bau zugrunde: Jedes Chromosom besteht aus zwei Armen, die durch eine Einschnürung verbunden sind. Die Erbanlagen sind an einem Faden aus Desoxyribonukleinsäure (DNS) aufgereiht. Dieser Faden ist in Schraubentouren gelegt, die ihrerseits wieder in übergeordneten Systemen schraubig gewickelt sind. Man hat errechnet, daß die Länge der DNS-Fäden eines Zellkerns in gestrecktem Zustand etwa 100000- bis 1000000-mal länger als der Durchmesser des Kerns ist. In der Zwischenphase sind die Chromosomen im Kern „entspiralisiert" und daher nicht abgrenzbar. Vor der sichtbaren Kernteilung muß sich jeder DNS-Faden verdoppeln, es bilden sich die beiden Chromatiden, die sich dann wieder getrennt aufrollen und als Tochterchromosomen sichtbar werden.
Nicht jede Zellteilung läuft jedoch planmäßig ab. Bei Störungen der Spindel können Chromosomen ungleich auf die Tochterzellen verteilt werden, so daß die eine Zelle ein Chromosom zuviel, die andere eines zu wenig erhält. Dies kann sich katastrophal bei den Keimzellen auswirken. Viele angeborene Mißbildungen beruhen auf solchen fehlerhaften Chromosomenzahlen. Beim „Mongolismus" z. B. findet man ein überzähliges Chromosom Nr. 21 (also drei = Trisomie 21). Manche Formen der Zwitterbildung sind auf eine falsche Zahl der Geschlechtschromosomen zurückzuführen, z. B. Klinefelter-Syndrom (2X- und 1 Y-Chromosom).

C Geschlechtsbestimmung. Bei den Reifeteilungen wird die Chromosomenzahl in den Keimzellen halbiert. Der volle Satz von 44 „Autosomen" (44 A) und zwei Geschlechtschromosomen (XX bzw. XY) wird auf 22 Autosomen und 1 Geschlechtschromosom reduziert. Die Eizellen haben danach einheitlich 22 Autosomen und 1 X-Chromosom. Bei den Samenzellen gibt es jedoch zwei Sorten: solche mit X- und solche mit Y-Chromosom. Bei der Befruchtung der Eizelle mit einer X-Samenzelle entsteht ein Mädchen, mit einer Y-Samenzelle ein Knabe. Die Y-Samenzellen scheinen im Wettstreit um die Eizelle im Vorteil zu sein, da wesentlich mehr Knaben als Mädchen gezeugt werden. Die Sterblichkeit männlicher Embryonen ist jedoch höher als die der weiblichen, so daß nur noch etwa 5% mehr Knaben als Mädchen geboren werden.

D, E Geschlechtschromatin in Deckzellen der Mundschleimhaut. In weiblichen Zellen findet sich im Zellkern, der Kernmembran anliegend, eine Chromatinverdichtung. Diese kommt dadurch zustande, daß von den beiden X-Chromosomen im Arbeitskern nur eines entspiralisiert wird, das andere bleibt in der verdichteten Form der Chromosomen bestehen. Anhand dieses Geschlechtschromatins kann man das „chromosomale Geschlecht" eines Menschen bestimmen, was bei manchen Zwitterformen wichtig ist. Neuerdings spielt diese Geschlechtsbestimmung bei Sportwettkämpfen eine Rolle: Eine Reihe für Frauen ungewöhnlich leistungsfähiger Sportlerinnen hat sich als „Männer" erwiesen. Der Nachweis des Geschlechtschromatins ist auch bei den erwähnten Abweichungen der Zahl der Geschlechtschromosomen wichtig. Sind z. B. drei X-Chromosomen vorhanden, so gibt es zwei Geschlechtschromatinkörperchen, da immer nur ein X-Chromosom entspiralisiert wird. Entsprechend ist beim Turner-Syndrom (XO) kein Geschlechtschromatin zu finden. Mit besonderen Färbemethoden ist auch das Y-Chromosom nachweisbar, so daß man heute das genetische Geschlecht genau angeben kann. Die Untersuchung wird gewöhnlich an einem Abstrich der Mundschleimhaut oder einem Blutausstrich (hier hat ein Teil der segmentkernigen weißen Blutkörperchen „trommelschlegelähnliche" Kernanhängsel) vorgenommen. Gerichtsmedizinisch besonders interessant ist die Möglichkeit, unter Umständen an einem einzigen Haar das Geschlecht bestimmen zu können!

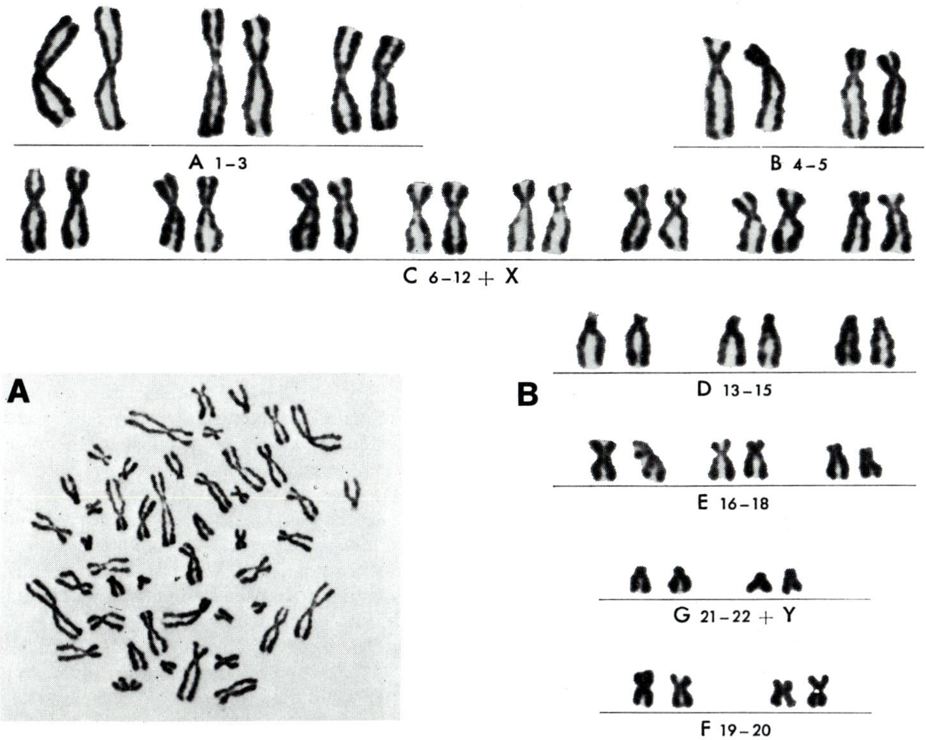
A
B
A 1–3
B 4–5
C 6–12 + X
D 13–15
E 16–18
G 21–22 + Y
F 19–20

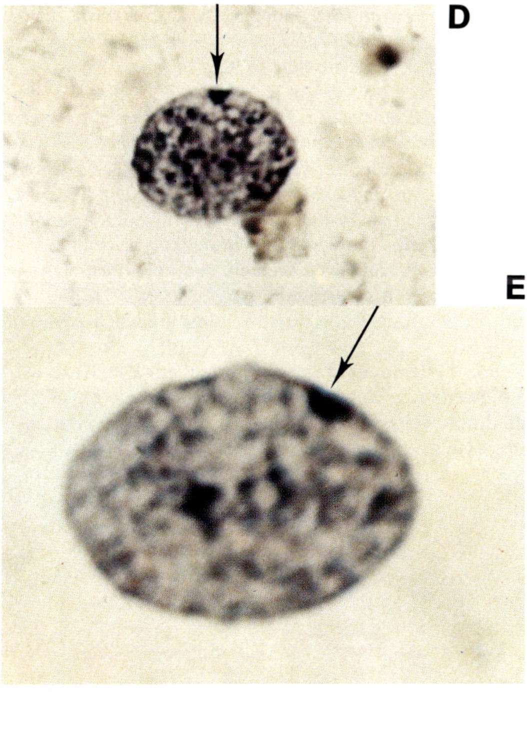
D
E

C

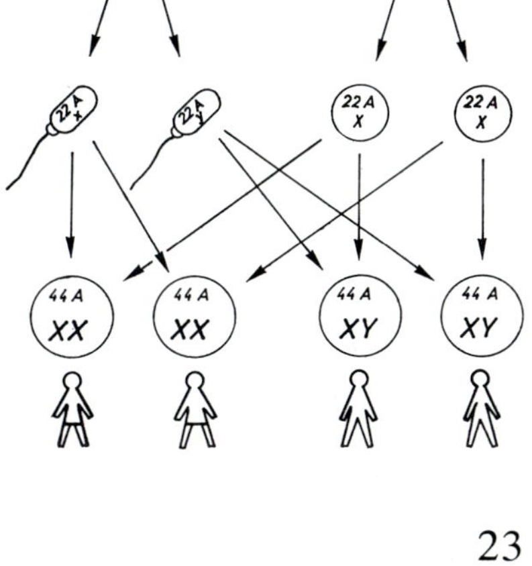
44 A XY
44 A XX
22 A X
22 A Y
22 A X
22 A X
44 A XX
44 A XX
44 A XY
44 A XY

A bis **D** Wundheilung. Die Fähigkeit der Zellen, durch Teilung zwei Tochterzellen zu bilden, dient nicht nur dem Wachstum, sondern auch der Regeneration. Unter Regeneration (wörtlich „Wiedererzeugung“) versteht man die Fähigkeit eines Organismus, verbrauchte, beschädigte oder verlorengegangene Zellen bzw. Zellverbände oder Organteile durch neugebildete zu ersetzen. Diese Regenerationsfähigkeit kommt nicht allen Zellen im gleichen Ausmaß zu. Sie ist gut bei Deck- und Bindegewebezellen, dagegen schlecht bei Muskel- und Nervenzellen: Eine Hautwunde oder ein Knochenbruch heilen meist ohne Beeinträchtigung aus, von einem Herzinfarkt oder einer Gehirnerkrankung bleibt immer ein Dauerschaden zurück. Wenn bei den beiden letztgenannten Fällen trotzdem eine „Genesung“ eintritt, so beruht dies auf einer anderen Fähigkeit des Organismus, der zur „Kompensation“. Bei Zerstörung von Nervenzellen übernehmen andere Nervenzellen einen Teil ihrer Aufgaben, anstelle zugrunde gegangener Muskelzellen verdicken sich erhaltene Nachbarzellen und stellen so die ursprüngliche Muskelkraft wieder her. Diese Kompensation ist naturgemäß nur begrenzt möglich: Gehen zu viele Zellen verloren, so reichen bald die Kompensationsmöglichkeiten durch die Nachbarzellen nicht mehr aus. Regeneration ist hingegen grundsätzlich ein Leben lang möglich, doch droht hier eine andere Gefahr: Wird der Organismus über Jahre hinweg zu ständigen Regenerationen an der gleichen Körperstelle gezwungen, z. B. bei chronischen Magengeschwüren oder ständigen Strahlenschäden der Haut, so kann die Steuerung der Zellteilung verlorengehen. Eine Zellgruppe teilt sich dann ohne Rücksicht auf den tatsächlichen Bedarf immer weiter. Der Zellverband wächst in sinnloser Weise weiter, es entsteht eine Geschwulst. Bleiben diese autonom gewordenen Zellen in einem geschlossenen, scharf abgegrenzten Verband, so nennt man die Geschwulst gutartig (z. B. Myome in der Gebärmutter). Brechen dagegen diese Zellen in Nachbargewebe ein und bilden sie Absiedlungen (Metastasen) in anderen Körperteilen, so nennt man die Geschwulst bösartig (z. B. Krebs). Dies ist allerdings nur einer von mehreren Wegen der Krebsentstehung! Zum besseren Verständnis der Wundheilung vergleiche man das Bild der gesunden Haut auf S. 359.

A, B Erste Phase der Wundheilung (exsudative Phase). Das infolge Verletzung von Haargefäßen sowie kleinen Venen und Schlagadern in die Wunde ausgetretene Blut gerinnt (vgl. S. 50.). Die Blutung hört dadurch auf. In das Blutgerinnsel wandern weiße Blutkörperchen (Freßzellen) ein. Diese Freßzellen beseitigen Gewebetrümmer und nehmen den Kampf mit in die Wunde gelangten Bakterien auf.

C Zweite Phase der Wundheilung (proliferative Phase). Haargefäße sprossen in das Blutgerinnsel ein. Aus Zellen der Gefäßwand gehen verschiedene Arten von Bindegewebezellen hervor, die das Blutgerinnsel durchsetzen. Auch im Deckgewebe beginnen abseits der Wunde Zellteilungen. Der Spalt wird durch ein Häutchen von Deckzellen verschlossen.

D Dritte Phase der Wundheilung (Narbenbildung).
Die Bindegewebezellen bilden etwa ab dem 5. Tag Gitterfasern, ab dem 20. Tag zugfeste Fasern. Das ursprüngliche Gerüst der Lederhaut wird wiederhergestellt. Auch das Deckgewebe kehrt zu seiner ursprünglichen Dicke zurück. Die Gesamtdauer der Heilung hängt von der Größe der Wunde ab. Bei Knochenbrüchen kann man geradezu einen „Fahrplan“ angeben. Die Bruchheilung dauert bei Fingerbrüchen 2 Wochen, Rippenbrüchen 3 Wochen, Schlüsselbeinbrüchen 4 Wochen, Brüchen von Elle und Speiche 5 Wochen, Oberarm- und Wadenbeinbrüchen 6 Wochen, Schienbeinbrüchen 7 Wochen, Oberschenkelbrüchen 10 Wochen und beim besonders im Alter gefürchteten Bruch des Schenkelhalses etwa ein Vierteljahr.

E Weiße Blutkörperchen können die Wand kleiner Blutgefäße durchwandern und sich Abwehraufgaben in den Geweben widmen.

F Zelluntergang (Nekrose). Eine abgestorbene Zelle ändert rasch ihr Aussehen. Der Kern wird dichter und kleiner. Die Zellorganellen schwellen zunächst an und lösen sich dann auf. Dabei werden aus den Lysosomen Enzyme frei, durch welche sich die Zelle selbst auflösen kann. Die Reste werden dann von Freßzellen (Phagozyten, vgl. S. 15) beseitigt.

A

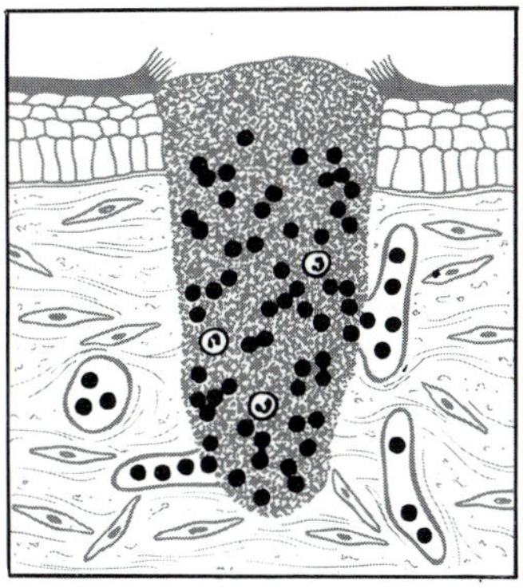

B

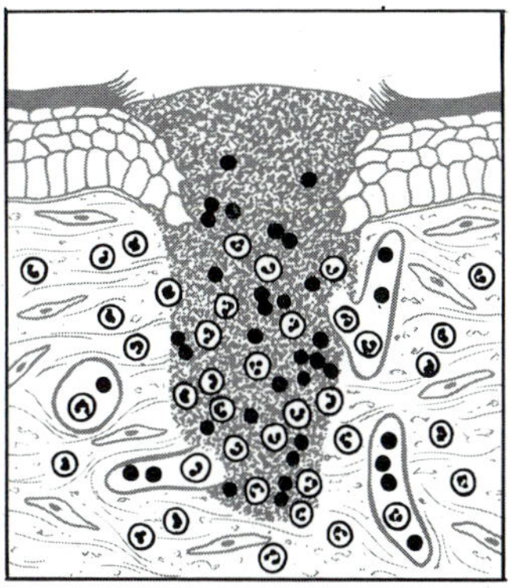

C

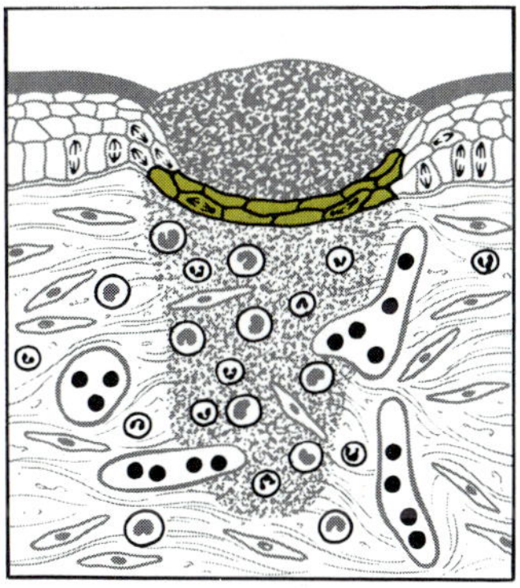

D

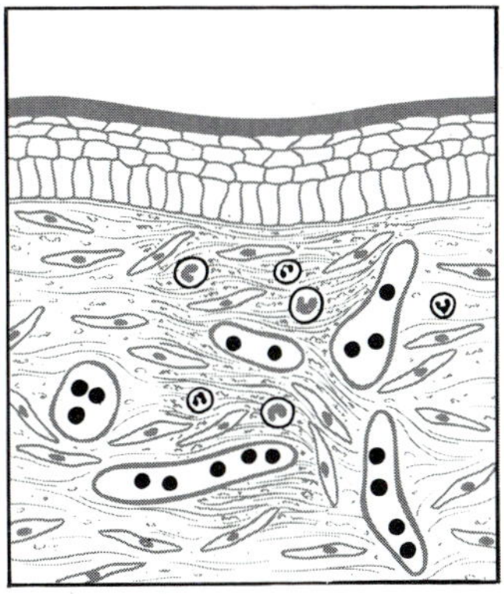

E

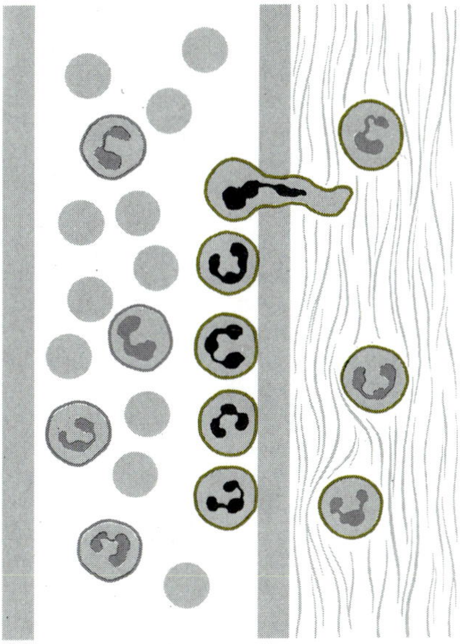

F

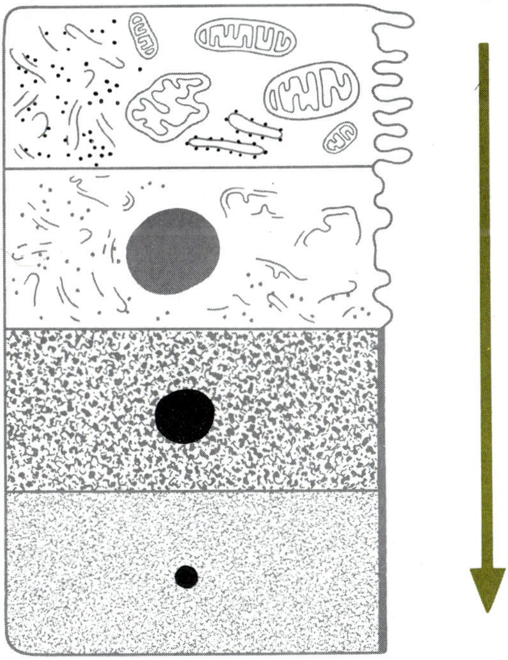

A bis **G** Verschiedene Formen des Epithelgewebes. Die Deckgewebe unterscheiden sich entsprechend ihren Aufgaben in der Form der Zellen (platte, kubische, zylindrische Zellen) und der Zahl der Schichten (ein- und mehrschichtige Epithelien; Sonderform: „mehrreihig" = an sich nur eine Zellschicht, aber die Zellen sind verschieden lang, die Zellkerne liegen in mehreren Reihen übereinander).

A Einschichtiges Plattenepithel: Dient der Glättung von Oberflächen. Vorkommen: Brustfell, Bauchfell, Herzinnenwand, Gefäßinnenwand, Lungenalveolen.

B Einschichtiges kubisches Epithel: Die Zellen sind wie Pflastersteine zusammengefügt. Es kommt nur an wenigen Stellen vor, z. B. in den dicken Teilen der Nierenkanälchen.

C Einschichtiges Zylinderepithel (Säulenepithel, „hochprismatisches" Epithel): Die Zellen dienen der Stoffaufnahme (Resorption) oder -abgabe (Sekretion). Vorkommen: Magen, Darm, Eileiter, Gebärmutter, viele Drüsenausführungsgänge.

D Mehrreihiges Epithel (Atemepithel): Es heißt so, weil es die Atemwege auskleidet: Nasenhöhle, Kehlkopf, Luftröhre, Bronchen. An der Oberfläche finden sich Flimmerhärchen.

E Mehrschichtiges Plattenepithel: Die mehrschichtigen Epithelien werden nach der obersten Zellage benannt, die in diesem Beispiel platte Zellen aufweist. Mehrschichtige Plattenepithelien verwendet der Körper an mechanisch besonders beanspruchten Stellen:

a) Verhorntes mehrschichtiges Plattenepithel: Als zusätzlicher Schutz wird aus abgestorbenen Epithelzellen eine Hornschicht gebildet: äußere Haut.

b) Unverhorntes mehrschichtiges Plattenepithel: Mundhöhle, Speiseröhre, After, Stimmlippen im Kehlkopf, Bindehaut des Auges, Scheide, Eichel.

F Mehrschichtiges Zylinderepithel: Kommt nur an wenigen Stellen vor, z. B. in der männlichen Harnröhre.

G Übergangsepithel: Es kleidet nur die Harnwege aus: Nierenbecken, Harnleiter, Harnblase und Teile der Harnröhre. Charakteristisch ist die oberflächliche Lage großer Zellen, die Schleim absondern, der die darunterliegenden Zellen vor dem hochkonzentrierten Harn schützt. Den Namen verdankt das Übergangsepithel seiner Fähigkeit, sich den unterschiedlichen Füllungszuständen der Hohlräume anzupassen und dabei von einer scheinbar vielschichtigen in eine scheinbar zweischichtige Form überzugehen. Genau genommen ist das Übergangsepithel jedoch mehrreihig, d. h. alle Zellen stehen in Verbindung mit der Basis (wie beim Atemepithel).

H Unterschiedliche Gestaltung von Epithelgeweben je nach Beanspruchung am Beispiel der Hornhaut des Auges. Das vordere, der Außenwelt zugewandte Epithel ist ein mehrschichtiges Plattenepithel, jedoch unverhornt, da die Hornhaut von der Tränenflüssigkeit befeuchtet wird und die Lider schützend vor der Hornhaut geschlossen werden können. Das hintere Epithel dient nur der Abgrenzung der vorderen Augenkammer und ist daher einschichtig und flach.

J, K Mehrschichtiges verhorntes Plattenepithel der Haut: K an der Fingerbeere, J in der Achselhöhle, beide bei gleicher Vergrößerung (etwa 130fach). Die Höhe des Epithels hängt von der Beanspruchung ab.

1	Hornschicht	Stratum corneum
2	Helle Schicht	Stratum lucidum
3	Körnerschicht	Stratum granulosum
4	Stachelzellschicht	Stratum spinosum
5	Basalschicht	Stratum basale
6	Ausführungsgang einer Schweißdrüse	Ductus sudoriferus
7	Papille der Lederhaut (Hautwärzchen)	Papilla (dermatis)
8	Blutgefäß	Vas sanguineum

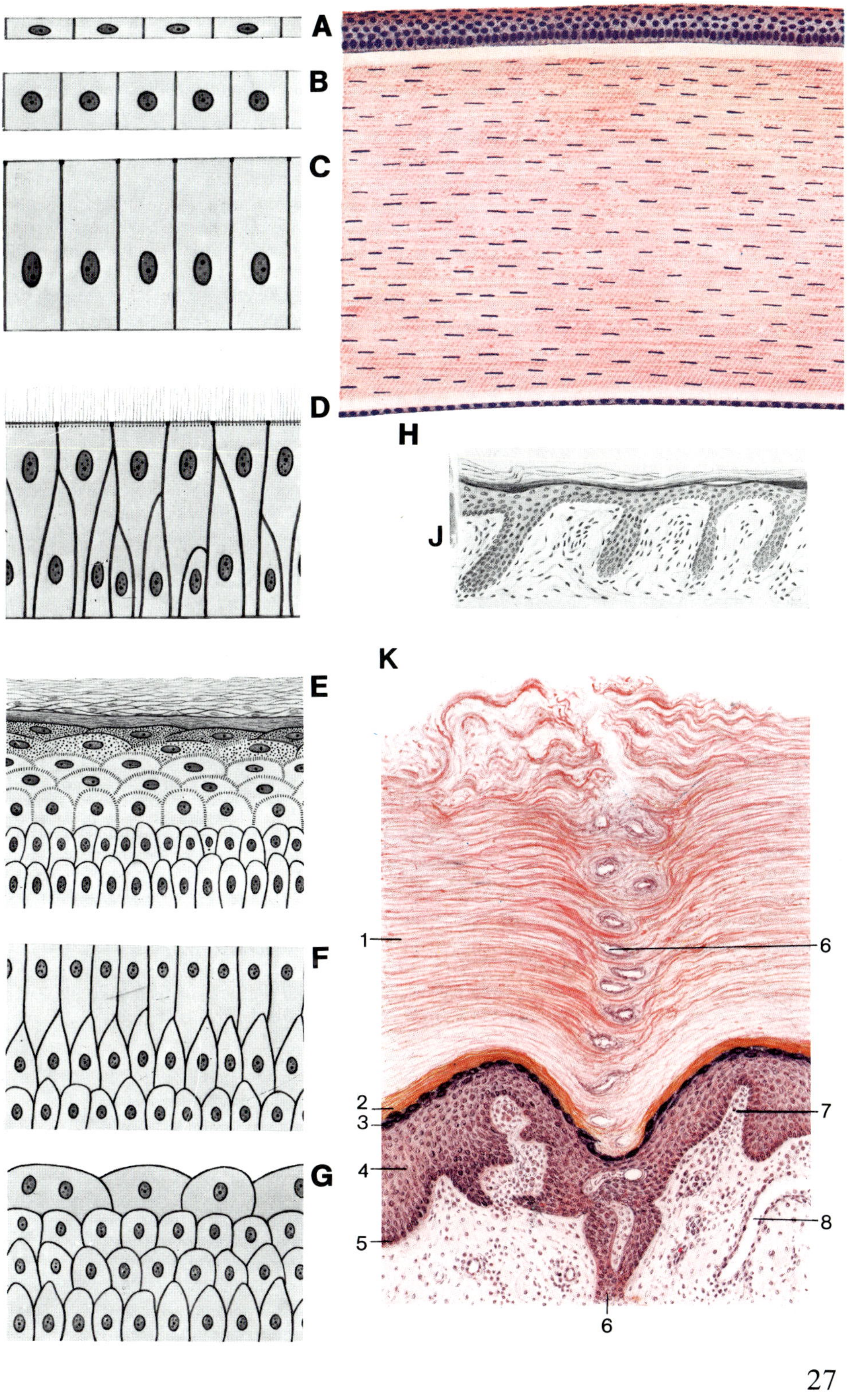
A
B
C
D
H
J
E
K
F
G
1
2
3
4
5
6
7
8
6

Gewebe

Angesichts der Winzigkeit der Zellen bedeutet eine einzelne Zelle nicht viel. Es müssen sich jeweils zahlreiche Zellen der gleichen Art zur Erfüllung einer Aufgabe zusammenschließen. Einen solchen Verband gleichartiger Zellen nennt man ein „Gewebe".
Die Gewebe (und damit auch die Zellen) kann man nach ihren Hauptaufgaben in vier große Gruppen einteilen:
a) *Deckgewebe (= Epithelgewebe)* bedecken die äußeren (Haut) und inneren (Schleimhäute) Oberflächen des Körpers. Damit eine geschlossene Oberfläche zustande kommt, müssen sich die Epithelzellen lückenlos aneinanderlagern.
b) *Binde- und Stützgewebe* sichern den Zusammenhalt der einzelnen Teile des Organismus und gewährleisten die arteigene Körperform. Charakteristisch ist die zwischen den Zellen liegende Zwischenzellsubstanz, die verformbar (Bindegewebe, Knorpel) oder starr (Knochen, Zahnbein) sein kann. In der Zwischenzellsubstanz liegen Fasern.
c) *Muskelgewebe* können aktiv ihre Form verändern und vermitteln so die Bewegungen des Organismus. Die kontraktilen Fasern liegen (im Gegensatz zu den Bindegewebefasern) innerhalb der Zellen.
d) *Nervengewebe* dienen der Verarbeitung und Fortleitung von Nachrichten („Erregungen") im Körper. Da die Nervenfaser ein Teil der Zelle ist, können Nervenzellen über einen Meter lang werden (z.B. in den Nerven, die zum Fuß ziehen).

A bis **D** Oberflächendifferenzierungen von Epithelzellen (schematisch).

A „Stäbchensaum" oder „Bürstensaum" beim Darmepithel oder den Nierenkanälchen: Zottenähnliche Fortsätze („Mikrovilli", vom lateinischen villus = Zotte) von etwa 2 µm Länge dienen der Oberflächenvergrößerung. Eine Zelle kann Tausende solcher Fortsätze besitzen.

B Haarförmige unbewegliche Fortsätze („Stereozilien") im Nebenhodengang sind längere Mikrovilli.

C Flimmerhaare auf den Epithelzellen der Atemwege, des Eileiters, der Gebärmutter usw.: Im Gegensatz zu den vorgenannten Fortsätzen sind die Flimmerhaare („Kinozilien") beweglich. Bei Lebendbeobachtung im Mikroskop sieht ihr Schlag aus wie das Wogen eines Getreidefeldes. Auf diese Weise können kleine Teilchen (z.B. Staubteilchen in den Atemwegen, Eizellen im Eileiter) transportiert werden. Die Flimmerhaare überragen die Zelle um 5 bis 10 µm und sind tief in den Zellen verankert.

D Häutchenbildung („Cuticula") durch Ausscheidung eines erstarrenden Sekrets: Im Tierreich sind solche Cuticulae weit verbreitet, z.B. die Chitinpanzer der Insekten oder die Kalkpanzer der Muscheln und Schnecken. Bei Menschen ist das wichtigste Beispiel der Zahnschmelz, der vom Schmelzepithel gebildet wird. Im Gegensatz dazu gehen die Hornbildungen der Haut aus abgestorbenen Epithelzellen hervor.

E Räumliches Schema eines einschichtigen Zylinderepithels mit Stäbchensaum aus der Darmwand (Vergrößerung etwa 1000fach).

F Zylinderepithelzelle aus der Darmwand bei stärkster lichtmikroskopischer Vergrößerung (etwa 2000fach).

G Übergangszone des verhornten mehrschichten Plattenepithels (Vergrößerung etwa 1000fach). Die Hornschicht entsteht aus absterbenden Epithelzellen (vgl. S. 27, Abb. K).

H Flachschnitt durch die Stachelzellschicht der Haut. Die Epithelzellen hängen nicht kontinuierlich, sondern nur an Haftstellen (Desmosomen) zusammen. In der Stachelzellschicht sind die Zwischenzellräume besonders breit, die Haftstellen treten dadurch stachelartig hervor.

1	Stäbchensaum	Microvilli
2	Zwischenzellspalt	Spatium intercellulare
3	Schlußleistennetz	(Zonulae occludentes et adherentes)
4	Lymphzelle	Lymphocytus
5	Bindegewebe	Textus connectivus
6	Zellorganellen im Zelleib	Organellae cytoplasmicae; Cytoplasma
7	Hornschicht	Stratum corneum
8	Helle Schicht	Stratum lucidum
9	Körnerschicht	Stratum granulosum
10	Stachelzellschicht	Stratum spinosum

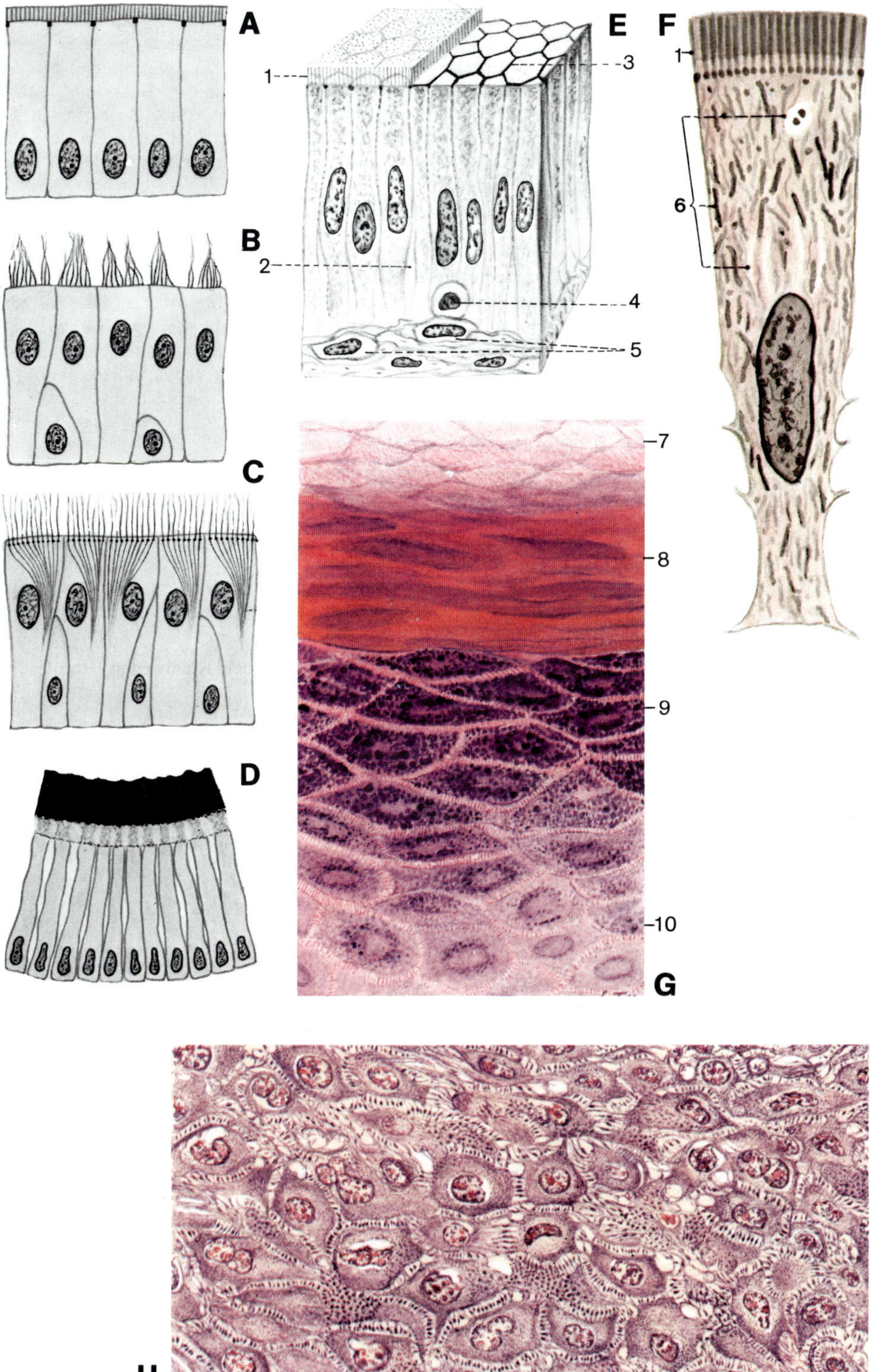
A
B
C
D
E
F
G
H
1
2
3
4
5
6
7
8
9
10

A bis **F** Grundformen von Drüsen. Das Drüsengewebe ist eine Sonderform des Epithelgewebes. Es handelt sich um Epithelzellen, die sich auf die Aufgabe der Stoffabsonderung spezialisiert haben. Die abgegebenen Stoffe kann man in zwei Gruppen einteilen: Sekrete sind für den Körper nützliche Stoffe, z. B. Verdauungssäfte, Tränenflüssigkeit, Hormone. Exkrete sollen aus dem Körper entfernt werden, z. B. Harn. Die einfachsten „Drüsen" sind die Becherzellen des Darms; sie bestehen nur aus einer Zelle. Die meisten Drüsen sind jedoch vielzellig. Da diese vielen Zellen nicht im Epithel Platz haben, werden sie vom Epithel schlauchartig in die Tiefe ausgestülpt (Abbildungen A und B). Diese Schläuche können sich weiter verzweigen und beerenförmig (C und D) oder bläschenförmig (E und F) auswachsen. Den Entstehungsort einer Drüse erkennt man an der Mündung ihres Ausführungsgangs: Dort haben sich in der Entwicklung die ersten Drüsenzellen in die unter dem Epithel liegende Gewebeschicht ausgestülpt. Durch weiteres Wachstum des Schlauchs und fortgesetzte Verzweigungen entstand dann die endgültige Drüse. Diese liegt aus Platzgründen oft recht weit von ihrem Entstehungsort entfernt (z. B. Ohrspeicheldrüse, Leber), bleibt mit ihm aber immer durch den Ausführungsgang verbunden. Eine Ausnahme bilden nur die Hormondrüsen. Da sie ihr Sekret direkt an das Blut abgeben, benötigen sie keinen Ausführungsgang. Die Hormone werden daher manchmal auch als „Inkrete" von den „Sekreten" und „Exkreten" abgegrenzt.

A, B Schlauchförmige (tubulöse) Drüsen.

C, D Beerenförmige (azinöse) Drüsen.

E, F Bläschenförmige (alveoläre) Drüsen.

G Beispiel für wenig verzweigte schlauchförmige Drüsen: Magengrübchen mit zwei Magendrüsen aus der Magenkuppel (Längsschnitt, Vergrößerung 200fach). Nach der unterschiedlichen Anfärbung kann man vermuten, daß es sich um drei verschiedene Sekrete handelt: Die Hauptzellen sondern das eiweißverdauende Enzym Pepsin (bzw. dessen Vorstufe Pepsinogen) ab, die Belegzellen produzieren Wasserstoffionen für die Salzsäure des Magens, und die Nebenzellen überziehen die Magenschleimhaut mit einem schützenden Schleim, damit der Magen nicht durch seine eigenen Verdauungssäfte aufgelöst wird.

H Schema vom Bau einer großen Drüse am Beispiel der Unterkieferdrüse. Es sind zwei verschiedene Drüsenanteile zu erkennen: seröse (dünnes Sekret bildend) und muköse (schleimbildend). Naturgemäß müssen die Lichtungen der schleimbildenden Drüsenteile weiter sein, da zähflüssiges Sekret in dünnen Röhren zu langsam vorankommt. Am Ende der schleimbildenden Drüsenschläuche sitzen meist noch einige seröse Zellen, um mit ihrem dünnen Sekret den zähen Schleim auszuspülen.

J Querschnitt durch das Endstück einer serösen Drüse (Vergrößerung etwa 800 fach). Die Lichtung ist eng. Fortsätze der Lichtung dringen zwischen die Zellen vor. Die Zellkerne sind rund.

K Querschnitt durch das Endstück einer mukösen Drüse (Vergrößerung etwa 800fach). Die Lichtung ist weit. Die Zellkerne sind platt und liegen am äußeren Rand des Schlauches.

1	Deckgewebe (der Schleimhautoberfläche)	Epithelium (mucosae)
2	Magengrübchen	Foveola gastrica
3	Ausführungsgang	Ductus excretorius
4	Seröse Drüsenzellen (dünnflüssiges Sekret bildend)	Serocyti
5	Muköse Drüsenzellen (schleimbildend)	Mucocyti
6	Nebenzelle	Mucocytus cervicalis
7	Belegzelle	Cellula parietalis
8	Hauptzelle	Cellula principalis
9	Sekretrohr (=„Streifenstück")	Ductus striatus
10	Schaltstück	Ductus intercalatus
11	Sekretkanälchen zwischen den Zellen	Canaliculus secretorius intercellularis
12	Korbzelle (kann sich wie eine Muskelzelle kontrahieren)	Myoepitheliocytus

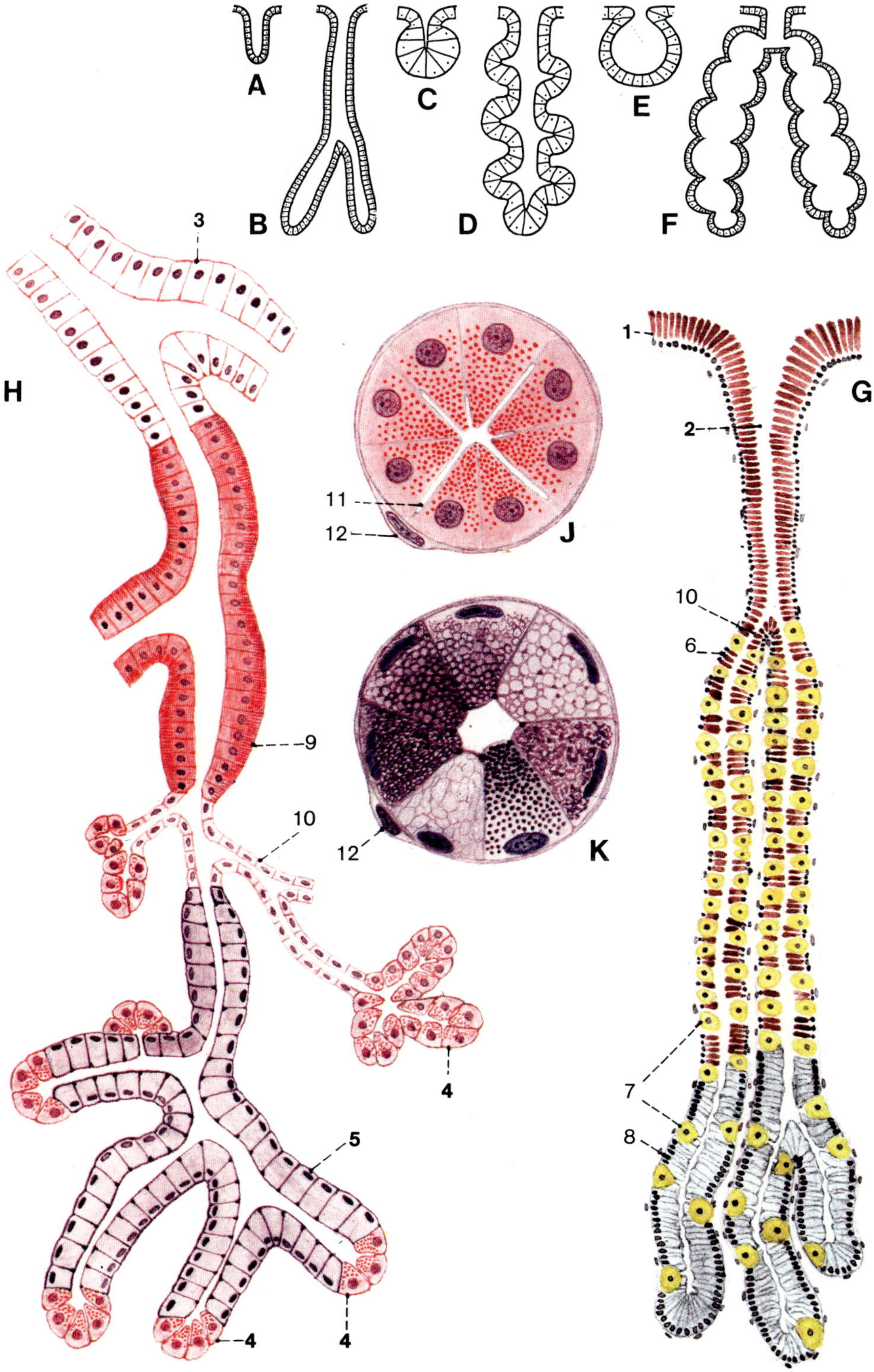
A
B
C
D
E
F
3
H
G
1
2
11
12
J
10
6
9
10
12
K
4
7
8
5
4
4

Gewebe

Epithelgewebe allein sind nicht lebensfähig. Sie bedürfen der Versorgung mit Sauerstoff und Nährstoffen durch das Blut. Ein Blutkreislauf ist aber nur in druckfesten Röhren möglich. Epithelartige Gewebe kann man zwar zur Glättung der Lichtung von Blutgefäßen verwenden, ein Gefäßrohr aus Epithelgewebe allein würde beim Einströmen des Blutes sofort aufplatzen, weil die Zellen nicht für höhere Zugspannungen gebaut sind. Zug wird in der Technik mit Seilen abgefangen. Ähnlich geht der Organismus vor: Er lagert zwischen die Zellen kleine Seile (hier „Fasern" genannt) ein, die Zugbeanspruchungen aufnehmen können. Da Fasern allein nicht lebensfähig sind – Grundbaustein des Lebendigen ist die Zelle –, benötigen wir wieder Zellen zur Bildung und Ernährung der Fasern. Bei der Zusammenlagerung runder Fasern entstehen Zwischenräume. Diese müssen wir mit einer Füllsubstanz (hier „Grundsubstanz" genannt) ausfüllen. Damit haben wir die drei Bauelemente der „Binde- und Stützgewebe" kennengelernt:
a) Zellen,
b) Fasern,
c) Grundsubstanz.
Für die Binde- und Stützgewebe ist mithin „das zwischen den Zellen Liegende", d. h. die Zwischenzellsubstanz, charakteristisch. Die einzelnen Binde- und Stützgewebe unterscheiden sich nach Art und Anordnung von Fasern und Grundsubstanz. *Einteilung* der Binde- und Stützgewebe nach
a) Faserart: zugfest: kollagenes Bindegewebe,
zugelastisch: elastisches Bindegewebe,
biegungselastisch: retikuläres Bindegewebe.
b) Faseranordnung: lockeres, faserarmes Bindegewebe,
straffes, faserreiches Bindegewebe (geflechtartig oder parallelfaserig).
c) Grundsubstanz: flüssig: Bindegewebe i.e.S.,
fest: Stützgewebe (nur organische Grundsubstanz: Knorpel; Einlagerung anorganischer Substanz: Knochen).
Sonderformen: embryonales Bindegewebe (= Mesenchym: zellreich, keine Fasern),
Fettgewebe (Fetteinlagerung innerhalb der Zellen),
Blut (Zwischenzellsubstanz flüssig, Fasern gelöst, werden erst bei „Blutgerinnung" sichtbar).

A Embryonales Bindegewebe (Mesenchym): Es ist die Urform des Bindegewebes aus der alle anderen Binde- und Stützgewebe sowie das Blut hervorgehen. Auch nach der Geburt bleiben noch Zellen mit den Eigenschaften des Mesenchyms erhalten, die sich bei Bedarf zu den verschiedenen Binde- und Stützgeweben hin differenzieren können. Auf dieser Fähigkeit beruhen die meisten Wundheilungsvorgänge (Vergrößerung 640fach).

B Elektronenmikroskopisches Bild kollagener Fasern (Vergrößerung 18 700 fach).

C, D Schema des Baues kollagener Mikrofibrillen: B im Querschnitt, C im Längsschnitt. Die im Lichtmikroskop sichtbare kollagene Faser (Durchmesser 1–10 μm) ist aus feineren Fasern, den Mikrofibrillen (Durchmesser 30–200 nm; nm = Nanometer, 1 nm = $^1/_{1000000}$mm) zusammengesetzt, die wiederum von Tropokollagenmolekülen (Durchmesser 1,5–2 nm) gebildet werden. Die Moleküle sind zu Längsketten verknüpft (im Schema schwarz), so daß jeweils gleiche Abschnitte der Moleküle nebeneinander zu liegen kommen. Darauf beruht die im Mikroskop sichtbare Querstreifung der Fasern, die allerdings etwa 20mal feiner als jene der „quergestreiften" Muskulatur ist. Die Verbindung der Moleküle in den Längsketten durch „Hauptvalenzen" bedingt die hohe Zugfestigkeit der Fasern: etwa 5 bis 10 kg pro mm^2 Querschnittfläche. Der Name „Kollagen" kommt vom griechischen kolla = Leim, weil man früher durch Auskochen von Sehnen und Bändern den Tischlerleim erzeugt hat.

E Gallertiges Bindegewebe aus der Nabelschnur. Wir erkennen Bindegewebezellen (im Bild rot) umgeben von feinen kollagenen Fasern (blau).

F bis **H** Zellen des retikulären Bindegewebes (vgl. S. 34, A).

F Freßzelle (Histiozyt).

G Freßzelle mit aufgenommenen Fremdkörpern.

H (Festsitzende) Bindegewebezelle (Fibrozyt).

1 Zellnetz der Bindegewebezellen . . . . (Fibroblasti)
2 Maschenräume (Zwischenzellsubstanz) . . . . (Substantia intercellularis)

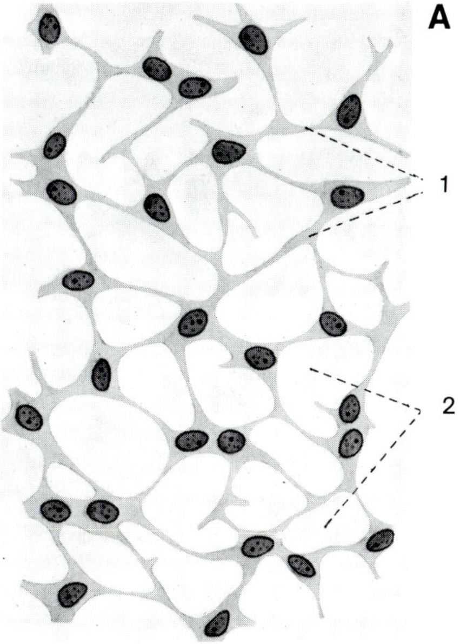

A

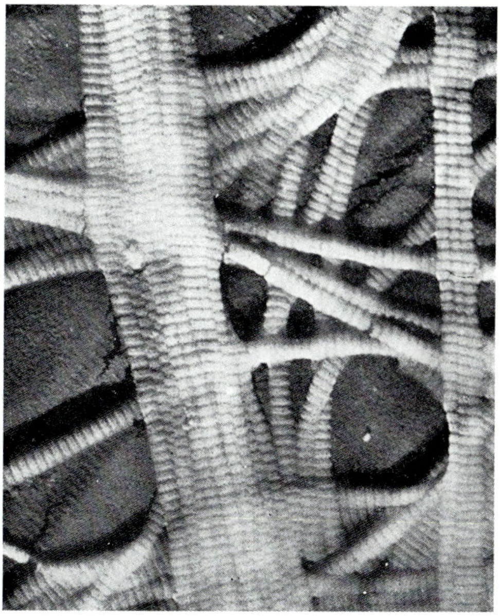

B

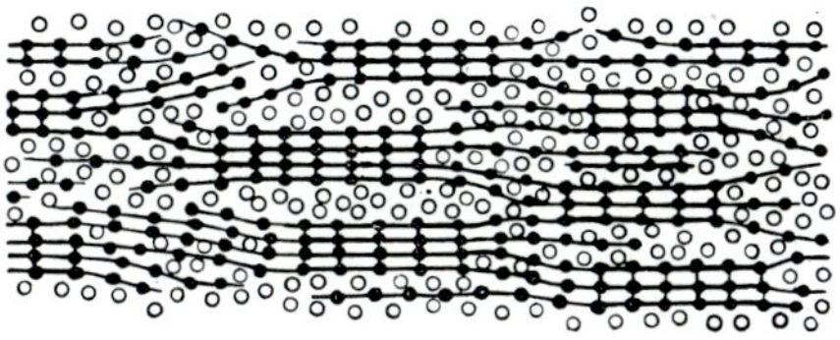

D

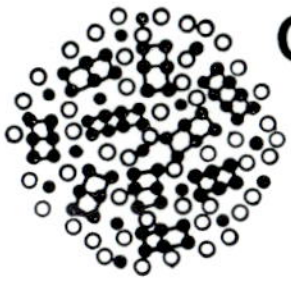

C

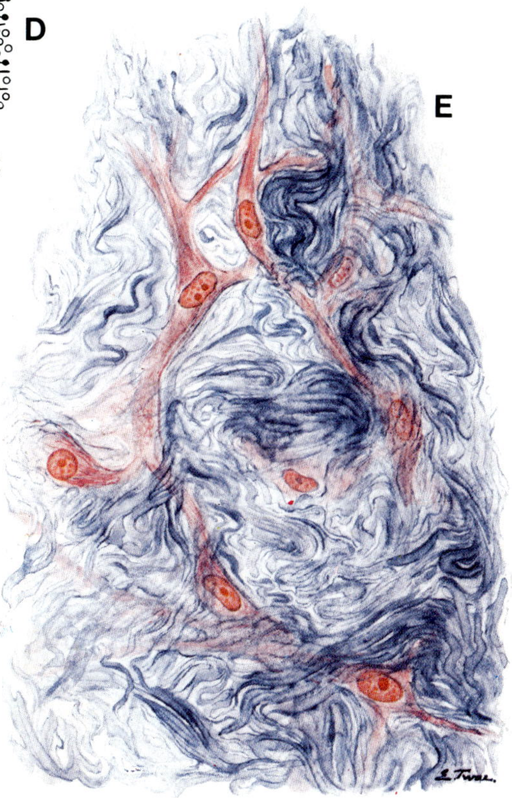

E

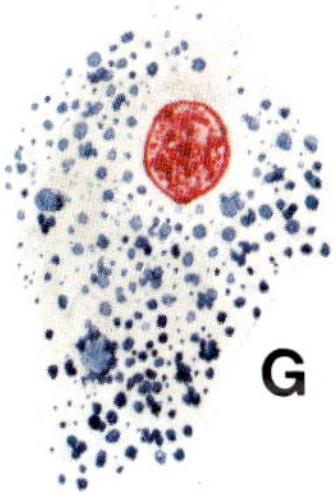

G

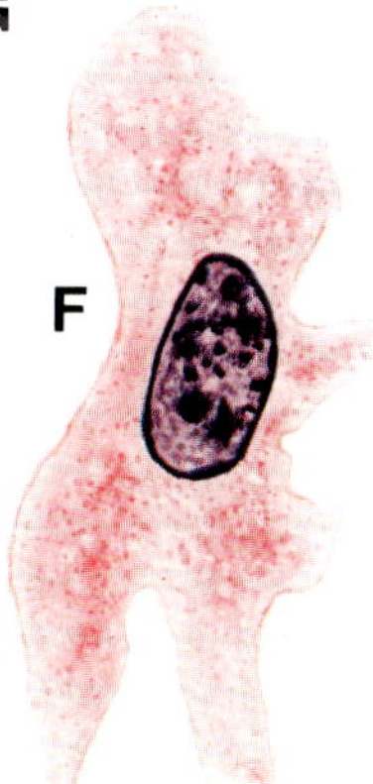

F

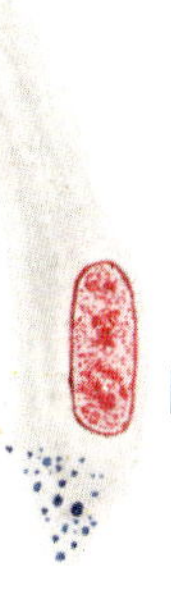

H

A Bindegewebegerüst eines Lymphknotens (Vergrößerung etwa 130fach). Die Lymphzellen sind aus dem Präparat herausgelöst, nur das Stützgerüst blieb stehen. Die kräftigen Züge der Kapsel und der Balken (Trabekel) bestehen aus zugfestem (kollagenem) Bindegewebe, die feineren Züge aus retikulärem Bindegewebe. Die „lymphoretikulären Organe“ (Milz, Lymphknoten) benötigen ein derartiges bindegewebiges Gerüst, weil die Lymphzellen in ihnen nicht festsitzen, sondern bei ihrer Zirkulation durch den Körper in Milz und Lymphknoten ausruhen. Man könnte sie mit den Autos in einem Parkhaus vergleichen: Die Autos wechseln, das Betongerüst des Parkhauses bleibt. Wie bei den meisten Autos sind auch bei den Lymphzellen die „Parkzeiten“ sehr viel länger als die „Fahrzeiten“: Die Zirkulation in der Blutbahn ist viel kürzer als die Verweildauer in den lymphoretikulären Organen.

Das retikuläre Bindegewebe steht dem embryonalen Bindegewebe noch sehr nahe. Auch hier überwiegen die großen, reich verzweigten Zellen. Auf den Zelloberflächen bilden sich jedoch Netze von „Gitterfasern“ = „retikulären Fasern“ (lateinisch reticulum = Netz), die den Zellverband abstützen. Chemisch gesehen sind die Gitterfasern Vorstufen der kollagenen Fasern, und zwischen beiden bestehen Übergänge. Ein Teil der Alternsvorgänge beruht auf dem Übergang der zarten Gitterfasern in die massiven kollagenen Fasern und einer dadurch bedingten Verhärtung des Gewebes. Aus dem Verband der Bindegewebezellen (= Fibrozyten) können sich Zellen lösen und in die Maschenräume eintreten. Diese Zellen haben in besonderem Maße die Fähigkeit zur Phagozytose (Fremdkörper zu „fressen“, vgl. S. 15) und werden daher „Freßzellen“ (Phagozyten) oder „Wanderzellen“ genannt, weil sie frei beweglich sind. Andere aus dem Gewebeverband austretende Zellen differenzieren sich zu Lymphzellen oder Blutzellen. Das retikuläre Bindegewebe kommt daher in zwei Hauptvarianten vor:

a) Lymphoretikuläres Gewebe ist das hauptsächliche Bauelement der lymphatischen Organe: Lymphknoten, Milz, Mandeln usw.

b) Blutbildendes retikuläres Gewebe kommt als rotes Knochenmark in platten und kurzen Knochen vor, z. B. Brustbein, Hüftbein, Schädeldach, Wirbel, Hand- und Fußwurzelknochen.

Als „retikuloendotheliales System“ (gewöhnlich „RES“ abgekürzt) faßt man die im besonderen Maße mit Abwehrvorgängen (Phagozytose, Speicherung, z. T. auch Antikörperbildung) betrauten Zellen zusammen: Retikulumzellen, Histiozyten und bestimmte Zellen der Gefäßinnenwand (Endothel). Neuerdings wird häufig hierfür der Begriff „retikulohistiozytäres System“ (RHS) gebraucht. Eng verwandt ist der Begriff „Monozyten-Makrophagen-System“.

B Parallelfaseriges Bindegewebe in entspanntem (gewelltem) Zustand aus dem Herzbeutel (Vergrößerung 110fach).

C Bündel zugfester Fasern, von elastischen Netzen umsponnen, aus der Nierenkapsel.

D Querschnitt durch ein elastisches Band (Vergrößerung 250fach). In der Konstruktion des Organismus wird elastisches Bindegewebe unter zwei Aspekten verwendet: große Dehnbarkeit und Einsparung von Muskelarbeit. Der Vergleich mit einem Gummiband liegt nahe. Es ist dehnbar, kehrt aber nach Beendigung der Dehnung in seine ursprüngliche Lage zurück, ohne daß man noch einmal „Arbeit“ aufwenden muß. Der Kopf ist z. B. so über der Halswirbelsäule „montiert“, daß etwa 2/3 seines Gewichts vor dem Unterstützungspunkt, 1/3 dahinter liegen. Damit er nicht nach vorn umkippt, muß er rückwärts festgehalten werden. Man könnte dies ausschließlich mit Muskeln bewerkstelligen. Die Natur hat jedoch einen Weg mit geringeren laufenden „Kosten“ gewählt: Das Nackenband aus elastischem Bindegewebe hilft den Kopf im Gleichgewicht zu halten, ohne daß hierfür besondere Stoffwechselleistungen (wie beim Muskel) erbracht werden müssen. Auch zwischen den Wirbelbögen liegen elastische Bänder, welche die aufrechte Körperhaltung erleichtern. Die elastischen Fasern sind jeweils von kollagenen Fasern umsponnen, um ihren Zusammenhalt zu sichern und eine Überdehnung zu verhindern.

1 Elastisches Bindegewebe .... Textus connectivus elasticus
2 Zugfestes (kollagenes) Bindegewebe .... Textus connectivus fibrosus

3 Kapsel (des Lymphknotens) .... Capsula (nodi lymphatici)
4 Fettgewebe .... Textus adiposus
5 Randsinus .... Sinus subcapsularis (marginalis)
6 Lymphknötchen .... Nodulus (Folliculus) lymphaticus
7 Balken (Trabekel) .... Trabeculum

A

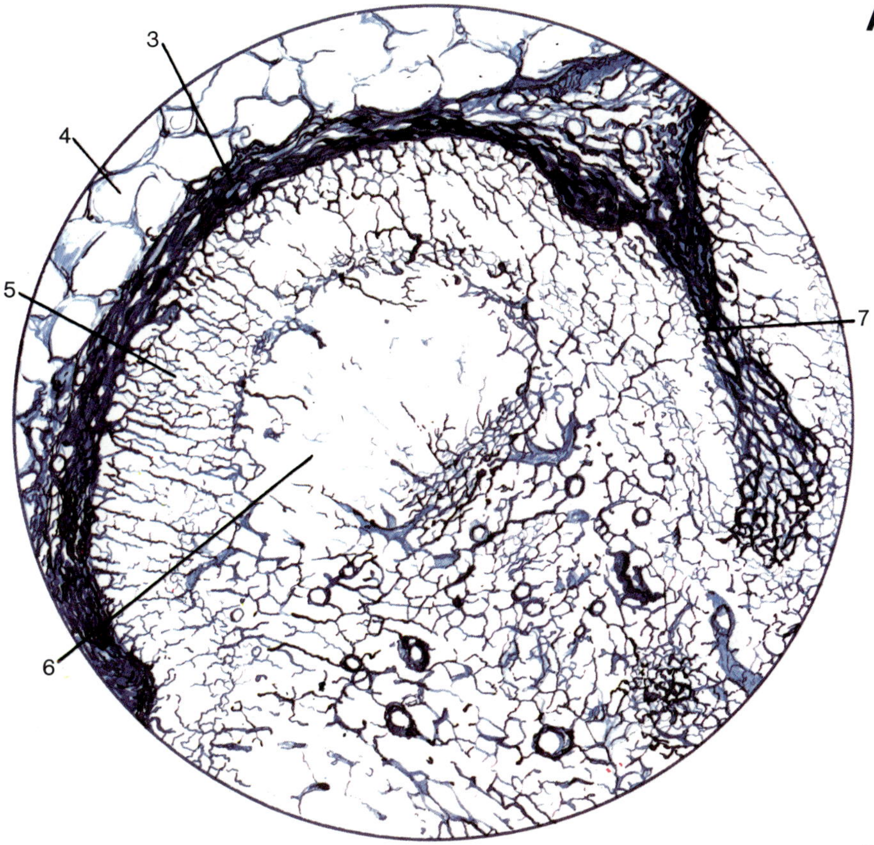

D

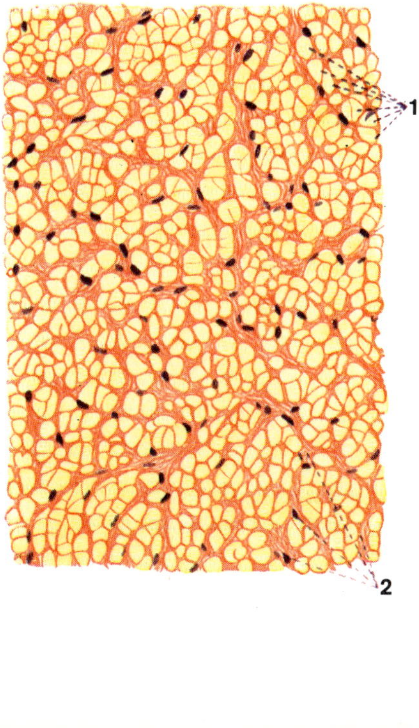

B

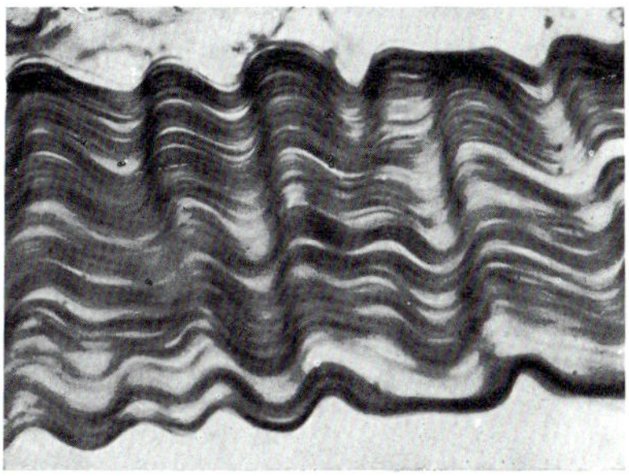

C

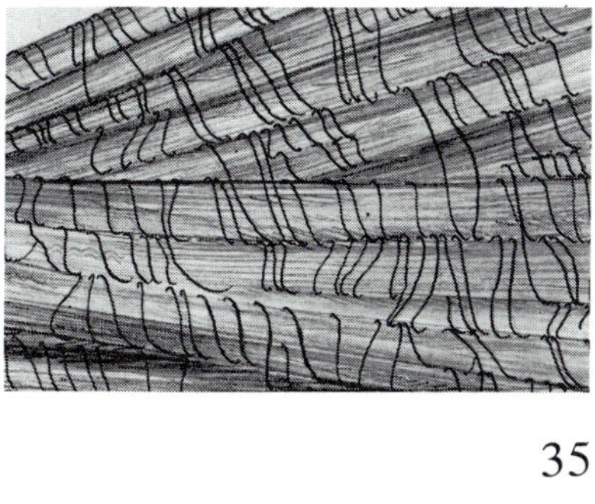

A Straffes geflechtartiges Bindegewebe. Im polarisierten Licht leuchten die Faserzüge auf und lassen die Durchflechtung gut erkennen. Derartige Bindegewebezüge bilden die Grundlage der Haut (Lederhaut!) und der Schleimhäute sowie das Stützgerüst für viele innere Organe.

B Straffes parallelfaseriges Bindegewebe mit gekreuzten Faserlagen. Man findet es in Sehnenplatten, in welche mehrere Muskeln einstrahlten, z. B. der Rektusscheide (vgl. S. 75 bis 81).

C Räumliche Darstellung einer Sehnenzelle mit drei kollagenen Fasern. Sehnengewebe ist straffes parallelfaseriges Bindegewebe. Sehnen dienen der Übertragung der Muskelkraft auf Knochen. Die kollagenen Fasern der Sehnen gehen am Muskelursprung und-ansatz in die kollagenen Fasern des Knochens über. Da die Zugfestigkeit von Knorpel und Knochen ebenfalls auf den in ihnen enthaltenen kollagenen Fasern beruht, werden praktisch alle wesentlichen mechanischen Belastungen im Körper mit kollagenen Fasern aufgefangen.

D Querschnitt durch eine Sehne (Vergrößerung 400fach).

E Netzwerk kollagener Fibrillen aus Gelenkknorpel nahe der Oberfläche (rasterelektronenmikroskopisches Bild, Vergrößerung etwa 6000fach).

Bilder von straffem Bindegewebe der Lederhaut der Haut S. 357, der Lederhaut des Auges S. 379. Bilder elastischer Fasern in Blutgefäßen S. 325, 327.

1 Sehnenfasern	Fibrae tendineae
2 Sehnenzelle (= „Flügelzelle“) = Bindegewebezelle . . .	Cellula tendinea (Fibrocytus)
3 Kollagene Fibrillen (als Bauelemente der Sehnenfasern parallel gelagert)	Fibrillae collagenosae
4 Zellkern	Nucleus (Karyon)

C

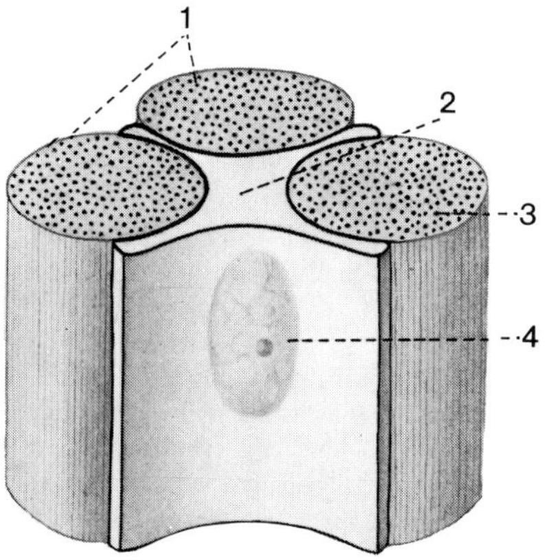

A

D

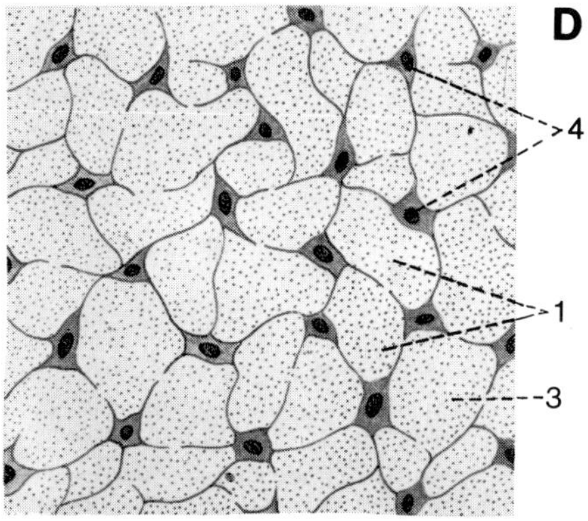

B

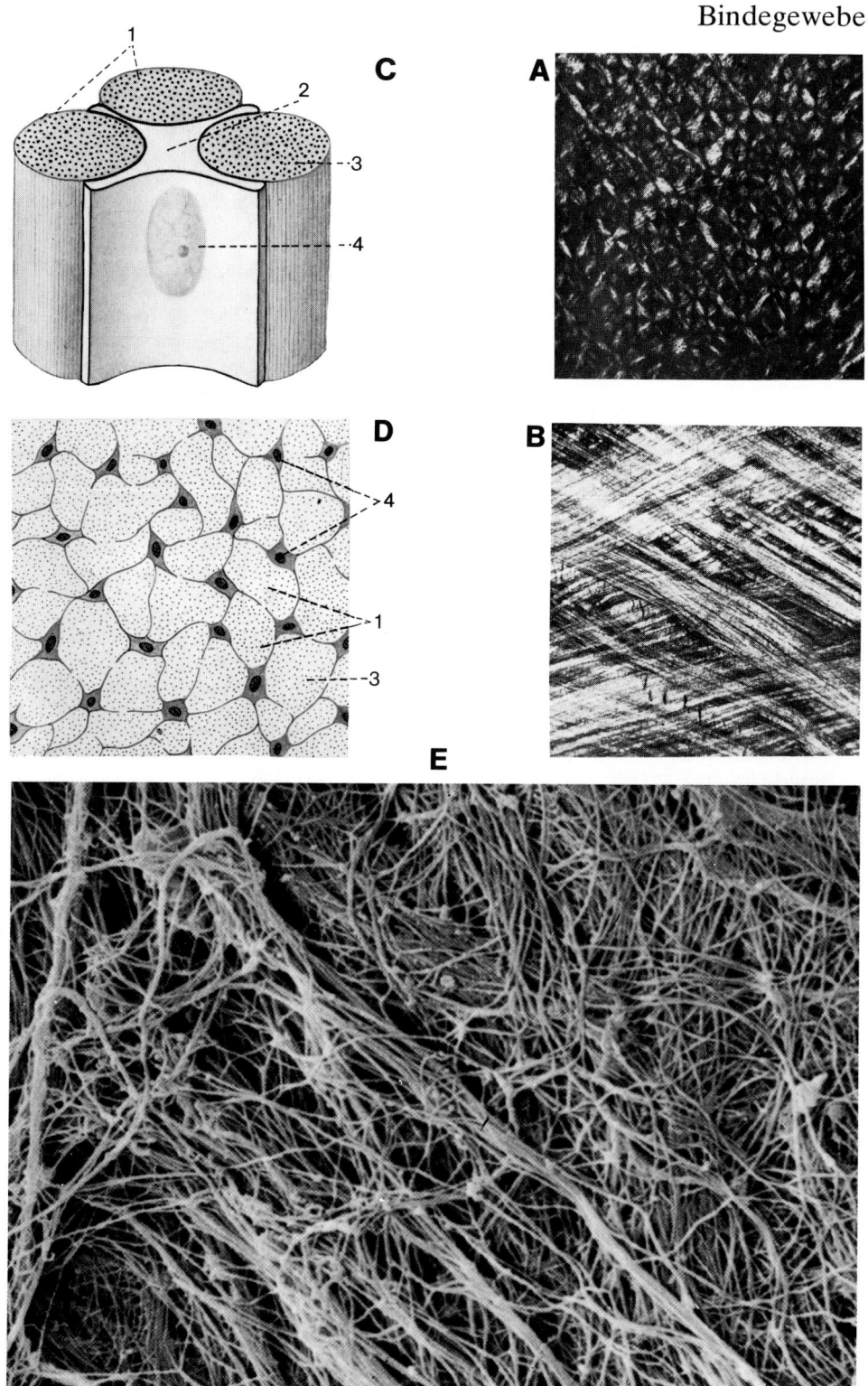

E

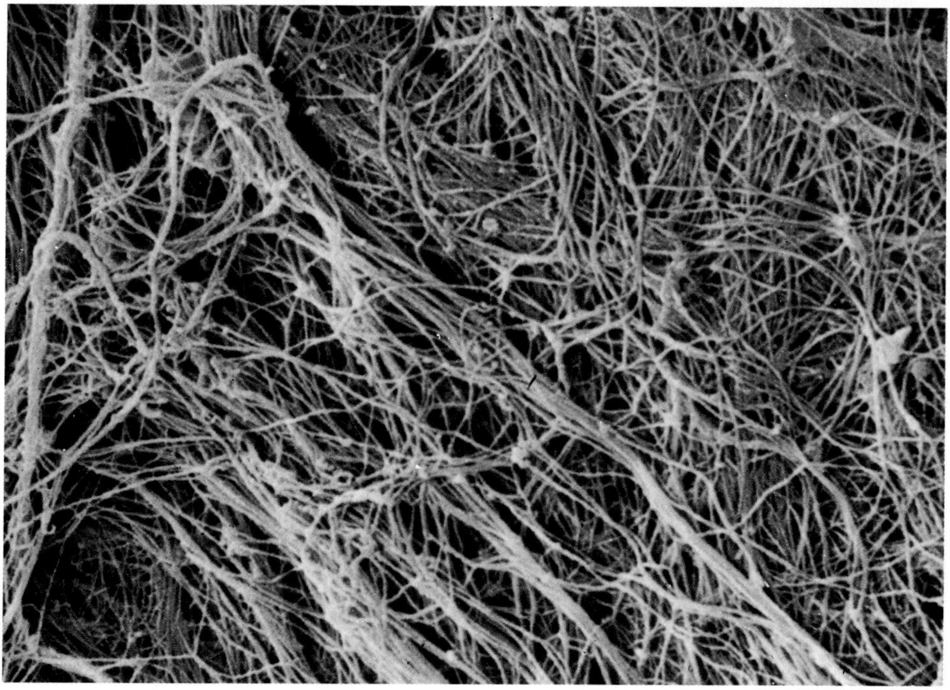

A Fettgewebe: Fettzellen von Gitterfasern umsponnen (Schema). Fettgewebe ist eine Sonderform des retikulären Bindegewebes, bei welcher die Zellen die Fähigkeit haben, Fett zu speichern. Dieses Fett wird nicht etwa zwischen den Zellen, sondern innerhalb der Zellen gestapelt. Dadurch schwellen die Zellen zu großen Kugeln an und können Durchmesser von 0,1 bis 0,2 mm erreichen. Damit liegen sie wie die reife Eizelle an der Grenze der Sichtbarkeit und bedingen das körnige Aussehen von Fettgewebe. Das in der Zelle gespeicherte Fett fließt zu einem großen Tropfen zusammen, der den Zelleib und den Zellkern an den Rand drängt. Im mikroskopischen Schnittpräparat hat die Zelle daher „Siegelringform". Fettgewebe hat zwei Hauptaufgaben im Körper:
a) Baufett: Die Fettzellen sind von Gitterfasern und kollagenen Fasern umsponnen. Bei Druck auf Fettpolster verformen sich die Fettzellen, dadurch werden die Fasern gespannt und der Druck abgefangen. Solche Druckpolster findet man z.B. an der Fußsohle, am Handteller und am Gesäß. An anderen Körperstellen dient Fett zur Füllung von Hohlräumen und sichert dadurch die Lage von Organen, z.B. in der Augenhöhle oder der Nierenkapsel. Schließlich dient Fett auch der Versteifung der Wangen beim Säugling, damit diese sich beim Saugen nicht eindellen (deshalb das „pausbäckige" Aussehen von Säuglingen!).
b) Speicherfett: Fett hat den höchsten Brennwert von allen Nährstoffen 39 kJ/g (9,3 kcal/g) gegenüber 17 kJ/g (4,1 kcal/g) bei Kohlenhydraten und Eiweißen (kJ = Kilojoule, neue Einheit der Energie im Internationalen Einheitensystem; 1 kcal = 4,2 kJ). Der Körper kann daher in Form von Fettdepots große Energiereserven anlegen. Solches Fett wird vor allem im Unterhautgewebe (wo es zusätzlich der Wärmeisolierung dient) und im Bauchraum (Fettanhängsel am Dickdarm, Gekröse, großes Netz) gespeichert. Dieses Speicherfett ist kein „totes" Depot, sondern wird reichlich mit Blutgefäßen versorgt und ist in ständigem Umbau begriffen. Zu große Depots bedeuten daher für den Körper eine Belastung, besonders des Kreislaufs, und verkürzen die Lebenserwartung. Bei der gegenwärtigen Situation der Nahrungsmittelversorgung in den hochzivilisierten Ländern ist die Anlage größerer Fettspeicher im Körper unzweckmäßig. Leider ist die Fettspeicherung ein Bilanzproblem: Wird zuviel gegessen, so wird Fett gespeichert, wird zuwenig Nahrung aufgenommen, so wird Speicherfett abgebaut. Die einzige wirksame Methode der Entfettung ist daher das bekannte „FDH" (iß die Hälfte). Für die Aufstellung eines Kalorienplans muß man noch wissen, daß Fettgewebe reichlich Wasser speichert, daß man also nicht 39000 kJ (9300 kcal) einsparen muß, um 1 kg Körpergewicht zu verlieren, sondern nur etwa die Hälfte. Nimmt man täglich etwa 6000 kJ (1400 kcal) zu sich, so kann man bei körperlich nicht anstrengender Arbeit etwa 1 kg pro Woche an Gewicht abnehmen. Die Anfangserfolge vieler sog. „Entfettungskuren" beruhen auf der vermehrten Ausscheidung von Wasser. Wird jedoch das zugehörige Speicherfett nicht durch Hungern abgebaut, so wird das Wasser alsbald wieder eingelagert: Raschen Gewichtsverlusten entspricht ein ebenso rascher Wiederanstieg.

B Rasterelektronenmikroskopisches Bild von Fettgewebe (Vergrößerung etwa 400fach). Die großen, kugeligen Fettzellen sind wie im Schema der Abbildung A von Gitterfasern umsponnen. Die kleinen glattwandigen Kugeln sind Kunstprodukte: Bei der Anfertigung des Präparats sind einige Fettzellen geplatzt, dabei ist das Fett in Tröpfchenform freigeworden.

C bis **F** Verschiedene Formen von Fettsucht, z.T. bei Störungen der Hormonproduktion.

C Cushingsche Krankheit: Bei vermehrter Bildung von Glucocorticoiden in der Nebennierenrinde kommt es neben anderen Krankheitszeichen zur sog. „Stammfettsucht" mit „Vollmondgesicht", „Büffelnacken" und schlanken Gliedmaßen (vgl. S. 225, Abb. E).

D „Matronenfettsucht". Nach den Wechseljahren mit dem Abfall der Bildung weiblicher Geschlechtshormone tritt manchmal eine überschießende Zunahme des Fettgewebes im gesamten Körper ein.

E Fröhlichsche Krankheit bei Schädigung der Hirnanhangsdrüse und des Zwischenhirns. Fettpolster besonders an Hüften, Bauch, Schamgegend, Gesäß, Oberschenkeln und Brüsten.

F Simonssche Krankheit: Fettschwund der oberen Körperhälfte bei Fettpolstern um Hüfte, Gesäß und Oberschenkeln. Die Ursache der Krankheit ist noch nicht geklärt.

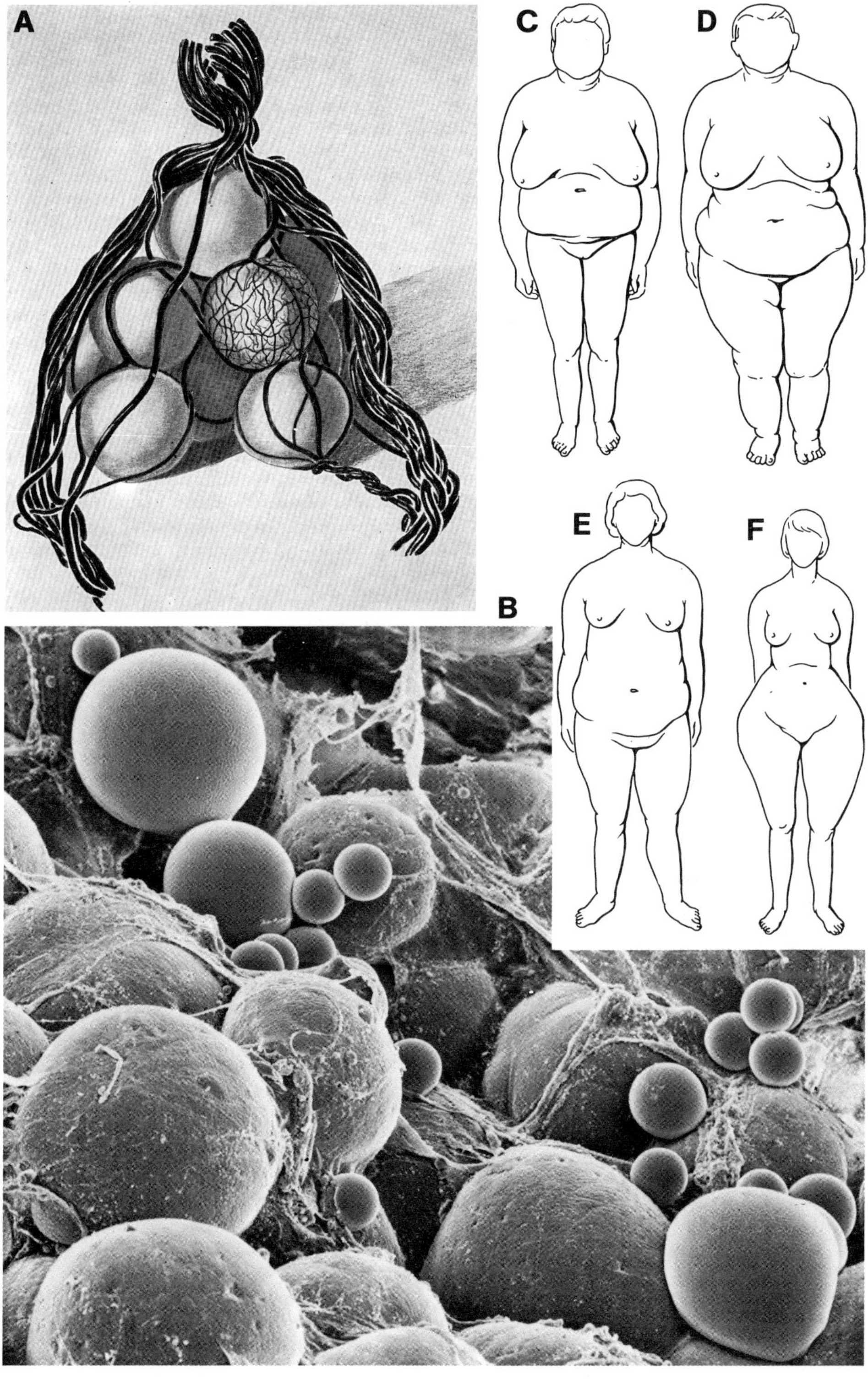
A
B
C
D
E
F

Kollagene Fasern sind sehr zugfest, aber auch sehr biegsam. Diese Biegsamkeit ist bei den Sehnen, Bändern, Organkapseln usw. erwünscht, nicht jedoch beim Skelett. An den Skelettelementen greifen Kräfte (vor allem Schwerkraft bzw. Gewicht des Körpers und Muskelzug) in wechselnden Richtungen an, ohne daß es dabei zu wesentlichen Gestaltänderungen kommen darf. Nur so werden eine rasche Fortbewegung des Körpers und eine ungestörte Tätigkeit der inneren Organe möglich. Diese Steifigkeit wird dadurch erreicht, daß Systeme aus kollagenen Fasern (und Zellen) mit einer festen Grundsubstanz umhüllt werden. Ist diese Grundsubstanz nur aus organischen Stoffen aufgebaut (vor allem Chondroitinsulfat), so nennt man das Gewebe Knorpel. Werden in die Grundsubstanz nach einem bestimmten Bauplan Kristalle von Calcium- und Magnesiumsalzen (vor allem Phosphate) eingelagert, so entsteht daraus Knochen oder Zahnbein. Knochen ist das mechanisch am vielseitigsten beanspruchbare Gewebe: Es hat eine um etwa die Hälfte höhere Zugfestigkeit als eine Sehne (etwa 10 kg/mm^2) und eine zehnmal so hohe Druckfestigkeit wie Knorpel (etwa 15 kg/mm^2). Aber Knochen ist wegen seiner hohen Biegungssteifigkeit nicht überall zu gebrauchen: Wie oft würde man sich die Nasenspitze oder das Ohr brechen, wenn diese aus Knochen statt aus Knorpel gebaut wären! Ebenso erleichtern die Rippenknorpel die Verformung des Brustkorbs bei der Atmung, und das Knorpelskelett des Kehlkopfs, der Luftröhre und der Bronchen ist auch weniger gefährdet. Ferner hat Knochen eine rauhe Oberfläche. Würden zwei Knochen direkt aufeinander reiben, so wären sie sehr rasch abgenützt. Zur Glättung der Oberflächen wird in den Gelenken den Knochen Knorpel aufgelagert.

Die kollagenen Fasern haben das gleiche Lichtbrechungsverhalten wie die Grundsubstanz des Knorpels, dadurch heben sie sich nicht von ihr ab. Im mikroskopischen Präparat sind daher die Fasern normalerweise nicht zu sehen. Man nennt diese im Körper am meisten verwandte Art des Knorpels „hyalinen“ Knorpel (griechisch hyalos = Glas), weil die Zwischenzellsubstanz glasartig homogen erscheint. Dort wo besondere Elastizität erforderlich ist, z. B. am Ohr, werden statt kollagener Fasern elastische Fasern als Grundgerüst des Knorpels verwendet. Diese sind stark lichtbrechend und heben sich daher von der Grundsubstanz ab, besonders deutlich nach Spezialfärbungen („elastischer“ Knorpel).

A Hyaliner Knorpel aus der Nasenscheidewand (Vergrößerung 270fach). Die Knorpelzellen liegen meist in kleinen Gruppen zusammen. Am oberen Rand des Bildes sieht man die Knorpelhaut aus kollagenem Bindegewebe, von der aus der Knorpel ernährt und regeneriert wird.

B Teil eines Längsschnittes durch ein Fingergelenk (Vergrößerung etwa 10fach). Die Gelenkenden der Knochen sind mit hyalinem Knorpel überzogen. Diesem Knorpel fehlt die Knorpelhaut. Er hat auch keine Blutgefäße. Die Ernährung muß auf der einen Seite von der Gelenkschmiere, auf der anderen Seite vom Knochen her erfolgen. Dieses Ernährungssystem wird mit zunehmendem Alter immer störungsanfälliger. Deshalb sind „Abnützungserscheinungen“ der Gelenke (Arthrosen) im Alter so häufig.

C Gelenkknorpel. Die im Mikroskop sichtbare eigenartige Anordnung der Gruppen von Knorpelzellen ist durch den Verlauf der Fasern (Abbildung D) bedingt.

D Schema der Anordnung der Faserzüge beim Gelenkknorpel, schwarz die Gruppen von Knorpelzellen (Abbildung C).

E Verformung der Faserzüge des Gelenkknorpels bei Belastung. Druckbelastungen werden im Körper immer in Zugbelastungen übergeführt und dann von den kollagenen Fasern abgefangen.

1	Gelenkhöhle	Cavitas articularis
2	Gelenkknorpel	Cartilago articularis
3	Gelenkkapsel	Capsula articularis
4	Knochenbälkchen	Trabecula ossea
5	Gelbes Knochenmark (Fettgewebe)	Medulla ossium flava

6	Verankerung straffer Faserzüge der Gelenkkapsel im Knochen	–
7	Tangentialfaserschicht } Gelenkknorpel	Zona superficialis } Cartilago articularis
8	Übergangszone } Gelenkknorpel	Zona intermedia } Cartilago articularis
9	Radiärfaserschicht } Gelenkknorpel	Zona profunda } Cartilago articularis
10	Verkalkter Knorpel	(Cartilago calcifiens)
11	Knochen unter dem Gelenkknorpel	Lamina ossea subchondrialis

B

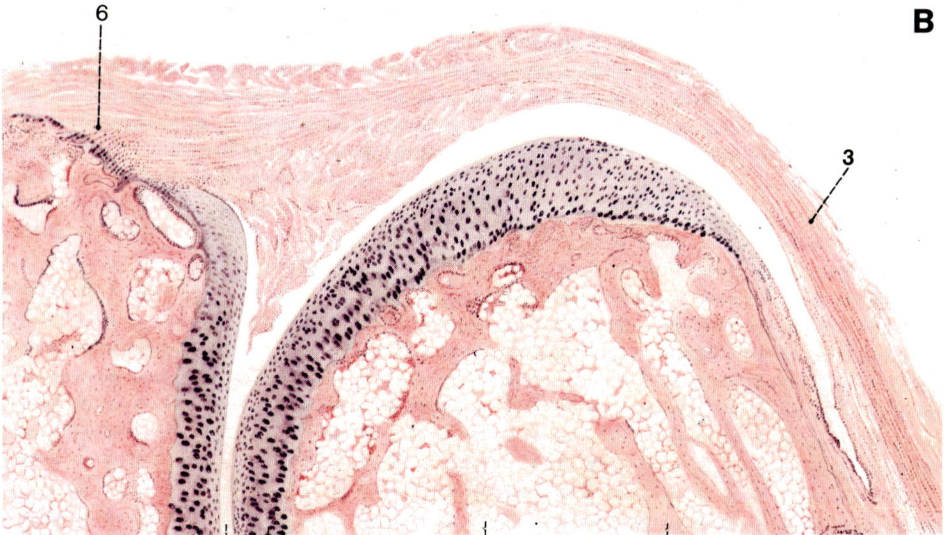

A

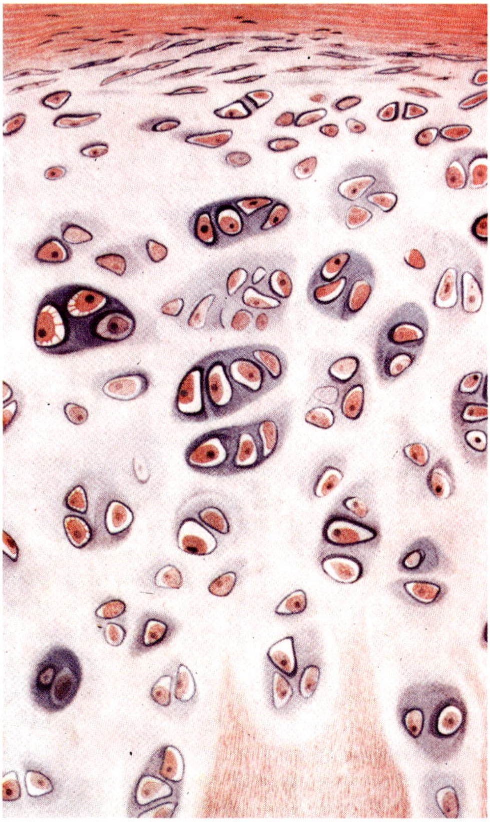

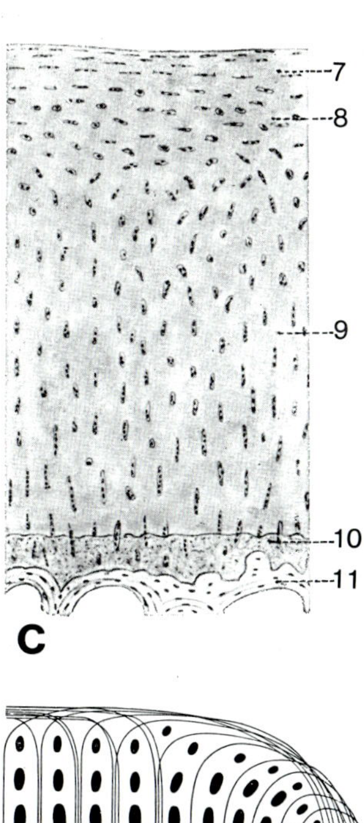

C

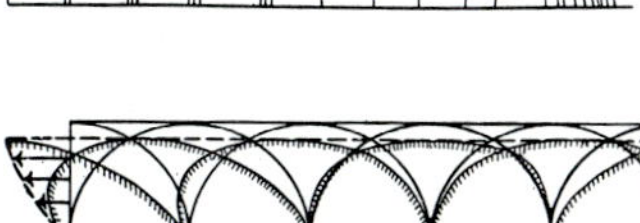

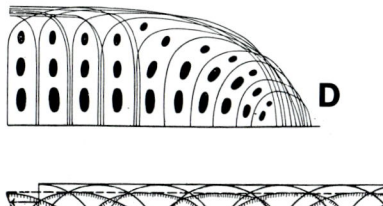

D

E

A Schema vom Bau des Knochens, Knochengewebe ist etwa $2^1/_2$mal schwerer als die meisten übrigen Gewebe. Der Organismus spart daher Knochengewebe ein, wo immer er nur kann, um nicht zu schwerfällig zu werden. Von der Bautechnik her ist bekannt, daß ein T-Träger nahezu die gleiche Biegefestigkeit besitzt wie ein massiver Balken, ein Rohr wie ein massiver Stab. Deshalb sind die langen Knochen nach einem Rohrprinzip gebaut: außen kompakter Knochen, innen schwammartiger Knochen oder Markraum. Obwohl Knochen so starr ist und nicht einmal ohne Hilfe anderer Gewebe wachsen kann, ist er doch in ständigem Umbau begriffen, um sich jeweils auf neue Beanspruchungen einstellen zu können. Dazu werden kleine Knochenbereiche von knochenabbauenden Zellen (Osteoklasten) zerstört und von knochenaufbauenden Zellen (Osteoblasten) nach funktionellen Gesichtspunkten neu gestaltet. Dabei wird z. B. der vor der Geburt gebildete verhältnismäßig primitive geflechtartige Knochen durch hochwertigen Lamellenknochen ersetzt: Um ein Blutgefäß herum werden in immer weiteren Ringen Lamellensysteme kollagener Fasern mit den zugehörigen Zellen gelegt, wobei die Verlaufsrichtungen der Fasern in aufeinanderfolgenden Lagen wechseln. Diese Lamellensysteme („Osteone") verlaufen vorwiegend in der Längsrichtung des Knochens und bedingen seinen großen Widerstand gegen Durchbiegung. Beim gesunden Knochen halten sich Abbau- und Aufbauvorgänge die Waage. In höherem Alter oder bei manchen Erkrankungen wird dieses Gleichgewicht zugunsten des Abbaus verschoben, dann besteht erhöhte Knochenbruchgefahr. Der Lebhaftigkeit der Umbauvorgänge entspricht die ausgezeichnete Blutversorgung der Knochen. Hierin unterscheidet sich der Knochen grundsätzlich vom Knorpel: Knorpel ist meist gefäßlos und wird nur durch Diffusion ernährt. Dies bedeutet, daß Verletzungen am Knorpel schlecht, am Knochen jedoch sehr gut heilen. Die schlechten Heilungsaussichten beim Knorpel sind das Grundproblem aller sogenannter Abnützungserkrankungen der Gelenke („Arthrosen").

B Querschnitt durch Lamellenknochen. 200fache Vergrößerung.

C Gruppe von Knochenzellen (Osteozyten) bei 400facher Vergrößerung. Knochengewebe ist durch eine harte, unverschiebliche Grundsubstanz ausgezeichnet. Die Knochenzellen sind in diese Grundsubstanz praktisch eingemauert. Als lebende Zellen bedürfen sie aber, wie alle anderen Zellen auch, der Ernährung. Durch das Kristallgitter der Grundsubstanz können die Nährstoffe nicht hindurchdiffundieren. Deshalb nehmen die Knochenzellen mit vielen feinen Fortsätzen den Kontakt mit den ernährenden Blutgefäßen auf. Diese Fortsätze hatten sie natürlich schon ausgestreckt, bevor sie sich selbst einmauerten!

Knochenzellen sind in die unbewegliche Grundsubstanz eingemauert. Sich teilende Knochenzellen können sich deshalb nicht voneinander trennen. Knochengewebe kann mithin nicht wachsen. Dies erscheint zunächst widersinnig, da wir doch das „Knochenwachstum" bei unseren Kindern direkt beobachten können. Die Natur geht hierbei einen kleinen Umweg. Knochen werden dadurch größer, daß an vorhandenes Knochengewebe neugebildetes angelagert wird. Diese Knochenbildung kann über Knorpel („chondrale Ossifikation") oder Bindegewebe („desmale Ossifikation") erfolgen.

1 Kompakte Randschicht des Knochens . . . . Substantia compacta
2 Schwammartig gebauter Knochen . . . . Substantia spongiosa
3 Osteon (auseinandergezogen) . . . . Osteonum
4 Blutgefäße für den Knochen . . . . (Vasa sanguinea)
5 Knochenhaut . . . . Periosteum
6 Haversscher Kanal mit Blutgefäß . . . . Canalis centralis

7 Erweiterte Haverssche Kanäle in der Spongiosa . . . . . (Canales centrales)
8 Äußere Generallamellen . . . . Lamellae circumferentiales externae
9 Von der Knochenhaut in den Knochen einstrahlende Fasern (Sharpeysche Fasern) . . . . Fibrae perforantes
10 Von der Knochenhaut her eintretendes Blutgefäß in „Volkmannschem Kanal" . . . . Vas sanguineum perforans; Canalis perforans
11 Knochenzelle . . . . Osteocytus
12 Knochenhöhle mit neugebildetem Knochen . . . . Lacuna ossea
13 Kittlinie (Grenzlinie zwischen Lamellensystemen) . . . . . . Linea cementalis

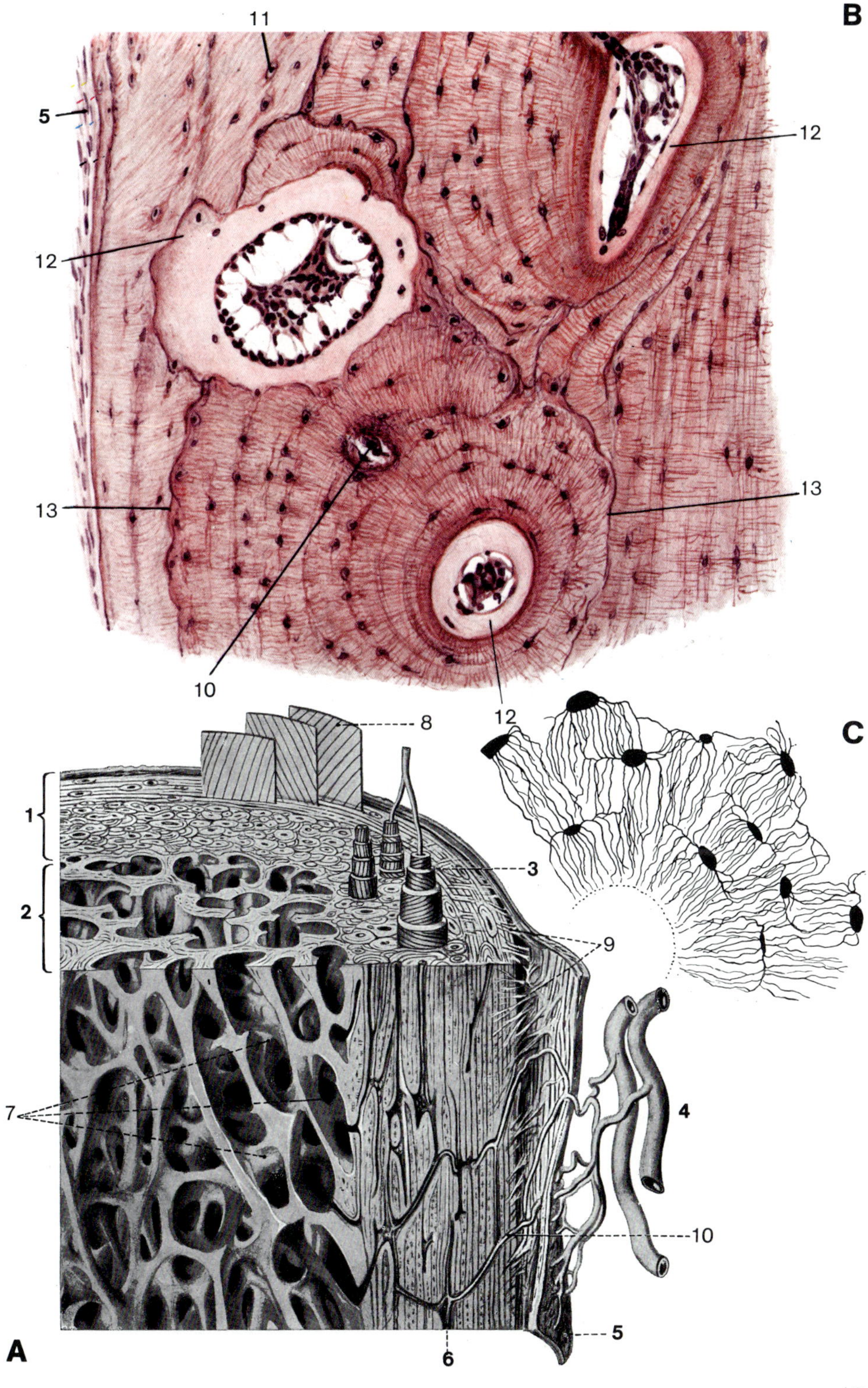
B
11
5
12
12
13
13
10
12
8
C
1
2
3
9
7
4
10
A
6
5

A Fingerknochen eines 5 Monate alten Fetus. Der größte Teil der Knochen, vor allem alle Röhrenknochen, werden beim Embryo zunächst einmal als Knorpel angelegt. Nach einiger Zeit bildet die Knochenhaut („Periost"), die vorwiegend aus kollagenem Bindegewebe besteht, um den Schaft des Knorpels eine „Manschette" aus Knochen. Im Bereich dieser „Knochenmanschette" wird der Knorpel aufgelöst, es entsteht eine kleine Markhöhle. Die Gelenkenden des Knochens („Epiphysen") bleiben noch knorpelig. Zwischen Schaft und Gelenkenden wird Knorpel in Knochen umgebaut: Der Knochen wächst so immer in Richtung auf die Gelenkenden weiter. Der Knorpel der Gelenkenden aber ist wachstumsfähig, weil die Knorpelgrundsubstanz eine Trennung geteilter Zellen gestattet. Es wächst also der Knorpel für den Knochen, und der neugebildete Knorpel wird dann in Knochen umgebaut (Längenwachstum). Die Knochenhaut lagert inzwischen immer neuen Knochen der vorhandenen Knochenmanschette an (Breitenwachstum). Mit zunehmender mechanischer Belastung benötigen auch die Gelenkenden ein knöchernes Stützgerüst. Dieses entsteht in Form eines „Knochenkerns", indem Knorpel in Knochen umgebaut wird. Zwischen Knochenkern im Gelenkende und Knochenschaft bleibt jedoch eine Knorpelzone („Epiphysenfuge") für die Dauer des Längenwachstums erhalten. Nur an dieser Stelle findet das Längenwachstum statt. Wird bei einer Erkrankung diese Wachstumsfuge zerstört, so hört das Längenwachstum auf. Z. B. bei der Erbkrankheit „Chondrodystrophie" entstehen Zwerge mit normal großem Rumpf, aber kurzen Armen und Beinen. Beim Hund wird diese Erbkrankheit sogar gezüchtet (Dackel).

B Knochenbildung (80fache Vergrößerung). Das Bild entspricht etwa einem Ausschnitt aus Abbildung A) oberhalb von 1. In der Hauptwachstumszone teilen sich die Knorpelzellen sehr rasch und ordnen sich dabei in Säulen an. Der bei der Verknöcherung entstehende geflechtartige Knochen wird später durch lamellären Knochen mit Osteonen ersetzt.

C Osteon mit Lamellensystem (vgl. S. 42, A).

D Röntgenbild der Hand eines einjährigen Kindes.

E Röntgenbild des Daumens eines Knaben von $5^1/_2$ Jahren. Die wachsenden Teile des Skeletts bestehen aus Knorpel oder aus Bindegewebe, die auf normalen Röntgenbildern nicht sichtbar sind. Röntgenaufnahmen der Hände von kleinen Kindern sehen daher so leer aus, weil große Teile des Skeletts noch aus Knorpel bestehen. Die Röhrenknochen haben für das Längenwachstum Hauptwachstumszonen, die „Epiphysenfugen", die z.B. bei den Fingerknochen am proximalen Ende liegen. Deshalb ist hier scheinbar ein Spalt im Knochen.

1	Knochenmanschette (Knochenbildung durch die Knochenhaut)	Annulus (Anulus)osseus perichondrialis
2	Knorpeliges Gelenkende	Epiphysis
3	Umbauzone von Knorpel in Knochen	Zona ossificationis
4	Knochenbälkchen im Knochenmark	Trabeculae osseae; Cavitas medullaris
5	Primäres Knochenmark mit Blutgefäßen	Cavitas medullaris primaria
6	Knochenhaut, Keimschicht	Periosteum, Stratum osteogenicum
7	Knochenhaut, Faserschicht	Periosteum, Stratum fibrosum
8	Blutgefäße	Vasa sanguinea
9	Konzentrische Anordnung der Zellen und Fasern um die Blutgefäße	(Lamellae osteoni)
10	Verlaufsrichtungen der kollagenen Fasern	(Fibrae collagenosae)
11	Speiche	Radius
12	Elle	Ulna
13	Hakenbein	Os hamatum
14	Kopfbein	Os capitatum
15	Mittelhandknochen	Ossa metacarpi (metacarpalia)
16	Fingergrundglieder	Phalanges proximales
17	Daumenendglied, Schaft	Phalanx distalis I, Corpus
18	Knochenscheibe in der Basis des Daumenendglieds	(Phalanx distalis I, Basis)
19	Daumengrundglied, Schaft	Phalanx proximalis I, Corpus
20	Knochenscheibe in der Basis des Daumengrundglieds	(Phalanx proximalis I, Basis)
21	Mittelhandknochen des Daumens, Schaft	Os metacarpale I, Corpus
22	Knochenkern in der Basis des Mittelhandknochens des Daumens	(Os metacarpale I, Basis)

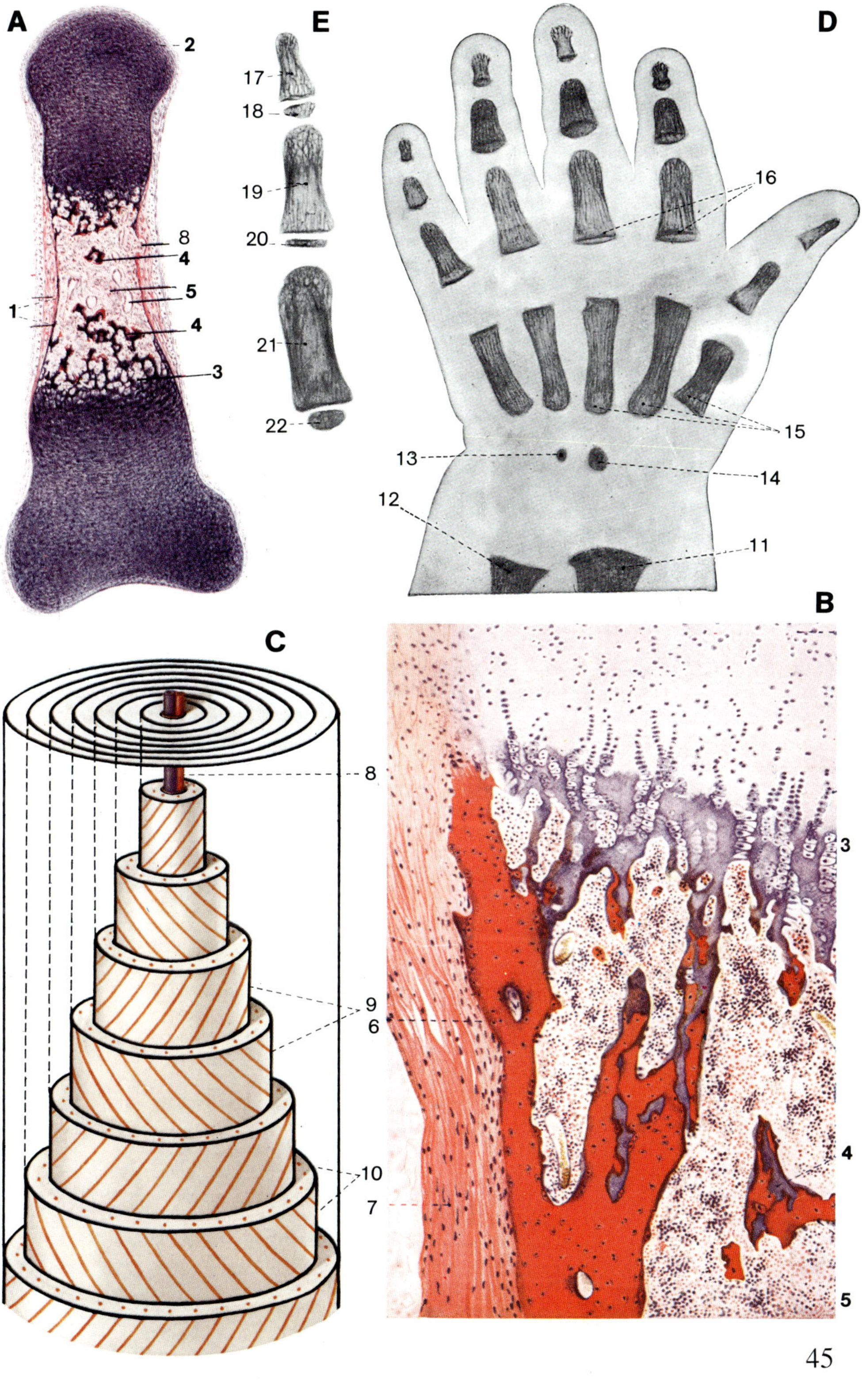
A
1
2
3
4
4
5
8
E
17
18
19
20
21
22
D
11
12
13
14
15
16
C
8
9
6
10
7
B
3
4
5

Blut ist bekanntlich „ein ganz besonderer Saft“. Zur einen Hälfte besteht es aus einer eiweißreichen Flüssigkeit, dem „Blutplasma“, zur anderen (etwas kleineren) Hälfte aus Zellen, den roten und weißen Blutkörperchen. Wenn das Blut hier unter den Geweben behandelt wird, so hat dies seine Berechtigung darin, daß man das Blut als eine Sonderform des Bindegewebes betrachten kann. Die Zwischenzellsubstanz ist das Blutplasma. Bei der Blutgerinnung fällt aus dem Blutplasma ein Fasergerüst (Fibrin) aus, und übrig bleibt das „Blutserum“. Die Stammzellen für die Entwicklung der Blutkörperchen gehen zudem aus embryonalen Bindegewebezellen hervor. Blut ist also ein flüssiges Gewebe.

Blut ist das universellste Transportmittel des Organismus: Kohlenhydrate, Fette, Eiweiße, Mineralsalze, Vitamine, Hormone, Stoffwechselabfallprodukte, dem Körper zugeführte Arzneimittel und nicht zuletzt Wasser werden mit dem Blutplasma durch den ganzen Körper geleitet, allen Zellen angeboten und damit auch an den Bestimmungsort gebracht. Für die Zusammensetzung des Blutplasmas sind vor allem die Leber, als Bildungsort der Bluteiweiße, und die Niere, als „Reinigungsanstalt“, verantwortlich.

Die zelligen Bestandteile des Blutes gehören zu drei großen Gruppen:

a) rote Blutkörperchen (etwa 4,5 bis 5 Millionen pro Kubikmillimeter = Mikroliter Blut),

b) weiße Blutkörperchen (etwa 4000 bis 8000 pro Kubikmillimeter Blut),

c) Blutplättchen (etwa 200 000 bis 300 000 pro Kubikmillimeter Blut).

Die roten Blutkörperchen (Erythrozyten) transportieren den Sauerstoff bzw. das Kohlendioxid, das bei den Verbrennungsvorgängen entsteht. Dazu enthalten sie den roten Blutfarbstoff (Hämoglobin), der die Fähigkeit hat, Sauerstoff bzw. CO_2 zu binden. Die roten Blutkörperchen sind runde Scheibchen von etwa 7,5 µm Durchmesser, die auf beiden Seiten eingedellt sind (bikonkav). Sie haben keinen Zellkern und keine Zellorganellen, jedoch eine Zellmembran. Im Grunde sind sie daher keine vollständigen Zellen mehr, sondern nur noch Blutfarbstoffbehälter (der Blutfarbstoff macht etwa ein Drittel ihres Inhalts aus). Sie können sich auch nicht teilen, und ihre Lebensdauer ist begrenzt (etwa vier Monate).

A Blutausstrich mit roten und weißen Blutkörperchen sowie Blutplättchen (Vergrößerung 1200fach).
B Blutbildendes Knochenmark (Vergrößerung 80fach).
C Schema der Entwicklung der Blutzellen im Knochenmark.

1	Rotes Blutkörperchen (Erythrozyt)	Erythrocytus
2–7	Weiße Blutkörperchen (Leukozyten)	Leucocyti
2	Segmentkerniger neutrophiler Granulozyt	Granulocytus neutrophilicus segmentonuclearis
3	Stabkerniger neutrophiler Granulozyt	Granulocytus neutrophilicus juvenilis
4	Eosinophiler Granulozyt	Granulocytus eosinophilicus (acidophilicus)
5	Basophiler Granulozyt	Granulocytus basophilicus
6	Monozyt („Einkerniger“)	Monocytus
7	Lymphzelle (Lymphozyt)	Lymphocytus
8	Blutplättchen (Thrombozyten)	Thrombocyti
9	Knochenbälkchen	Trabecula ossea
10	Blutbildendes Knochenmark	Textus hemopoeticus (haemopoeticus)

11	Stammzelle	Hemocytoblastus (Haemocytoblastus)
12	Proerythroblast	Proerythroblastus
13	Erythroblast	Erythroblastus
14	Normoblast	Erythroblastus polychromatophilicus
15	Monoblast	Monocytoblastus
16	Myeloblast	Myeloblastus
17	Promyelozyt	Promyelocytus
18	Myelozyt	Myelocytus
19	Megakaryoblast	Megakaryoblastus
20	Megakaryozyt	Megakaryocytus

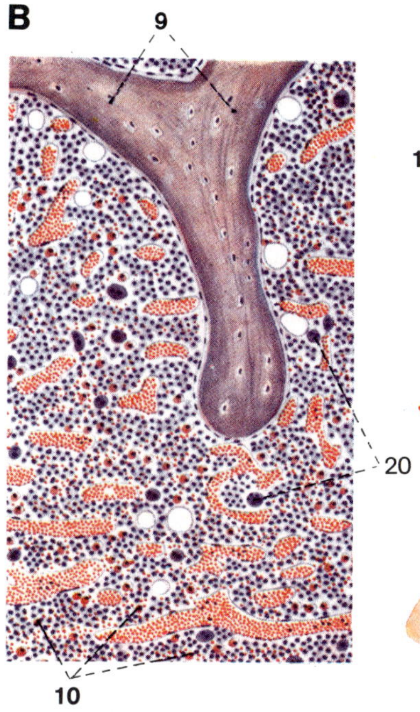
B
9
20
10

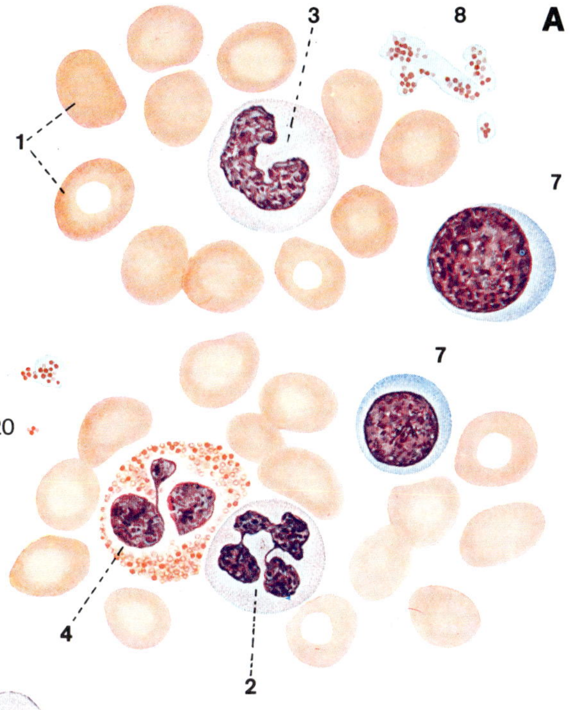
A
1
3
8
7
7
4
2

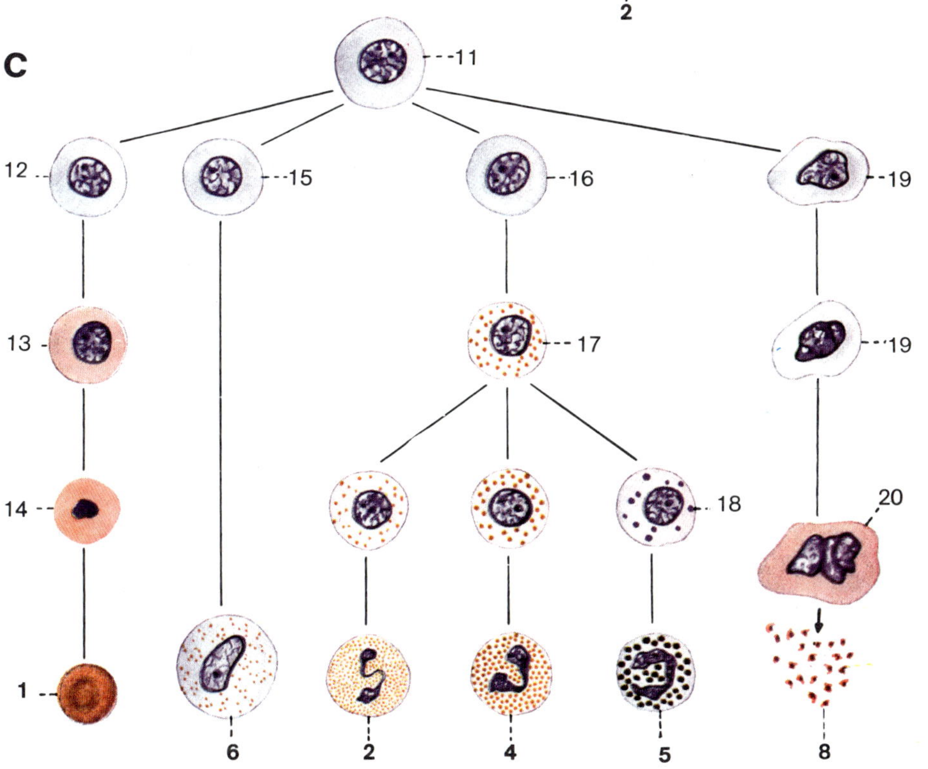
C
11
12
15
16
19
13
17
19
14
18
20
1
6
2
4
5
8

Die Bildung der roten Blutkörperchen erfolgt im (roten) Knochenmark. Dort liegen die (natürlich kernhaltigen) Stammzellen der roten Blutkörperchen, aus denen durch fortgesetzte Teilung und schließlich Ausstoßung des Kerns die reifen roten Blutkörperchen hervorgehen, die in das Blut ausgeschwemmt werden. Die Knochen des erwachsenen Menschen enthalten etwa 1300 g blutbildendes Knochenmark. Stündlich werden etwa 10000000000 rote Blutkörperchen erzeugt!
Die weißen Blutkörperchen (Leukozyten) dienen den Abwehrvorgängen im weitesten Sinne. Im Gegensatz zu den roten Blutkörperchen halten sie sich nur vorübergehend im Blut auf. Sie benützen das Blut bloß als Transportmittel, um zu ihren Bestimmungsorten zu gelangen. Dort treten sie durch die Haargefäßwand hindurch in das Gewebe über (Diapedese, vgl. S. 25). Vermutlich werden sie dabei von bestimmten chemischen Stoffen angelockt (Chemotaxis). Die Zahl der weißen Blutkörperchen wechselt daher im Blut sehr stark. Im Durchschnitt kreisen etwa 5% der weißen Blutkörperchen im Blut, der Rest ist auf alle Gewebe verteilt, ein Drittel davon hält sich in ihrer Bildungsstätte, dem Knochenmark, auf. Entsprechend der Mannigfaltigkeit der Abwehrvorgänge sind auch die weißen Blutkörperchen vielgestaltig. Man unterscheidet im allgemeinen drei Gruppen: kleine (Granulozyten, 60–75%) und große (Monozyten, 4–5%) Freßzellen und antikörperbildende Zellen (Lymphozyten, 20–35%).
Die Granulozyten tragen ihren Namen nach den vielen kleinen Körnchen (Granula) im Zelleib, die sich mit neutralen (neutrophile Granulozyten), basischen (basophile Granulozyten) oder sauren Farbstoffen (z.B. Eosin, eosinophile Granulozyten) anfärben lassen. Neutrophile Granulozyten haben die Fähigkeit zur Phagozytose (S. 15). Sie umfließen Fremdkörper und lösen diese dann mit den in den Granula enthaltenen Enzymen auf. Dabei kommen sie selbst oft um und werden dann aufgelöst. Auf diese Weise entsteht Eiter. Die eosinophilen Granulozyten finden sich besonders reichlich bei allergischen Reaktionen. Vermutlich dienen sie dem Abbau von Antigen-Antikörper-Verbindungen. Die Granula der basophilen Granulozyten enthalten Heparin, einen Stoff, der der Blutgerinnung entgegenwirkt.

1–20 Entwicklung der Granulozyten	Granulocytopoesis
21–36 Entwicklung der roten Blutkörperchen	Erythrocytopoesis

1,2,17 Myeloblast	Myeloblastus
3,4 Neutrophiler Promyelozyt	Promyelocytus neutrophilicus
5, 6, 18, 19 Neutrophiler Myelozyt	Myelocytus neutrophilicus
7, 8 Neutrophiler Metamyelozyt	Metamyelocytus neutrophilicus
9, 10 „Stabkerniger“ (=„stabkerniger“ neutrophiler Granulozyt)	Granulocytus neutrophilicus juvenilis
11, 12, 20 Segmentkerniger neutrophiler Granulozyt	Granulocytus neutrophilicus segmentonuclearis
13 Eosinophiler Myelozyt	Myelocytus eosinophilicus
14 Eosinophiler Granulozyt	Granulocytus eosinophilicus (acidophilicus)
15 Basophiler Myelozyt	Myelocytus basophilicus
16 Basophiler Granulozyt	Granulocytus basophilicus
17–20 Zellen mit negativer und positiver (blaue Körnchen) Peroxidasereaktion	–
21, 22 Proerythroblast	Proerythroblastus
23, 24 Basophiler Erythroblast	Erythroblastus basophilicus
25, 26, 27 Polychromatischer Erythroblast (Normoblast)	Erythroblastus polychromatophilicus
28, 29 Acidophiler Erythroblast (= orthochromatischer Normoblast)	Erythroblastus acidophilicus
30–34 Retikulozyt (Stadien 0–IV)	Reticulocytus
35 Erythrozyt mit Jolly-Körperchen	(Erythrocytus)
36 Reifes rotes Blutkörperchen (Erythrozyt)	Erythrocytus
37 Megakaryoblast	Megakaryoblastus
38 Megakaryozyt	Megakaryocytus

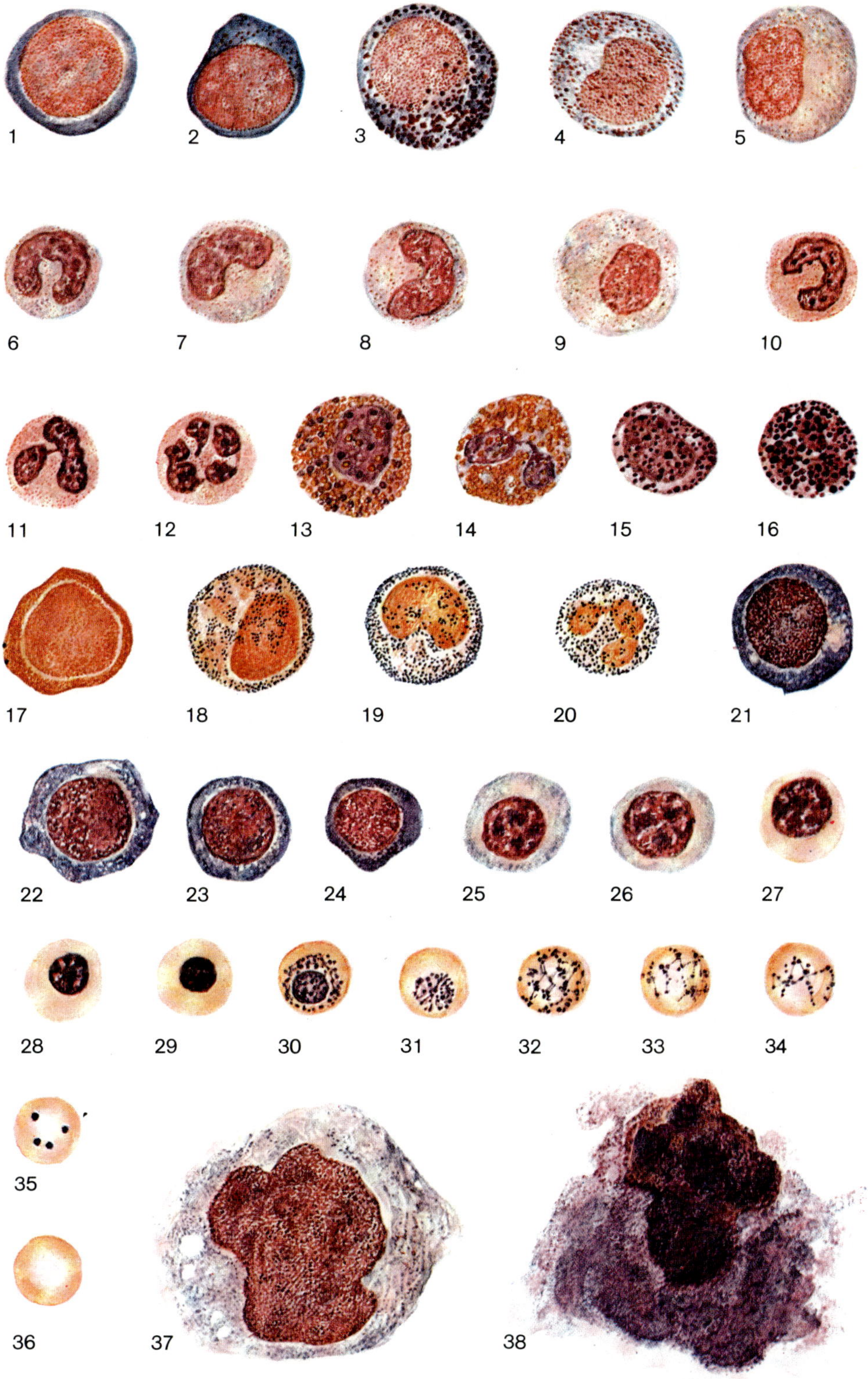
1
2
3
4
5
6
7
8
9
10
11
12
13
14
15
16
17
18
19
20
21
22
23
24
25
26
27
28
29
30
31
32
33
34
35
36
37
38

Die Monozyten sind große Freßzellen, enthalten reichlich Enzyme und sind eng verwandt mit den Histiozyten des Bindegewebes.
Die Lymphzellen dienen der „spezifischen " Abwehr, indem sie Antikörper bilden. Antikörper richten sich jeweils gegen einen körperfremden Stoff und nur gegen diesen. Auf der Bildung von Antikörpern beruht die sog. „Immunität". Beim ersten Kontakt mit einem Krankheitserreger beginnen Lymphzellen „Antikörper" zu bilden. Es dauert etwa zehn Tage, bis der Körper damit „aufgerüstet" ist, dann holt er zum großen Schlag aus. (Die dann ablaufenden Antigen-Antikörper-Reaktionen dokumentieren sich bei manchen Infektionskrankheiten in Form von Hautausschlägen!) Nach Überstehen der Krankheit behalten einige Lymphzellen als „Gedächtniszellen" die Fähigkeit zur Bildung des speziellen Antikörpers, so daß bei einem neuerlichen Kontakt mit dem Krankheitserreger dieser sofort unschädlich gemacht wird und es gar nicht mehr zum Ausbruch der Krankheit kommt. Die Lymphzellen werden z.T. in den lymphatischen Organen gebildet oder differenziert. Eine übergeordnete Rolle spielt dabei der Thymus (T-Lymphozyten).
Die einzelnen Formen der weißen Blutkörperchen sind im Blut in unterschiedlicher Häufigkeit zu finden. Ihr Verteilungsmuster läßt Rückschlüsse auf die Diagnose und den Verlauf von Krankheiten zu. Für das sog. „Differentialblutbild" werden 100 weiße Blutkörperchen ausgezählt. Beim Gesunden findet man

„Basophile" (basophile Granulozyten)	0– 1%,
„Eosinophile" (eosinophile Granulozyten)	2– 4%,
Myelozyten	0 %,
Metamyelozyten („Jugendliche")	0– 1%
„Stabkernige" (stabkernige neutrophile Granulozyten)	3– 5%
„Segmentkernige" (segmentkernige neutrophile Granulozyten)	50–70%,
Lymphozyten	20–30%
Monozyten	4–10%

Die Blutplättchen sind eigentlich nur Zellteile (der Megakaryozyten). Sie enthalten für die Blutgerinnung nötige Enzyme. Nachdem Blut für den Körper so wichtig ist, muß er sich vor Blutverlusten bei Verletzungen von Blutgefäßen schützen. Blut ist daher mit der Fähigkeit ausgestattet, rasch aus dem flüssigen in einen halbfesten Zustand überzugehen und damit ein Leck in der Gefäßwand abzudichten. Dazu ist im Blutplasma ein Eiweißkörper gelöst (Fibrinogen), der durch das Enzym Thrombin in das faserige Fibrin umgewandelt wird. Thrombin wiederum wird auf höchst kompliziertem Weg aus Prothrombin gebildet. An diesem Prozeß sind mehr als ein Dutzend Faktoren beteiligt, die zum Teil aus den Blutplättchen stammen. Blutplättchen können aber auch zur „Ersten Hilfe" durch Aneinanderlagerung (Thrombozytenaggregation) einen Pfropf bilden, mit welchem kleinere Löcher der Gefäßwand verschlossen werden.

1–7, 30 Retikulumzelle	Cellula reticularis
2,3 „Sternenhimmelzelle" (Speicherung von Kerntrümmern)	(Cellula reticularis)
4 Fettspeicherung	(Cellula reticularis)
5 Große undifferenzierte Retikulumzelle	(Cellula reticularis)
6 Kleine lymphoide Retikulumzelle	(Cellula reticularis)
7 Lymphatische Retikulumzelle aus Lymphknoten	(Cellula reticularis)
8 Mastzelle (Gewebebasophiler)	Basophilus textus
9–13 Plasmazelle	Plasmocytus
14–18, 29 Monozyt	Monocytus
19–28 Lymphzelle (Lymphozyt)	Lymphocytus
19–22 Große Lymphzelle	Lymphocytus magnus
23, 24 Kleine Lymphzelle	Lymphocytus parvus
25, 26 Anfärbung der Kernkörperchen	(Lymphocytus)
27, 28 PAS-Reaktion	(Lymphocytus)
29, 30 Esterasereaktion	(Monocytus; Cellula reticularis)

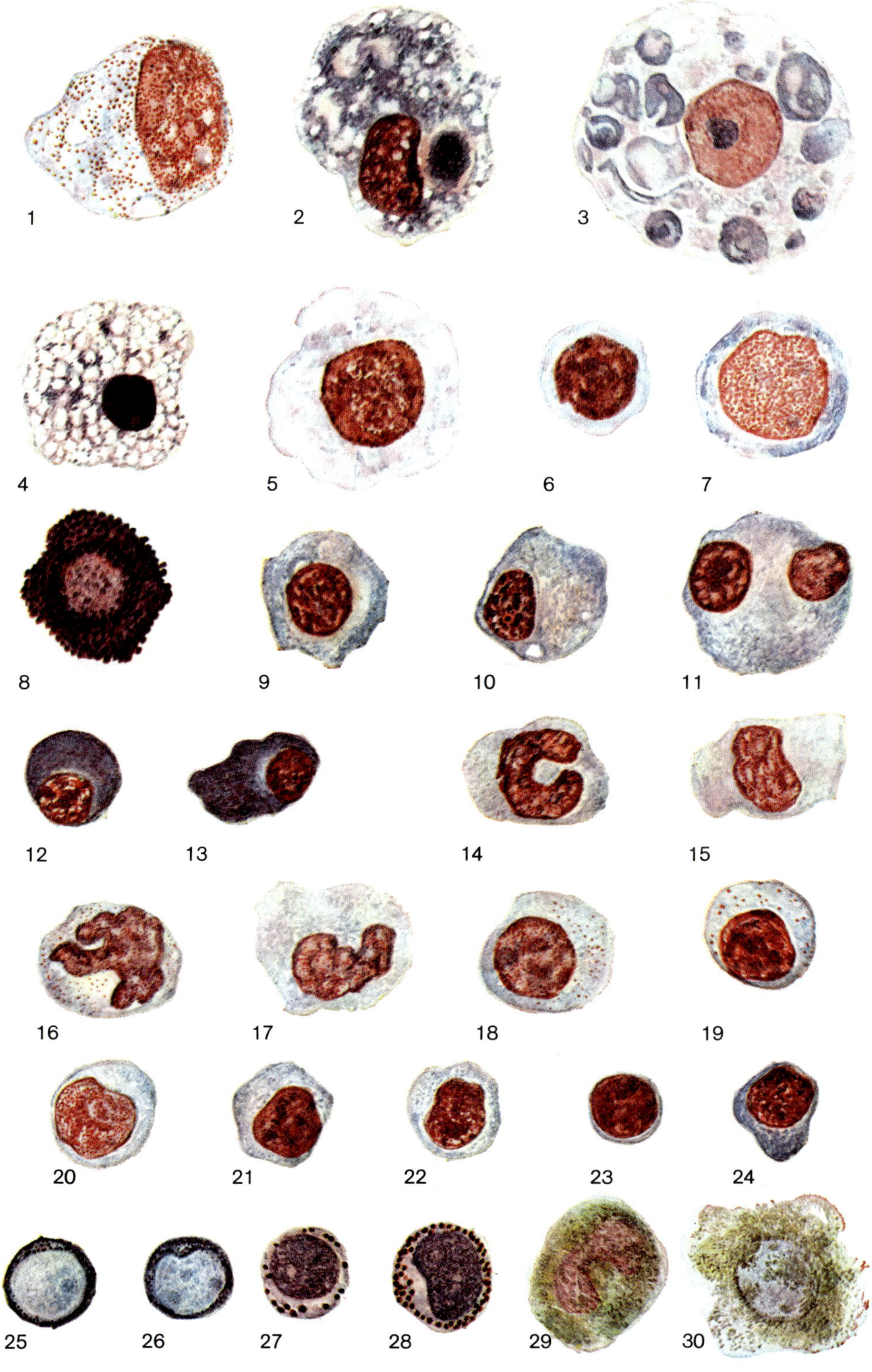
1
2
3
4
5
6
7
8
9
10
11
12
13
14
15
16
17
18
19
20
21
22
23
24
25
26
27
28
29
30

A Schema vom Bau eines Skelettmuskels. Der Skelettmuskel ist ein Organ und als solches aus mehreren Geweben zusammengefügt:

a) Quergestreiftes Muskelgewebe kann sich etwa auf die Hälfte seiner Faserlänge verkürzen. Ein dem Blutfarbstoff verwandter Farbstoff (Myoglobin) verleiht ihm die rotbraune Farbe.

b) Straffes parallelfaseriges Bindegewebe überträgt den Zug der Muskelfasern auf den Knochen, d. h., jede Muskelfaser geht in eine Sehnenfaser über und nur diese strahlt in das Knochengewebe ein (auch wenn man vereinfachend sagt, daß der „Muskel" am Knochen ansetzt).

c) Lockeres Bindegewebe umhüllt die einzelnen Muskelfasern (unter „Muskelfaser" versteht man anders als bei den Bindegewebefasern einen Zellverband von Muskelzellen s. u.) und ermöglicht so ihre Verschiebung gegeneinander. In einem arbeitenden Muskel sind normalerweise nie alle Muskelfasern gleichzeitig tätig, sondern immer nur so viele, wie gerade zur Ausführung der Tätigkeit benötigt werden. Geschicklichkeit ist danach die Fähigkeit, die richtige Anzahl von Muskelfasern der richtigen Muskeln zur richtigen Zeit zur Anspannung zu bringen. Durch „Training" kann man dies in individuell verschiedenem Ausmaß erlernen. Lockeres Bindegewebe faßt aber auch Bündel von Muskelfasern zusammen, und schließlich wird der ganze Muskel strumpfartig von der „Muskelfaszie" umhüllt.

d) Nervengewebe dringt in Form der die Muskeltätigkeit steuernden Nerven in den Muskel ein.

e) Mit den versorgenden Blutgefäßen gelangen auch noch weitere Gewebe aus der Gefäßwand in den Muskel: Endothel und glattes Muskelgewebe.

B Übergang der quergestreiften Muskelfaser in die Sehne. Anders als die einzeln liegenden glatten Muskelzellen sind viele Zellen des quergestreiften Muskelgewebes zu einer „Muskelfaser" zusammengeschlossen. Die Myofibrillen liegen dabei aneinander, die Zellkerne werden an den Rand verlagert, Zellgrenzen sind innerhalb der Muskelfaser nicht zu erkennen. Eine derartige Muskelfaser kann bis zu 0,1 mm dick und 12 cm lang werden! Die Muskelfaser ist von einem Strumpf von Gitterfasern umsponnen. Am Ende der Muskelfaser finden sich handschuhfingerförmige Einstülpungen, in denen die Sehnenfasern liegen. Die Muskelfaser geht also nicht etwa kontinuierlich in eine Sehnenfaser über, sie sind nur ineinander verzahnt. Die Myofibrillen sind aus feineren Filamenten aufgebaut, in denen stärker und schwächer lichtbrechende Abschnitte abwechseln. Jeweils entsprechende Abschnitte dieser Filamente liegen nebeneinander, was die Querstreifung der ganzen Muskelfaser bedingt.

C Quergestreiftes Muskelgewebe (Vergrößerung 700fach).

D Schema der Vorgänge bei Verkürzung einer quergestreiften Myofibrille. Die schwach lichtbrechenden Aktinfäden werden zwischen die stark lichtbrechenden Myosinfäden gezogen.

E Elektronenmikroskopisches Bild von vier quergestreiften Myofibrillen (Vergrößerung etwa 40000fach).

F Einfach gefiederter Muskel: Die Muskelfasern verlaufen parallel.

G Doppelt gefiederter Muskel.

1	Myofibrillen	Myofibrillae
2	Sehnenfasern	Fibrae tendineae
3	Muskelfaszie	Fascia

4	Übergang der Muskelfasern in Sehnenfasern	Junctio myotendinea
5	Sarkolemm	Sarcolemma
6	Zellkerne der quergestreiften Muskelfaser	Nuclei (Karya); Myofibra
7	„Faserstrumpf" aus Gitterfasern	Endomysium
8	Muskelfaserbündel mit umhüllendem Bindegewebe	Fasciculus muscularis; Perimysium
9	Bindegewebehüllen um Gruppen von Muskelfaserbündeln	Epimysium
10	A-Streifen (**a**nisotrop, stark lichtbrechend)	Stria A (Discus A)
11	I-Streifen (**i**sotrop, schwach lichtbrechend)	Stria I (Discus I)
12	Z-Streifen (**Z**wischenstreifen)	Linea Z (Telophragma)
13	M-Streifen (**M**ittelstreifen)	Linea M (Mesophragma)
14	H-Streifen (**H**ensen-Streifen)	Stria H (Zona lucida)
15	Myofibrillensegment	(Myofibrilla)
16	Myofilamente	Myofilamenta

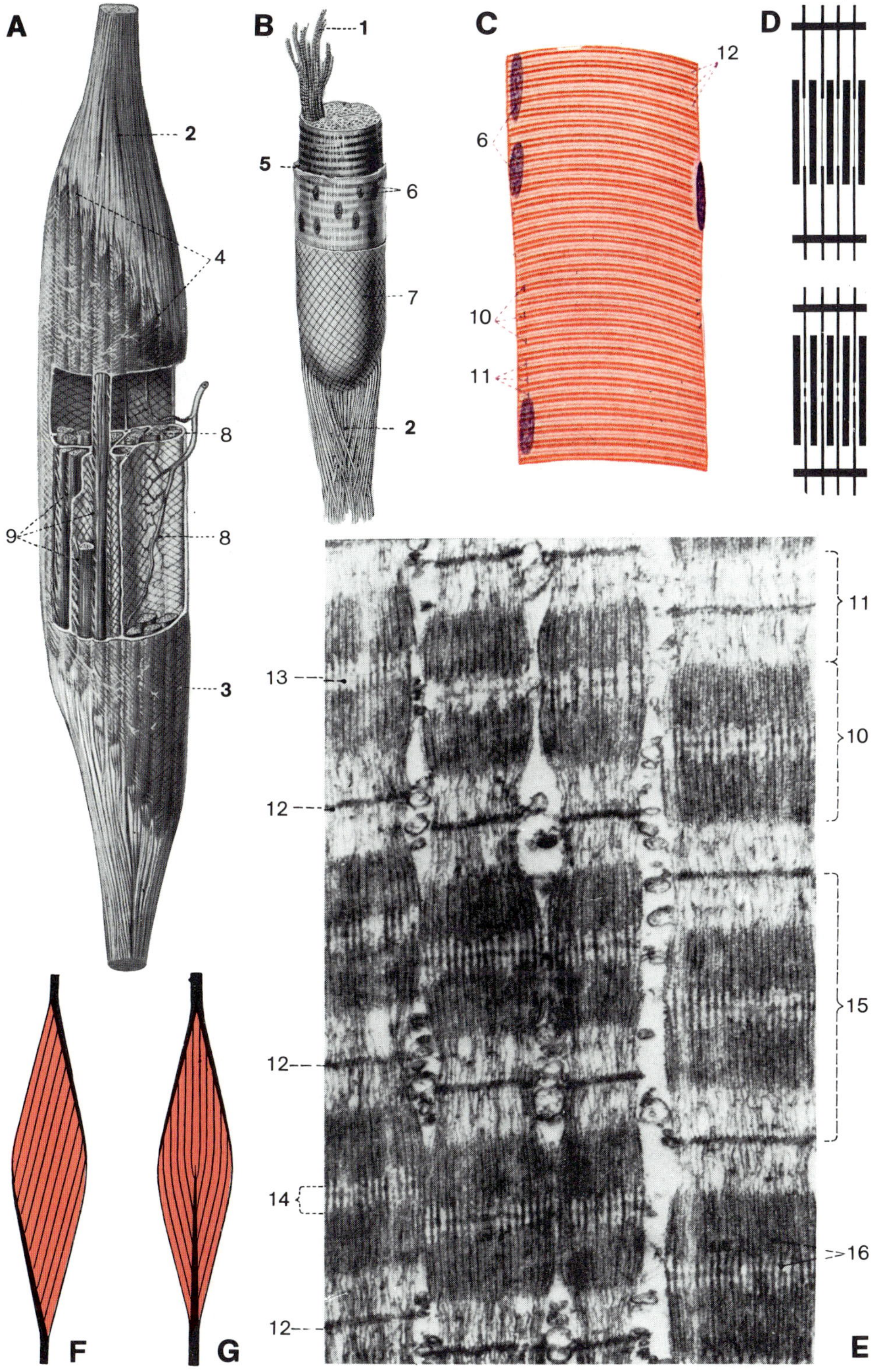
A
2
4
8
9
8
3
B
1
5
6
7
2
C
12
6
10
11
D
E
11
10
13
12
15
12
14
16
12
F
G

Muskelgewebe hat die Fähigkeit, sich aktiv zu verkürzen. Diese Fähigkeit ist an die Myofibrillen gebunden, die im Gegensatz zu den Fasern der Bindegewebe innerhalb der Zellen liegen. Nach dem feineren Bau und der Funktion unterscheidet man drei Arten von Muskelgewebe:
a) das glatte Muskelgewebe, aus dem die Eingeweidemuskulatur aufgebaut ist,
b) das quergestreifte Muskelgewebe, Baumaterial der Skelettmuskeln,
c) das Herzmuskelgewebe, ein spezialisiertes quergestreiftes Muskelgewebe.

A Glattes Muskelgewebe in lockerer Lage (Vergrößerung 300 fach). Seinen Namen führt das glatte Muskelgewebe im Gegensatz zum quergestreiften. Seine Myofibrillen lassen eben keine Querstreifung erkennen, sind also „glatt“. Das glatte Muskelgewebe ist aus einzelnen Zellen aufgebaut, deren Kerne in der Mitte liegen. In lockerer Lage kommt es in manchen Organkapseln vor, in dichten Lagen bildet es die Muskelwände aller Eingeweide mit Ausnahme von Mund, Rachen und oberer Speiseröhre. Die Kontraktionen der glatten Muskulatur erfolgen unwillkürlich, sie werden vom vegetativen Nervensystem gesteuert. Das „Unbewußte“ hat jedoch großen Einfluß, z. B. Durchfall bei Aufregung!

B Größenänderung glatter Muskelzellen der Gebärmutter während der Schwangerschaft. Mit dem raschen Wachstum der Frucht muß die Gebärmutter Schritt halten. Die einzelnen Muskelzellen können sich bis auf das 20fache ihrer ursprünglichen Länge vergrößern und dabei etwa 0,5 mm erreichen. Nach der Entbindung schrumpfen sie im Lauf von 6 bis 8 Wochen wieder auf ihre Ausgangslänge ein. Auch in anderen Organen kann sich die glatte Muskulatur innerhalb weniger Tage an neue Aufgaben anpassen.

C bis **E** Kontaktstellen zwischen Nerv und Muskel (motorische Endplatte): **C** im lichtmikroskopischen Bild (Vergrößerung etwa 250 fach), **D** und **E** im elektronenmikroskopischen Schema. **D** Längsschnitt, **E** Querschnitt. Die Übertragung der Erregung vom Nerv auf den Muskel erfolgt mit Hilfe eines „Überträgerstoffs“ (Transmittersubstanz), dem Azetylcholin.

Mikroskopische Bilder glatter Muskulatur im Verdauungstrakt S. 189, 193, 195, 197, 209, in den Harnwegen S. 259, 261, in den weiblichen Geschlechtsorganen S. 279, 283, in der Blutgefäßwand S. 323, 325.

1	Zellkern einer glatten Muskelzelle	Nucleus (Karyon); Myocytus
2	Zellkerne von Bindegewebezellen	Nuclei (Karya); Cellulae textus connectivi
3	Quergestreifte Myofibrille	Myofibrilla
4	Nervenfaser	Axon (Neuritum)
5	Markscheide der Nerven	Neurolemma + Stratum myelini
6	Zellkern der Nervenscheide (Schwannscher Zellkern)	Neurolemmocytus
7	Zellkern der Muskelfaser	Nucleus (Karyon); Myofibra
8	Zytoplasma der Muskelfaser	Sarcoplasma
9	Kontaktbereich zwischen Nerven- und Muskelfaser	Fissura synaptica
10	Mitochondrien	Mitochondria
11	Synapsenbläschen	Vesicula presynaptica
12	Kollagene Fasern des Hüllgewebes	Fibrillae collagenosae

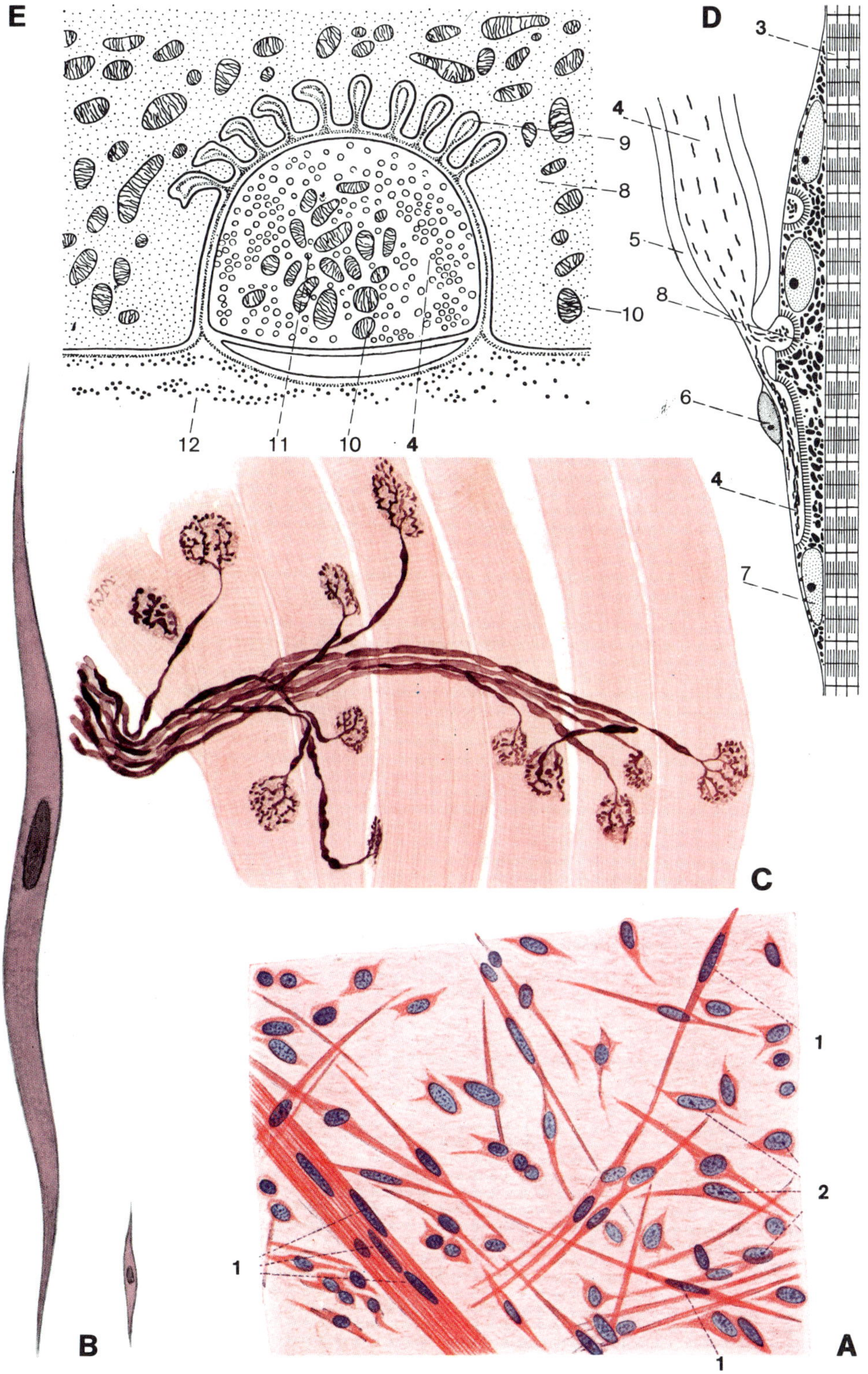
E
9
8
10
12
11
10
4
D
3
4
5
8
6
4
7
C
1
2
1
1
B
A

A Nervenzelle aus der Großhirnrinde (Pyramidenzelle). Erregbarkeit ist eine grundsätzliche Eigenschaft jeder lebenden Zelle. Nervenzellen besitzen darüber hinaus die Fähigkeit, Erregungen im Organismus auch über große Entfernungen weiterzuleiten. Ursprünglich hatte man angenommen, daß die Erregung von den in der Nervenzelle sichtbaren Fäserchen, den Neurofibrillen, weitergegeben wird. Heute weiß man, daß die Fortleitung des „Aktionsstroms" an der Oberfläche, der Zellmembran, erfolgt. Durch einen Draht kann man einen elektrischen Strom in beide Richtungen schicken. Die Fortsätze der Nervenzellen hingegen sind spezialisiert: Es gibt solche, die den Strom zum Zelleib leiten, man nennt sie „Dendriten", und solche, die vom Zelleib wegleiten, Axone oder Neuriten. Eine Nervenzelle mit all ihren Dendriten und dem Axon bildet eine Einheit, ein Neuron.

B Schema der Verbindung von Nervenzellen. Nervenzellfortsätze gehen nicht kontinuierlich ineinander über. Sie stehen durch spezielle Kontaktstellen (Synapsen) in Berührung. An den Synapsen erfolgt die Übertragung der Erregung von einer Zelle auf die andere mit Hilfe von chemischen Überträgerstoffen, wie dies bereits auf S. 54 für die Nerv-Muskel-Verbindungen ausgeführt worden war.

C Nervenzellen aus einem Spinalganglion umgeben von Stützzellen (Glia). Die Aufgaben des Bindegewebes werden im Nervensystem von den Gliazellen wahrgenommen, die sich vom Nervengewebe ableiten.

D Markscheide eines Nervenzellfortsatzes. Die isolierende Markscheide der „markhaltigen" Nervenfaser ist um den Nervenzellfortsatz gewickelt. An den Grenzen zweier Schwannscher Scheidenzellen ist die Markscheide eingekerbt (Schnürring). Die Erregung der Nervenfaser springt von Schnürring zu Schnürring weiter („saltatorische Erregungsleitung"). Je dicker die Faser, desto größer ist der Abstand der Schnürringe, desto schneller pflanzt sich die Erregung fort.

E Querschnitt durch einen peripheren Nerv. (Vergrößerung etwa 300 fach). Die Neuriten liegen inmitten der Markscheide, bilden so die „Achse" der Nervenfaser und werden deswegen auch Achsenzylinder oder Axon genannt. Jede Nervenfaser ist in feines Bindegewebe eingehüllt (Endoneurium). Durch gröberes Bindegewebe werden Bündel von Nervenfasern zusammengehalten (Perineurium), schließlich wird der Nerv außen von einer dicken bindegewebigen Scheide (Epineurium) überzogen (ähnlich wie beim Muskel Endomysium – Perimysium – Epimysium).

F Querschnitt durch 6 Nervenfasern (Vergrößerung etwa 1500 fach). Die Markscheiden sind schwarz, die bindegewebigen Hüllen dunkelrot gefärbt.

G Längsschnitt durch zwei Nervenfasern (Vergrößerung etwa 1200 fach). Färbung wie bei F.

Weitere mikroskopische Bilder von Nervenzellen und Nervengewebe S. 405–409, 419, 423–427.

1	Zelleib der Nervenzelle (Perikaryon)	Corpus neurocyti
2	Zellkern	Nucleus (Karyon)
3	Vom Zelleib wegleitender Nervenzellfortsatz (Axon)	Axon (Neuritum)
4	Zum Zelleib leitender Nervenzellfortsatz (Dendrit)	Dendritum
5	Markscheide	Stratum myelini
6	Neurit mit Markscheide = Nervenfaser	Neurofibra myelinata
7	Verbindung zwischen den Fortsätzen zweier Nervenzellen	Synapsis interneuronalis
8	Knopfförmige Synapsen an einem Dendriten	Synapsis axodendritica
9	Knopfförmige Synapsen am Zelleib	Synapsis axosomatica
10	Schnürring	Nodus neurofibrae
11	Zellkern der Schwannschen Scheide	Neurolemmocytus
12	Zellmembran der Schwannschen Zelle	Neurolemma
13	Zelleib (Zytoplasma) der Schwannschen Zelle	(Lamella myelini)

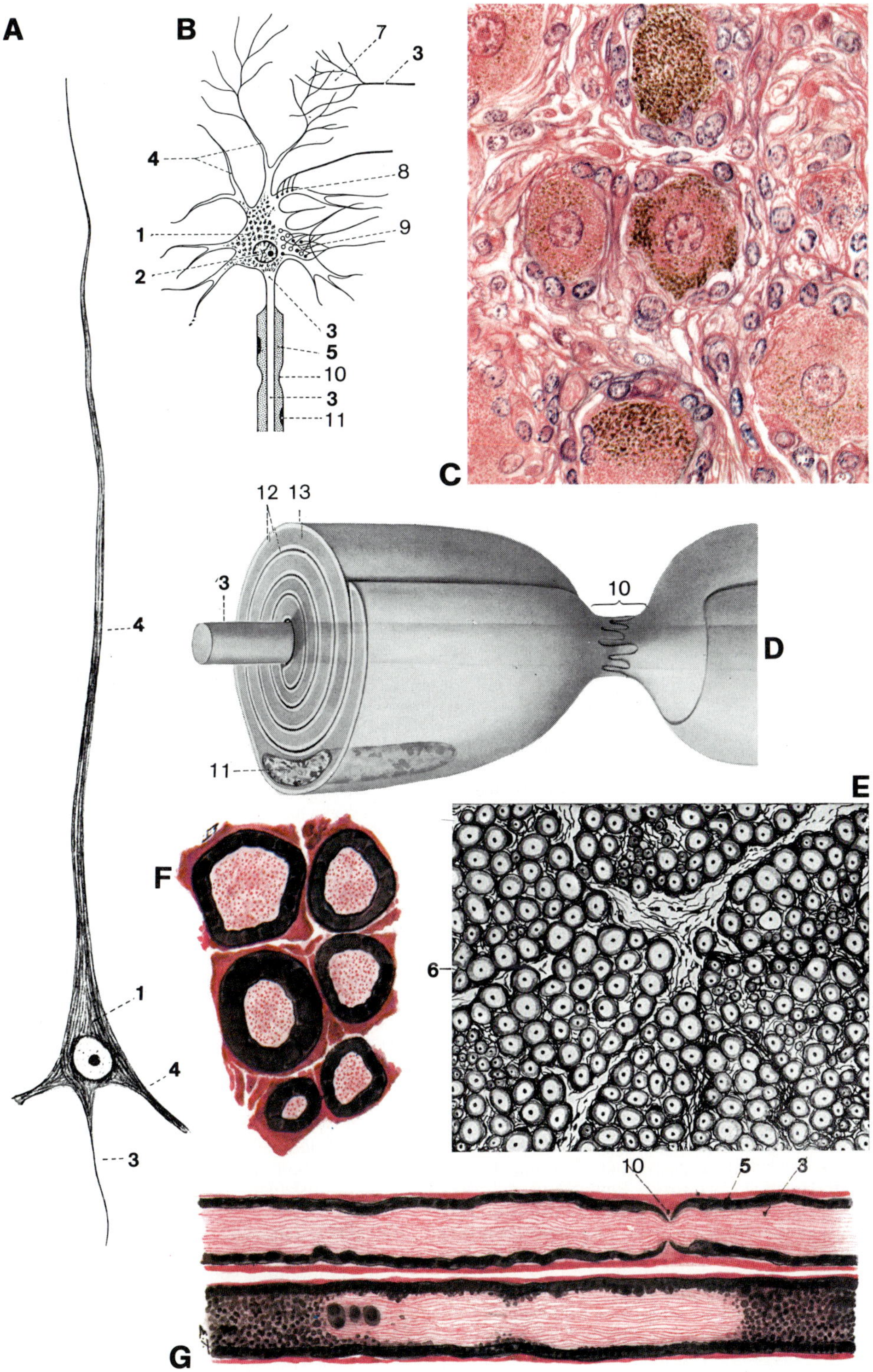
A
B
C
D
E
F
G
1
2
3
4
5
6
7
8
9
10
11
12
13

Zellen- und Gewebelehre: Zusammenfassung

Die Zelle ist der Grundbaustein aller Lebewesen. Auch die Zelle ist aus Bausteinen zusammengefügt, diese aber sind nicht mehr selbständig lebensfähig, während man einzelne Zellen auch des Menschen in der „Gewebekultur" weiterzüchten kann. Die Durchmesser der meisten menschlichen Zellen liegen bei 7 bis 20 Mikrometer (= 0,007–0,02 mm), die der größten Zellen (Eizelle) bei 100 bis 140 µm. Zellfortsätze können allerdings bis zu 1 m lang werden (Nervenfasern im Ischiasnerv). Verbände gleichartiger Zellen bezeichnet man als Gewebe.

Bestandteile der Zelle

1. Zellkern: enthält die Träger der Erbanlagen in den Chromosomen. Die Zellteilung (Mitose) setzt einen komplizierten Kernteilungsmechanismus mit Verdoppelung der Chromosomen voraus. Der Mensch hat 46 Chromosomen in jeder Körperzelle, von denen 23 vom Vater und 23 von der Mutter stammen. Nur in den reifen Keimzellen ist durch einen besonderen Zellteilungsvorgang die Zahl der Chromosomen auf die Hälfte herabgesetzt, so daß bei der Verschmelzung der Eizelle mit einer Samenzelle (Befruchtung) wieder ein vollständiger Chromosomensatz entsteht. Zwei der 46 Chromosomen sind geschlechtsspezifisch („Geschlechtschromosomen"): Die Frau hat zwei X-Chromosomen, der Mann ein X- und ein Y-Chromosom in jeder Körperzelle. Manche Erbkrankheiten beruhen auf Störungen der Chromosomenverteilung (auch manche Zwitterbildungen).
2. Zelleib: Im sog. Zytoplasma wurden zahlreiche „Zellorganellen" entdeckt. Die wichtigsten sind:
   a) Mitochondrien: Träger von Enzymen für den Zellstoffwechsel,
   b) Ribosomen: Eiweißsynthese; die Ribosomen sind z.T. dem endoplasmatischen Retikulum angelagert,
   c) Golgi-Apparat: Sekretspeicherung, Sekrettransport, evtl. Sekretbildung.

Arten der Gewebe

1. Deckgewebe = Epithel: an inneren und äußeren Oberflächen des Körpers. Je nach Art und Stärke der Beanspruchung sind Deckgewebe ein- oder mehrschichtig, haben flache (Plattenepithel) oder hohe Zellen (Zylinderepithel). Wichtigste Epithelformen:
   a) einschichtiges Plattenepithel: z.B. Gefäßinnenwand, Lungenbläschen,
   b) einschichtiges Zylinderepithel: z.B. Magen-Darm-Kanal,
   c) mehrschichtiges unverhorntes Plattenepithel: z.B. Schleimhaut der Mundhöhle, der Speiseröhre und der Scheide,
   d) mehrschichtiges verhorntes Plattenepithel: z. B. äußere Haut,
   e) Sonderformen sind das Atemepithel der oberen Luftwege und das Übergangsepithel der Harnwege. Drüsengewebe ist Epithelgewebe mit der Fähigkeit zur Sekretion. Sinnesepithelien mit der Fähigkeit zur spezifischen Reizaufnahme findet man in den Sinnesorganen.
2. Binde- und Stützgewebe: sie sind charakterisiert durch eine zwischen den Zellen liegende Zwischenzellsubstanz (flüssig oder fest) in welcher meist Fasern (kollagene = zugfeste, elastische und retikuläre Fasern) liegen. Wichtigste Formen:
   a) lockeres Bindegewebe: z.B. Verschiebeschichten zwischen Organen und Organteilen,
   b) zugfestes Bindegewebe: z.B. Sehnen und Bänder,
   c) retikuläres Bindegewebe: Bauelement des lymphatischen Gewebes,
   d) Knorpelgewebe: hyaliner, elastischer und Faserknorpel (biegungselastisch),
   e) Knochengewebe: biegungsstabil,
   f) Sonderformen: Fettgewebe (Fetteinlagerung in die Zellen), Blut (Zwischenzellsubstanz flüssig).
3. Muskelgewebe: mit in den Zellen gelegenen Fasern, die sich verkürzen können. Drei Formen:
   a) quergestreiftes Muskelgewebe (im mikroskopischen Bild quergestreift): rasche Kontraktion, aber hoher Energieverbrauch, rasche Ermüdung; Skelettmuskulatur.
   b) Herzmuskelgewebe: Sonderform des quergestreiften Muskelgewebes mit Befähigung zu Dauerleistung („ein ganzes Leben lang").
   c) glattes Muskelgewebe (im mikroskopischen Bild glatt): langsame Anspannung, Dauerleistungen; Eingeweidemuskulatur.
4. Nervengewebe: befähigt zur Leitung, Speicherung und Verarbeitung von Informationen. Zellleib der Nervenzellen meist im Zentralnervensystem (graue Substanz) oder den Spinalganglien, lange Fortsätze in der weißen Substanz und zu allen Organen gelangend. Zellen der vegetativen Nerven auch in den Organen (Eingeweideganglien). Das Nervensystem hat ein eigenes Stütz- und Hüllgewebe, die Glia.

Bewegungsapparat

A Wirbelsäule. Die menschliche Wirbelsäule ist aus 7 Halswirbeln, 12 Brustwirbeln, 5 Lendenwirbeln, dem Kreuzbein und dem Steißbein zusammengesetzt. Das Kreuzbein entsteht durch Verschmelzung von 5 Kreuzbeinwirbeln. Das Steißbein ist der Rest des Schwanzes und besteht meist aus vier rückgebildeten Wirbeln. Charakteristisch für den Menschen ist der Knick zwischen Lendenwirbelsäule und Kreuzbein, der durch den Übergang vom vierbeinigen zum zweibeinigen Stand (die „Aufrichtung" des Menschen) zustande kommt. An den einzelnen Wirbeln unterscheidet man den Wirbelkörper, den Wirbelbogen (der das Wirbelloch umschließt) und die Fortsätze. Die Wirbelsäule besteht jedoch nicht nur aus den starren knöchernen Wirbeln: Die zwischen den einzelnen Wirbeln liegenden „Bewegungssegmente" sind für die Funktion der Wirbelsäule mindestens ebenso wichtig. Als Bewegungssegment bezeichnet man den gesamten zwischen zwei Wirbeln liegenden Bereich: Er umfaßt die Zwischenwirbelscheibe (= Bandscheibe), das Zwischenwirbelloch, die Wirbelgelenke und die Bänder. Man beachte die Größenzunahme der Wirbelkörper von der Hals- über die Brust- zur Lendenwirbelsäule.

B Fünfter Halswirbel von oben. Die Anteile, die im Brustbereich den Rippen entsprechen, sind gepunktet.

C Sechster Brustwirbel von oben.

D Dritter Lendenwirbel von oben.

E Sechster Brustwirbel von links.

F Brustwirbelpaar mit Zwischenwirbelscheibe (Medianschnitt).

G Zwischenwirbelscheibe aus dem Lendenbereich.

1	Halswirbel	Vertebrae cervicales
2	Brustwirbel	Vertebrae thoracicae
3	Lendenwirbel	Vertebrae lumbales
4	Promontorium (Knick zwischen Lendenwirbelsäule und Kreuzbein)	Promontorium
5	Kreuzbein	Os sacrum (sacrale)
6	Steißbein	Os coccygis (coccyx)
7	Wirbelkörper	Corpus vertebrae (vertebrale)
8	Wirbelbogen	Arcus vertebrae (vertebrale)
9	Wirbelloch	Foramen vertebrale
10	Dornfortsatz (bei Halswirbeln meist zweigeteilt)	Processus spinosus
11	Querfortsatz	Processus transversus
12	Faserring der Zwischenwirbelscheibe	Annulus (Anulus) fibrosus
13	Gallertkern in der Zwischenwirbelscheibe	Nucleus pulposus, Discus intervertebralis
14	Zwischenwirbelloch	Foramen intervertebrale
15	Wirbelgelenk	Articulatio zygapophysialis
16	Querfortsatzloch (nur bei Halswirbeln)	Foramen processus transversi (vertebrarteriale)
17	Oberer Gelenkfortsatz	Processus articularis superior
18	Gelenkfläche für die Rippe am Querfortsatz	Fovea costalis processus transversi
19	Gelenkfläche für die Rippe am Wirbelkörper	Fovea costalis superior
20	Unterer Gelenkfortsatz	Processus articularis inferior
21	Querfortsatz des Lendenwirbels („Rippenfortsatz", da den Rippen im Brustbereich entsprechend)	Processus costalis
22	Einschnitt am Wirbelbogen (für das Zwischenwirbelloch)	Incisura vertebralis inferior

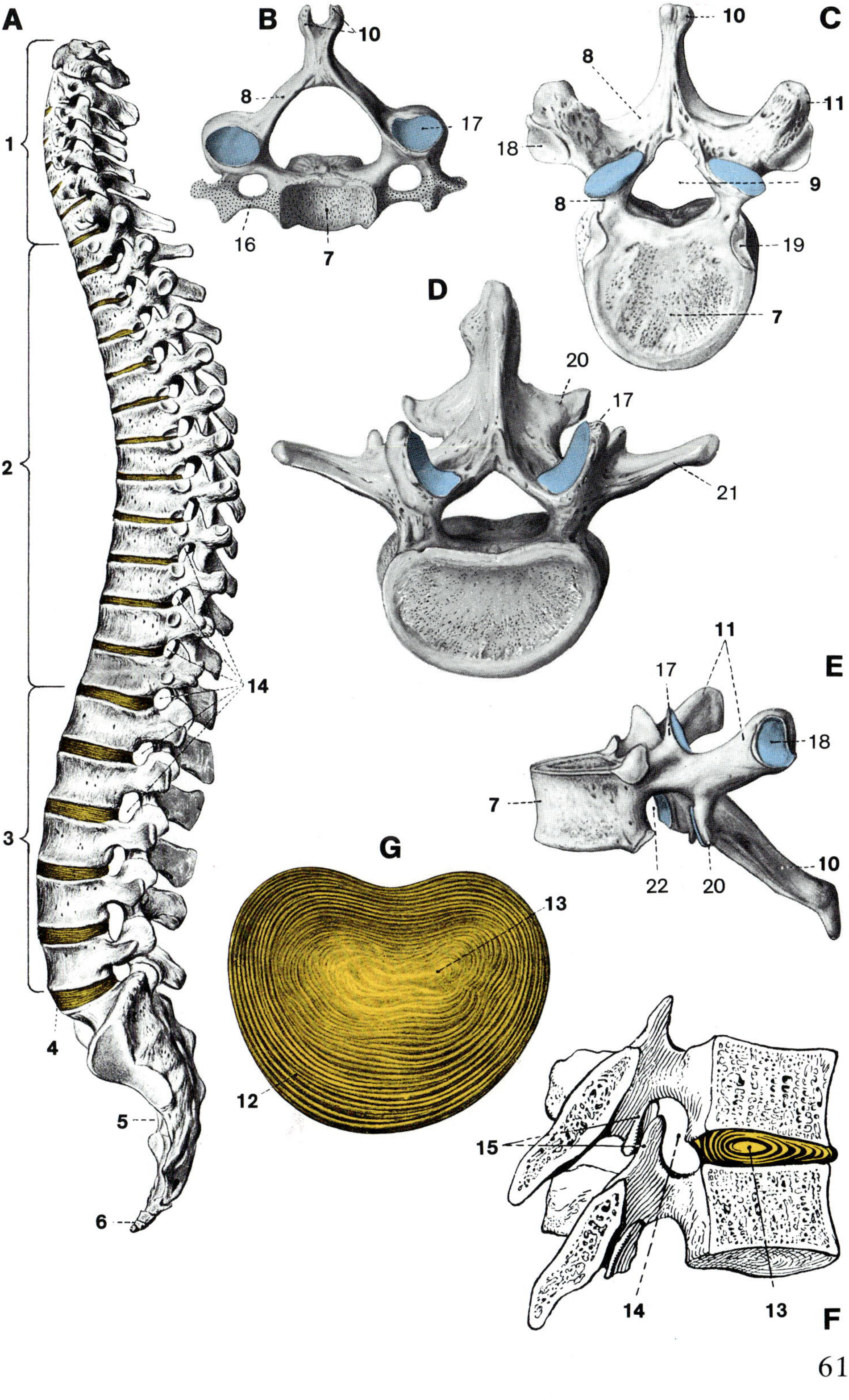
A
B
C
D
E
F
G
1
2
3
4
5
6
7
8
9
10
11
12
13
14
15
16
17
18
19
20
21
22

A Medianschnitt durch die Brustwirbelsäule eines Jugendlichen. Der Bau der Wirbelsäule ergibt sich aus ihren Hauptaufgaben:
1. Stützaufgabe: Der Rumpf benötigt wie die übrigen Teile des Körpers ein Stützgerüst, damit er nicht zu einer unförmigen Masse zusammensinkt. Diese Aufgabe wird hauptsächlich von den Wirbelkörpern erfüllt. Da die zu tragende Körperlast von oben nach unten zunimmt, werden die Wirbelkörper von oben nach unten hin größer.
2. Schutzaufgabe: Das Zentralnervensystem ist der mechanisch gefährdetste Teil des menschlichen Körpers (weil Heilungsvorgänge in ihm nur begrenzt möglich sind). Deshalb werden Gehirn und Rückenmark schützend von Knochen umschlossen. An der Wirbelsäule übernehmen vor allem die Wirbelbögen diese Aufgabe.
3. Federungsaufgabe: Das Gehirn ist nicht nur durch direkte Verletzungen, sondern auch durch Stöße und Erschütterungen gefährdet („Hirnerschütterung"). In die Wirbelsäule sind daher die Zwischenwirbelscheiben (Bandscheiben) als Federungssystem eingebaut. Jede Zwischenwirbelscheibe besteht aus einem Faserring und einem Gallertkern.
4. Bewegungsaufgabe: Die Beweglichkeit innerhalb der Wirbelsäule ist nicht nur wegen der Federung, sondern auch wegen der inneren Organe nötig: Atmung, Nahrungsverarbeitung und Schwangerschaft führen zu Volumenänderungen in Brust- und Bauchraum, denen sich die Wirbelsäule anpassen muß. Schließlich erfordert auch die Erhaltung des Gleichgewichts beim Stehen und Gehen Ausgleichsbewegungen der Wirbelsäule. Der passiven Beweglichkeit dienen die „Bewegungssegmente", der aktiven Beweglichkeit Muskeln, denen die Wirbelsäule mit ihren Quer- und Dornfortsätzen Ursprungs- und Ansatzstellen bietet.

B Röntgenaufnahme der Brustwirbelsäule im anterior-posterioren Strahlengang („AP-Bild", Erläuterung S. 102).

C Erster und zweiter Halswirbel von oben.

D Der erste Halswirbel („Atlas") kann sich um den „Zahn" des zweiten Halswirbels („Axis") drehen. Der erste Halswirbel ist wiederum mit dem Kopf gelenkig verbunden. Das Drehen des Kopfes erfolgt hauptsächlich in den Gelenken zwischen den ersten beiden Halswirbeln.

E Erster und zweiter Halswirbel von links.

F Röntgenaufnahme der ersten beiden Halswirbel. Der Patient muß den Mund weit öffnen, sonst wird die Wirbelsäule von den Zähnen und Kieferknochen verdeckt (vgl. S. 143).

Weitere Röntgenbilder der Wirbelsäule: S. 69, 183, 185, 195, 197, 209, 237, 253, 259, 297, 333, 345.
Medianschnitte der Wirbelsäule: S. 71, 229, 231, 401.
Horizontalschnitte der Wirbelsäule: S. 257, 323.

1	Wirbelkörper	Corpus vertebrae (vertebrale)
2	Dornfortsatz	Processus spinosus
3	Faserring der Zwischenwirbelscheibe	Annulus (Anulus) fibrosus
4	Gallertkern	Nucleus pulposus
5	Zwischenwirbelloch	Foramen intervertebrale
6	Zahn des 2. Halswirbels	Dens axis
7	Querband des Atlas	Lig. transversum atlantis
8	Vorderes Längsband	Lig. longitudinale anterius
9	Hinteres Längsband	Lig. longitudinale posterius
10	Rippenköpfchen	Caput costae
11	Gelenk zwischen Rippe und Wirbelkörper	Articulatio capitis costae
12	Gelenk zwischen Rippe und Querfortsatz	Articulatio costotransversaria
13	Zwischenbogenband („gelbes Band")	Lig. flavum
14	Zwischendornfortsatzband	Lig. interspinale
15	Rinne der Wirbelarterie	Sulcus arteriae vertebralis
16	Seitliche Masse (des Atlas)	Massa lateralis
17	Querfortsatzloch	Foramen processus transversi (vertebrarteriale)
18	Vorderer Bogen (des Atlas)	Arcus anterior
19	Gelenkfläche für das Hinterhauptbein	Fovea articularis superior
20	Hinterer Höcker (des Atlas)	Tuberculum posterius
21	Hinterer Bogen (des Atlas)	Arcus posterior

A

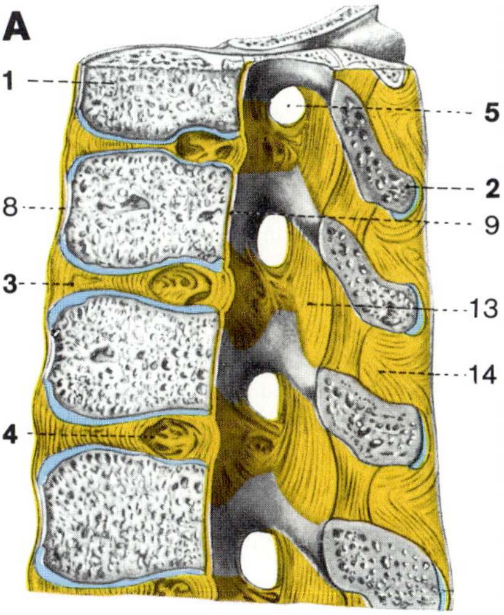

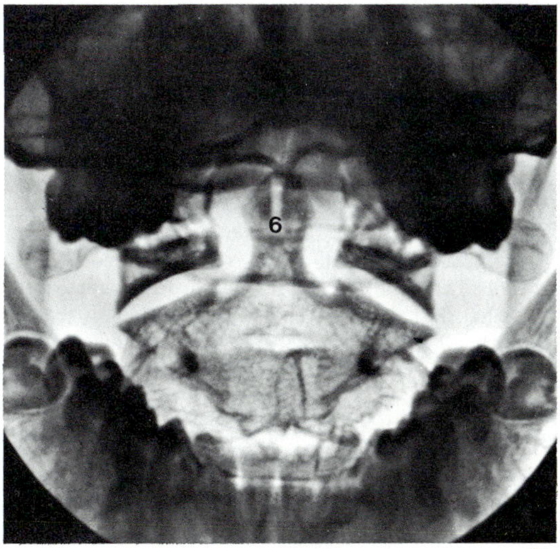

F

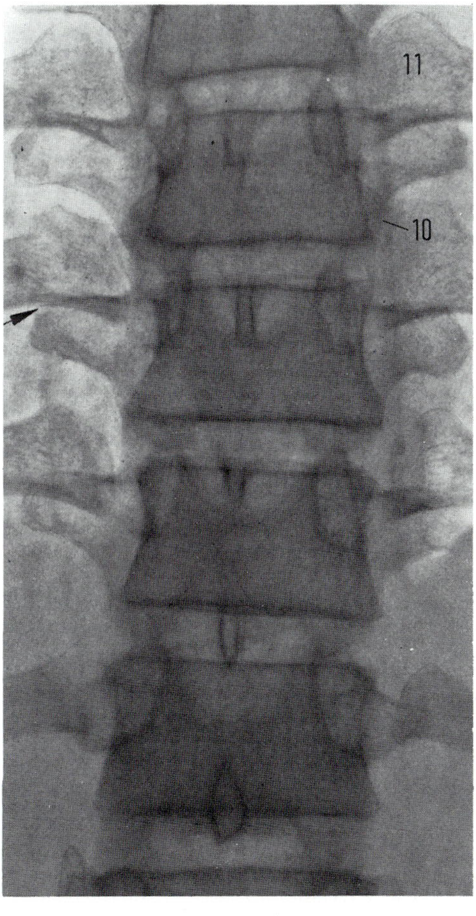

B

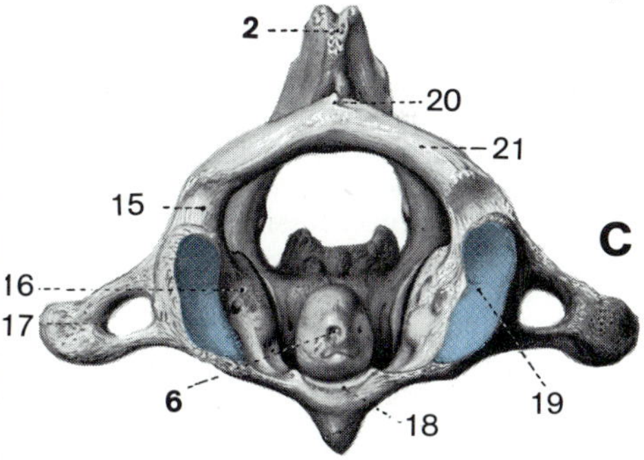

C

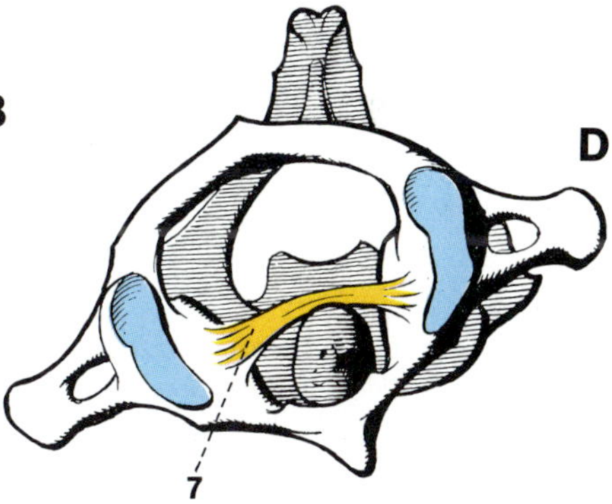

D

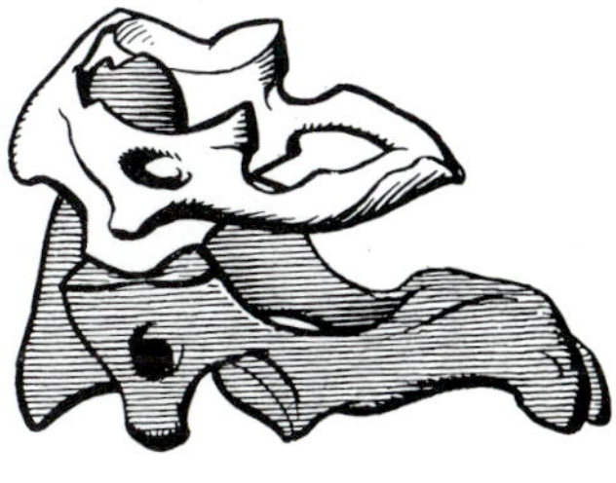

E

A Kreuzbein von vorn.
B Kreuzbein von oben.
C Kreuzbein von hinten. Das Kreuzbein entsteht durch Verschmelzung von fünf Kreuzbeinwirbeln. Die ursprüngliche Gliederung kann man beim Anblick von vorn noch gut erkennen: An den Stellen, an denen sonst die Zwischenwirbelscheiben liegen, finden sich beim Kreuzbein quere Linien, die während der Wachstumsphase aus Knorpel bestehen. Den Grundbauplan des Wirbels sieht man am Kreuzbein am besten bei Betrachtung von oben: Auch hier wird ein Kanal (der „Kreuzbeinkanal" entsprechend dem „Wirbelkanal") für das Nervensystem gebildet. Dem Rückenmark entspringen beiderseits segmental angeordnete Nerven, die den Wirbelkanal durch die Zwischenwirbellöcher verlassen. Auch im Kreuzbeinbereich sind entsprechende Löcher für den Austritt der Segmentnerven vorhanden. Aus dem Kreuzbeinkanal führen auf jeder Seite vier Kanäle nach außen (vier „Zwischenwirbellöcher" zwischen fünf „Wirbeln"). Jeder Segmentnerv teilt sich in einen vorderen und einen hinteren Ast. Die seitlichen Kanäle enden daher jeweils mit einem beckenseitigen und einem rückwärtigen Loch. Die Deckplatte des Kreuzbeins ist durch die fünfte Lendenbandscheibe mit der Lendenwirbelsäule verbunden. An dieser Stelle ist die Wirbelsäule abgeknickt („Promontorium"). Dieser Knick zieht offenbar verstärkte Abnützungen nach sich: die dritte bis fünfte Lendenzwischenwirbelscheibe erkranken etwa 100mal so häufig wie die übrigen. Diese „Bandscheibenschäden" können infolge Drucks auf die Segmentnerven in den Zwischenwirbellöchern oder im Wirbelkanal Schmerzen in den Beinen („Ischias") hervorrufen.
D Häufige Mißbildung: Teilweise Verschmelzung des fünften Lendenwirbels mit dem Kreuzbein. In den Verschmelzungsprozeß der Kreuzbeinwirbel wird manchmal der fünfte Lendenwirbel ganz oder teilweise mit einbezogen. Dies kann seitliche Verkrümmungen der Wirbelsäule („Skoliosen") nach sich ziehen, die vorzeitige „Abnützungserscheinungen" bedingen.
E Beim wirbelsäulengesunden Menschen ist der gebeugte Rücken harmonisch gekrümmt. Die Bewegung verteilt sich auf alle Bewegungssegmente. Die Dornfortsätze werden ziehharmonikaartig auseinandergezogen. Markiert man die Dornfortsätze beim stehenden Probanden auf der Haut, so kann man ausmessen, wie sich ihr Abstand bei der Rumpfbeugung vergrößert.
F Die kranke Wirbelsäule ist in einzelnen Bereichen oder in ganzer Länge weniger gut beweglich. Die Beugung nach vorn findet dann im wesentlichen im Hüftgelenk statt, während der Rücken steif bleibt.
G Bei der Seitneigung bildet die gesunde Wirbelsäule einen Bogen. Ein Knick oder ein gerader Abschnitt weisen auf eine Erkrankung der Wirbelsäule hin.

Medianschnitte des Kreuzbeins: S. 89, 273, 275, 301.
Röntgenbild des Kreuzbeins: S. 87.
Stellung des Kreuzbeins im Becken: S. 86–93.
Wirbelsäule und Rückenmark: S. 401, 407, 437.

1	Kreuzbeinkanal	Canalis sacralis
2	Untere Öffnung des Kreuzbeinkanals	Hiatus sacralis
3	Hintere Kreuzbeinlöcher	Foramina sacralia dorsalia
4	Vordere Kreuzbeinlöcher	Foramina sacralia pelvina (ventralia)
5	Seitlicher Teil des Kreuzbeins	Pars lateralis
6	Gelenkfläche für das Darmbein	Facies auricularis
7	Verschmelzungslinien der Kreuzbeinwirbelkörper	Lineae transversae
8	Gelenkfortsatz (für den 5. Lendenwirbel)	Processus articularis superior
9	Mittelständiger Kreuzbeinkamm (Reste der Dornfortsätze)	Crista sacralis mediana
10	Seitlicher Kreuzbeinkamm (Reste der Querfortsatzkanten)	Crista sacralis lateralis
11	Ansatzstelle für vom Darmbein kommende Bänder	Tuberositas sacralis
12	Reste der Gelenkfortsätze der Kreuzbeinwirbel	Crista sacralis intermedia

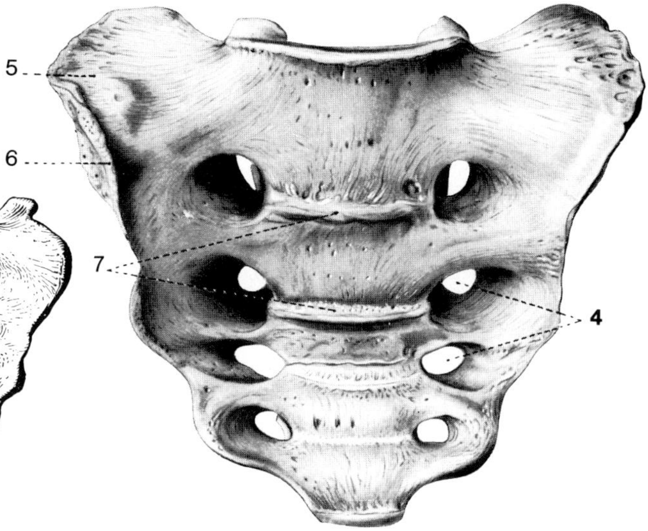

A

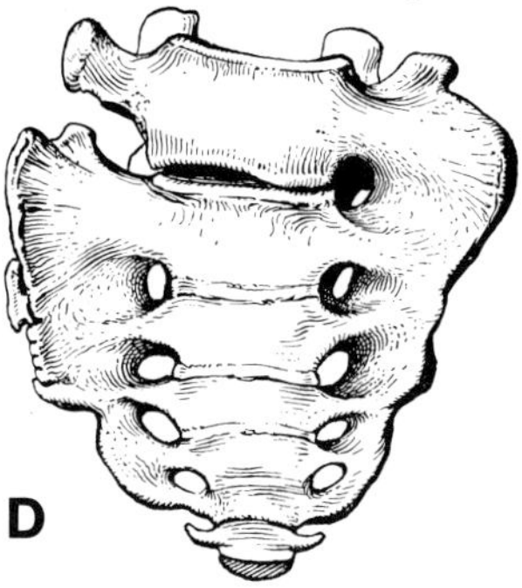

D

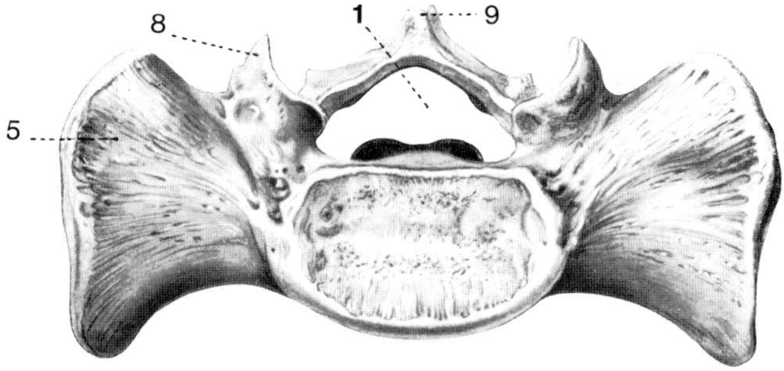

B

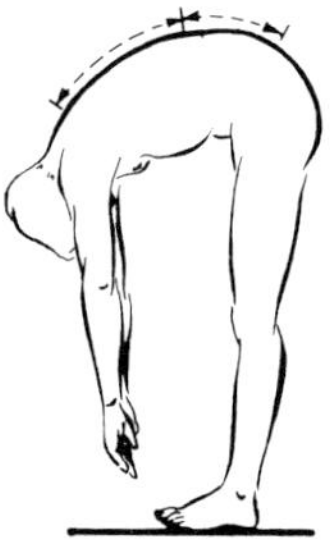

E

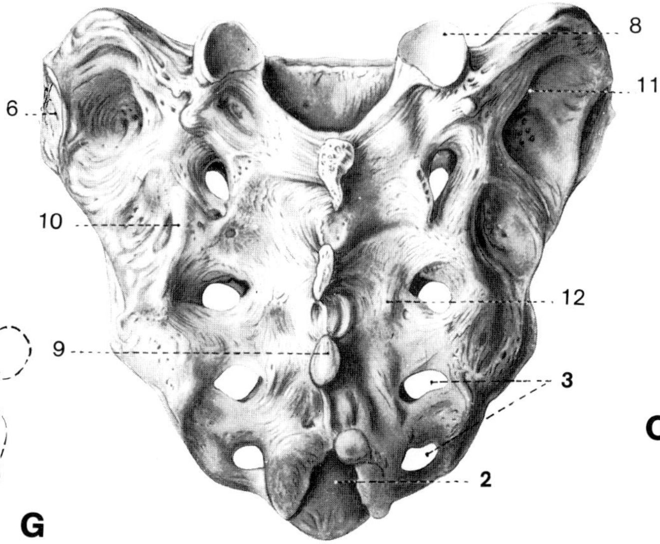

C

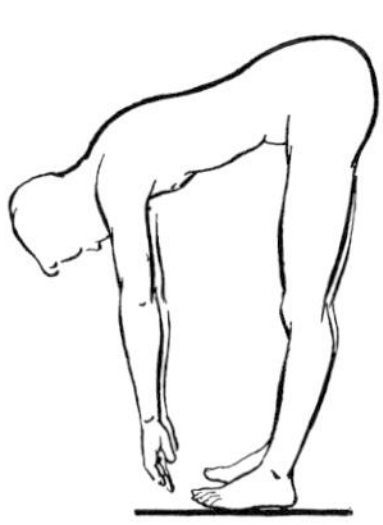

F

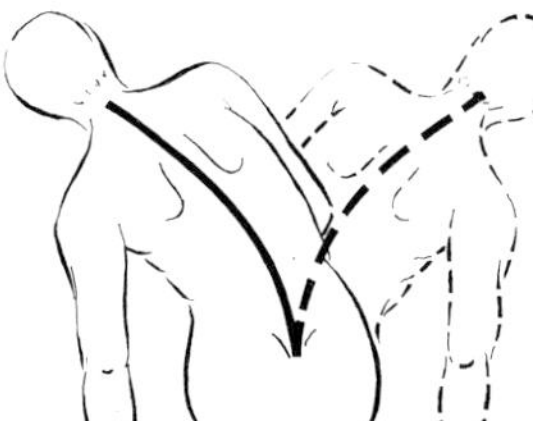

G

Je zwei benachbarte Wirbel sind durch ein „Bewegungssegment" (Zwischenwirbelscheibe, Wirbelgelenke, Bänder) beweglich miteinander verbunden. An der Wirbelsäule unterscheidet man (entsprechend den drei Dimensionen des Raums) drei Hauptbewegungsrichtungen: a) Vor- und Rückneigung, b) Seitneigung, c) Drehung. Der Bewegungsumfang ist in den einzelnen Bereichen der Wirbelsäule verschieden: Hals- und Lendenbereich sind gut beweglich, im Brustbereich sind die Möglichkeiten durch den anhängenden Brustkorb eingeschränkt. Den größten Bewegungsumfang hat die Halswirbelsäule. Hier ist auch die größte Beweglichkeit erforderlich, da die Halswirbelsäule den Kopf mit den wichtigsten Sinnesorganen trägt und der Kopf ähnlich wie eine Radaranlage nach allen Seiten frei beweglich sein muß. Die Bewegungen des Kopfes finden hauptsächlich in den Gelenken zwischen Hinterhauptbein und erstem Halswirbel (Vor-, Rück- und Seitneigung) bzw. erstem und zweitem Halswirbel (Drehen) statt. In der Lendenwirbelsäule ist wegen der Stellung der Wirbelgelenke eine Drehbewegung nicht möglich. Das, was als Drehen des Rumpfes erscheint, geht im wesentlichen als Drehen in den Hüftgelenken vor sich.

A Die großen Längszüge der tiefen Rückenstrecker. Da der Schwerpunkt des Körpers vor der Wirbelsäule liegt, besteht eine Neigung, nach vorn umzufallen. Wir brauchen daher kräftige Muskeln am Rücken, die der Schwerkraft entgegenwirken. Im Gegensatz zur oberflächlichen Rückenmuskulatur, die im wesentlichen im Dienst der oberen Gliedmaßen steht, bezeichnen wir als tiefe Rückenstreckmuskeln die den Bewegungen der Wirbelsäule dienenden bodenständigen Rückenmuskeln. In der nahezu unübersehbaren Fülle einzelner Muskeln kann man jedoch große Systeme unterscheiden:
a) die großen Längsmuskeln: Dornfortsatzmuskel, längster Muskel und Darmbein-Rippen-Muskel,
b) an den Querfortsätzen entspringendes Schrägsystem: Drehmuskeln, vielgefiederter Muskel, Halbdornmuskel,
c) an den Dornfortsätzen entspringendes Schrägsystem: Riemenmuskeln,
d) Muskeln der Kopfgelenke (zwischen Hinterhauptbein und erstem und zweitem Halswirbel): schräge und hintere gerade Kopfmuskeln.
Diese vielfältige Verspannung wird gern mit den Tauen eines Schiffsmastes verglichen, wobei der eigentliche Mast den Dornfortsätzen, die Querbalken den Querfortsätzen und Rippen entsprechen.

B Muskeln, die für die Bewegungen der Wirbelsäule von Belang sind: Die Rückneigung wird von den tiefen Rückenstreckmuskeln bewirkt. Entsprechende Muskeln auf der Vorderseite der Wirbelsäule fehlen: Die Vorneigung der Wirbelsäule wird von Muskeln der vorderen Rumpfwand (in aufrechter Haltung unterstützt von der Schwerkraft) übernommen. Ähnlich steht es mit der Seitneigung: Am stärksten wirken die Muskeln der seitlichen Rumpfwand, hinzu treten die seitlichen Züge der tiefen Rückenstreckmuskeln.

C Vergleich der tiefen Rückenmuskeln mit den Seilzügen eines Schiffsmastes (vgl. A).

1	Tiefe Rückenstreckmuskeln (als Oberbegriff)	M. erector spinae
2	Treppenmuskeln (Rippenheber)	Mm. scaleni
3	Innerer schräger Bauchmuskel	M. obliquus internus abdominis
4	Äußerer schräger Bauchmuskel	M. obliquus externus abdominis
5	Gerader Bauchmuskel	M. rectus abdominis
6	Längster Muskel	M. longissimus
7	Dornfortsatz des siebenten Halswirbels (ragt am weitesten von allen Dornfortsätzen vor)	Vertebra prominens
8	Darmbein-Rippen-Muskel	M. iliocostalis
9	Neunter Brustwirbel	Vertebra thoracica IX
10	Halbdornmuskel	M. semispinalis
11	Hinterer oberer Sägemuskel	M. serratus posterior superior
12	Dornfortsatzmuskel	M. spinalis
13	Hinterer unterer Sägemuskel	M. serratus posterior inferior

A

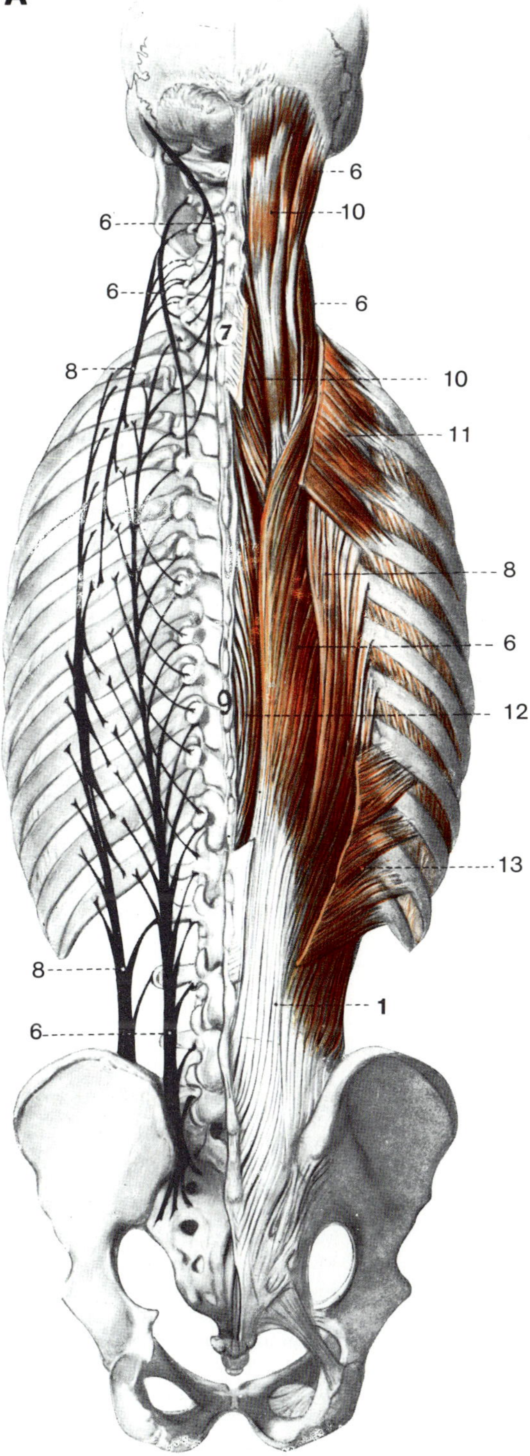

B

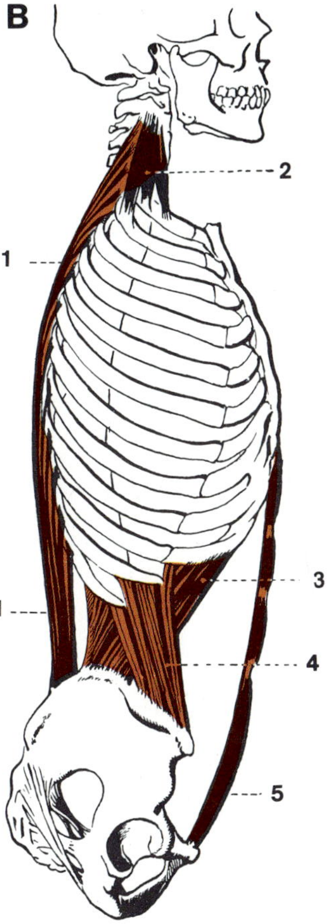

C

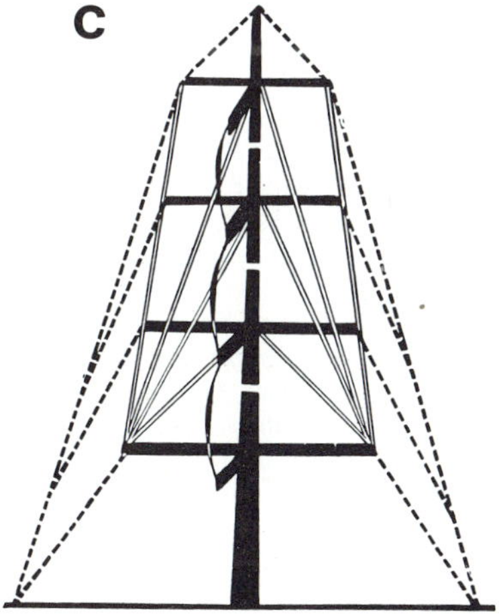

A Tiefe Schicht der tiefen Rückenstreckmuskeln. Links ist die tiefste Schicht, rechts eine mittlere Schicht dargestellt. Der Halbdornmuskel ist rechts vom Hinterhauptbein abgelöst und zur Seite geklappt, um die kleinen Nackenmuskeln zu zeigen. Diese sind (zusammen mit den Riemenmuskeln und dem Kopfwender = „Sternokleido") vor allem für das Drehen des Kopfes wichtig.
B Beim Vorneigen des Rumpfes im Sitzen werden die Rückenstrecker und die hinteren Oberschenkelmuskeln gedehnt (in der Zeichnung schwarz).
C Röntgenaufnahme der Halbwirbelsäule im seitlichen Strahlengang.
D Gesunde Haltung: harmonische doppelt-S-förmige Krümmung der Wirbelsäule im Wechsel von Halslordose, Brustkyphose und Lendenlordose. Lordose = nach vorn konvexe Krümmung, Kyphose = nach hinten konvexe Krümmung.
E „Schlechte" Haltung: verstärkte Kyphose, der „Bauch" wird dadurch stärker vorgewölbt.
F Hohlrunder Rücken: Kyphose und Lordose verstärkt.
G Flachrücken: Kyphose und Lordose abgeschwächt.
H Altersrundrücken.
I Starke Brustkyphose bei Bechterewscher Krankheit.
J „Buckel": Knick in der Wirbelsäule bei Zusammenbruch eines oder mehrerer Wirbelkörper, z. B. durch Unfall, Geschwulst oder (früher häufig) Tuberkulose.
K Haltung des Fetus in der Gebärmutter.
L bis **N** Aufrichtung des Kindes im ersten Lebensjahr. Krabbeln fördert die Entwicklung einer gesunden Haltung. Die ständige Bauchlage ist allerdings von Nachteil, weil die Füße dabei zu stark nach außen gedreht werden.
O Vieles Sitzen im ersten Lebensjahr ist ungesund (Rundrücken!).

1	Hinterhauptbein	Os occipitale
2	Kleiner hinterer gerader Kopfmuskel	M. rectus capitis posterior minor
3	Erster Halswirbel	Atlas
4	Zweiter Halswirbel	Axis
5	Riemenmuskel, Kopfabschnitt	M. splenius capitis
6	Sechster Brustwirbel	Vertebra thoracica VI
7	Riemenmuskel, Halsabschnitt	M. splenius cervicis
8	Drehmuskeln	Mm. rotatores
9	Zwischenquerfortsatzmuskeln	Mm. intertransversarii
10	Oberer schräger Kopfmuskel	M. obliquus capitis superior
11	Großer hinterer gerader Kopfmuskel	M. rectus capitis posterior major
12	Unterer schräger Kopfmuskel	M. obliquus capitis inferior
13	Zwischendornfortsatzmuskeln	Mm. interspinales
14	Halbdornmuskel, Kopfabschnitt	M. semispinalis capitis
15	Vielgefiederter Muskel	M. multifidus
16	Rippenheber	Mm. levatores costarum
17	Querfortsatz des elften Brustwirbels	Vertebra thoracica XI, Processus transversus

A

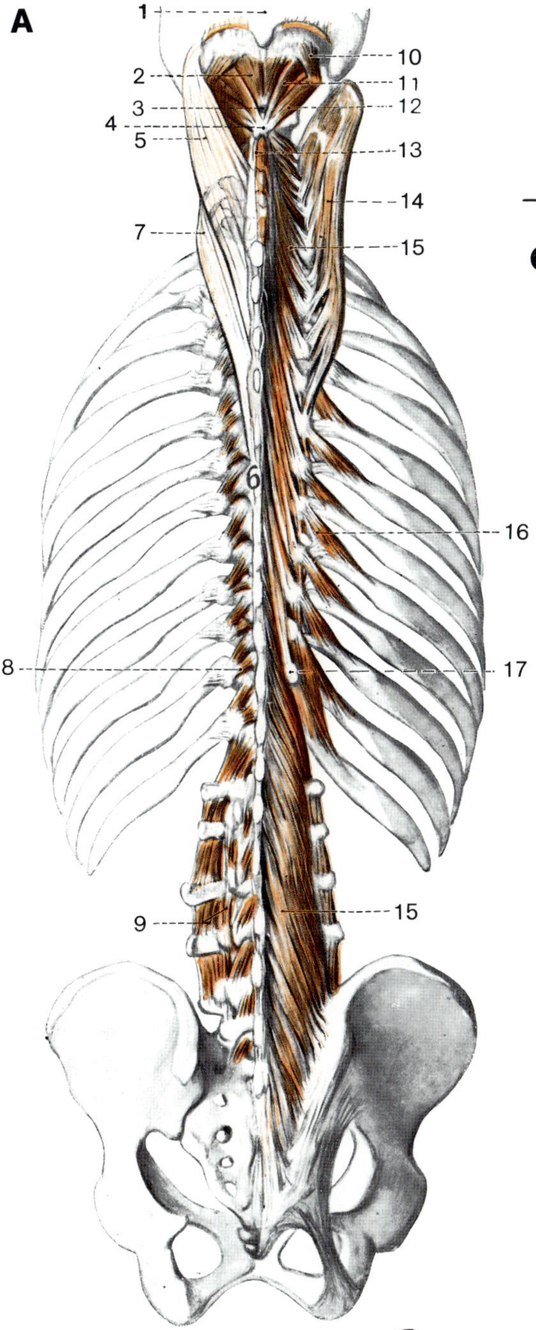

B

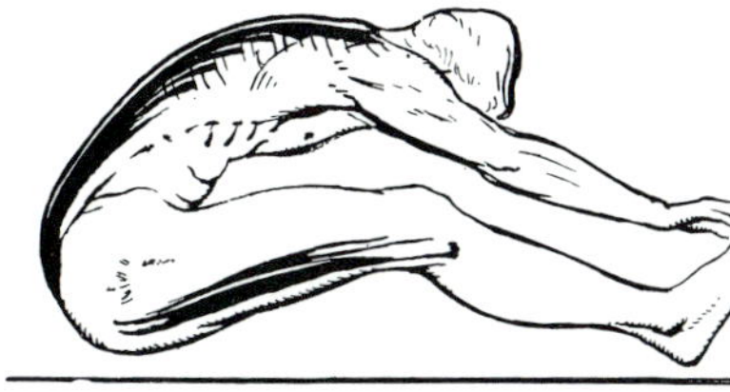

C

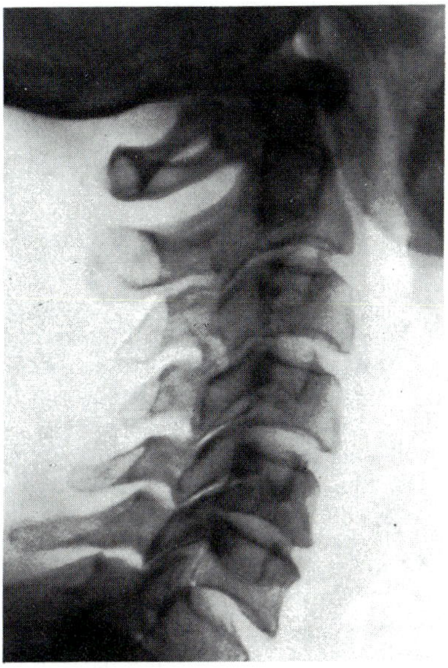

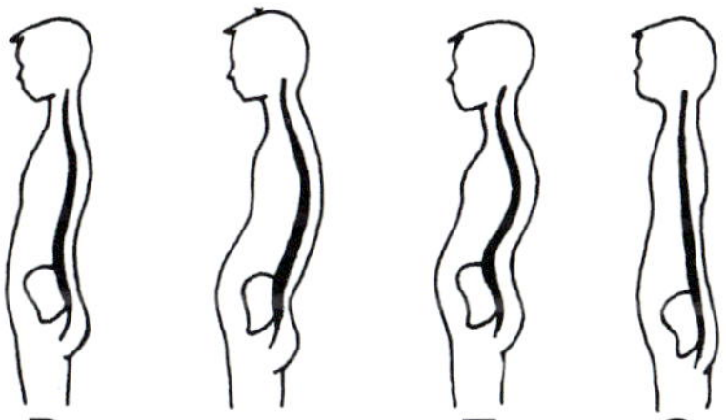

D E F G

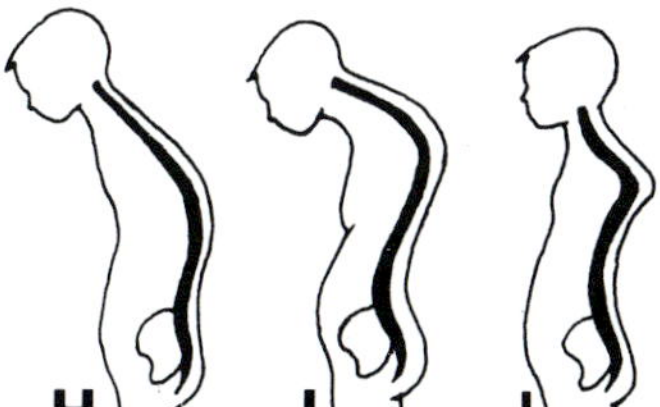

H I J

K L M N O

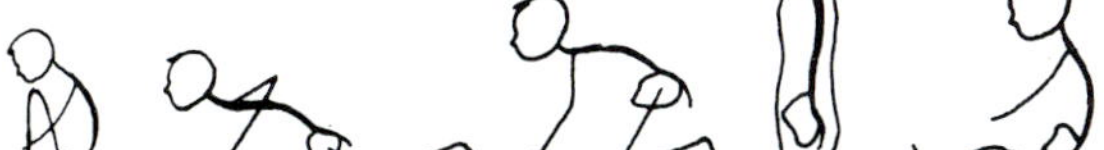

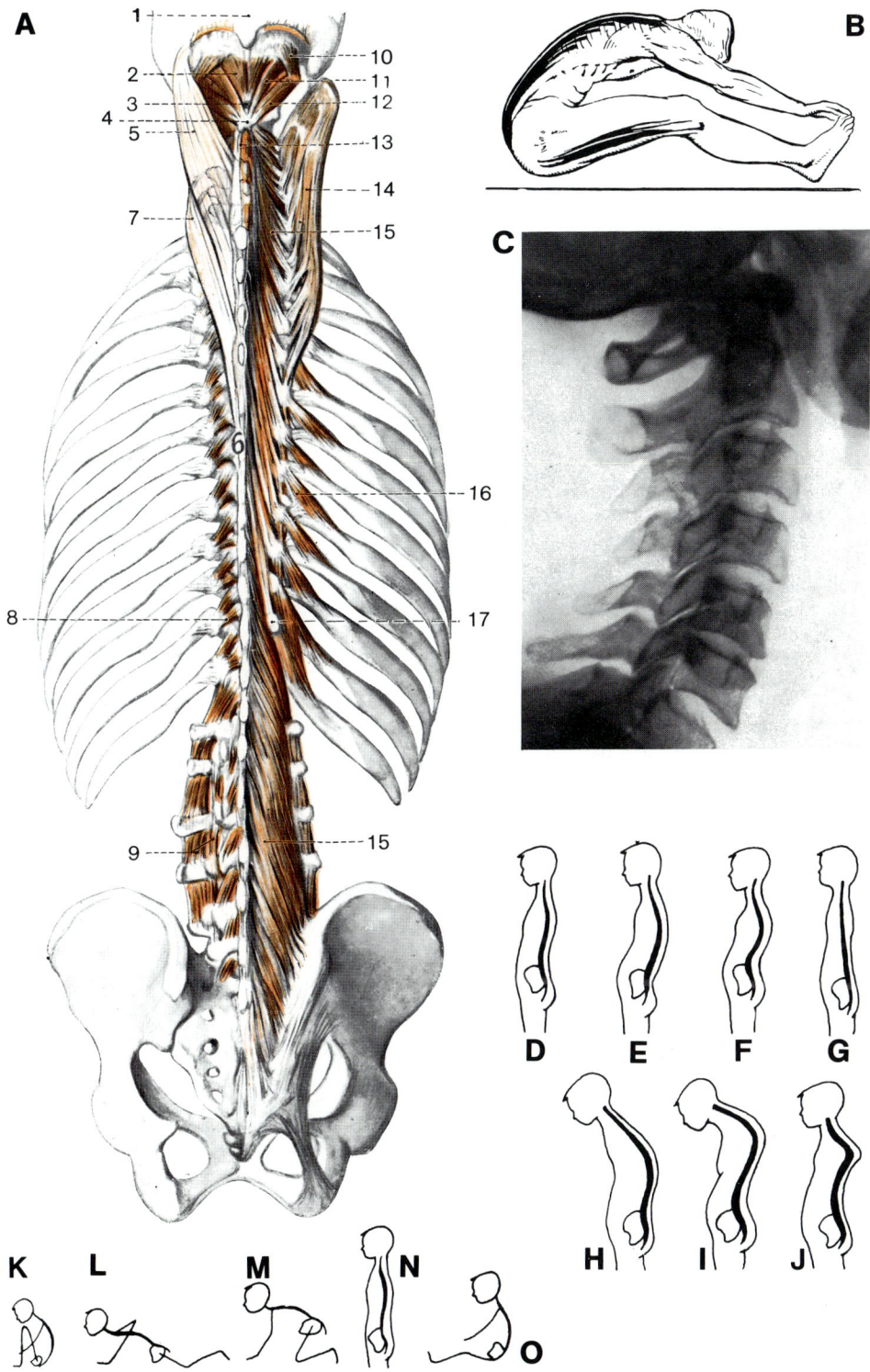

A Skelett des Oberkörpers. Die Konstruktionsprinzipien von Brust- und Bauchraum unterscheiden sich entsprechend den unterschiedlichen Aufgaben beträchtlich. Beiden ist zwar gemeinsam, daß das Volumen wechselt, der sich verändernde Inhalt aber ist im Brustraum gasförmig, im Bauchraum flüssig. Flüssigkeiten kann man in Schläuchen bewegen, man muß nur eine Pumpe anschließen (z.B. Herz und Muskelwand des Darms mit rhythmischen oder peristaltischen Kontraktionen). Durch Einbau von Klappen wird der Flüssigkeitsstrom in eine Richtung gezwungen. Die Flüssigkeitsstraßen des Körpers sind Einbahnstraßen, und nur in wenigen Notfällen wird die Strömungsrichtung umgekehrt (Erbrechen). Den Gastransport hingegen führt der Körper im Wechselverkehr durch. Bei Ein- und Ausatmung strömt die Luft im gleichen „Luftröhrensystem", jedoch in gegensätzlicher Richtung. Gase strömen in Abhängigkeit von Druckunterschieden. Solche Gasbewegungen erleben wir täglich in größtem Ausmaß beim Wetter: Die Winde wehen vom Hoch zum Tief. Nach dem gleichen Prinzip arbeitet der Organismus. Er erzeugt im Innern des Brustkorbs abwechselnd höheren und niedrigeren Luftdruck als in der Außenwelt, und, da kein Gleichrichterventil eingeschaltet ist, strömt daher Luft aus dem Körper aus oder in ihn ein. Dieser rhythmische Wechsel von Unter- und Überdruck bedingt das besondere Bauprinzip des Brustkorbs: Überdruck läßt sich in Muskelschläuchen (Herz, Darm) erreichen, Unterdruck jedoch nicht. Zur Erzielung des Unterdrucks bedürfen wir einer versteiften Wand, die vom höheren Druck der Umgebung nicht zusammengepreßt werden kann. Das gesamte luftleitende System hat daher durch Knochen oder Knorpel versteifte Wände. Da bei Gasen das Produkt von Volumen und Druck konstant ist, erzeugt man Unterdruck am einfachsten, indem man den Rauminhalt vermehrt. Der Brustkorb ist daher so gestaltet, daß der umschlossene Rauminhalt vergrößert (Einatmung) und verkleinert (Ausatmung) werden kann.

B Medianschnitt durch den Körperstamm mit Skelett und Eingeweideräumen. Das besonders empfindliche Nervensystem wird von Knochen gegen Gefahren abgeschirmt. Die Brusteingeweide liegen in einem nicht ganz so stabilen Knochenkäfig. Die Baucheingeweide werden nur zum Teil von Brustkorb und Becken umgeben. Die freie Bauchwand ist nur durch Konventionen geschützt, z. B. ist der Tiefschlag beim Boxen verboten. Man beachte den von hinten nach vorn absteigenden Verlauf der Rippen!

C Wirbel-Rippen-Gelenke.

D Brustkorb von der Seite bei Ein- und Ausatmung. Die Rippen sind mit der Wirbelsäule durch die Rippen-Wirbel-Gelenke verbunden. Damit ist eine Hebung der Rippen rückwärts nicht möglich. Die Drehung der Rippen in diesen Gelenken führt jedoch zum Heben und Senken der vorderen Rippenabschnitte und damit zur Tiefenzunahme des Brustkorbs. Die Rippen-Wirbel-Gelenke sind nicht absolute Fixpunkte bei der Atmung: Durch Strecken der Wirbelsäule kann man die oberen Rippen nach hinten verlagern und damit den Brustkorb „ziehharmonikaförmig" auseinanderziehen, was die Volumenzunahme bei der Einatmung unterstützt, umgekehrt behindert Krümmung der Wirbelsäule nach vorn die Rippenhebung. Eine „gute Haltung" erleichtert also die Atmung.

Röntgenbilder des Brustkorbs: S. 183, 237, 313.
Horizontalschnitte durch den Brustkorb: S. 161, 323.
Brustkorb und Brustorgane: S. 159–165, 241, 309.

1	Schlüsselbein	Clavicula
2	Brustbein	Sternum
3	Schulterblatt	Scapula
4	Schädelhöhle	[Cavitas cranii]
5	Wirbelkanal	Canalis vertebralis
6	Eingeweideraum des Halses	(Collum)
7	Brusthöhle	Cavitas thoracis
8	Bauchhöhle	Cavitas abdominalis
9	Zwerchfell	Diaphragma
10	Rippenhöckerchen	Tuberculum costae
11	Rippenhals	Collum costae
12	Rippenköpfchen	Caput costae

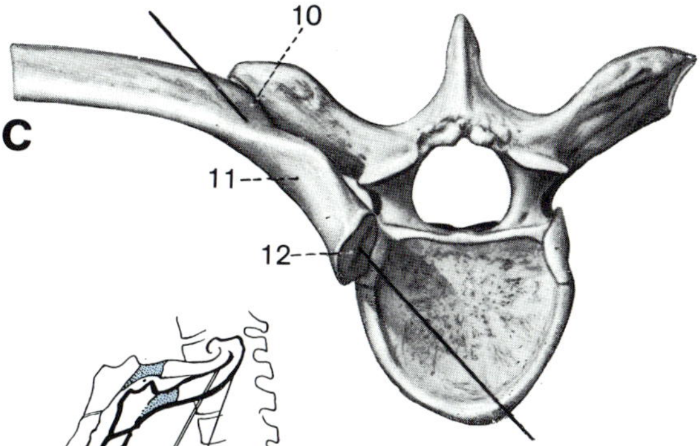

C

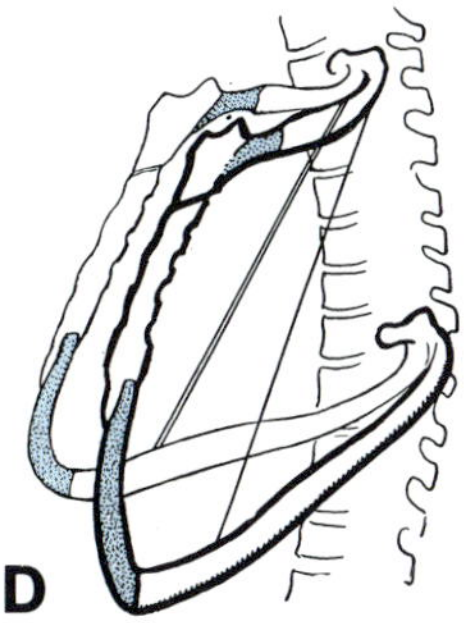

D

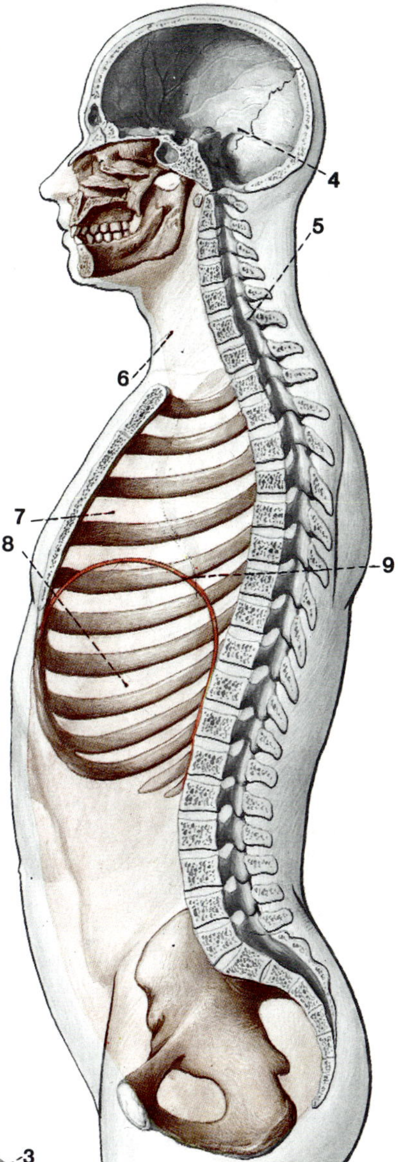

B

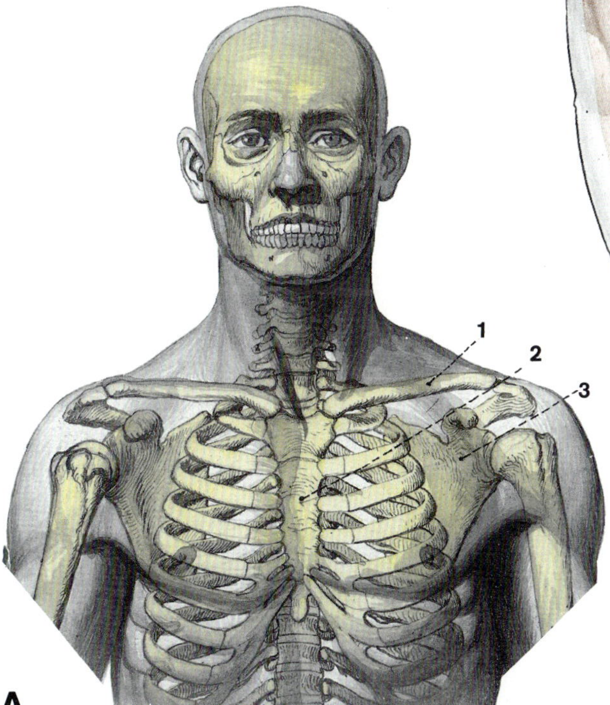

A

A, B Schema der Formänderungen des Brustkorbs bei den Atembewegungen. Wie auf der vorhergehenden Bildseite (Abbildung C) dargestellt, sind die Rippen an zwei Stellen gelenkig mit den Wirbeln verbunden: die Rippenköpfchen mit den Wirbelkörpern, die Rippenhöckerchen mit den Querfortsätzen. Infolge dieser doppelten Fixierung können sich die Rippen nur um eine Achse drehen, die der Richtung des Rippenhalses folgt, also vom Wirbelkörper auf beiden Seiten schräg nach rückwärts zieht. Für das Verständnis der Atembewegung ist nun wichtig sich klarzumachen, daß die Rippen nicht horizontal stehen (wie auf romanischen Plastiken), sondern in allen Atemphasen nach vorn geneigt sind. Drehbewegungen der Rippen in den Rippen-Wirbel-Gelenken müssen entsprechend der Krümmung der Rippen in deren vorderen Bereichen zu Hebungen und Senkungen führen. Mit dem Heben der Rippen ist gleichzeitig eine Bewegung nach seitlich und vorn verbunden: Der Brustkrob wird breiter (Abbildung B) und tiefer (Abbildung D).

A Brustkorb bei Ausatmung: Der quere Brustkorbdurchmesser ist klein.

B Brustkorb bei Einatmung: Der quere Brustkorbdurchmesser ist groß.

C Zwerchfell von vorn. Die fünfte bis achte Rippe sind auf beiden Seiten durchtrennt und mit einem Teil des Brustbeins entfernt, um den Blick auf das Zwerchfell freizugeben. Das Zwerchfell trennt Brust- und Bauchhöhle. Diese Abgrenzung ist nötig, damit bei der Erweiterung des Brustraums bei der Einatmung durch den Unterdruck nicht einfach Bauchorgane nach oben gesaugt werden: Das Zwerchfell hält die Bauchorgane zurück. Das Zwerchfell kann sich aber auch, ähnlich wie ein Kolben in einem Zylinder beim Automotor, im Brustkorb auf- und abbewegen. Bei der Bewegung nach abwärts wird Luft in den Brustkorb gesaugt (Einatmung), bei der Bewegung nach oben ausgepreßt (Ausatmung). Die Bewegung nach unten erfolgt durch aktive Kontraktion der Muskelfasern des Zwerchfells, bei deren Erschlaffung das Zwerchfell durch die Baucheingeweide (verstärkt durch den Druck der Bauchmuskeln) wieder nach oben geschoben wird.

D Bewegung der Bauchwand bei der „Zwerchfellatmung“. Wenn das Zwerchfell wie ein Kolben im Zylinder tiefer tritt, müssen die abwärts gedrängten Baucheingeweide irgendwohin ausweichen, denn das Volumen des Bauchraums wird bei den Atembewegungen praktisch nicht verändert. Da ein Ausweichen nach unten (Becken) und hinten (Wirbelsäule) nicht möglich ist, müssen die Muskeln der Bauchwand bei Einatmung etwas nachgeben. Bei der Ausatmung ziehen sich die Bauchmuskeln wieder zusammen und schieben mit den Baucheingeweiden das Zwerchfell nach oben.

E Ausatmung (Exspiration). Der Brustkorb wird durch die Muskeln der Bauchwand gesenkt.

F Einatmung (Inspiration). Der Brustkorb wird durch die sogenannten „Atemhilfsmuskeln“ gehoben.

Weitere Bilder von Brustkorb und Atmung S. 241, 309.

1	Querer Bauchmuskel	M. transversus abdominis
2	Äußerer schräger Bauchmuskel	M. obliquus externus abdominis
3	Innerer schräger Bauchmuskel	M. obliquus internus abdominis
4	Gerader Bauchmuskel	M. rectus abdominis
5	Kopfwender	M. sternocleidomastoideus
6	Treppenmuskeln (Rippenheber)	Mm. scaleni
7	Kleiner Brustmuskel	M. pectoralis minor
8	Bogen des Zwerchfells über dem viereckigen Lendenmuskel („Quadratusarkade“, seitliches Bogenband)	Lig. arcuatum laterale
9	Bogen des Zwerchfells über dem großen Lendenmuskel („Psoasarkade“, mediales Bogenband)	Lig. arcuatum mediale
10	Durchtrittstelle der Aorta durch das Zwerchfell	Hiatus aorticus
11	Lendenteil des Zwerchfells	Diaphragma, Pars lumbalis
12	Einatmung	[Inspiratio]
13	Ausatmung	[Exspiratio]

C

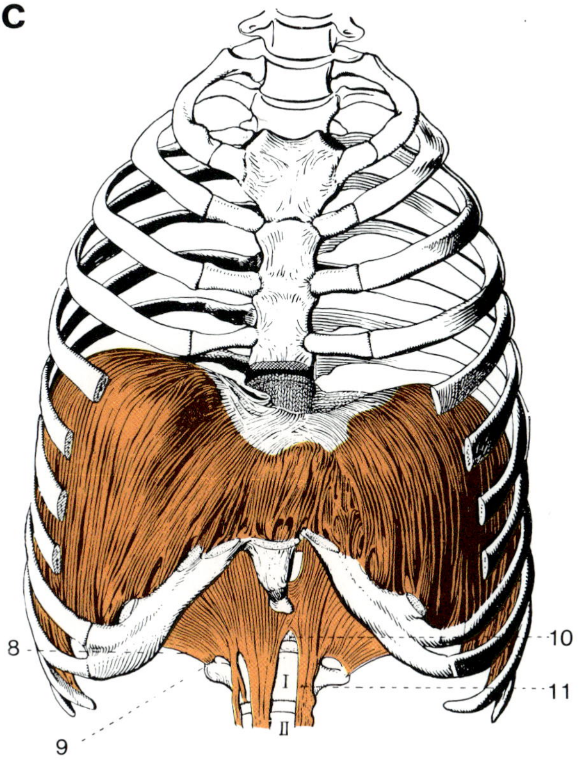

A

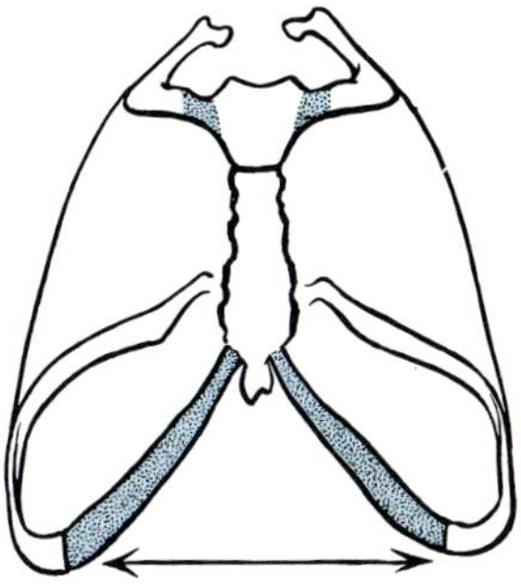

B

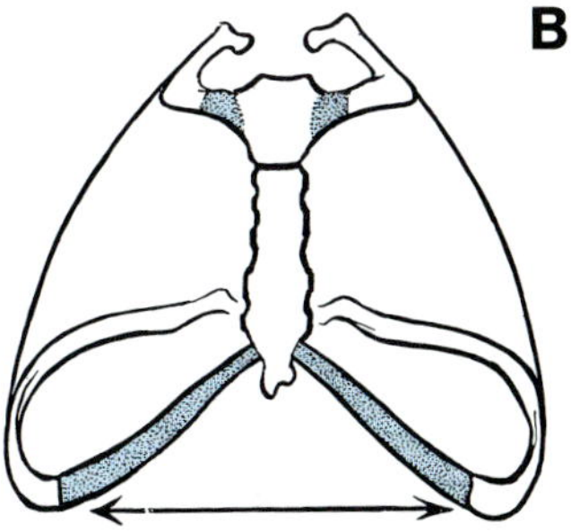

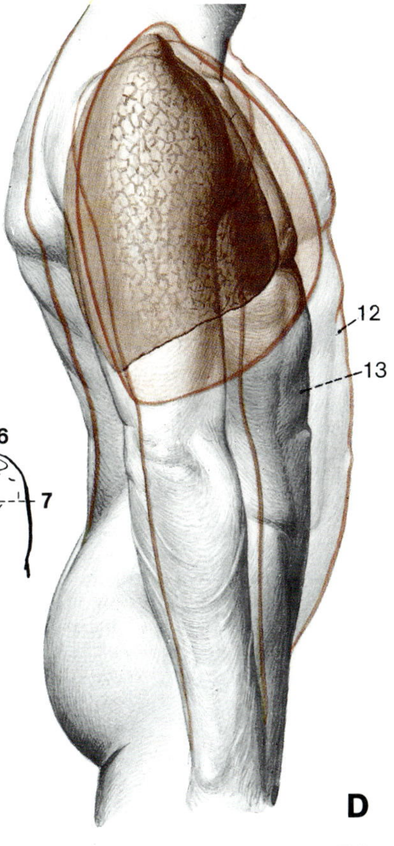

D

E

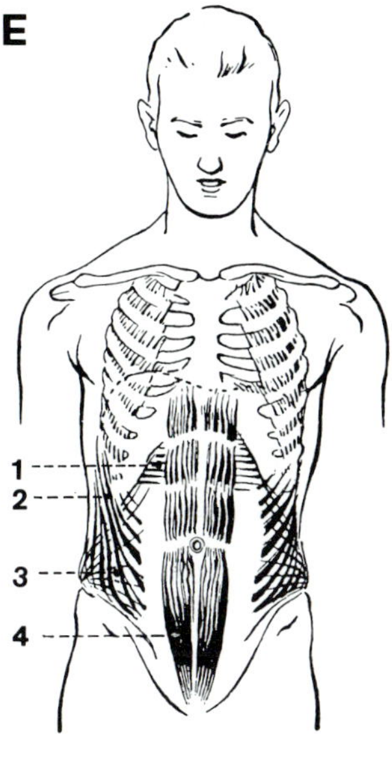

F

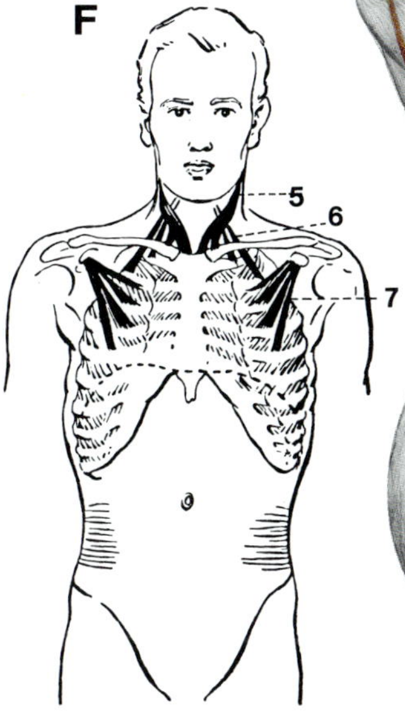

A Vordere Bauch- und Brustwand von innen. Die beiden geraden Bauchmuskeln liegen in einem bindegewebigen Köcher, der „Rektusscheide". Die Sehnenplatten des queren und der schrägen Bauchmuskeln durchflechten sich in der Mittellinie, so daß Sehnenzüge in Achtertouren um die geraden Bauchmuskeln verlaufen. Man vergleiche hierzu die Abbildungen auf den nächsten Bildseiten (S. 77 bis 83)!

B Bewegung der Bauchwand bei der „Rippenatmung". Erfolgt die Volumenvermehrung im Brustraum hauptsächlich durch Weiterstellung und Hebung des Brustkorbs, so werden die Baucheingeweide nur wenig verlagert, die vom gehobenen Brustkorb gestraffte Bauchwand sinkt bei Einatmung ein.

C bis **E** „Künstliche" Atmung. Ausatmung durch Zusammenpressen des Brustkorbs, Einatmung durch Heben der Arme, dabei wird über die Hilfsatemmuskeln (z. B. großer Brustmuskel) der Brustkorb erweitert. Andere Möglichkeiten: Mund-zu-Mund- oder Mund-zu-Nase-Beatmung.

1	Zungenbein	Os hyoideum
2	Kopfwender	M. sternocleidomastoideus
3	Sehnenplatte des Zwerchfells	Centrum tendineum
4	Rippenbogen	Arcus costalis
5	Gerader Bauchmuskel („Rektus")	M. rectus abdominis
6	Innerer schräger Bauchmuskel	M. obliquus internus abdominis
7	Darmbeinmuskel	M. iliacus
8	Leistenband	Lig. inguinale
9	Leistenkanal	Canalis inguinalis
10	Innere Zwischenrippenmuskeln	Mm. intercostales interni
11	Brustbein	Sternum
12	Querer Bauchmuskel („Transversus")	M. transversus abdominis
13	Äußere Beckenschlagader und -vene	A. iliaca externa; V. iliaca externa
14	Samenleiter	Ductus deferens
15	Vom Brustbein entspringender Teil des Zwerchfells	Diaphragma, Pars sternalis
16	Von den Rippen entspringender Teil des Zwerchfells	Diaphragma, Pars costalis
17	Faszie des Darmbeinmuskels	Fascia iliaca
18	(Verstärkungsbogen der Faszie des Darmbeinmuskels)	Arcus iliopectineus
19	Gefäßfach unter dem Leistenband	Lacuna vasorum
20	(Ausstrahlung der Sehne des queren Bauchmuskels)	Falx inguinalis
21	Unterkiefer-Zungenbein-Muskel	M. mylohyoideus
22	Kinn-Zungenbein-Muskel	M. geniohyoideus
23	Brustbein-Zungenbein-Muskel	M. sternohyoideus
24	Schulterblatt-Zungenbein-Muskel	M. omohyoideus
25	Querer Brustmuskel	M. transversus thoracis
26	Durchtrittsstelle der unteren Hohlvene durch das Zwerchfell	Foramen venae cavae
27	Lücke zwischen Brustbein- und Rippenursprüngen des Zwerchfells (= Larreysche Spalte)	[Trigonum sternocostale]
28	(Halbmondförmige Grenzlinie zwischen Muskel- und Sehnenfasern des queren Bauchmuskels)	[Linea semilunaris]
29	(Bogenförmige Begrenzung des unteren Randes des hinteren Blattes der „Rektusscheide")	Linea arcuata; Vagina musculi recti abdominis
30	(Schlagader zum geraden Bauchmuskel)	A. epigastrica inferior
31	Zwischengrubenband (in der Hinterwand des Leistenkanals)	Lig. interfoveolare

A

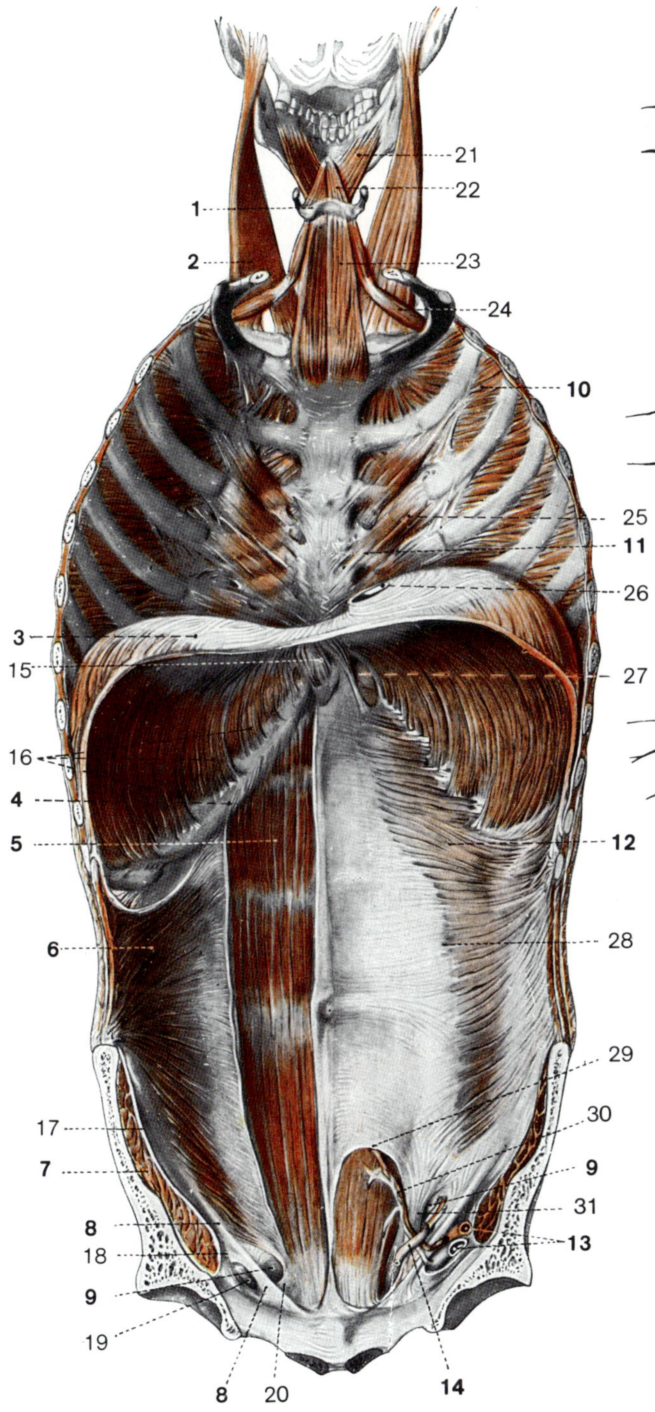
21
22
1
2
23
24
10
25
11
26
3
15
27
16
4
5
12
6
28
29
17
30
7
9
31
8
13
18
9
19
14
8
20

C

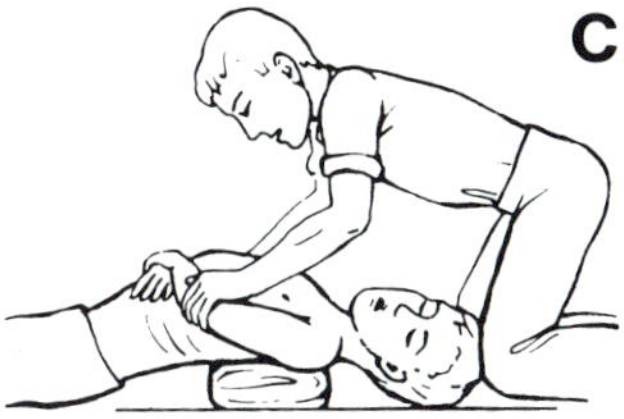

D

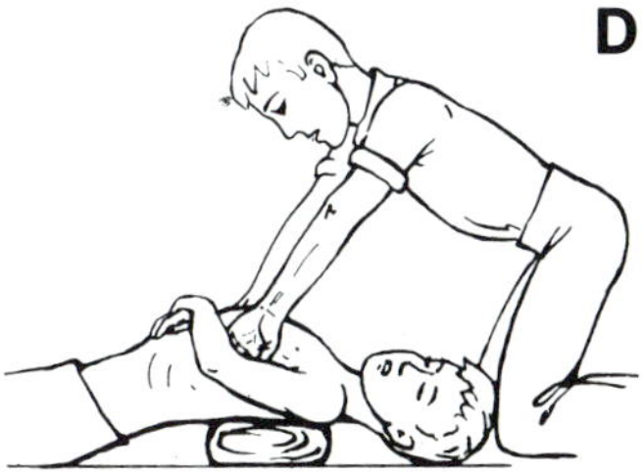

E

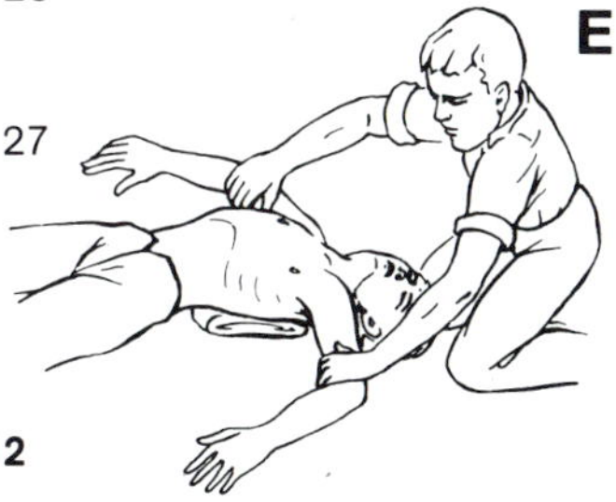

B

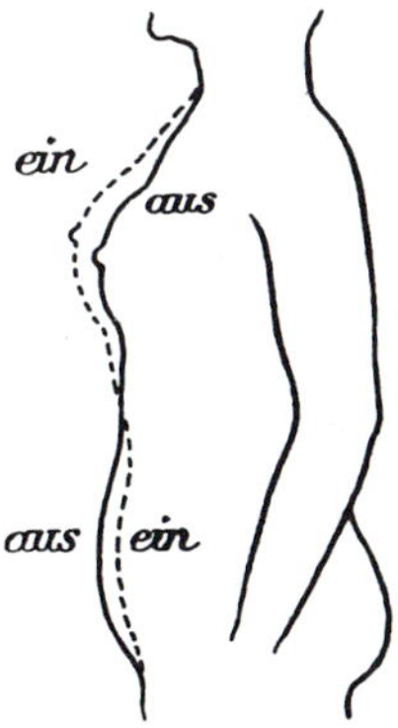
ein
aus
aus
ein

A Muskeln der vorderen Brust- und Bauchwand: oberflächliche Schicht. Die Bauchwand wird von zwei um einen halben rechten Winkel gegeneinander verdrehten Muskelkreuzen verstärkt. Das eine Kreuz bilden die beiden schrägen Bauchmuskeln, das andere der gerade und der quere Bauchmuskel.

Äußerer schräger Bauchmuskel: entspringt an den acht unteren Rippen abwechselnd mit den Ursprungszacken des vorderen Sägemuskels (dadurch kommt die „Sägelinie" an der Brustwand zustande), seine Sehnenplatte geht in das vordere Blatt der Rektusscheide über.

Innerer schräger Bauchmuskel: entspringt am Darmbeinkamm, seine Fasern verlaufen annähernd rechtwinklig zu denen des gleichseitigen äußeren schrägen Bauchmuskels, seine Sehnenzüge gehen in das vordere und hintere Blatt der Rektusscheide über.

Querer Bauchmuskel: entspringt auf der Innenseite der unteren Rippen, an der Faszie der tiefen Rückenstreckmuskeln und am Darmbeinkamm, seine Sehnenplatte geht in das hintere Blatt der Rektusscheide über.

Gerader Bauchmuskel: zieht von der fünften bis siebenten Rippe zum Schambein, ist durch Zwischensehnen gegliedert; liegt in einem Köcher, der von den Sehnenplatten der vorgenannten Bauchmuskeln gebildet wird.

B Beim Aufstützen des Arms am Reck hängt der Körper an der Muskelschlinge des großen Brustmuskels und des breitesten Rückenmuskels, die beide am Oberarmknochen ansetzen.

C Die „Schräggurtung" der Bauchwand ist von Bedeutung für Drehungen im Rumpf. Bei der Drehung nach links spannt sich folgende Muskelschlinge an: äußerer schräger Bauchmuskel rechts – Rektusscheide – innerer schräger Bauchmuskel links.

D Drehung des Rumpfes und des Kopfes nach links. Auf der rechten Seite der Wirbelsäule spannt sich das von den Querfortsätzen ausgehende Schrägsystem (vielgefiederter Muskel) auf der linken Seite das von den Dornfortsätzen entspringende Schrägsystem (Riemenmuskel) an. Das Längssystem der linken Seite wirkt unterstützend. In der vorderen Bauchwand versucht eine Schlinge der schrägen Bauchmuskeln den Brustkorb nach links zu ziehen. Man beachte, daß im Rumpf nur eine geringe Drehung möglich ist, die Hauptdrehung erfolgt im Halsbereich und in den Hüftgelenken.

1	Zungenbein	Os hyoideum
2	Kopfwender	M. sternocleidomastoideus
3	Schlüsselbein	Clavicula
4	Gerader Bauchmuskel („Rektus")	M. rectus abdominis
5	Äußerer schräger Bauchmuskel	M. obliquus externus abdominis
6	Rektusscheide (den geraden Bauchmuskel einhüllende Sehnenplatte)	Vagina musculi recti abdominis
7	Deltamuskel	M. deltoideus
8	Großer Brustmuskel	M. pectoralis major
9	Breitester Rückenmuskel	M. latissimus dorsi
10	Vorderer Sägemuskel	M. serratus anterior
11	Darmbeinkamm	Crista iliaca
12	Äußerer Leistenring	Annulus inguinalis superficialis
13	Samenstrang	Funiculus spermaticus
14	Zwischensehne im geraden Bauchmuskel	Intersectio tendinea
15	„Weiße Linie" (Durchkreuzung der Sehnenzüge der schrägen Bauchmuskeln in der Körpermittelebene oberhalb des Nabels)	Linea alba
16	Pyramidenmuskel	M. pyramidalis
17	Schlingenförmiges Gliedband	Lig. fundiforme penis
18	Öffnung der Schenkelfaszie für die große Hautvene	Hiatus saphenus
19	Schenkelfaszie	Fascia lata
20	Große Hautvene des Beins („große Saphena")	V. saphena magna
21	Hautmuskel des Halses	Platysma
22	Muskeleck des äußeren schrägen Bauchmuskels	(M. obliquus externus abdominis)
23	Schenkelfaszienspanner	M. tensor fasciae latae
24	Leistenband	Lig. inguinale
25	Sehnenzug des Schenkelfaszienspanners zum Schienbein	Tractus iliotibialis
26	Schneidermuskel	M. sartorius

A

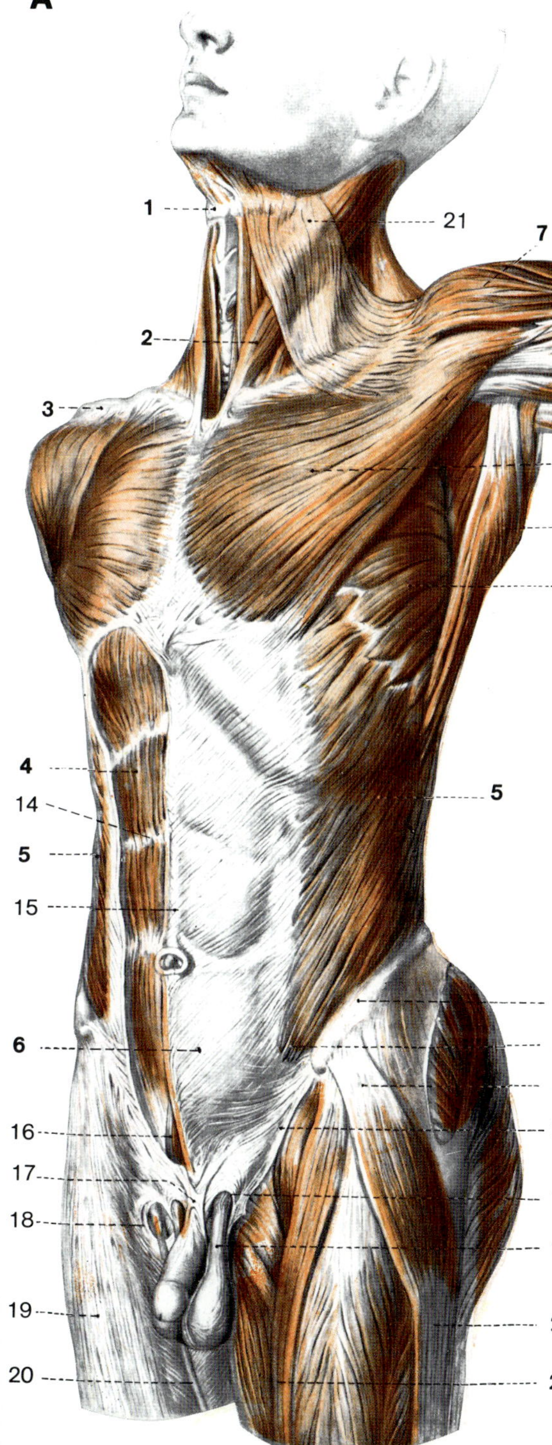

B

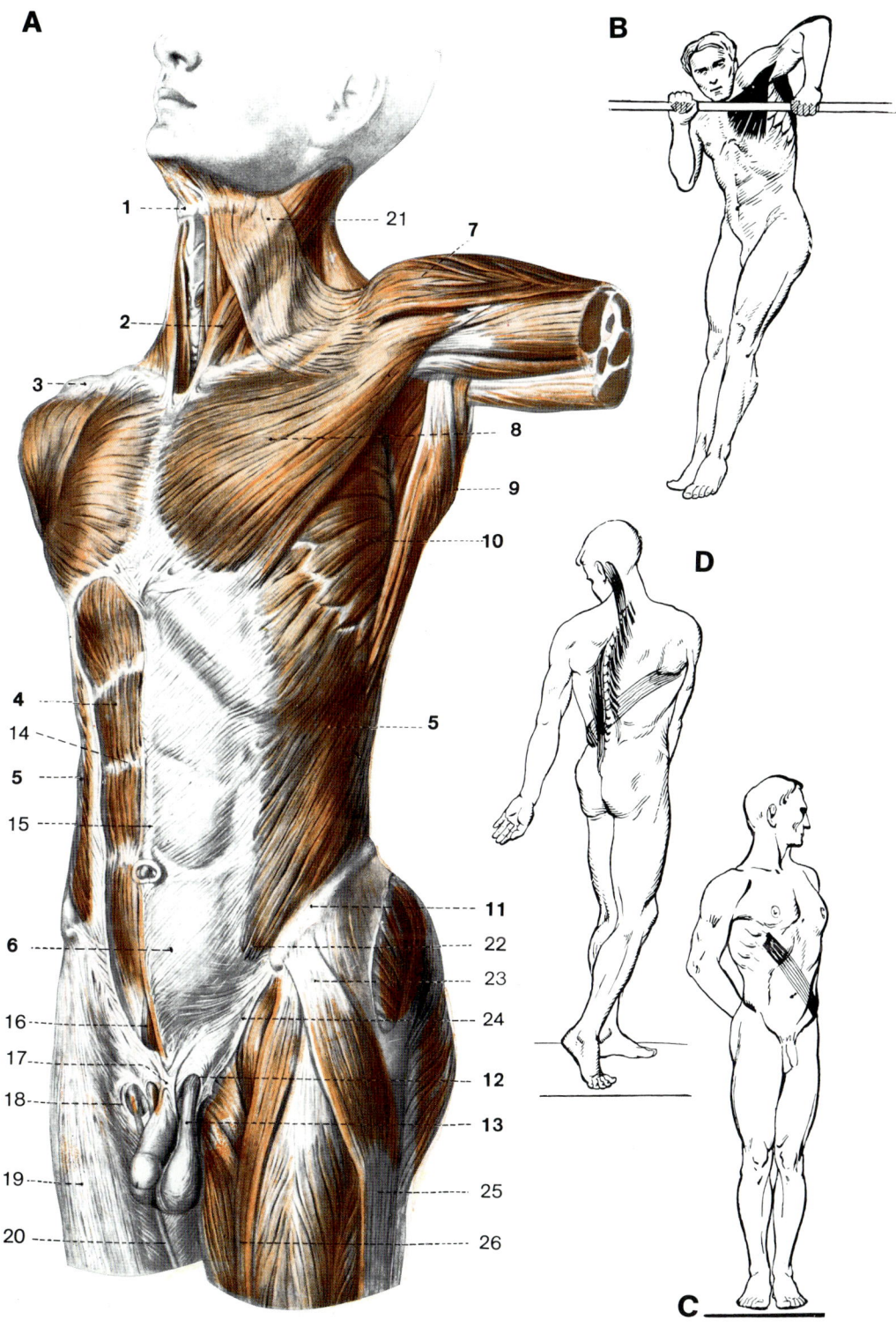

D

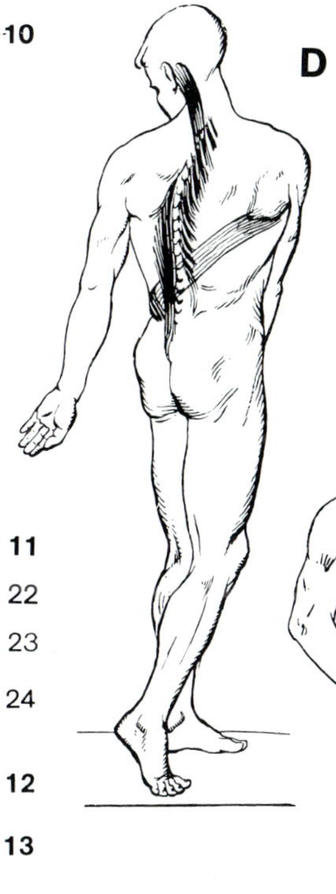

C

A Muskeln der vorderen Brust- und Bauchwand: mittlere Schicht. Ähnlich wie die Muskeln des Rückens gehören die Muskeln der Brustwand zwei verschiedenen Herkunfts- und Aufgabengebieten an: Die großflächigen Muskeln an der Oberfläche stehen im Dienst der oberen Gliedmaße, die tiefe Schicht zwischen den Rippen dient der Abdichtung des Brustkorbs.
Großer Brustmuskel: entspringt an Schlüsselbein, Rippen und Rektusscheide, setzt am Oberarmknochen an, zieht den Arm an den Rumpf heran und nach vorn, kreiselt nach innen, hilft bei der Einatmung.
Kleiner Brustmuskel: entspringt an den oberen Rippen, setzt am Rabenschnabelfortsatz des Schulterblatts an, senkt den Schultergürtel und hebt die Rippen, hilft bei der Einatmung.
Großer Sägemuskel: entspringt an den oberen neun Rippen, setzt am inneren Rand des Schulterblatts an, schwenkt das Schulterblatt nach vorn und ermöglicht so das Heben des Arms über die Horizontale.
Zwischenrippenmuskeln: verbinden je zwei benachbarte Rippen und dienen hauptsächlich der Abdichtung des Brustkorbs, damit bei Unterdruck im Brustraum (Einatmung) die Zwischenrippenräume nicht durch den höheren äußeren Luftdruck eingedellt werden. Zwei Schichten mit sich annähernd rechtwinklig überkreuzenden Fasern: Die äußeren Zwischenrippenmuskeln heben, die inneren senken die Rippen etwas.

B „Muskelschlingen", an denen sich Bauchmuskeln beteiligen.

C Sich überkreuzende Muskelzüge der seitlichen Körperwand: Kopfwender und Schulterblattheber; äußere und innere Zwischenrippenmuskeln; äußerer und innerer schräger Bauchmuskel; mittlerer und großer Gesäßmuskel.

1	Rabenschnabelfortsatz	Processus coracoideus
2	Deltamuskel	M. deltoideus
3	Großer Brustmuskel	M. pectoralis major
4	Vorderer Sägemuskel	M. serratus anterior
5	Breitester Rückenmuskel	M. latissimus dorsi
6	Äußere Zwischenrippenmuskeln	Mm. intercostales externi
7	Innerer schräger Bauchmuskel	M. obliquus internus abdominis
8	Darmbeinkamm	Crista iliaca
9	Schlüsselbein	Clavicula
10	Kleiner Brustmuskel	M. pectoralis minor
11	Innere Zwischenrippenmuskeln	Mm. intercostales interni
12	Rektusscheide	Vagina musculi recti abdominis
13	Vorderer oberer Darmbeinstachel	Spina iliaca anterior superior
14	Mittlerer Gesäßmuskel	M. gluteus medius
15	Äußerer schräger Bauchmuskel	M. obliquus externus abdominis
16	Adduktoren	Mm. adductores
17	Vorderer Sägemuskel (oberster Abschnitt)	M. serratus anterior
18	Rabenschnabelfortsatz-Oberarm-Muskel	M. coracobrachialis
19	Unterschulterblattmuskel	M. subscapularis
20	Großer runder Muskel	M. teres major
21	Zwölfte Rippe	Costa XII
22	Unterschlüsselbeinmuskel	M. subclavius
23	Sehnenplatte des inneren schrägen Bauchmuskels, in die Rektusscheide übergehend	(M. obliquus internus abdominis)
24	Samenstrang	Funiculus spermaticus
25	Rautenmuskeln	M. rhomboideus major + M. rhomboideus minor

A

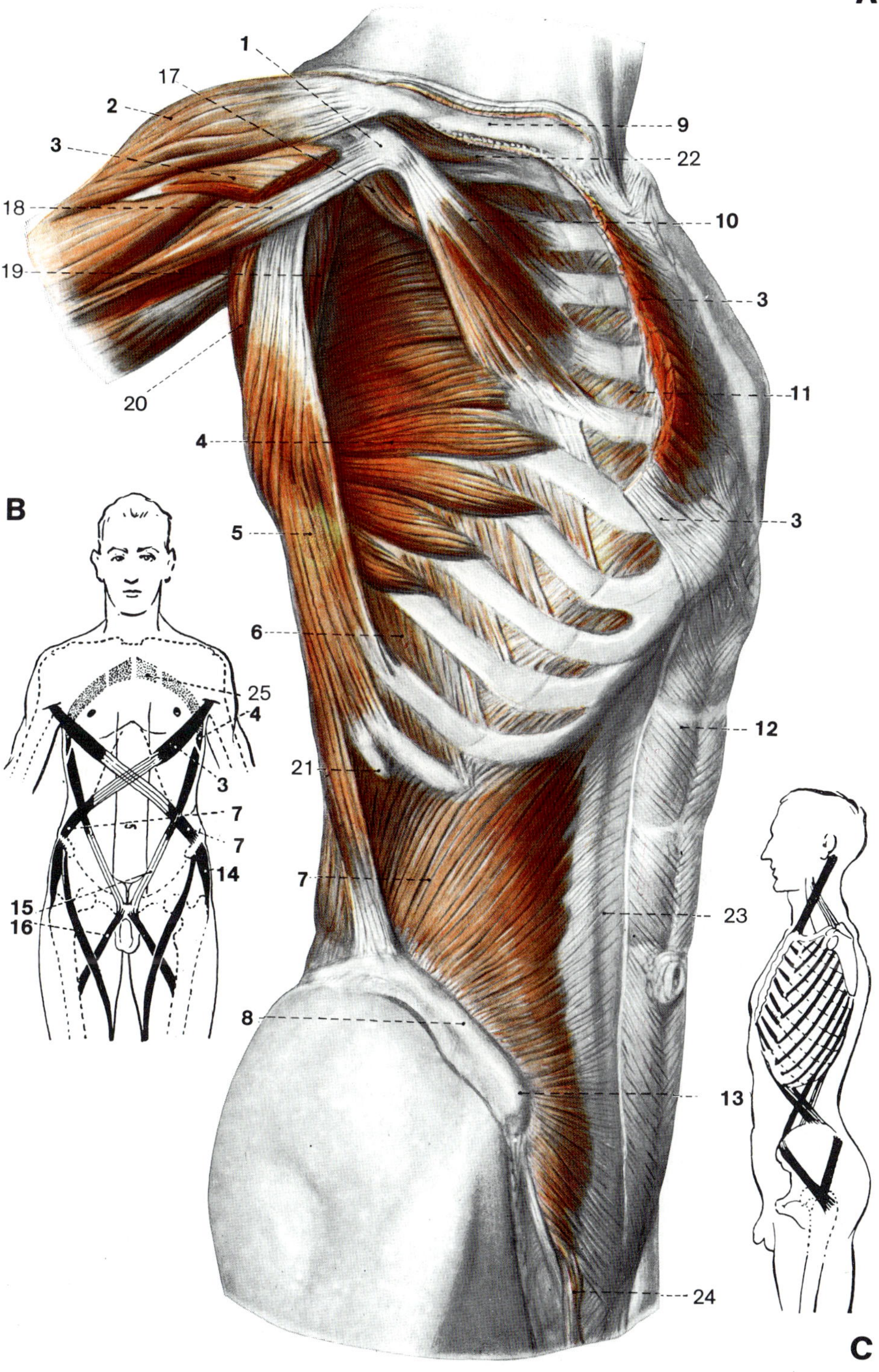

C

A Hinterwand des Bauchraums. Auf der linken Seite des Präparats (im Bild rechts) ist die vordere Bauchwand mit dem Rippenbogen und einem Teil des Zwerchfells herausgeschnitten. Auf der rechten Seite des Präparats (im Bild links) wurde der muskulöse Teil der Bauchwand türflügelartig herausgeklappt.

B Horizontalschnitt durch die Bauchwand auf Höhe des Nabels (Erläuterung S. 84).

C Angespannte Muskeln beim Liegestütz: Nackenmuskeln, vorderer Sägemuskel, gerader Bauchmuskel, vierköpfiger Oberschenkelmuskel.

III–V Lendenwirbel (dritter bis fünfter)	Vertebrae lumbales
0 Promontorium	Promontorium
1 Brustwirbel (zehnter)	Vertebra thoracica
2 Darmbeinkamm	Crista iliaca
3 Grenzlinie (zwischen großem und kleinem Becken)	Linea terminalis
4 Schambein	Os pubis
5–12 Rippen (fünfte bis zwölfte)	Costae
13 Zwerchfell	Diaphragma
14 Brustfell	Pleura
15 Herzbeutel	Pericardium
16 Speiseröhre	Esophagus (Oesophagus)
17 Aorta	Aorta
18 Durchtrittsstelle der Aorta durch das Zwerchfell	Hiatus aorticus
19 Untere Hohlvene	V. cava inferior
20 Viereckiger Lendenmuskel	M. quadratus lumborum
21 Großer und kleiner Lendenmuskel	M. psoas major; M. psoas minor
22 Darmbeinmuskel	M. iliacus
23 Querer Bauchmuskel	M. transversus abdominis
24 Innerer schräger Bauchmuskel	M. obliquus internus abdominis
25 Äußerer schräger Bauchmuskel	M. obliquus externus abdominis
26 Gerader Bauchmuskel	M. rectus abdominis
27 Leistenkanal	Canalis inguinalis
28 Leistenband	Lig. inguinale
29 Äußere Beckenschlagader	A. iliaca externa
30 Äußere Beckenvene	V. iliaca externa
31 Oberschenkelschlagader	A. femoralis
32 Große Hautvene des Beins	V. saphena magna
33 Oberschenkelnerv	N. femoralis

34 Breitester Rückenmuskel	M. latissimus dorsi
35 Vorderer Sägemuskel	M. serratus anterior
36 Zwischengrubenband	Lig. interfoveolare
37 Schneidermuskel	M. sartorius
38 Oberschenkelfaszie	Fascia lata
39 Seitliches Bogenband	Lig. arcuatum laterale
40 Inneres Bogenband	Lig. arcuatum mediale
41 Rippenfortsatz (des dritten Lendenwirbels)	Processus costalis
42 Lenden-Rippen-Band	Lig. lumbocostale
43 Zwischenquerfortsatzband	Lig. intertransversarium
44 Zwischenschenkelfasern	Fibrae intercrurales
45 Weiße Linie	Linea alba
46 Pyramidenmuskel	M. pyramidalis
47 Durchtrittsstelle der großen Hautvene des Beins	Hiatus saphenus
48 Äußerer Leistenring	Annulus (Anulus) inguinalis superficialis
49 Kleines Becken	Pelvis minor

A

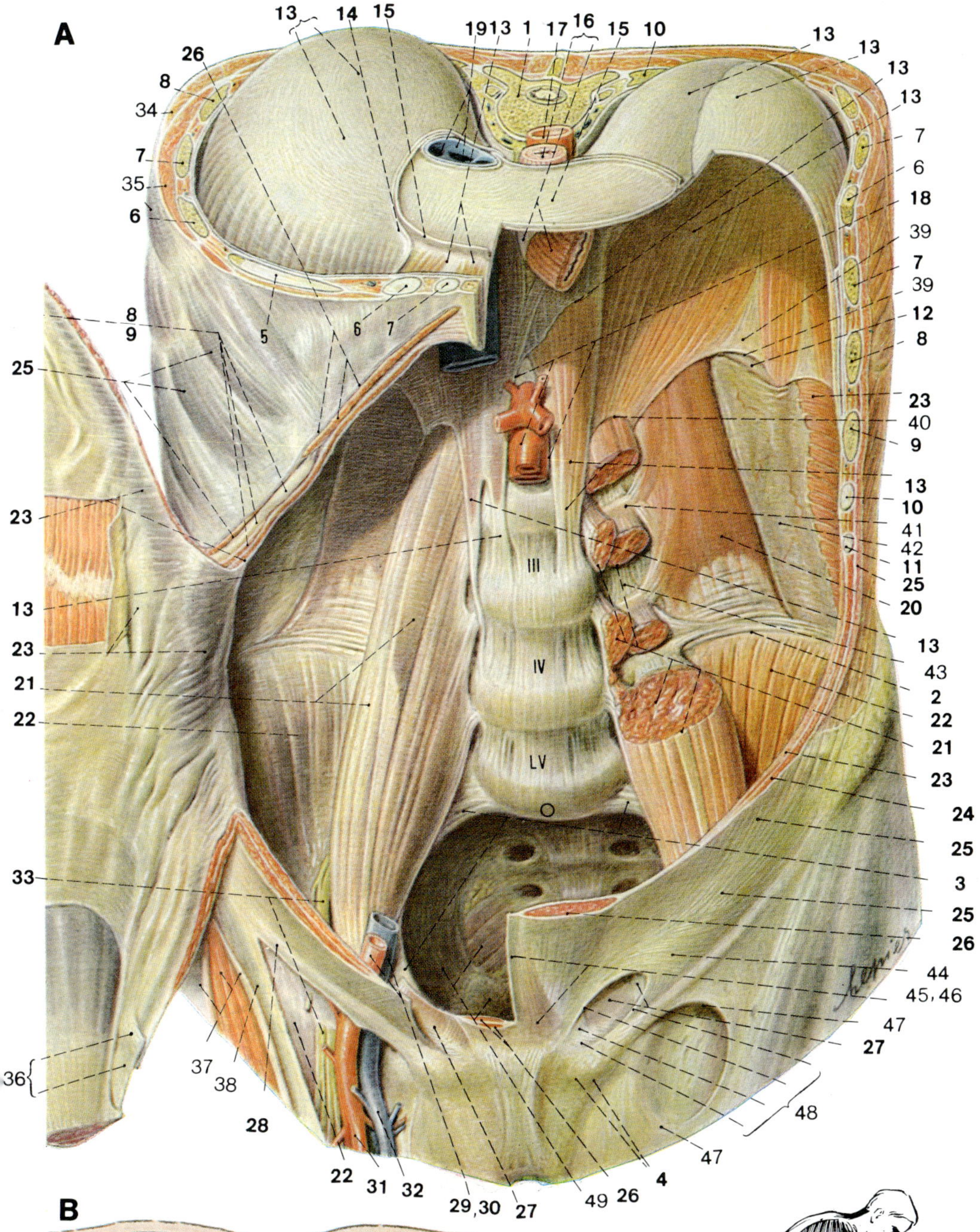
13 14 15 19 13 1 17 16 15 10
13 13 13 13
26 8 34 7 35 6
8 9 25 23 13 23 21 22 33 36
5 6 7
III IV LV O
7 6 18 39 7 39 12 8
23 40 9 13 10 41 42 11 25 20 13 43 2 22 21 23 24 25 3 25 26
44 45,46 47 27 48 47
37 38 28 22 31 32 29,30 27 49 26 4

B

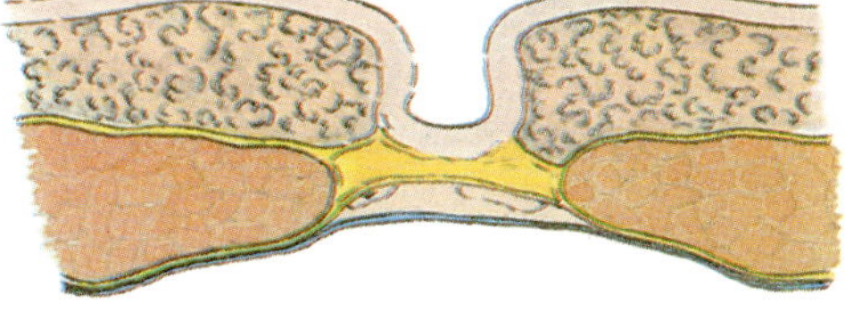

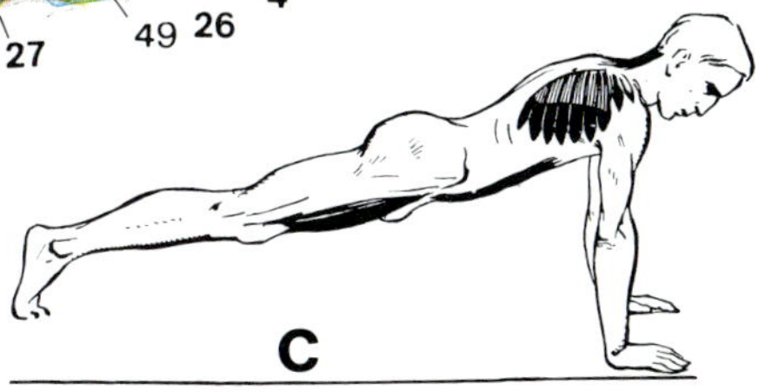

C

A Leistengegend beim Mann *(Erläuterung S. 84).*

B Tiefe Einziehung der Bauchwand bei Verlagerung der Bauchorgane in den Brustraum. Führt man nach tiefer Ausatmung bei geschlossener Stimmritze eine rasche Einatmungsbewegung des Brustkorbs durch, so wird anstelle von Luft der Inhalt des Bauchraums, soweit er beweglich ist, unter den Brustkorb gesaugt. Das Bild soll das Wechselspiel zwischen Brust- und Bauchraum verdeutlichen.

C Statue des Diomedes mit Erläuterung des Oberflächenreliefs.

1	Leistenband	Lig. inguinale
2	Äußerer Leistenring	Annulus (Anulus) inguinalis superficialis
3	Samenleiter	Ductus deferens
4	Nebenhoden	Epididymis
5	Hoden	Testis
6	Äußerer schräger Bauchmuskel	M. obliquus externus abdominis
7	Innerer schräger Bauchmuskel	M. obliquus internus abdominis
8	Vorderer oberer Darmbeinstachel	Spina iliaca anterior superior
9	Querer Bauchmuskel	M. transversus abdominis
10	Samenstrang	Funiculus spermaticus
11	Querschnitt durch das männliche Glied	(Penis)
12	Kopfwender	M. sternocleidomastoideus
13	Deltamuskel	M. deltoideus
14	Großer Brustmuskel	M. pectoralis major
15	Bizeps (zweiköpfiger Oberarmmuskel)	M. biceps brachii
16	Schlüsselbein	Clavicula
17	Zwischensehnen des geraden Bauchmuskels	Intersectiones tendineae
18	Leistenfurche	Inguen
19	Innerer Schenkel der den äußeren Leistenring bildenden Sehnenzüge des äußeren schrägen Bauchmuskels	Crus mediale
20	Äußerer Schenkel	Crus laterale
21	Muskelfach unter dem Leistenband (für den Durchtritt des Darmbein-Lenden-Muskels)	Lacuna musculorum; M. iliopsoas
22	Abzweigung des Leistenbands zwischen Muskel- und Gefäßfach	Arcus iliopectineus
23	Gefäßfach unter dem Leistenband (für den Durchtritt der Oberschenkelschlagader und -vene sowie von Lymphgefäßen)	Lacuna vasorum; A. femoralis; V. femoralis
24	Ausstrahlung des Leistenbands	Lig. lacunare
25	Faszie des queren Bauchmuskels	Fascia transversalis
26	Hodenheber	M. cremaster
27	Aufhängeband des Gliedes	Lig. suspensorium penis
28	Grube zwischen großem Brustmuskel und Deltamuskel („Unterschlüsselbeingrube")	[Fossa infraclavicularis]
29	Vordere Achselfalte (gebildet vom Rand des großen Brustmuskels)	Plica axillaris anterior
30	Unterrippengrübchen	[Fossa infracostalis]
31	Faszienspanner des Oberschenkels	M. tensor fasciae latae
32	Grübchen zwischen Faszienspanner und Schneidermuskel	–
33	Schneidermuskel	M. sartorius
34	Gerader Oberschenkelmuskel	M. rectus femoris
35	Rand des äußeren schrägen Bauchmuskels (Übergang in die Sehnenplatte)	(M. obliquus externus abdominis)
36	Seitlicher Rand des geraden Bauchmuskels (halbmondförmige Linie)	[Linea semilunaris]
37	Furche zwischen Schneidermuskel und Adduktoren	–

A

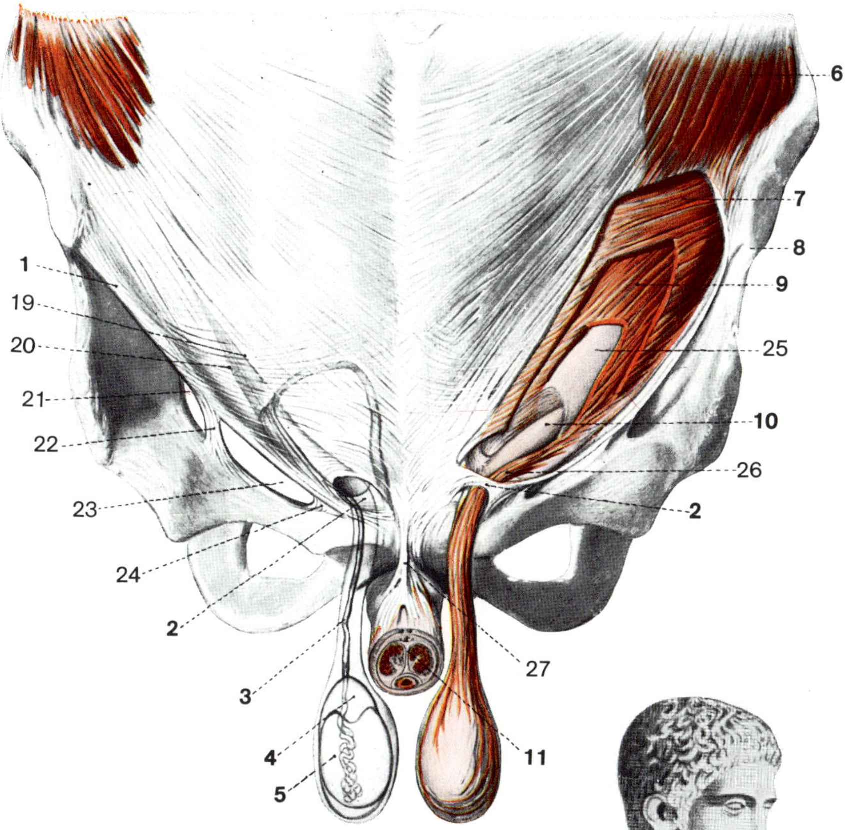
6
7
8
9
25
10
26
2
1
19
20
21
22
23
24
2
27
3
11
4
5

C

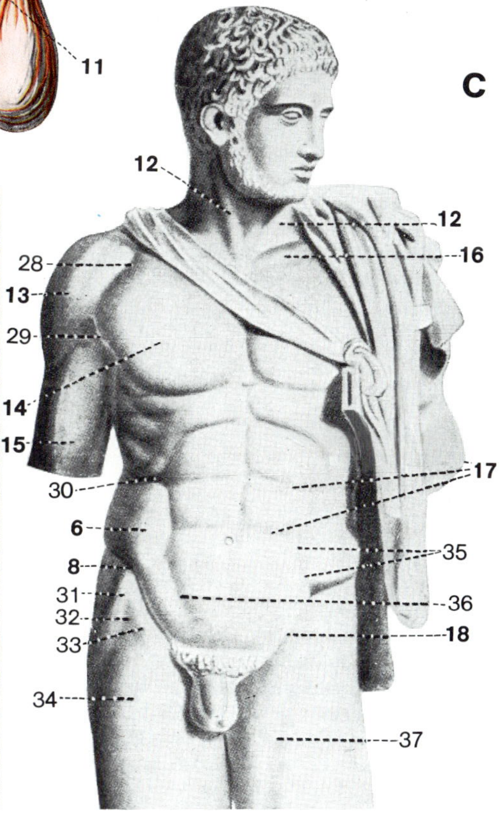
12
12
16
28
13
29
14
15
30
17
6
35
8
31
36
32
18
33
34
37

B

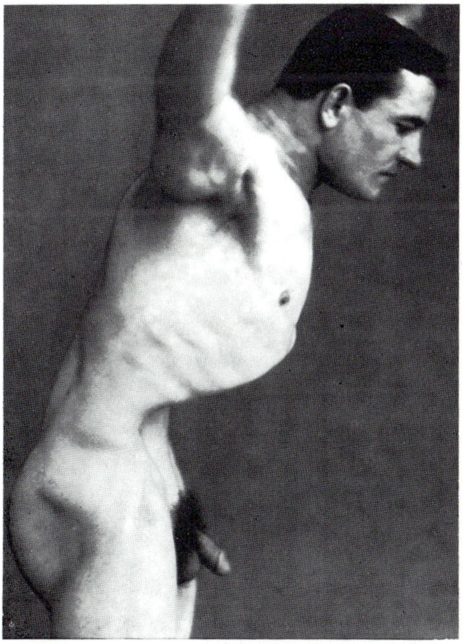

In der oberen Begrenzung des Bauchraums, dem Zwerchfell, hatten wir drei Öffnungen für den Durchtritt der Speiseröhre, der Aorta und der unteren Hohlvene kennengelernt. Auch die Muskeln der vorderen Bauchwand müssen drei Öffnungen freigeben: den Nabel und die beiden Leistenkanäle. Die Nabelöffnung wird nur vor der Geburt benützt, durch sie tritt die Nabelschnur mit den von der Plazenta kommenden Blutgefäßen in den Körper ein. Nach der Abnabelung verschließt der Körper die Öffnung durch eine bindegewebige Platte, die manchmal dem Druck im Bauchraum nicht standhält, so daß es zum „Nabelbruch" kommt. Die Leistenkanäle bleiben zeitlebens offen. Beim Mann werden sie von den Samensträngen, bei der Frau vom runden Mutterband durchquert. Ursache der Entstehung der Leistenkanäle ist die merkwürdige Tatsache, daß die Säugetiere bei der Temperatur des Körperinnern keine Samenzellen bilden können. Die Hoden werden zwar in der Embryonalzeit im Bauchraum angelegt, „wandern" vor der Geburt aber durch den Leistenkanal nach außen in den Hodensack. Im Hodensack ist dann eine feine Temperaturregulation durch den Hodenheber möglich: Wird es dem Hoden zu kalt, so zieht dieser Muskel den Hoden näher an den warmen Bauchraum heran, wird es im Hoden zu warm, so erschlafft der Muskel, der Hoden sinkt nach unten. Diese Hodenbewegungen kann man beim Wechsel vom kalten zum warmen Bad und umgekehrt gut beobachten.

A Vordere Bauchwand, von innen her gesehen. Man beachte die auf den Nabel zulaufenden Bauchfellfalten.

B Halbschematischer Schnitt durch die untere Bauchwand. Bauchfell blau, quere Bauchwandfaszie grün. Die Pfeile bezeichnen die wichtigsten Bruchformen: rechter Pfeil = indirekter Leistenbruch (im Schema ist hier das Bauchfell wie bei einem Leistenbruch nach außen gestülpt gezeichnet), mittlerer Pfeil = direkter Leistenbruch, linker Pfeil = über der Blase durchbrechender („supravesikaler") Bruch.

C bis **G** Schemata über Leistenkanal und Leistenbrüche. Auf seinem Weg durch den Leistenkanal stülpt der Hoden alle Schichten der Bauchwand mit aus. So kommen die „Hodenhüllen" zustande. Der Hodenheber z.B. geht aus dem inneren schrägen Bauchmuskel hervor. Wichtig ist vor allem eine Ausstülpung des Bauchfells: Der Hoden wird im Bauchraum hinter dem Bauchfell angelegt. Auf seiner Wanderung zieht der Hoden einen Bauchfellsack neben sich
Fortsetzung auf S. 86.

1	Äußerer schräger Bauchmuskel	M. obliquus externus abdominis
2	Innerer schräger Bauchmuskel	M. obliquus internus abdominis
3	Querer Bauchmuskel	M. transversus abdominis
4	Darmbeinmuskel	M. iliacus } M. iliopsoas
5	Großer Lendenmuskel	M. psoas major } M. iliopsoas
6	Äußerer Hüftlochmuskel	M. obturatorius externus
7	Innerer Hüftlochmuskel	M. obturatorius internus
8	Afterheber	M. levator ani
9	Quere Bauchfaszie	Fascia transversalis
10	Bauchfell	Peritoneum
11	Samenleiter	Ductus deferens
12	Samenblase	Vesicula (Glandula) seminalis
13	Vorsteherdrüse	Prostata
14	Harnleiter	Ureter
15	Leistenkanal	Canalis inguinalis
16	Falzförmiges Leberband	Lig. falciforme
17	Rundes Leberband	Lig. teres hepatis
18	Mittelständige Nabelfalte	Plica umbilicalis mediana
19	Mediale Nabelfalte	Plica umbilicalis medialis
20	Seitliche Nabelfalte	Plica umbilicalis lateralis
21	Seitliche Leistengrube	Fossa inguinalis lateralis
22	Mediale Leistengrube	Fossa inguinalis medialis
23	Grube oberhalb der Harnblase	Fossa supravesicalis
24	Nabelschlagader	A. umbilicalis
25	Untere Schlagader zum geraden Bauchmuskel	A. epigastrica inferior
26	Oberflächliche Bauchfaszie	[Fascia superficialis abdominis]

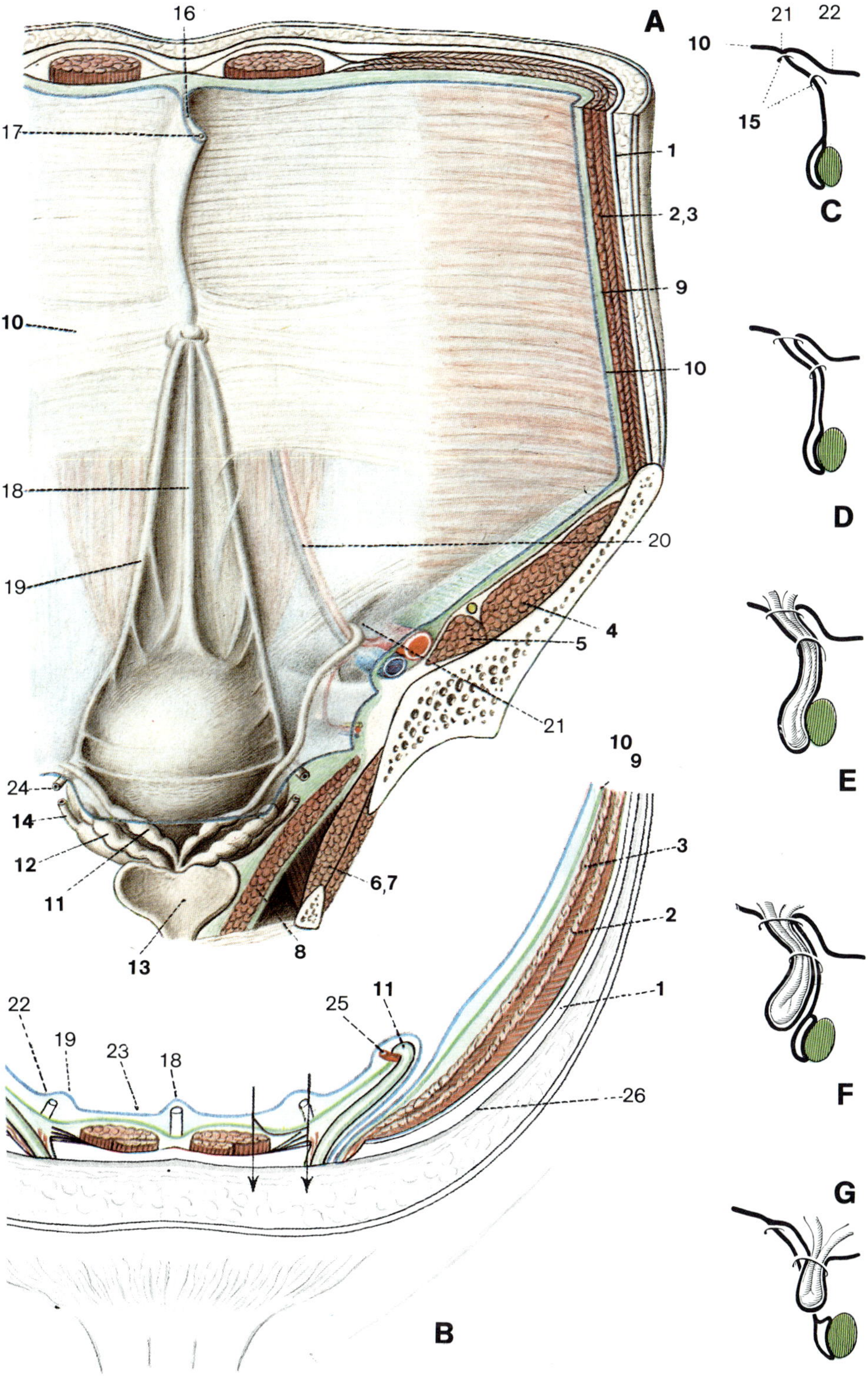
A
16
17
1
2,3
9
10
10
18
20
19
4
5
21
10
9
24
14
12
11
6,7
3
13
8
2
1
22
19
23
18
25
11
26
B
C
10
21
22
15
D
E
F
G

A Männliches Becken von vorn.

B Weibliches Becken von vorn. Im Hinblick auf den Gebärvorgang ist das kleine Becken der Frau breiter und tiefer. Deswegen laden die Darmbeinkämme seitlich weiter aus. Bei der Frau liegt die breiteste Stelle des Rumpfes daher meist auf Höhe des Beckens, beim Mann in Schulterhöhe. Das weibliche Skelett erkennt man am raschesten am Schambeinwinkel: Die unterhalb der Schambeinfuge gelegenen unteren Schambeinäste bilden einen stumpfen Winkel, beim Mann einen spitzen Winkel.

C Röntgenbild des Beckens und des Hüftgelenks. Bezüglich der dargestellten Einzelheiten vgl. Abb. A sowie S. 95, Abb. A und C.

1 Darmbeinkamm	Crista iliaca
2 Vorderer oberer Darmbeinstachel	Spina iliaca anterior superior
3 „Grenzlinie" zwischen großem und kleinem Becken	Linea terminalis; Pelvis major; Pelvis minor
4 Hüftgelenkpfanne	Acetabulum
5 Hüftloch	Foramen obturatum
6 Schambeinwinkel	Angulus subpubicus
7 Gerader Durchmesser (des kleinen Beckens)	Conjugata
8 Schräger Durchmesser	Diameter obliqua
9 Querer Durchmesser	Diameter transversa

Fortsetzung von S. 84:

her (er liegt nicht in ihm, sondern neben ihm!). Hat der Hoden seinen endgültigen Platz im Hodensack erreicht, so schließt sich normalerweise dieser Sack, und es bleibt nur ein kleiner Abschnitt als Gleitlager für den Hoden übrig (Abbildung C). In einigen Fällen bleibt dieser Verschluß aus, so daß zeitlebens eine offene Verbindung zwischen Bauchraum und Hodensack besteht (Abbildung D). In diesen Kanal können sich frei bewegliche Baucheingeweide (zunächst meist das große Netz, bei zunehmender Erweiterung des Kanals dann auch Darm) hineinzwängen, es kommt zum Krankheitsbild des „Leistenbruchs". Einen Leistenbruch, der in einen offen gebliebenen Bauchfellfortsatz hinein erfolgt, nennt man einen „angeborenen Leistenbruch" (Abbildung E). Leistenbrüche können aber auch ohne Entwicklungsdefekt entstehen. Durch den Leistenkanal ist das Gefüge der Bauchwand so gestört, daß Baucheingeweide direkt durch die Bauchwand im Bereich des äußeren Leistenrings durchbrechen können („direkte Leistenbrüche", Abbildung G) oder den indirekten Weg über den Leistenkanal, jedoch nicht über einen erhalten gebliebenen Bauchfellfortsatz, wählen („erworbener indirekter Leistenbruch", Abbildung F). Bei der Frau tritt durch den Leistenkanal das runde Mutterband, das entwicklungsgeschichtlich in etwa dem Samenstrang zu vergleichen ist. Sein Durchmesser ist jedoch viel kleiner, dadurch ist der Leistenkanal enger und deswegen sind Leistenbrüche bei der Frau seltener als beim Mann.

C Normalfall: der Bauchfellfortsatz im Leistenkanal hat sich zurückgebildet.

D Der Bauchfellfortsatz blieb offen und stellt eine natürliche Bruchpforte dar.

E „Angeborener" Leistenbruch (immer „indirekt").

F „Erworbener indirekter" Leistenbruch.

G „Direkter" Leistenbruch (immer „erworben").

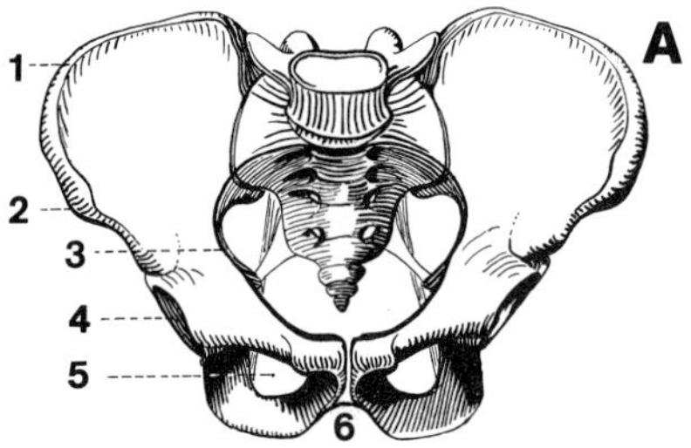

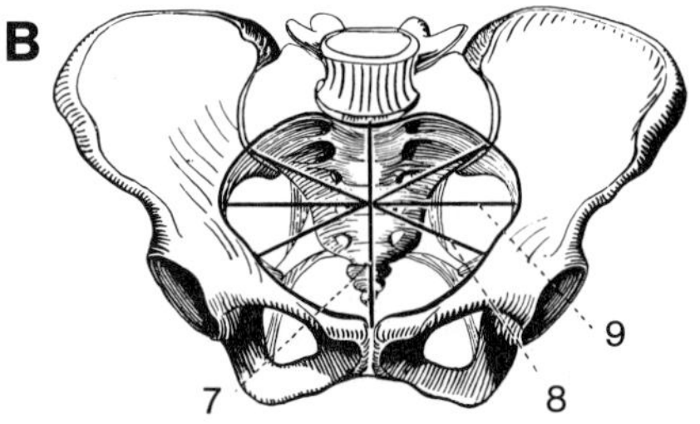

C

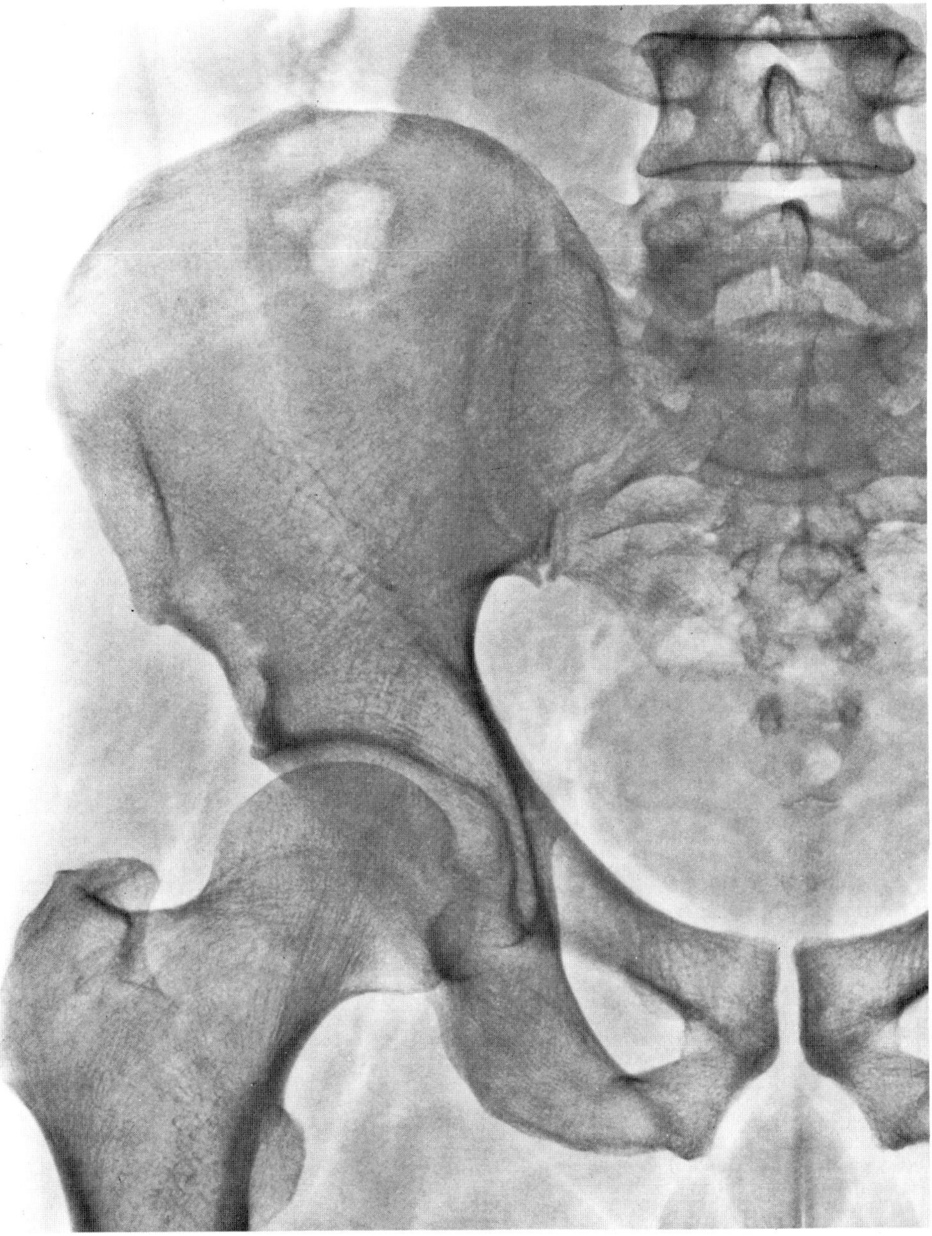

A Skelett der unteren Körperhälfte von rückwärts.

B Medianschnitt durch das Becken mit den für den Geburtshelfer wichtigen Maßen. Der kleinste Durchmesser des kleinen Beckens (zwischen Hinterwand der Schambeinfuge und dem Promontorium) ist bei der körperlichen Untersuchung nicht genau zu bestimmen. Seine Größe kann man jedoch abschätzen, wenn man den „diagonalen" Durchmesser vom Unterrand der Schambeinfuge aus mißt (mit Hilfe des in die Scheide oder den Mastdarm eingeführten Fingers). Der „wahre" Durchmesser („Conjugata vera", in der Abbildung mit b bezeichnet) ist etwa 2 cm kürzer als der diagonale (c). Der Durchmesser des Beckenausgangs zwischen Unterrand der Schamfuge und Spitze des Steißbeins (d) ist meist nicht problematisch, da das Steißbein bei der jungen Frau gegen das Kreuzbein gut beweglich ist (d'). Bei Verknöcherung des Kreuzbein-Steißbein-Gelenks kann das in den Geburtskanal vorspringende Steißbein ein ernstes Geburtshindernis bilden.

C Lendenraute. Im Lenden-Kreuzbein-Bereich sinkt die Haut gewöhnlich an 4 Punkten zu Grübchen ein, die etwa in Rautenform angeordnet sind. Die beiden seitlichen Grübchen liegen über den hinteren oberen Darmbeinstacheln, das obere Grübchen über dem tiefsten Punkt der Lendenlordose, also etwa über dem 3. oder 4. Lendendornfortsatz. Die untere Begrenzung der Raute wird vom Rand des Ursprungs des großen Gesäßmuskels auf beiden Seiten gebildet. Eine gut hervortretende Lendenraute gehört zu den Schönheiten des Körpers (vor allem der Frau).

1	Kreuzbein	Os sacrum (sacrale)
2	Steißbein	Os coccygis (coccyx)
3	Hüftbein	Os coxae
4	Sitzbeinhöcker	Tuber ischiadicum
5	Großer Rollhügel	Trochanter major
6	Fünfter Lendenwirbel	Vertebra lumbalis V
7	Promontorium	Promontorium
8	Schambeinfuge	Symphysis pubica
9	Innerer Hüftlochmuskel	M. obturatorius internus
10	Hüftlochkanal	Canalis obturatorius
11	Großes Sitzbeinloch	Foramen ischiadicum majus
12	Kreuzbein-Sitzbeinstachel-Band	Lig. sacrospinale
13	Kreuzbein-Sitzbeinhöcker-Band	Lig. sacrotuberale
14	Dornfortsatz des zweiten Lendenwirbels	Vertebra lumbalis II, Processus spinosus

C

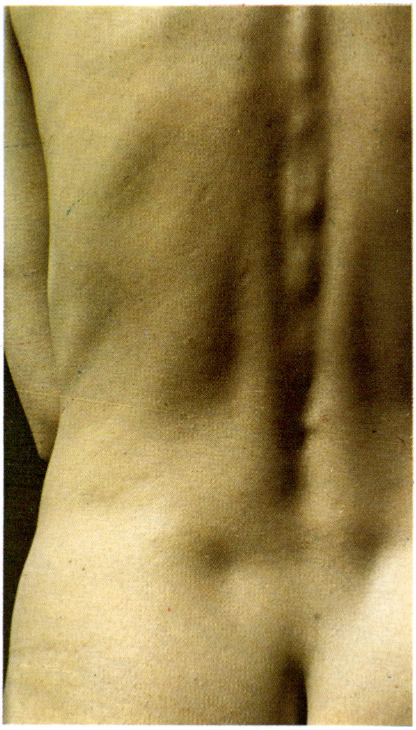

B

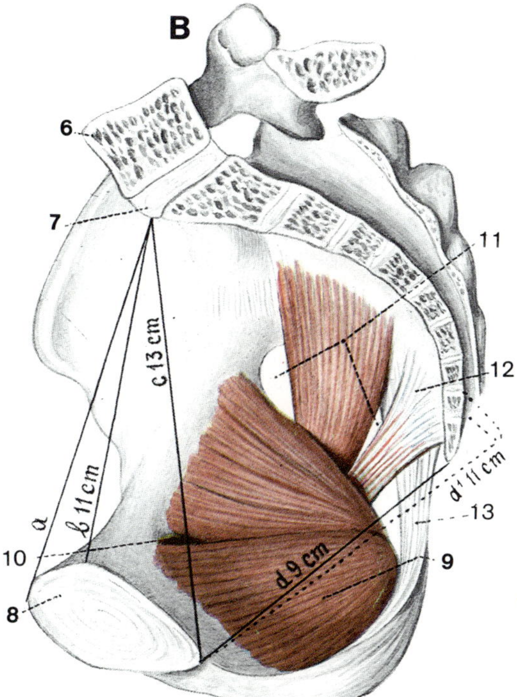

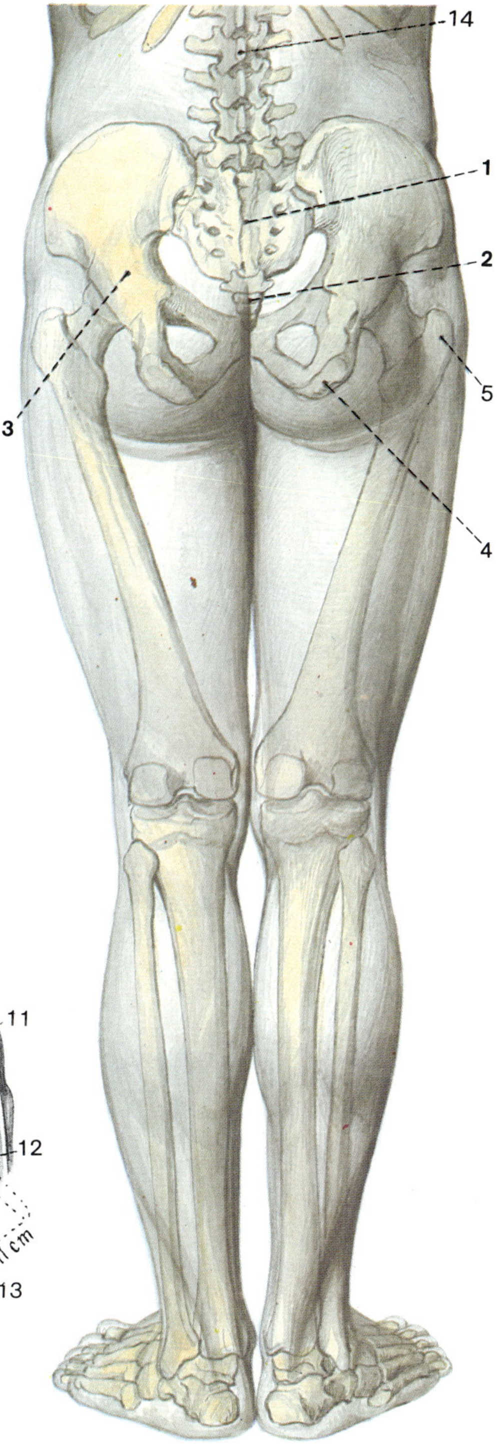

A

Untere Gliedmaße

A Bänder des Beckens und des Hüftgelenks von vorn.

B Bänder des Beckens und des Hüftgelenks von hinten. Die drei Knochen des Beckengürtels (Kreuzbein und zwei Hüftbeine) sind an drei Stellen beweglich miteinander verbunden: den beiden Kreuzbein-Darmbein-Gelenken und der Schambeinfuge. Durch einen straffen Bandapparat sind die Bewegungsmöglichkeiten jedoch stark eingeschränkt, so daß diese Knochenverbindungen mehr der Federung und damit der Bruchfestigkeit des Beckenrings dienen als der aktiven Beweglichkeit. Beckenbrüche wären ohne diese Fugen viel häufiger. Die Bänder der Kreuzbein-Darmbein-Gelenke müssen so kräftig sein, da an ihnen das Gewicht des oberen Rumpfes zwischen den Darmbeinen aufgehängt ist.

C Die Hauptgelenke des Beins stehen nicht genau in der Frontalebene: das Hüftgelenk und die Sprunggelenke sind etwas außen-, das Kniegelenk innenverdrillt. Diese Verdrillungen sind sehr zweckmäßig: Bei der Bewegung im Kniegelenk z. B. wird der Fuß nach hinten außen geführt, damit schlägt der Fuß beim raschen Laufen nicht an das Standbein an, sondern wird an ihm vorbeigeführt.

D Das Gewicht des Rumpfes wird über Hüftgelenk, Kniegelenk und Sprunggelenke auf den Boden übertragen („Traglinie"). Wegen des Schenkelhalses kann der Oberschenkelschaft nicht in der Traglinie des Beins stehen. Deshalb treten große Biegebeanspruchungen am Schenkelhals auf.

1	Fünfter Lendenwirbel	Vertebra lumbalis V
2	Darmbeinkamm	Crista iliaca
3	Vorderer oberer Darmbeinstachel	Spina iliaca anterior superior
4	Leistenband	Lig. inguinale
5	„Grenzlinie" zwischen großem und kleinem Becken	Linea terminalis; Pelvis major; Pelvis minor
6	Großer Rollhügel	Trochanter major
7	Darmbein-Oberschenkel-Band (stärkstes Band des Körpers)	Lig, iliofemorale
8	Schaft des Oberschenkelbeins	Corpus ossis femoris
9	Kleiner Rollhügel	Trochanter minor
10	Schambeinfuge	Symphysis pubica
11	Steißbein	Os coccygis (coccyx)
12	Sitzbeinhöcker	Tuber ischiadicum
13	Hinterer oberer Darmbeinstachel	Spina iliaca posterior superior
14	Vordere Kreuzbein-Darmbein-Bänder	Ligg. sacroiliaca ventralia
15	Schambein-Oberschenkel-Band	Lig. pubofemorale
16	Membran des verstopften Lochs	Membrana obturatoria
17	Darmbein-Ledenwirbel-Band	Lig. iliolumbale
18	Kreuzbein-Sitzbeinstachel-Band	Lig. sacrospinale
19	Kreuzbein-Sitzbeinhöcker-Band	Lig. sacrotuberale
20	Sitzbein-Oberschenkel-Band	Lig. ischiofemorale
21	Ringzone der Kapsel des Hüftgelenks	Zona orbicularis
22	Dornfortsatzband	Lig. supraspinale
23	Zwischenknochenkamm des Kreuzbeins	Crista sacralis intermedia
24	Hintere Kreuzbein-Darmbein-Bänder	Ligg. sacroiliaca dorsalia
25	Oberflächliches hinteres Kreuzbein-Steißbein-Band	Lig. sacrococcygeum dorsale superficiale
26	Bogenförmiges Band unterhalb der Schambeinfuge	Lig. arcuatum pubis
27	Traglinie des Beins	–
28	Schaftachse des Oberschenkelbeins	–
29	Kniebasis	–
30	Knöchelachse	–

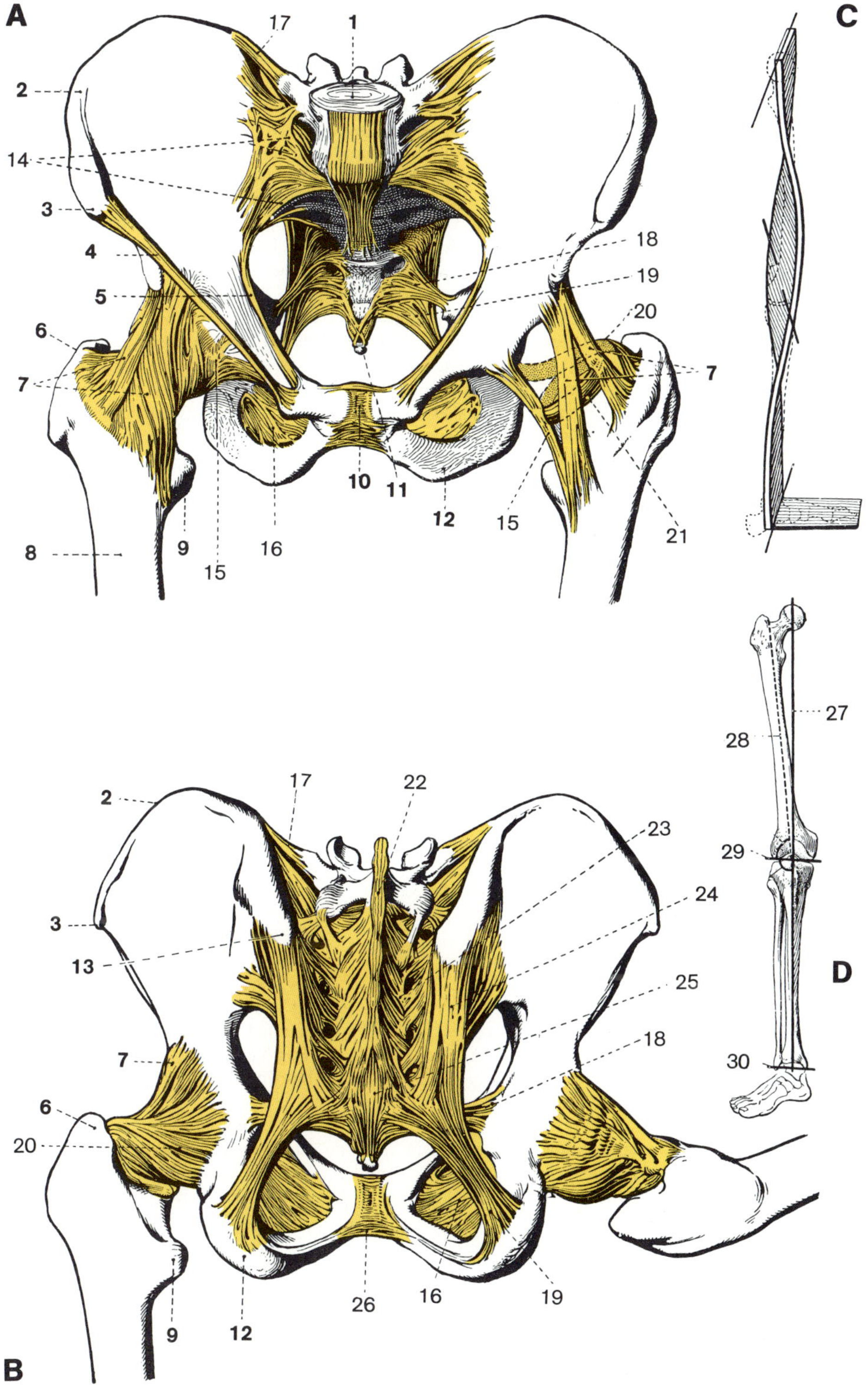
A
1
2
3
4
5
6
7
8
9
10
11
12
14
15
16
17
18
19
20
21
B
2
3
6
7
9
12
13
16
17
18
19
20
22
23
24
25
26
C
D
27
28
29
30

A Frontalschnitt durch das Hüftgelenk. Eingezeichnet sind die Hauptverlaufszüge der Knochenbälkchen des schwammartigen Knochengewebes (Spongiosa) in der Nähe der Gelenkenden.

B Frontalschnitt durch den hüftgelenknahen Teil eines Oberschenkelbeins. Auf dem Foto erkennt man deutlich die in Abbildung B schematisch angegebenen Verlaufsrichtungen der Knochenbälkchen. Diese Anordnung ist nicht zufällig, sondern ergibt sich aus der Belastungssituation im Hüftgelenk. Bei Änderungen der Belastung werden die Knochenbälkchen neu orientiert. Knochen ist nicht ein für allemal in seiner Form festgelegt, sondern als lebendes Gewebe in einem ständigen Erneuerungsprozeß begriffen. An weniger belasteten Stellen wird Knochen abgebaut und dafür an stärker belasteten aufgebaut. Im höheren Alter überwiegen bei Knochen generell die Abbauvorgänge. Damit nimmt die Bruchfestigkeit ab. Ein für das Kind harmloser Sturz kann für den Greis lebensgefährdend sein. Besonders problematisch ist im Alter der Schenkelhals. Diese eigenartige Abwinkelung des Hüftkopfes gegenüber dem Schaft des Oberschenkelknochens führt zu starken Biegebelastungen im Schenkelhals. Die Anordnung der Knochenbälkchen und die hochgezogene kompakte Rindenschicht des Schaftes wirken der Biegung entgegen. Beim Knochenabbau im Alter („Altersosteoporose") kann leicht so viel Knochen abgebaut werden, daß schon eine geringfügige Mehrbelastung zum Bruch des Schenkelhalses führt. Die Bruchheilung dauert im Alter sehr lange und bedeutet damit ein langes Krankenlager, das den alten Menschen körperlich und seelisch aus seiner Bahn wirft und so oft das Ende beschleunigt. Deshalb versucht man in der modernen Chirurgie, durch Einsetzen von künstlichen Hüftgelenken die Leistungsfähigkeit rasch wiederherzustellen.

C Hüftbein eines 14jährigen Kindes, Außenseite. Die drei Teile des Hüftbeins (Darmbein, Schambein, Sitzbein) sind beim Kind durch Knorpelfugen verbunden, die sich in der Hüftgelenkpfanne treffen (in Form einer „Y-Fuge"). Diese Knorpelfugen sind Wachstumszonen des Knochens, denn schließlich muß die Hüftgelenkpfanne mit dem Wachstum des Hüftkopfes Schritt halten. Am Ende der Wachstumsphase verknöchern diese Fugen und sind am erwachsenen Hüftbein nur noch undeutlich zu erkennen.

D Beckenboden, vom Bauchraum her gesehen. Ähnlich wie das Zwerchfell den Bauchraum nach oben begrenzt, schließt der „Afterheber" den Bauchraum nach unten ab und wird daher auch „Zwerchfell des Beckens" (Diaphragma pelvis) genannt. Wie beim Zwerchfell kann auch beim Beckenboden der Verschluß nicht vollständig sein, weil Eingeweide den Muskel durchsetzen: Harnröhre und Mastdarm sowie bei der Frau noch zusätzlich die Scheide. Der Afterheber ist daher U-förmig angelegt: Das sogenannte „Levatortor" läßt die Eingeweide ungehindert hindurchtreten und kann sich bei der Entbindung gewaltig erweitern. Der Name „Afterheber" beschreibt nur eine Nebenfunktion dieses Muskels.

Beckenboden von unten: S. 271, 291, 303.

1	Hüftgelenkpfanne	Acetabulum	
2	Darmbein } Hüftbein	Os ilium	} Os coxae
3	Schambein } Hüftbein	Os pubis	} Os coxae
4	Sitzbein } Hüftbein	Os ischii	} Os coxae
5	Mastdarm	Rectum	
6	Scheide	Vagina	
7	Harnröhre	Urethra	

8	Kopfband	Lig. capitis femoris
9	Querband der Hüftgelenkpfanne	Lig. transversum acetabuli
10	Faserknorpelring am Pfannenrand	Labrum acetabulare
11	Ringzone der Gelenkkapsel	Zona orbicularis
12	Birnförmiger Muskel	M. piriformis
13	Steißmuskel auf dem Kreuzbein-Darmbeinstachel-Band	M. coccygeus; Lig. sacrospinale
14	Sehnenbogen des Afterhebers	Arcus tendineus musculi levatoris ani
15	Innerer Hüftlochmuskel	M. obturatorius internus
16	After-Steißbein-Band	Lig. anococcygeum
17	Hüftlochkanal	Canalis obturatorius

B

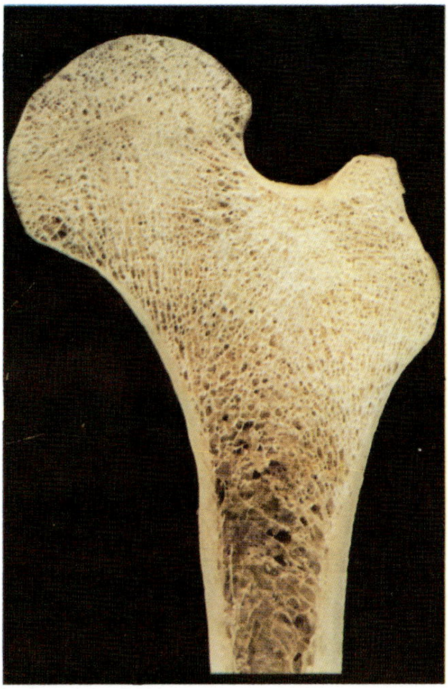

A

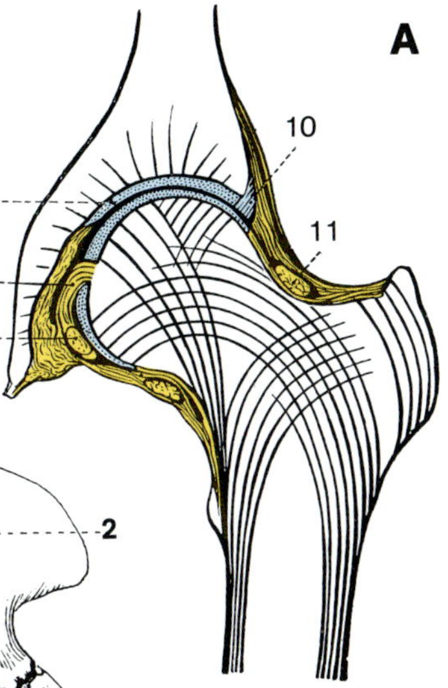

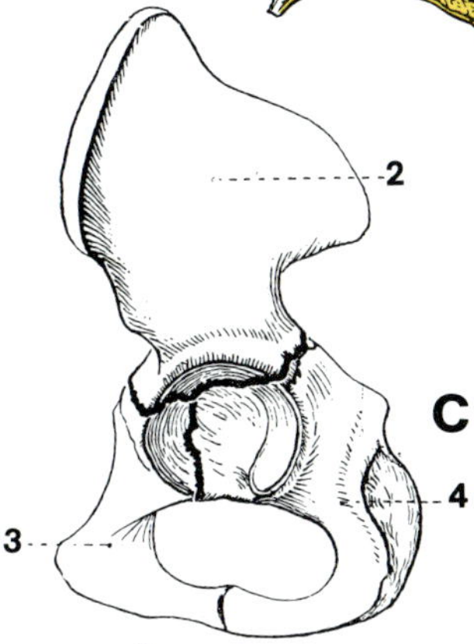

C

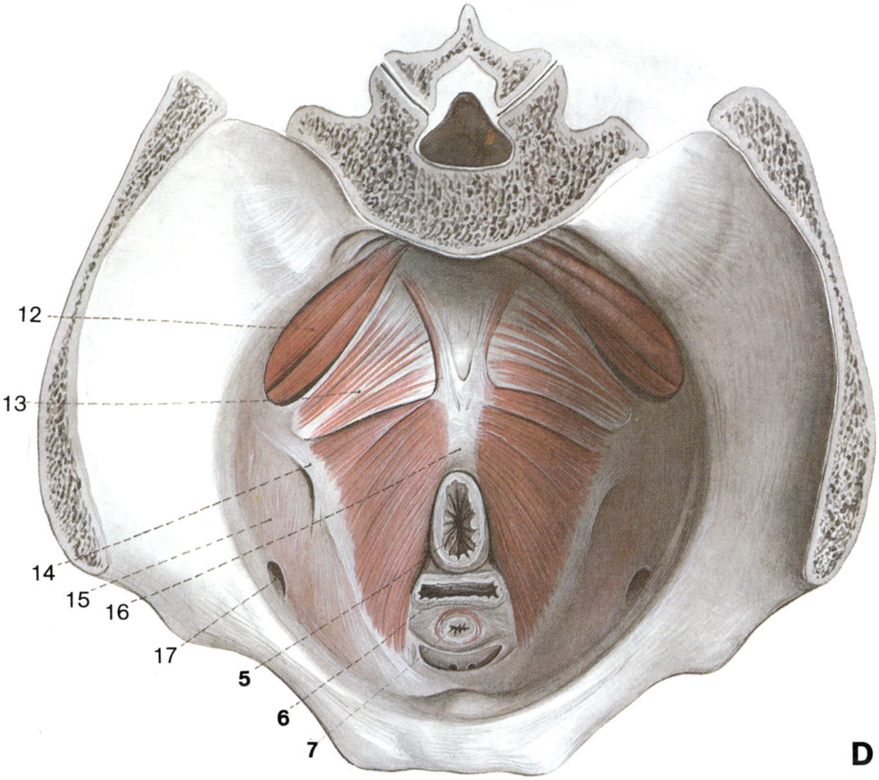

D

Untere Gliedmaße

A Linkes Oberschenkelbein von hinten.

B Bewegungsspielraum des Hüftgelenks, eingezeichnet auf der Bahnkugel. Das Hüftgelenk ist ein Kugelgelenk und muß als solches über drei Hauptbewegungsrichtungen verfügen: Beugen und Strecken, Abspreizen und Anziehen, Außen- und Innenkreiseln. Der erstaunlich große Bewegungsumfang wird durch die Konstruktion des Schenkelhalses möglich: Der Hüftkopf sitzt nicht unmittelbar dem Oberschenkelschaft auf, sondern ist durch einen sich verjüngenden Hals mit ihm verbunden. Dadurch kann sich der Kopf sehr frei in der Pfanne bewegen und trotzdem gegen Verrenkungen gut geschützt sein (im Gegensatz zum Schultergelenk!). Nachteil dieser Konstruktion ist die Gefahr des Schenkelhalsbruches im Alter.

C Linkes Oberschenkelbein von vorn.

D, E Beuge- und Streckbewegungen im Hüftgelenk können durch Vertiefung und Abflachung der Krümmungen der Wirbelsäule ergänzt werden. Bewegungsbehinderungen eines Hüftgelenks können zum Teil durch die Wirbelsäule kompensiert werden.

F Frontalschnitt durch das obere Ende des Oberschenkelbeins eines $6^1/_2$jährigen Kindes. Der Hüftkopf ist durch eine knorpelige Wachstumszone vom Schenkelhals abgesetzt. Auch der große Rollhügel ist nur knorpelig mit dem Schaft verbunden.

1	Hüftkopf (= Oberschenkelkopf)	Caput ossis femoris
2	Schenkelhals	Collum ossis femoris
3	Großer Rollhügel	Trochanter major
4	Kleiner Rollhügel	Trochanter minor
5	Schaft des Oberschenkelbeins	Corpus ossis femoris
6	Rauhe Linie (Muskelansatz- und -ursprungslinie)	Linea aspera
7	Innerer Obergelenkknorren (des Oberschenkelbeins)	Epicondylus medialis (femoris)
8	Äußerer Obergelenkknorren (des Oberschenkelbeins)	Epicondylus lateralis (femoris)
9	Äußerer Gelenkfortsatz = Gelenkknorren (des Oberschenkelbeins)	Condylus lateralis (femoris)
10	Innerer Gelenkknorren (des Oberschenkelbeins)	Condylus medialis (femoris)
11	Knochenkamm zwischen den Rollhügeln	Crista intertrochanterica
12	Rauhigkeit für den Ansatz des großen Gesäßmuskels	Tuberositas glutea
13	Knochenkante für den Ansatz des Kammuskels	Linea pectinea
14	Innere Lippe der rauhen Linie	Linea aspera, Labium mediale
15	Äußere Lippe der rauhen Linie	Linea aspera, Labium laterale
16	Kniekehlenfläche (des Oberschenkelbeins)	Facies poplitea
17	Grube zwischen den Gelenkknorren (für die Kreuzbänder)	Fossa intercondylaris
18	Grube des Hüftkopfes (zur Befestigung des Kopfbandes)	Fovea capitis femoris
19	Linie zwischen den Rollhügeln	Linea intertrochanterica
20	Gelenkfläche für die Kniescheibe	Facies patellaris
21	Frontale Achse des Hüftgelenks	–
22	Sagittale Achse des Hüftgelenks	–

A

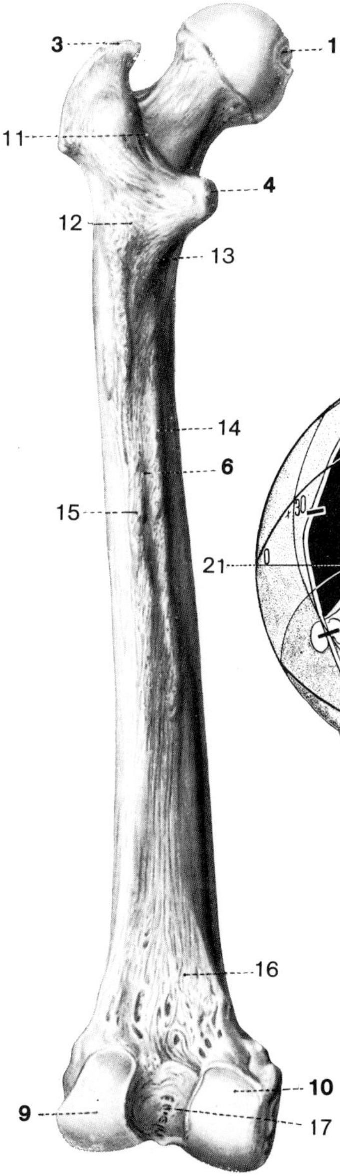
3
1
11
4
12
13
14
6
15
16
10
9
17

B

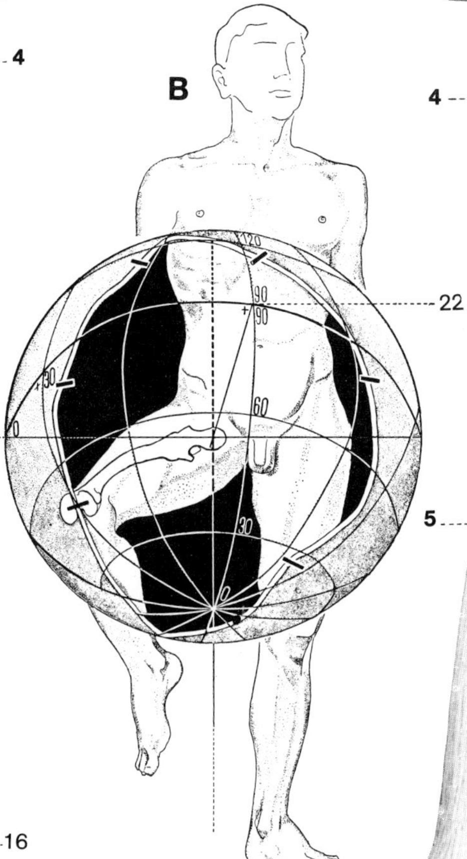
120
90
90
22
30
60
21
30
0

C

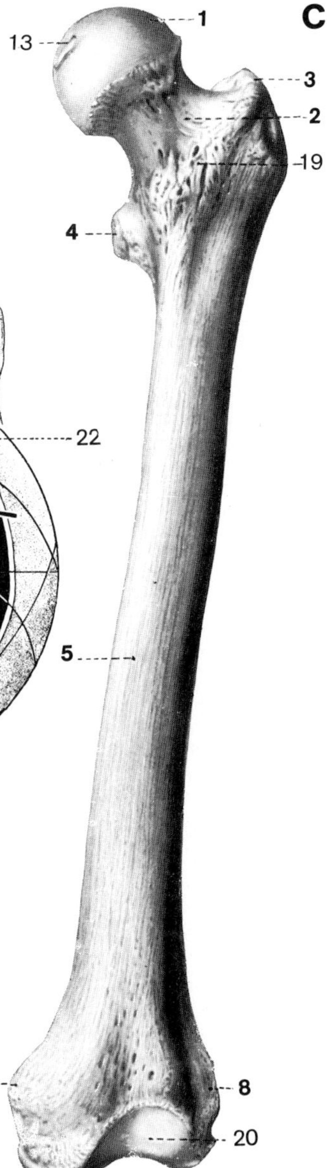
1
13
3
2
19
4
5
7
8
20

D

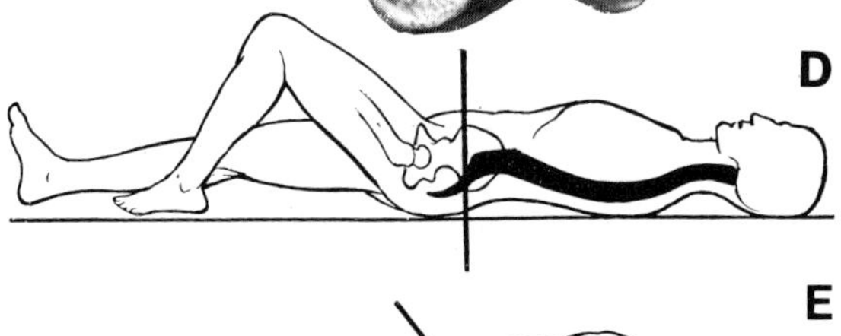

E

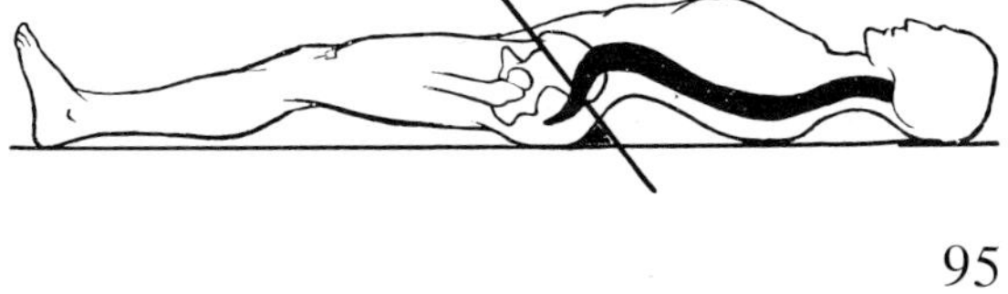

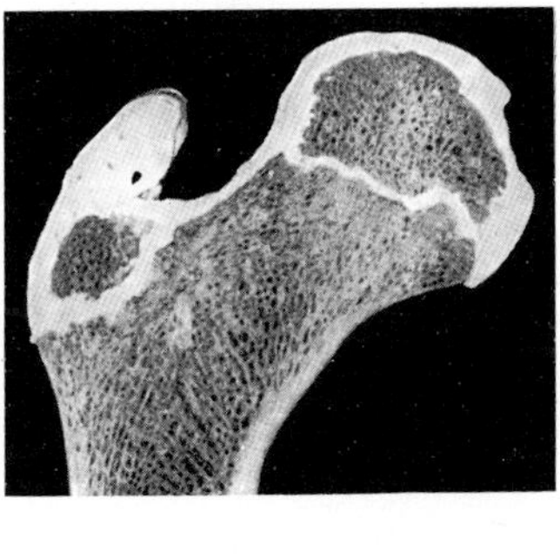

F

Untere Gliedmaße

A Muskeln der Vorderseite des Oberschenkels. Diese kann man nach den Gelenken, an denen sie ihre Hauptwirkung entfalten, in zwei große Gruppen einteilen: in Hüftgelenk- und Kniegelenkmuskeln.
Wichtige Beuger des Hüftgelenks: Lenden-Darmbein-Muskel („Iliopsoas"), gerader Oberschenkelmuskel, Spanner der Oberschenkelfaszie.
Anzieher des Hüftgelenks: Gruppe der Anziehermuskeln („Adduktoren"): langer, kurzer und großer Anzieher, Kamm-Muskel, schlanker Muskel.
Strecker des Kniegelenks: vierköpfiger Oberschenkelmuskel („Quadrizeps"), bestehend aus geradem, äußerem, innerem und mittlerem Oberschenkelmuskel.

B Normalhaltung. Die Schwerpunkte des Kopfes und des Gesamtkörpers liegen in einer Frontalebene, die durch Hüft-, Knie- und Sprunggelenke zieht.

C „Stramme" Haltung. Der Oberkörper wird vorgeschoben, die Schwerelinie geht nicht mehr durch die Sprunggelenke, es müssen sich die Muskeln der Rückseite des Körpers anspannen, um das Gleichgewicht zu erhalten.

D Balance des Beckens im Hüftgelenk. Es sind die abwärts gerichteten Muskelzüge in Seitenansicht dargestellt. Oberhalb des Hüftgelenks großer, mittlerer und kleiner Gesäßmuskel sowie Faszienspanner, unterhalb hinten die Sitzbein-Unterschenkel-Muskeln, vorn der gerade Oberschenkelmuskel und die Anzieher.

E Das Einknicken des Beins wird von den Streckmuskeln der drei großen Gelenke der unteren Gliedmaße verhindert: großer Gesäßmuskel für das Hüftgelenk, vierköpfiger Oberschenkelmuskel für das Kniegelenk, Schollenmuskel für die Sprunggelenke. Man beachte die Anordnung der Hauptbewegungsrichtungen der Gelenke: im Hüft- und in den Sprunggelenken knickt man nach vorn, im Kniegelenk nach hinten ein.

F, G Die Bauchmuskeln (besonders der gerade Bauchmuskel) als Gegenspieler der tiefen Rückenstreckmuskeln.

F Die tiefen Rückenstreckmuskeln, der vierköpfige Oberschenkelmuskel und die Adduktoren drehen das Becken nach vorn. Die Lendenlordose wird dadurch vertieft, der Oberkörper vollführt eine Ausgleichsbewegung nach rückwärts. Die Bauchwand wird gedehnt.

G Der gerade Bauchmuskel, der große Gesäßmuskel und die Sitzbein-Unterschenkel-Muskeln drehen das Becken nach rückwärts. Die Lendenlordose flacht ab, der Brustkorb wird dem Becken angenähert.

1	Zwölfte Rippe	Costa XII	
2	Darmbeinkamm	Crista iliaca	
3	Großer Lendenmuskel } Lenden-Darmbein-Muskel	M. psoas major	} M. iliopsoas
4	Darmbeinmuskel } Lenden-Darmbein-Muskel	M. iliacus	} M. iliopsoas
5	Vorderer oberer Darmbeinstachel	Spina iliaca anterior superior	
6	Knick zwischen Ledenwirbelsäule und Kreuzbein	Promontorium	
7	Leistenband	Lig. inguinale	
8	Langer Anzieher	M. adductor longus	
9	Gerader Oberschenkelmuskel } vierköpfiger Oberschenkelmuskel	M. rectus femoris	} M. quadriceps femoris
10	Äußerer Oberschenkelmuskel } vierköpfiger Oberschenkelmuskel	M. vastus lateralis	} M. quadriceps femoris
11	Innerer Oberschenkelmuskel } vierköpfiger Oberschenkelmuskel	M. vastus medialis	} M. quadriceps femoris
12	Kniescheibe	Patella	
13	Kniescheibenband	Lig. patellae	
14	Wadenbeinkopf	Caput fibulae	
15	Viereckiger Lendenmuskel	M. quadratus lumborum	
16	Kleiner Lendenmuskel	M. psoas minor	
17	Spanner der Oberschenkelfaszie	M. tensor fasciae latae	
18	Schneidermuskel	M. sartorius	
19	Kamm-Muskel	M. pectineus	
20	Schlanker Muskel	M. gracilis	
21	Sehnenzug in der Oberschenkelfaszie	Tractus iliotibialis	
22	Inneres Halteband der Kniescheibe	Retinaculum patellae mediale	
23	„Gänsefuß" (Ansatzsehnen des Schneidermuskels, schlanken Muskels und halbsehnigen Muskels)	[Pes anserinus]	
24	Beckeneingangsebene	–	

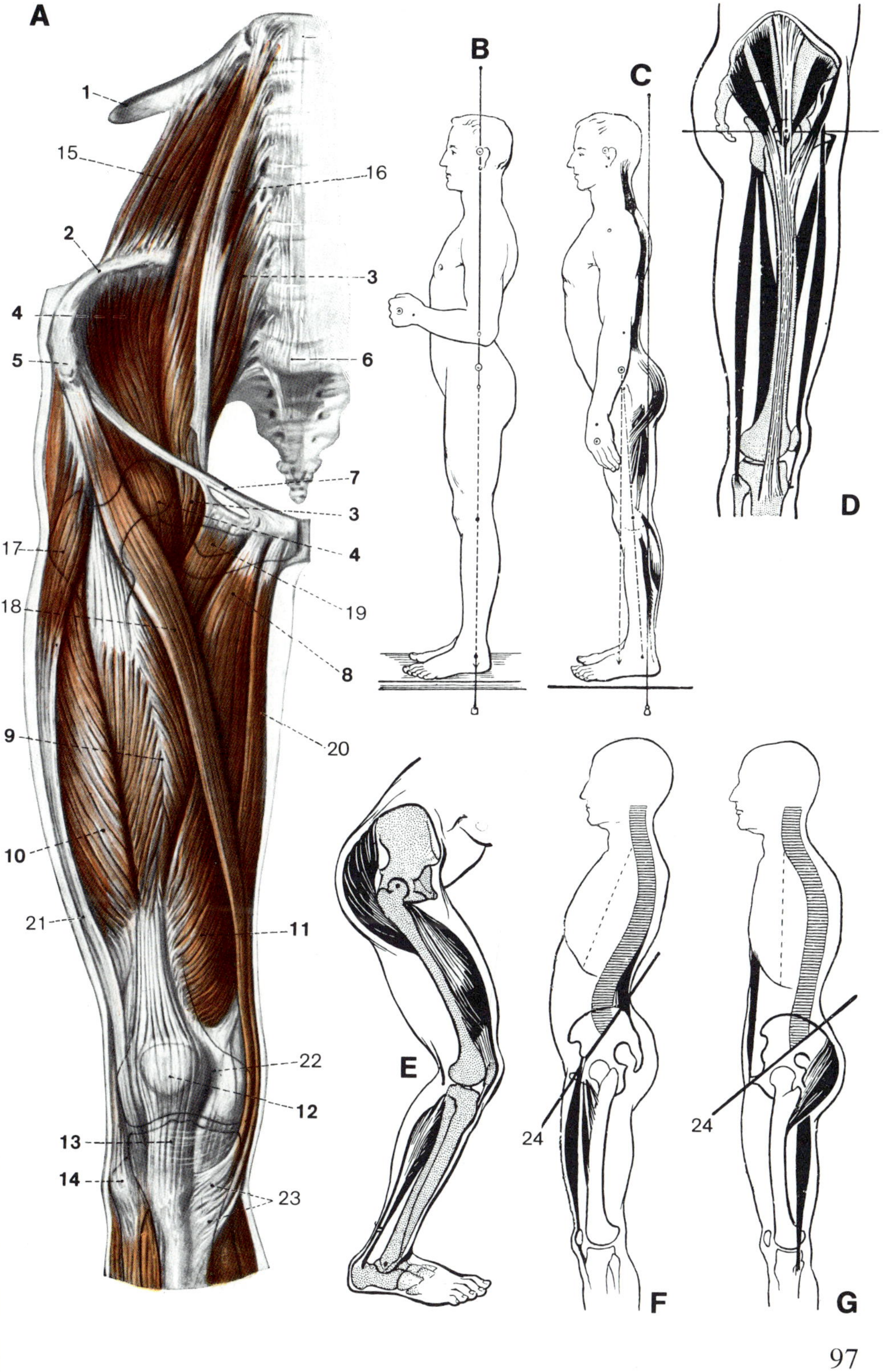
A
1
15
16
2
3
4
5
6
7
3
4
17
19
18
8
9
20
10
21
11
22
12
13
14
23
B
C
D
E
F
G
24
24

A Muskeln des Gesäßes und der Rückseite des Oberschenkels, oberflächliche Schicht.
Wichtigster Strecker im Hüftgelenk: großer Gesäßmuskel. Wichtigste Abspreizer im Hüftgelenk: mittlerer und kleiner Gesäßmuskel.
Wichtigste Beuger im Kniegelenk: halbmembranöser und halbsehniger Muskel, zweiköpfiger Oberschenkelmuskel, Wadenmuskel.
Großer Gesäßmuskel: entspringt vom Kreuzbein und vom hinteren Abschnitt des Darmbeins, setzt am Oberschenkelknochen unterhalb der Rollhügel an, strahlt aber auch in den Sehnenzug der Oberschenkelfaszie ein, streckt im Hüftgelenk, kreiselt den Oberschenkel nach außen. Der große Gesäßmuskel ist ein für den Menschen charakteristisches Merkmal des Körperbaus: Infolge der „Aufrichtung“ zum zweibeinigen Stand mußte sich die Streckmuskulatur des Hüftgelenks so stark entfalten.

B, C Intramuskuläre Injektion in die Gesäßgegend („intragluteale Injektion“). Muskeln sind gut durchblutet. Spritzt man ein in Wasser gelöstes Heilmittel in Muskeln ein, so gelangt es fast ebenso schnell in den Kreislauf wie bei Einspritzung in eine Vene. Man kann aber auch durch entsprechende Zubereitung (Depotform) des Heilmittels eine langsame Aufnahme des Wirkstoffs erreichen (z. B. „3-Monats-Spritze“). Durch eine unsachgemäße Injektion kann einem Patienten schwerer Schaden zugefügt werden, denn manche Medikamente sind zwar im Muskel, nicht aber bei Injektion in Fettgewebe, Blutgefäße oder gar in Nerven verträglich. Lang anhaltende Schmerzen, Lähmungen oder gar plötzliches Kreislaufversagen sind möglich. Man muß daher für die intramuskuläre Injektion eine Körperstelle wählen, an der
a) die Muskelschicht genügend dick ist, damit man die Nadel auch sicher in den Muskel und nicht etwa nur in das Unterhautfettgewebe oder in Bindegeweberäume einsticht,
b) keine größeren Blutgefäße oder Nerven liegen. Bevorzugte Injektionsorte sind die Gesäßgegend, die vordere Oberschenkelgegend und die seitliche hintere Oberarmgegend.

B Intramuskuläre Injektion in den „äußeren oberen Quadranten“ der Gesäßgegend: Injiziert wird in den mittleren Gesäßmuskel. Die Injektion in den großen Gesäßmuskel ist gefährlich, da man dabei den Ischiasnerv verletzen könnte.

C Intramuskuläre Injektion „nach von Hochstetter“. Bei Injektion in die rechte Gesäßgegend legt man die Spitze des Zeigefingers der linken Hand auf den rechten vorderen oberen Darmbeinstachel des Patienten, spreizt den dritten Finger weit ab und injiziert in das dreieckige Feld zwischen den beiden Fingern und dem Darmbeinkamm. Die Handfläche liegt dabei auf dem großen Rollhügel. Bei Injektion in die linke Gesäßgegend werden die Finger sinngemäß vertauscht.

D Bei Lähmung des mittleren und des kleinen Gesäßmuskels kann beim Stehen auf dem kranken Bein das Becken nicht im Gleichgewicht gehalten werden. Das Gesäß sinkt auf der gesunden(!) Seite nach unten.

E Die Anzieher („Adduktoren“) wirken dem Auseinanderweichen der Beine bei der Grätsche entgegen.

1	Hinterer oberer Darmbeinstachel	Spina iliaca posterior superior
2	Mittlerer Gesäßmuskel	M. gluteus medius
3	Großer Gesäßmuskel	M. gluteus maximus
4	Großer Rollhügel	Trochanter major
5	Halbmembranöser Muskel	M. semimembranosus
6	Halbsehniger Muskel	M. semitendinosus
7	Zweiköpfiger Oberschenkelmuskel	M. biceps femoris
8	Äußerer Wadenmuskel	M. gastrocnemius, Caput laterale
9	Darmbeinkamm	Crista iliaca
10	Ischiasnerv	N. ischiadicus
11	Vorderer oberer Darmbeinstachel	Spina iliaca anterior superior
12	Injektionsfeld	–
13	Schlanker Muskel	M. gracilis
14	Großer Anzieher	M. adductor magnus
15	Sehnenzug in der Oberschenkelfaszie	Tractus iliotibialis
16	Schneidermuskel	M. sartorius
17	Kniekehlenfläche (des Oberschenkelbeins)	Facies poplitea
18	Sohlenmuskel	M. plantaris

A

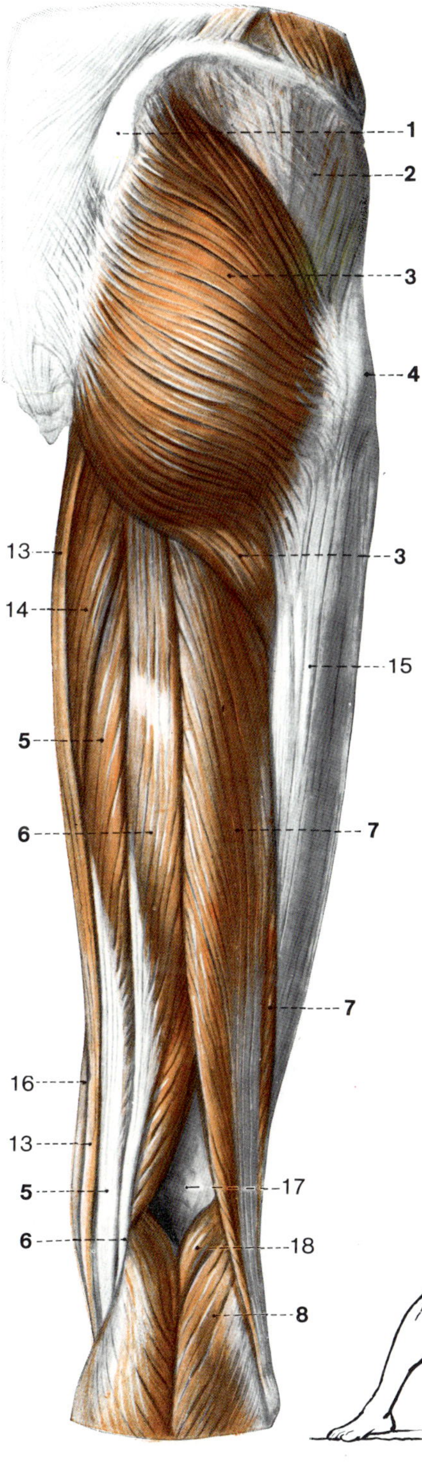

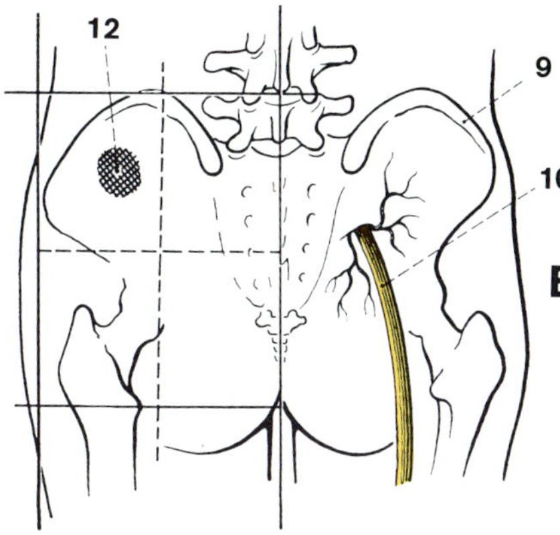

B

C

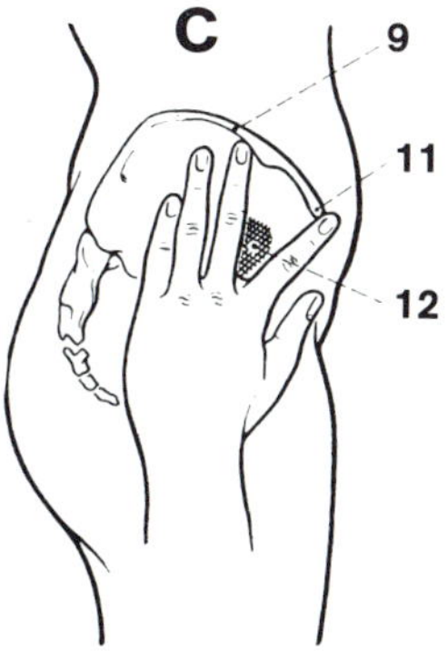

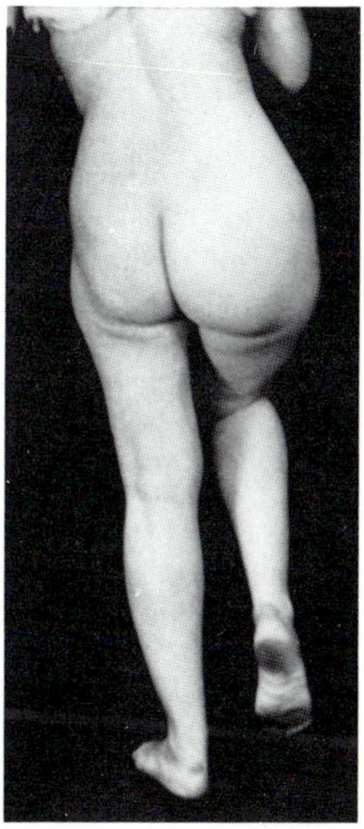

D

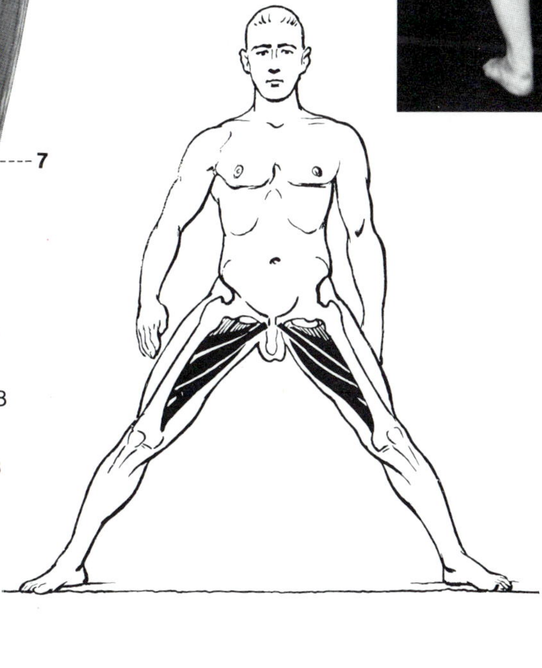

E

Untere Gliedmaße

A Muskeln des Gesäßes und der Rückseite des Oberschenkels, tiefe Schicht. Der große Gesäßmuskel, der halbsehnige Muskel und der lange Kopf des zweiköpfigen Oberschenkelmuskels sind größtenteils entfernt. Der mittlere und der kleine Gesäßmuskel sind sehr wichtig für die Ausgleichsbewegungen des Beckens beim Gehen: Damit das Spielbein durchschwingen kann, muß das Becken auf dieser Seite angehoben werden. Dies geschieht durch die genannten Muskeln auf der Standbeinseite.

B Gedehnte Muskelschlinge vom Oberarm zum Unterschenkel: Trapezmuskel, breitester Rückenmuskel, großer Gesäßmuskel, Sitzbein-Unterschenkel-Muskeln.
Sitzbein-Unterschenkel-Muskeln: Zweiköpfiger Oberschenkelmuskel sowie halbsehniger und halbmembranöser Muskel entspringen gemeinsam am Sitzbein und setzen am Wadenbein bzw. Schienbein an. Ihre Hauptaufgabe ist das Beugen im Kniegelenk.

C Beim einbeinigen Stand bremsen die Muskeln der seitlichen Bauchwand, der mittlere und der kleine Gesäßmuskel der Spielbeinseite sowie die Anzieher der Standbeinseite die Ausgleichsbewegung des Rumpfes zur Erhaltung des Gleichgewichts.

D Beugen im Hüftgelenk: Wichtig sind der große Lendenmuskel und der gerade Oberschenkelmuskel.

E Gedehnte Muskelschlinge bei Seitneigung: Kopfwender, schräge Bauchmuskeln, Faszienspanner, Adduktoren.

Bilder zur topographischen Anatomie der Gesäßgegend und des Oberschenkels S. 445.

1	Hinterer oberer Darmbeinstachel	Spina iliaca posterior superior
2	Mittlerer Gesäßmuskel	M. gluteus medius
3	Kreuzbein-Sitzbeinhöcker-Band	Lig. sacrotuberale
4	Großer Gesäßmuskel (durchtrennt)	M. gluteus maximus
5	Halbsehniger Muskel (durchtrennt)	M. semitendinosus
6	Großer Anzieher	M. adductor magnus
7	Halbmembranöser Muskel	M. semimembranosus
8	Zweiköpfiger Oberschenkelmuskel	M. biceps femoris
9	Wadenbeinkopf	Caput fibulae
10	Äußerer Wadenmuskel	M. gastrocnemius, Caput laterale
11	Innerer Wadenmuskel	M. gastrocnemius, Caput mediale
12	Großer Lendenmuskel	M. psoas major
13	Gerader Oberschenkelmuskel	M. rectus femoris
14	Birnförmiger Muskel	M. piriformis
15	Oberer Zwillingsmuskel	M. gemellus superior
16	Innerer Hüftlochmuskel	M. obturatorius internus
17	Unterer Zwillingsmuskel	M. gemellus inferior
18	Viereckiger Oberschenkelmuskel	M. quadratus femoris
19	(Sehnenzug der Oberschenkelfaszie)	Tractus iliotibialis
20	Schleimbeutel auf dem großen Rollhügel unter dem großen Gesäßmuskel	Bursa trochanterica musculi glutei maximi
21	Schleimbeutel unter dem Ansatz des großen Gesäßmuskels	Bursae intermusculares musculorum gluteorum
22	Schlanker Muskel	M. gracilis
23	Rauhe Linie	Linea aspera
24	Kniekehlenfläche (des Oberschenkelbeins)	Facies poplitea
25	Sohlenmuskel	M. plantaris
26	Sehne des Schneidermuskels (abgeschnitten)	(M. sartorius)
27	Sehne des schlanken Muskels (abgeschnitten)	(M. gracilis)

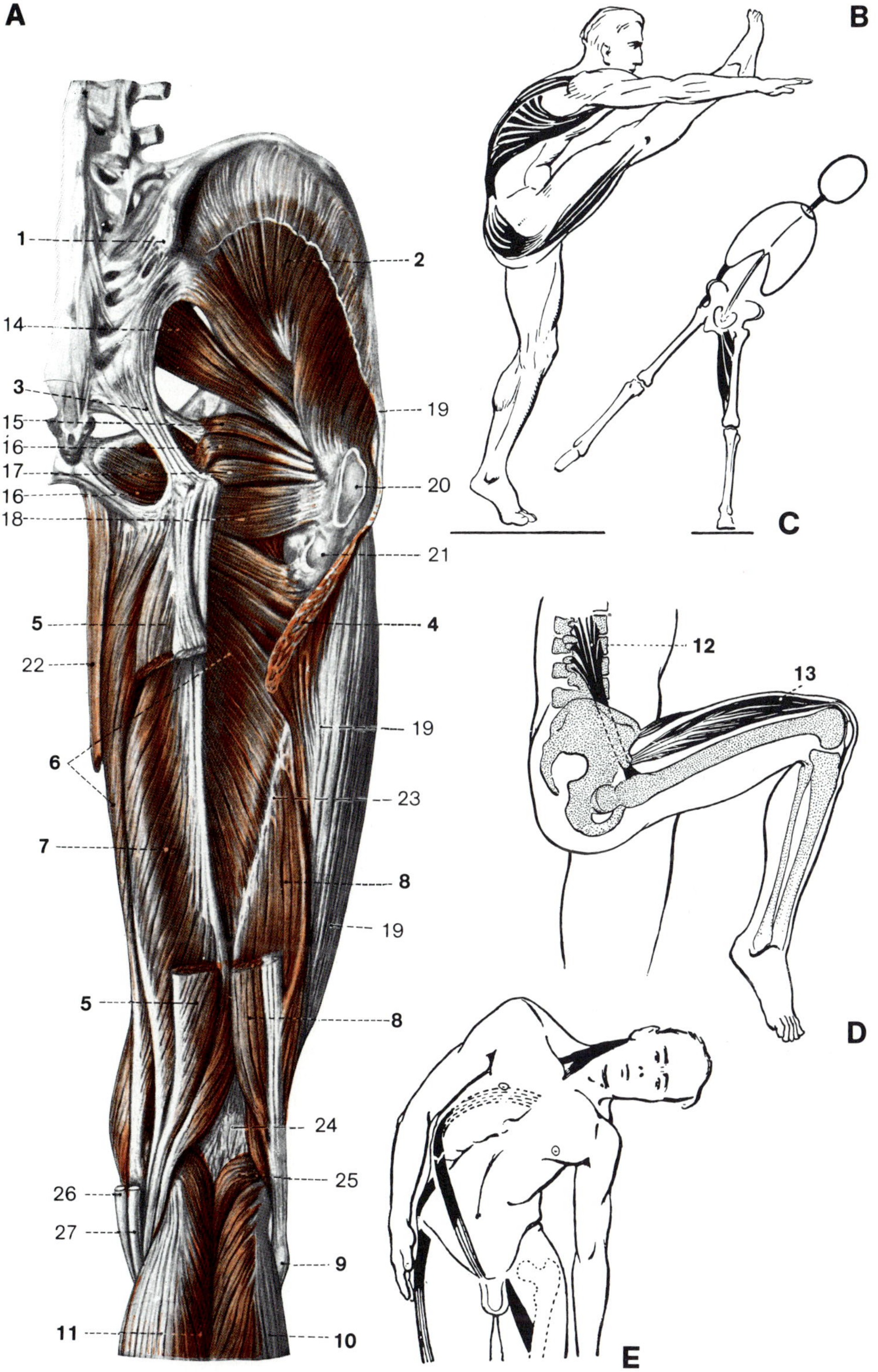
A
1
2
14
3
19
15
16
17
20
16
18
21
5
4
22
19
6
23
7
8
19
5
8
24
25
26
27
9
11
10
B
C
12
13
D
E

A Knochen des linken Unterschenkels von vorn.

B Knochen des linken Unterschenkels von oben.

C Röntgenbild des Kniegelenks im posterior-anterioren Strahlengang (PA-Bild). Der Röntgenologe definiert die Aufnahmerichtung nach dem Verlauf des Röntgenstrahls. Steht die Röntgenröhre vor dem Patienten, und liegt die Kassette mit dem Film hinter dem Patienten, so spricht man vom anterior-posterioren Strahlengang, abgekürzt AP, im umgekehrten Fall vom posterior-anterioren Strahlengang (PA). AP- und PA-Bild sind nicht identisch. Je näher ein Körperteil dem Röntgenfilm ist, desto schärfer wird er abgebildet. Man wird also den Strahlengang so wählen, daß die Körperteile, die man beurteilen will, „plattennahe" liegen. Die Wirbelsäule wird daher meist in anterior-posteriorer Richtung aufgenommen, das Brustbein in posterior-anteriorer. Will man z. B. die Kniescheibe scharf sehen, so legt man den Film unmittelbar auf die Haut vor der Kniescheibe (Kontaktaufnahme). Zu den Standardaufnahmerichtungen gehören außer den beiden sagittalen (AP und PA), der transversale und der schräge Strahlengang. „Transversale" oder „seitliche" Röntgenbilder kann man z. B. beim Kniegelenk in tibiofibularer (S. 105) oder fibulotibialer Richtung aufnehmen, je nachdem ob das Schienbein oder das Wadenbein der Röntgenröhre zugewandt ist. Bei den Schrägaufnahmen kann entweder die rechte Schulter („Fechterstellung", „1. schräger Durchmesser") oder die linke Schulter („Boxerstellung", „2. schräger Durchmesser") der Röntgenröhre zugekehrt sein.

D Anspannung des großen Gesäßmuskels, des vierköpfigen Oberschenkelmuskels und des dreiköpfigen Wadenmuskels bei der federnden Hocke.

1	Schaft des Oberschenkelbeins	Corpus ossis femoris
2	Kniescheibe	Patella
3, 14	Epiphysenlinie (ehemalige Wachstumszone)	Metaphysis
4	Äußerer Gelenkknorren (des Oberschenkelbeins)	Condylus lateralis (femoris)
5,6	Innerer Gelenkknorren (des Oberschenkelbeins)	Condylus medialis (femoris)
7	Äußeres Zwischenknorrenhöckerchen	Tuberculum intercondylare laterale
8	Inneres Zwischenknorrenhöckerchen	Tuberculum intercondylare mediale
9	Zwischenknorrenerhebung	Eminentia intercondylaris
10, 11, 13	Innerer Gelenkknorren (des Schienbeins)	Condylus medialis (tibiae)
12	Äußerer Gelenkknorren (des Schienbeins)	Condylus lateralis (tibiae)
15	Schaft des Wadenbeins	Corpus fibulae
16	Wadenbeinkopf	Caput fibulae
17, 19	Innerer Obergelenkknorren	Epicondylus medialis (femoris)
18	Äußerer Obergelenkknorren	Epicondylus lateralis (femoris)
20	Schaft des Schienbeins	Corpus tibiae
21	Vordere Schienbeinkante	Margo anterior
22	Schienbeinknöchel (= innerer Knöchel)	Malleolus medialis
23	Wadenbeinknöchel (= äußerer Knöchel)	Malleolus lateralis
24	Schienbeinhöcker (für den Ansatz des Kniescheibenbandes)	Tuberositas tibiae; Lig. patellae
25	Spitze des Wadenbeinkopfs	Apex capitis fibulae
26	Zwischenknochenkante (des Wadenbeins)	Margo interosseus
27	Gelenkfläche für das obere Sprunggelenk	Facies articularis inferior
28	Hintere Zwischenknorrenfläche	Area intercondylaris posterior
29	Vordere Zwischenknorrenfläche	Area intercondylaris anterior

A

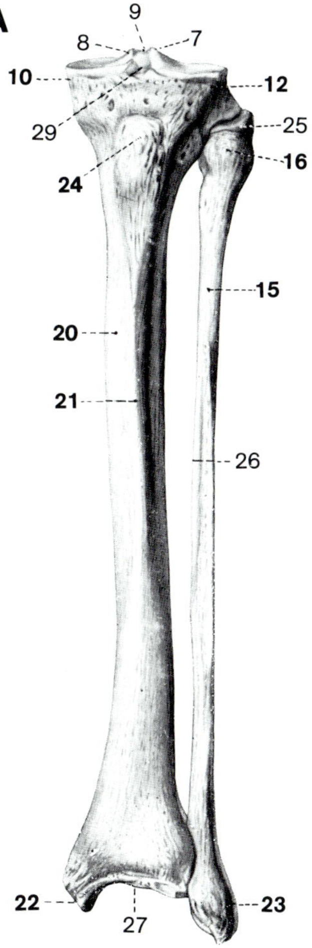
9
8
7
10
12
29
25
16
24
15
20
21
26
22
27
23

C

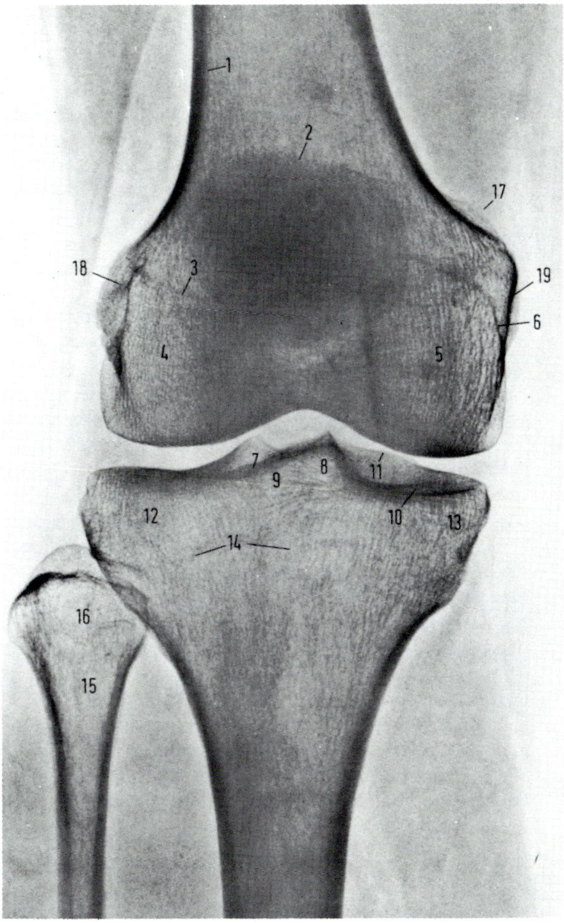
1
2
17
18
3
19
6
4
5
7
8
11
9
12
10
13
14
16
15

B

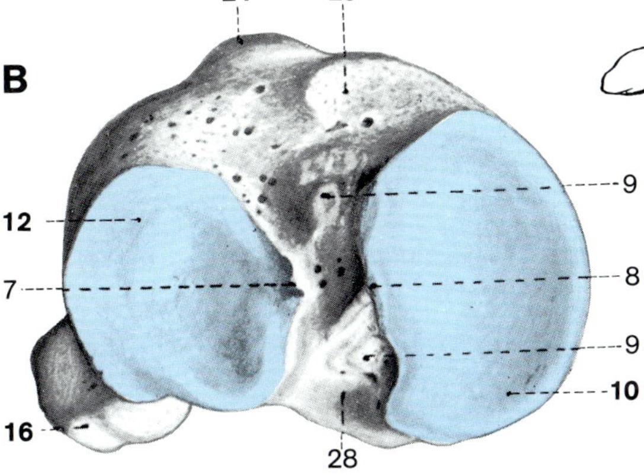
24
29
9
12
7
8
9
10
16
28

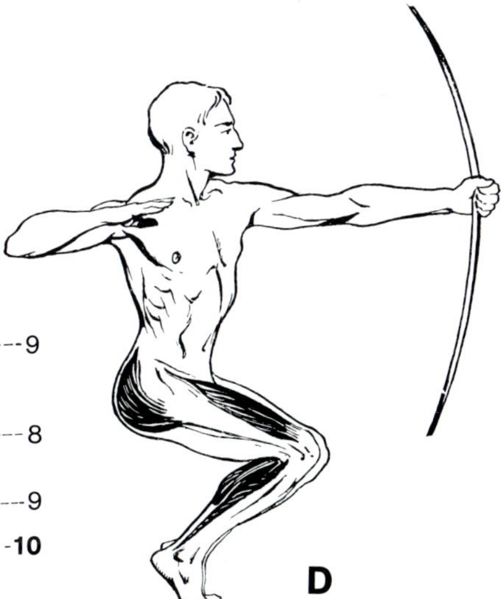

D

A Röntgenbild des Kniegelenks im tibiofibularen Strahlengang (vgl. S. 102 C).
B Rechtes Kniegelenk von vorn. Die Kniescheibe ist mit dem Kniescheibenband entfernt.
C Gelenkhöhle des linken Kniegelenks von rechts. Der normale Gelenkraum entspricht nur einem kapillaren Spalt. Bei Entzündungen oder Blutergüssen kann es zu der dargestellten maximalen Füllung der Gelenkhöhle kommen. Das Knie schwillt dann an. Die Kniescheibe wird durch die Flüssigkeit aus ihrer Führungsschiene im Oberschenkelknochen abgehoben, hat keinen Halt mehr und vibriert bei Anstoßen hin und her („tanzende Kniescheibe" als diagnostischer Hinweis für einen Gelenkerguß im Unterschied etwa zu einer Schleimbeutelentzündung vor der Kniescheibe).
D Gelenkhöhle des linken Kniegelenks von hinten (maximal gefüllt).
E Rechtes Kniegelenk in Streckstellung. Die Seitenbänder sind gespannt und lassen keine Drehbewegung zu. Menisken schwarz.
F Rechtes Kniegelenk in Beugestellung. Die Seitenbänder sind wegen der rückwärts zunehmenden Krümmung der Gelenkfortsätze des Oberschenkelknochens entspannt und lassen jetzt Drehbewegungen zu. Drehbewegungen im Kniegelenk sind also nur in Beugestellung möglich. Bei der Beugung rollen die Gelenkfortsätze des Oberschenkels auf den Gelenkfortsätzen des Schienbeins nach hinten und ziehen dabei die Menisken zurück.
G Verschiebung der Menisken des linken Kniegelenks bei Beuge-Streck-Bewegungen im Kniegelenk. Menisken in Streckstellung punktiert, in Beugestellung schwarz. Das Kniegelenk besteht eigentlich aus drei Gelenken: dem Gelenk zwischen Oberschenkel und Kniescheibe sowie den beiden Gelenken zwischen den inneren und äußeren Gelenkfortsätzen von Oberschenkelknochen und Schienbein (das Wadenbein ist am Kniegelenk nicht beteiligt!). Die Gelenkfortsätze des Schienbeins weisen nahezu ebene Gelenkflächen auf. Damit eine Art Gelenkpfanne zustande kommt, sind die Menisken aufgelagert. Durch ihre Beweglichkeit lassen sie auch Drehbewegungen zu, was bei knöchernen Gelenkpfannen infolge der starren Koppelung der beiden Teilgelenke nicht möglich wäre. Die beiden Menisken unterscheiden sich in der Form sehr deutlich: Die Befestigungspunkte des äußeren Meniskus liegen nahe zusammen, die des inneren weit auseinander. Dadurch ist der äußere Meniskus gut verschieblich, der innere nicht, der außerdem noch mit dem Innenband verwachsen ist. Bei ruckartigen Streckbewegungen aus Drehstellungen hat ein Meniskus unter Umständen nicht mehr genügend Zeit, wieder nach vorn zu gleiten, und kann zwischen die Gelenkfortsätze von Oberschenkelknochen und Schienbein eingeklemmt werden, wobei es zur Zerreißung des Meniskus kommen kann. Dieser Schaden trifft weitaus häufiger den schlechter beweglichen inneren Meniskus.

1	Kniescheibe	Patella
2, 6	Innerer Gelenkknorren (des Oberschenkelbeins)	Condylus medialis
3, 10	Epiphysenlinie (ehemalige Wachstumszone)	Metaphysis
4	Grube zwischen den Gelenkknorren	Fossa intercondylaris
5	Äußerer Gelenkknorren (des Oberschenkelbeins)	Condylus lateralis (femoris)
7	Zwischenknorrenerhebung	Eminentia intercondylaris
8	Äußerer Gelenkknorren (des Schienbeins)	Condylus lateralis (tibiae)
9	Innerer Gelenkknorren (des Schienbeins)	Condylus medialis(tibiae)
11	Spitze des Wadenbeinkopfs	Apex capitis fibulae
12	Schienbein-Wadenbein-Gelenk	Articulatio tibiofibularis
13	Wadenbeinkopf	Caput fibulae
14	Schienbeinhöcker (für den Ansatz des Kniescheibenbandes)	Tuberositas tibiae
15	Innerer Obergelenkknorren (des Oberschenkelbeins)	Epicondylus medialis (femoris)
16	Äußerer Obergelenkknorren (des Oberschenkelbeins)	Epicondylus lateralis (femoris)
17	Innenband (= inneres Seitenband) des Kniegelenks	Lig. collaterale tibiale
18	Außenband (= äußeres Seitenband) des Kniegelenks	Lig. collaterale fibulare
19	Innerer Meniskus	Meniscus medialis
20	Äußerer Meniskus	Meniscus lateralis
21	Vorderes Kreuzband	Lig. cruciatum anterius
22	Hinteres Kreuzband	Lig. cruciatum posterius
23	Kniescheibenfläche des Oberschenkelbeins	Facies patellaris
24	Querband des Kniegelenks	Lig. transversum genus

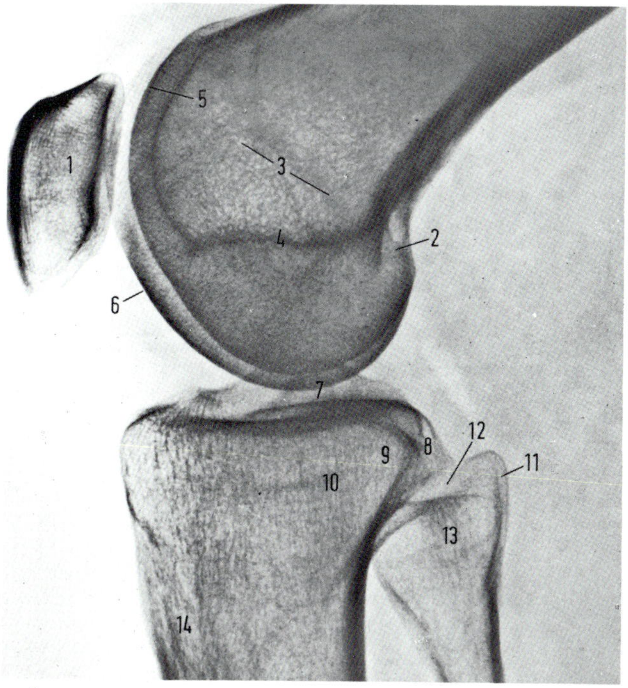
1
2
3
4
5
6
7
8
9
10
11
12
13
14

A

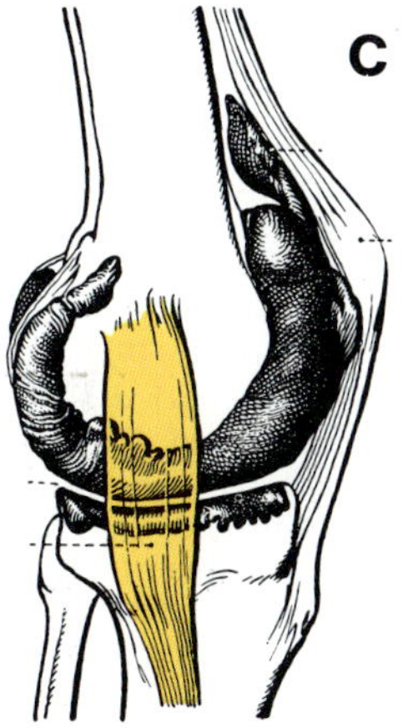
C

B

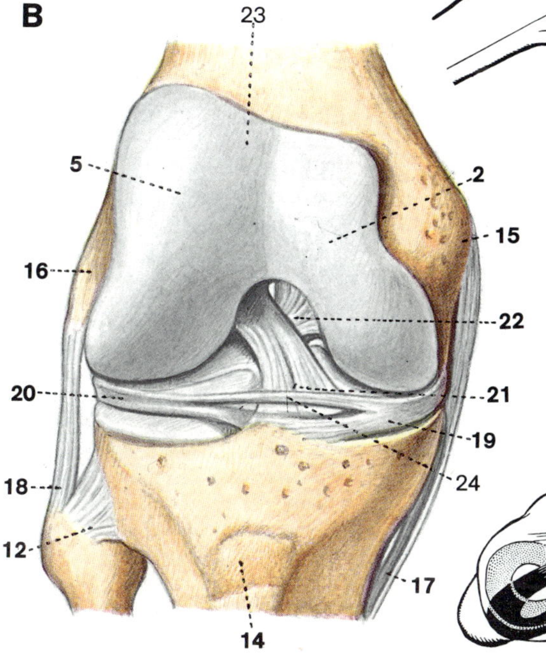
23
5
2
15
16
22
20
21
19
18
24
12
17
14

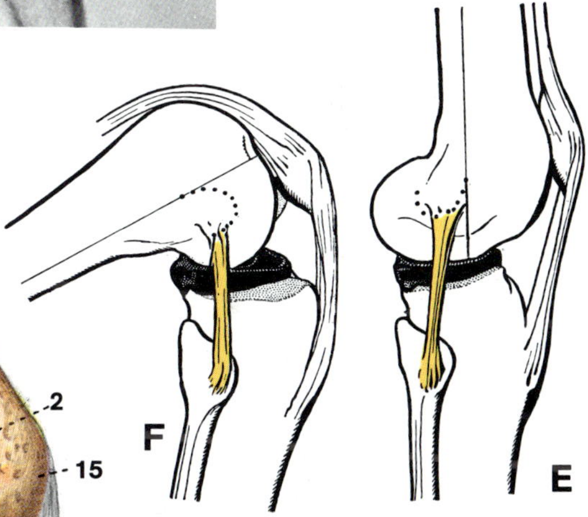
F
E

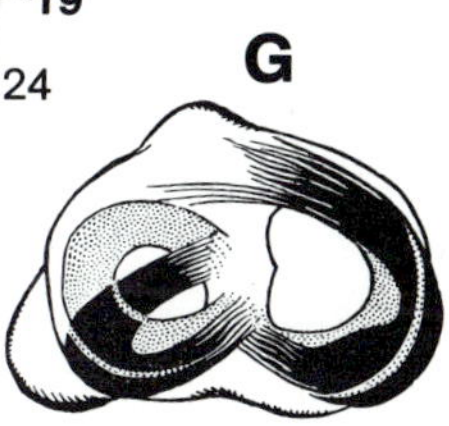
G

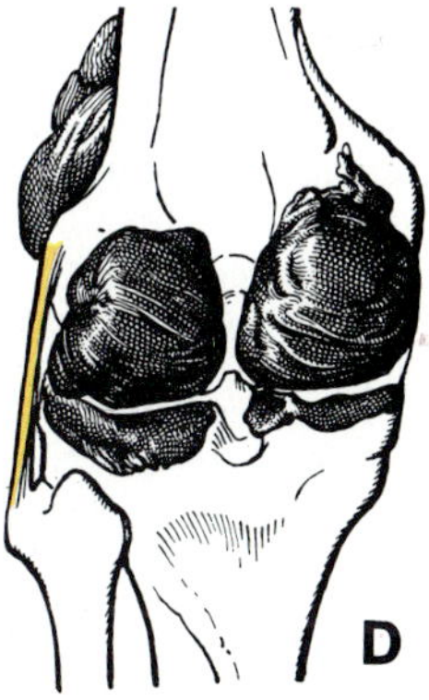
D

Untere Gliedmaße

A Röntgenbild des Fußes im dorsoplantaren Strahlengang (der Fuß ruht in Spitzfußstellung auf der Röntgenfilmkassette, die Röntgenröhre steht über dem Fußrücken). Der Fersenbereich wird wegen des störenden Unterschenkels hierbei nicht scharf abgebildet. Die beiden bohnenförmigen „Schatten" unter dem Kopf des 1. Mittelfußknochens sind die Sesambeine der Großzehe. Sesambeine sind Knochen, die in den Verlauf von Sehnen eingeschaltet sind. Größtes Sesambein des Menschen ist die Kniescheibe. Ein weiteres wichtiges Sesambein ist das Erbsenbein der Handwurzel.

B Skelett des linken Fußes von unten. Der Fuß ist nach seinem Skelett in drei große Abschnitte gegliedert: Fußwurzel, Mittelfuß und Zehen. Auf die Gesamtlänge des Fußes bezogen macht der Bereich der sieben Fußwurzelknochen etwa die hintere Hälfte aus. Die Zehen haben beim Menschen ihre ursprüngliche Bedeutung als Greiforgane verloren und sind daher (verglichen mit den Fingern) kurz. Die Großzehe hat wie der Daumen nur zwei Glieder, es fehlt das Mittelglied.

C Längsschnitt durch den Fuß: unbelasteter Zustand gepunktet, belasteter Zustand ausgezogene Linien. Obwohl die Fußwölbung bei Belastung etwas einsinkt, wird der gesunde Fuß dabei nicht länger oder breiter. Die Fußsohle ist durch Bänder, Sehnen und Muskeln in Längs- und Querrichtung so verspannt, daß ein federndes Abfangen der Belastung erfolgt. Alle Maße in cm.

1	Zehenendglied } Zehenknochen	Phalanx distalis	} Phalanges
2	Zehenmittelglied } Zehenknochen	Phalanx media	} Phalanges
3	Zehengrundglied } Zehenknochen	Phalanx proximalis	} Phalanges
4	Fünfter Mittelfußknochen	Os metatarsi (metatarsale) V	
5	Kahnbein (des Fußes)	Os naviculare	
6	Sprungbeinkopf	Caput tali	
7	Sprungbeinrolle	Trochlea tali	
8	Fersenbein	Calcaneus	
9	Rauhigkeit am fünften Mittelfußknochen (für den Ansatz des kurzen Wadenbeinmuskels)	Tuberositas ossis metatarsalis V; M. peroneus brevis	
10	Würfelbein	Os cuboideum	
11	Sprungbein, Gelenkfläche für den Wadenbeinknöchel	Talus, Facies malleolaris lateralis	
12	Sprungbein, hinterer Fortsatz	Processus posterior tali	
13	Inneres Keilbein	Os cuneiforme mediale	
14	Mittleres Keilbein	Os cuneiforme intermedium	
15	Äußeres Keilbein	Os cuneiforme laterale	
16	Sprungbeinhals	Collum tali	
17	Rinne für die Sehne des langen Großzehenbeugers . . .	Sulcus tendinis musculi flexoris hallucis longi	

A

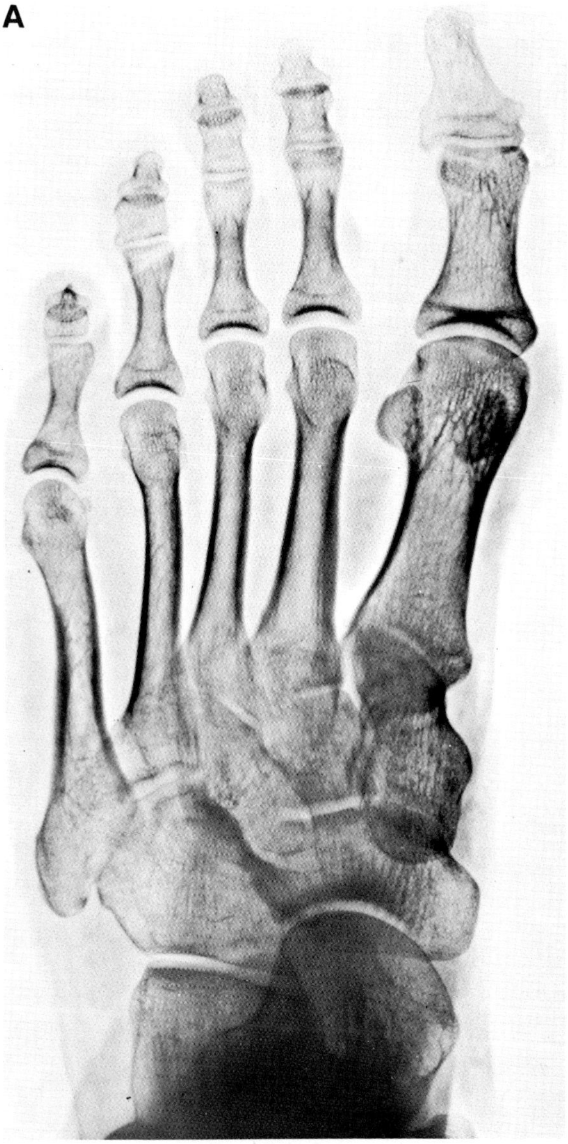

B

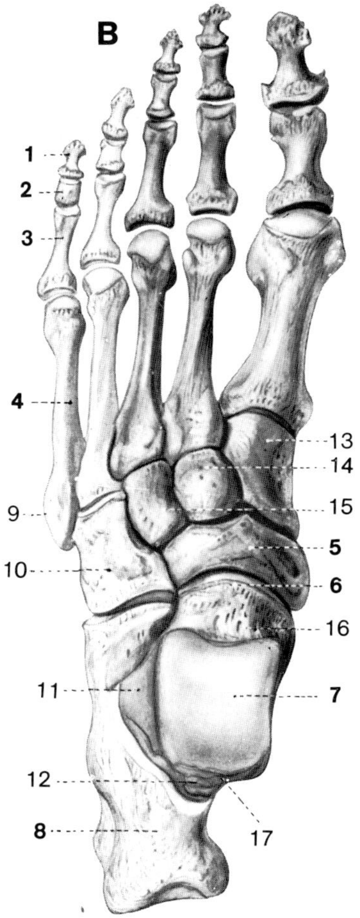
1
2
3
4
9
10
11
12
8
13
14
15
5
6
16
7
17

C

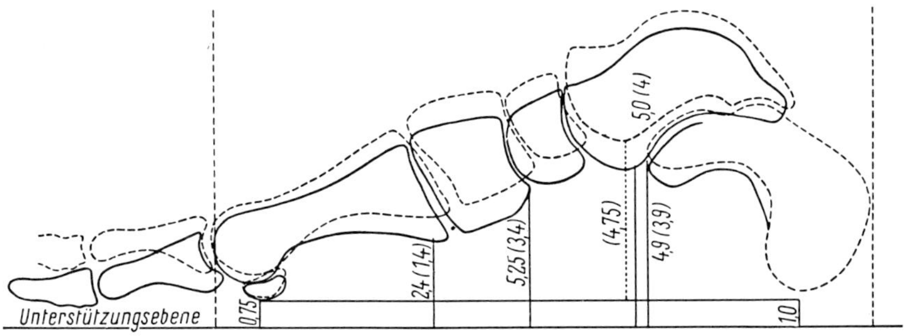
Unterstützungsebene
0,75
2,4 (1,4)
5,25 (3,4)
(4,75)
4,9 (3,9)
5,0 (4)
1,0

Untere Gliedmaße

A Bänder der Sprunggelenke von hinten (rechter Fuß).
B Fünfstrahliger Fuß. Die inneren Strahlen laufen in das Sprungbein, die äußeren in das Fersenbein aus.
C Druckbild der Fußsohle nach Art der Höhenschichtenlinien einer Landkarte. Die Zahlen bezeichnen die Höhe des Drucks.
D Verspannung der Fußsohle durch das lange Fußsohlenband und die Fußsohlensehnenplatte. In den Knochen ist die Hauptverlaufsrichtung der Knochenbälkchen angegeben.
E Unteres Sprunggelenk des rechtes Fußes von oben. Das Sprungbein ist herausgeklappt. Die beiden Gelenkhöhlen werden durch das Zwischenknochenband getrennt.
F Maximale Füllung der Gelenkhöhlen des oberen und des unteren Sprunggelenks durch Blutergüsse. Es bestehen drei getrennte Kammern.

1 Schienbein	Tibia
2 Wadenbein	Fibula
3 Zwischenknochenmembran des Unterschenkels	Membrana interossea cruris
4 Innerer Knöchel (= Schienbeinknöchel)	Malleolus medialis
5 Äußerer Knöchel (= Wadenbeinknöchel)	Malleolus lateralis
6 Unteres Sprunggelenk	Articulatio talocalcaneonavicularis
7 Fersenbeinhöcker	Tuber calcanei
8 Achillessehne (Sehne des dreiköpfigen Wadenmuskels)	Tendo calcaneus (Achillis); M. triceps surae
9 Zehen	Digiti pedis
10 Mittelfuß	Metatarsus
11 Fußwurzel	Tarsus
12 Kahnbein (des Fußes)	Os naviculare
13 Pfannenband	Lig. calcaneonaviculare plantare
14 Sprungbeinkopf	Caput tali
15 Rinne am inneren Knöchel (für die Sehne des hinteren Schienbeinmuskels)	Sulcus malleolaris; M. tibialis posterior
16 Deltaband	Lig. mediale (deltoideum)
17 Sprungbein, hinterer Fortsatz	Processus posterior tali
18 Stütze (des Fersenbeins) für das Sprungbein	Sustentaculum tali
19 Rinne für den langen Großzehenbeuger	Sulcus tendinis musculi flexoris hallucis longi
20 Schleimbeutel zwischen Achillessehne und Fersenbein	Bursa tendinis calcanei (Achillis)
21 Hinteres Schienbein-Wadenbein-Band	Lig. tibiofibulare posterius
22 Hinteres Wadenbein-Sprungbein-Band	Lig. talofibulare posterius
23 Wadenbein-Fersenbein-Band	Lig. calcaneofibulare
24 Fußsohlensehnenplatte	Aponeurosis plantaris
25 Langes Fußsohlenband	Lig. plantare longum
26 Achse des unteren Sprunggelenks	(Articulatio talocalcaneonavicularis)
27 Zwischenknochenband zwischen Sprungbein und Fersenbein	Lig. talocalcaneum interosseum
28 Hintere Gelenkfläche des Sprungbeins für das Fersenbein	Facies articularis calcanea posterior
29 Inneres Sprungbein-Fersenbein-Band	Lig. talocalcaneum mediale
30 Gegabeltes Band	Lig. bifurcatum
31 Fersenbein-Würfelbein-Band	Lig. calcaneocuboideum
32 Hintere Gelenkfläche des Fersenbeins für das Sprungbein	Facies articularis talaris posterior

A

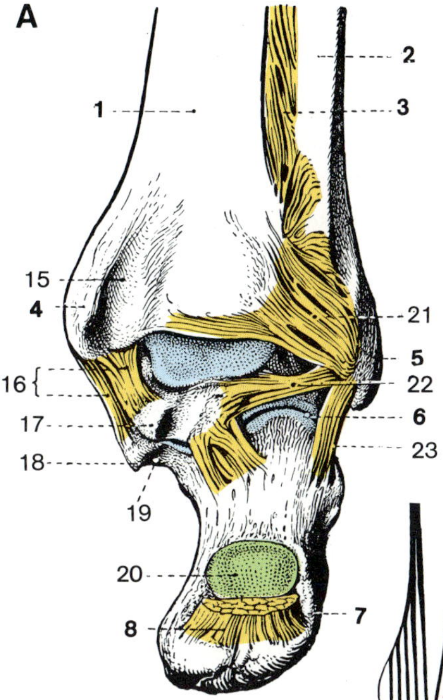
1
2
3
15
4
21
5
16
22
17
6
18
23
19
20
7
8
8

B

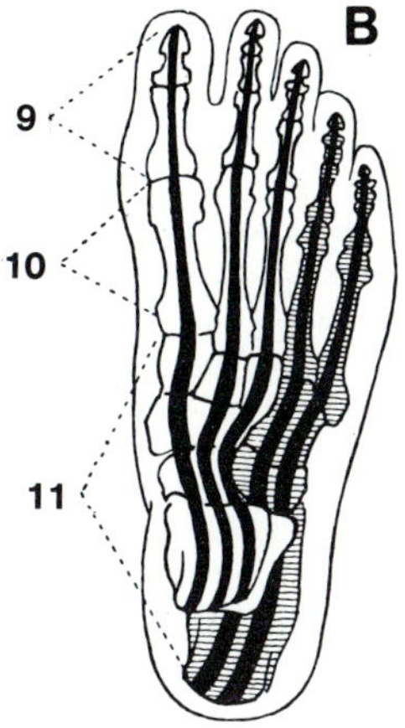
9
10
11

C

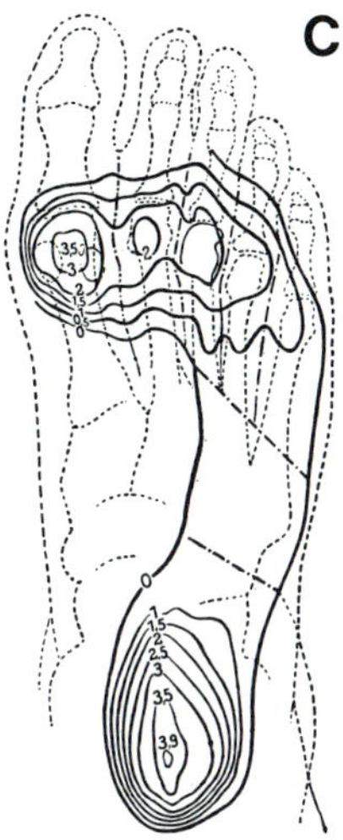
3,5
3
2
1,5
1
0,5
0
1,5
2
2,5
3
3,5
3,9

D

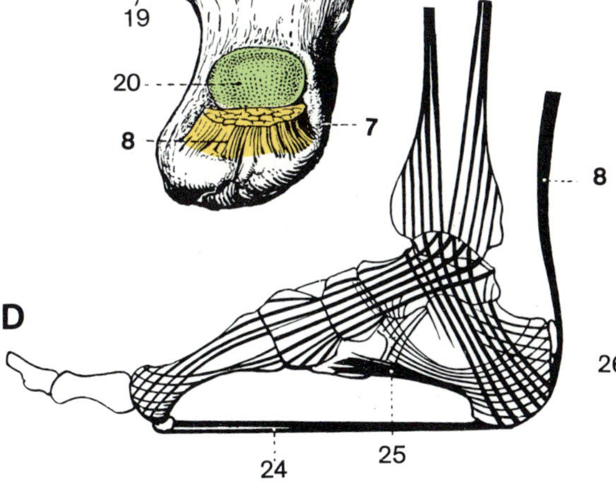
24
25

E

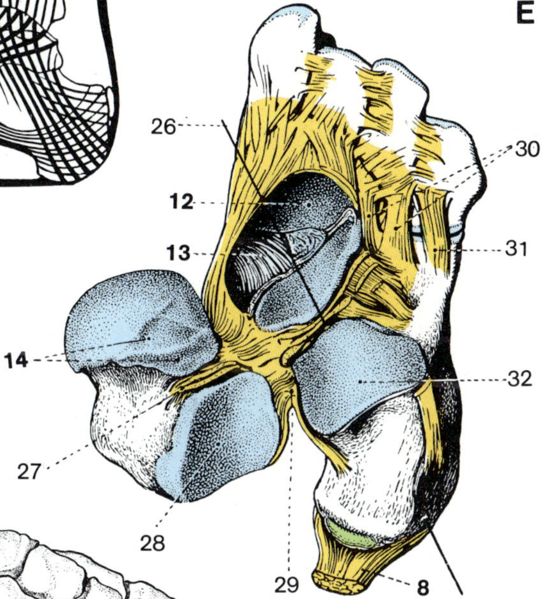
26
30
12
13
31
14
32
27
28
29
8

F

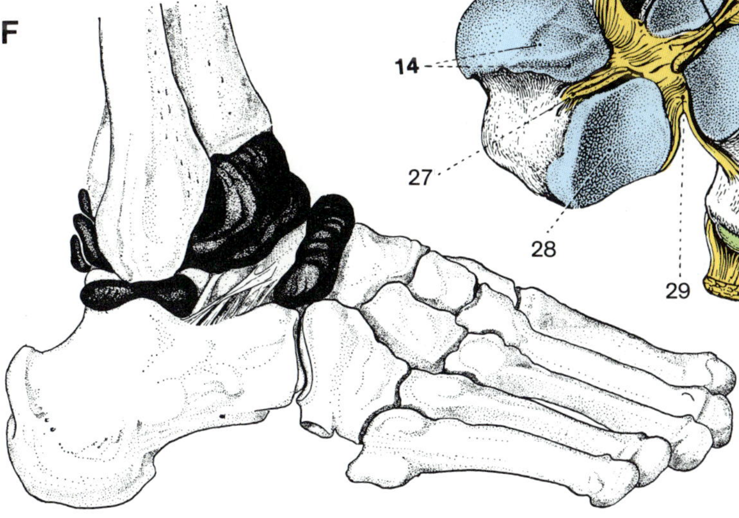

Untere Gliedmaße

A Muskeln der Vorderseite des Unterschenkels und des Fußrückens, rechtes Bein.

B Muskeln der Hinterseite des Unterschenkels und der Fußsohle, tiefe Schicht, rechtes Bein. Der dreiköpfige Wadenmuskel ist entfernt.

Die Muskeln des Unterschenkels sind zwanglos in vier Gruppen zu gliedern:

1. „Oberflächliche Beuger": dreiköpfiger Wadenmuskel, bestehend aus innerem und äußerem Wadenmuskel sowie Schollenmuskel, Ansatz am Fersenbein mit der Achillessehne.
2. „Tiefe Beuger": hinterer Schienbeinmuskel, langer Zehenbeuger, langer Großzehenbeuger.
3. „Wadenbeinmuskeln": langer und kurzer Wadenbeinmuskel.
4. „Strecker": vorderer Schienbeinmuskel, langer Zehenstrecker, langer Großzehenstrecker, dritter Wadenbeinmuskel.

„Beugen" und „Strecken" kann man am Fuß strenggenommen nur in den Zehengelenken. Für die Bewegungen in den Sprunggelenken sind die eindeutigen wissenschaftlichen Bezeichungen „Plantarflexion" (Bewegung fußsohlenwärts) und „Dorsalflexion" (Heben des Fußrückens) vorzuziehen. „Strecken" ist an den Sprunggelenken mehrdeutig: Für den Laien ist der Fuß beim Zehenstand „gestreckt", diese Stellung wird aber gerade von den „Beugern" bewirkt.

C „Spitzfuß" bei Lähmung der „Strecker" des rechten Fußes: Der Fußrücken kann nicht angehoben werden, die Zehen schleifen beim Gehen am Boden.

1	Kniescheibe	Patella
2	Kniescheibenband (= „Patellasehne")	Lig. patellae
3	Wadenbeinkopf	Caput fibulae
4	Innerer Wadenmuskel	M. gastrocnemius, Caput mediale
5	Langer Wadenbeinmuskel	M. peroneus (fibularis) longus
6	Schienbein	Tibia
7	Vorderer Schienbeinmuskel	M. tibialis anterior
8	Äußerer Knöchel (= Wadenbeinknöchel)	Malleolus lateralis
9	Innerer Knöchel (= Schienbeinknöchel)	Malleolus medialis
10	Außenband (= äußeres Seitenband) des Kniegelenks	Lig. collaterale fibulare
11	Achillessehne (Sehne des dreiköpfigen Wadenmuskels)	Tendo calcaneus (Achillis)
12	Fersenbeinhöcker	Tuber calcanei
13	Fußsohlensehnenplatte	Aponeurosis plantaris
14	Zweiköpfiger Oberschenkelmuskel	M. biceps femoris
15	Kurzer Wadenbeinmuskel	M. peroneus (fibularis) brevis
16	Langer Zehenstrecker	M. extensor digitorum longus
17	Kurzer Zehenstrecker	M. extensor digitorum brevis
18	Sehne des dritten Wadenbeinmuskels	(M. peroneus tertius)
19	Schneidermuskel	M. sartorius
20	Schollenmuskel	M. soleus
21	Langer Großzehenstrecker	M. extensor hallucis longus
22	Oberes Halteband der Strecksehnen	Retinaculum musculorum extensorum superius
23	Unteres Halteband der Strecksehnen	Retinaculum musculorum extensorum inferius
24	Kurzer Großzehenstrecker	M. extensor hallucis brevis
25	Schleimbeutel unter der Sehne des inneren Wadenmuskels	Bursa subtendinea musculi gastrocnemii medialis
26	Schräges Kniekehlenband	Lig. popliteum obliquum
27	Sehne des halbmembranösen Muskels	(M. semimembranosus)
28	Hinterer Schienbeinmuskel	M. tibialis posterior
29	Langer Zehenbeuger	M. flexor digitorum longus
30	Sprungbein, hinterer Fortsatz	Talus, Processus posterior
31	Sohlenmuskel (Sehne durchtrennt)	M. plantaris
32	Äußerer Wadenmuskel (abgeschnitten)	M. gastrocnemius, Caput laterale
33	Kniekehlenmuskel	M. popliteus
34	Langer Großzehenbeuger	M. flexor hallucis longus

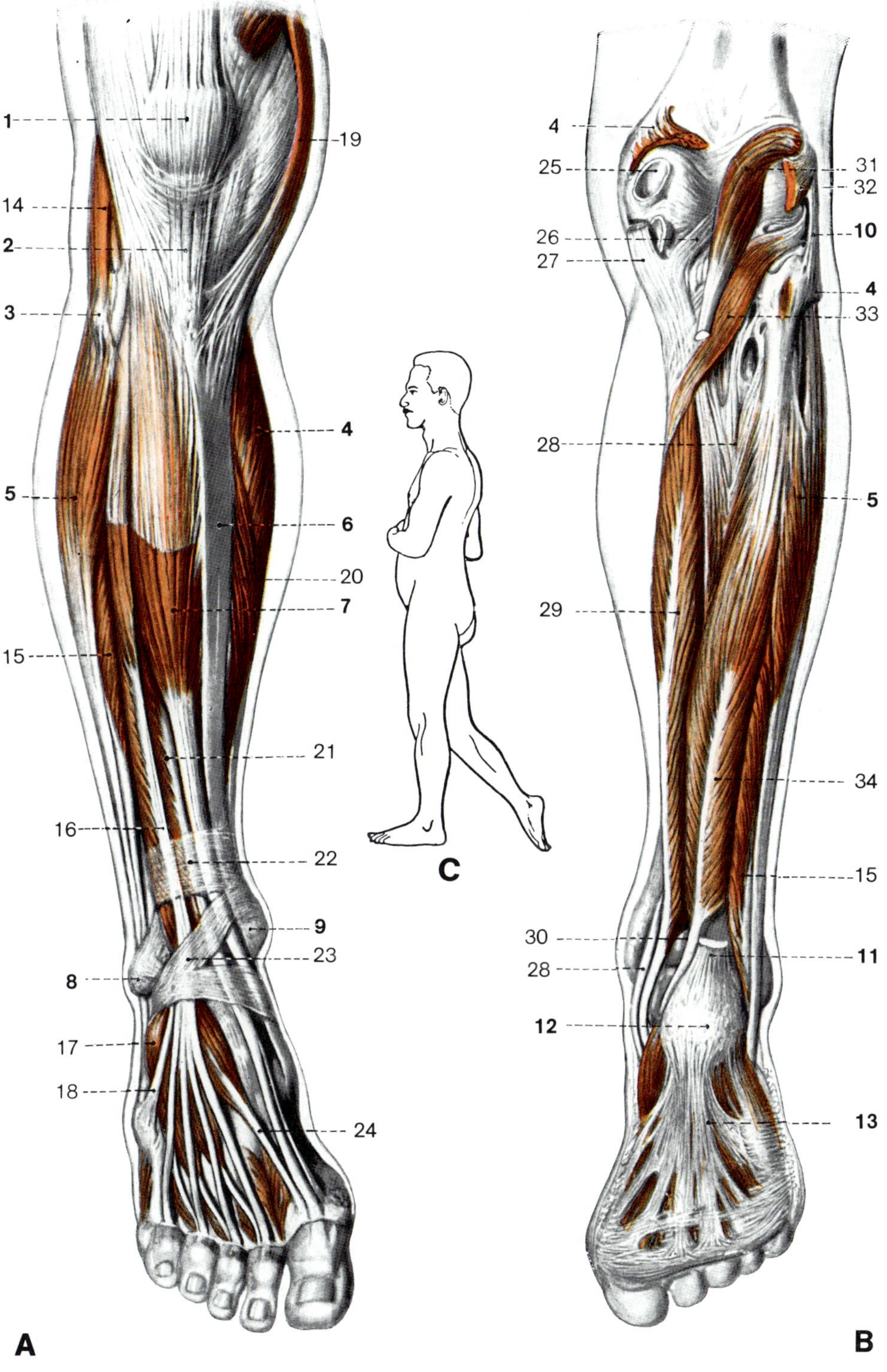
1
19
14
2
3
4
5
6
20
7
15
21
16
22
9
23
8
17
18
24
A
C
4
25
31
32
26
10
27
4
33
28
5
29
34
15
30
11
28
12
13
B

Untere Gliedmaße

A Muskeln des Unterschenkels und des Fußes, Außenseite, rechtes Bein.

B Röntgenbild der Knöchelgabel und des oberen Sprunggelenks im anterior-posterioren Strahlengang. Außer der Sprungbeinrolle sind andere Einzelheiten an den Fußknochen nicht zu beurteilen, da die einzelnen Knochen übereinander projiziert werden.

C Lage der Sehnen der Unterschenkelmuskeln zur Achse des oberen Sprunggelenks. Die Achse des oberen Sprunggelenks läuft etwa durch die Knöchelgabel. Der Fuß kann um diese Achse fußrückenwärts („Dorsalflexion") und fußsohlenwärts („Plantarflexion") bewegt werden. Nur die Sehnen der „Strecker" laufen vor der Achse, d. h. alle übrigen Muskeln drehen fußsohlenwärts, sind also „Plantarflexoren".

D Lage der Sehnen der Unterschenkelmuskeln zur Achse des unteren Sprunggelenks. Im unteren Sprunggelenk findet die Drehung des Fußes um eine Achse statt, die den Fuß schräg durchsetzt. Dabei wird der äußere Fußrand entweder gehoben („Pronation") oder gesenkt („Supination"). Die „Wadenbeinmuskeln" und der größere Anteil der „Strecker" pronieren, alle übrigen supinieren. Bei Lähmung der Wadenbeinmuskeln sinkt der äußere Fußrand ab, es bildet sich ein „Klumpfuß".

Bilder zur topographischen Anatomie des Unterschenkels S. 447.

1,2 Äußerer Knöchel (Wadenbeinknöchel)	Malleolus lateralis
3 Innerer Knöchel (Schienbeinknöchel)	Malleolus medialis
4 Rinne am Schienbein für das Wadenbein	Incisura fibularis
5 Sprungbeinrolle	Trochlea tali
6 Würfelbein	Os cuboideum
7 Kahnbein	Os naviculare
8 Zweiköpfiger Oberschenkelmuskel	M. biceps femoris
9 Außenband des Kniegelenks	Lig. collaterale fibulare
10 Wadenbeinkopf	Caput fibulae
11 Äußerer Wadenmuskel	M. gastrocnemius, Caput laterale
12 Schollenmuskel	M. soleus
13 Achillessehne	Tendo calcaneus (Achillis)
11 + 12 + 13 Dreiköpfiger Wadenmuskel	M. triceps surae
14 Langer Wadenbeinmuskel	M. peroneus (fibularis) longus
15 Vorderer Schienbeinmuskel	M. tibialis anterior
16 Fersenbeinhöcker	Tuber calcanei
17 Sohlenmuskel	M. plantaris
18 Kurzer Wadenbeinmuskel	M. peroneus (fibularis) brevis
19 Sehnenscheide der Wadenbeinmuskeln	Vagina synovialis musculorum peroneorum (fibularium) communis
20 Unteres Halteband für die Sehnen der Wadenbeinmuskeln	Retinaculum musculorum peroneorum (fibularium) inferius
21 Sehnenzug der Oberschenkelfaszie	Tractus iliotibialis
22 Tiefer Schleimbeutel unterhalb der Kniescheibe	Bursa infrapatellaris profunda
23 Langer Zehenstrecker	M. extensor digitorum longus
24 Oberes Halteband der Strecksehnen	Retinaculum musculorum extensorum superius
25 Unteres Halteband der Strecksehnen	Retinaculum musculorum extensorum inferius
26 Sehne des dritten Wadenbeinmuskels	(M. peroneus tertius)
27 Kurzer Zehenstrecker	M. extensor digitorum brevis
28 Abspreizer der Kleinzehe	M. abductor digiti minimi
29 Hinterer Schienbeinmuskel	M. tibialis posterior
30 Langer Zehenbeuger	M. flexor digitorum longus
31 Langer Großzehenbeuger	M. flexor hallucis longus
32 Achse des oberen Sprunggelenks	(Articulatio talocruralis)
33 Langer Großzehenstrecker	M. extensor hallucis longus
34 Achse des unteren Sprunggelenks	(Articulatio talocalcaneonavicularis)

A

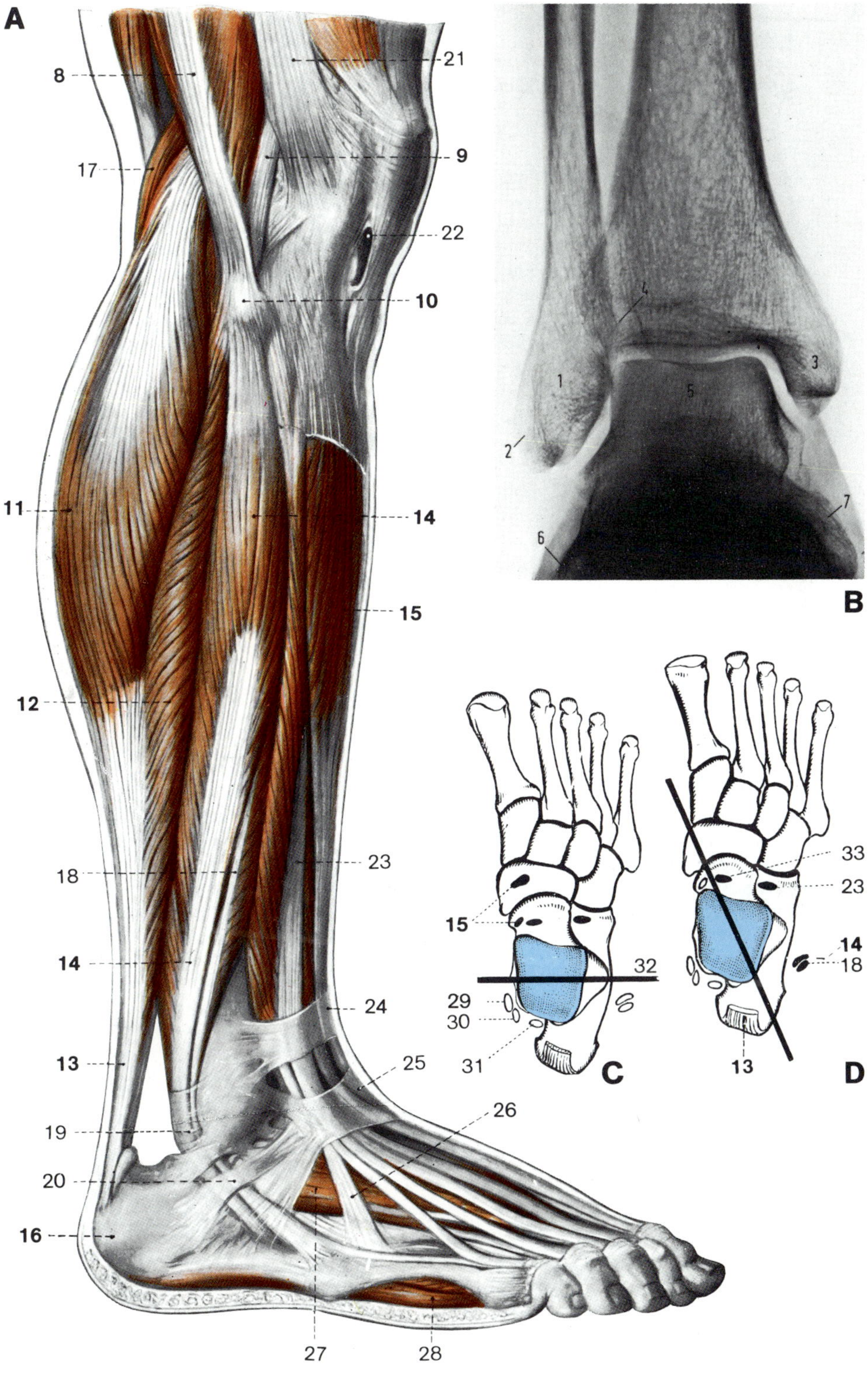
8
21
17
9
22
10
11
14
15
12
23
18
14
24
13
25
19
26
20
16
27
28
4
1
3
5
2
7
6
15
32
29
30
31
33
23
14
18
13

B

C

D

A Muskeln der rechten Fußsohle, oberflächliche Schicht. Die Fußsohlensehnenplatte ist im vorderen Fußbereich entfernt.

B Muskeln der rechten Fußsohle, mittlere Schicht. Der Bau der Fußsohle unterscheidet sich wesentlich vom Bau der Hohlhand. Dies hat mehrere Gründe:

a) Die Hand ist ein Greifwerkzeug, der Fuß ein Stand- und Gehwerkzeug.

b) Der Fuß ist gegen den Unterschenkel rechtwinklig abgesetzt, die Hand setzt die Richtung des Unterarms fort.

c) Die Gewölbekonstruktion des Fußes läßt an der Fußsohle viel Platz für Muskeln, die Hohlhand nicht.

Die Vielfalt der Muskeln der Fußsohle ist aus der biologischen Sonderstellung des Menschen in der Reihe der Säugetiere zu verstehen. Der zweibeinige Stand ermöglichte es, die Hände als Greifwerkzeuge einzusetzen, wodurch der Mensch allen Tieren überlegen wurde. Voraussetzung ist die Sicherheit dieses zweibeinigen Stehens und Gehens. Der Kontakt mit dem Boden muß mit zwei Füßen so gut sein wie bei den anderen Säugetieren mit vier Füßen. Wir benötigen daher sehr differenzierte Anpassungsmöglichkeiten des Fußes an den Boden. Beim hochzivilisierten Menschen verkümmert diese Aufgabe des Fußes allmählich. Fußbeschwerden werden daher immer häufiger. Ihnen kann man durch eifriges Training der Fußsohlenmuskeln entgegenwirken.

C Innere Knöchelgegend und Fußsohle mit Sehnenscheiden (vgl. S. 137), Blutgefäßen und Nerven.

1	Äußerer Knöchel (= Wadenbeinknöchel)	Malleolus lateralis
2	Fersenbeinhöcker	Tuber calcanei
3	Vorderer Schienbeinmuskel	M. tibialis anterior
4	Hinterer Schienbeinmuskel	M. tibialis posterior
5	Langer Großzehenbeuger	M. flexor hallucis longus
6	Langer Zehenbeuger	M. flexor digitorum longus
7	Kurzer Zehenbeuger	M. flexor digitorum brevis
8	Fußsohlensehnenplatte	Aponeurosis plantaris
9	Bindegewebiger Sehnentunnel der Zehnen	Vaginae fibrosae digitorum pedis
10	Regenwurmmuskeln (Spulmuskeln)	Mm. lumbricales
11	Vierter hinterer Zwischenknochenmuskel	M. interosseus dorsalis IV
12	Kurzer Kleinzehenbeuger	M. flexor digiti minimi brevis
13	Abspreizer der Kleinzehe	M. abductor digiti minimi
14	Kurzer Großzehenbeuger	M. flexor hallucis brevis
15	Abspreizer der Großzehe	M. abductor hallucis
16	Halteband der Beugesehnen	Retinaculum musculorum flexorum
17	Sehne des langen Wadenbeinmuskels	(M. peroneus longus)
18	Viereckiger Fußsohlenmuskel	M. quadratus plantae
19	Vordere Schienbeinschlagader	A. tibialis anterior
20	Vordere Schienbeinvene	V. tibialis anterior
21	Schlagaderbogen der Fußsohle	Arcus plantaris
22	Medialer Fußsohlennerv	N. plantaris lateralis
23	Seitlicher Fußsohlennerv	N. plantaris medialis

A

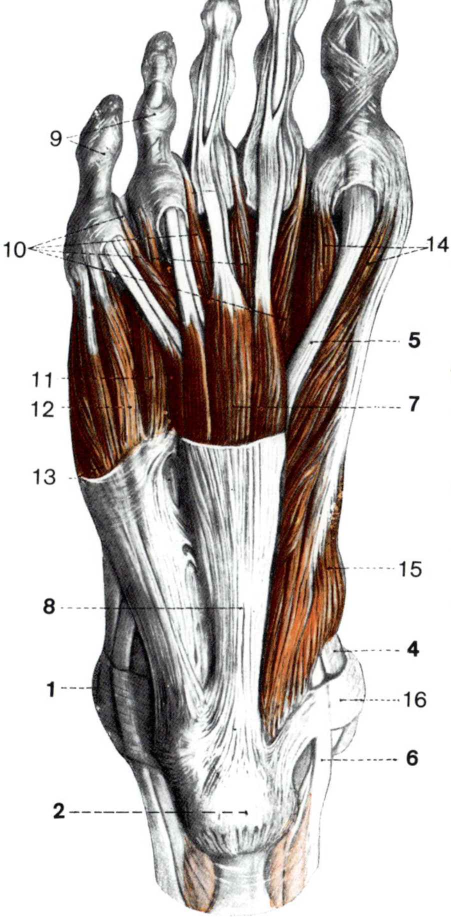
9
10
14
5
11
12
7
13
15
8
4
1
16
6
2

B

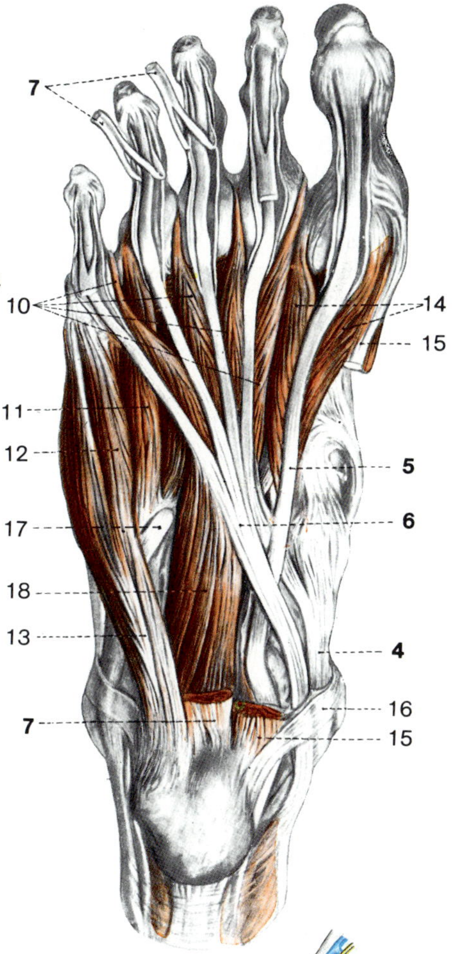
7
10
14
15
11
12
5
17
6
18
13
4
16
7
15

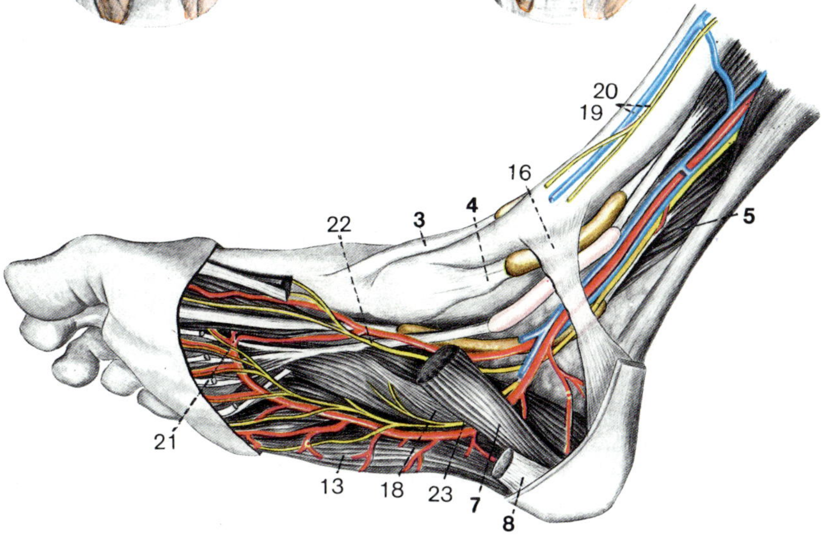
20
19
16
22
3
4
5
21
13
18
23
7
8

C

Untere Gließmaße

A Muskeln der rechten Fußsohle, tiefe Schicht.
B Röntgenbild der Sprunggelenke im tibiofibularen Strahlengang.
C bis **G** Fehlformen des Fußes.
C Spitzfuß. Bei Lähmung der „Strecker" kann der Fußrücken nicht mehr gehoben werden. Durch das Überwiegen der „Beuger" wird der Fuß mit den Zehen zuerst aufgesetzt.
D Spitzklumpfuß. Bei Lähmung der Wadenbeinmuskeln, die den äußeren Fußrand heben, bildet sich ein Klumpfuß aus: Der äußere Fußrand ist gesenkt, der Fuß wird über den äußeren Rand abgerollt. Bei Lähmung der Strecker und der Wadenbeinmuskeln entsteht eine Kombination von Spitzfuß und Klumpfuß.
E Plattfuß (= Senkfuß). Beim Plattfuß knickt die Längswölbung des Fußes ein. Der innere Fußrand, der normalerweise wegen der Längswölbung den Boden im Bereich des Kahnbeins und Sprungbeinkopfes nicht berührt, liegt flach auf. Dies macht beim Gehen erhebliche Beschwerden.
F Hackenfuß. Bei Lähmung der Beuger wird der Fußrücken durch die dann überwiegenden Strecker hochgezogen.
G Knickfuß. Bei Schwäche der Beuger knickt der Fuß über dem inneren Rand ein. Das Fersenbein ist aus der Achse des Beins abgeknickt.
H, J Bewegungen des Beins beim Gehen. Weiß = Standbein, schwarz = Spielbein. Der gesunde Fuß wird beim Gehen mit der Ferse aufgesetzt und über die Köpfe der Mittelfußknochen und die Zehen abgerollt. Bei unzweckmäßigen Schuhen kann der natürliche Ablauf beeinträchtigt sein, was zu rascherer Ermüdung und geringerer Sicherheit beim Aufsetzen des Fußes führt. So steht der Fuß in Schuhen mit hohen Absätzen in einer Spitzfußstellung, in der nur noch wenig Spiel für die Plantarflexion übrig bleibt. Dadurch arbeiten die Muskeln unökonomisch. Sind die Absätze dazu auch noch schmal, so besteht die Gefahr des Umknickens des Fußes. Unfallträchtig sind auch Schuhe mit starren Holzsohlen, in denen der Fuß nicht abrollen kann. Bei Erschlaffung der Fußgewölbe (beginnender Spreiz- und Plattfuß) kann allerdings die Mehrarbeit der Fußmuskeln beim Tragen von Sandalen erwünscht sein.

1 Spitze des inneren Knöchels	(Malleolus medialis)
2 Spitze des äußeren Knöchels	(Malleolus lateralis)
3 Sprungbeinkopf	Caput tali
4 Sprungbeinhals	Collum tali
5 Sprungbeinrolle	Trochlea tali
6 Kahnbein des Fußes	Os naviculare
7 Keilbeine (übereinander projiziert)	Ossa cuneiformia
8 Würfelbein	Os cuboideum
9, 10, 15 Fersenbein	Calcaneus
11, 12 Fersenbeinhöcker	Tuber calcanei
13 Fußwurzelbucht	Sinus tarsi
14 Stütze (des Fersenbeins) für das Sprungbein	Sustentaculum tali
16 Haglundsche Exostose (abnorme Verknöcherung)	–
17 Fünfter Mittelfußknochen	Os metatarsale V
18, 28 Anzieher der Großzehe, 18 querer Kopf, 28 schräger Kopf	M. adductor hallucis, Caput transversum, Caput obliquum
19 Kurzer Kleinzehenbeuger	M. flexor digiti minimi brevis
20 Rückseitige Zwischenknochenmuskeln	Mm. interossei dorsales
21 Fußsohlenseitige Zwischenknochenmuskeln	Mm. interossei plantares
22 Sehne des langen Wadenbeinmuskels	(M. peroneus longus)
23 Sehne des kurzen Wadenbeinmuskels	(M. peroneus brevis)
24 Langes Fußsohlenband	Lig. plantare longum
25 Kurzer Zehenbeuger (abgeschnitten)	M. flexor digitorum brevis
26 Kurzer Großzehenbeuger	M. flexor hallucis brevis
27 Abspreizer der Großzehe (abgeschnitten)	M. abductor hallucis
29 Sehne des vorderen Schienbeinmuskels	(M. tibialis anterior)
30 Sehne des hinteren Schienbeinmuskels	(M. tibialis posterior)
31 Sehne des langen Zehenbeugers	(M. flexor digitorum longus)
32 Sehne des langen Großzehenbeugers	(M. flexor hallucis longus)
33 Bindegewebige Sehnenkanäle der Zehen	Vaginae fibrosae digitorum pedis

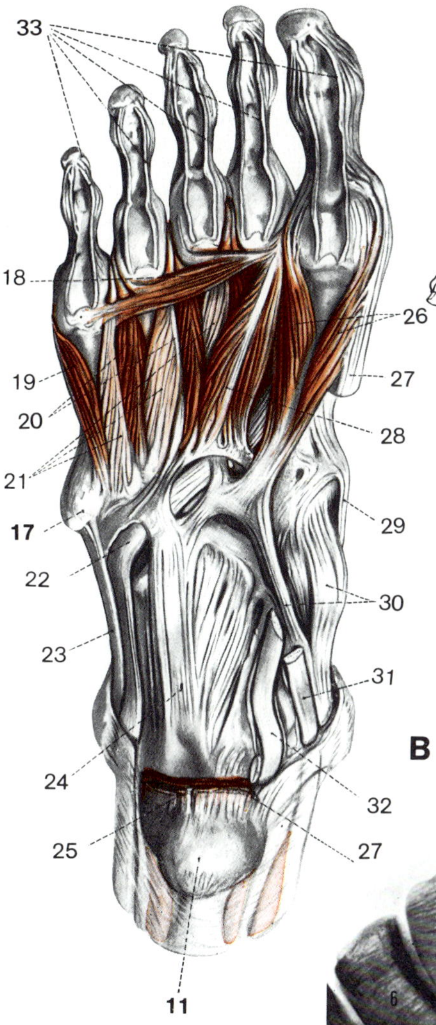
33
18
19
20
21
17
22
23
24
25
11
26
27
28
29
30
31
32
27

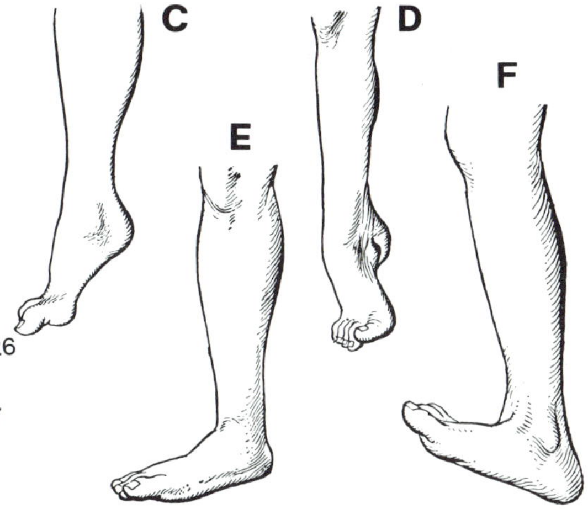
C
D
E
F

B

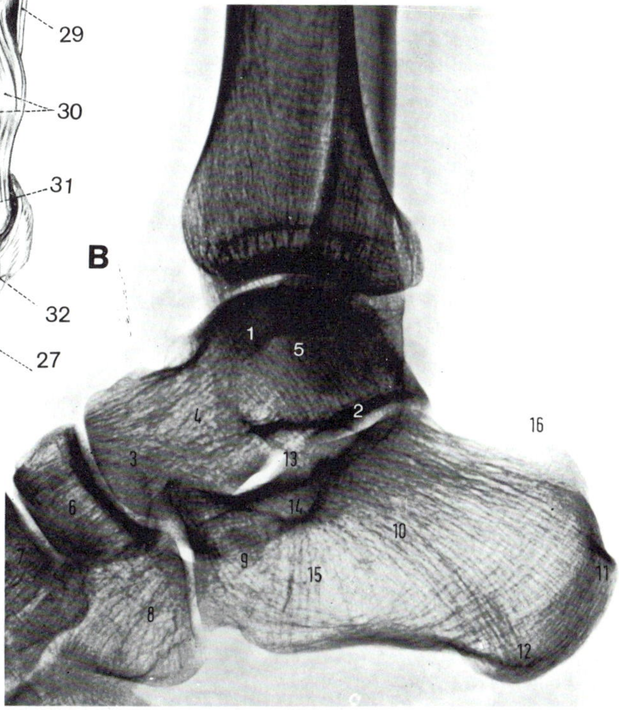
1
5
2
4
3
13
14
6
7
9
15
10
8
16
11
12

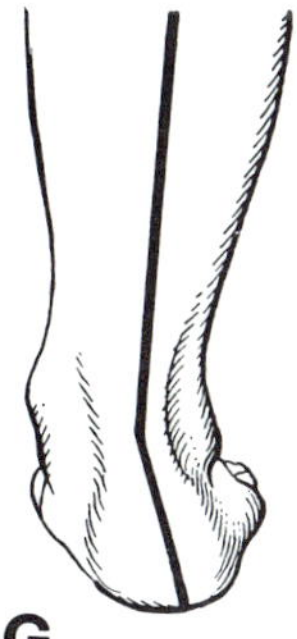

G

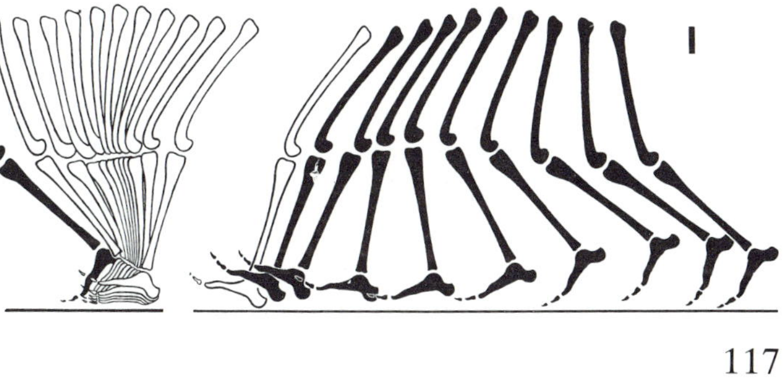
I

H

Obere Gliedmaße

A Das Skelett der oberen Gliedmaße ist in 4 Abschnitte zu gliedern: Schultergürtel, Oberarm, Unterarm, Hand.

B Schultergürtel und Schultergelenk. Der Arm ist mit Hilfe des Schultergürtels am Rumpf befestigt. Beim Menschen besteht der Schultergürtel aus zwei Knochen: dem Schlüsselbein und dem Schulterblatt. Das Schlüsselbein ist mit dem Brustbein und dem Schulterblatt gelenkig verbunden, das Schulterblatt hat rückwärts kein Gelenk mit dem Rumpf, sondern ist nur an Muskeln aufgehängt. Bei vielen Säugetieren, besonders solchen, die auf die Vorderbeine beim Erjagen der Beute oder im schnellen Lauf aufspringen, fehlt das Schlüsselbein. Bei diesen Tieren ist das Schulterblatt nur mit Muskeln am Rumpf aufgehängt. Dies ermöglicht eine besonders gute Abfederung beim Aufsprung. Weil der Arm beim Menschen über das Schlüsselbein relativ starr am Rumpf befestigt ist, bricht das Schlüsselbein beim Sturz auf den schützend vorgestreckten Arm häufig.

Praktisch alle Bewegungen des Schultergelenks werden durch Bewegungen der Schlüsselbeingelenke ergänzt. Der Oberarm verfügt damit über eine Fülle von Bewegungsmöglichkeiten, die letztlich im Dienst der Hand stehen. Die Gelenkpfanne des Schultergelenks ist im Verhältnis zum Oberarmkopf klein. Durch eine Gelenklippe (einem Faserknorpelring) wird der Kontakt verbessert. Um dem Oberarmknochen einen großen Bewegungsspielraum zu ermöglichen, muß die Gelenkkapsel entsprechend weit sein. Da auch keine wesentlichen Verstärkungsbänder vorhanden sind, ist das Schultergelenk eines der gefährdetsten Gelenke des menschlichen Körpers. Verrenkungen sind häufig. Einen gewissen Schutz bietet der „Muskelmantel" des Gelenks, denn es wird von allen Seiten von Muskeln umgeben, die sich schützend anspannen, wenn Gefahr droht. Muskeln benötigen für ihre reflektorische Anspannung jedoch Zeit (etwa eine halbe Sekunde), sehr schnell einwirkende Kräfte können dann schon das Gelenk verrenkt haben, bevor sich die Muskeln anspannen konnten.

C Schultergürtel und Brustkorb des Erwachsenen von oben (Queroval!). Vgl. hierzu das Bild von Schultergürtel und Brustkorb des Neugeborenen auf S. 161.

D Bewegungsumfang des Schultergelenks bei Festhalten des Schultergürtels. Bedenkt man die doch recht freie Beweglichkeit des Arms nach fast allen Seiten, ausgenommen nach rückwärts, so ist man wohl überrascht, den Bewegungsspielraum innerhalb der sogenannten „Bahnkugel" so klein eingezeichnet zu finden. Die freie Beweglichkeit des Arms kommt durch das Zusammenwirken der Schlüsselbeingelenke mit dem Schultergelenk zustande.

E Angeborenes Fehlen der Schlüsselbeine.

1	Hinterhauptbein	Os occipitale
2	Halswirbel	Vertebrae cervicales
3	Brustwirbel	Vertebrae thoracicae
4	Lendenwirbel	Vertebrae lumbales
5	Rippen	Costae
6	Handgriff des Brustbeins	Manubrium sterni
7	Körper des Brustbeins	Corpus sterni
8	Schlüsselbein	Clavicula
9	Schulterblatt	Scapula
10	Elle	Ulna
11	Speiche	Radius
12	Brustbein-Schlüsselbein-Gelenk	Articulatio sternoclavicularis
13	Schultereck-Schlüsselbein-Gelenk	Articulatio acromioclavicularis
14	Schultergelenk	Articulatio humeri
15	Sehne des langen Bizepskopfes	(M. biceps brachii, Caput longum)
16	Sehnenscheide der Sehne des langen Bizepskopfes	Vagina synovialis intertubercularis
17	Rabenschnabelfortsatz-Schultereck-Band	Lig. coracoacromiale
18	Rabenschnabelfortsatz-Schlüsselbein-Band	Lig. coracoclaviculare
19	Rippen-Schlüsselbein-Band	Lig. costoclaviculare
20	Zwischenschlüsselbeinband	Lig. interclaviculare

B

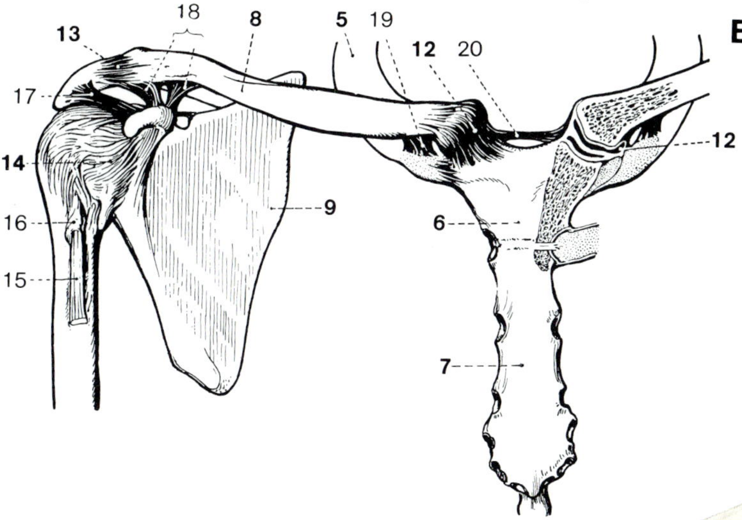

A

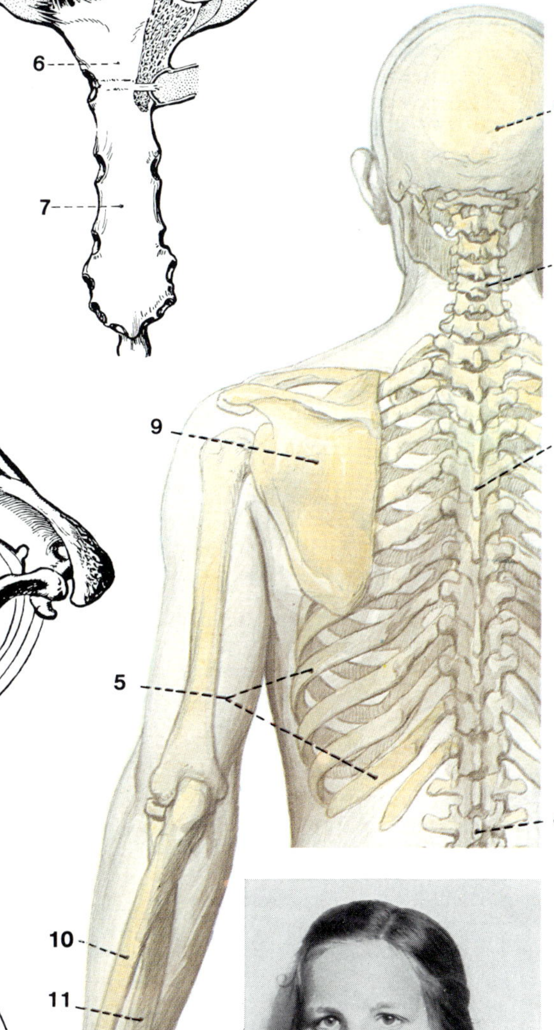

C

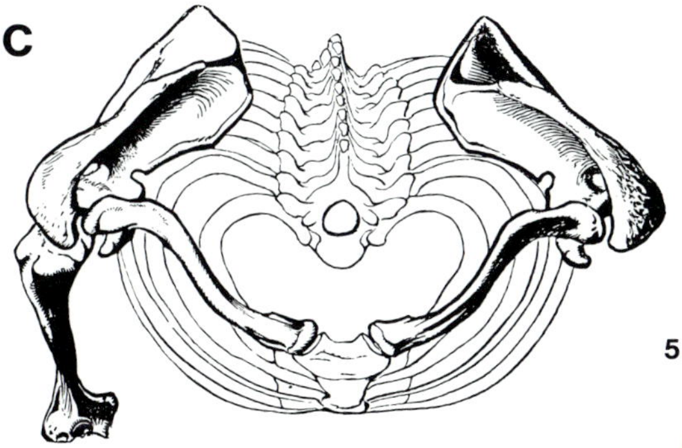

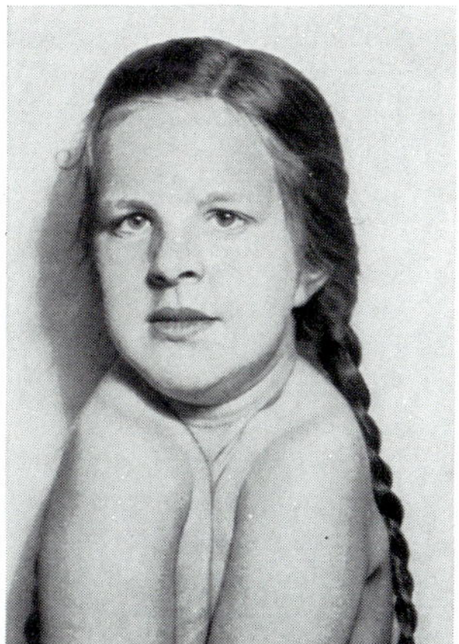

D

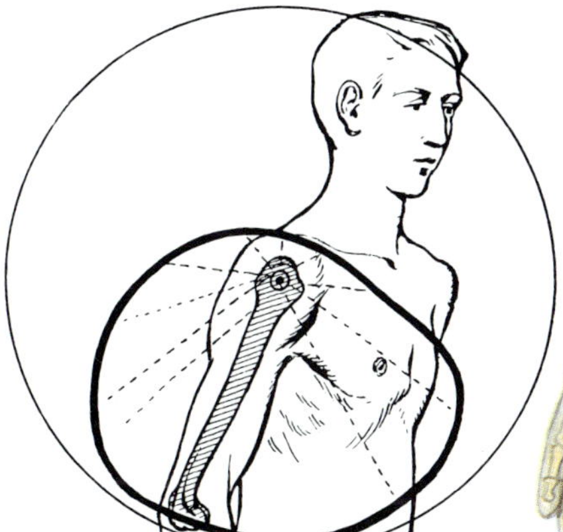

E

Obere Gliedmaße

A Rechtes Schultergelenk von vorn. Die Gelenkkapsel ist gefenstert, um den Blick auf Kopf und Pfanne freizugeben. Das Schultergelenk ist ein Kugelgelenk und hat demnach drei Hauptachsen, um welche die Hauptbewegungen des Oberarms erfolgen:
1. Vorwärts- und Rückwärtsheben,
2. Abspreizen und Anziehen,
3. Innen- und Außenkreiseln.

B Frontalschnitt durch das rechte Schultergelenk mit Muskelmantel.

C Halten einer Last am vorgestreckten Arm. Der Deltamuskel kann den Arm im Schultergelenk bis zur Horizontalen heben. Die Anspannung des Deltamuskels allein genügt aber nicht: Das Schultergelenk selbst ist nicht direkt am Rumpf, sondern in den Schultergürtel eingebaut, der seinerseits wieder gegen den Rumpf beweglich ist. Es muß also noch der vordere Sägemuskel eine Schwenkung des Schulterblatts nach rückwärts verhindern.

D Stütz auf dem Barren oder am Reck: Es spannen sich die Muskeln an, die den Schultergürtel nach unten ziehen bzw. in diesem Fall den Rumpf an den Armen oder am Schultergürtel aufhängen: unterer Abschnitt des Trapezmuskels, breitester Rückenmuskel, unterer Abschnitt des vorderen Sägemuskels und großer Brustmuskel.

1	Schaft des Oberarmbeins	Corpus humeri
2	Schultereck	Acromion
3	Schultereck-Schlüsselbein-Gelenk	Articulatio acromioclavicularis
4	Rabenschnabelfortsatz	Processus coracoideus
5	Schlüsselbein	Clavicula
6	Pfanne des Schultergelenks	Cavitas glenoidalis
7	Kapsel (des Schultergelenks)	Capsula articularis
8	Sehne des langen Bizepskopfes	(M. biceps brachii, Caput longum)
9	Deltamuskel	M. deltoideus
10	Sehnenscheide des langen Bizepskopfes	Vagina synovialis intertubercularis
11	Unterschulterblattmuskel	M. subscapularis
12	Großer Höcker (des Oberarmbeins)	Tuberculum majus
13	Rabenschnabelfortsatz-Schultereck-Band	Lig. coracoacromiale
14	Rabenschnabelfortsatz-Schlüsselbein-Band	Lig. coracoclaviculare
15	Queres Schulterblattband	Lig. transversum scapulae
16	Oberer Rand (des Schulterblatts)	Margo superior
17	Oberer Winkel (des Schulterblatts)	Angulus superior
18	Rippenseite (des Schulterblatts)	Facies costalis (ventralis)
19	Innerer Rand (des Schulterblatts)	Margo medialis
20	Unterer Winkel (des Schulterblatts)	Angulus inferior
21	Äußerer Rand (des Schulterblatts)	Margo lateralis
22	Armstrecker, langer Kopf	M. triceps brachii, Caput longum
23	Faserknorpelring („Gelenklippe") am Pfannenrand des Schultergelenks	Labrum glenoidale
24	Schleimbeutel unter dem Deltamuskel	Bursa subdeltoidea
25	Gelenkhöhle	Cavitas articularis
26	Obergrätenmuskel	M. supraspinatus
27	Untergrätenmuskel	M. infraspinatus
28	Kleiner runder Muskel	M. teres minor
29	Hintere herumbiegende Oberarmschlagader	A. circumflexa humeri posterior
30	Achselnerv	N. axillaris
31	Epiphysenlinie (ehemalige Wachstumszone)	Metaphysis
32	Rabenschnabelfortsatz-Oberarm-Band	Lig. coracohumerale
33	Mediale Achsellücke	[Hiatus axillaris medialis]
34	Seitliche Achsellücke	[Hiatus axillaris lateralis]
35	Großer runder Muskel	M. teres major
36	Breitester Rückenmuskel	M. latissimus dorsi
37	Armstrecker, medialer Kopf	M. triceps brachii, Caput mediale

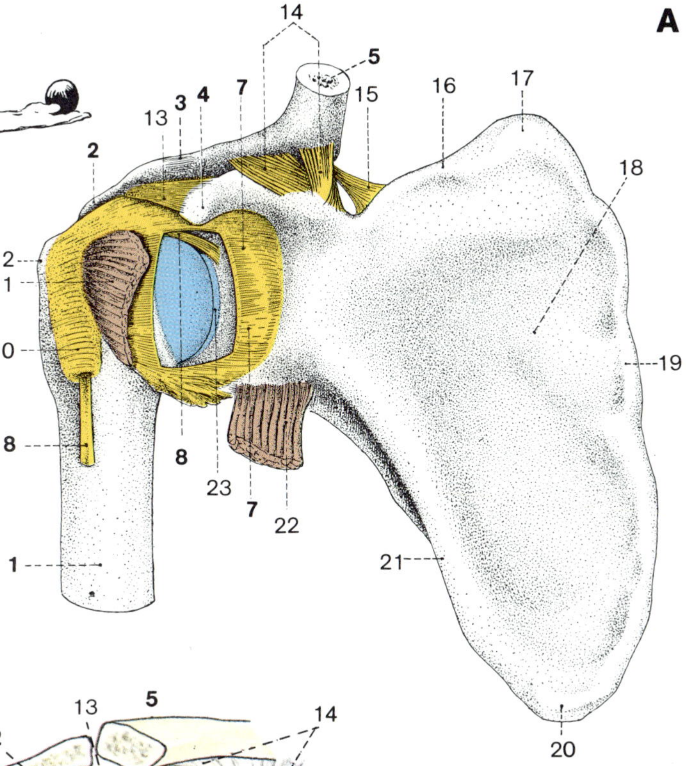
A
14
5
13
3
4
7
15
16
17
2
18
12
11
10
19
8
8
23
7
22
1
21
20

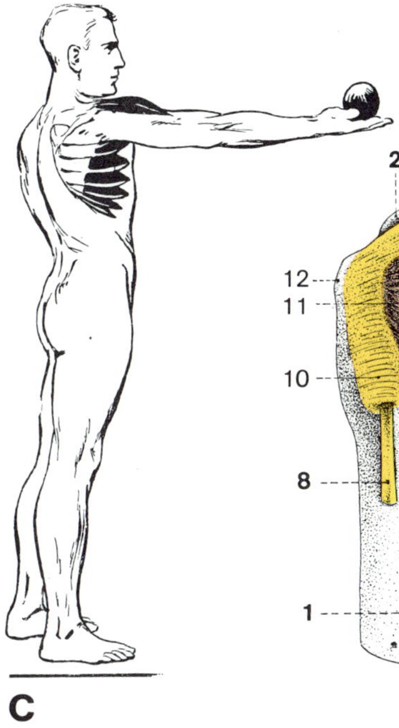
C

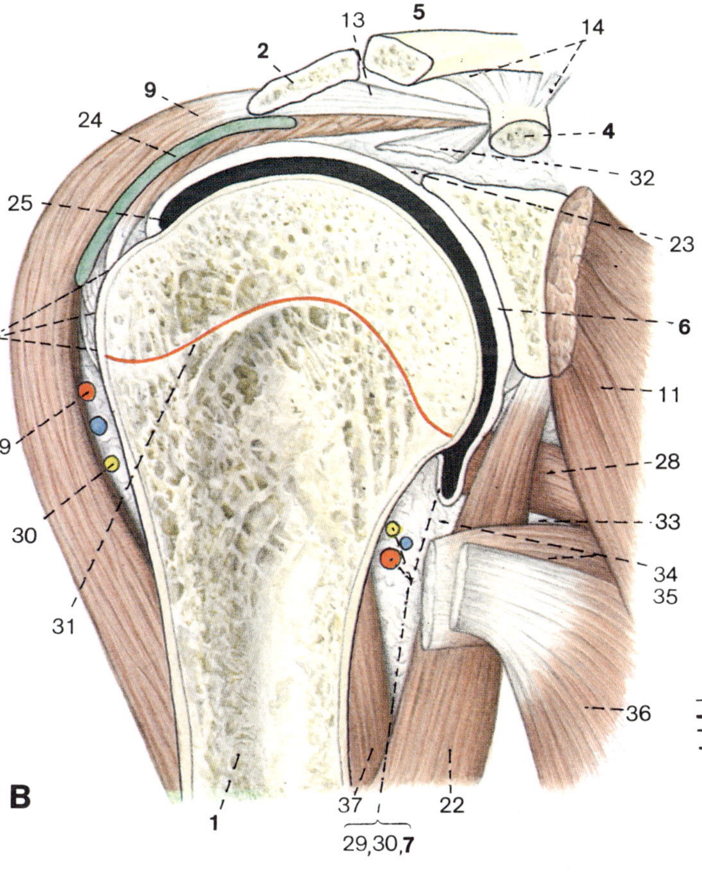
13
5
14
2
9
24
4
32
25
23
26
27
28
6
11
29
28
33
30
34
35
31
36
37
22
1
29,30,7
B

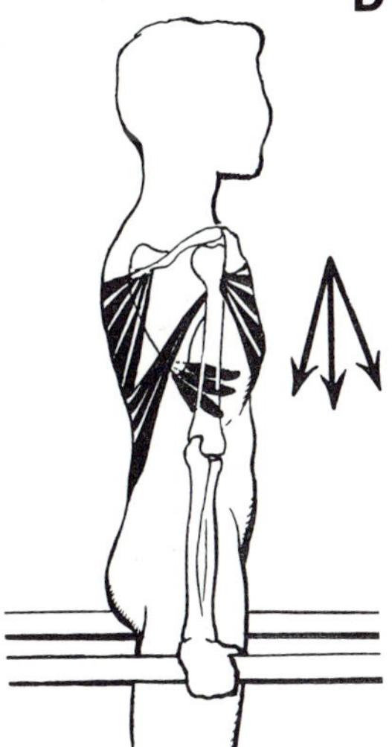
D

Obere Gliedmaße

A Linker Oberarmknochen („Oberarmbein“) von vorn.
B Linker Oberarmknochen von hinten.
C Röntgenbild des Schultergelenks bei abgespreiztem Arm.
D Beim Heben des Arms nach vorn wird das Schulterblatt nach vorn gezogen (im Brustbein-Schlüsselbein-Gelenk). Der Bewegungsspielraum des Schultergelenks wird ergänzt durch die Schlüsselbeingelenke, indem die Schultergelenkpfanne jeweils eine neue Ausgangsbasis einnimmt, um die sich der Oberarmknochen dann in dem auf S. 119 gezeichneten Umfang bewegen kann.
E Heben des Arms über die Horizontale. Im Schultergelenk ist eine Hebung des Arms nur etwa bis zur Horizontalen möglich. Wollen wir weiter emporheben, so müssen wir die Ausgangsstellung des Schultergelenks verändern. Nachdem die Gelenkpfanne des Schultergelenks ein Teil des Schulterblatts ist, können wir die Ausgangsstellung des Schultergelenks dadurch verändern, daß wir das Schulterblatt entsprechend drehen (in den Schlüsselbeingelenken). Um den Arm über die Horizontale zu bringen, müssen wir folglich die Schultergelenkpfannne nach oben richten, das erreichen wir, wenn wir den Schultergürtel heben (oberer Abschnitt des Trapezmuskels) und das Schulterblatt nach vorn schwenken (vorderer Sägemuskel). Die Bewegungen des Schultergürtels und des Schultergelenks sind jedoch nicht etwa so abgegrenzt, daß die Hebung bis zur Horizontalen nur im Schultergelenk und darüber nur in den Schlüsselbeingelenken vor sich geht, vielmehr wirken alle drei Gelenke auch schon bei kleinen Bewegungen zusammen: Man kann sich selbst unschwer davon überzeugen, wenn man mit einer Hand nach dem Schulterblatt der anderen Seite tastet und dann Armbewegungen ausführt. Man merkt deutlich, wie das Schulterblatt ständig mitbewegt wird.
F Hang am Reck. Der Rumpf ist mit dem breitesten Rückenmuskel an den Armen aufgehängt.

Weiteres Röntgenbild des Schultergelenks S. 341.

1	Schulterblattgräte	Spina scapulae
2	Schultereck	Acromion
3	Schlüsselbein	Clavicula
4	Gelenkpfanne des Schultergelenks	Cavitas glenoidalis
5	Rabenschnabelfortsatz	Processus coracoideus
6	Hals des Schulterblatts	Collum scapulae
7	Äußerer Rand (des Schulterblatts)	Margo lateralis
8	Schaft des Oberarmbeins	Corpus humeri
9	Kopf des Oberarmbeins	Caput humeri
10	Großer Höcker (des Oberarmbeins)	Tuberculum majus
11	Kleiner Höcker (des Oberarmbeins)	Tuberculum minus
12	Rolle des Oberarmbeins	Trochlea humeri
13	Köpfchen des Oberarmbeins	Capitulum humeri
14	Innerer Obergelenkknorren (des Oberarmbeins)	Epicondylus medialis (humeri)
15	Äußerer Obergelenkknorren (des Oberarmbeins)	Epicondylus lateralis (humeri)
16	„Anatomischer“ Hals des Oberarmbeins	Collum anatomicum
17	Knochenkamm unterhalb des kleinen Höckers	Crista tuberculi minoris
18	Grube für den Kronenfortsatz der Elle	Fossa coronoidea
19	Rinne zwischen großem und kleinem Höcker	Sulcus intertubercularis
20	Knochenkamm unterhalb des großen Höckers	Crista tuberculi majoris
21	Grube für den Speichenkopf	Fossa radialis
22	„Chirurgischer“ Hals (des Oberarmbeins)	Collum chirurgicum
23	Knochenrinne für den Speichennerv	Sulcus nervi radialis (Sulcus spiralis)
24	Grube für den Ellenbogen	Fossa olecrani
25	Knochenrinne für den Ellennerv	Sulcus nervi ulnaris

D

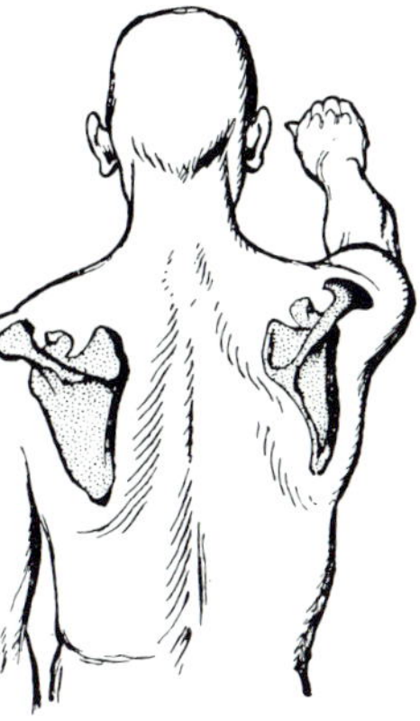

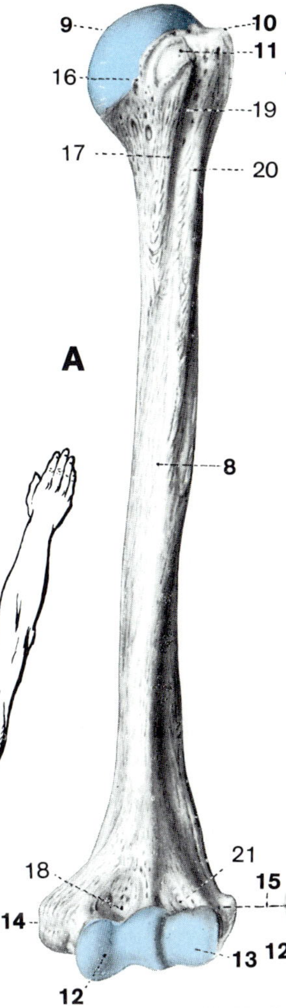
9
10
11
16
19
17
20
8
18
21
15
14
13
12

A

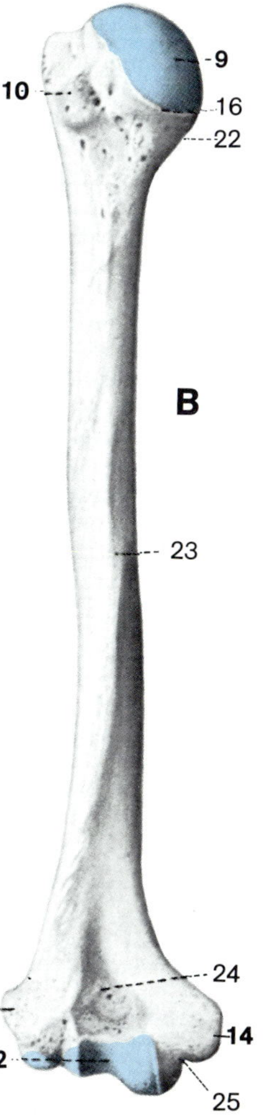
10
9
16
22
23
24
15
14
12
25

B

E

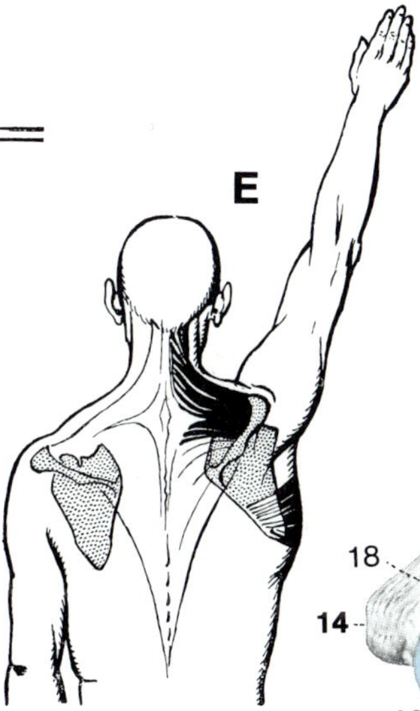

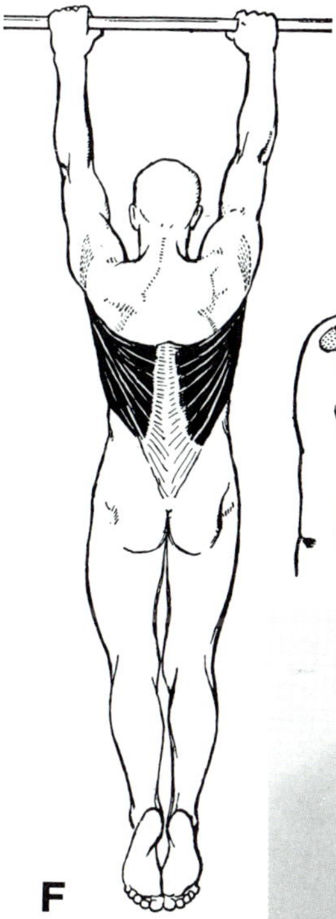

F

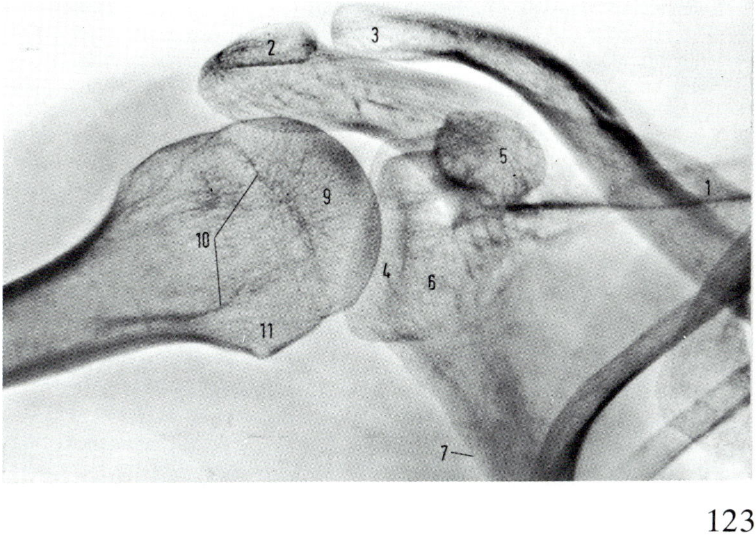
2
3
5
1
9
10
4
6
11
7

C

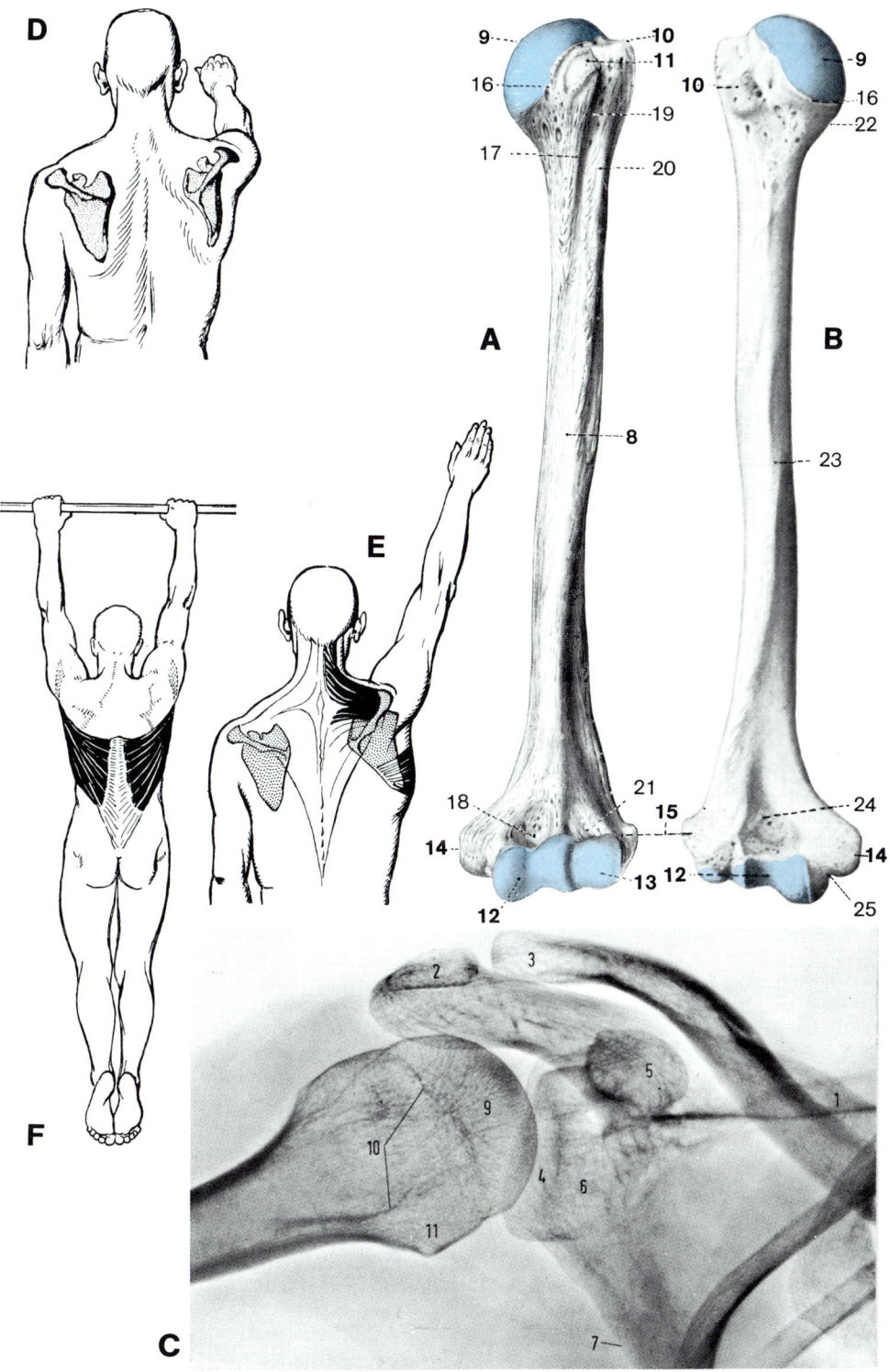

A Hebung des Schultergürtels: es wirken zusammen der obere Abschnitt des Trapezmuskels und der Schulterblattheber.

B Bewegung des Schultergürtels vor- und rückwärts: Nach vorn ziehen den Schultergürtel der vordere Sägemuskel und der kleine Brustmuskel, nach hinten der mittlere Abschnitt des Trapezmuskels und die beiden Rautenmuskeln. Beide Muskelgruppen wirken zusammen, wenn das Schulterblatt fest an den Rumpf gepreßt werden soll, z.B. beim Handstand, bei dem der Rumpf von den Gürtelmuskeln über dem Arm festgehalten wird.

C Oberflächliche Rückenmuskeln. Auf der rechten Seite ist die erste Lage der Muskeln abgetragen, um die zweite Schicht zu zeigen. Als oberflächliche Rückenmuskeln oder hintere Gürtelmuskeln bezeichnen wir eine Gruppe von Muskeln, die im Dienst des Schultergürtels und des Arms steht, sich jedoch weit über den Rücken ausgebreitet und dabei die „bodenständigen" Rückenmuskeln (tiefe Rückenstreckmuskeln im Dienst der Wirbelsäule) überlagert hat.

Trapezmuskel: entspringt an den Dornfortsätzen der Hals- und Brustwirbel sowie am Hinterhauptbein, setzt an Schlüsselbein, Schultereck und Schulterblattgräte an, hebt den Schultergürtel (mit seinem oberen Teil) und zieht ihn nach rückwärts, unterstützt die Hebung des Arms durch Drehung des Schulterblatts.

Breitester Rückenmuskel: entspringt mit einer großen Sehnenplatte von den unteren Brust- und den Lendendornfortsätzen sowie vom Darmbeinkamm und den unteren drei Rippen, setzt auf der Vorderseite des Oberarmknochens an, zieht den Arm an den Rumpf und nach rückwärts, dreht ihn nach innen.

1	Kopfwender	M. sternocleidomastoideus
2	Schulterblattgräte	Spina scapulae
3	Deltamuskel	M. deltoideus
4	Trapezmuskel (= Kapuzenmuskel)	M. trapezius
5	Breitester Rückenmuskel	M. latissimus dorsi
6	Äußerer schräger Bauchmuskel	M. obliquus externus abdominis
7	Darmbeinkamm	Crista iliaca
8	Großer und kleiner Rautenmuskel	M. rhomboideus major; M. rhomboideus minor
9	Innerer schräger Bauchmuskel	M. obliquus internus abdominis
10	Dornfortsatz des siebenten Halswirbels	Vertebra prominens
11	Sehnenspiegel des Trapezmuskels („Lindenblattsehne")	(M. trapezius)
12	Großer runder Muskel	M. teres major
13	Dornfortsatz des zwölften Brustwirbels	Vertebra thoracica XII, Processus spinosus
14	Lendendreieck (zwischen äußerem schrägem Bauchmuskel, breitestem Rückenmuskel und Darmbeinkamm)	Trigonum lumbale
15	Sehnenhaubenmuskel, Hinterhauptabschnitt	M. occipitofrontalis, Venter occipitalis
16	Halbdornmuskel des Kopfes	M. semispinalis capitis
17	Riemenmuskel des Kopfes	M. splenius capitis
18	Riemenmuskel des Halses	M. splenius cervicis
19	Schulterblattheber	M. levator scapulae
20	Obergrätenmuskel	M. supraspinatus
21	Untergrätenmuskel	M. infraspinatus
22	Äußere Achsellücke	[Hiatus axillaris lateralis]
23	Innere Achsellücke	[Hiatus axillaris medialis]
24	Dreiköpfiger Oberarmmuskel, langer Kopf	M. triceps brachii, Caput longum
25	Achte Rippe	Costa VIII
26	Hinterer unterer Sägemuskel	M. serratus posterior inferior
27	Rippenursprünge des breitesten Rückenmuskels	(M. latissimus dorsi)
28	Zwölfte Rippe	Costa XII
29	Rücken-Lenden-Faszie (Hülle der tiefen Rückenstreckmuskeln, zugleich Ursprungssehnenplatte für den breitesten Rückenmuskel)	Fascia thoracolumbalis
30	Hinterer oberer Darmbeinstachel	Spina iliaca posterior superior

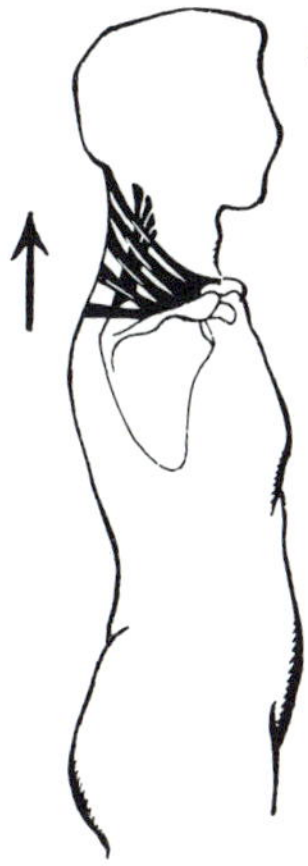

A

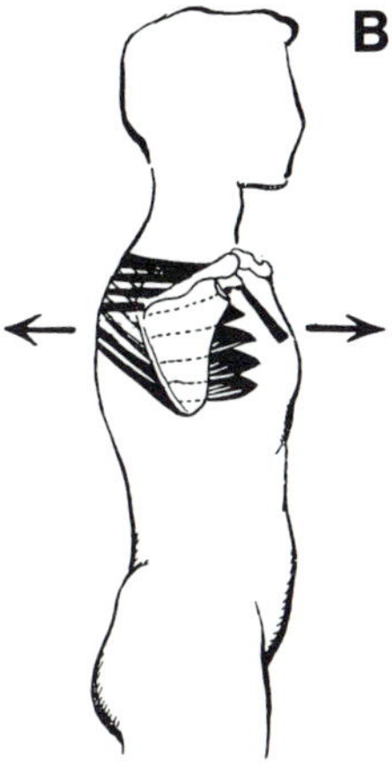

B

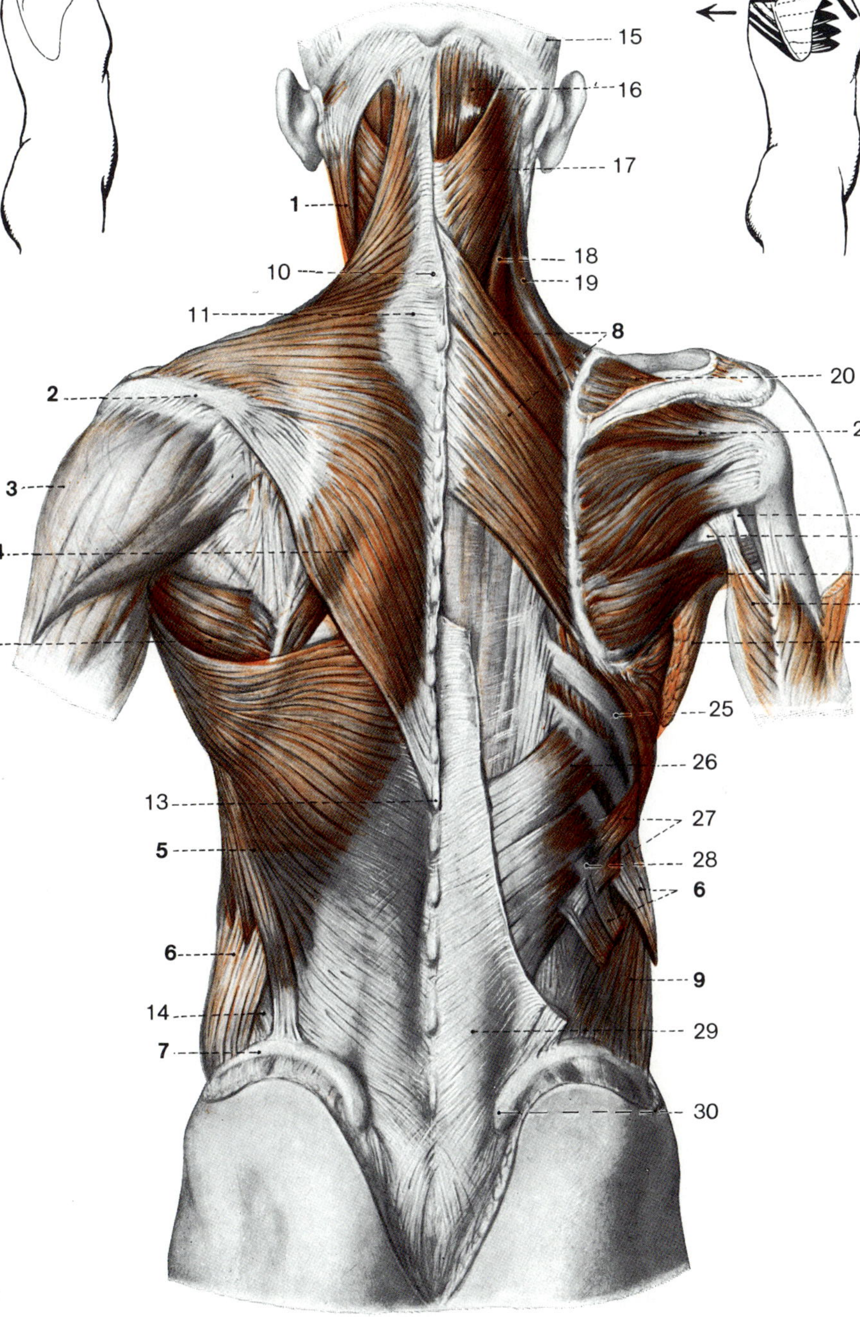
15
16
17
1
18
10
19
11
8
20
2
21
3
22
23
4
12
24
12
5
25
26
13
27
5
28
6
6
9
14
29
7
30

C

A Röntgenbild des Ellbogengelenks. Man beachte wie die Elle mit Kronenfortsatz und Ellenbogen die Rolle des Oberarmknochens umgreift. Das Ellbogengelenk besteht aus drei Teilgelenken: 1. Die Elle führt um die Rolle des Oberarmknochens eine Scharnierbewegung aus (Beugung und Streckung). 2. Die Speiche dreht sich radartig um die Elle (vgl. Abbildung F), wodurch die Handfläche nach oben (Supination) oder unten (Pronation) gedreht wird. 3. Die Speiche muß mithin gegenüber dem Oberarmknochen sowohl die Scharnier- als auch die Drehbewegung vollführen können. Deshalb ist das der Speiche gegenüberstehende Gelenkende des Oberarmknochens halbkugelig (Oberarmköpfchen), das der Elle gegenüberstehende dagegen zylindrisch (Oberarmrolle).

B Linke Elle und Speiche von vorn.

C Linke Elle und Speiche von hinten.

D Bei gestrecktem Ellbogengelenk liegen Obergelenkknorren und Ellenbogen auf einer Geraden.

E Bei rechtwinklig gebeugtem Ellbogengelenk bilden Obergelenkknorren und Ellbogen ein gleichschenkliges Dreieck. Bei Verrenkungen ist diese Beziehung gestört.

F Der Speichenkopf wird durch das Ringband an die Elle fixiert.

G Kapsel des Ellbogengelenks mit Innenband und Zwischenknochenmembran.

1	Speichenkopf	Caput radii
2	Oberarmbein	Humerus
3	Ellenbogen (Ansatz des dreiköpfigen Armmuskels)	Olecranon; M. triceps brachii
4	Schaft der Speiche	Corpus radii
5	Schaft der Elle	Corpus ulnae
6	Ellenkopf	Caput ulnae
7	Griffelfortsatz (der Speiche)	Processus styloideus (radii)
8	Innerer Obergelenkknorren (des Oberarmbeins)	Epicondylus medialis (humeri)
9	Äußerer Obergelenkknorren (des Oberarmbeins)	Epicondylus lateralis (humeri)
10	Ringband der Speiche	Lig. anulare radii
11	Innenband des Ellbogengelenks	Lig. collaterale ulnare
12	Einschnitt für die Rolle des Oberarmbeins	Incisura trochlearis
13	Kronenfortsatz (der Elle)	Processus coronoideus (ulnae)
14	Einschnitt für den Speichenkopf	Incisura radialis
15	Rauhigkeit der Elle (Ansatz des Armbeugers)	Tuberositas ulnae; M. brachialis
16	Untere Gelenkfläche (der Elle)	Circumferentia articularis
17	Griffelfortsatz (der Elle)	Processus styloideus (ulnae)
18	Gelenkfläche (des Speichenkopfes)	Circumferentia articularis
19	Hals der Speiche	Collum radii
20	Rauhigkeit der Speiche (Ansatz der Bizepssehne)	Tuberositas radii; M. biceps brachii
21	Zwischenknochenränder (von Elle und Speiche)	Margo interosseus
22	Eintrittsstellen für Blutgefäße	Foramina nutricia
23	Hintere Kante (der Elle)	Margo posterior
24	Durch die Streckensehnen bedingte Knochenrinnen	–
25	Zwischenknochenmembran des Unterarms	Membrana interossea antebrachii
26	Schrägzug	Chorda obliqua
27	Bizepssehne	(M. biceps brachii)
28	Dünne Stelle der Gelenkkapsel	(Capsula articularis)

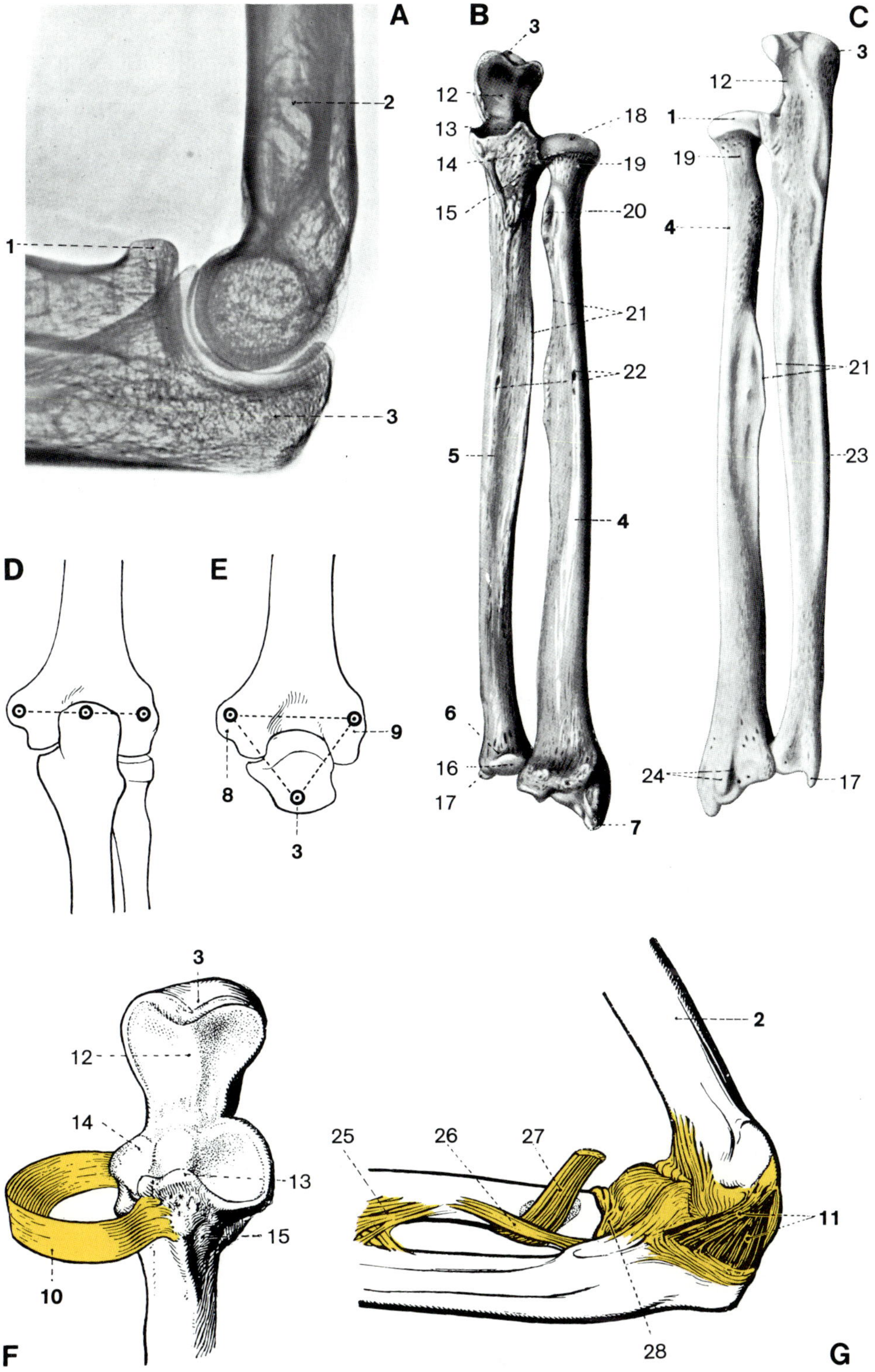
A
B
C
D
E
F
G
1
2
3
4
5
6
7
8
9
10
11
12
13
14
15
16
17
18
19
20
21
22
23
24
25
26
27
28

Obere Gliedmaße

A Muskeln der Vorderseite von Schulterblatt und Oberarm.
B Muskeln der Beugeseite des Unterarms und der Hand.
C Verlauf der Sehne des langen Bizepskopfs im Schultergelenk. Die Sehne entspringt vom Schulterblatt innerhalb des Gelenks und wird dann durch eine Sehnenscheide nach außen geschleust. Die Sehne verläuft dabei in einer Knochenrinne zwischen großem und kleinem Höcker des Oberarmbeins.
D, E Aufwickeln und Abrollen der Bizepssehne um die Speiche bei den Umwendbewegungen der Hand. Der Bizeps ist der stärkste Auswärtsdreher.
F Einwärtsdrehen des Unterarms und der Hand durch den runden und den viereckigen Einwärtsdreher.

Bilder zur topographischen Anatomie des Arms S. 449 bis 453.

1	Schlüsselbein (abgesägt)	Clavicula
2	Rabenschnabelfortsatz	Processus coracoideus
3	Innerer Obergelenkknorren (des Oberarmbeins)	Epicondylus medialis (humeri)
4	Speiche	Radius
5	Erbsenbein	Os pisiforme
6	Pfanne des Schultergelenks	Cavitas glenoidalis
7	Gelenkkapsel	Capsula articularis
8	Unterschulterblattmuskel	M. subscapularis
9	Großer runder Muskel	M. teres major
10	Breitester Rückenmuskel (durchtrennt)	M. latissimus dorsi
11	Deltamuskel	M. deltoideus
12	Großer Brustmuskel (durchtrennt)	M. pectoralis major
13	Bizeps (= zweiköpfiger Armmuskel)	M. biceps brachii
14	Armbeuger	M. brachialis
15	Oberarm-Speichen-Muskel	M. brachioradialis
16	Runder Einwärtsdreher	M. pronator teres
17	Speichenseitiger Handbeuger	M. flexor carpi radialis
18	Oberflächlicher Fingerbeuger	M. flexor digitorum superficialis
19	Ellenseitiger Handbeuger	M. flexor carpi ulnaris
20	Hohlhandsehne	Aponeurosis palmaris
21	Halteband der Beugesehnen	Retinaculum flexorum
22	Rabenschnabelfortsatz-Oberarm-Muskel	M. coracobrachialis
23	Armstrecker (dreiköpfiger Oberarmmuskel)	M. triceps brachii
24	Langer speichenseitiger Handstrecker	M. extensor carpi radialis longus
25	Kurzer speichenseitiger Handstrecker	M. extensor carpi radialis brevis
26	Obergrätenmuskel	M. supraspinatus
27	Kleiner Brustmuskel (abgeschnitten)	M. pectoralis minor
28	Innere Muskeltrennwand (zwischen Beuge- und Streckmuskeln)	Septum intermusculare brachii mediale
29	Flache Bizepssehne	Aponeurosis musculi bicipitis brachii (Aponeurosis bicipitalis)
30	Auswärtsdreher	M. supinator
31	Langer Hohlhandsehnenspanner	M. palmaris longus
32	Langer Daumenbeuger	M. flexor pollicis longus
33	Langer Daumenabspreizer	M. abductor pollicis longus
34	Kurzer Hohlhandsehnenspanner	M. palmaris brevis
35	Kurzer Daumenabspreizer	M. abductor pollicis brevis
36	Schleimbeutel zwischen Bizepssehne und Speiche	Bursa bicipitoradialis
37	Faserknorpelring („Gelenklippe“) am Pfannenrand des Schultergelenks	Labrum glenoidale
38	Epiphysenlinie (Wachstumszone)	Metaphysis
39	Querband des Schulterblatts	Lig. transversum scapulae

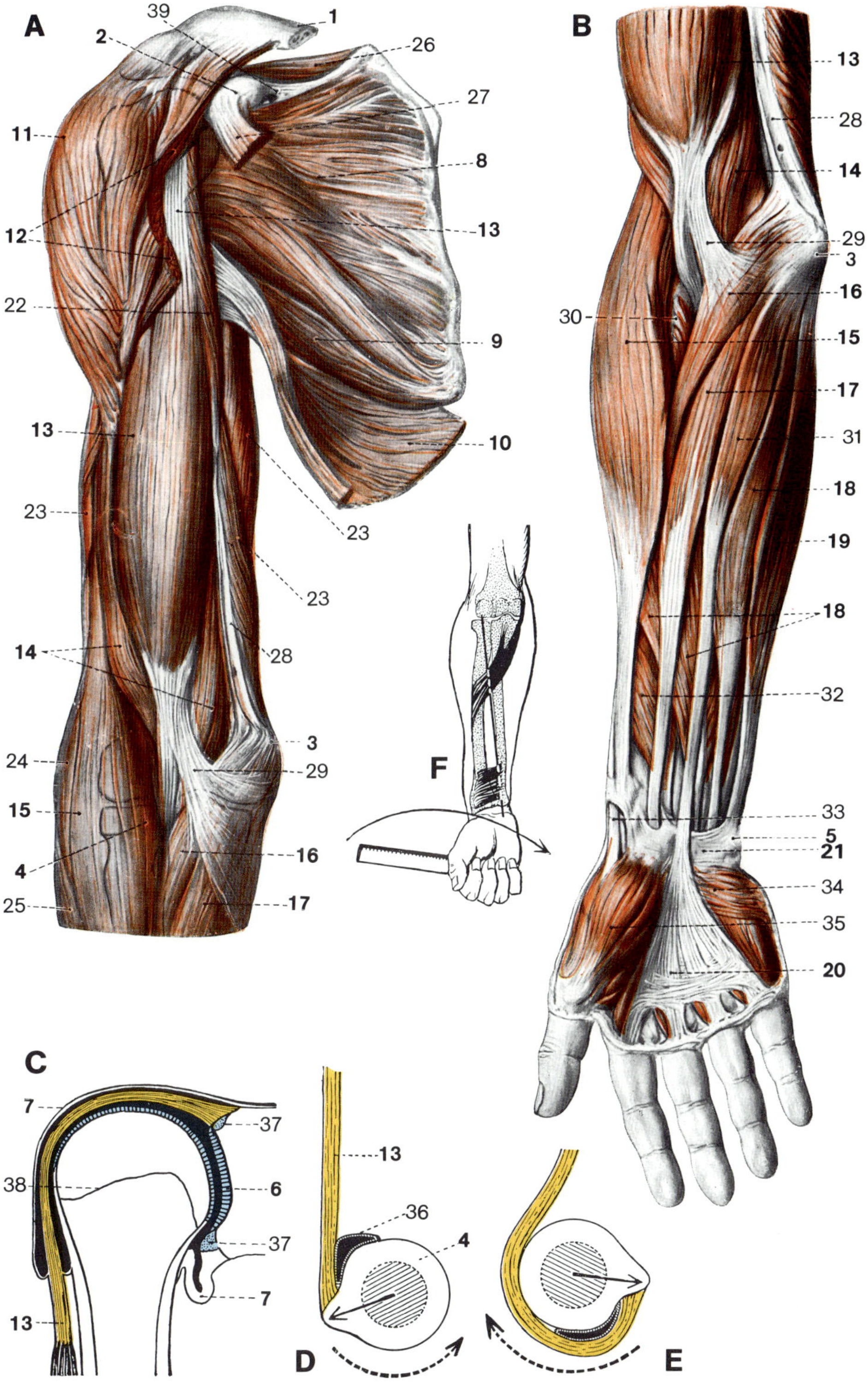
A
39
1
2
26
27
11
8
12
13
22
9
13
10
23
23
23
14
28
3
24
29
15
4
16
25
17
B
13
28
14
29
3
16
30
15
17
31
18
19
18
32
33
5
21
34
35
20
F
C
7
37
38
6
37
7
13
13
36
4
D
E

Obere Gliedmaße

A Muskeln der Rückseite von Schulterblatt und Oberarm. Der Deltamuskel ist abgetragen.
B Muskeln der Rückseite des Unterarms und der Hand.
C Anspannung des Armstreckers beim Aufstützen.
D Querschnitt durch den Unterarm in Nähe des Handgelenks. Der Chirurg ist nicht zu beneiden, der bei einer Kreissägenverletzung des Unterarms alle Sehnen, Nerven und Blutgefäße wieder zusammenflicken muß!

1 Schulterblattgräte	Spina scapulae
2 Schultereck	Acromion
3 Großer Höcker (des Oberarmbeins)	Tuberculum majus
4 Innerer Obergelenkknorren (des Oberarmbeins)	Epicondylus medialis (humeri)
5 Äußerer Obergelenkknorren (des Oberarmbeins)	Epicondylus lateralis (humeri)
6 Ellenbogen	Olecranon
7 Hinterkante (der Elle)	Margo posterior
8 Ellenkopf	Caput ulnae
9 Obergrätenmuskel	M. supraspinatus
10 Untergrätenmuskel	M. infraspinatus
11 Großer runder Muskel	M. teres major
12 Breitester Rückenmuskel	M. latissimus dorsi
13 Kleiner runder Muskel	M. teres minor
14 Armstrecker (= dreiköpfiger Armmuskel)	M. triceps brachii
15 Langer speichenseitiger Handstrecker	M. extensor carpi radialis longus
16 Kurzer speichenseitiger Handstrecker	M. extensor carpi radialis brevis
17 Fingerstrecker	M. extensor digitorum
18 Ellenseitiger Handstrecker	M. extensor carpi ulnaris
19 Halteband der Strecksehnen	Retinaculum extensorum
20 Rückseitige Zwischenknochenmuskeln	Mm. interossei dorsales
21 Viereckiger Einwärtsdreher	M. pronator quadratus
22 Oberflächlicher Fingerbeuger	M. flexor digitorum superficialis
23 Tiefer Fingerbeuger	M. flexor digitorum profundus
24 Abspreizer des kleinen Fingers	M. abductor digiti minimi
25 Äußere Muskeltrennwand	Septum intermusculare brachii laterale
26 Bizeps (= zweiköpfiger Armmuskel)	M. biceps brachii
27 Armbeuger	M. brachialis
28 Oberarm-Speichen-Muskel	M. brachioradialis
29 Knorrenmuskel	M. anconeus
30 Strecker des kleinen Fingers	M. extensor digiti minimi
31 Sehne des langen Daumenstreckers	(M. extensor pollicis longus)
32 Strecker des Zeigefingers	M. extensor indicis
33 Langer Daumenabspreizer	M. abductor pollicis longus
34 Kurzer Daumenstrecker	M. extensor pollicis brevis
35 Verbindungen zwischen den Sehnen des Fingerstreckers	Conexus (Connexus) intertendineus
36 Fingerrückensehne („Dorsalaponeurose“)	[Aponeurosis dorsalis digiti]
37–39 Langer, äußerer und innerer Kopf	Caput longum / laterale / mediale
40 Innere Muskeltrennwand	Septum intermusculare brachii mediale
41 Ellenseitiger Handbeuger	M. flexor carpi ulnaris
42 Äußere Achsellücke	[Hiatus axillaris lateralis]
43 Innere Achsellücke	[Hiatus axillaris medialis]
44 Ellennerv („Ulnaris“)	N. ulnaris
45 Ellenschlagader	A. ulnaris
46 Langer Hohlhandsehnenspanner	M. palmaris longus
47 Mittelnerv („Medianus“)	N. medianus
48 Langer Daumenbeuger	M. flexor pollicis longus
49 Speichenseitiger Handbeuger	M. flexor carpi radialis
50 Speichenschlagader	A. radialis
51 Unteres Speichen-Ellen-Gelenk	Articulatio radio-ulnaris distalis
52 Gelenkkapsel	Capsula articularis

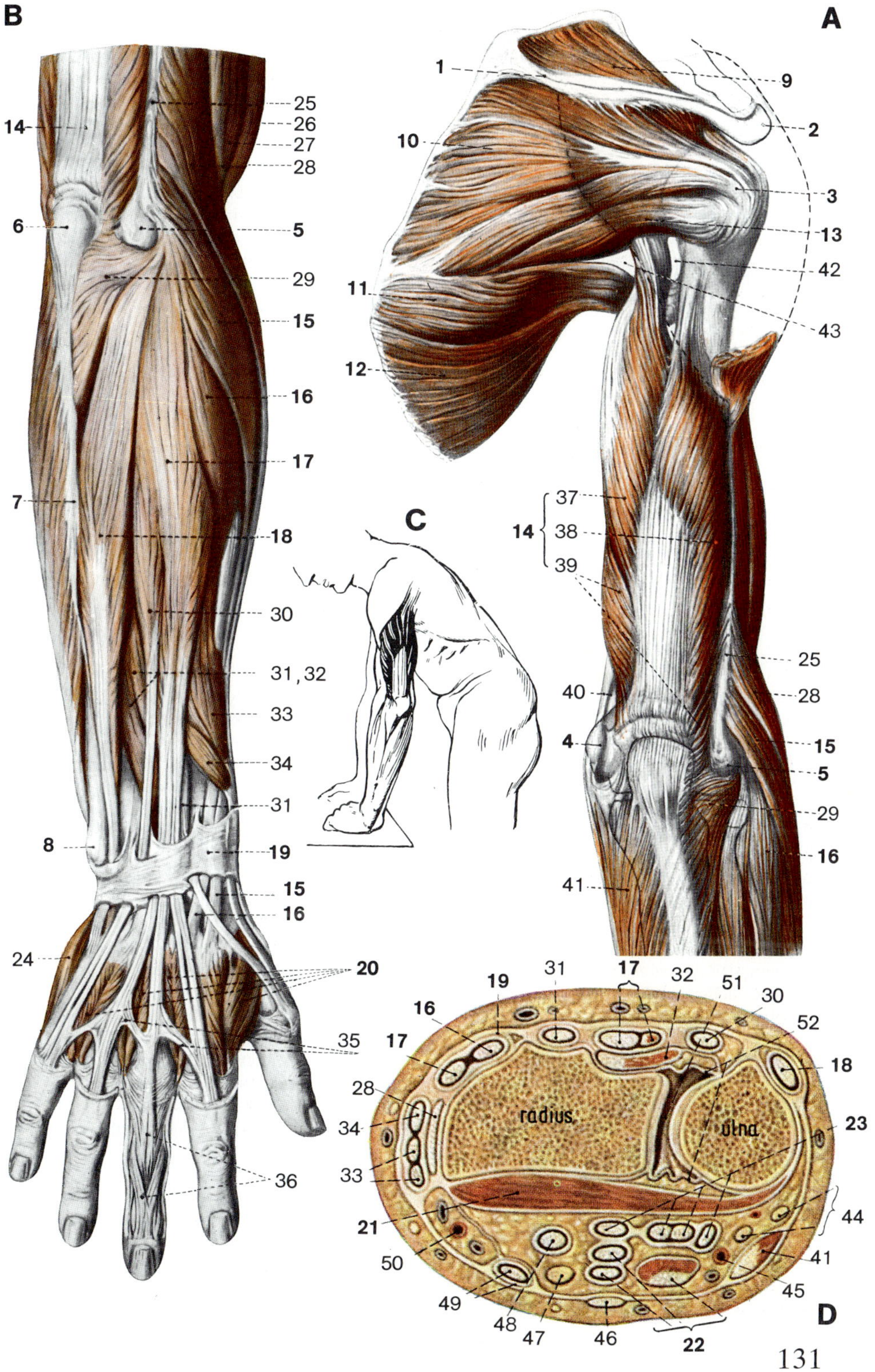
B
14
25
26
27
28
6
5
29
15
16
17
7
18
30
31, 32
33
34
31
8
19
15
16
24
20
35
36
A
1
9
2
10
3
13
42
11
43
12
37
14
38
39
25
40
28
4
15
5
29
16
41
C
31
17
32
51
30
19
16
52
17
18
28
radius
ulna
23
34
33
44
21
41
50
45
49
48
47
46
22
D

A Mittlere Schicht der Muskeln der Beugeseite des Unterarms. Diese Schicht wird vom oberflächlichen Fingerbeuger gebildet, der mit vier Sehnen zu den Mittelgliedern des zweiten bis fünften Fingers zieht. An den Fingern spalten sich die Sehnen des oberflächlichen Fingerbeugers in jeweils zwei Züge auf, zwischen denen die Sehnen des tiefen Fingerbeugers zu den Fingerendgliedern ziehen.

B Tiefe Schicht der Muskeln der Beugeseite des Unterarms.

C Stellung der Hand bei Lähmung des Mittelnervs (N. medianus). Der Mittelnerv versorgt alle Beugemuskeln des Unterarms, ausgenommen den ellenseitigen Handbeuger und die ellenseitigen Anteile des tiefen Fingerbeugers (die vom Ellennerv innerviert werden). Bei Ausfall des Mittelnervs können daher der Daumen, der Zeigefinger und meist auch der Mittelfinger in den Mittel- und Endgelenken nicht mehr gebeugt werden („Schwurhand").

D „Krallenhand" bei Lähmung des Ellennervs (Ausfall der Zwischenknochenmuskeln).

E Bei Lähmung der Handstrecker fällt die Hand kraftlos herab („Fallhand"). Es ist auch kein kräftiger Faustschluß mehr möglich. Um fest zupacken zu können, muß man die Hand im Handgelenk überstrecken: Dann werden die Beugesehnen, die durch den Hohlhandkanal laufen, gestreckt, und die Fingerbeugemuskeln können ihre volle Kraft entfalten. Optimales Arbeiten einer Muskelgruppe setzt in der Regel auch die Leistungsfähigkeit ihrer Gegenspieler voraus.

1	Äußerer Obergelenkknorren (des Oberarmbeins)	Epicondylus lateralis (humeri)
2	Köpfchen des Oberarmbeins	Capitulum humeri
3	Speichenkopf	Caput radii
4	Oberflächlicher Fingerbeuger	M. flexor digitorum superficialis
5	Halteband der Beugesehnen	Retinaculum flexorum
6	Innerer Obergelenkknorren (des Oberarmbeins)	Epicondylus medialis (humeri)
7	Tiefer Fingerbeuger	M. flexor digitorum profundus
8	Erbsenbein	Os pisiforme
9	Langer Daumenbeuger	M. flexor pollicis longus
10	Rolle des Oberarmbeins	Trochlea humeri
11	Auswärtsdreher	M. supinator
12	Sehne des speichenseitigen Handbeugers	(M. flexor carpi radialis)
13	Gegensteller des Daumens	M. opponens pollicis
14	Kurzer Daumenbeuger	M. flexor pollicis brevis
15	Kurzer Daumenabspreizer (abgeschnitten)	M. abductor pollicis brevis
16	Erster rückseitiger Zwischenknochenmuskel	M. interosseus dorsalis I
17	Sehne des ellenseitigen Handbeugers (abgeschnitten) . .	(M. flexor carpi ulnaris)
18	Haken des Hakenbeins	Hamulus ossis hamati
19	Gegensteller des kleinen Fingers	M. opponens digiti minimi
20	Rückseitige Zwischenknochenmuskeln	Mm. interossei dorsales
21	Grube für den Speichenkopf	Fossa radialis
22	Rauhigkeit der Speiche (für den Ansatz der Bizepssehne)	Tuberositas radii; M. biceps brachii
23	Viereckiger Einwärtsdreher	M. pronator quadratus
24	Grube für den Kronenfortsatz der Elle	Fossa coronoidea
25	Kronenfortsatz (der Elle)	Processus coronoideus (ulnae)
26	Rauhigkeit der Elle (für den Ansatz des Armbeugers) . .	Tuberositas ulnae; M. brachialis
27	Hohlhandseitige Zwischenknochenmuskeln	Mm. interossei palmares

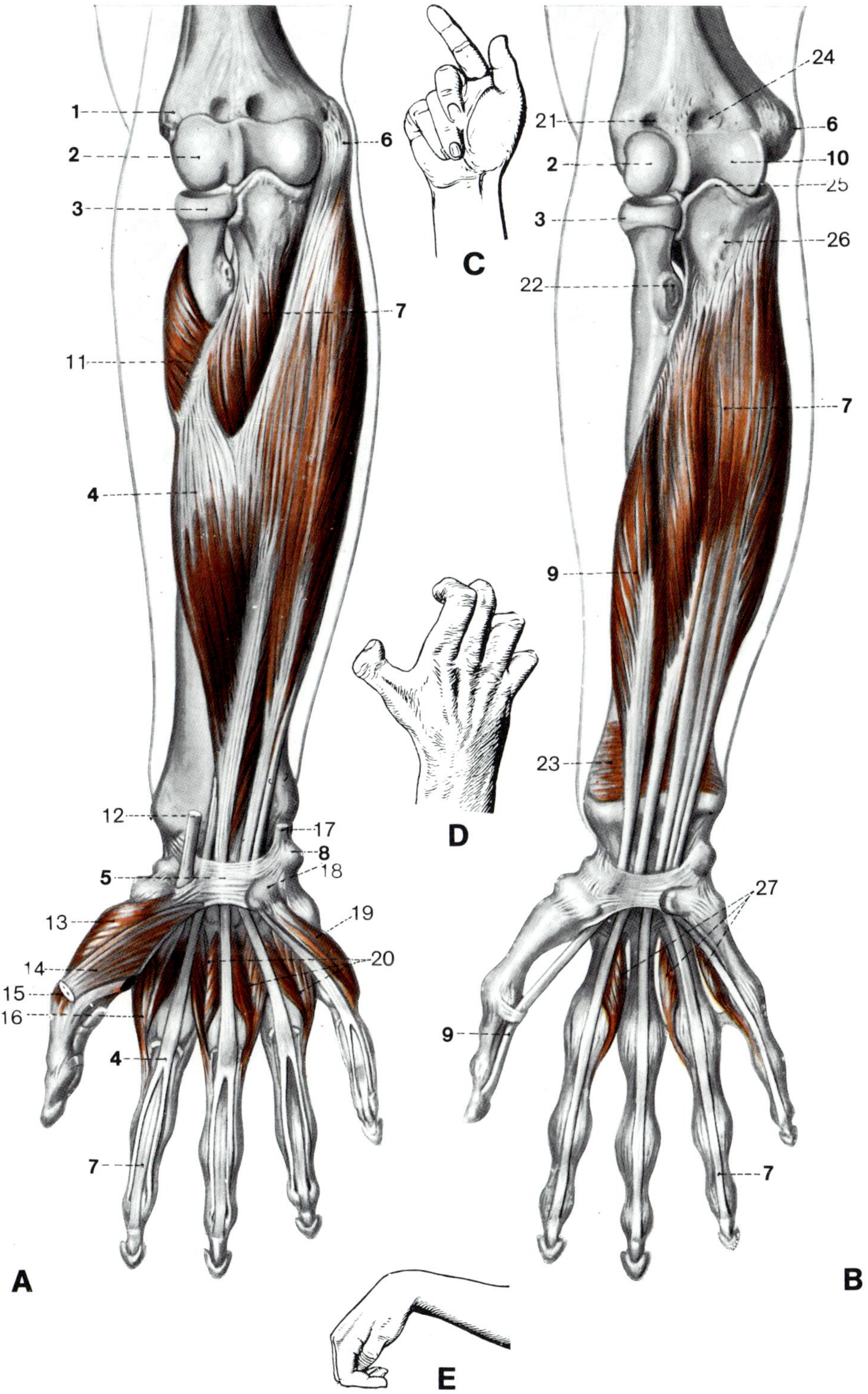
1
2
3
11
4
5
12
13
14
15
16
4
7
6
7
17
8
18
19
20
A
C
D
E
24
21
6
2
10
25
3
26
22
7
9
23
27
9
7
B

A Skelett der Hand (Hohlhandseite, links).
B Bandapparat der Handwurzel (Hohlhandseite, rechts). Das Halteband der Beugesehnen ist z. T. herausgeschnitten.
C Bewegungsumfang des Zeigefingergrundgelenks. In den Fingergrundgelenken kann man beugen und strecken, abspreizen und anziehen. Willkürliche Kreiselbewegungen des Fingers sind nicht möglich, obwohl die Fingergrundgelenke Kugelgelenke sind. Es fehlen die entsprechenden Muskeln. Hält man jedoch einen Finger mit der anderen Hand fest, so kann man die Hand etwas um den Finger kreiseln.
D Ellenseitiges Abspreizen der Hand („Ulnarabduktion"). Die Bewegung geht im wesentlichen im proximalen Handgelenk vor sich.
E Speichenseitiges Abspreizen der Hand („Radialabduktion").

1	Endglied des Daumens	Phalanx distalis I
2	Grundglied des Daumens	Phalanx proximalis I
3	Mittelhandknochen des Daumens	Os metacarpale I
4	Griffelfortsatz (der Speiche)	Processus styloideus (radii)
5	Speiche	Radius
6	Fingerendglied } Fingerknochen	Phalanx distalis } Phalanges
7	Fingermittelglied } Fingerknochen	Phalanx media } Phalanges
8	Fingergrundglied } Fingerknochen	Phalanx proximalis } Phalanges
9	Mittelhandknochen	Ossa metacarpi (metacarpalia)
10	Handwurzelknochen	Ossa carpi (carpalia)
11	Ellenkopf	Caput ulnae
12	Elle	Ulna
13	Erbsenbein	Os pisiforme
14	Großes Vieleckbein	Os trapezium
15	Kleines Vieleckbein	Os trapezoideum
16	Kopfbein	Os capitatum
17	Kahnbein der Hand	Os scaphoideum
18	Haken des Hakenbeins	Hamulus ossis hamati
19	Dreieckbein	Os triquetrum
20	Mondbein	Os lunatum
21	Griffelfortsatz (der Elle)	Processus styloideus (ulnae)
22	Sehne des ellenseitigen Handbeugers	(M. flexor carpi ulnaris)
23	Innenband der Hand	Lig. collaterale carpi ulnare
24	Epiphysenlinie (Wachstumszone)	Metaphysis
25	Halteband der Beugesehenen	Retinaculum flexorum
26	Außenband der Hand	Lig. collaterale radiale

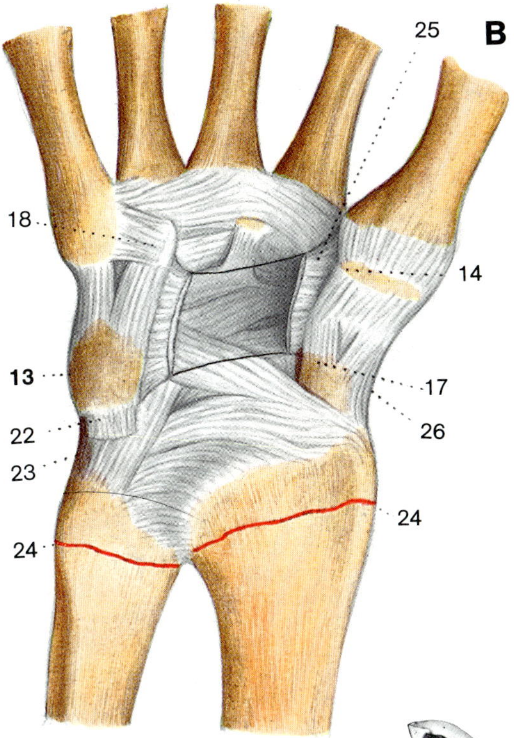
25
18
14
13
17
22
26
23
24
24
B

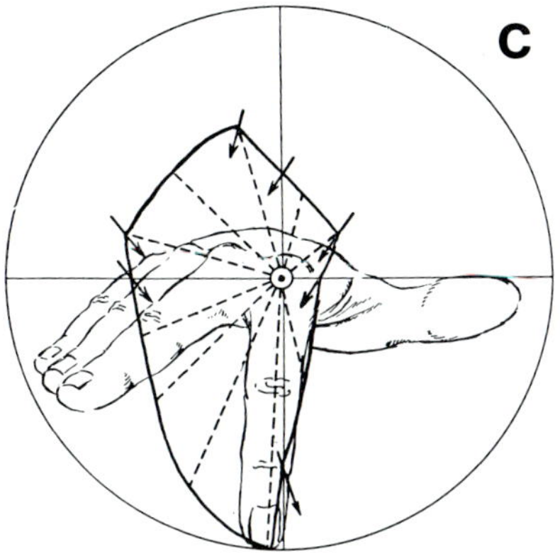
C

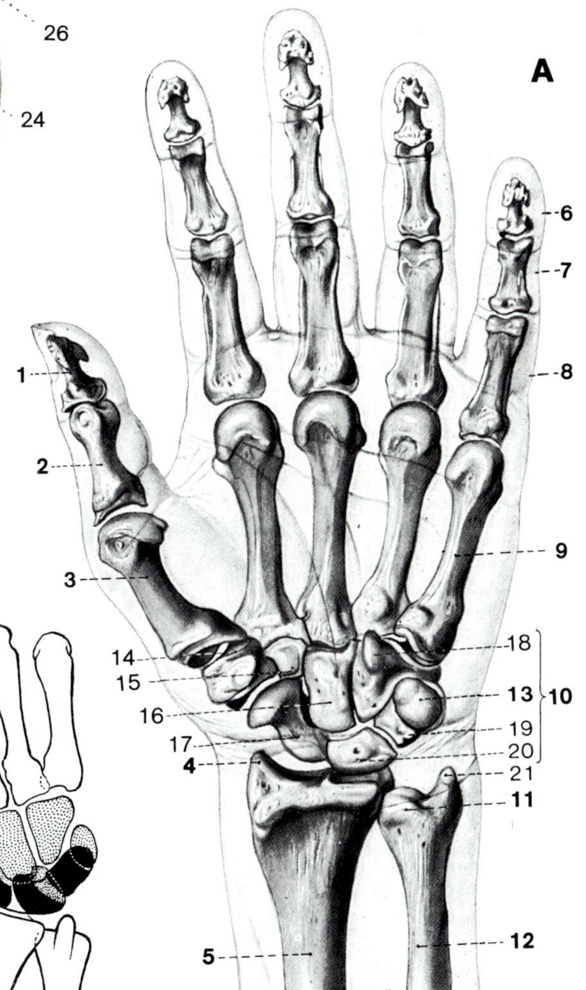
6
7
1
8
2
9
3
18
14
15
13
10
16
19
17
20
4
21
11
12
5
A

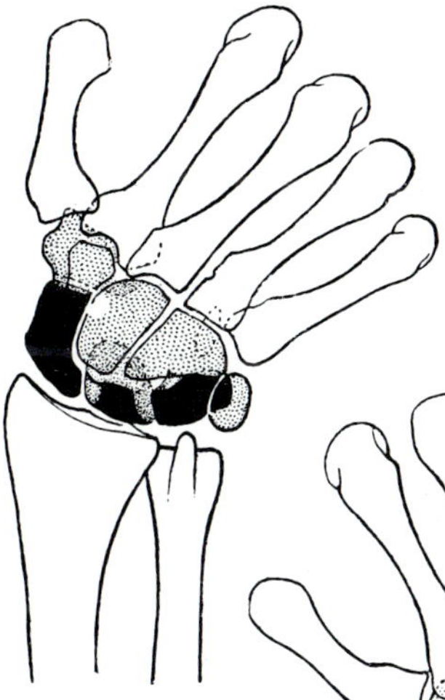
D

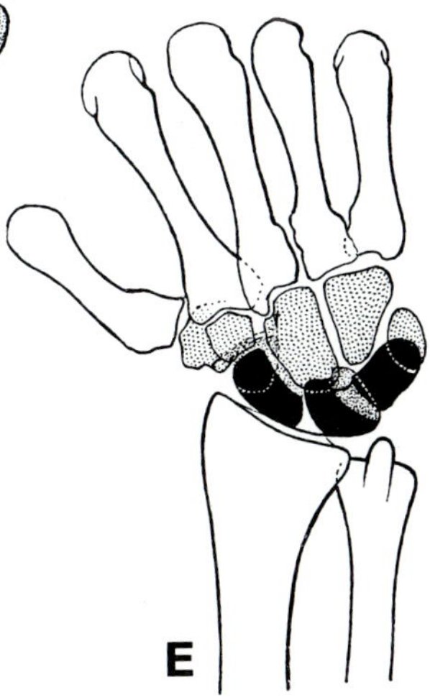
E

A Muskeln der Hohlhand (rechts). Die Hohlhandsehne ist mit ihren Spannmuskeln entfernt, die Sehnen der Fingerbeuger sind über den Mittelhandknochen abgeschnitten, die Sehnenscheiden zum Teil eröffnet.

B Sehnenscheiden der Hand (Hohlhandseite, rechts). *Weiteres Bild S. 453.*

C Wirkung der Zwischenknochen- und Regenwurmmuskeln. Deren Sehnen verlaufen zunächst vor den Fingergrundgelenken und strahlen dann in die Strecksehne des Fingerrückens (Dorsalaponeurose") ein. Dadurch beugen sie in den Fingergrundgelenken und strecken in den Fingermittel- und -endgelenken. Ferner führen sie die Spreiz- und Anziehbewegungen aus.

D Beuge- und Strecksehnen eines Fingers.

E Längsschnitt durch einen Finger.

F Sehnenscheide im Querschnitt.

G Sehnenscheide im Längsschnitt. Aufgabe von Sehnenscheiden ist es, die Reibung der Sehne an Haltebändern zu mindern. Dazu wird die Sehne in einen bindegewebigen Köcher eingelassen, wobei Sehne und Köcher mit einer glatten schleimbildenden Schicht überzogen werden.

1	Sehnenscheiden der Fingerbeuger	Vaginae synoviales tendinum digitorum
2	Bindegewebiger Sehnentunnel	Vaginae fibrosae digitorum
3	Sehne des oberflächlichen Fingerbeugers	(M. flexor digitorum superficialis)
4	Sehne des tiefen Fingerbeugers	(M. flexor digitorum profundus)
5	Zwischenknochenmuskeln	Mm. interossei
6	Sehne des langen Daumenbeugers	(M. flexor pollicis longus)
7	Halteband der Beugesehnen	Retinaculum flexorum
8	Erbsenbein	Os pisiforme
9	Hohlhandkanal (= Karpaltunnel)	Canalis carpi
10	Sehne des ellenseitigen Handbeugers	(M. flexor carpi ulnaris)
11	Sehne des speichenseitigen Handbeugers	(M. flexor carpi radialis)
12	Sehnenscheide des langen Daumenbeugers	Vagina tendinis musculi flexoris pollicis longi
13	Gemeinsame Sehnenscheide der Fingerbeuger	Vagina synovialis communis musculorum flexorum
14	Fingerendgelenk	Articulatio interphalangea [distalis]
15	Fingermittelgelenk	Articulatio interphalangea [proximalis]
16	Fingergrundgelenk	Articulatio metacarpophalangea
17	Handwurzel-Mittelhand-Gelenk	Articulatio carpometacarpea
18	Distales Handgelenk	Articulatio mediocarpea
19	Kopf des Mittelhandknochens	Os metacarpale, Caput
20	Fingergrundglied	Phalanx proximalis
21	Sehne des Fingerstreckers	(M. extensor digitorum)
22	Sehne	Tendo
23	Gegensteller des kleinen Fingers	M. opponens digiti minimi
24	Beuger des kleinen Fingers	M. flexor digiti minimi
25	Abspreizer des kleinen Fingers	M. abductor digiti minimi
26	Ringzüge des bindegewebigen Sehnentunnels	Pars annularis vaginae fibrosae
27	Kreuzzüge des bindegewebigen Sehnentunnels	Pars cruciformis vaginae fibrosae
28	Kurzer Daumenbeuger	M. flexor pollicis brevis
29	Kurzer Daumenabspreizer	M. abductor pollicis brevis
30	Gegensteller des Daumens	M. opponens pollicis
31	Daumenanzieher	M. adductor pollicis
32	Sehne des langen Daumenabspreizers	(M. abductor pollicis longus)
33	Regenwurmmuskeln (Spulmuskeln)	Mm. lumbricales
34	Haken des Hakenbeins	Hamulus ossis hamati
35	Sehnenscheide des speichenseitigen Handbeugers	Vagina synovialis tendinis musculi flexoris carpi radialis
36	(Faserzüge mit Blutgefäßen)	Vincula tendinum
37	Strecksehne des Fingerrückens („Dorsalaponeurose")	[Aponeurosis dorsalis digiti]
38	Schleimbildende Schicht der Sehnenscheide	Vagina synovialis tendinis
39	„Gekröse" der Sehne (gefäßführend)	Mesotendineum
40	Gelenkkapsel	Capsula articularis

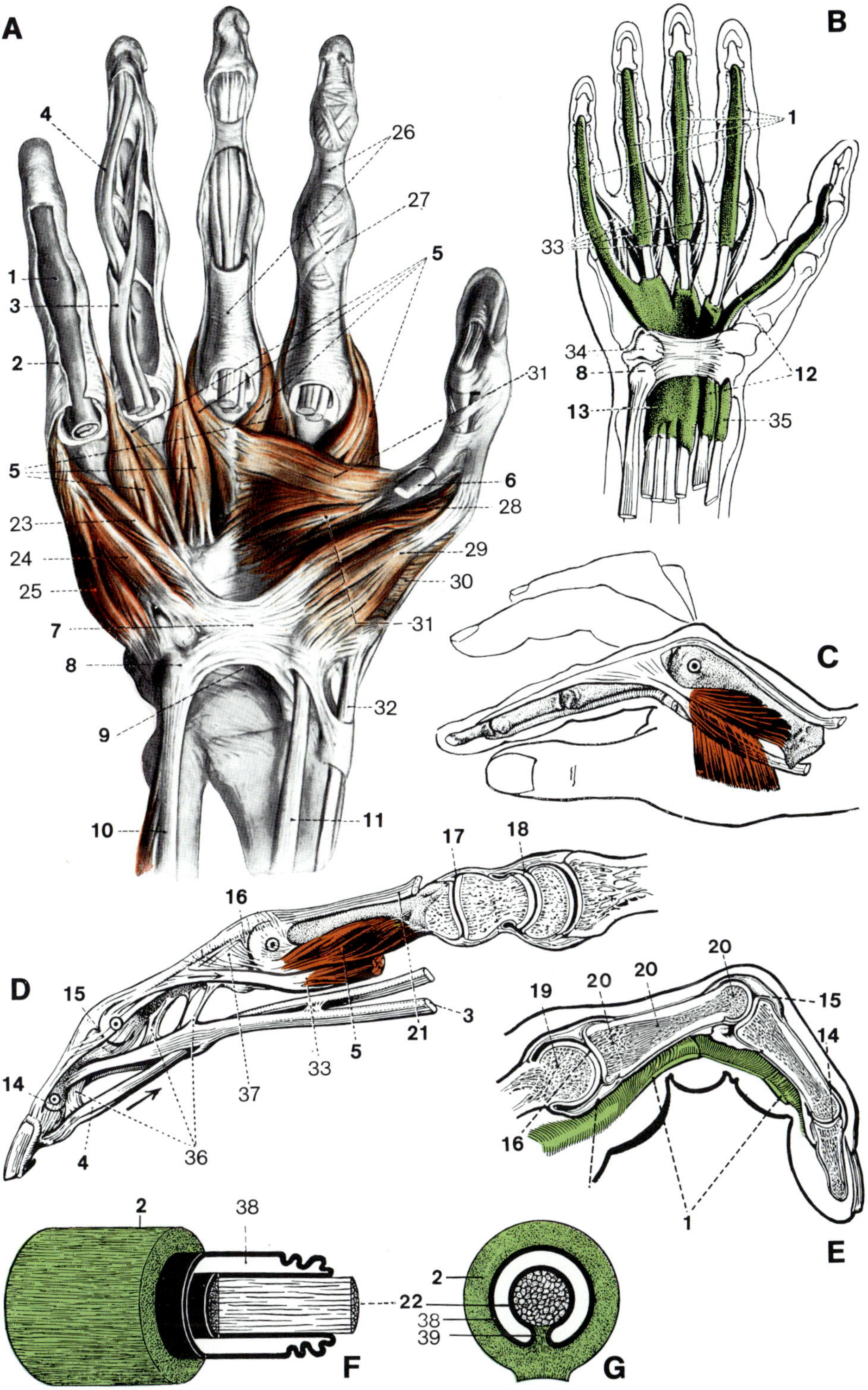
A
4
26
27
5
1
3
2
31
5
6
28
23
29
24
30
25
7
31
8
32
9
10
11
B
1
33
34
8
12
13
35
C
17
18
16
D
15
3
21
5
33
37
14
4
36
20
19
20
20
15
14
16
1
E
2
38
22
F
2
38
39
G

A Röntgenbild der Hand im dorsopalmaren Strahlengang. Man vergleiche hierzu S. 135 A.
B Röntgenbild der Handwurzel im ulnoradialen Strahlengang. Das Erbsenbein (als Sesambein in die Sehne des ellenseitigen Handbeugers eingelagert) liegt scharf abgegrenzt vor den übrigen Handwurzelknochen, die übereinanderprojiziert werden und nicht ganz leicht gegeneinander abzugrenzen sind.
C Querschnitt durch die Handwurzel. Die hufeisenförmig angeordneten Knochen bilden zusammen mit dem Halteband der Beugesehnen den Hohlhandkanal („Karpaltunnel"), durch welchen die Fingerbeugesehnen und der Mittelnerv (Medianus) ziehen.
D Wirkung des Gegenstellers des Daumens: Der Mittelhandknochen des Daumens wird im Daumensattelgelenk gegen den kleinen Finger hin bewegt.
E Wirkung des kleinen Daumenbeugers: Der Daumen wird im Daumengrundgelenk gebeugt.

Röntgenbild der kindlichen Hand S. 45.

1	Fingermittelglied	Phalanx media
2	Fingermittelgelenk	Articulatio interphalangea [proximalis]
3	Kopf des Mittelhandknochens des Daumens	Os metacarpale I, Caput
4	Sesambeine des Daumens	Ossa sesamoidea
5	Kopf des 2. Mittelhandknochens (mit Sesambein)	Os metacarpale II, Caput
6	Mittelhandknochen des Ringfingers	Os metacarpale IV
7	Speichenschlagader	A. radialis
8	Halteband der Strecksehnen	Retinaculum extensorum
9	Unterhaut	Subcutis
10	Oberhaut	Epidermis
11	Fingerstrecker	M. extensor digitorum
12	Tiefer Fingerbeuger	M. flexor digitorum profundus
13	Erbsenbein	Os pisiforme
14	Oberflächlicher Fingerbeuger	M. flexor digitorum superficialis
15	Halteband der Beugesehnen	Retinaculum flexorum
16	Mittelnerv	N. medianus
17	Langer Daumenbeuger	M. flexor pollicis longus
18	Zeigefingerstrecker	M. extensor indicis
19	Mondbein	Os lunatum
20	Kopfbein	Os capitatum
21	Rückseitiges Handgelenkband	Lig. radiocarpeum dorsale
22	Kleinfingerstrecker	M. extensor digiti minimi
23	Hakenbein	Os hamatum
24	Ellenseitiger Handstrecker	M. extensor carpi ulnaris
25	Ellenseitiges Handgelenkband	Lig. ulnocarpeum palmare
26	Dreieckbein	Os triquetrum
27	Erbsenbeingelenk	Articulatio ossis pisiformis
28	Abspreizer des kleinen Fingers	M. abductor digiti minimi
29	Ellenseitiger Handbeuger	M. flexor carpi ulnaris
30	Ellenschlagader und Ellennerv	A. ulnaris, N. ulnaris
31	Hohlhandsehne	Aponeurosis palmaris
32	Speichenseitiger Handbeuger	M. flexor carpi radialis
33	Kurzer Daumenabspreizer	M. abductor pollicis brevis
34	Langer Daumenabspreizer	M. abductor pollicis longus
35	Kurzer Daumenstrecker	M. extensor pollicis brevis
36	Langer Daumenstrecker	M. extensor pollicis longus
37	Kahnbein der Hand	Os scaphoideum
38	Langer speichenseitiger Handstrecker	M. extensor carpi radialis longus
39	Kurzer speichenseitiger Handstrecker	M. extensor carpi radialis brevis

B

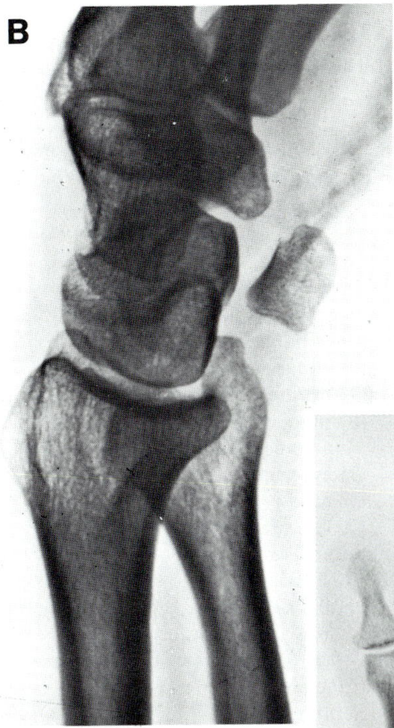

C

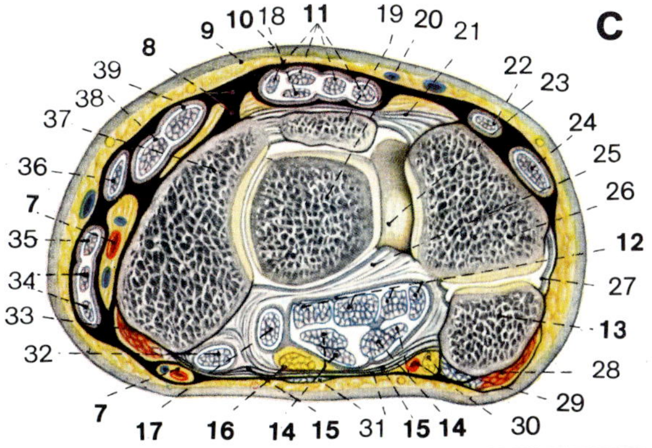
7
8
9
10
11
12
13
14
15
16
17
18
19
20
21
22
23
24
25
26
27
28
29
30
31
32
33
34
35
36
37
38
39

D

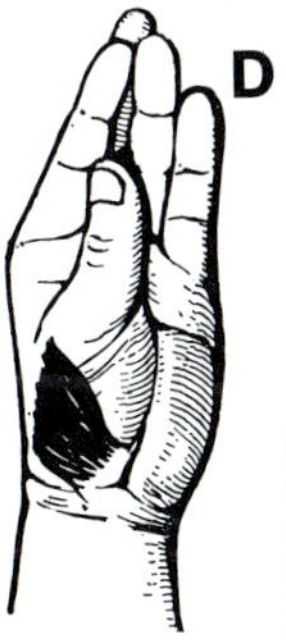

E

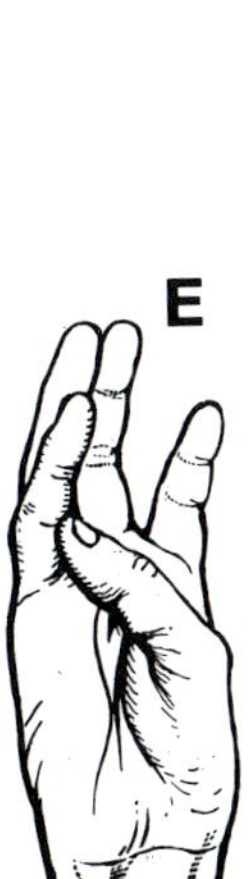

A

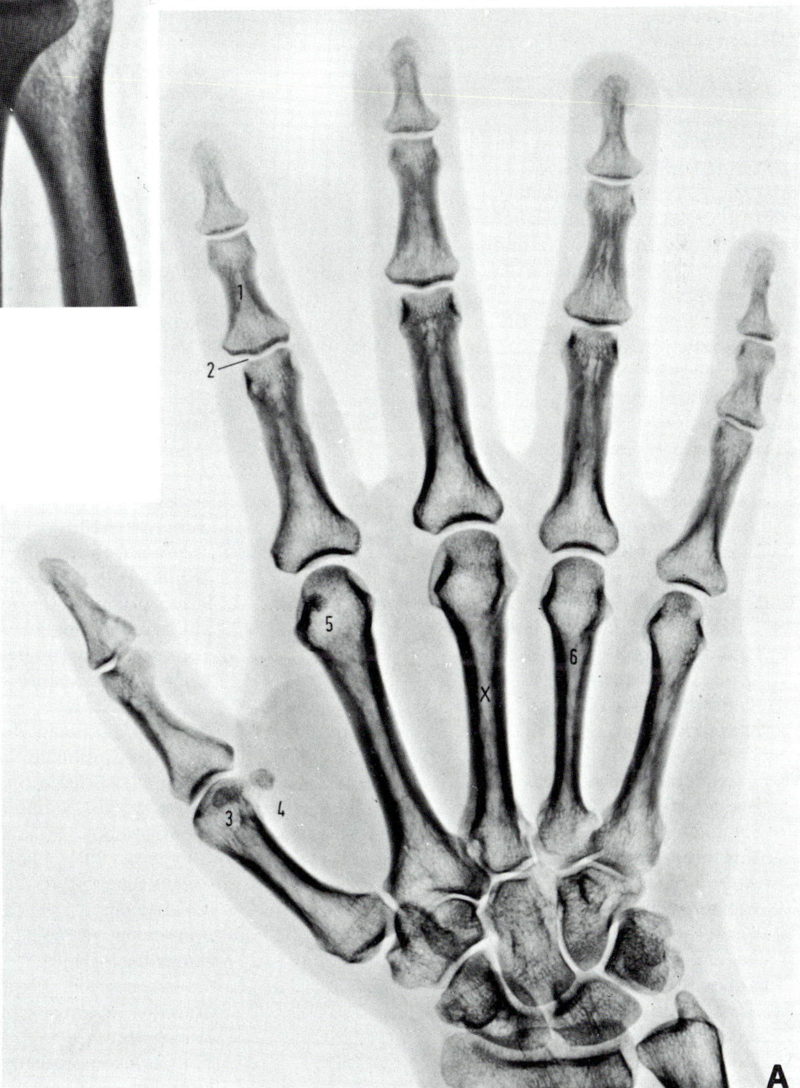
1
2
3
4
5
6
X

Kopf und Hals

A Schädel von vorn.

B, C Vergleich des Schädels des Erwachsenen mit jenem des Neugeborenen. Schwarz die Kieferknochen. Entwicklung und Wachstum des Menschen vollziehen sich so, daß den aktuellen *Fortsetzung auf S. 142.*

D Schädel des Neugeborenen von links.

E Frontalschnitt durch den vorderen Schädelbereich. Der von außen so kompakt wirkende Schädel enthält im Innern ein kompliziertes Hohlraumsystem, das jedoch großteils von Weichteilen (Gehirn, Auge, Zunge) ausgefüllt wird.

a	Hinterhauptbein	Os occipitale
b	Schläfenbein	Os temporale
c	Keilbein	Os sphenoidale
d	Scheitelbein	Os parietale
e	Siebbein	Os ethmoidale
f	Stirnbein	Os frontale
g	Oberkiefer	Maxilla
h	Unterkiefer	Mandibula
i	Jochbein	Os zygomaticum
j	Nasenbein	Os nasale
k	Tränenbein	Os lacrimale
1	Kranznaht	Sutura coronalis
2	Sehnervenkanal	Canalis opticus
3	Obere Augenhöhlenspalte	Fissura orbitalis superior
4	Untere Augenhöhlenspalte	Fissura orbitalis inferior
5	Obere und mittlere Nasenmuschel	Concha nasalis superior et media
6	Untere Nasenmuschel	Concha nasalis inferior
7	Nasenscheidewand	Septum nasi
8	Große Fontanelle (Stirnfontanelle)	Fonticulus anterior
9	Schädelhöhle	[Cavitas cranii]
10	Augenhöhle	Orbita
11	Siebbeinzellen	Cellulae ethmoidales
12	Kieferhöhle	Sinus maxillaris
13	Knöcherner Gaumen	Palatum osseum

14	„Stirnglatze“	Glabella
15	Stirnbeinhöcker	Tuber frontale
16	Einschnitte oder Knochenkanäle für Stirnnerven	Incisura frontalis (Foramen frontale); Foramen supraorbitale
17	Schädelnähte	Suturae cranii (craniales)
18	Unterrand der Augenhöhle	Margo infraorbitalis
19	Unteraugenhöhlenloch	Foramen infraorbitale
20	Unterkieferwinkel	Angulus mandibulae
21	Kinnloch	Foramen mentale
22	Kinnvorsprung	Protuberantia mentalis
23	Unterkieferkörper	Corpus mandibulae
24	Vorderer Nasenstachel	Spina nasalis anterior
25	Vorderer Tränenkamm	Crista lacrimalis anterior
26	Siebbein	Os ethmoidale
27	Keilbein, kleiner Flügel	Os sphenoidale, Ala minor
28	Augenbrauenwulst	Arcus superciliaris
29	Hahnenkamm	Crista galli
30	Vordere Seitenfontanelle	Fonticulus sphenoidalis (anterolateralis)
31	Keilbein, großer Flügel	Os sphenoidale, Ala major
32	Knochen des äußeren Gehörgangs	Annulus (Anulus) tympanicus
33	Felsenbein (Teil des Schläfenbeins)	Pars petrosa
34	Hintere Seitenfontanelle	Fonticulus mastoideus (posterolateralis)

B

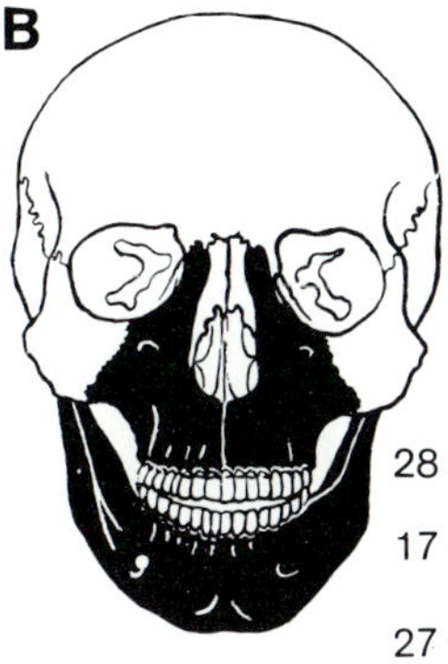

A

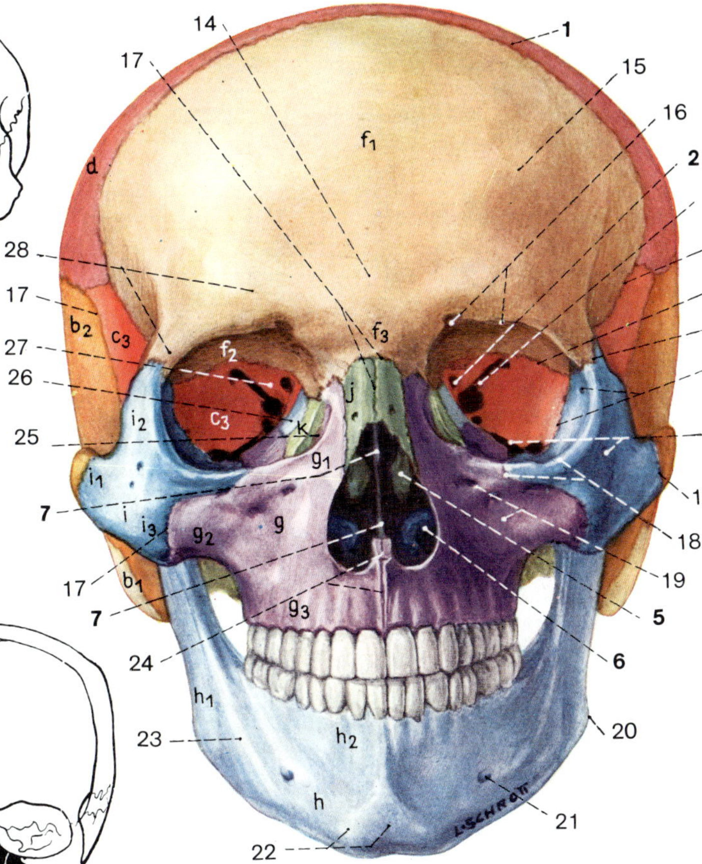
1
14
17
15
16
2
3
17
f_1
d
28
17
b_2
c_3
f_3
27
f_2
26
j
i_2
c_3
k
25
4
g_1
i_1
7
17
i
i_3
g
g_2
18
17
b_1
19
7
g_3
5
24
6
h_1
23
h_2
20
h
21
22
L. SCHROTT

C

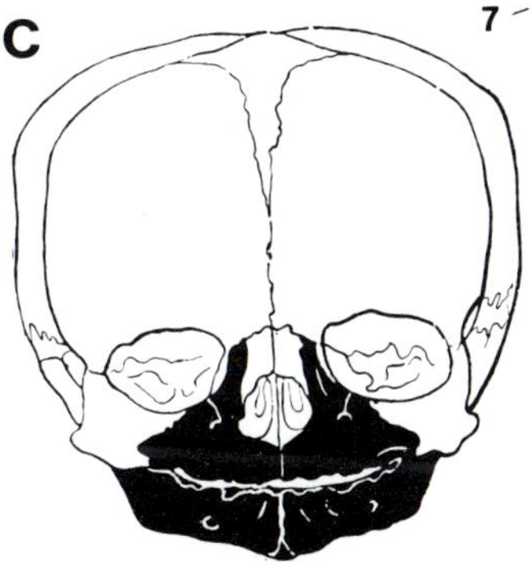

D

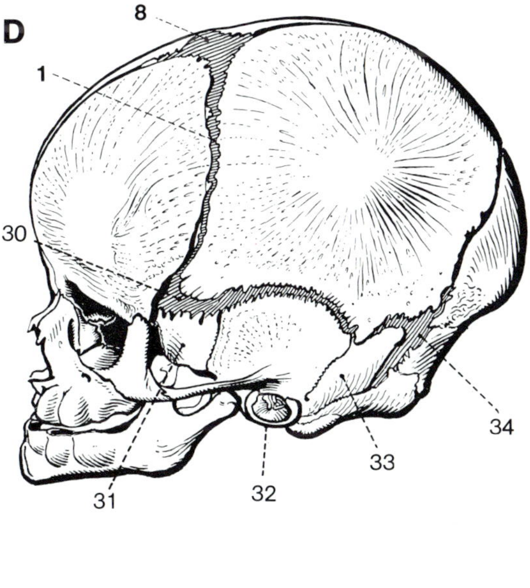
8
1
30
31
32
33
34

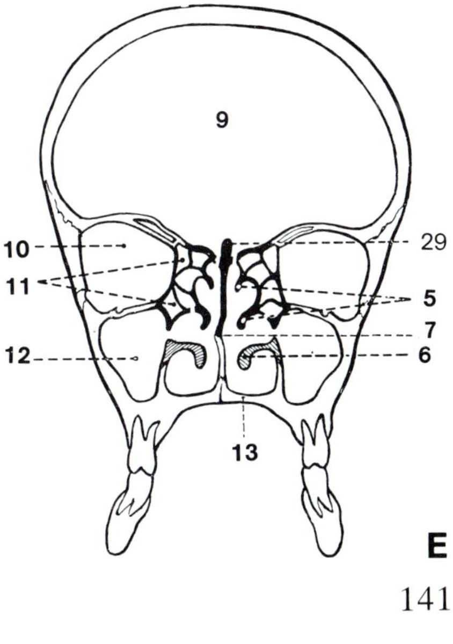
9
10
29
11
5
7
12
6
13

E

A Röntgenbild des Schädels im okzipitofrontalen Strahlengang (von hinten nach vorn, um Einzelheiten im Bereich des Gesichtsschädels besser beurteilen zu können).
B Schema der Aufnahmerichtung zu Abbildung A.
C Keilbein von hinten.
D Rahmenkonstruktion der Kieferknochen und Fortleitung des Kaudrucks über verstärkte Bereiche des Gesichtsschädels.

1	Stirnhöhle	Sinus frontalis
2	Scheidewand der beiden Stirnhöhlen	Septum sinuum frontalium
3	Oberrand der Augenhöhle	Margo supraorbitalis
4	Unterrand der Augenhöhle	Margo infraorbitalis
5	Felsenbein	Pars petrosa
6	Schnecke	Cochlea
7,8	Boden und Seitenwand der vorderen Schädelgrube	(Fossa cranii anterior)
9	Siebbeinzellen	Cellulae ethmoidales
10, 11	Nasenscheidewand	Septum nasi
12	Mittlere Nasenmuschel	Concha nasalis media
13	Untere Nasenmuschel	Concha nasalis inferior
14	Gelenk zwischen Atlas und Hinterhauptbein	Articulatio atlanto-occipitalis
15	Boden der hinteren Schädelgrube	(Fossa cranii posterior)
16	Warzenfortsatz	Processus mastoideus
17	Gelenkfortsatz des Unterkiefers	Processus condylaris (mandibulae)
18	Kronenfortsatz des Unterkiefers	Processus coronoideus (mandibulae)
19	Boden der Kieferhöhle	(Sinus maxillaris)
20	Rest eines Weisheitszahns	(Dens serotinus = Dens molaris III)
21	Kleiner Keilbeinflügel	Ala minor
22	Großer Keilbeinflügel	Ala major
23	Flügelfortsatz	Processus pterygoideus
24	Rundes Loch (für Oberkiefernerv)	Foramen rotundum
25	Ovales Loch (für Unterkiefernerv)	Foramen ovale
26	(Nervenkanal)	Canalis pterygoideus
27	Flügelgrube	Fossa pterygoidea
28	Äußerer Flügel des Flügelfortsatzes	Lamina lateralis (processus pterygoidei)
29	Innerer Flügel des Flügelfortsatzes	Lamina medialis (processus pterygoidei)
30	Körper (des Keilbeins)	Corpus (ossis sphenoidalis)
31	Fortsatz an der Rückwand des Türkensattels	Processus clinoideus posterior
32	Höcker vor der Hypophysengrube	Tuberculum sellae
33	Rückwand des Türkensattels	Dorsum sellae
34	Sehnervenkanal	Canalis opticus
35	An das Scheitelbein angrenzender Rand	Margo parietalis
36	Obere Augenhöhlenspalte	Fissura orbitalis superior
37	Dorn des Keilbeins	Spina ossis sphenoidalis

Fortsetzung von S. 140:

Bedürfnissen Rechnung getragen wird. Das Neugeborene hat noch keine Zähne und nimmt nur flüssige Nahrung zu sich. Die Entwicklung des Kieferapparats ist daher noch weit im Rückstand. Das Gehirn hingegen ist in der Entwicklung schon sehr weit fortgeschritten (das Gehirn erreicht mit drei Jahren schon praktisch Endgröße, die Kindheit ist schließlich das Hauptlernalter). Der Gehirnschädel ist daher beim Neugeborenen weitaus größer als der Gesichtsschädel. Die Augen liegen unterhalb der Mitte und „steigen“ dann allmählich auf. Beim Greis verschieben sich unter Umständen die Proportionen wieder dadurch, daß dem Zahnausfall eine Rückbildung der Kieferknochen folgt, wodurch der Gesichtsschädel wieder kleiner wird. Im Zeitalter des künstlichen Gebisses behält jedoch auch der Greis die Proportionen des mittleren Erwachsenenalters weitgehend bei.

A

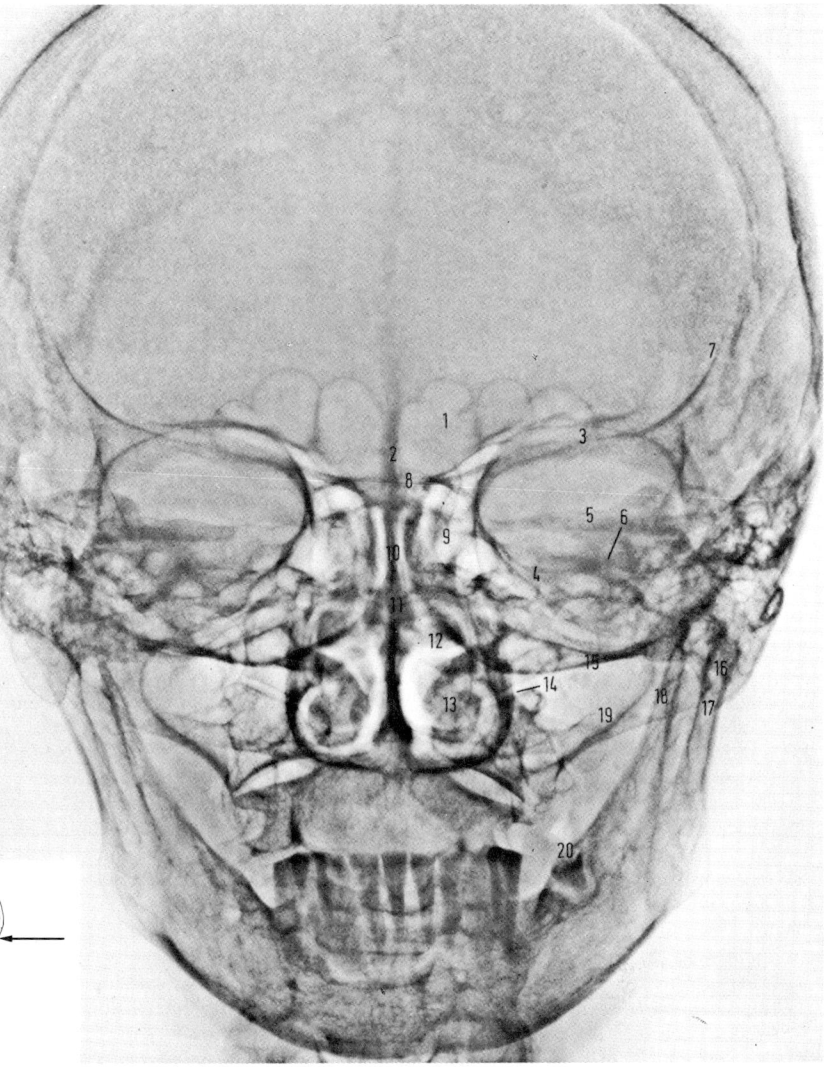
1
2
3
4
5
6
7
8
9
10
11
12
13
14
15
16
17
18
19
20

B

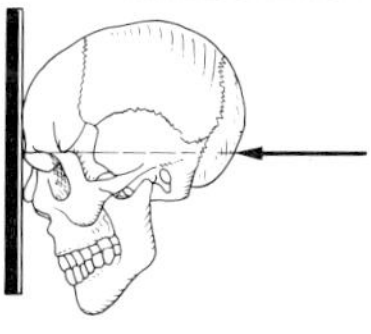

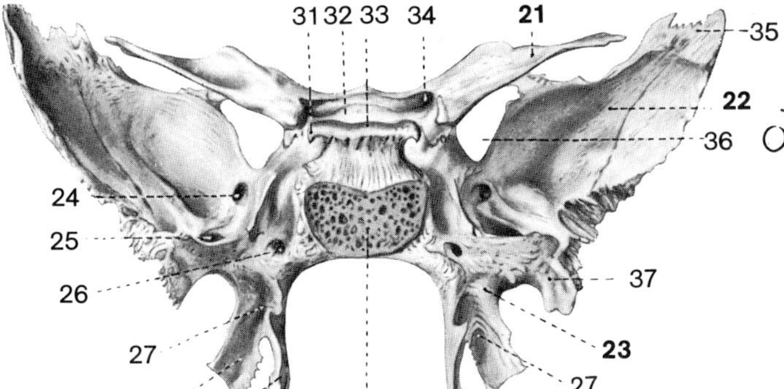
31 32 33 34
21
35
22
36
24
25
26
37
27
23
27
28
29
30

C

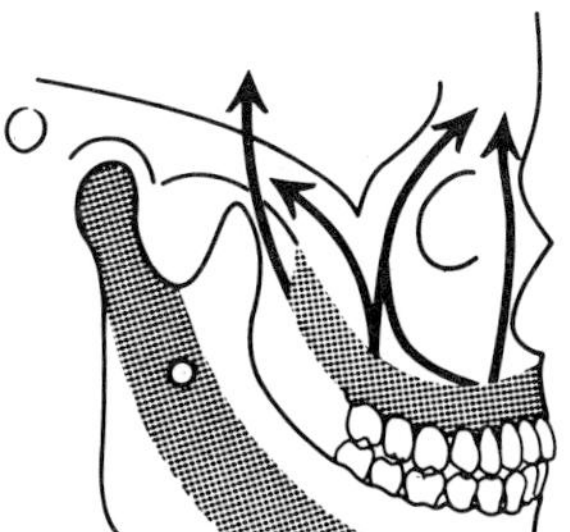

D

Kopf und Hals

A Schädel von der Seite.
B Schädelbasis von oben.

a–k wie S. 140

1	Lambdanaht	Sutura lambdoidea
2	Äußerer Gehörgang	Meatus acusticus externus
3	Warzenfortsatz	Processus mastoideus
4	Kiefergelenk	Articulatio temporomandibularis
5	Unterkieferkopf	Caput mandibulae
6	Kronenfortsatz des Unterkiefers	Processus coronoideus
7	Jochbogen	Arcus zygomaticus
8	Kranznaht	Sutura coronalis
9	Mittlere Schädelgrube	Fossa cranii media
10	Türkensattel (hier liegt die Hirnanhangsdrüse)	Sella turcica
11	Sehnervenkanal	Canalis opticus
12	Stirnhöhle	Sinus frontalis
13	Vordere Schädelgrube	Fossa cranii anterior
14	Felsenbein (Teil des Schläfenbeins, enthält Innenohr)	Pars petrosa
15	Großes Hinterhauptloch	Foramen magnum
16	Hintere Schädelgrube	Fossa cranii posterior
17	Schädelnähte	Suturae cranii (craniales)
18	Knochen des äußeren Gehörgangs	Pars tympanica
19	Griffelfortsatz	Processus styloideus
20	Einschnitt zwischen Kronen- und Gelenkfortsatz	Incisura mandibulae
21	Unterkieferwinkel	Angulus mandibulae
22	„Schräge Linie" am Unterkiefer	Linea obliqua
23	Kinnloch	Foramen mentale
24	Vorderer Nasenstachel	Spina nasalis anterior
25	Unteraugenhöhlenloch	Foramen infraorbitale
26	Eingang in den Tränen-Nasen-Gang	Fossa sacci lacrimalis
27	Dach (der Augenhöhle)	Paries superior
28	Jochfortsatz (des Stirnbeins)	Processus zygomaticus
29	Vorderer unterer Scheitelbeinwinkel	Angulus sphenoidalis
30	Scheitelbeinhöcker	Tuber parietale
31	Siebplatte	Lamina cribrosa
32	Vorderwand des Türkensattels	Tuberculum sellae
33	Kleiner Keilbeinflügel	Ala minor
34	(Fortsatz des kleinen Keilbeinflügels)	Processus clinoideus anterior
35	Rundes Loch (für Oberkiefernerv)	Foramen rotundum
36	Ovales Loch (für Unterkiefernerv)	Foramen ovale
37	Dornenloch (für Hirnhautschlagader)	Foramen spinosum
38	Warzenfortsatzloch (für Vene)	Foramen mastoideum
39	(Durchtrittsstelle für Nerven und innere Halsvene)	Foramen jugulare
40	Rinne des queren Blutleiters	Sulcus sinus transversi
41	Innerer Hinterhauptvorsprung	Protuberantia occipitalis interna
42	Innerer Kamm des Hinterhauptbeins	Crista occipitalis interna
43	„Abhang"	Clivus
44	Kanal des zwölften Hirnnervs	Canalis hypoglossalis
45	Dach der Paukenhöhle	Tegmen tympani
46	Rinnen für Felsenbeinnerven	Sulcus n. petrosi majoris et minoris
47	Vorwölbung durch vorderen Bogengang	Eminentia arcuata
48	Kanal für die innere Halsschlagader	Canalis caroticus
49	Rückwand des Türkensattels	Dorsum sellae
50	„Zerrissenes" Loch	Foramen lacerum
51	Verbindung zwischen den kleinen Keilbeinflügeln	Jugum sphenoidale
52	Hahnenkamm (zur Befestigung der Hirnsichel)	Crista galli
53	Blindes Loch	Foramen caecum (cecum)

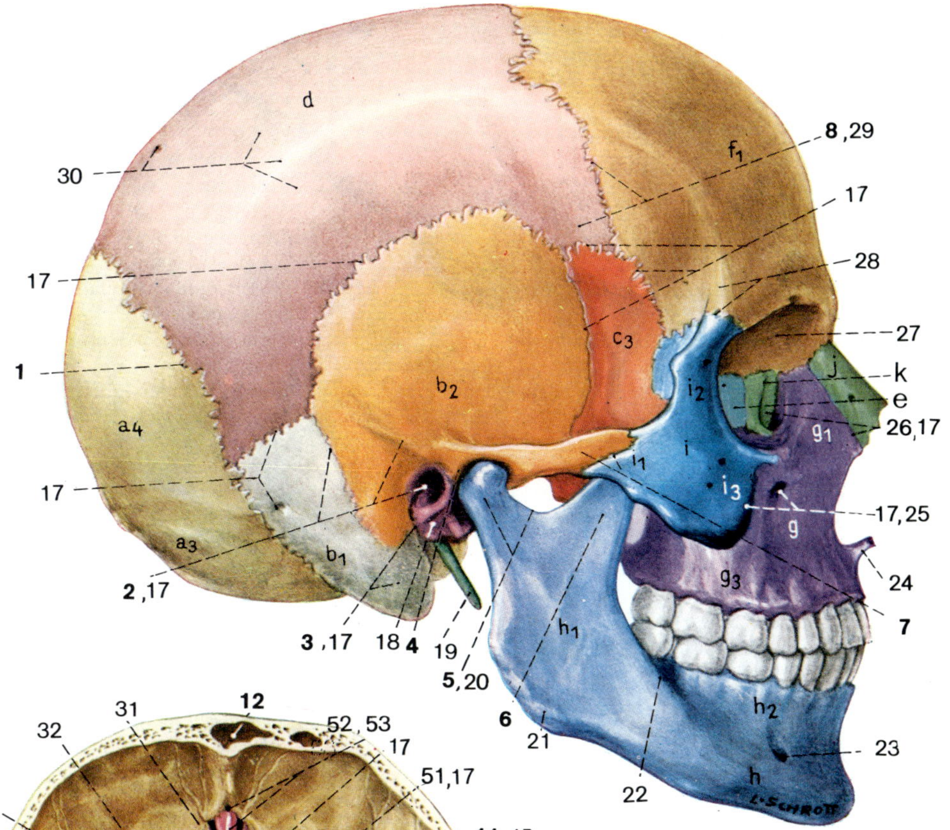
d
30
f1
8,29
17
17
28
27
c3
j
k
e
1
b2
i2
26,17
a4
g1
i
i1
17
i3
17,25
g
a3
b1
g3
2,17
24
7
3,17
18
4
19
h1
5,20
6
21
h2
23
h
22
L. Schrott

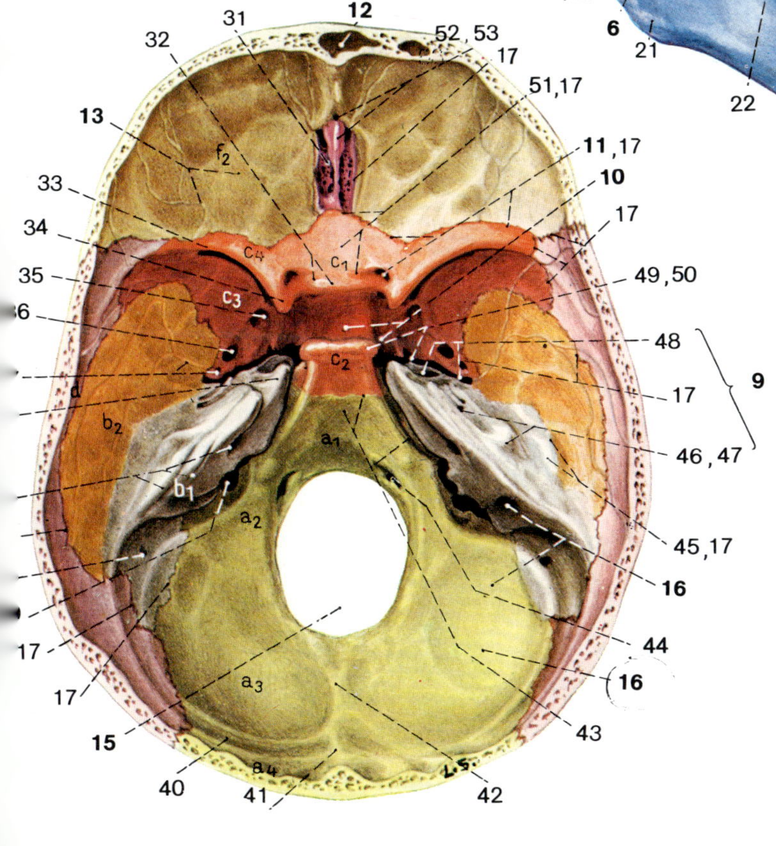
12
31
32
52,53
17
51,17
13
f2
11,17
33
10
34
c4
c1
17
35
c3
49,50
48
c2
9
17
d
b2
a1
46,47
b1
a2
45,17
16
44
17
16
17
a3
15
43
40
a4
41
42
L.S.

Kopf und Hals

A Schädelbasis von unten.
B Seitliche knöcherne Wand der Nasenhöhle.
C Kiefergelenk bei geschlossenem Mund.
D Kiefergelenk bei geöffnetem Mund.

a–k wie S. 140

m	Pflugscharbein	Vomer
n	Gaumenbein	Os palatinum
1	Großer Keilbeinflügel	Ala major
2	Flügelfortsatz	Processus pterygoideus
3	Pfanne des Kiefergelenks	Fossa mandibularis
4	Großes Hinterhauptloch	Foramen magnum
5	Äußerer Hinterhauptvorsprung	Protuberantia occipitalis externa
6	Warzenfortsatz	Processus mastoideus
7	Eingang in den äußeren Gehörgang	Porus acusticus externus
8	Jochbogen	Arcus zygomaticus
9	Knorpelscheibe (Diskus) des Kiefergelenks	Discus articularis
10	Unterkieferkopf	Caput mandibulae
11	Gelenkfortsatz des Unterkiefers	Processus condylaris
12	Mündung der Kieferhöhle	Hiatus maxillaris
13	Gaumenfortsatz (des Oberkiefers)	Processus palatinus (maxillae)
14	Mittlere Nasenmuschel (abgeschnitten)	Concha nasalis media
15	Keilbeinhöhle	Sinus sphenoidalis
16	Stirnhöhle	Sinus frontalis
17	Untere Nasenmuschel	Concha nasalis inferior
18	Nasenknorpel	Cartilagines nasi
19	Vorderer Nasenstachel	Spina nasalis anterior
20	Zwischenkieferkanal (für Nerv)	Canalis incisivus
21	Hinterer Nasenstachel	Spina nasalis posterior
22	Obere Nasenmuschel (abgeschnitten)	Concha nasalis superior
23	(Durchtrittstelle für Nerven und Blutgefäße)	Foramen sphenopalatinum
24	Knochen des äußeren Gehörgangs	Pars tympanica
25	Griffelfortsatz	Processus styloideus
26	Austrittsstelle des Gesichtsnerv	Foramen stylomastoideum
27	Äußere Öffnung des Schneckenkanals	Apertura externa canaliculi cochleae
28	Kanal des zwölften Hirnnervs	Canalis hypoglossalis
29	Schädelnähte	Suturae cranii (craniales)
30, 31	Untere und obere Nackenlinie	Linea nuchae inferior / superior
32	Höckerchen zur Aufhängung des Rachens	Tuberculum pharyngeum
33	„Zerrissenes Loch"	Foramen lacerum
34	Knorpelfuge zwischen Keilbein und Felsenbein	Synchondrosis sphenopetrosa
35	(Venenabflußloch)	Canalis condylaris
36	Knorpelfuge zwischen Felsenbein und Hinterhauptbein	Synchondrosis petro-occipitalis
37	Loch für innere Halsvene und Nerven	Foramen jugulare
38	Rinne für die Hinterhauptschlagader	Sulcus arteriae occipitalis
39	Einschnitt neben dem Warzenfortsatz	Incisura mastoidea
40	Kanal für innere Halsschlagader	Canalis caroticus
41	Dornenloch (für Hirnhautschlagader)	Foramen spinosum
42	Rinne für Ohrtrompete	Sulcus tubae auditivae
43	Jochfortsatz (des Schläfenbeins)	Processus zygomaticus
44	Ovales Loch (für Unterkiefernerv)	Foramen ovale
45	Haken des Flügelfortsatzes	Hamulus pterygoideus
46	Gaumenkanäle (für Nerven)	Canales palatini
47, 48	Mittelständige und quere Gaumennaht	Sutura palatina mediana transversa
49	Untere Augenhöhlenspalte	Fissura orbitalis inferior
50	Jochfortsatz (des Stirnbeins)	Processus zygomaticus
51	Mündung der Keilbeinhöhle	Apertura sinus sphenoidalis
52	Blindes Loch	Foramen caecum (cecum)
53	Stirnfortsatz (des Oberkiefers)	Processus frontalis

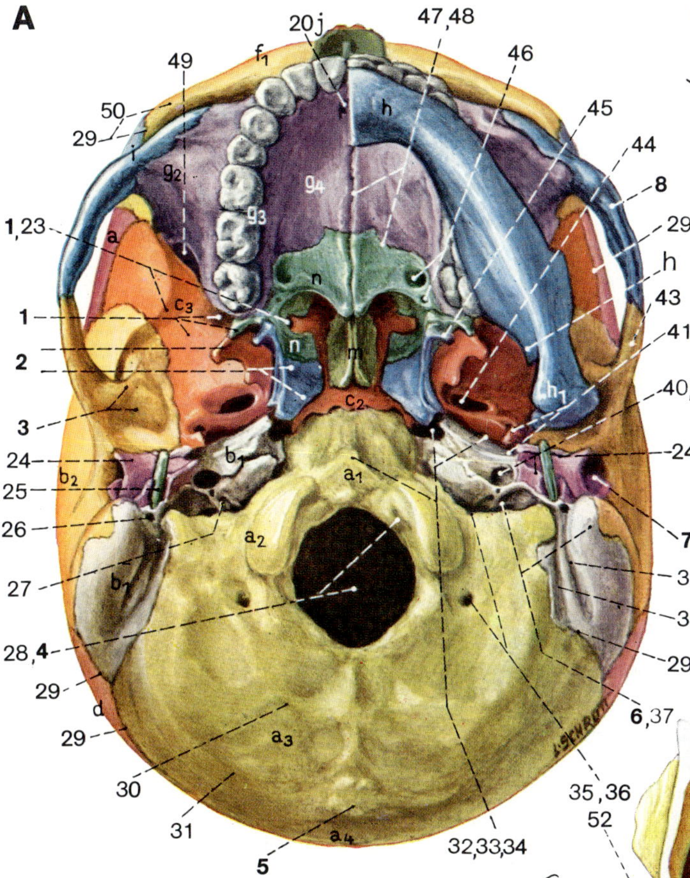
A
20j
47,48
46
45
44
49
f1
50
29
h
g2
g4
g3
8
29
1,23
a
n
h
43
1
c3
41,42
2
n
m
h1
40,24
3
c2
24
b1
a1
24
b2
25
26
7
a2
39
27
b1
38
28,4
29
29
d
6,37
29
a3
30
35,36
31
a4
32,33,34
5

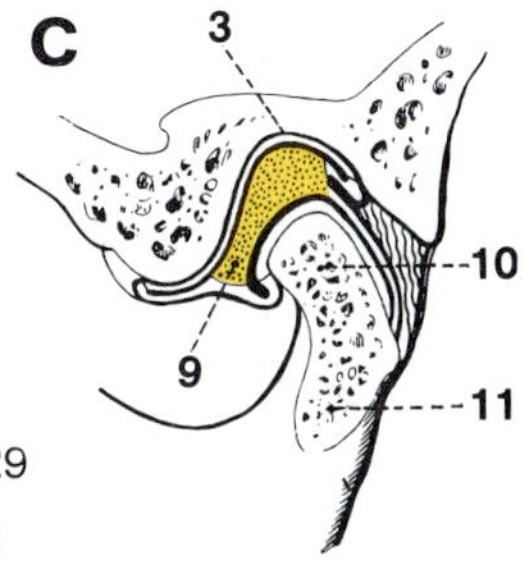
C
3
10
9
11

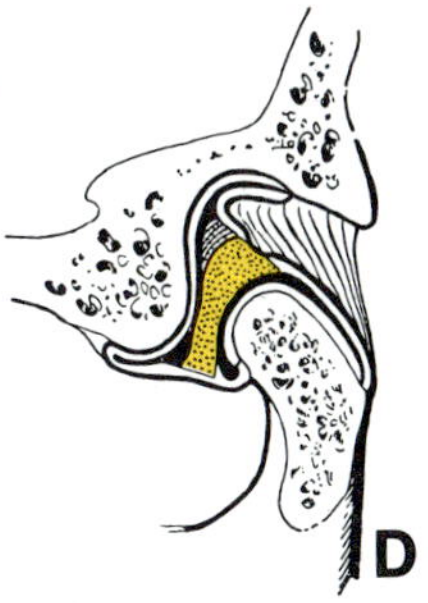
D

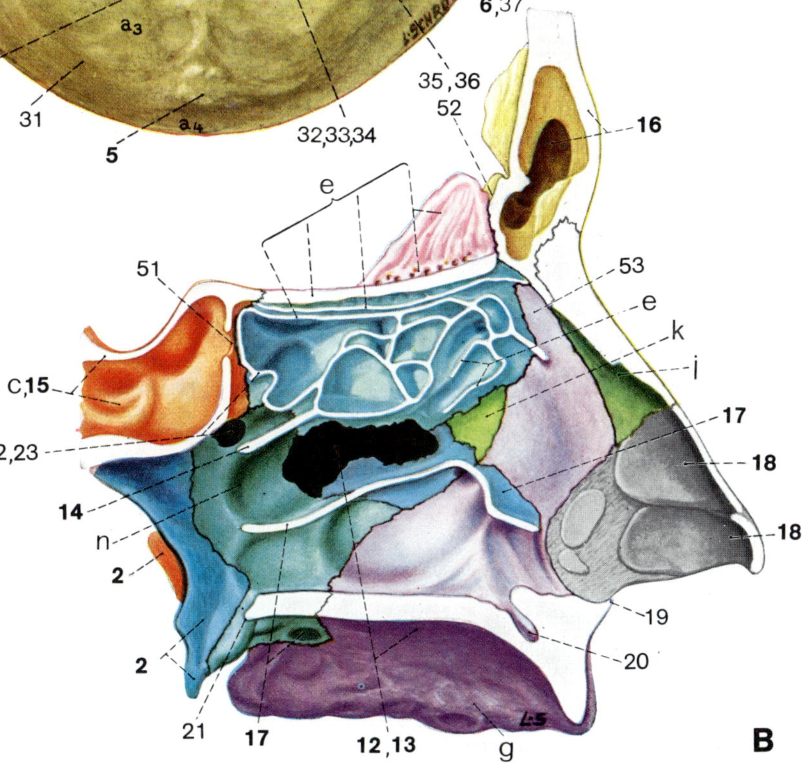
52
16
e
51
53
e
k
c,15
j
17
22,23
18
14
n
18
2
19
20
2
21
17
12,13
g
B

A Mimische Muskeln. Sie unterscheiden sich von fast allen übrigen Muskeln des Bewegungsapparates dadurch, daß sie meist nicht an Knochen entspringen oder ansetzen, nicht der Bewegung von Gelenken dienen (wie die Kaumuskeln), sondern im Unterhautgewebe liegen und die Haut bewegen. Sie ordnen sich zirkulär und radiär um die Körperöffnungen im Gesichtsbereich an: um Lidspalten, Nasenöffnungen und Mund. Für den mimischen Ausdruck ist besonders wichtig die Muskulatur um die Lidspalte und um den Mund.

B Fröhlicher Gesichtsausdruck beim Heben der Mundwinkel nach seitlich durch die Jochbeinmuskeln.

C, D Heben der Oberlippe bei herabgezogenem Mundwinkel beim Ausdruck der Trauer und beim Weinen.

E Weit herabgezogene Mundwinkel beim Ausdruck der Unzufriedenheit.

F Wirkung des Kinnmuskels.

G Querfalten auf der Nasenwurzel durch den Herabzieher der Stirnhaut.

1	Ringmuskel des Auges	M. orbicularis oculi
2	Ausführungsgang der Ohrspeicheldrüse	Ductus parotideus
3	Masseter („Kaumuskel" i. e. S.)	M. masseter
4	Ringmuskel des Mundes	M. orbicularis oris
5	Seitlicher Sehnenhaubenmuskel (liegt über dem Schläfenmuskel)	M. epicranius, M. temporoparietalis
6	Inneres Lidband	Lig. palpebrale mediale
7	Nasenflügelheber	M. levator labii superioris alaeque nasi
8	Kleiner Jochbeinmuskel	M. zygomaticus minor
9	Oberlippenheber	M. levator labii superioris
10	Großer Jochbeinmuskel	M. zygomaticus major
11	Lachmuskel	M. risorius
12	Herabzieher des Mundwinkels	M. depressor anguli oris
13	Herabzieher der Unterlippe	M. depressor labii inferioris
14	Kinnmuskel	M. mentalis
15	Hautmuskel des Halses	Platysma
16	Sehnenhaube	Galea aponeurotica (Aponeurosis epicranialis)
17	Stirnmuskel (vorderer Sehnenhaubenmuskel)	M. epicranius, M. occipitofrontalis, Venter frontalis
18	Augenbrauenrunzler	M. corrugator supercilii
19	Herabzieher der Stirnhaut	M. procerus
20	Nasenmuskel	M. nasalis
21	Wangenfettpfropf	Corpus adiposum buccae
22	Mundwinkelheber	M. levator anguli oris
23	Wangenmuskel (Trompetermuskel)	M. buccinator

A

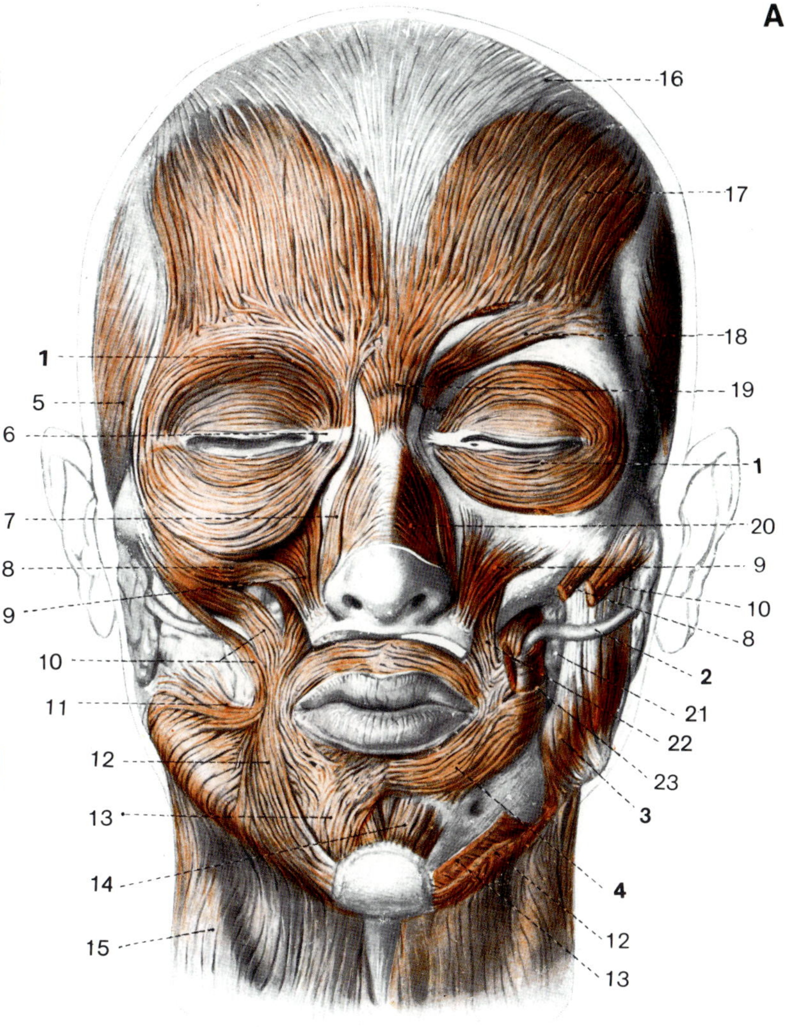

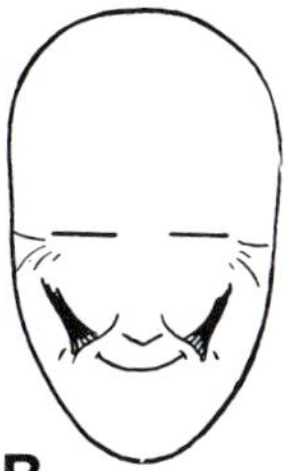

B

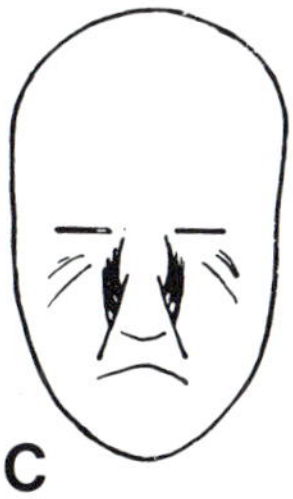

C

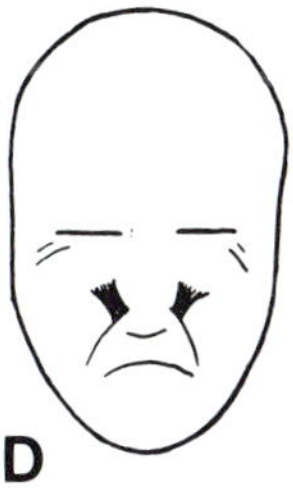

D

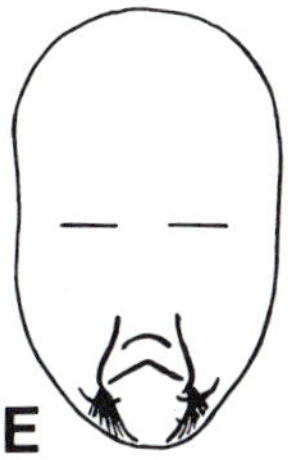

E

F

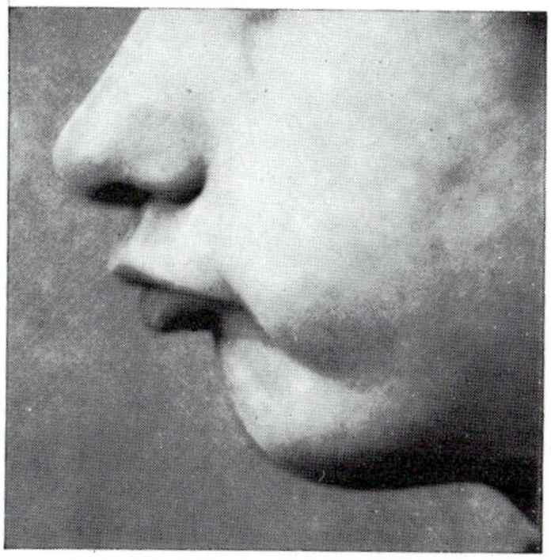

G

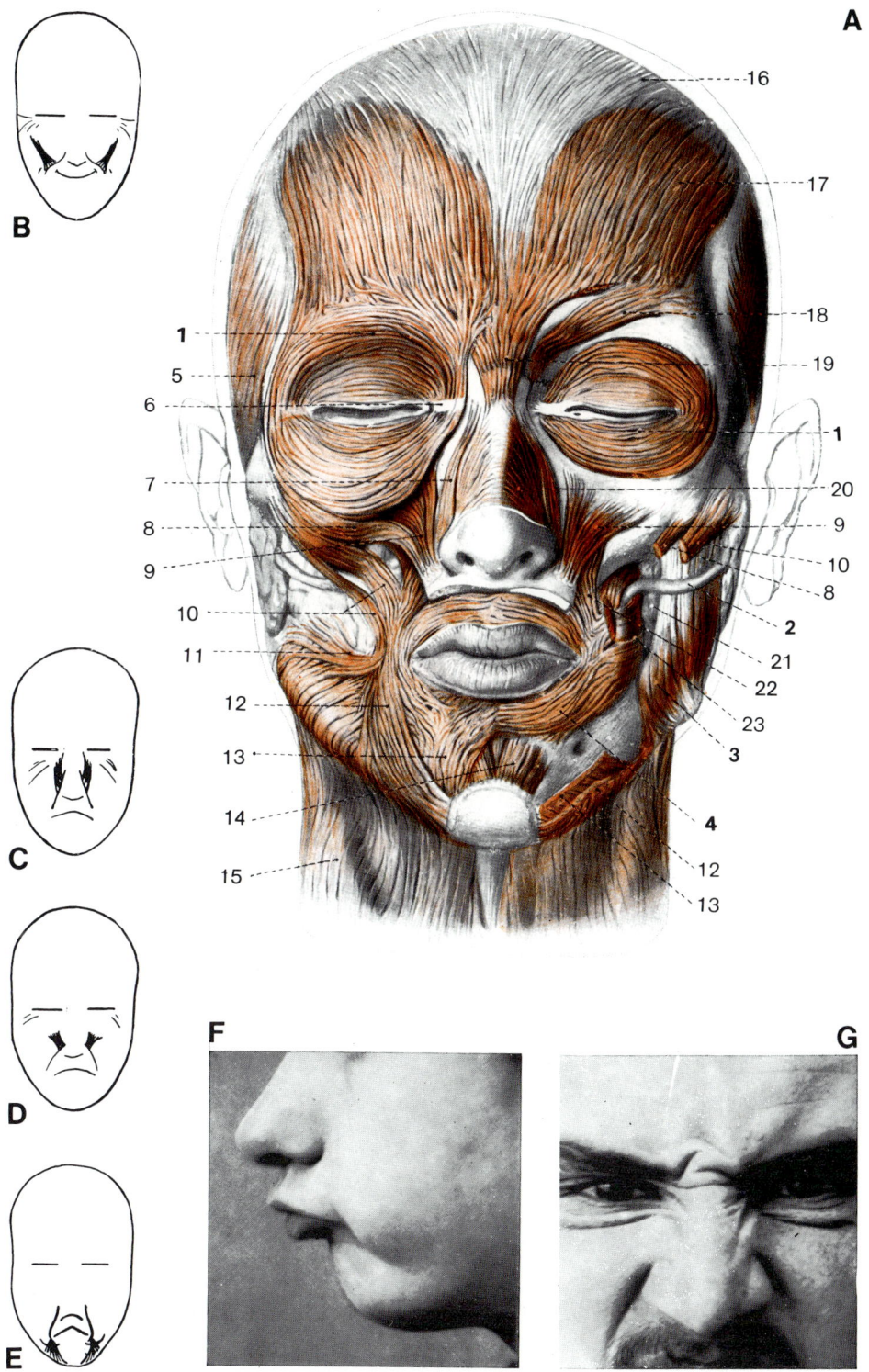

A Kaumuskeln. Die das Kiefergelenk bewegenden Muskeln werden Kaumuskeln genannt. Der Mensch hat davon vier: Schläfenmuskel, Masseter, innerer und äußerer Flügelmuskel. Die ersten drei schließen den Mund und üben den Kaudruck aus, der äußere Flügelmuskel dient den Mahlbewegungen und der Mundöffnung. Der mächtige Schläfenmuskel nützt die Schläfengrube als Ursprungsgebiet und setzt mit kräftigen Sehnenzügen am Kronenfortsatz des Unterkiefers an. Der Masseter wird häufig auch als „Kaumuskel" schlechthin bezeichnet. Er zieht vom Jochbogen zum Unterkieferwinkel. Legt man die Hand auf die hintere seitliche Gesichtspartie, so kann man beim Kauen deutlich seine Kontraktion fühlen. Während der Masseter und der innere Flügelmuskel ausschließlich Kaudruck ausüben, hat der Schläfenmuskel zwei Funktionen: Seine vorderen Abschnitte wirken wie der Masseter, seine hinteren Abschnitte ziehen den Unterkiefer nach rückwärts. Gegenspieler dieser Bewegung ist der äußere Flügelmuskel: Er zieht den Unterkiefer nach vorn. Durch dieses Hin- und Herschieben wird die Nahrung zwischen den Zahnreihen zerrieben („Mahlbewegung").

B Tiefere Kaumuskeln und Hilfsmuskeln. An diesem Präparat sind der Masseter und der Schläfenmuskel abgetragen sowie der Jochbogen und der Kronenfortsatz des Unterkiefers abgesägt. Man bekommt so die Flügelmuskeln zu Gesicht. Ihr Name rührt daher, daß sie an der Flügelgrube des Keilbeins entspringen. Außer den Kaumuskeln sind für eine zweckmäßige Zerkleinerung des Bissens jedoch noch zwei weitere Muskeln wichtig, die nach der Systematik zu den mimischen Muskeln gerechnet werden: Der Ringmuskel des Mundes schließt die Lippen und verhindert so, daß der Speisebrei aus dem Mund läuft. Der Wangenmuskel schiebt den Bissen als Gegenspieler der Zunge zwischen die Zahnreihe. Die Wichtigkeit dieser Muskeln wird bei Gesichtslähmungen („Fazialislähmung") deutlich: Trotz intakter Kaumuskeln ist der Patient beim Essen behindert. Er muß die Hand zur Hilfe nehmen, um den Speisebrei aus den Wangentaschen herauszumassieren. Beim Säugling ist die Wange noch durch einen Fettpfropf versteift, damit beim Saugen die Wangen nicht einfallen.

C Die Kaumuskeln von unten her gesehen (die Zunge und die Muskeln des Mundbodens sind entfernt). Man beachte die quere Verlaufsrichtung der Flügelmuskeln: Mahlbewegungen der Zähne können so nicht nur von vorn nach hinten und umgekehrt, sondern auch in der Querrichtung ausgeführt werden. Vgl. Mahlzähne S. 168.

D Mechanismus der Kieferöffnungsbewegung. Durch den äußeren Flügelmuskel wird das Unterkieferköpfchen aus der Gelenkpfanne nach vorn gezogen. Das Keilbein-Unterkiefer-Band hält aber den Unterkiefer zurück, so daß eine Drehbewegung (Pfeile!) zustande kommt. Diese wird unterstützt von einer Reihe von Zungenbeinmuskeln, die den Unterkiefer nach unten und rückwärts ziehen.

Bilder zur topographischen Anatomie des Kopfes S. 439–443.

1	Schläfenmuskel	M. temporalis
2	Masseter („Kaumuskel" i. e. S.)	M. masseter
3	Gelenkkapsel des Kiefergelenks	Articulatio temporomandibularis, Capsula articularis
4	Äußerer Flügelmuskel	M. pterygoideus lateralis
5	Innerer Flügelmuskel	M. pterygoideus medialis
6	Wangenmuskel („Trompetermuskel")	M. buccinator
7	Ringmuskel des Mundes	M. orbicularis oris
8	Band vom Griffelfortsatz zum Unterkiefer	Lig. stylomandibulare
9	Sehnenstreifen zwischen oberem Schlundschnürer und Wangenmuskel	Raphe pterygomandibularis
10	Griffelfortsatz-Zungenbein-Muskel	M. stylohyoideus
11	Zweibäuchiger Muskel	M. digastricus
12	Unterkiefer-Zungenbein-Muskel	M. mylohyoideus
13	Band vom Keilbein zum Unterkiefer	Lig. sphenomandibulare
14	Flügelgrube	Fossa pterygoidea
15	Nasenhöhle	Cavitas nasi

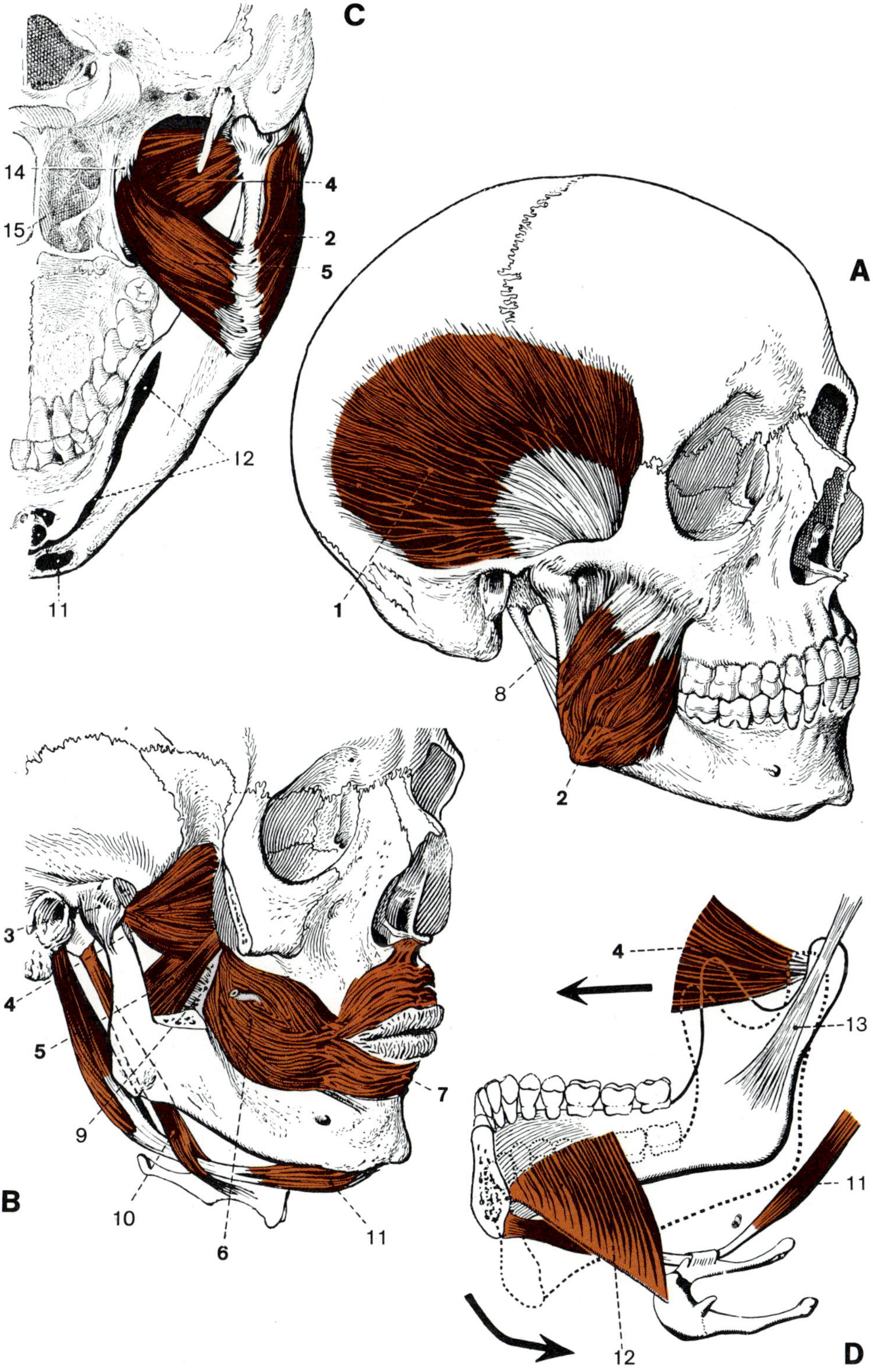
C
14
4
15
2
5
12
11
A
1
8
2
B
3
4
5
9
10
6
11
7
D
4
13
11
12

A Querschnitt durch den Hals in Höhe des Stimmbandes. Zusammengehörende Muskeln sind in gleicher Farbe gekennzeichnet: a) Muskeln, die vom oberflächlichen Blatt der Halsfaszie bedeckt werden: Kopfwender + Trapezmuskel (blau). b) Muskeln, die vom mittleren Blatt der Halsfaszie bedeckt werden: Unterzungenbeinmuskeln (rotbraun). c) Muskeln, die vom tiefen Blatt der Halsfaszie bedeckt werden: langer Halsmuskel + Treppenmuskeln (rot), tiefe Rückenstreckmuskeln (gelb), Schulterblattheber (grün). d) Eingeweidemuskeln: Kehlkopf- und Rachenmuskeln (blau).

B Halsmuskeln von vorn. Auf der rechten Bildseite sind die oberflächlichen Muskeln abgetragen, um die tiefer gelegenen sichtbar zu machen. Fast alle vorderen Halsmuskeln stehen mit dem Zungenbein in Verbindung. Am Zungenbein ist der Kehlkopf aufgehängt. Die Zungenbeinmuskeln sind daher für den Schluckakt wichtig.

C, D, E Bewegungen von Kopf und Hals. Eingezeichnet sind die Halswirbelsäule, der Kopfwender und die Riemenmuskeln. **C** Rückneigung, **D** Vorneigung, **E** Vorlagerung des Kopfes.

1 Schildknorpel	Cartilago thyroidea
2 Stimmritze	Rima glottidis
3 Rachen	Pharynx
4 Querfortsatz	Processus transversus
5 Wirbelbogen	Arcus vertebrae
6 Trapezmuskel	M. trapezius
7 Nerv	N. spinalis
8 Tiefe Halslymphknoten	Nodi lymphatici cervicales profundi
9 Kopfwender („Sternokleido“)	M. sternocleidomastoideus
10 Gemeinsame Kopfschlagader und innere Halsvene	A. carotis communis, V. jugularis interna
11 Masseter („Kaumuskel“ i. e. S.)	M. masseter
12 Warzenfortsatz	Processus mastoideus
13 Stellknorpel	Cartilago arytenoidea
14 Halsfaszie	Fascia cervicalis
15 Bindegewebige Verschieberäume	–
16 Querfortsatzloch	Foramen processus transversi
17 Halsabschnitte der tiefen Rückenstreckmuskeln (vgl. S. 67)	(M. erector spinae)
18 Nackenband	Lig. nuchae
19 Schulterblattheber	M. levator scapulae
20 Langer Halsmuskel	M. longus colli
21 Vorderer Treppenmuskel (Rippenheber)	M. scalenus anterior
22 Mittlerer Treppenmuskel (Rippenheber)	M. scalenus medius
23 Hinterer Treppenmuskel (Rippenheber)	M. scalenus posterior
24 Langer Kopfmuskel	M. longus capitis
25 Schulterblatt-Zungenbein-Muskel	M. omohyoideus
26 Brustbein-Schildknorpel-Muskel	M. sternothyroideus
27 Brustbein-Zungenbein-Muskel	M. sternohyoideus
28 Stimmuskel und querer Stellknorpelmuskel	M. vocalis; M. arytenoideus transversus
29 Zweibäuchiger Muskel	M. digastricus
30 Mittelständiger Sehnenzug im Mundboden	[Raphe musculorum mylohyoideorum]
31 Unterkiefer-Zungenbein-Muskel	M. mylohyoideus
32 Griffelfortsatz-Zungen-Muskel	M. styloglossus
33 Griffelfortsatz	Processus styloideus
34 Schildknorpel-Zungenbein-Muskel	M. thyrohyoideus
35 Unterer Schlundschnürer	M. constrictor pharyngis inferior
36 Ringknorpel	Cartilago cricoidea
37 Kinn-Zungen-Muskel	M. genioglossus
38 Kinn-Zungenbein-Muskel	M. geniohyoideus
39 Zungenbein-Zungen-Muskel	M. hyoglossus
40 Griffelfortsatz-Zungenbein-Muskel	M. stylohyoideus
41 Querfortsatz des ersten Halswirbels	Processus transversus (atlantis)
42 Großes Zungenbeinhorn	Cornu majus (ossis hyoidei)
43 Ringknorpel-Schildknorpel-Muskel	M. cricothyroideus

A

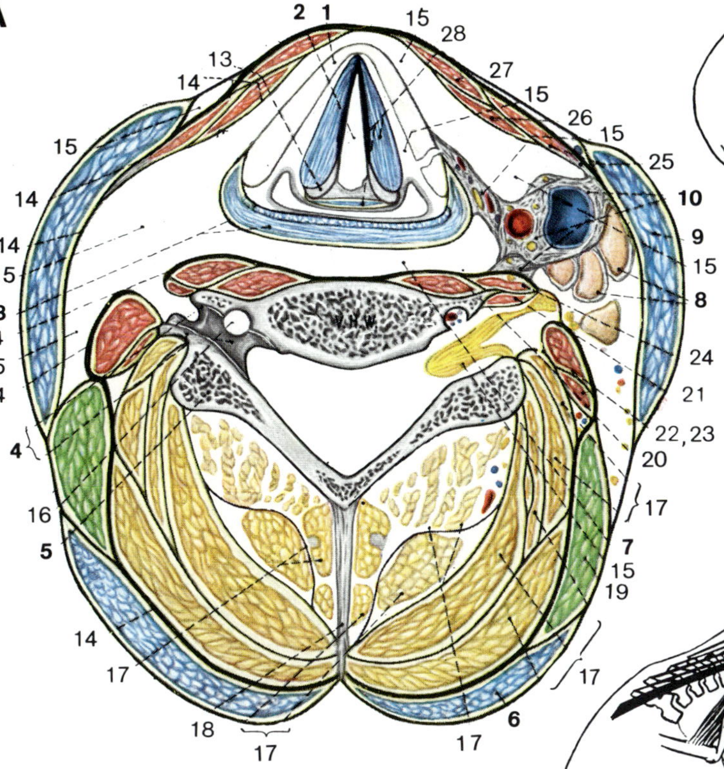
2
1
15
28
13
14
27
15
26
15
15
25
14
10
14
9
15
15
3
8
14
15
24
14
21
22, 23
4
20
17
16
7
5
15
19
14
17
17
18
17
17
6

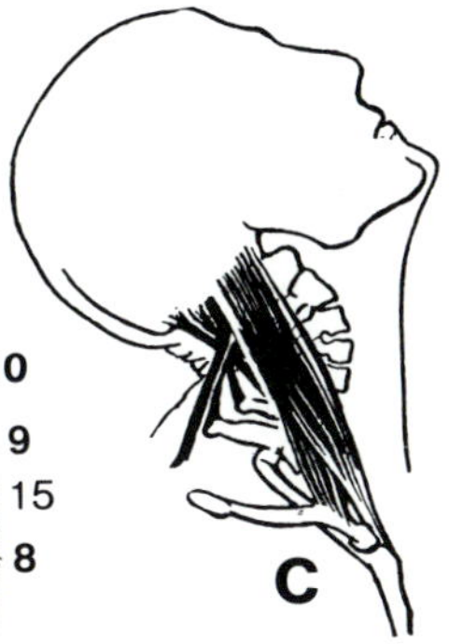

C

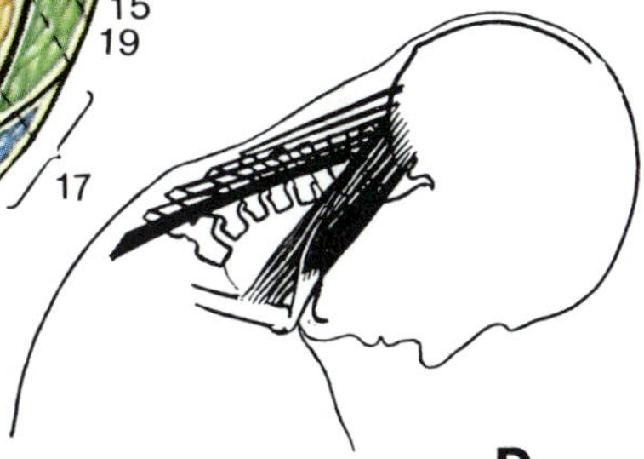

D

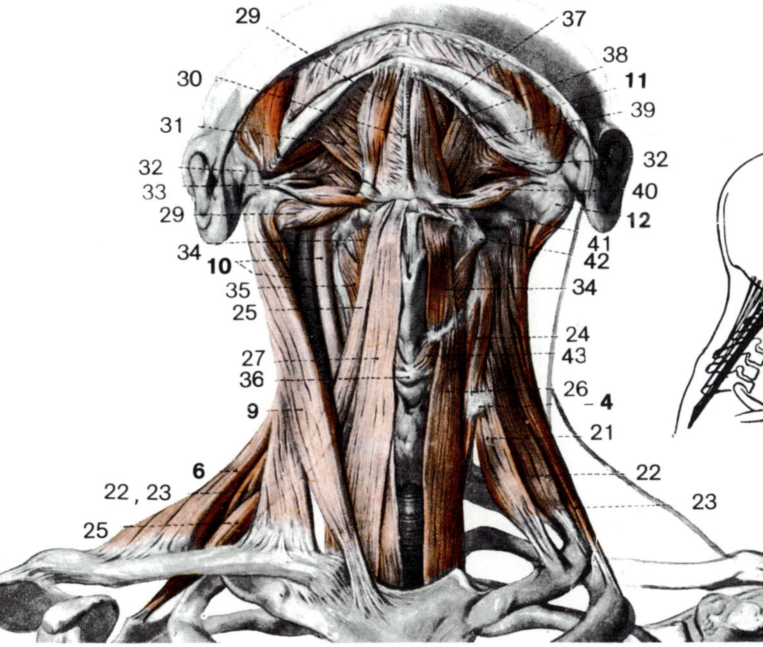
29
37
38
30
11
39
31
32
32
33
40
29
12
41
34
42
10
35
34
25
24
27
43
36
26
4
9
21
6
22
22, 23
23
25

B

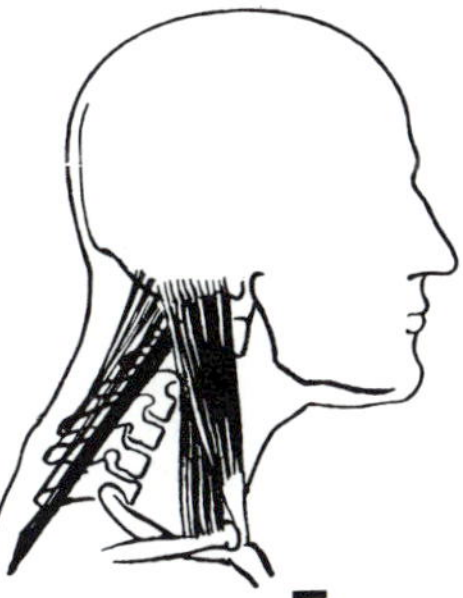

E

Bewegungsapparat: Zusammenfassung

Knochen, Gelenke und Muskeln sowie ihre Hilfsvorrichtungen (Sehnen, Bänder, Schleimbeutel, Sehnenscheiden usw.) bauen den Bewegungsapparat auf.

Knochen

Knochengewebe ist sehr viel schwerer als die Weichgewebe. Der Körper geht deshalb sehr sparsam mit ihm um. Knochen bestehen daher nicht massiv aus Knochengewebe: Sie haben eine kompakte Rindenschicht („Kortikalis"), im Inneren finden wir das Bälkchensystem der „Spongiosa", dessen Hohlräume von Knochenmark ausgefüllt sind. Der Knochenbau folgt dem Maximum-Minimum-Prinzip: bei größtmöglicher Festigkeit kleinstmöglicher Materialaufwand. Dort wo Knochen mit anderen Knochen gelenkig verbunden sind, ist hyaliner Knorpel zur Verminderung der Reibung aufgelagert, die übrigen Oberflächen sind von der bindegewebigen Knochenhaut („Periost") eingehüllt, die für das Wachstum und die Bruchheilung wichtig ist. Nach der äußeren Form unterscheidet man:

a) Röhrenknochen: Oberarmknochen, Elle, Speiche, Mittelhand- und Fingerknochen, Oberschenkelknochen, Schienbein, Wadenbein, Mittelfuß- und Zehenknochen;
b) kurze Knochen: Hand- und Fußwurzelknochen;
c) platte Knochen: Brustbein, Schulterblatt, Hüftbein, viele Schädelknochen;
d) Mischformen: z. B. Wirbel, Unterkiefer usw.

Im Knochenmark findet die Blutbildung statt („rotes" Knochenmark vor allem in den kurzen und platten Knochen). Soweit der Markraum für die Blutbildung nicht benötigt wird, ist er mit Fett gefüllt („gelbes" Knochenmark der langen Röhrenknochen).

Gelenke

Zwei Knochen können miteinander verbunden sein durch

a) Bindegewebe („Bandhaft"), z. B. Elle und Speiche durch die Zwischenknochenmembran, ferner die Knochen des Schädeldachs während des Wachstums;
b) Knorpel („Knorpelhaft"), z. B. Zwischenwirbelscheiben zwischen den Wirbelkörpern, Schambeinfuge zwischen den Schambeinen, Verbindung der Rippen mit dem Brustbein;
c) Knochen („Knochenhaft"), z. B. die „Schädelnähte" nach Abschluß des Wachstums (die Bandhaft verknöchert!);
d) echtes Gelenk: gekennzeichnet durch knorpelige Gelenkflächen der Knochen, Gelenkspalt, Gelenkschmiere, Gelenkkapsel und Verstärkungsbänder.

Die echten Gelenke kann man nach der Zahl der „Freiheitsgrade" der Bewegung einteilen in:

1. einachsige Gelenke: Scharniergelenk = Winkelgelenk (z. B. Fingermittel- und -endgelenke, Oberarm-Ellen-Gelenk) und Zapfengelenk = Drehgelenk (Speichen-Ellen-Gelenke, Gelenk zwischen erstem und zweitem Halswirbel);
2. zweiachsige Gelenke: Drehwinkelgelenk (Kniegelenk, Oberarm-Speichen-Gelenk), Eigelenk (oberes Handgelenk) und Sattelgelenk (Daumensattelgelenk);
3. dreiachsige Gelenke: Kugelgelenk (Schultergelenk, Hüftgelenk, Fingergrundgelenke usw.).

Manche Gelenke sind wegen des geringen Bewegungsausmaßes infolge straffer Bänder (z. B. Kreuzbein-Darmbein-Gelenk, Handwurzel-Mittelhand-Gelenke) oder wegen komplizierter Nebenbewegungen (Sprunggelenke, Kiefergelenk) nur schwer in dieses Schema einzuordnen.

Muskeln

Zum Bewegungsapparat zählt nur die sog. Skelettmuskulatur (im mikroskopischen Bild „quergestreiftes" Muskelgewebe) nicht dagegen die Eingeweidemuskulatur („glattes" Muskelgewebe). Die Muskeln übertragen über Sehnen (aus zugfestem parallelfaserigem Bindegewebe) ihre Kraft auf die Knochen. Muskelfasern können sich etwa auf die Hälfte ihrer Ausgangslänge verkürzen. Sehnenfasern hingegen behalten ihre Länge bei. Die Längen von Muskel- und Sehnenfasern sind daher auf die Bewegungsmöglichkeiten der Gelenke abgestimmt. Muskeln sind zur Erleichterung ihrer gegenseitigen Verschiebung in „Faszien" („Muskelbinden") eingehüllt. Der Verminderung von Reibung dienen Sehnenscheiden und Schleimbeutel.

Wirbelsäule

Gliederung: 7 Hals-, 12 Brust-, 5 Lendenwirbel, Kreuzbein, Steißbein.
Bauelemente:

1. Wirbel: Wirbelkörper, Wirbelbogen, Fortsätze (1 Dornfortsatz, 2 Quer-, 4 Gelenkfortsätze). Die Wirbellöcher bilden den Wirbelkanal.
2. Bewegungssegment: Zwischenwirbelscheibe (Faserring + Gallertkern), Wirbelgelenke, Bänder (elastisch!).

Sonderformen:

a) Halswirbel: Querfortsatzloch für Wirbelschlagader, Atlas (1. Halswirbel = „Träger") ohne Wirbelkörper, Axis (2. Halswirbel = „Dreher") mit „Zahn".

b) Brustwirbel: Gelenkflächen für Rippen an Wirbelkörper und Querfortsätzen.
c) Lendenwirbel: große Wirbelkörper.
d) Kreuzbein: Verschmelzung von 5 Wirbeln.
e) Steißbein: 3–5 verkümmerte Wirbelkörper, keine Bögen.

Haltung:

a) Gesunde Haltung: Halslordose, Brustkyphose und Lendenlordose mäßigen Grades. Lordose = vorn konvexe Krümmung, Kyphose = hinten konvex.
b) Fehlhaltungen: Rundrücken (verstärkte Kyphose), Flachrücken (verminderte Krümmung), Skoliosen (seitliche Verbiegungen, z. B. bei Beinlängenunterschied), umschriebene (auf wenige Segmente begrenzte) Fehlhaltungen bei Schäden der Zwischenwirbelscheibe (z. B. „Bandscheibenvorfall").

Bewegungsmöglichkeiten:

Vor- und Rückneigung, Seitneigung, Drehung (vorwiegend Hals- und unterer Brustbereich).

Aufgaben:

1. Stützaufgabe. Wirbelkörper (Größe nimmt entsprechend Belastung von oben nach unten zu).
2. Schutzaufgabe: Wirbelbogen (Rückenmark im Wirbelkanal).
3. Federungsaufgabe: Zwischenwirbelscheiben, doppelt-S-förmige Krümmung.
4. Bewegungsaufgabe: Wirbelgelenke mit Bändern, Zwischenwirbelscheiben, Dorn- und Querfortsätze (als Anheftungsstellen für Muskeln).

Muskeln:

a) Rückneigung: tiefe Rückenstreckmuskeln („Erektor").
b) Vorneigung: gerade und schräge Bauchmuskeln (unterstützt durch Schwerkraft).
c) Seitneigung: seitliche Abschnitte der Rückenmuskeln und der schrägen Bauchmuskeln.
d) Drehung im Halsbereich: Riemenmuskeln, schräge Kopfmuskeln, Kopfwender (Sternokleido).
e) Drehung im unteren Brustbereich: schräge Bauchmuskeln.

Wand des Brustraums

Aufgaben: Schaffen einer druckstabilen Kammer, in welcher Volumenänderungen zu Druckänderungen führen (Prinzip der „äußeren" Atmung).

Bauelemente:

1. Brustkorb: Brustbein (Handgriff, Körper, Schwertfortsatz), 12 Rippenpaare (die oberen 10 knorpelig mit dem Brustbein verwachsen) mittels der Wirbel-Rippen-Gelenke mit den 12 Brustwirbeln verbunden, Zwischenrippenmuskeln (äußere und innere).
2. Zwerchfell: „fleischige" Ursprünge von den unteren Grenzen des Brustkorbs und den Lendenwirbelkörpern, große Sehnenplatte in der Mitte, große Öffnungen für Speiseröhre, Aorta und untere Hohlvene.

Bewegungsmöglichkeiten:

1. Brustkorb: Die Rippen drehen sich in den jeweils 2 Wirbel-Rippen-Gelenken (mit Wirbelkörper bzw. Querfortsatz) um die eigene Achse (des Rippenhalses). Wegen der Krümmung der Rippen führt diese Drehung zur Hebung („Einatmung") und Senkung („Ausatmung") ihrer vorderen Abschnitte und des Brustbeins.
2. Zwerchfell: Das Zwerchfell bewegt sich im Brustkorb ähnlich wie der Kolben im Zylinder des Automotors nach unten (Kontraktion bei Einatmung) und oben (Erschlaffung bei Ausatmung).

Muskeln:

1. Einatmung (Inspiration): „Heben" des Brustkorbs durch Rippenheber (Treppenmuskeln), äußere Zwischenrippenmuskeln und „Hilfsatemmuskeln" (großer und kleiner Brustmuskel, Kopfwender u. a.), Kontraktion des Zwerchfells.
2. Ausatmung (Exspiration): „Senken" des Brustkorbs durch gerade und schräge Bauchmuskeln, innere Zwischenrippenmuskeln, Schwerkraft und Hilfsatemmuskeln (z. B. breitester Rückenmuskel = „Hustenmuskel"), Höhertreten des Zwerchfells bei Erschlaffung (Baucheingeweide werden wegen der Verkürzung der Bauchmuskeln nach oben gepreßt).

Wand des Bauchraums

Bauelemente:

1. Oben: Zwerchfell und die ihm anliegenden unteren Abschnitte des Brustkorbs.
2. Unten: knöchernes Becken (Kreuzbein + Hüftbeine) mit aufliegenden Muskeln, Beckenboden (vor allem Afterheber).
3. Vorn: Bauchwand i. e. S.: gerader, äußerer schräger, innerer schräger und querer Bauchmuskel. Sehnenplatten der letztgenannten 3 Muskeln bilden die „Rektusscheide" um den geraden Bauchmuskel.
4. Hinten: Lendenwirbelsäule, viereckiger Lendenmuskel.

Aufgaben:

1. Anpassung an das stark wechselnde Volumen des Bauchraums (unterschiedliche Füllung des Magen-Darm-Kanals und der Blase, extreme Volumenzunahme bei Schwangerschaft).

2. Druckerhöhung im Bauchraum („Bauchpresse"), z. B. bei Stuhlentleerung.
3. Mitwirkung bei Atmung und Gleichgewichterhaltung (Bauchmuskeln als Gegenspieler der Rükkenstreckmuskeln).

Anfällige Stellen:
1. Leistenkanal: Lücke in der unteren Bauchwand zum Druchtritt des Samenstrangs (beim Mann) bzw. des runden Mutterbandes (bei der Frau). Leistenbrüche = Druchtritt von Baucheingeweiden (großes Netz, Dünndarm) durch den Leistenkanal oder direkt durch die dünne Stelle der Bauchwand im Bereich des äußeren Leistenrings.
2. Nabel: Durch ihn verlaufen vor der Geburt die Blutgefäße von und zum Mutterkuchen. Nach der Geburt durch Narbengewebe verschlossen. Nabelbrüche!
3. Durchtrittsstelle der Speiseröhre durch das Zwerchfell: Hiatushernien: Durchbruch von Baucheingeweiden in den Brustraum.
4. After: Schleimhautvorfall bei Hämorrhoiden, unwillkürlicher Stuhlabgang bei Schließmuskelschwäche.

Untere Extremität

Gliederung: Beckengürtel, Oberschenkel, Unterschenkel, Fuß.

Knochen:
1. Beckengürtel: Die beiden Hüftbeine (Verschmelzung von Darmbein, Schambein und Sitzbein) bilden mit dem Kreuzbein das knöcherne Becken (mit Schambeinfuge und Kreuzbein-Darmbein-Gelenken).
2. Oberschenkel: „Oberschenkelbein", Kniescheibe.
3. Unterschenkel: Schienbein und Wadenbein.
4. Fuß: 7 Fußwurzelknochen (wichtigste: Sprungbein, Fersenbein, Kahnbein), 5 Mittelfußknochen, 14 Zehenglieder (Großzehe hat nur 2), Sesambeine.

Hauptgelenke:
1. Hüftgelenk: Kugelgelenk, kräftige Bänder, Oberschenkelkopf durch Schenkelhals vom Oberschenkelschaft abgesetzt (dadurch große Beweglichkeit, aber Anfälligkeit im Alter).
2. Kniegelenk: Drehwinkelgelenk, schlechter Knochenkontrakt verbessert durch Menisken, Sicherung durch Kreuzbänder, Außenband und Innenband, Kniescheibe als Sesambein.
3. Sprunggelenke: oberes zwischen „Knöchelgabel" und Sprungbein, unteres zwischen Sprungbein, Fersenbein und Kahnbein.

Hauptbewegungen und wichtigste Muskeln:
1. Hüftgelenk: Beugen (Iliopsoas, gerader Oberschenkelmuskel) – Strecken (großer Gesäßmuskel) – Abspreizen (mittlerer und kleiner Gesäßmuskel) – Auswärtsdrehen (Muskeln der Gesäßgegend).
2. Kniegelenk: Beugen (zweiköpfiger Oberschenkelmuskel, halbsehniger und halbmembranöser Muskel) – Strecken (vierköpfiger Oberschenkelmuskel) – Auswärtsdrehen (zweiköpfiger Oberschenkelmuskel) – Einwärtsdrehen (halbsehniger und halbmembranöser Muskel.
3. Sprunggelenke: Beugen zur Fußsohlenseite (Plantarflexion: dreiköpfiger Wadenmuskel über Achillessehne) – Beugen zur Fußrückenseite (Dorsalflexion: sog. Streckmuskeln) – Supination (dreiköpfiger Wadenmuskel) – Pronation (Wadenbeinmuskeln).

Wichtige Fußdeformitäten: Plattfuß, Spreizfuß, Hohlfuß, Spitzfuß, Hackenfuß, Klumpfuß, Knickfuß.

Obere Extremität

Gliederung: Schultergürtel, Oberarm, Unterarm, Hand.

Knochen:
1. Schultergürtel: Schlüsselbein, Schulterblatt.
2. Oberarm: Oberarmbein.
3. Unterarm: Speiche, Elle.
4. Hand: 8 Handwurzelknochen, 5 Mittelhandknochen, 14 Fingerglieder.

Hauptgelenke:
1. Schultergelenk: Kugelgelenk, Bewegungsumfang erweitert durch Schlüsselbeingelenke, Sicherung durch Muskelmantel, anfällig gegen Verrenkungen.
2. Ellbogengelenk: Drehwinkelgelenk, 3 Teilgelenke.
3. Handgelenke: Eigelenk, oberes und unteres Handgelenk wirken zusammen.
4. Fingergelenke: Fingergrundgelenke = Kugelgelenke, Mittel- und Endgelenke = Scharniergelenke, Sonderstellung des Daumensattelgelenks.

Hauptbewegungen und wichtigste Muskeln:
1. Schultergelenk: Vorwärtsbewegen (großer Brustmuskel) – Rückwärtsbewegen (breitester Rückenmuskel) – Abspreizen (Deltamuskel) – Anziehen (großer Brustmuskel, breitester Rükkenmuskel) – Einwärtsdrehen (großer Brustmuskel, breitester Rückenmuskel) – Auswärtsdrehen (Untergrätenmuskel).

Innere Organe (Übersicht)

---

2. Ellbogengelenk: Beugen (Armmuskel, Bizeps, Oberarm-Speichen-Muskel) – Strecken (dreiköpfiger Oberarmmuskel) – Supination (Bizeps, Auswärtsdreher) – Pronation (runder und viereckiger Einwärtsdreher).
3. Handgelenke: Beugen zur Hohlhandseite (Palmarflexion: ellen- und speichenseitiger Handbeuger) – Beugen zur Handrückenseite (Dorsalflexion: ellen- und speichenseitige Handstrecker) – Abspreizen zur Speichenseite (Radialabduktion: speichenseitige Handbeuger und -strecker) – Abspreizen zur Ellenseite (Ulnarabduktion: ellenseitiger Handbeuger und -strecker).
4. Fingergrundgelenke: Beugen (Zwischenknochenmuskeln) – Strecken (Fingerstrecker) – Abspreizen (handrückenseitige Zwischenknochenmuskeln) – Anziehen (hohlhandseitige Zwischenknochenmuskeln)
5. Fingermittel- und -endgelenke: Beugen (Fingerbeuger) – Strecken (Zwischenknochenmuskeln).
6. Daumensattelgelenk: Abspreizen (langer und kurzer Daumenabspreizer) – Anziehen (Daumenanzieher, 1. Zwischenknochenmuskel) – Gegenüberstellen (Muskeln des Daumenballens) – Zurückstellen (Daumenstrecker).

Kopf

Wichtige Knochen:
1. Gesichtsschädel: Ober- und Unterkiefer, Jochbein, Siebbein, Nasenbein, Gaumenbein.
2. Hirnschädel: Stirnbein, Scheitelbein, Schläfenbein, Hinterhauptbein, Keilbein.

Gelenke:
1. Kiefergelenk (mit Gelenkscheibe) zwischen Unterkiefer und Schläfenbein.
2. Gelenke der Gehörknöchelchen (Hammer, Amboß und Steigbügel).

Muskeln:
1. Kaumuskeln (für Kiefergelenk): Masseter, Schläfenmuskel, innerer und äußerer Flügelmuskel).
2. Mimische Muskeln: Muskeln um Mund, Naseneingang und Augenlider.

Innere Organe

Projektion der inneren Organe auf die vordere Rumpfwand. Wird man gefragt, was „innere Organe" sind, so ist man versucht zu antworten: „die im Inneren des Körpers liegenden Organe". Diese Antwort führt zunächst nicht viel weiter, denn man könnte dann fragen, ob es auch „äußere Organe" gibt, die im „Äußeren" oder gar außerhalb des Körpers liegen. Jedoch wird jeder in der Kochkunst Erfahrene, der einmal ein Huhn, einen Hasen oder einen Fisch „ausgenommen" hat und dabei die „Innereien" entfernt hat, keine Schwierigkeiten haben, als „Inneres" die Leibeshöhle zu verstehen. Die Leibeshöhle wird von der Rumpfwand umschlossen, deren Hauptabschnitte (Brustwand, Bauchwand, Wirbelsäule und Becken) bereits beim Bewegungsapparat besprochen wurden. Das Zwerchfell teilt die Leibeshöhle in zwei große Abschnitte: die Brusthöhle und die Bauchhöhle. Meist spricht man von den „3" großen Körperhöhlen: Brust-, Bauch- und Beckenhöhle. Die Beckenhöhle ist strenggenommen nur ein Teil der Bauchhöhle, und zwar jener Abschnitt, der im kleinen Becken liegt. Während Brust- und Bauchhöhle durch das Zwerchfell scharf getrennt sind, ist die Grenze zwischen Bauchhöhle im engeren Sinn und Beckenhöhle fließend.
Als zweite Definition für „innere Organe" können wir daher anbieten: die in Brust-, Bauch- und Beckenhöhle liegenden Organe. Diese Definition ist wieder etwas zu eng. So wird z. B. die im Halse gelegene Schilddrüse, die doch zweifellos ein „inneres Organ" ist, von ihr nicht erfaßt. Die Leibeshöhle erstreckt sich in frühen Entwicklungsstadien auch beim Menschen bis in den Kopf. Der „Kopfdarm" ist der Vorläufer von Mund- und Nasenhöhle, und auch die Schilddrüse geht aus ihm hervor. Will man die inneren Organe über die Körperhöhlen definieren, so muß man auf embryonale Verhältnisse zurückgehen. Dann ist es einfacher zu sagen, was die inneren Organe nicht sind: Knochen, Muskeln, Haut.
So kommen wir zur 3. Definition: Innere Organe sind alle Organe, die nicht zum Bewegungsapparat oder zur Haut zählen. Hierbei bleibt die Schwierigkeit: soll man das Nervensystem und die Sinnesorgane in die inneren Organe einbeziehen oder nicht? Im weiteren Sinne wird man dies tun, im engeren Sinne nicht. Zuletzt erscheint es am besten, einfach aufzuzählen, welche Organsysteme wir zu den inneren Organen rechnen (4. Definition): Unter „innere Organe" fassen wir Verdauungsorgane, Hormondrüsen, Atmungsorgane, Harn- und Geschlechtsorgane, Kreislauforgane und lymphatische Organe zusammen (vgl. Tabelle 2, S. 4).
Die inneren Organe nennt man auch Eingeweide. Dieser Begriff entstammt der Jägersprache: Es handelt sich um die Teile des erlegten Wildes, die den Hunden zur Nahrung (=„Weide") vorgeworfen wurden. Je nach der Lage im Körper spricht man von Kopf-, Hals-, Brust-, Bauch- und Beckeneingeweiden.
Die Erkrankungen der inneren Organe sind nur zum Teil das Arbeitsgebiet des Facharztes für „innere Medizin" („Internist"). Auch die Fachärzte für Chirurgie, Urologie, Frauenkrankheiten, Hals-Nasen-Ohren-Krankheiten usw. betätigen sich auf ihm. Andererseits befaßt sich der Internist auch mit Krankheiten des Bewegungsapparates (soweit sie nicht zur Orthopädie gehören). Das Fachgebiet der inneren Medizin selbst beginnt sich inzwischen wegen seiner Größe schon wieder in Unterfachgebiete aufzulösen: Gastroenterologie (Verdauungsorgane), Endokrinologie (Hormondrüsen), Pneumologie = Pulmonologie (Atmungsorgane), Nephrologie (Niere), Kardiologie (Herz), Angiologie (Blutgefäße) usw. Die „innere Medizin" wird manchmal auch als „Medizin" schlechthin bezeichnet. Eine „Medizinische Klinik" ist eine Klinik für innere Medizin und nicht etwa für die gesamte Medizin.

1	Leber	Hepar
2	Dickdarm, querer Teil	Colon transversum
3	Dickdarm, aufsteigender Teil	Colon ascendens
4	Blinddarm	Caecum (Cecum)
5	Wurmfortsatz	Appendix vermiformis
6	Schilddrüse	Glandula thyroidea
7	Lunge	Pulmo
8	Herzbeutel	Pericardium
9	Magen	Ventriculus (Gaster)
10	Milz	Lien (Splen)
11	Dünndarm	Intestinum tenue
12	Nabel	Umbilicus
13	Dickdarm, S-förmiger Teil	Colon sigmoideum
14	Harnblase	Vesica urinaria

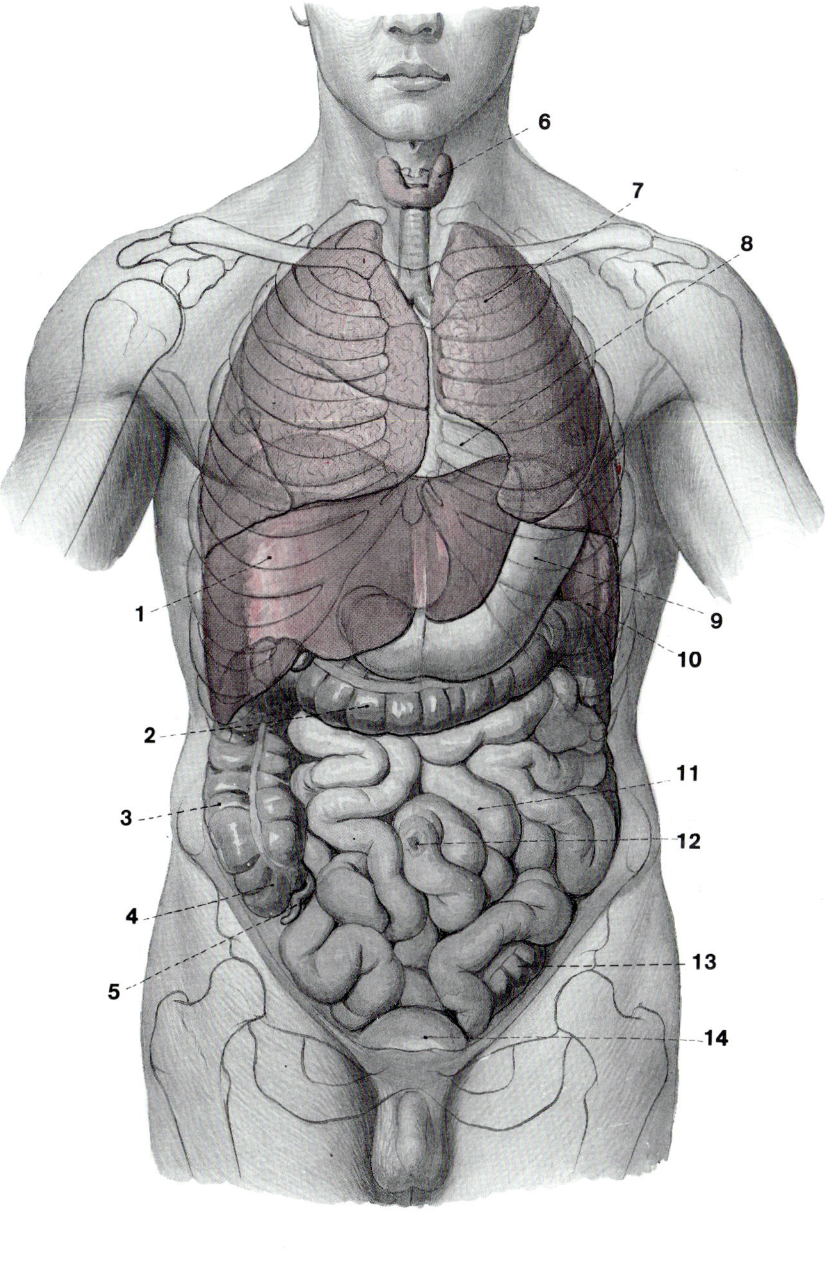
6
7
8
1
9
10
2
11
3
12
4
13
5
14

Innere Organe

A Projektion der inneren Organe auf die rechte Rumpfwand. Man beachte die doppelt-S-förmige Krümmung der Wirbelsäule und die dadurch bedingte unterschiedliche Tiefenausdehnung von Brust-, Bauch- und Beckenhöhle: Wegen der Brustkyphose reicht die Brusthöhle weit nach hinten. Die Lendenlordose drängt die Baucheingeweide nach vorn, so daß diese nur etwa die vordere Hälfte des Unterleibes einnehmen können. Das Promontorium, die Schrägstellung des Beckens und die Lendenlordose lassen den Beckenorganen rückwärts mehr Platz. Die Beckenhöhle erscheint daher auf der Abbildung nahezu rechtwinkelig gegen die Bauchhöhle abgeknickt. Die Führungslinie des Dickdarms geht daher Z-förmig vom Bauchraum durch das Becken zum After.

B Querschnitt durch den Oberkörper des Erwachsenen. Die äußere Kontur ist annähernd queroval, die Kontur der Brusthöhle hingegen bohnen- oder nierenförmig. Die Wirbelsäule springt in den Brustraum vor, so daß die Lungen nicht nur vor, sondern auch seitlich der Wirbelsäule liegen.

C Querschnitt durch den Brustkorb eines vierfüßigen Säugetiers, z. B. eines Hundes. Der Rumpf hängt mit seinem Hauptteil unter der Wirbelsäule, die „Lungenrinne“ neben der Wirbelsäule (im Bild schraffiert) ist seicht.

D Brustkorb des Neugeborenen von oben gesehen. Die Form des Querschnitts nimmt eine Mittelstellung zwischen jenen des Vierfüßers und des erwachsenen Menschen ein. Sagittaler und transversaler Durchmesser des Brustkorbs sind etwa gleich groß, lediglich durch den Schultergürtel wird der Querdurchmesser des Oberkörpers größer. Diese Annäherung an die Kreisform ist für den Weg durch das mütterliche Becken bei der Geburt nötig (vgl. S. 301).

1 Speiseröhre .... Oesophagus (Esophagus)
2 Lunge .... Pulmo
3 Zwerchfell (darunter Leber, darüber Lunge) .... Diaphragma
4 Leber .... Hepar
5 Dickdarm, aufsteigender Teil .... Colon ascendens
6 Mastdarm .... Rectum
7 Kehlkopf .... Larynx
8 Schilddrüse .... Glandula thyroidea
9 Luftröhre .... Trachea
10 Dickdarm, querer Teil .... Colon transversum
11 Dünndarm .... Intestinum tenue
12 Wirbelkanal .... Canalis vertebralis
13 Brusthöhle .... Cavitas thoracis

A

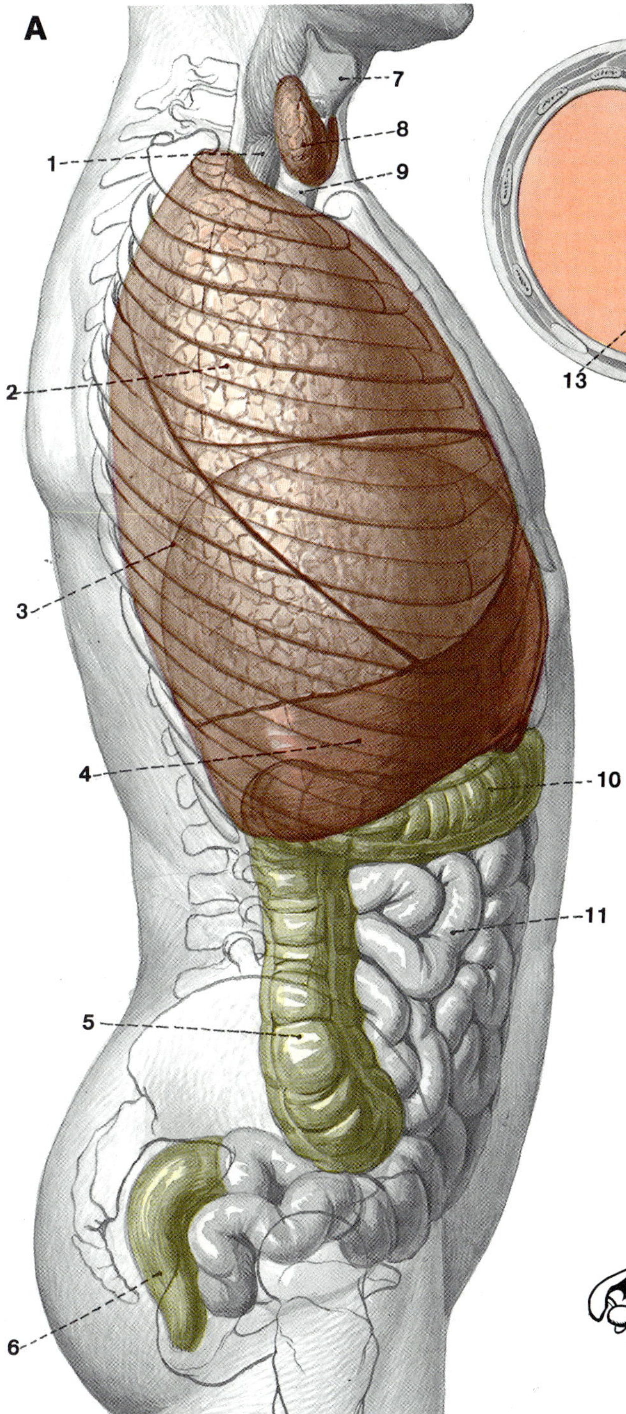

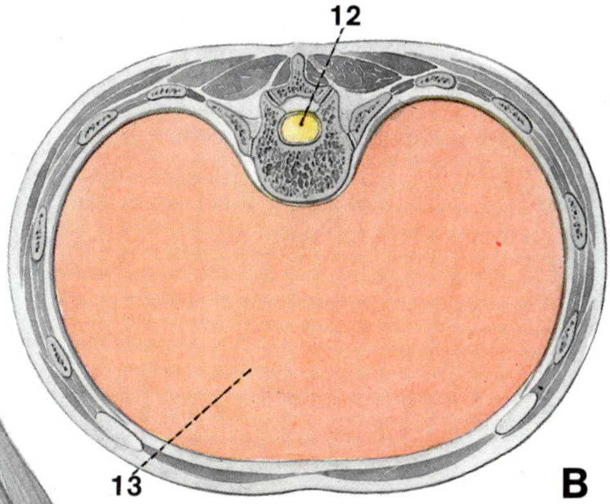

B

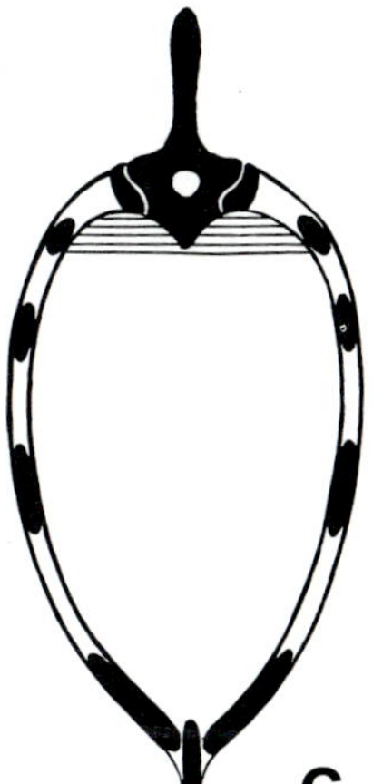

C

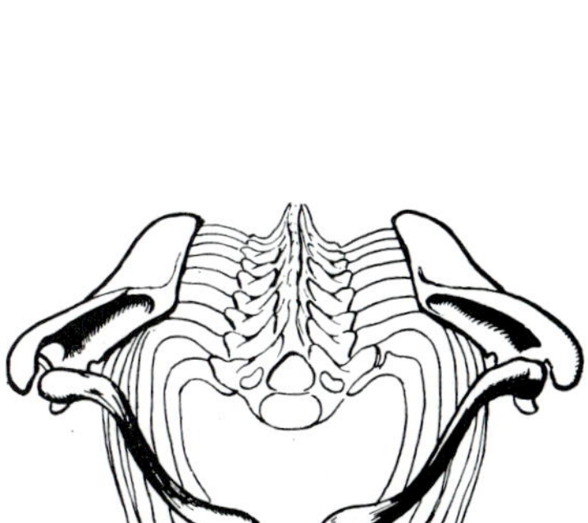

D

Innere Organe

Projektion der inneren Organe auf die hintere Rumpfwand. Der Rumpf ist oben und unten etwas breiter als in der Mitte (was für die Bekleidung sehr praktisch ist, weil die Hose nicht so leicht herunterrutscht). Vergleicht man damit die Form der Leibeshöhle, so wird man überrascht feststellen, daß diese keineswegs der äußeren Form folgt. Sie bildet in der Ansicht von vorn oder hinten ein Längsoval mit dem größten Querdurchmesser in der Mitte. Die Verbreiterungen des Rumpfes oben und unten sind durch die mächtigen Knochen und Muskeln der Gliedmaßenwurzeln bedingt. Die Form der Körperhöhlen ist für das Verständnis von Schuß- und Stichverletzungen wichtig. Ein in Pfeilrichtung (sagittal) den Oberkörper durchsetzender Schuß muß die Brusteingeweide nicht verletzen, bei Bauchschüssen ist das Ausbleiben von Eingeweideverletzungen unwahrscheinlich. Anders ist dies bei Schußverletzungen in der queren (transversalen) Richtung. Hierbei kann der Schuß hinter den Baucheingeweiden durchgehen, aber kaum hinter den Brust- oder Beckeneingeweiden.

Nächste Aufgabe ist die Erarbeitung anschaulicher Vorstellungen über die Höhenlage der einzelnen Organe im Rumpf. Die Lungen ragen bis über die Schlüsselbeine nach oben (also in den Hals hinein!), erreichen aber auch bei tiefster Einatmung nicht den Unterrand des Brustkorbs. Das Herz füllt den Raum zwischen den beiden Lungen hinter dem Brustbein etwa zwischen den Ansätzen der dritten und sechsten Rippen. Die Leber kann bei tiefer Ausatmung rechts bis in die Nähe der Brustwarze nach oben steigen, sie soll den Unterrand des Brustkorbs seitlich nicht unterschreiten (dies kann jedoch bei krankhafter Vergrößerung der Leber der Fall sein). Die Gallenblase findet man etwa am Schnittpunkt einer Vertikalen durch die rechte Brustwarze mit dem Rippenbogen. Lage und Form des Magens wechseln abhängig von den Mahlzeiten stark. Wesentliche Teile liegen hinter dem linken Rippenbogen. Die Milz hat ihren Platz hinter dem Magen etwa im Bereich der achten bis elften linken Rippe. Die gesunde Milz unterschreitet nie die Grenzen des Brustkorbs. Die Lage der Nieren hingegen ist gerade durch die hintere Brustkorbgrenze gekennzeichnet: Ein Teil liegt oberhalb, ein Teil unterhalb der zwölften Rippe. Die rechte Niere steht meist etwas tiefer. Sie wird von der großen Leber nach unten gedrängt. Der Dickdarm umrahmt bei der Ansicht von vorn oder rückwärts den Dünndarm. Wir unterscheiden an diesem Rahmen einen aufsteigenden (rechts), einen queren und einen absteigenden (links) Teil. Die oberen „Ecken" des Rahmens werden von den Rippenbögen und den unteren Rippen verdeckt, die unteren „Ecken" sind etwas einwärts der vorderen oberen Darmbeinstachel zu suchen. Der quere Teil des Dickdarms hängt meist girlandenartig durch. Das „Bild" im „Rahmen" ist der Dünndarm, der allerdings auch noch in das kleine Becken absteigt. Die Harnblase kann bei starker Füllung die Schambeinfuge weit überragen.

1	Milz	Lien (Splen)
2	Bauchspeicheldrüse	Pankreas
3	Niere	Ren
4	Dickdarm, absteigender Teil	Colon descendens
5	Dickdarm, S-förmiger Teil („Sigma")	Colon sigmoideum
6	After	Anus
7	Lunge	Pulmo
8	Leber	Hepar
9	Harnleiter	Ureter
10	Dickdarm, aufsteigender Teil	Colon ascendens
11	Wurmfortsatz	Appendix vermiformis
12	Blinddarm	Caecum (Cecum)
13	Mastdarm	Rectum
14	Lungenspitze	Apex pulmonis

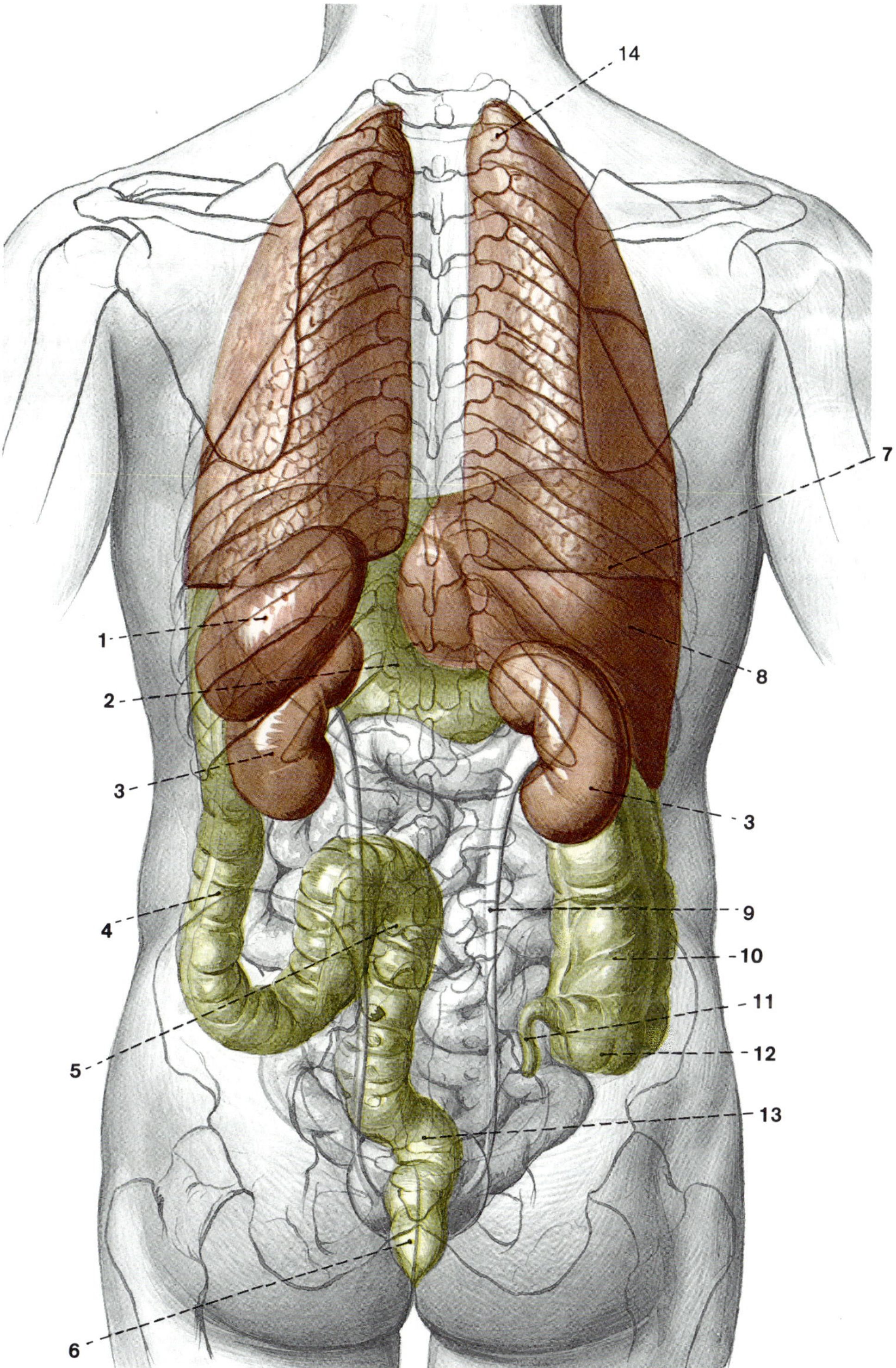
14
7
1
8
2
3
3
4
9
10
11
5
12
13
6

Innere Organe

A Projektion der inneren Organe auf die linke Rumpfwand.
B bis **D** Form der großen Körperhöhlen bei verschiedenen Konstitutionstypen (nach der Typologie von Kretschmer). Herz schwarz, Lungen punktiert, Bauchhöhle schraffiert.
B Beim Breitwüchsigen (Extremform: „Pykniker") dominiert der Bauchraum. Der Rumpf nähert sich der Eiform. Die Brusthöhle ist breiter als hoch, dadurch nimmt das Herz eine mehr quere Lage ein („Schuhherz" genannt wegen der Ähnlichkeit des Projektionsbildes mit einem hohen Schuh).
C Beim Schmalwüchsigen (Extremform: „Astheniker") ist der Rumpf angedeutet sanduhrförmig. Die Längsdurchmesser von Brust- und Bauchraum sind größer als die Querdurchmesser. Das Herz steht deswegen steil („Tropfenherz").
D Bei Mitteltypen und beim Athletiker (Querdurchmesser des Brustkorbs größer als Beckenbreite) hat auch das Herz eine Mittelstellung.

Weitere Übersichtsbilder zur Lage der inneren Organe:
Querschnitte durch den Oberkörper S. 323,
Querschnitte durch den Bauchraum, S. 257,
Querschnitte durch den Hals S. 153, 219,
Medianschnitte durch Kopf und Hals S. 229, 231,
Medianschnitt durch den Bauchraum S. 199,
Medianschnitte durch das männliche Becken S. 273,
Medianschnitte durch das weibliche Becken, S. 275,
Lungen- und Brustfellgrenzen S. 241, 353,
Brustorgane beim Neugeborenen S. 353,
Bauchorgane von vorn S. 185, 187, 195, 201, 203, 211, 339,
Hinterbauchraum von vorn S. 255, 435,
Beckenorgane des Mannes S. 263, 273
Beckenorgane der Frau S. 275, 279.

1 Kehlkopf .... Larynx
2 Schilddrüse .... Glandula thyroidea
3 Leber .... Hepar
4 Magen .... Ventriculus (Gaster)
5 Dickdarm, querer Teil .... Colon transversum
6 Dünndarm .... Intestinum tenue
7 Dickdarm, S-förmiger Teil („Sigma") .... Colon sigmoideum
8 Speiseröhre .... Esophagus (Oesophagus)
9 Linke Lunge, Oberlappen .... Pulmo sinister, Lobus superior
10 Linke Lunge, Unterlappen .... Pulmo sinister, Lobus inferior
11 Milz .... Lien (Splen)
12 Dickdarm, absteigender Teil .... Colon descendens
13 Mastdarm .... Rectum
14 Herz .... Cor
15 Rippenbogen .... Arcus costalis

B

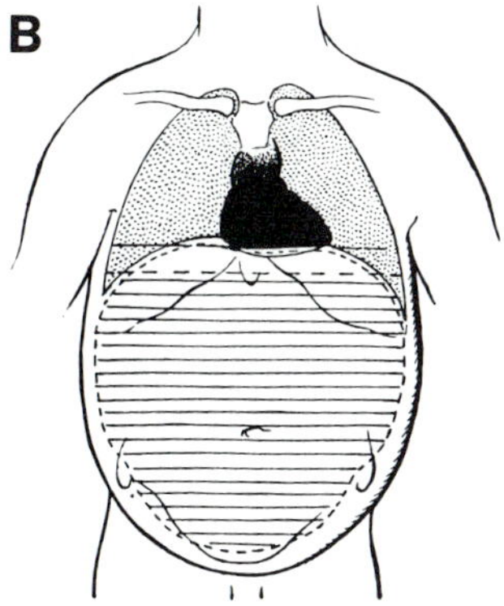

C

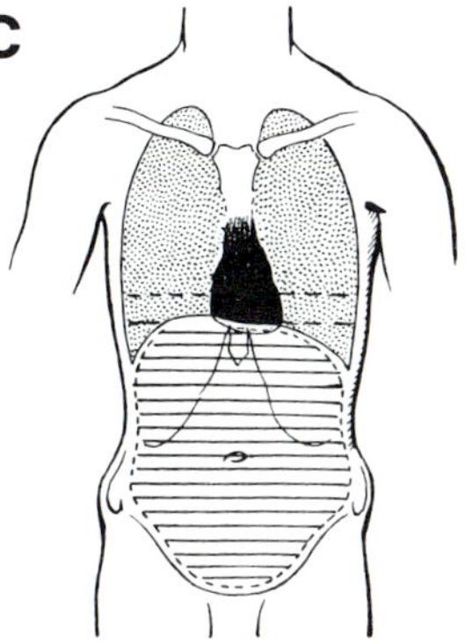

D

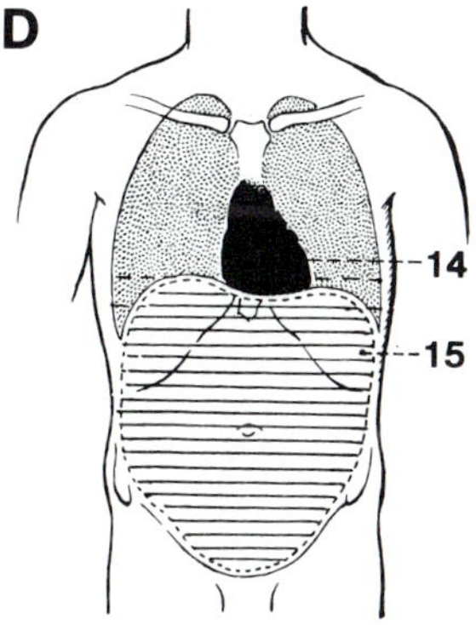

A

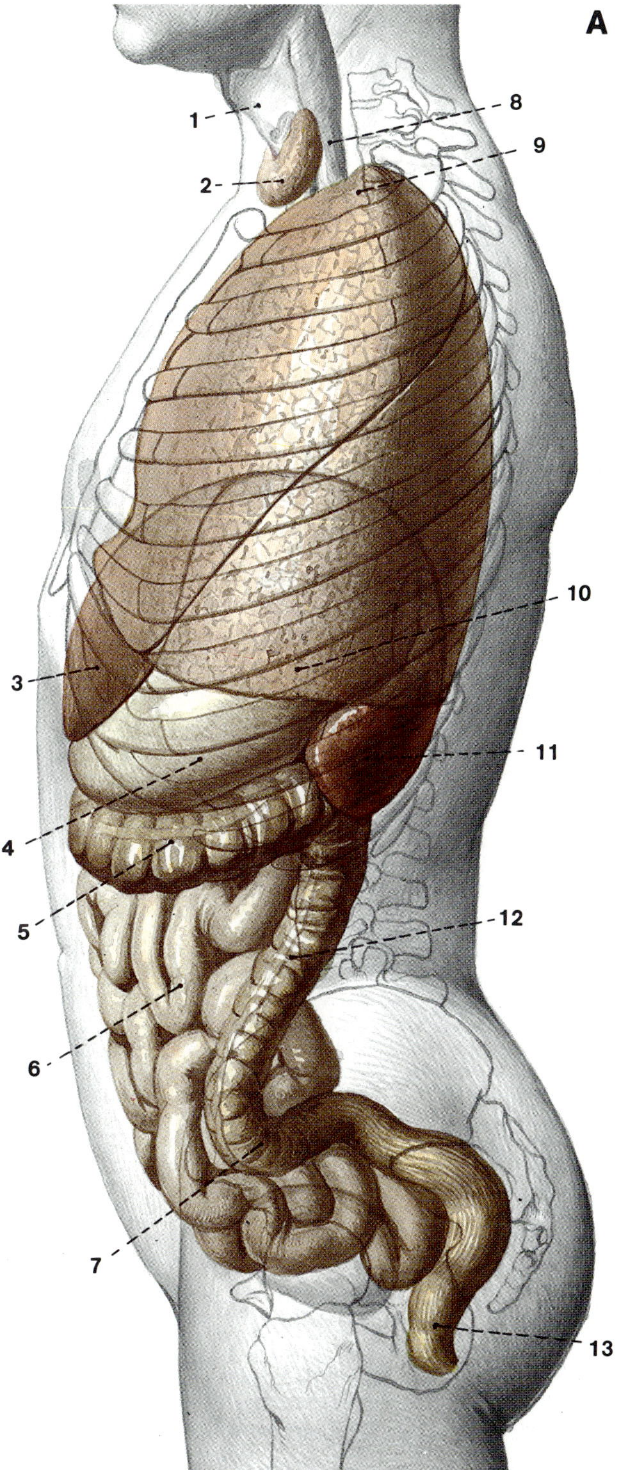

Innere Organe: Zusammenfassung

Als innere Organe im engeren Sinn bezeichnet man die in den drei großen Körperhöhlen (Brusthöhle, Bauchhöhle, Beckenhöhle) liegenden Organe. Im weiteren Sinn werden auch Hals- und Kopforgane einbezogen, so daß am Ende nur der Bewegungsapparat und die Haut ausgeschlossen sind.

Brusthöhle

Begrenzung: Brustkorb (Brustwirbelsäule, Rippen, Brustbein) mit Zwischenrippenmuskeln. Weite untere Brustkorböffnung verschlossen durch das Zwerchfell, enge obere Brustkorböffnung gegen den Hals hin offen. Durch Öffnungen im Zwerchfell stellen Speiseröhre, Aorta, untere Hohlvene sowie Nerven, Lymphbahnen und kleinere Blutgefäße die Verbindung mit dem Bauchraum her. Die obere Brustkorböffnung durchsetzen Luftröhre und Speiseröhre sowie Nerven, Blut- und Lymphgefäße zu Hals, Kopf und Armen. Der relativ starre Brustkorb gestattet die rhythmische Erzeugung von Unter- und Überdruck im Brustraum (Atmung!).
Brustorgane: In der Brusthöhle liegen das Herz, die Lungen (mit dem unteren Abschnitt der Luftröhre und den Hauptbronchen) und der Thymus (Bries). Die Brusthöhle wird durchquert von der Speiseröhre, dem Milchbrustgang (Hauptlymphgefäß), den beiden Grenzsträngen des Sympathikus und den beiden Vagusnerven. An großen Blutgefäßen sind zu nennen: Aorta, Lungenschlagader, Lungenvenen, obere und untere Hohlvene.
Gliederung: Seitlich die beiden Brustfellhöhlen, dazwischen in der Mitte der Mittelfellraum (Mediastinum). In den Brustfellhöhlen liegen die Lungen, im Mittelfellraum Herz (im Herzbeutel), Thymus, Speiseröhre, Luftröhre, Milchbrustgang, die großen Blutgefäße, der Grenzstrang und die Vagusnerven.

Bauchhöhle

Begrenzung: Bauchwand, Lenden- und untere Brustwirbelsäule, Zwerchfell, Beckenschaufeln. Da das Zwerchfell nach oben gewölbt ist, ragt die Bauchhöhle weit in den Brustkorb hinein. Nach unten geht die Bauchhöhle ohne scharfe Grenze in die Beckenhöhle über. Die Bauchhöhle ist vom Bauchfell ausgekleidet.
Bauchorgane: Magen, Dünndarm (Zwölffingerdarm, Jejunum = Leerdarm, Ileum = Krummdarm), Dickdarm (Blinddarm mit Wurmfortsatz, aufsteigender, querer, absteigender und S-förmiger Teil des Dickdarms), große Verdauungsdrüsen (Leber mit Gallenblase, Bauchspeicheldrüse), Nieren mit Harnleitern, Nebennieren, Milz, Blutgefäße (wichtigste: Bauchaorta, untere Hohlvene, Pfortader), Lymphgefäße, Nerven.
Gliederung:

a) Nach Beziehung zum Bauchfell (Peritoneum) in intra- und retroperitoneale Organe. Intraperitoneale Organe sind nahezu völlig vom Bauchfell eingehüllt und daher gut beweglich (Magen, Leerdarm, Krummdarm, Blinddarm, querer und S-förmiger Teil des Dickdarms, Milz, mit Einschränkung: Leber). Retroperitoneale Organe liegen zu mehr als zwei Drittel hinter dem Bauchfell und sind daher nur wenig beweglich (Zwölffingerdarm, auf- und absteigender Teil des Dickdarms, Bauchspeicheldrüse, Nieren und Nebennieren).
b) Nach Lage in Oberbauch (Magen, Leber, Milz), Unterbauch (Leerdarm, Krummdarm, Blinddarm, auf- und absteigender sowie S-förmiger Teil des Dickdarms) und Hinterbauchraum (= Retroperitonealraum: Nieren, Nebennieren, Bauchspeicheldrüse). Die Grenze zwischen Ober- und Unterbauch bildet in der Bauchhöhle der quere Teil des Dickdarms mit seinem Gekröse.

Beckenhöhle

Begrenzung: kleines Becken, Beckenboden, nach oben gegen die Bauchhöhle offen.
Beckenorgane: Blase, Mastdarm, innere Geschlechtsorgane (bei der Frau: Eierstock, Eileiter, Gebärmutter, Scheide; beim Mann: Vorsteherdrüse, Samenblasen, Teil des Samenleiters).
Gliederung: Sofern man die äußeren Geschlechtsorgane zu den Beckenorganen zählen will, erhält man drei Stockwerke: oberes Stockwerk = intraperitoneale Organe (Eierstock, Eileiter und Gebärmutter), mittleres Stockwerk = z. T. vom Bauchfell bedeckt (Blase, Mastdarm, Scheide, Vorsteherdrüse, Samenblasen), unteres Stockwerk = unter dem Beckenboden gelegene Organe (äußere Geschlechtsorgane einschließlich Hoden und Nebenhoden, die nach ihrer Entwicklung eigentlich zu den „inneren" Geschlechtsorganen gehören).

Verdauungsorgane

A Schema vom Bau eines Zahnes (vgl. S. 170 A).

B Rechte Gebißhälfte eines Erwachsenen. Das bleibende Gebiß besteht aus 32 Zähnen, je 8 in einer Ober- bzw. Unterkieferhälfte. Diese acht Zähne unterscheiden sich in der Form entsprechend ihrer unterschiedlichen Aufgabe. Die vorderen Zähne dienen dem Abbeißen, das nach dem Prinzip der Schere erfolgt, die Kontaktflächen sind daher schneidenähnlich ausgebildet („Schneidezähne"). Die hinteren Zähne zerquetschen die Nahrung wie Mühlsteine. Nach dieser Mahlbewegung werden sie „Mahlzähne" genannt. Dazwischen liegen die „Eckzähne", die bei den Raubtieren besonders kräftig sind und dem Halten der Beute dienen. Zwischen Eckzähne und Mahlzähne schieben sich die „Backenzähne" als Übergangsformen ein, sie werden vom Arzt „Prämolaren" genannt. Die Zahnformel des Menschen ist 2–1–2–3, d.h. zwei Schneidezähne, ein Eckzahn, zwei Backenzähne und drei Mahlzähne in jeder Kieferhälfte.

C bis **H** Form des Zahnmarks („Pulpa") in Schnitten durch verschiedene Zähne des Unterkiefers.

C Schneidezahn

D Eckzahn

E 2. Backenzahn

F bis **H** 1. Mahlzahn in verschiedenen Schnittrichtungen: F in Richtung des Zahnbogens, G durch die vordere (mesiale) Wurzel, H durch die hintere (distale) Wurzel.

J Mundhöhle. Um den Mund weiter öffnen zu können und dadurch einen besseren Überblick zu erhalten, sind bei dem dargestellten Präparat die Wangen eingeschnitten worden. Die eigentliche Mundhöhle wird vorn und seitlich durch die Zahnreihen, rückwärts durch die Gaumenbögen und die Schlundenge begrenzt. Der Raum zwischen Zähnen und Lippen bzw. Wangen wird als Vorhof (Vestibulum) bezeichnet. Von der Nasenhöhle wird die Mundhöhle durch den Gaumen getrennt. Bei dessen starrem vorderem Abschnitt liegt unter der Schleimhaut Knochen (harter Gaumen), der hintere Teil ist durch Muskeln beweglich (weicher Gaumen). Als untere Begrenzung der Mundhöhle spannen sich zwischen den beiden Seiten des hufeisenförmig gebogenen Unterkiefers die Muskeln des „Mundbodens" aus, die zum Teil in die Zunge einstrahlen.

1	Zahnschmelz	Enamelum
2	Zahnbein (Dentin)	Dentinum
3	Zement	Cementum
4	Zahnmark	Pulpa dentis
5	Schneidezähne	Dentes incisivi
6	Eckzahn	Dens caninus
7	Backenzähne	Dentes premolares
8	Mahlzähne	Dentes molares
9	Harter Gaumen	Palatum durum
10	Weicher Gaumen mit Zäpfchen	Palatum molle (Velum palatinum); Uvula palatina
11	Rachen (Hinterwand)	Pharynx
12	Wange	Bucca
13	Gaumenmandel	Tonsilla palatina
14	Zungenrücken	Dorsum linguae
15	Zahnfleisch	Gingiva
16	Gaumenmandelnische	Fossa tonsillaris
17	Schlundenge	Isthmus faucium
18	Vorhof der Mundhöhle	Vestibulum oris
19	Oberes Lippenbändchen	Frenulum labii superioris
20	Hinterer Gaumenbogen	Arcus palatopharyngeus
21	Vorderer Gaumenbogen	Arcus palatoglossus
22	Unteres Lippenbändchen	Frenulum labii inferioris

A

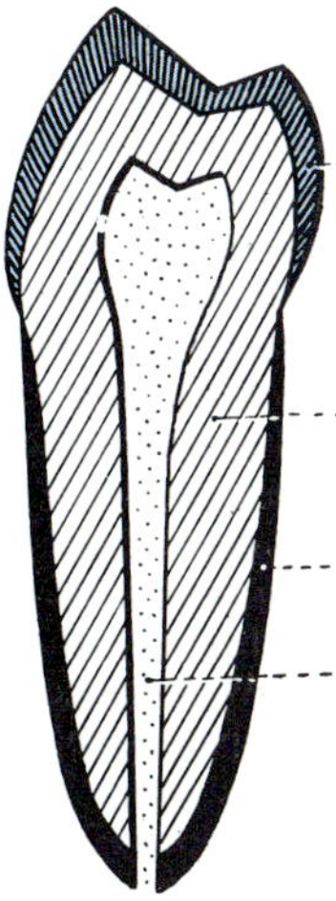

B

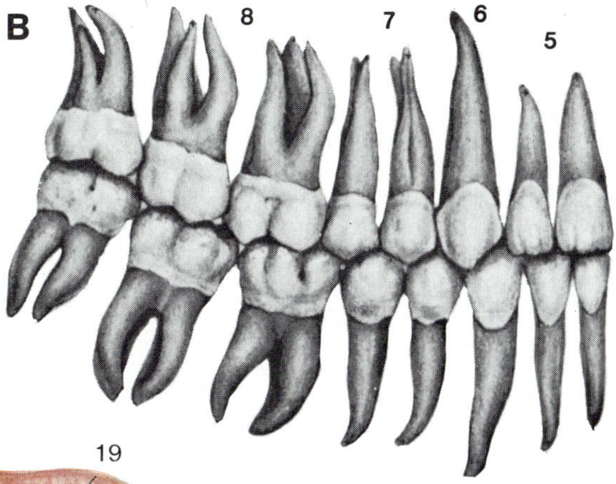

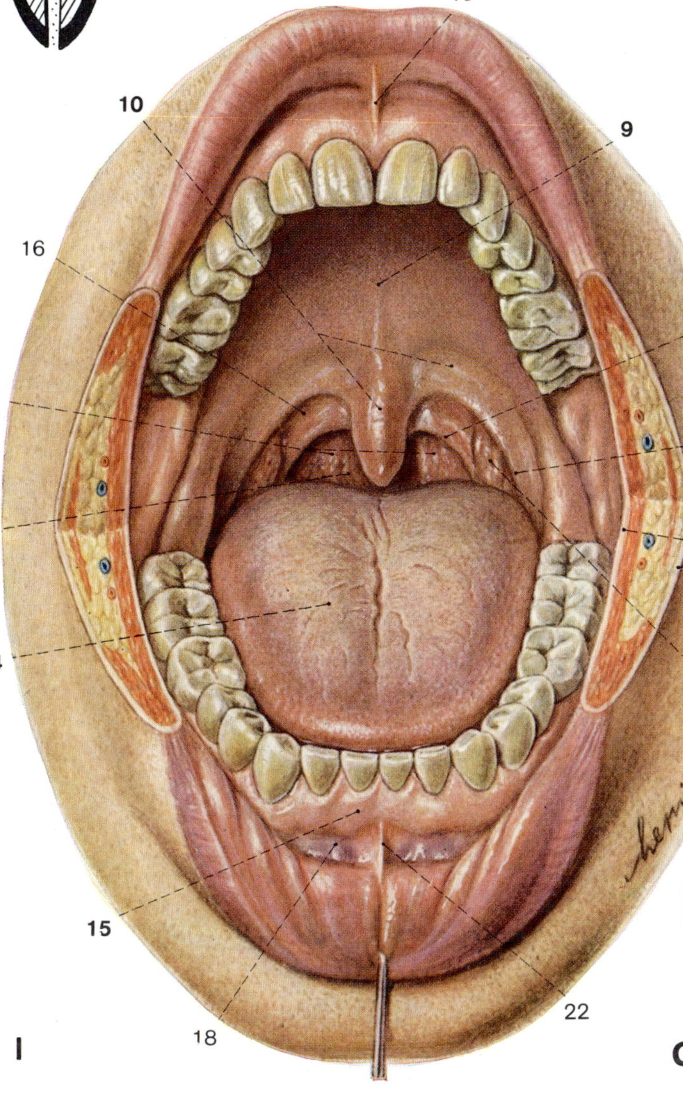

I

C

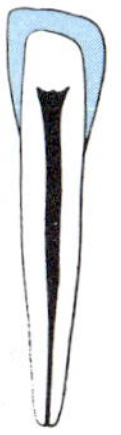

D

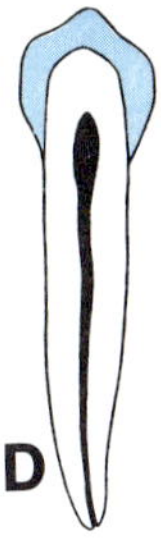

E

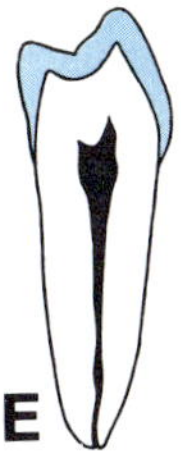

F

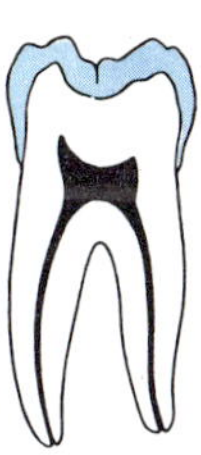

G

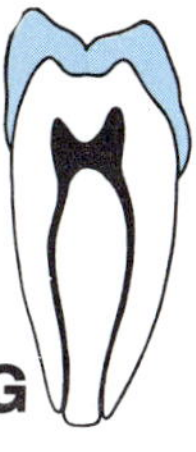

H

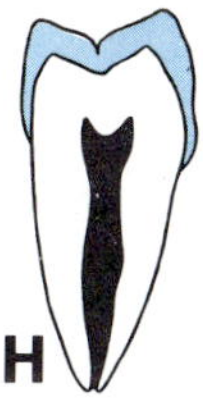

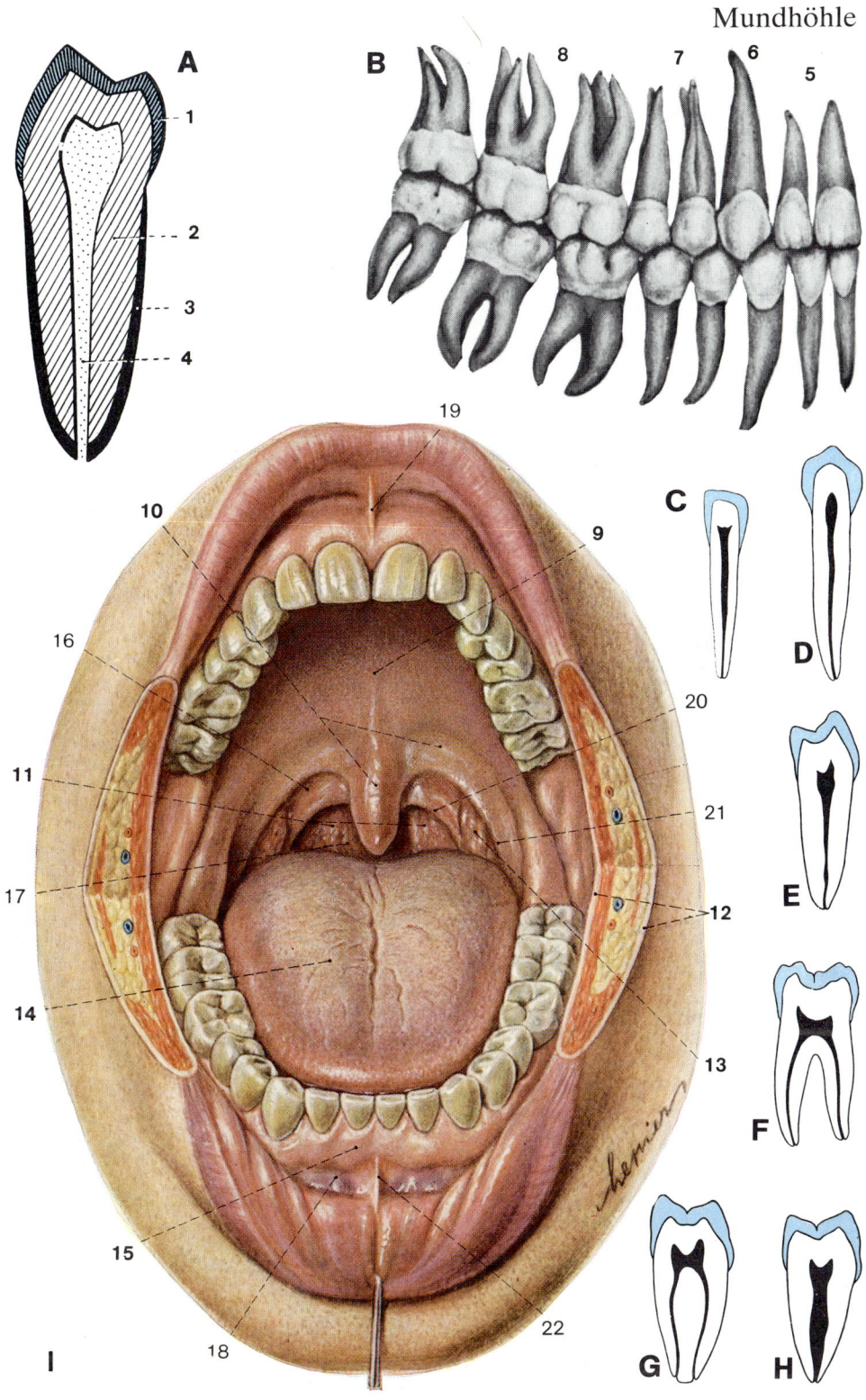

A Mikroskopischer Bau des Zahnes. Der größte Teil des Zahnes besteht aus Zahnbein (Dentin), einem Gewebe, das am ehesten dem Knochen zu vergleichen ist. Da sich das Zahnbein beim Kauen zu stark abnützen würde, trägt es einen Überzug aus einer besonders harten Substanz, dem Zahnschmelz. Der Zahnschmelz ist das härteste Gewebe des menschlichen Körpers. Die in die Kieferknochen eingebetteten Teiles des Zahnes benötigen keinen Schmelzüberzug, dafür ist hier das „Zement" aufgelagert, von welchem kräftige Bandzüge zum Alveolarknochen ziehen, die den Zahn verankern.

B Schema des Zahnhalteapparats. Die Zähne sind nicht starr in die Kieferknochen eingebaut, sondern federnd aufgehängt, um Schädigungen durch harte Nahrungsbestandteile zu vermeiden. Die Aufhängung erfolgt durch zugfeste Fasern (Wurzelhaut), die in der knöchernen Wand der Zahnfächer der Kieferknochen und in der Zementschicht der Zähne verankert sind. Zement, Wurzelhaut und Alveolarknochen bilden somit den „Zahnhalteapparat". Löst sich das Zahnfleisch vom Zahn, so können über die dabei entstehenden „Taschen" Bakterien in den Spaltraum zwischen Zahn und Kieferknochen eindringen und langwierige Wurzelhautentzündungen hervorrufen, die schließlich zu schweren Schäden des Zahnhalteapparats bis zum Ausfall des Zahns führen („Parodontose").

C Gesundes Zahnfleisch. Die Zwischenräume zwischen den Zähnen werden vom Zahnfleisch vollständig ausgefüllt.

D bis **F** Zahnfleischschwund (Parodontose) in Abhängigkeit vom Lebensalter.

D In der Jugend ist der Zahn zu mehr als der Hälfte seiner Länge in den Kieferknochen verankert, das Zahnfleisch umschließt den Zahnhals. Der Drehpunkt des Zahnes für Federbewegungen liegt am unteren Drittelpunkt.

E Beim sog. Zahnfleischschwund (Parodontose) schwindet weniger das Zahnfleisch selbst als der von ihm bedeckte zahntragende Knochen. Dadurch wird die Verankerung des Zahnes schlechter. Der Drehpunkt des Zahnes tritt tiefer, der Zahn beginnt zu wackeln und fällt schließlich aus.

F Schema der Altersabhängigkeit des Zahnfleischschwundes (die Zahlen bedeuten das Lebensalter in Jahren). Die Zähne werden im Laufe des Lebens scheinbar länger, weil sie immer weniger vom Kiefer verdeckt werden. Den aus dem Zahnfleisch herausragenden Teil des Zahnes bezeichnet der Zahnarzt als „klinische" Zahnkrone im Gegensatz zur „anatomischen" Zahnkrone, die durch den Schmelzüberzug charakterisiert ist. Während die klinische Zahnkrone „wächst", wird die anatomische durch Abnützung eher kleiner.

1	Zahnschmelz	Enamelum
2	Zahnbein (= Dentin)	Dentinum
3	Zement	Cementum
4	Wurzelhaut	Periodontium
5	Alveolarknochen (Teil des Unter- bzw. Oberkiefers)	Processus alveolaris
6	Zahnmark in der Zahnhöhle	Pulpa dentis, Cavitas dentis (pulparis)
7	Zahnfleisch	Gingiva
8	„Klinische" Zahnkrone	Corona clinica
9	„Klinische" Zahnwurzel	Radix clinica
10	Rand des Zahnfleisches	Limbus
11	Inneres Saumepithel	–
12	Zahnbeinbildende Zellen	Odontoblasti
13	Vene	Vena
14	Schlagader	Arteria
15	Nerv	Nervus
16	Haargefäßnetz des Zahnmarks	Rete capillare pulpae
17	Knochenmark des Kieferknochens	Medulla ossium

C

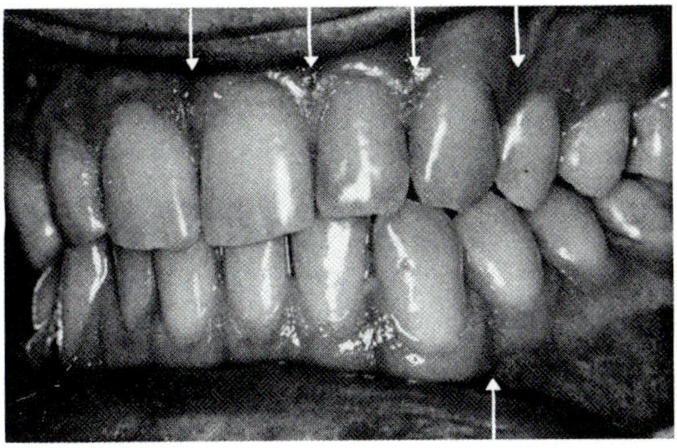

A

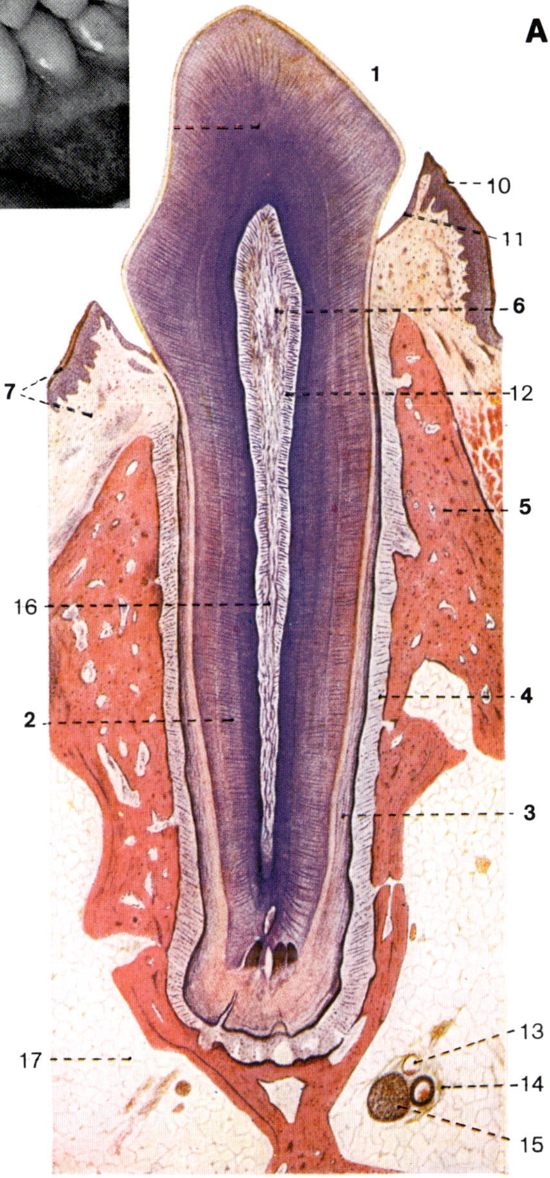
1
10
11
6
7
12
5
16
4
2
3
17
13
14
15

B

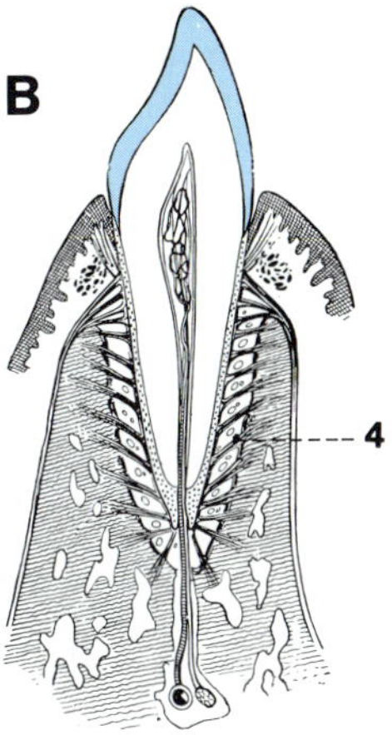
4

D

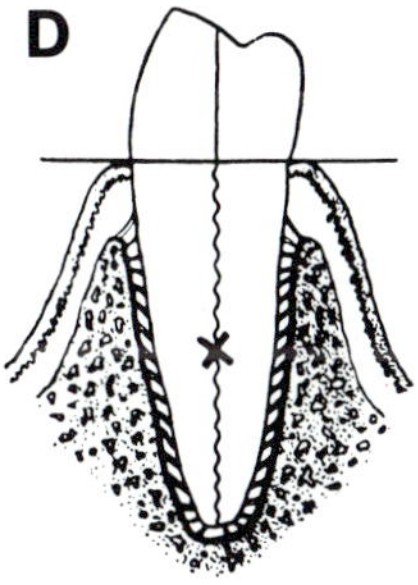

E

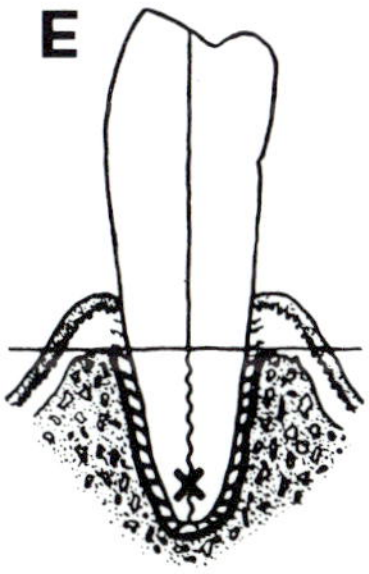

F

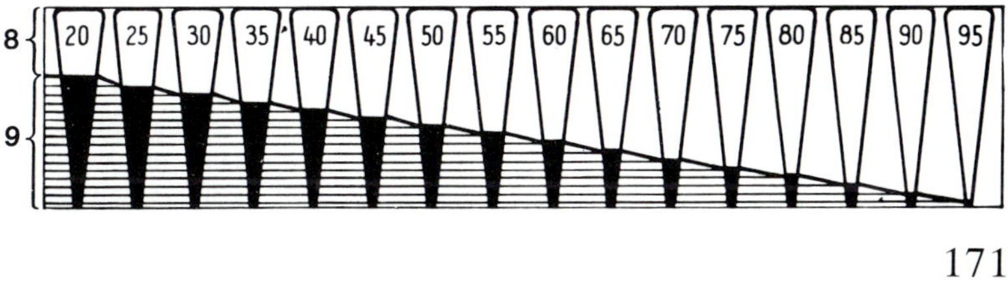
8
9
20
25
30
35
40
45
50
55
60
65
70
75
80
85
90
95

Verdauungsorgane

A Nervenversorgung des Gebisses. Die gesunden Zähne sind lebende Organe und daher mit Nerven und Gefäßen versorgt. Diese treten an den Zahnwurzeln in die Zähne ein. Alle Zahnnerven entstammen dem fünften Hirnnerv, dem Drillingsnerv („Trigeminus"). Um eine Zahnbehandlung schmerzfrei zu ermöglichen, wird die Schmerzleitung in der Nervenbahn vorübergehend durch ein sog. Lokalanästhetikum unterbrochen. Dazu spritzt der Zahnarzt dieses Mittel um die Zahnwurzeln oder größere Nervenstämme. Wird z. B. der ganze Alveolarnerv des Unterkiefers ausgeschaltet, so sind nicht nur alle unteren Zähne der betreffenden Seite gefühllos, es stellt sich auch ein „pelziges" Gefühl über dem Kinn ein, weil von diesem Nerv auch die Haut über dem Kinn versorgt wird. Treten trotz richtiger Leitungsanästhesie noch Schmerzen bei einer Zahnextraktion auf, so rühren diese meist vom Zahnfleisch her, an dessen Innervation sich auch der Zungennerv und der Wangennerv beteiligen.

B Horizontalschnitt durch den Unterkiefer in Höhe der Zahnwurzeln. Die Mahlzähne besitzen im Unterkiefer je zwei Wurzeln (im Oberkiefer z. T. drei).

C Milchgebiß und Anlagen des bleibenden Gebisses in den Kieferknochen.

D Milchzähne. Die Zahnformel des Milchgebisses lautet 2–1–2, d. h., zwei Schneidezähne, ein Eckzahn, zwei Mahlzähne.

E Zunge, Gaumen und Zahnbogen des Oberkiefers. Auf der rechten Oberkieferhälfte (im Bilde links) ist die Schleimhaut des Gaumens abpräpariert, um die Gaumenspeicheldrüsen sichtbar zu machen. Auf der linken Gaumenseite sind die Spaltlinien der Schleimhaut eingetragen.

1	Erster Schneidezahn	Dens incisivus I
2	Zweiter Schneidezahn	Dens incisivus II
3	Eckzahn	Dens caninus
4	Erster Backenzahn (Prämolar)	Dens premolaris I
5	Zweiter Backenzahn	Dens premolaris II
6	Erster Mahlzahn (Molar)	Dens molaris I
7	Zweiter Mahlzahn	Dens molaris II
8	Weisheitszahn = dritter Mahlzahn	Dens molaris III
9	Erster Milchschneidezahn	Dens incisivus deciduus I
10	Zweiter Milchschneidezahn	Dens incisivus deciduus II
11	Milcheckzahn	Dens caninus deciduus
12	Erster Milchmahlzahn (Milchmolar)	Dens molaris deciduus I
13	Zweiter Milchmahlzahn	Dens molaris deciduus II
14	Gaumenmandel	Tonsilla palatina
15	Unteraugenhöhlennerv	N. infraorbitalis
16	Kinn-Nerv	N. mentalis
17	Zweiter Hauptast des Drillingsnervs (Oberkiefernerv)	N. maxillaris
18	Erster Hauptast des Drillingsnervs	N. ophthalmicus
19	Alveolarnerven des Oberkiefers	Nn. alveolares superiores
20	Ganglion des Drillingsnervs (Gassersches Ganglion)	Ganglion trigeminale
21	Zungennerv	N. lingualis
22	Alveolarnerv des Unterkiefers	N. alveolaris inferior
23	Mittelständige Gaumenleiste	Raphe palati
24	Quere Schleimhautfalten am Gaumen	Plicae palatinae transversae
25	Gaumenspeicheldrüsen	Glandulae palatinae
26	Hinterer Gaumenbogen	Arcus palatopharyngeus
27	Zungenmandel	Tonsilla lingualis
28	Umwallte Papillen	Papillae vallatae
29	Blattförmige Papillen	Papillae foliatae
30	Pilzförmige Papillen	Papillae fungiformes

A

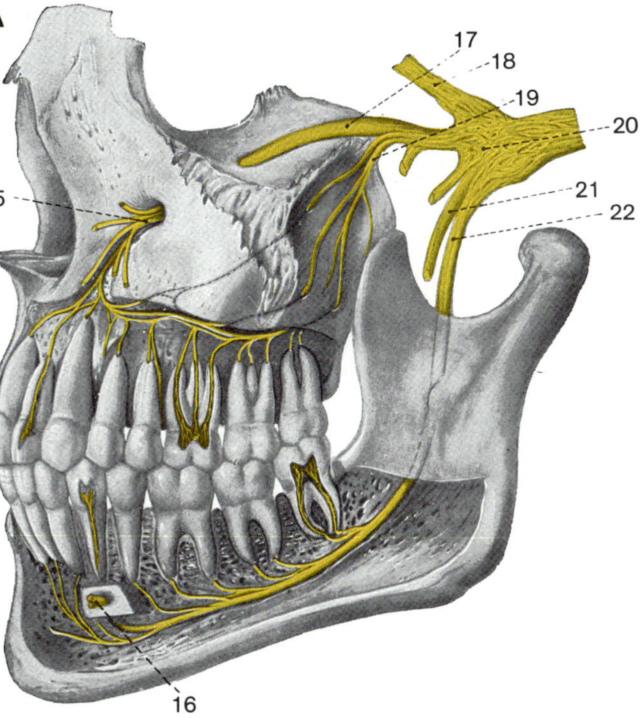
17
18
19
20
15
21
22
16

B

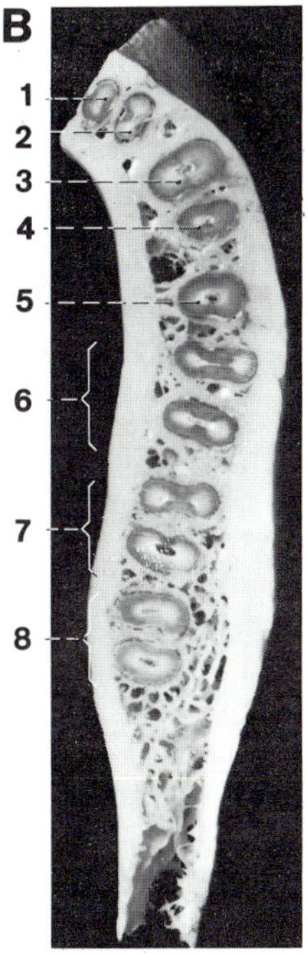
1
2
3
4
5
6
7
8

D

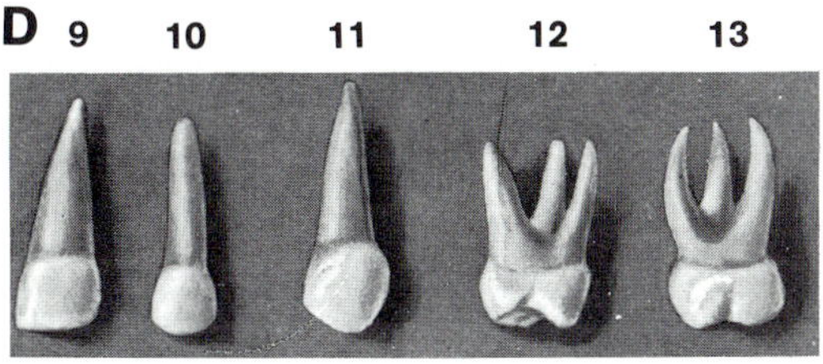
9
10
11
12
13

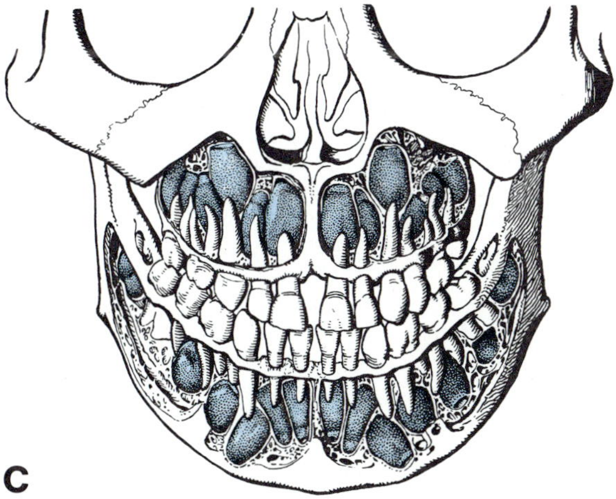

C

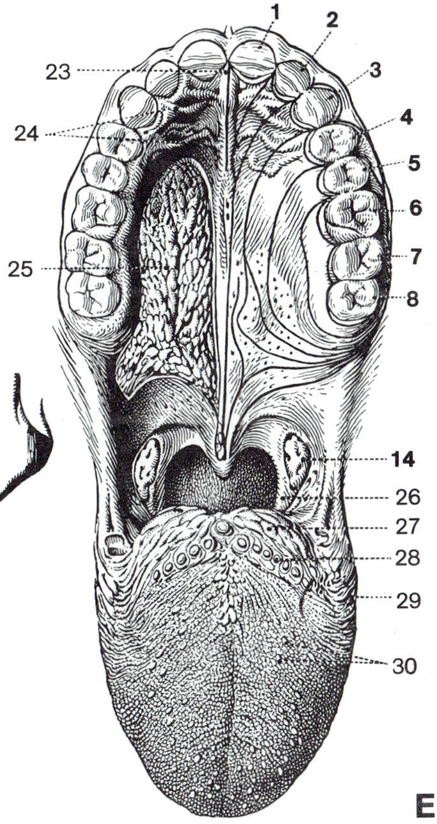
1
2
23
3
4
24
5
6
25
7
8
14
26
27
28
29
30

E

A bis **J** Entwicklung des Gebisses am Beispiel der Zähne einer Oberkieferhälfte. Milchgebiß weiß, bleibende Zähne blau. Die unterbrochene Linie gibt die Zahnfleischgrenze an. Die Kiefer des Kindes sind naturgemäß kleiner als jene des Erwachsenen. Dementsprechend kann das komplette Gebiß noch nicht untergebracht werden. Es werden jeweils soviel Zähne in Betrieb genommen, als der Kiefer fassen kann. Beim Kleinkind sind dies 20, beim Schulkind 24, in der Pubertät 28, beim Erwachsenen 32. Die ersten 20 Zähne sind in der Größe dem kindlichen Kiefer angepaßt. Da aber durchgebrochene Zähne nicht mehr wachsen können, werden die 20 „Milchzähne" allmählich durch größere „bleibende" Zähne ersetzt.

A Neugeborenes: Von allen 5 Milchzähnen sind bereits Teile der Krone angelegt. Die Zähne liegen jedoch noch völlig innerhalb des Knochens.

B Säugling von 6 Monaten: Der 1. Milchschneidezahn beginnt durchzubrechen. Dieses „Zahnen" ist mit Schmerzen verbunden. Das Kind schreit viel, nimmt weniger Nahrung auf und verliert zum Teil sogar an Gewicht.

C Ende des 1. Lebensjahres: Nach dem 1. Milchschneidezahn ist der 2. Milchschneidezahn durchgebrochen (8. bis 12. Monat). Es folgt im 12.–16. Lebensmonat der 1. Milchmahlzahn. Der dazwischen liegende Milcheckzahn erscheint meist als 4. Zahn (15. bis 20. Monat).

D Kleinkind von 2 bis 3 Jahren: Als letzter Milchzahn ist der 2. Milchmahlzahn durchgebrochen (20. bis 40. Monat). Die Wurzeln der Milchmahlzähne sind noch nicht vollendet. Oberhalb und hinter den Milchzähnen beginnt in den Kieferknochen die Entwicklung der bleibenden Zähne.

E 4 Jahre: Die Entwicklung des Milchgebisses ist abgeschlossen, 7 bleibende Zähne sind bereits im Entstehen.

F 6 Jahre: Der Oberkiefer ist inzwischen so weit gewachsen, daß Platz für einen 6. Zahn wurde. Als 1. bleibender Zahn bricht im Alter von 6 bis 8 Jahren der 1. Mahlzahn durch. Die Wurzeln der Milchzähne werden abgebaut. Als 1. Milchzahn wird der 1. Milchschneidezahn von dem nachdrängenden 1. bleibenden Schneidezahn ausgestoßen (6. bis 9. Jahr).

G 9 Jahre: Der 2. Milchschneidezahn wurde durch den 2. bleibenden Schneidezahn ersetzt (7. bis 10. Jahr).

H 10 Jahre: Als 4. bleibender Zahn nimmt der 1. Backenzahn die Stelle des 1. Milchmahlzahns ein (9. bis 13. Jahr).

I 11 Jahre: Auch die letzten beiden Milchzähne sind verloren gegangen. Sie wurden vom 2. Backenzahn und vom bleibenden Eckzahn verdrängt (9. bis 14. Jahr).

J 13 Jahre: Der 2. Mahlzahn bricht durch (10. bis 14. Jahr). Damit ist das bleibende Gebiß bis auf die „Weisheitszähne" vollständig. Diese lassen manchmal viele Jahre auf sich warten oder bleiben ganz aus. Manchmal finden sie auch nicht den richtigen Platz (besonders im Unterkiefer), brechen schräg durch oder werden eingekeilt. Dann muß unter Umständen ein sonst gesunder Weisheitszahn kieferchirurgisch entfernt werden.

K Panoramaaufnahme des Oberkiefers eines 9jährigen Kindes (vgl. Abbildung G).

L Panoramaaufnahme des Unterkiefers eines bleibenden Gebisses, bei welchem die Weisheitszähne noch nicht durchgebrochen sind.

Zahnformel: Wenn der Zahnarzt Befunde an den Zähnen notieren will, so sind Formulierungen wie „2. Backenzahn rechts oben" zu umständlich. Einfacher ist es, jedem Zahn eine Nummer zu geben. Nach der jetzt üblichen internationalen Formel werden die Zähne zunächst einmal von der Mitte ausgehend mit 1 bis 8 numeriert. Danach sind 1 und 2 Schneidezähne, 3 der Eckzahn, 4 und 5 Backenzähne und 6 bis 8 Mahlzähne. Jetzt muß aber noch nach Ober- und Unterkiefer sowie nach rechts und links unterschieden werden. Dazu setzt man vor die Zahnnummern 1 bis 8 jeweils eine 1 für die rechte Oberkieferhälfte, eine 2 für die linke Oberkieferhälfte, eine 3 für die linke Unterkieferhälfte und eine 4 für die rechte Unterkieferhälfte. Die komplette Zahnformel lautet daher:

18	17	16	15	14	13	12	11	21	22	23	24	25	26	27	28
48	47	46	45	44	43	42	41	31	32	33	34	35	36	37	38

46 (gesprochen vier – sechs) bedeutet 1. Mahlzahn im Unterkiefer rechts.
Für die Milchzähne verwendet man sinngemäß die Ziffern von 51 bis 85:

55	54	53	52	51	61	62	63	64	65
85	84	83	82	81	71	72	73	74	75

Die Notierung erfolgt so, wie der Zahnarzt auf das Gebiß des Patienten sieht: 11 bis 18 und 41 bis 48 ist mithin die rechte Gebißhälfte, 21 bis 28 und 31 bis 38 die linke.

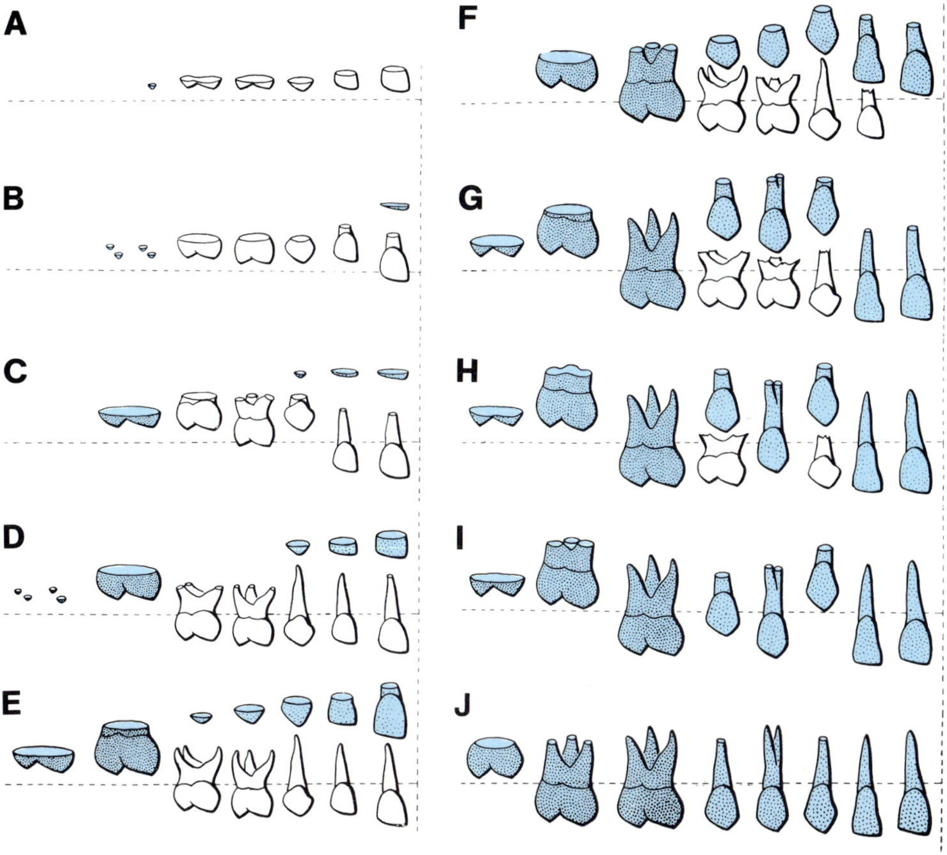
A
B
C
D
E
F
G
H
I
J

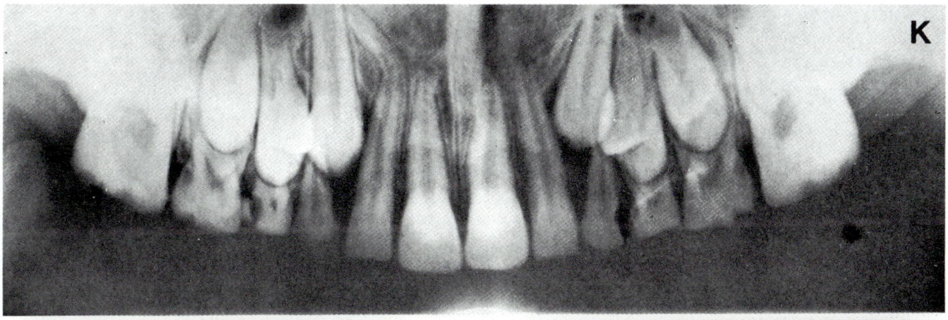
K

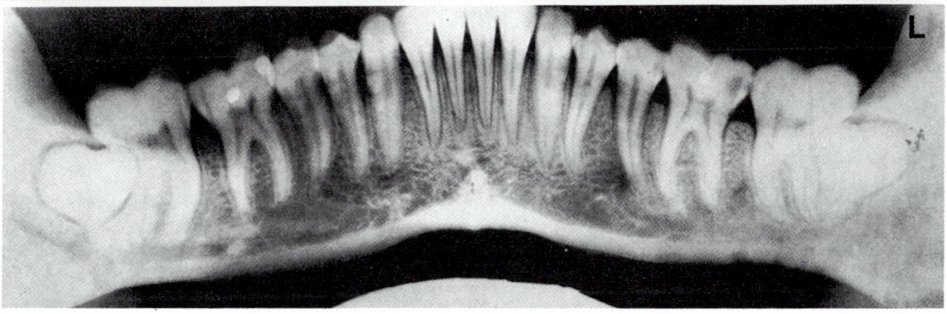
L

A Einbau der Zunge in den Muskelapparat des Hals-Kopf-Bereichs. Die Zunge ist für den Menschen ein sehr wichtiger Muskel, da er nicht nur der Bewegung des Bissens im Mund, sondern auch der Bildung der Laute beim Sprechen dient (der Kehlkopf gibt die Stimme dazu). Die Zunge ist aber darüber hinaus auch Sinnesorgan, das der Überprüfung der Speisen dient. Als Muskel hat die Zunge einen im Körper einmaligen Bau: Muskelfasern ziehen in ihr in den drei Hauptdimensionen des Raums: von vorn nach hinten, vom Rand zur Mitte, von oben nach unten. Durch diese dreidimensionale Anordnung der Muskelfasern erhält die Zunge eine ungewöhnliche Beweglichkeit. Sie ist der einzige Skelettmuskel, der sich aktiv verlängern kann: wenn sich nämlich die vertikalen und die queren Muskelfasern kontrahieren, wird die Zunge verengt und damit verlängert. Man kann so „die Zunge herausstrecken". Die Eigenbeweglichkeit der Zunge wird ergänzt von Muskeln, die von vorn (vom Unterkiefer), von hinten unten (vom Zungenbein) und von hinten oben (von der Schädelbasis) in die Zunge einstrahlen. Diese enorme Beweglichkeit steht beim Tier ausschließlich im Dienst der Nahrungsaufnahme. Beim Menschen werden der Zunge durch Hände und Werkzeuge viele Aufgaben abgenommen, dafür wird ihr Bewegungsreichtum für das Sprechen genützt.

B Zungenoberfläche. Auf der Muskulatur sitzt unverschieblich die Schleimhaut mit großer Oberflächendifferenzierung. Die Fadenpapillen dienen der Aufrauhung der Oberfläche und sind zugleich Träger der Tastempfindung. Die Zunge hat das feinste Tastempfinden des Körpers. Ein kleiner Speisenrest zwischen den Zähnen fühlt sich wie ein mächtiger Brocken an. Pilzförmige, umwallte und Blattpapillen sind die Träger der Geschmacksknospen.

C Lokalisation der Geschmacksqualitäten auf der Zunge. Die Geschmacksorgane für die vier Geschmacksqualitäten süß, sauer, salzig und bitter sind nicht gleichmäßig über die Zunge verteilt, sondern charakteristisch angeordnet.

D Mikroskopisches Schnittbild der Blattpapillen der Zunge (Vergrößerung etwa 20fach). Die Organe der Geschmacksempfindung, die „Geschmacksknospen", liegen in den Gräben zwischen den Papillen. Das Deckgewebe am mechanisch stark beanspruchten Zungenrücken ist hoch. Auf der geschützten Zungenunterseite ist das Deckgewebe niedrig und kann sogar in begrenztem Maße der Stoffaufnahme dienen. Manche Arzneimittel gelangen, unter die Zunge gelegt, sehr rasch in den Kreislauf („sublinguale" Darreichungsform, z. B. für Mittel zur Erweiterung der Herzkranzgefäße bei einem Angina-pectoris-Anfall).

1	Zungenbein	Os hyoideum
2	Umwallte Papillen	Papillae vallatae
3	Fadenförmige Papillen	Papillae filiformes
4	Gaumensegelspanner	M. tensor veli palatini
5	Gaumensegelheber	M. levator veli palatini
6	Muskelfreier Teil der Rachenwand	(Pharynx)
7	Muskel vom Griffelfortsatz zur Zunge	M. styloglossus
8	Muskel vom Griffelfortsatz zum Zungenbein	M. stylohyoideus
9	Muskel vom Griffelfortsatz zur Rachenwand	M. stylopharyngeus
10	Mittlerer Schlundschnürer	M. constrictor pharyngis medius
11	Unterer Schlundschnürer	M. constrictor pharyngis inferior
12	Kinn-Zungen-Muskel	M. genioglossus
13	Zungenbein-Zungen-Muskel	M. hyoglossus
14	Kinn-Zungenbein-Muskel	M. geniohyoideus
15	Unterkiefer-Zungenbein-Muskel	M. mylohyoideus
16	Eingang in Zungenbalghöhle	(Crypta)
17	Zungenbalghöhle	Crypta
18	Zungenbalg (alle Zungenbälge zusammen bilden die Zungenmandel)	(Tonsilla lingualis)
19	Schleimdrüsen	Glandulae mucosae
20	Wallgraben	Vallum papillae
21	Seröse Spüldrüsen	Glandulae serosae
22	Deckgewebe	Epithelium
23	Geschmacksknospe	Caliculus gustatorius (Gemma gustatoria)

A

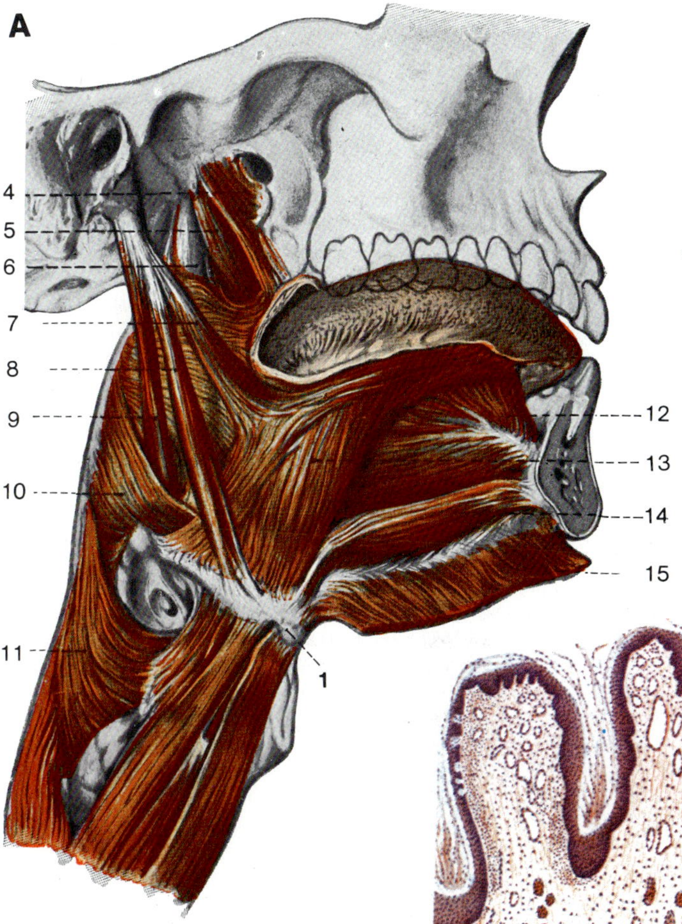
4
5
6
7
8
9
10
11
1
12
13
14
15

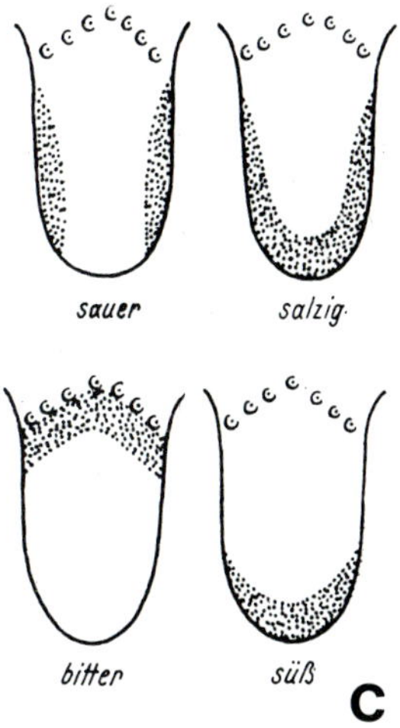
sauer
salzig
bitter
süß

C

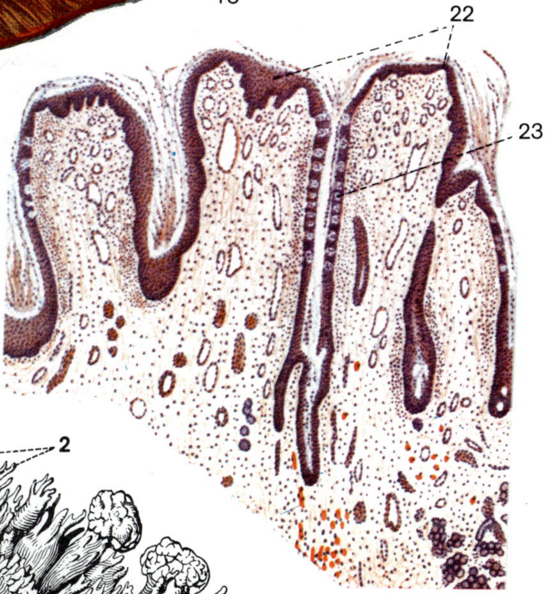
22
23

D

B

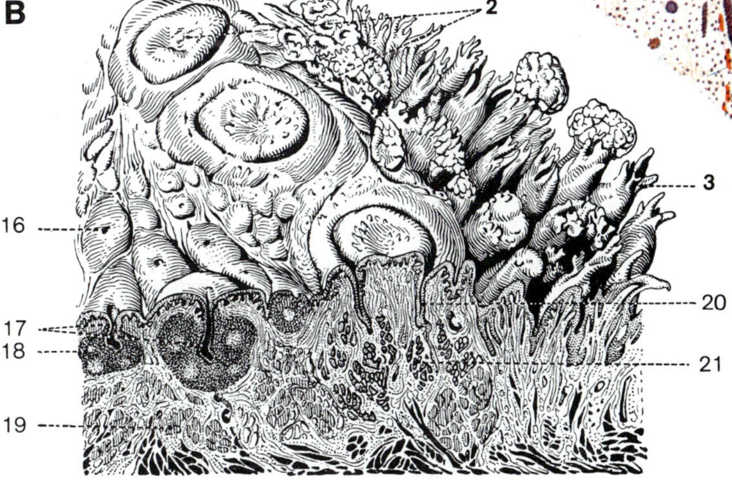
2
3
16
17
18
19
20
21

A Speicheldrüsen. Die Nahrung wird in der Mundhöhle zerkleinert und durch Zugabe von Speichel zu einem gut gleitfähigen Brei verarbeitet. Die dafür benötigte Menge an Speichel beträgt je nach Art der Nahrung einen halben bis zwei Liter pro Tag. Dafür reichen die kleinen Drüsen in der Mundschleimhaut nicht aus, so daß von der Mundhöhle ausgehend sich auf jeder Seite drei große Speicheldrüsen gebildet haben: Unterzungen-, Unterkiefer- und Ohrspeicheldrüse. Die Mündungsstellen ihrer Ausführungsgänge sind die Stellen, von denen ausgehend sich die Drüsen entwickelt haben. Unterzungen- und Unterkieferspeicheldrüse münden unter der Zunge, die Ohrspeicheldrüse im Vorhof der Mundhöhle auf Höhe des zweiten oberen Mahlzahns. Der Ausführungsgang der Ohrspeicheldrüse läuft oberflächlich zum Kaumuskel (Masseter) etwa fingerbreit unterhalb des Jochbogens und kann dort bei Anspannung des Kaumuskels gut getastet werden. Die Ohrspeicheldrüse selbst liegt mit einem wesentlichen Teil zwischen Unterkiefer und Warzenfortsatz. Bei der Öffnungsbewegung des Unterkiefers wird sie zusammengedrückt. Dadurch wird der in ihr gebildete Speichel durch den Ausführungsgang in den Mund gepreßt. Die Kaubewegung dient also gleichzeitig dem Speicheltransport. Ähnlich wirken sich die Bewegungen der Zunge und der Mundbodenmuskeln auf die Unterzungen- und Unterkieferspeicheldrüsen aus.

B Geöffneter Mund mit Unterseite der Zunge.

C bis **H** Bedeutung der Zunge für die Lautbildung beim Sprechen. Die Klangfarbe der Stimme wird nicht nur vom Kehlkopf, sondern vor allem vom „Ansatzrohr" in Rachen, Nase und Mund bestimmt. Der Kehlkopf gibt nur die Stimme, die Vokale und Konsonanten werden durch Zunge, Gaumen, Lippen und Zähne gebildet. Man kann also auch nach Entfernung des Kehlkopfs reden, allerdings nur in Flüstersprache. Bei Entzündungen der Stimmbänder, Belag mit Schleim usw. wird die Stimme heiser. Dies gilt auch für Geschwülste, die deshalb so früh wie kaum bei einer anderen Lokalisation Beschwerden machen und häufig rechtzeitig operiert werden können.

C Form des „Ansatzrohres" beim Vokal „a": Die Mundhöhle ist weit, der Mund weit geöffnet.

D Bei „u" ist die Mundöffnung verengt.

E Bei „i" wird der Zungenrücken gehoben und ein kleiner Raum hinter der Zahnreihe gebildet.

F Mundhöhle bei den „Lippenlauten": b, p, f, w, m.

G Mundhöhle bei den „Zahnlauten": s (n, d, t).

H Mundhöhle bei den „Zungen-" und „Gaumenlauten": g, k, ch, r, l (n, d, t).

Mikroskopisches Bild der Unterkieferdrüse S. 31.
Topographisches Bild der Ohrspeicheldrüse S. 441.
Medianschnitt durch die Zunge S. 230.

1	Ohrspeicheldrüse („Parotis")	Glandula parotidea
2	Ausführungsgang der Ohrspeicheldrüse	Ductus parotideus
3	Ausführungsgang der Unterkieferspeicheldrüse	Ductus submandibularis
4	Unterzungenspeicheldrüse	Glandula sublingualis
5	Unterkieferspeicheldrüse	Glandula submandibularis
6	Unterfläche der Zunge	Facies inferior linguae
7	Unterlippe	Labium inferius
8	Oberlippe	Labium superius
9	Mündung des Ausführungsganges der Unterkieferspeicheldrüse	Caruncula sublingualis
10	Unterkiefer-Zungenbein-Muskel (durch den Unterkiefer durchscheinend)	M. mylohyoideus
11	Zungenrand	Margo linguae
12	Bändchen der Zunge	Frenulum linguae
13	Von der Unterzungendrüse vorgewölbte Schleimhautfalte	Plica sublingualis
14	Sägezahnförmige Falte an der Zungenunterseite	Plica fimbriata

A

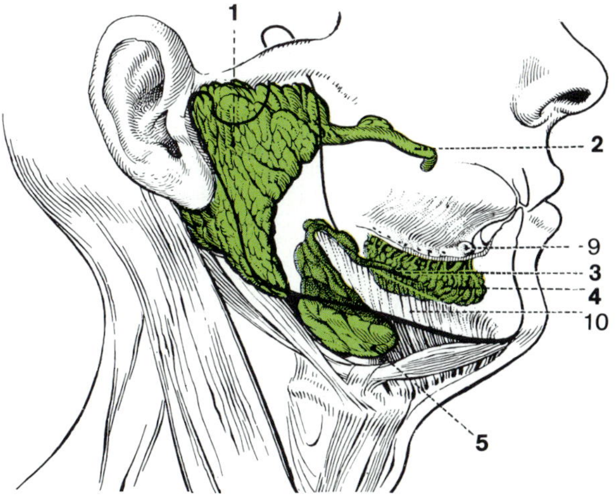

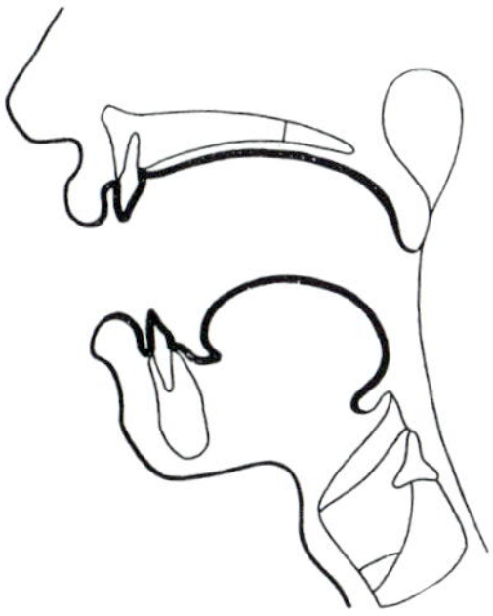

C

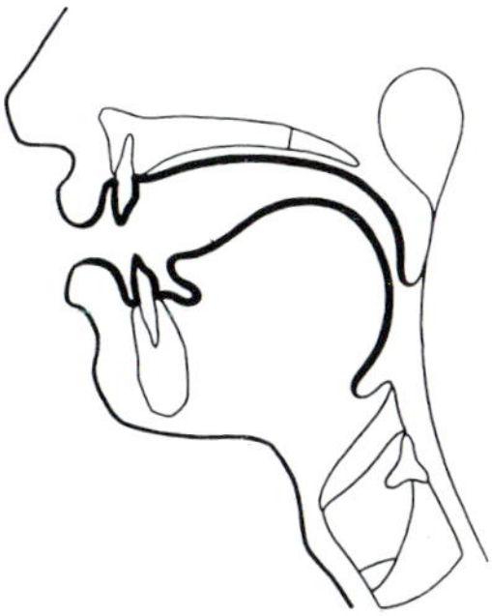

D

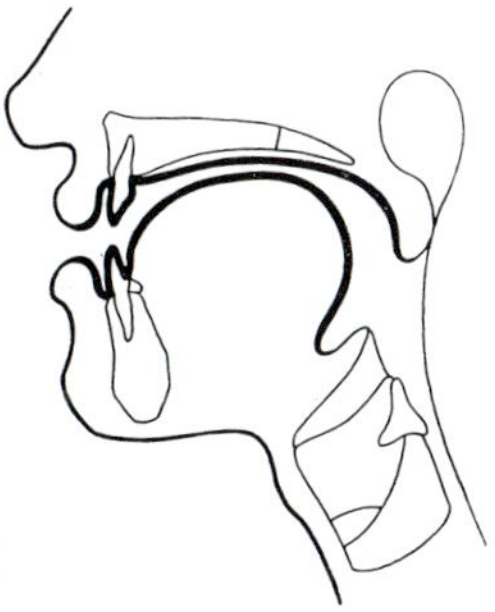

E

B

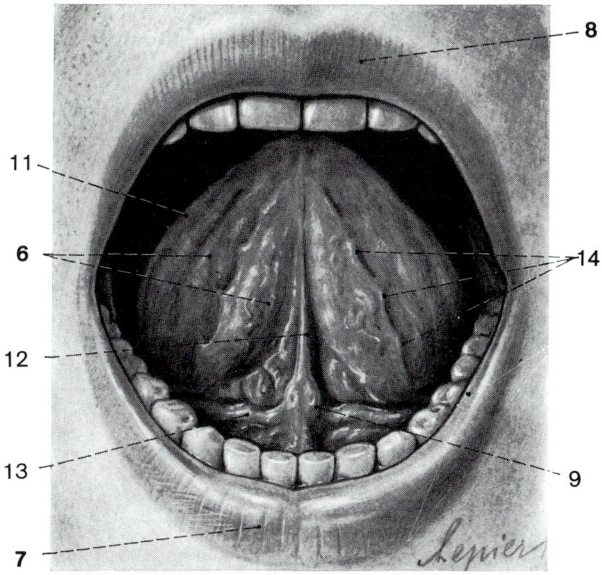

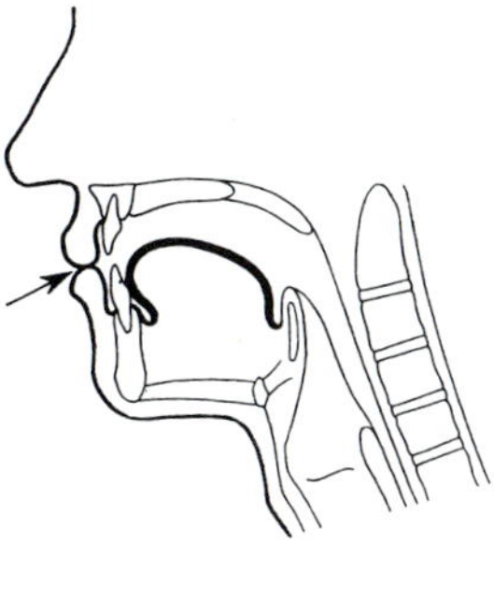

F

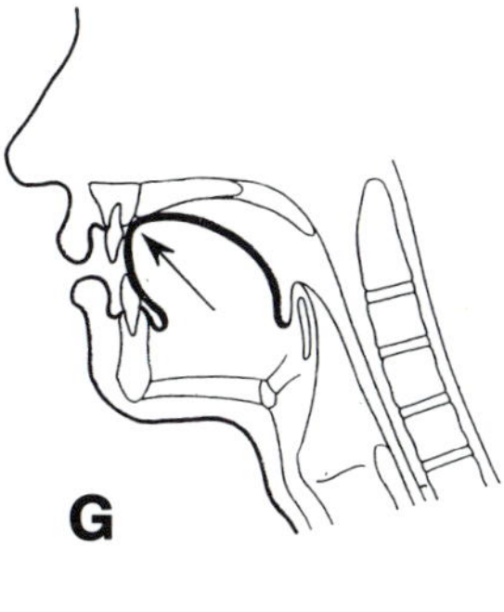

G

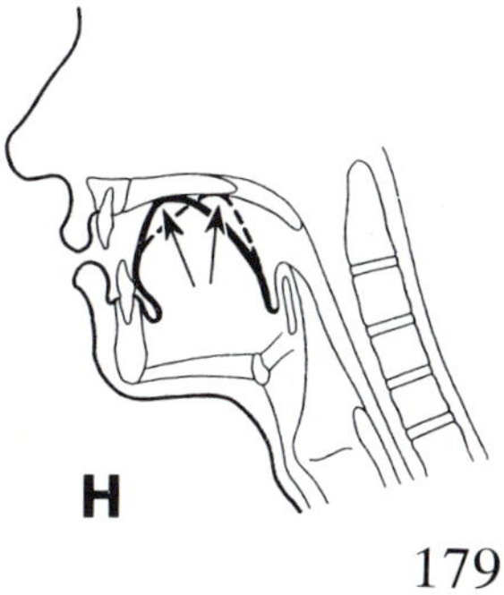

H

Verdauungsorgane

A Rachen. Der Rachen ist das verbindende Glied zwischen Luft- und Speiseweg. Man unterscheidet an ihm einen Nasenabschnitt (Nasenrachenraum) hinter der Nasenhöhle, einen Mundabschnitt hinter der Mundhöhle und einen Kehlkopfabschnitt hinter dem Kehlkopf. Im Mundabschnitt durchkreuzen sich Luft- und Speiseweg. Der Rachen ist auch als Abwehrorgan wichtig und wird bei den lymphatischen Organen nochmals besprochen (S. 349).

B Schematische Darstellung der Durchkreuzung von Luft- und Speiseweg im Rachen.

C Schluckakt. Während es gleichgültig ist, ob etwas Luft in den Verdauungskanal gelangt (und tatsächlich ist immer etwas Luft in der Speiseröhre und im Magen), löst Speisebrei in den Luftwegen heftige Hustenanfälle aus. Deshalb versucht der Körper den Luftweg so gut wie möglich gegen den Speiseweg abzudichten. Der weiche Gaumen wird angehoben, und ein Querwulst am Rachen wölbt sich ihm entgegen (im Schema schraffiert). Der Kehlkopf wird hochgezogen, so daß sich der Kehldeckel schützend über den Eingang in den Kehlkopf legt.

Weitere Bilder des Rachens S. 229, 231 (Medianschnitte), S. 391 (Beziehung zum Mittelohr).

1	Mittlere Nasenmuschel	Concha nasalis media
2	Rachenmandel	Tonsilla pharyngea
3	Nasenscheidewand	Septum nasi
4	Ohrtrompete	Tuba auditiva
5	Weicher Gaumen (Gaumensegel)	Palatum molle (Velum palatinum)
6	Hinterer Gaumenbogen	Arcus palatopharyngeus
7	Vorderer Gaumenbogen	Arcus palatoglossus
8	Zäpfchen	Uvula palatina
9	Zungengrund	Radix linguae
10	Kehldeckel	Epiglottis
11	Schilddrüse	Glandula thyroidea
12	Epithelkörperchen (Nebenschilddrüse)	Glandula parathyroidea
13	Luftröhre	Trachea
14	Aortenbogen	Arcus aortae
15	Schlüsselbeinschlagader	A. subclavia
16	Äußere Halsschlagader	A. carotis externa
17	Innere Halsschlagader	A. carotis interna
18	Obere Hohlvene	V. cava superior
19	Schlüsselbeinvene	V. subclavia
20	Innere Drosselvene	V. jugularis interna
21	Zehnter Hirnnerv („Vagus")	N. vagus
22	Oberes Halsganglion (des Sympathikus)	Ganglion cervicale superius
23	Mittleres Halsganglion (des Sympathikus)	Ganglion cervicale medium
24	Unteres Halsganglion (des Sympathikus)	Ganglion cervicothoracicum (stellatum)
25	Tubenwulst	Torus tubarius
26	Elfter Hirnnerv („Akzessorius")	N. accessorius
27	Neunter Hirnnerv (Zungen-Rachen-Nerv)	N. glossopharyngeus
28	Zwölfter Hirnnerv (motorischer Zungennerv)	N. hypoglossus
29	Obere Schilddrüsenschlagader	A. thyroidea superior
30	Seitliche Zungen-Kehldeckel-Falte und Rachenwand .	Plica glosso-epiglottica lateralis
31	Stellknorpel-Kehldeckel-Falte	Plica aryepiglottica
32	Einschnitt zwischen den Stellknorpeln	Incisura interarytenoidea
33	Wirbelschlagader	A. vertebralis
34	Gemeinsamer Stamm von Rippen- und Halsschlagadern .	Truncus costocervicalis
35	Innere Brustkorbschlagader	A. thoracica interna
36	Rückläufiger Kehlkopfnerv („Rekurrens")	N. laryngeus recurrens
37	Absteigende Gaumenschlagader	A. palatina descendens
38	Aufsteigende Gaumenschlagader	A. palatina ascendens
39	Oberer Kehlkopfnerv	N. laryngeus superior
40	Ausbuchtung des Rachens neben dem Kehlkopf	Recessus piriformis
41	Obere Schilddrüsenschlagader	A. thyroidea superior
42	Stamm von Schilddrüsen- und Halsschlagadern	Truncus thyrocervicalis
43	Luftweg	–
44	Speiseweg	–

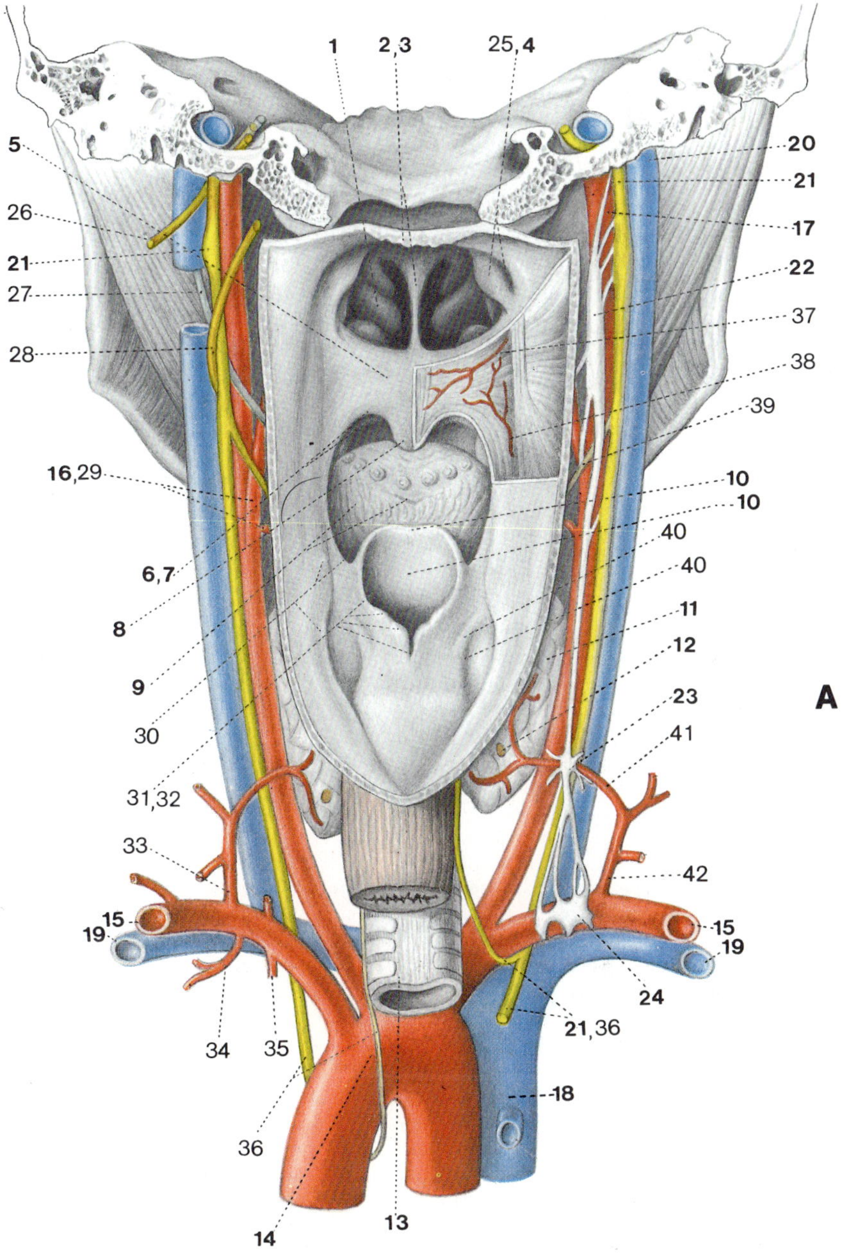
1
2,3
25,4
5
26
21
27
28
16,29
6,7
8
9
30
31,32
33
15
19
34
35
36
14
13
20
21
17
22
37
38
39
10
10
40
40
11
12
23
41
42
15
19
24
21,36
18

A

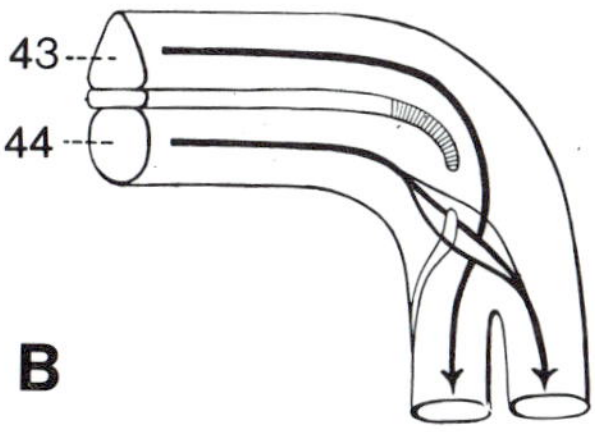
43
44

B

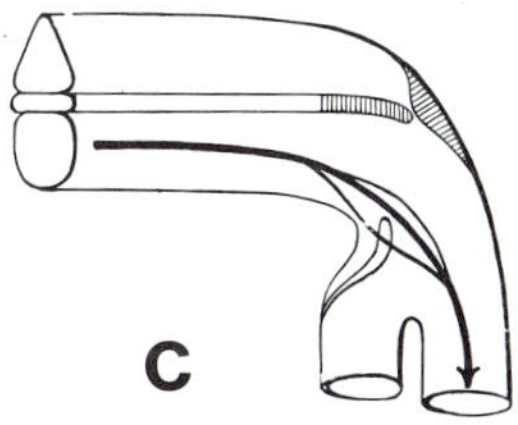

C

A Darstellung der Speiseröhre im Röntgenbild. Die Speiseröhre kann man im Röntgenbild gut sichtbar machen, wenn man einen „Kontrastbrei" (ein Mittel, das Röntgenstrahlen gut absorbiert), schlucken läßt. Da das Herz mit seinem linken Vorhof der Speiseröhre anliegt, kann man aus dieser Aufnahme auch Schlüsse auf die Form des Herzens ziehen.

B Engstellen der Speiseröhre. Die Speiseröhre ist nicht an allen Stellen gleich weit. Sie hat normalerweise drei Engstellen: am Übergang vom Rachen in die Speiseröhre, in der Mitte, wo die Speiseröhre zwischen Aortenbogen und Luftröhrenaufzweigung liegt, und vor der Mündung in den Magen. An diesen Stellen bleiben große Fremdkörper bevorzugt stecken. Der Arzt kann die Speiseröhre mit dem Ösophagoskop besichtigen (das wie das Schwert vom Schwertschlucker eingeführt wird) und auch kleinere Operationen vornehmen.

C Querschnitt durch die Speiseröhre (Lupenpräparat). Die Speiseröhre weist das Bauprinzip der meisten Hohlorgane des Körpers auf: Schleimhaut – Muskelwand – bindegewebige Hülle. Die bindegewebige Hülle dient dem Einbau und der Verschiebung der Speiseröhre in der Umgebung. Mit Hilfe der Muskelwand kann der Speisebrei (auch im Kopfstand) vom Rachen in den Magen befördert werden. Die Schleimhaut schafft die glatte Gleitfläche. Die Schleimhaut selbst besitzt noch eine dünne Muskelschicht. Diese dient der Anpassung der Schleimhaut an die Form des zu schluckenden Bissens. Mit Hilfe dieser Muskulatur kann die Schleimhaut z. B. einer mitgeschluckten Fischgräte ausweichen. Die Reihenfolge der Schichten der Speiseröhrenwand treffen wir auch im folgenden Magen-Darm-Kanal an. Sie seien daher noch einmal tabellarisch zusammengestellt:

1. Schleimhaut („Mukosa"):
   a) Deckgewebe (Speiseröhre und After mehrschichtiges Plattenpithel, Magen und Darm hochprismatisches Epithel),
   b) Zwischenschicht („Propria") aus Bindegewebe,
   c) Muskelschicht der Schleimhaut (Längsmuskeln).
2. „Submukosa": Verschiebeschicht unter der Schleimhaut mit Blutgefäßen, Nerven und Drüsen.
3. Muskelwand („Muskularis"): obere Speiseröhre quergestreifte, sonst glatte Muskulatur:
   a) Ringschicht (innen),
   b) Längsschicht (außen).
4. Hüllgewebe („Adventitia") oder Bauchfell („Serosa").

1	Zwerchfell	Diaphragma
2	„Magenblase" (Luftansammlung in der Magenkuppel)	(Fundus ventriculi)
3	Mageneingang („Kardia")	Ostium cardiacum
4	Luftröhre	Trachea
5	Aorta (Hauptschlagader des Körpers)	Aorta
6	Mehrschichtiges unverhorntes Plattenepithel	Epithelium squamosum (planum) stratificatum noncornificatum
7	Muskelschicht der Schleimhaut	Lamina muscularis mucosae
8	Verschiebeschicht unter der Schleimhaut („Submukosa")	Tela submucosa
9	Muskelwand der Speiseröhre: innere (= Ring-)Schicht .	Tunica muscularis, Stratum circulare
10	Muskelwand der Speiseröhre: äußere (= Längs-)Schicht	Tunica muscularis, Stratum longitudinale

11	Obere Enge der Speiseröhre auf der Höhe des Kehlkopfes	(Oesophagus; Larynx)
12	Mittlere Enge der Speiseröhre auf der Höhe des Aortenbogens	(Oesophagus; Arcus aortae)
13	Untere Enge der Speiseröhre beim Durchtritt durch das Zwerchfell	(Oesophagus; Hiatus oesophageus)
14	Durchtritt der Aorta durch das Zwerchfell	Hiatus aorticus
15	Speiseröhrendrüse	Glandula esophagea
16	Zwischenschicht der Schleimhaut („Propria")	Lamina propria
17	Lichtung	(Lumen)
18	Inneres Längsmuskelbündel (Zufallsbefund am abgebildeten Präparat)	–

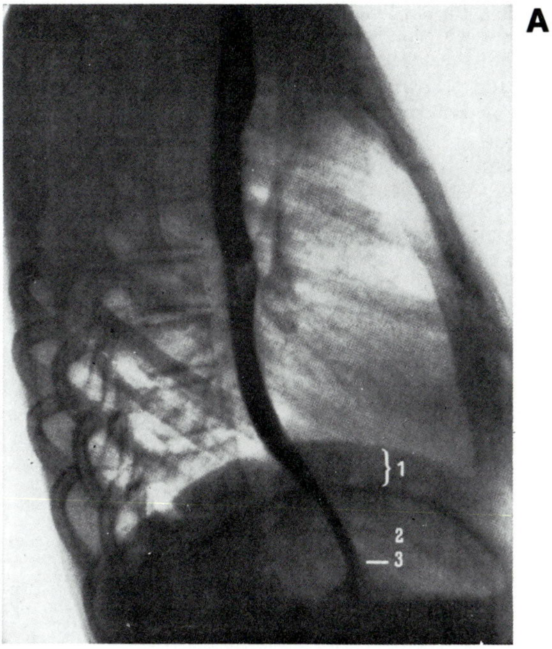
A
1
2
3

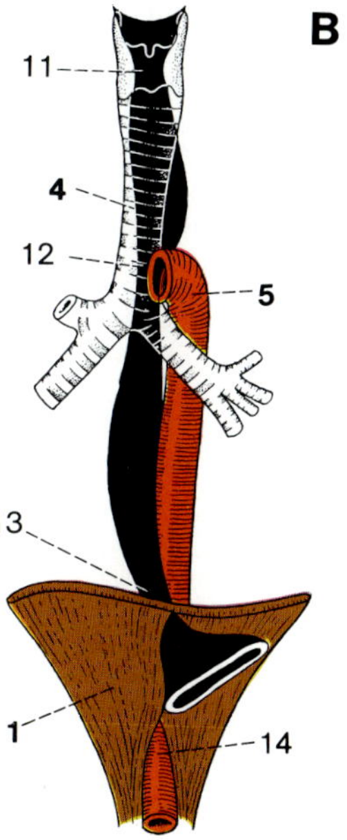
B
11
4
12
5
13
1
14

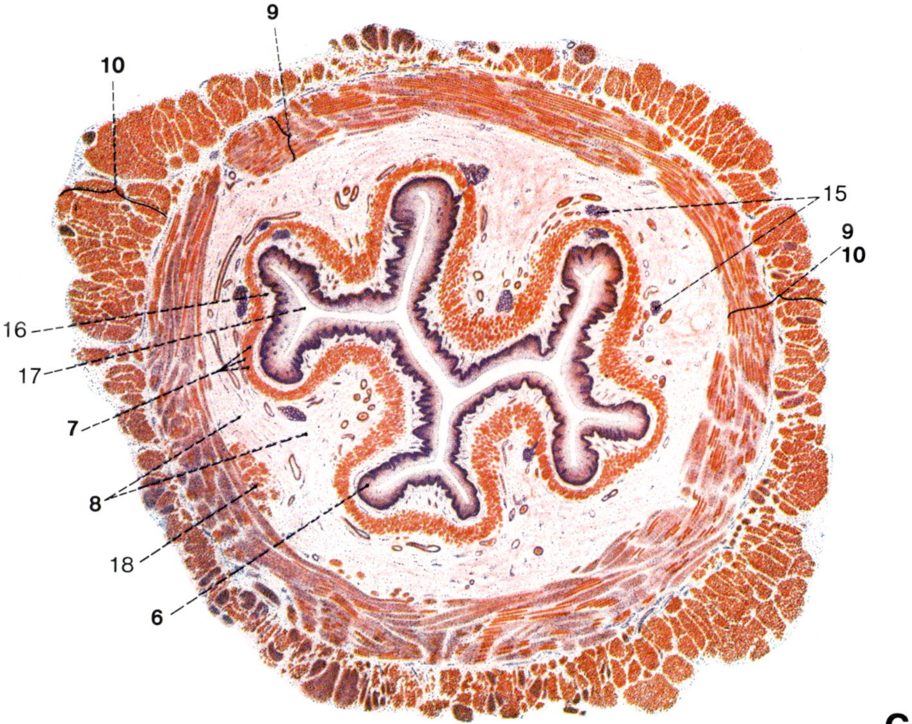
9
10
15
9
10
16
17
7
8
18
6
C

Verdauungsorgane

A Röntgenbild der unteren Speiseröhre, des Magens, des Zwölffingerdarms und des Jejunums nach Einnahme eines Kontrastmittels (sog. „Kontrastbreipassage"). Man beachte die vorwiegend in Längsrichtung angeordneten Schleimhautfalten des Magens im Gegensatz zu den zirkulär verlaufenden Falten des Darms und vergleiche die Schleimhautbilder auf den nächsten Seiten. Das Kontrastmittel sammelt sich in den „Tälern" zwischen den Falten der Magenschleimhaut an. Die Falten sind im Bild hell.

B Überblick über den Verdauungskanal. Leber rot, Gallenwege grün, Bauchspeicheldrüse gelb.

C Flachschnitt durch Krypten des Dünndarms (Vergrößerung 150fach).

XII	Zwölfter Brustwirbel	Vertebra thoracica XII
1	Speiseröhre	Oesophagus (Esophagus)
1a	Mageneingang	Pars cardiaca
2	Magenkuppel	Fundus ventriculi
2a	Magenkörper	Corpus ventriculi
3a	Kleine Magenkrümmung	Curvatura ventriculi minor
3b	Große Magenkrümmung	Curvatura ventriculi major
4	Magennaher Teil des Zwölffingerdarms	Bulbus duodeni
5a	Absteigender Teil des Zwölffingerdams	Pars descendens (duodeni)
5b	Horizontaler Teil des Zwölffingerdarms	Pars horizontalis (duodeni)
5c	Aufsteigender Teil des Zwölffingerdarms	Pars ascendens (duodeni)
5d	Übergang vom Zwölffingerdarm in das Jejunum	Flexura duodenojejunalis
6	Jejunum (mittlerer Abschnitt des Dünndarms)	Jejunum
7	Der Einschnitt zwischen 7a und 7b ist durch eine peristaltische Kontraktionswelle bedingt	–
8	Ileum (unterer Abschnitt des Dünndarms)	Ileum
9	Bauhinsche Klappe (Mündung des Dünndarms in den Dickdarm)	Valva ileocaecalis
10	Blinddarm	Caecum (Cecum)
11	Wurmfortsatz	Appendix vermiformis
12	Dickdarm (aufsteigender Teil)	Colon ascendens
13	Dickdarm, querer Teil	Colon transversum
14	Dickdarm (absteigender Teil)	Colon descendens
15	Dickdarm (S-förmiger Teil = Sigma)	Colon sigmoideum
16	Mastdarm	Rectum
17	Leber	Hepar
18	Gallenblase	Vesica fellea (biliaris)
19	Lebergang	Ductus hepaticus
20	Ausführungsgang der Bauchspeicheldrüse	Ductus pancreaticus

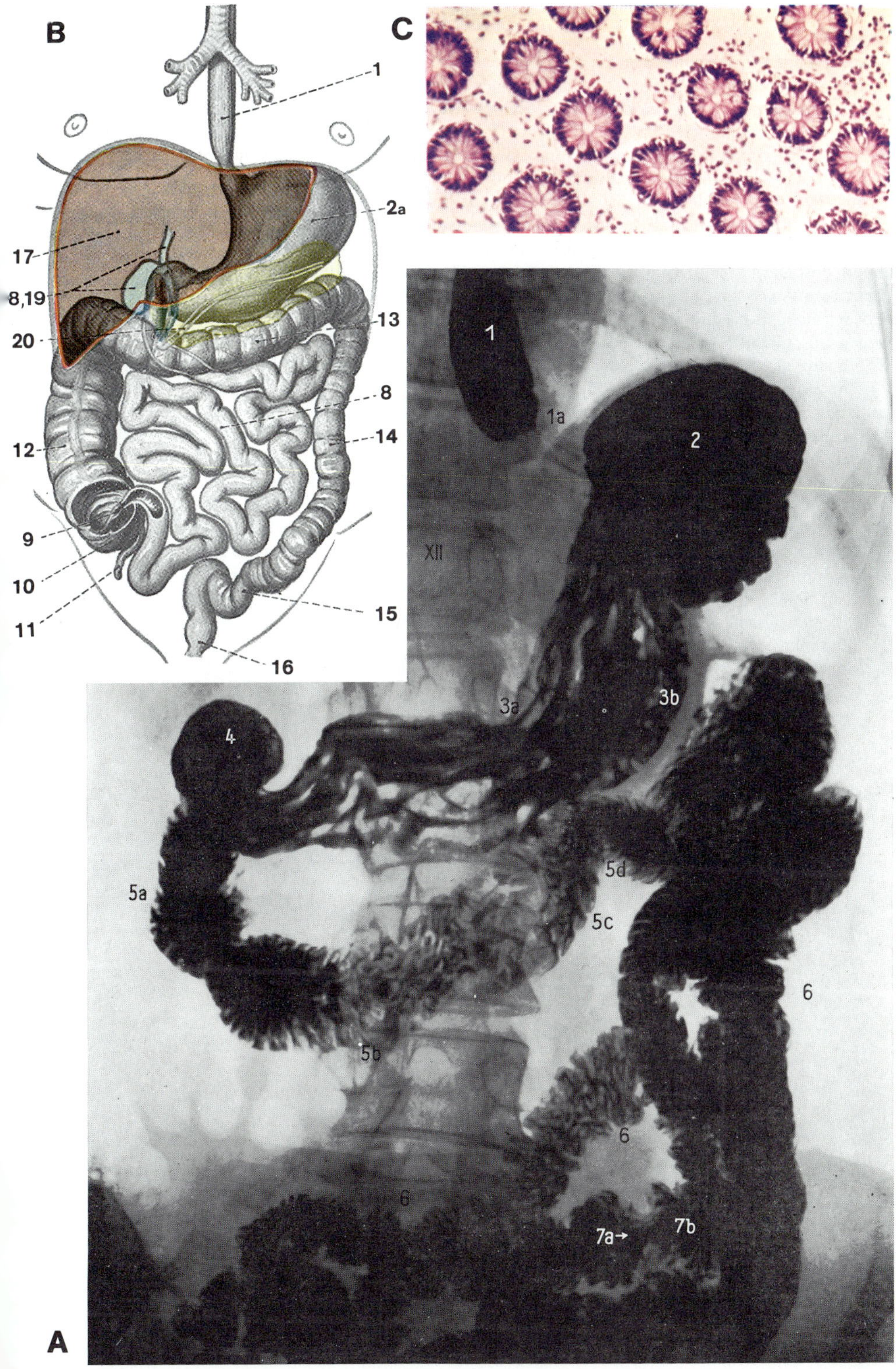
B
1
2a
17
8,19
20
13
8
12
14
9
10
11
15
16
C
1
1a
2
XII
3a
3b
4
5a
5d
5c
6
5b
6
6
7a→
7b
A

Verdauungsorgane

Hauptaufgabe des Magens ist die vorübergehende Speicherung von Nahrung, um diese in kleinen Mengen an den Darm zur weiteren Verdauung weiterzugeben. Der Magen ermöglicht es, unseren Nahrungsbedarf mit wenigen größeren Mahlzeiten zu decken. Ist der Magen operativ entfernt, so muß die Nahrung in vielen kleinen Portionen eingenommen werden. Da der Organismus auf äußerste Rationalisierung angelegt ist, wird der Magen auch nicht lediglich als Vorratsbehälter genützt. Die Nahrung wird im Magen gleichzeitig auch desinfiziert. Dazu sondert die Magenwand Salzsäure ab, durch welche die meisten Bakterien der Nahrung unschädlich gemacht werden. Lediglich bei sehr starker Bakterienbesiedlung der Nahrung kommt es zu einer Infektion des Darms. Die Magenschleimhaut ist zum Schutz vor der Säure mit einer Schleimschicht überzogen. Läuft jedoch Magensaft in die Speiseröhre zurück, so bewirkt die Säure dort ein heftiges Brennen („Sodbrennen"). Ist die Säureproduktion des Magens gestört, so kommt es viel häufiger zu Infektionen des Darms (Durchfall!), aber auch vom Darm aus zu Infektionen der Gallenwege, der Leber und der Bauchspeicheldrüse. Der Organismus rationalisiert weiter: Er speichert und desinfiziert nicht nur, sondern beginnt auch gleich mit der Verdauung. Die Verdauungsenzyme der Magendrüsen sind speziell auf das saure Milieu des Magens abgestimmt. Wenn man dem Magen bei Störung der Säurebildung Säure in Form von Tabletten usw. zuführt, so ist das eher eine symbolische Handlung, da man sehr viel Säure einnehmen müßte, um auf die im gesunden Magen vorhandenen Säurewerte (pH 1,0–1,5!) zu kommen.

A Projektion des Magens auf die vordere Bauchwand. Die Form des Magens ist sehr abhängig vom Füllungszustand und der Körperhaltung. Der leere Magen (gestrichelt) ist weitgehend hinter dem linken Rippenbogen verborgen. Der gefüllte Magen (punktiert) sinkt im Stehen bis unter den Nabel herab, in rechter Seitenlage kann er bis zum linken Rippenbogen reichen.

B bis **D** Verschiedene Formen des gesunden Magens bei der Röntgenuntersuchung (schematisch). Schwarz das Kontrastmittel. In der Magenkuppel sammelt sich meist etwas Luft an, die mit den Speisen geschluckt wurde. Der Röntgenologe nennt dies die ,,Magenblase".

B „Normaler" Magen.

C „Stierhornform" des Magens bei pyknischem Körperbau.

D „Langmagen" bei asthenischem Körperbau.

E Magen. Zur Darstellung des Schleimhautreliefs ist die Vorderwand entfernt.

1 Kleine Magenkrümmung . . . . Curvatura ventriculi minor
2 Große Magenkrümmung . . . . Curvatura ventriculi major
3 Mageneingang . . . . Pars cardiaca
4 Pförtnernaher Magenabschnitt . . . . Pars pylorica
5 Magenkörper . . . . Corpus ventriculi
6 Knick am tiefsten Punkt der kleinen Magenkrümmung . Incisura angularis
7 Magenkuppel . . . . Fundus ventriculi
8 Magenpförtner . . . . Pylorus
9 Zwölffingerdarm . . . . Duodenum

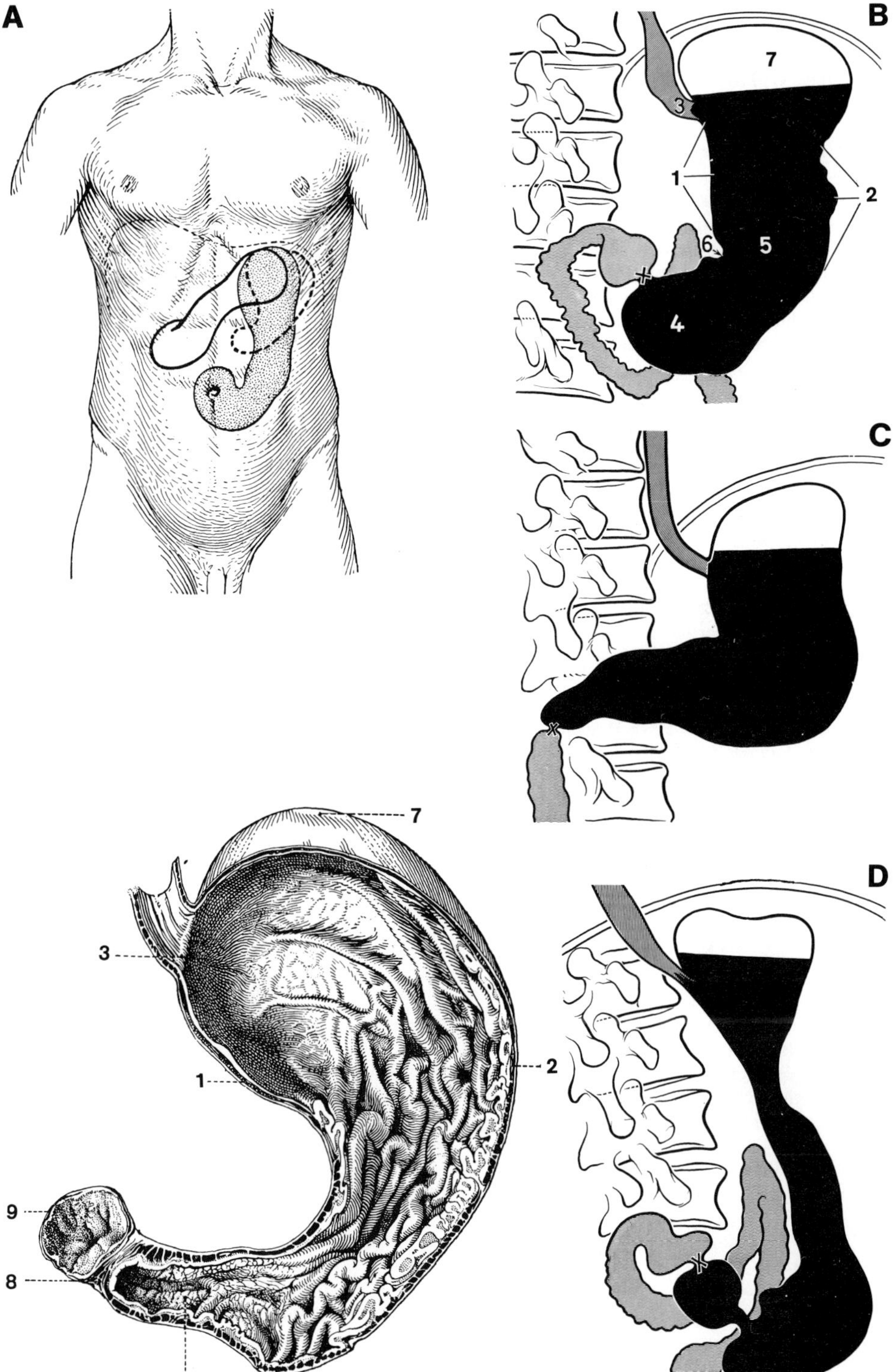
A
B
7
3
1
2
6
5
4
C
D
7
3
2
1
9
8
4
E

A Feinbau der Magenwand. (Vergrößerung etwa 15fach). Nach der Art der Sekretion kann man am Magen zwei Bereiche trennen: den Körper-Kuppel-Bereich und den magenausgangnahen Abschnitt.

1. Die Drüsen des Magenkörpers sind aus drei Zelltypen aufgebaut (vgl. S. 31):
   a) Hauptzellen (sie sondern das eiweißspaltende Pepsin ab),
   b) Belegzellen (sie bilden die Salzsäure),
   c) Nebenzellen (sie produzieren Schleim und den Intrinsic-Faktor, der zusammen mit dem Vitamin B_{12} für die Bildung der roten Blutkörperchen wichtig ist).
2. Die magenausgangnahen Drüsen sezernieren ein alkalisches schleimhaltiges Sekret und das Hormon Gastrin, das die Drüsen im Magenkörper zur Bildung von Salzsäure anregt.

Überschüssige Bildung von Salzsäure scheint ein wesentlicher Faktor bei der Entstehung von Magengeschwüren zu sein. Kommt es gleichzeitig zu Störungen der Bildung von schützendem Schleim, so kann der Magensaft den eigenen Magen andauen. Nach dem Tod erlischt sehr rasch die Schutzfunktion des Magenschleims. Der noch im Magen vorhandene Magensaft löst dann die Schleimhaut auf. Die Behandlung des Magengeschwürs zielt daher auf eine Minderung der Säurebildung ab. Man kann die Säure chemisch binden, dies hilft nur vorübergehend. Man kann die (parasympathischen) Nerven ausschalten, welche die Säuresekretion steuern (vorübergehend durch Medikamente oder dauernd durch Operation). Man kann schließlich bei der klassischen Magenoperation den magenausgangnahen Teil entfernen, in welchem das Hormon Gastrin gebildet wird, das die Säuresekretion im Magenkörper in Gang setzt.

B Magenschleimhautoberfläche bei 30facher Vergrößerung. Die Pünktchen (Magengrübchen) sind die Mündungen der Magendrüsen.

C Mikroskopisches Schnittbild der Magenschleimhaut in der Nähe des Übergangs zum Zwölffingerdarm (Vergrößerung 50fach).

D Ausschnitt aus einer Drüse des Magenkörpers bei 500facher Vergrößerung. Die salzsäurebildenden Belegzellen heben sich deutlich von den pepsinbildenden Hauptzellen ab.

E Schleimhautoberfläche des Magens im rasterelektronenmikroskopischen Bild (Vergrößerung etwa 500fach). Man sieht die von einem Wall umgebenen Mündungen der Magendrüsen, die sog. Magengrübchen.

Mikroskopische Bilder einer Magendrüse S. 31, von Beleg- und Nebenzellen S. 11.
Lagebeziehungen des Magens zu den Nachbarorganen S. 159, 165, 257.
Blutgefäße des Magen S. 339.
Magen und Bauchfell S. 199, 203.

1	Magenschleimhaut mit den Magendrüsen	Tunica mucosa, Glandulae gastricae
2	Muskelschicht der Magenschleimhaut	Lamina muscularis (mucosae)
3	Verschiebeschicht unter der Schleimhaut („Submukosa")	Tela submucosa
4	Muskelschicht der Magenwand (Ringschicht)	Tunica muscularis, Stratum circulare
5	Muskelschicht der Magenwand (Längsschicht)	Tunica muscularis, Stratum longitudinale
6	Bauchfellüberzug der Magenwand	Tunica serosa
7	Magengrübchen	Foveolae gastricae
8	Felder der Magenschleimhautoberfläche	Areae gastricae
9	Blutgefäße	Vasa sanguinea
10	Pylorusdrüsen	Glandula pylorica
11	Belegzelle	Cellula parietalis
12	Hauptzelle	Cellula principalis
13	Bindegewebe der Schleimhaut („Propria")	Lamina propria mucosae
14	Lichtung der Drüse	Lumen glandulae

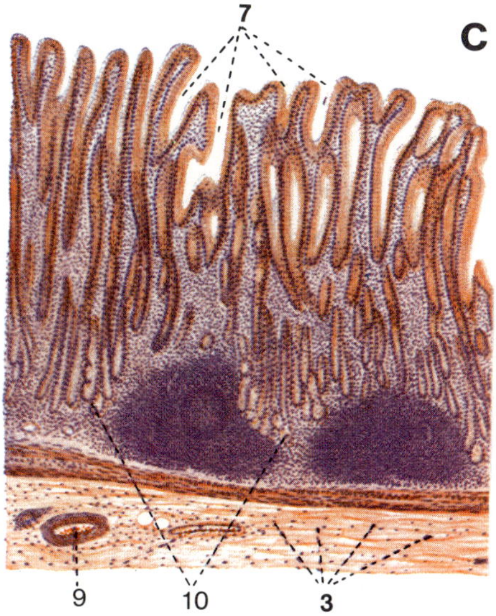

C

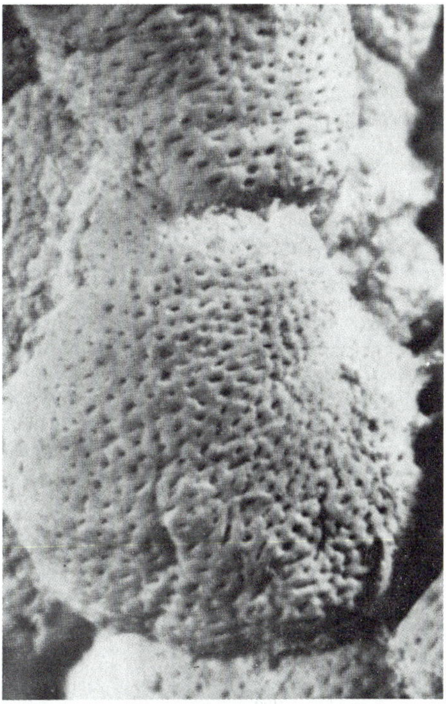
B

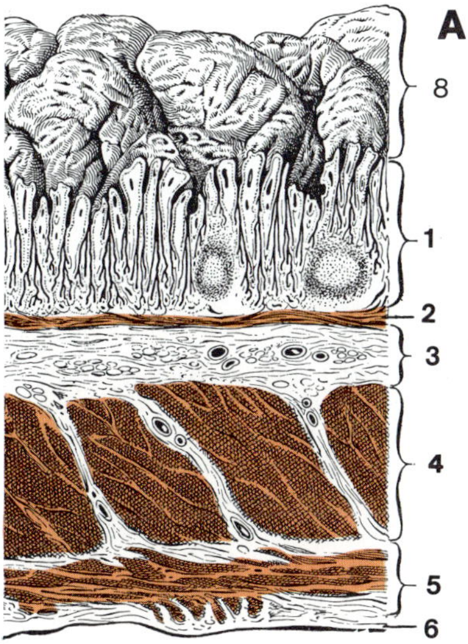

A

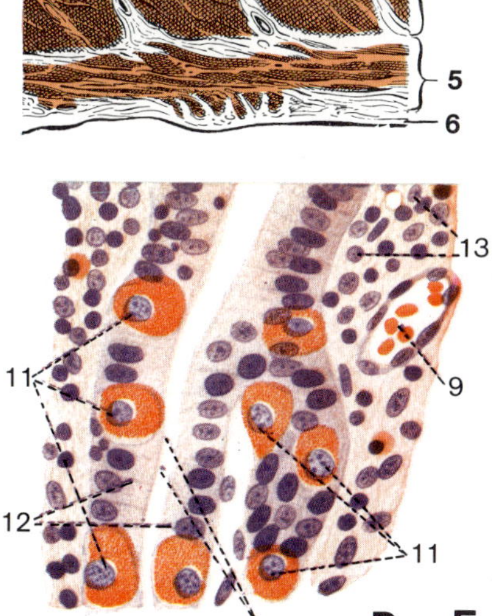

D

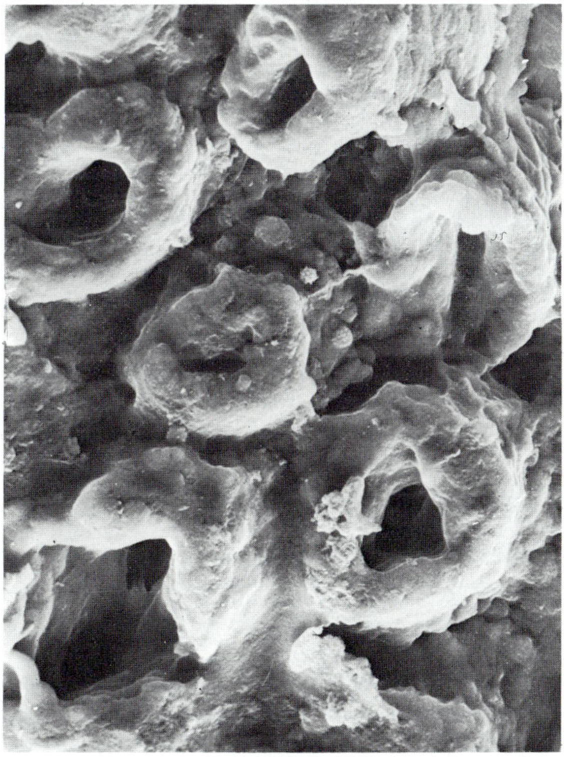
E

A Schema vom Wandbau des Darms. Bei der Speiseröhre hatten wir als Schichten die Schleimhaut, die Muskelwand und die bindegewebige Hülle genannt. Im Bauchraum kommt noch eine weitere (äußerste) Schicht hinzu, das Bauchfell. Das Bauchfell schafft eine glatte äußere Oberfläche und ermöglicht die von den Bauchorganen benötigte ausgedehnte Verschieblichkeit. Einmal ändert sich die Größe der einzelnen Abschnitte des Magen-Darm-Kanals in Abhängigkeit vom Füllungszustand, zum anderen ist der Darm in ständiger Bewegung, um die Nahrung mit den Verdauungssäften zu durchmischen. Legt man das Ohr an die Bauchwand, so hört man ständig gluckernde Geräusche von der Bewegung des Darminhalts („Totenstille" im Bauchraum ist ein Zeichen der gefürchteten Darmlähmung, die sofortiges ärztliches Eingreifen erfordert). Die Schwierigkeit der Konstruktion des Bauchfellüberzugs ist die: Würde das Bauchfell rundherum den Darm umhüllen, wäre zwar die Verschieblichkeit optimal, aber es könnten keine Blutgefäße usw. an den Darm herantreten, und der Darm, als sehr stoffwechselaktives Organ, braucht viel Blut. Die Deckzellen der Darmschleimhaut arbeiten so aktiv, daß sie schon nach Stunden bis wenigen Tagen „verbraucht" sind und durch neue ersetzt werden müssen. (Wegen dieser lebhaften Zellteilung ist der Darm besonders leicht durch Röntgenstrahlen zu schädigen.) Der Bauchfellüberzug kann daher den Darm nicht auf 360° bedecken, sondern muß an einer Stelle einen Haftstiel freilassen, an welchem die Blutgefäße, Lymphgefäße und Nerven den Darm mit der hinteren Bauchwand verbinden. Dieser Haftstiel wird seinerseits von Bauchfell bedeckt, da das Bauchfell einen lückenlosen Sack darstellt, in den gewissermaßen von außen die Bauchorgane eingeschoben sind. Den Haftstiel nennen wir das „Gekröse" (Mesenterium), und das Verständnis der Lagebeziehungen der Organe des Bauchraums wird vor allem durch die Gekröseverhältnisse schwierig.

Als „intraperitoneal" liegend bezeichnet man Bauchorgane, die nahezu völlig mit Bauchfell überzogen und nur durch ein Gekröse mit der hinteren Bauchwand verbunden sind. Es sind dies der Magen, die Milz, das Jejunum, das Ileum, der Wurmfortsatz, der quere und der S-förmige Teil des Dickdarms und (mit gewisser Einschränkung wegen einer breiten Verwachsung mit dem Zwerchfell) die Leber. Von den Beckenorganen rechnet man noch die Gebärmutter, die Eierstöcke und die Eileiter zu den intraperitonealen Organen, da auch sie weitgehend mit Bauchfell überzogen und durch die breiten Mutterbänder gekröseähnlich an der seitlichen Beckenwand befestigt sind. „Retroperitoneal" liegend nennt man Organe, die nur auf einer Seite mit Bauchfell überzogen, sonst aber breit mit der Bauch- oder Beckenwand verwachsen sind. Retroperitoneale Organe sind die Nieren, die Bauchspeicheldrüse, der Zwölffingerdarm, der auf- und der absteigende Dickdarm, die Blase und der Mastdarm.

B Blutgefäßnetz einer Darmzotte. Zwei kleine Schlagadern (schwarz) dringen bis zur Zottenspitze vor und gehen über ein Kapillarnetz (weiß) in zwei Venen (gepunktet) über. Hauptaufgabe der Zotten ist die Resorption der zu einfachen Bestandteilen abgebauten Nahrung. Die Eiweiße werden als Aminosäuren, die Kohlenhydrate als einfache Zucker von den Zotten resorbiert und mit dem venösen Blut über die Pfortader zur Leber transportiert, wo sie vorübergehend gespeichert bzw. zu körpereigenen Stoffen umgebaut und wieder an das Blut abgegeben werden. Einen anderen Transportweg wählen die Fette. Sie werden nicht auf dem Blutweg, sondern auf dem Lymphweg abtransportiert. Die Lymphbahnen des Darms vereinigen sich mit anderen Lymphbahnen zum Milchbrustgang (die Fetttröpfchen geben der Lymphe ein milchiges Aussehen), der in den linken Halsvenenwinkel einmündet. Erst dort werden die Fette in kleinen Tröpfchen dem Blut beigemischt.

C Blutversorgung einer Darmschlinge.

1 Muskelschicht der Schleimhaut	Lamina muscularis mucosae
2 Verschiebeschicht unter der Schleimhaut („Submukosa")	Tela submucosa
3 Ringmuskelschicht der Darmwand	Tunica muscularis, Stratum circulare
4 Längsmuskelschicht der Darmwand	Tunica muscularis, Stratum longitudinale
5 Gekröse	Mesenterium
6 Ringfalte der Darmschleimhaut (Kerckringsche Falte)	Plica circularis
7 Schräge Bindegewebezüge	(Textus connectivus)
8 Verschiebeschicht unter dem Bauchfellüberzug	Tela subserosa

B

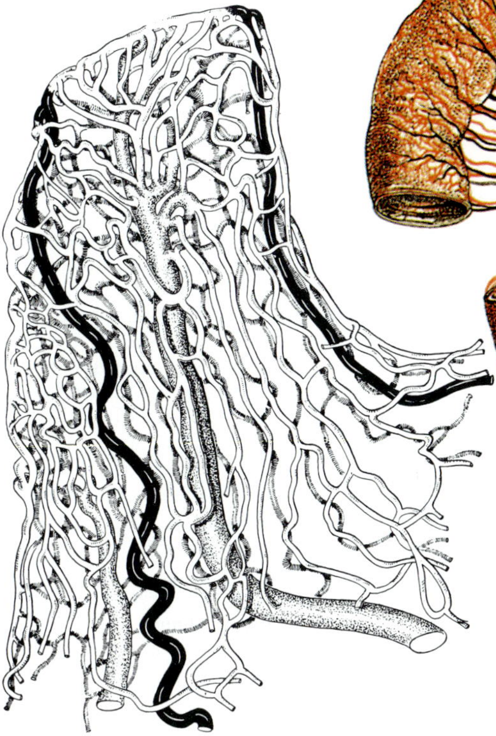

C

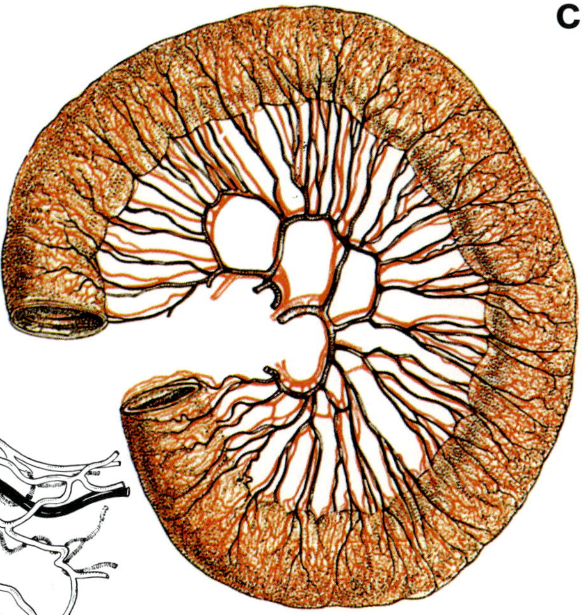

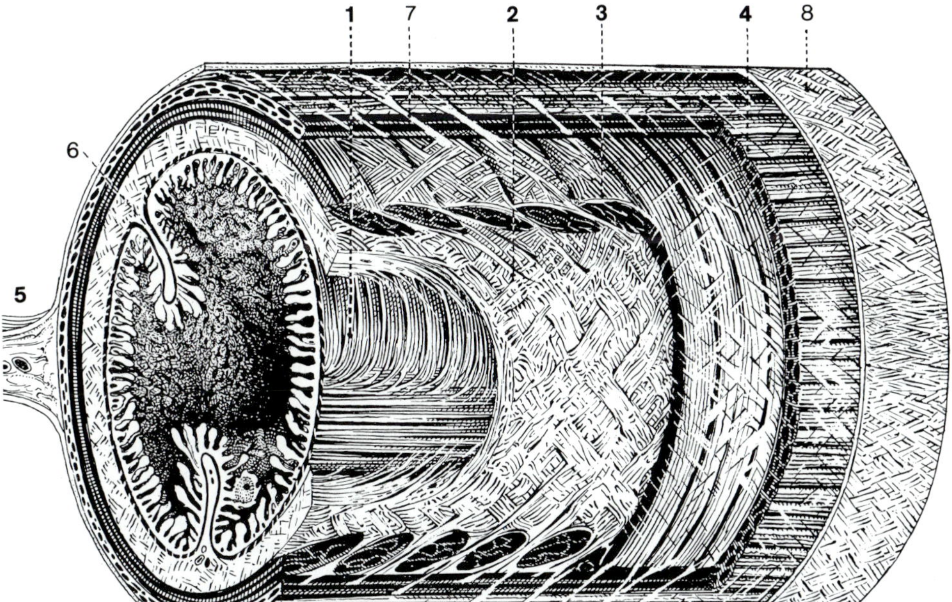

A

Hauptabschnitte des Dünndarms: Zwölffingerdarm,
Jejunum,
Ileum.

A Schleimhautbild im mittleren Dünndarmabschnitt (Jejunum). Hohe zirkuläre Falten, mit Zotten besetzt.

B Mikroskopisches Schnittbild der Wand des Jejunums (mittlerer Abschnitt des Dünndarms) bei etwa 20facher Vergrößerung.

C Räumliche Darstellung von Zotten des Dünndarms bei etwa 70facher Vergrößerung.
Alle Stoffwechselvorgänge vollziehen sich an Oberflächen (wo etwas „wechseln" soll, muß eine Kontaktfläche vorhanden sein). Intensivierung der Stoffwechselvorgänge heißt demnach Vergrößerung der Oberflächen. Bei den Drüsen hatten wir dieses Prinzip bereits kennengelernt: Drüsen vergrößern ihre Sekretionsoberfläche durch Verlängerung und Verzweigung des Drüsenschlauchs. Die großen „Darmdrüsen", Leber und Bauchspeicheldrüse, haben sich so vom Darm ausgehend abseits von ihm zu selbständigen Organen entwickelt. Wenn es aber nicht um die Sekretion von Verdauungssäften, sondern umgekehrt um die Resorption von aufgeschlossenen Nahrungsbestandteilen geht, so nützt Oberflächenvergrößerung abseits vom Darm nichts, die Darmoberfläche selbst muß größer werden. Dies geschieht einmal durch Faltenbildung. Im Dünndarm als dem Hauptresorptionsorgan reicht diese nicht aus, die Oberfläche wird durch Zotten (fingerartige Ausstülpungen) und Krypten (Einstülpungen) vergrößert. Wurde durch die Falten die Darmoberfläche nur um ein Drittel vergrößert, so steigt sie durch die Zotten gleich auf das Siebenfache an und beträgt nunmehr etwa 4 m^2. Die Oberfläche wird durch den feinen „Bürstensaum" (Mikrovilli) der Epithelzellen noch weiter vergrößert (vgl. S. 19, 29). Im Grundgewebe der Zotte liegen auch glatte Muskelzellen. Durch sie kann die Zotte in der Längsrichtung verkürzt werden. Dabei werden die Blut- und Lymphgefäße ausgepreßt. Dadurch wird der Abstrom der aufgenommenen Nahrungsbestandteile gefördert („Zottenpumpe").

D Mikroskopisches Schnittbild einer Darmkrypte bei 300facher Vergrößerung.

Grund einer Darmkrypte bei stärkerer Vergrößerung S. 17.

1	Ringfalten der Schleimhaut	Plicae circulares
2	Darmzotte	Villus intestinalis
3	Muskelschicht der Schleimhaut	Lamina muscularis (mucosae)
4	Submukosa	Tela submucosa
5	Muskelwand	Tunica muscularis
6	Lymphknötchen	Nodulus (Folliculus) lymphaticus
7	Deckzelle (einschichtiges hochprismatisches Epithel)	Cellula columnaris
8	Becherzelle	Cellula caliciformis
9	Panethsche Körnerzelle	Cellula panethensis (Cellula cum granulis acidophilicis)
10	Vene	Vena
11	Kleine Arterie	Arteriola
12	Lymphgefäß	Vas lymphaticum

B

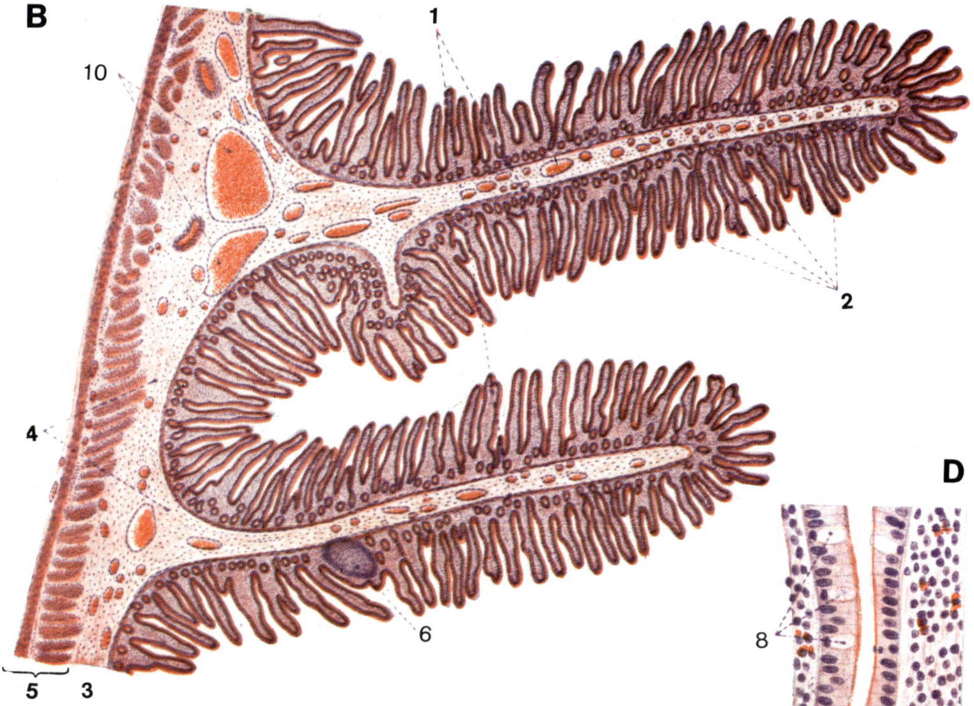

D

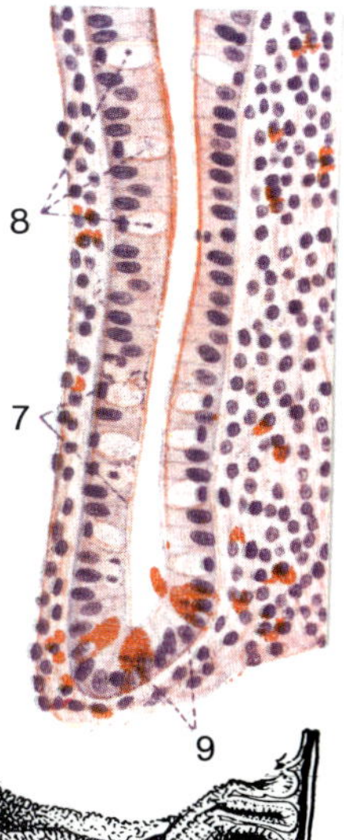

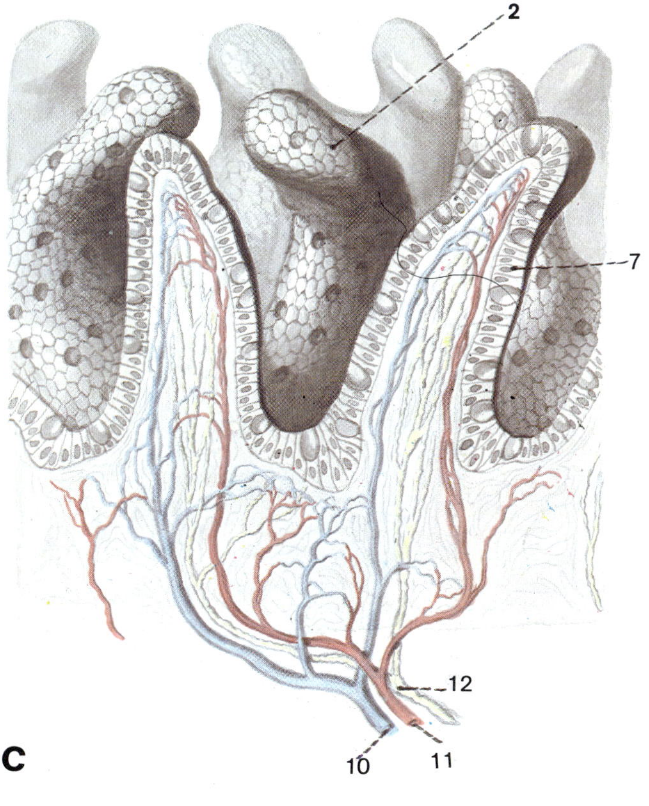

C

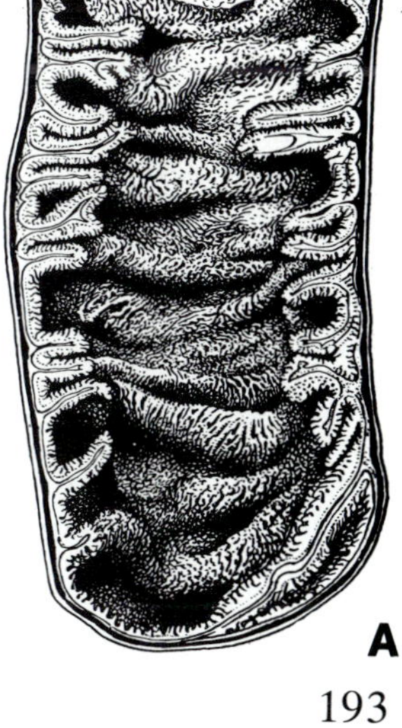

A

A Überblick über den Dickdarm (schematisch nach Röntgenbildern). Der Dickdarm ist beim Lebenden 1 bis 2 Meter lang. Seine Hauptabschnitte sind: Blinddarm mit Wurmfortsatz, aufsteigender Teil, Querteil, absteigender Teil, Sigma, Mastdarm.

B Röntgenbild des Dickdarms (Kontrastbreieinlauf). Die Bakterienbesiedlung des Dickdarms darf nicht auf den Dünndarm übergreifen. Deshalb ist zwischen Dünn- und Dickdarm ein Verschlußmechanismus eingebaut, der den Flüssigkeitsstrom normalerweise nur in einer Richtung zuläßt: Die Bauhinsche Klappe ist mit zwei Lippen so in den Dickdarm hineingestülpt, daß bei höherem Druck im Dünndarm Brei in den Dickdarm übertreten kann, bei höherem Druck im Dickdarm aber die Klappenlippen zusammengepreßt werden und dicht schließen. Bei der Röntgenuntersuchung des Dickdarms (Kontrastmitteleinlauf) kann man allerdings den Einstrom kleiner Kontrastmittelmengen in das Ileum beobachten.

C Lage des Dickdarms im Bauchraum, von der linken Seite betrachtet. Die Muskelwand des Dickdarms weist eine Besonderheit auf: Die Längsmuskelschicht hüllt nicht das ganze Darmrohr gleichmäßig dick ein, sondern ist zu drei Streifen zusammengefaßt, die „bandartig" (daher der Name „Tänie", lateinisch taenia = Bandwurm) am Dickdarm entlanglaufen. Eine dieser Tänien kann man im Bild gut erkennen. Die Ringmuskeln schnüren tiefe Falten ein, zwischen denen sich die Darmwand ausbuchtet („Haustren"). Diese Einschnürungen sind aber nicht starr, sondern jeweils andere Abschnitte der Ringmuskeln kontrahieren sich. An den Tänien, den Haustren und an Fettanhängseln kann der Chirurg den Dickdarm vom Dünndarm unterscheiden.

D Mikroskopisches Schnittbild der Dickdarmwand (Vergrößerung 33fach).
Der Dünndarm hat die Aufgabe, die Nahrung zu resorbierbaren Bestandteilen abzubauen und diese zu resorbieren. Er vollzieht diese Aufgabe sehr gründlich, so daß für den Dickdarm auf diesem Gebiet wenig zu leisten übrig bleibt. Die Schleimhaut weist daher auch keine Oberflächenvergrößerung durch Zotten auf, lediglich Krypten für Schleimdrüsen sind noch vorhanden. Im Dickdarm wird der verbleibende Speisebrei durch Wasserentzug eingedickt, dann wird ihm Schleim beigemengt, um ihn gut gleitfähig für die Ausscheidung als Kot zu machen. Bei Entzündungen des Dickdarms kann die Schleimsekretion so stark werden, daß reine „Schleimstühle" abgesetzt werden. Auch wenn keine Nahrung eingenommen wird, wird durch den Schleim und abgeschilferte Darmzellen trotzdem „Stuhl" gebildet. Der Dickdarm unterscheidet sich vom Dünndarm auch durch die Besiedlung mit Bakterien. Es sind vor allem Kolibakterien (von Colon = Grimmdarm), die im Darm harmlos sind, aber in anderen Organen gefährliche Entzündungen hervorrufen können. Durch die Darmbakterien werden einige von den Verdauungssäften nicht angreifbare Nahrungsbestandteile (z. B. Zellulose) gespalten und resorbierbar gemacht. Doch ist dieser Vorgang für den Menschen ohne wesentliche Bedeutung (anders bei den reinen Pflanzenfressern, die auf die Vergärung ihrer Nahrung durch Bakterien angewiesen sind). Trotzdem ist auch beim Menschen eine gesunde „Darmflora" für das Wohlbefinden wichtig. Wird diese Flora, z. B. durch Antibiotika, gestört, so treten leicht Durchfallerkrankungen auf.

E Oberfläche der Dickdarmschleimhaut (rasterelektronenmikroskopisches Bild). Man sieht die Mündungen der Darmkrypten.

1	Blinddarm	Caecum (Cecum)
2	Dickdarm, aufsteigender Teil	Colon ascendens
3	Rechte Dickdarmbiegung	Flexura coli dextra
4	Dickdarm, Querteil	Colon transversum
5	Linke Dickdarmbiegung	Flexura coli sinistra
6	Dickdarm, absteigender Teil	Colon descendens
7	Sigma	Colon sigmoideum
8	Mastdarm	Rectum
9	Wurmfortsatz	Appendix vermiformis
10	Ileum (unterer Dünndarmabschnitt)	Ileum
X	Bauhinsche Klappe (Übergang vom Dünndarm in den Dickdarm)	Valva ileocaecalis
11	Dickdarmschleimhaut	Tunica mucosa
12	Verschiebeschicht unter dem Bauchfell (Subserosa)	Tela subserosa
13	Ringmuskelschicht der Darmwand	Tunica muscularis, Stratum circulare
14	Längsmuskelschicht der Darmwand	Tunica muscularis, Stratum longitudinale

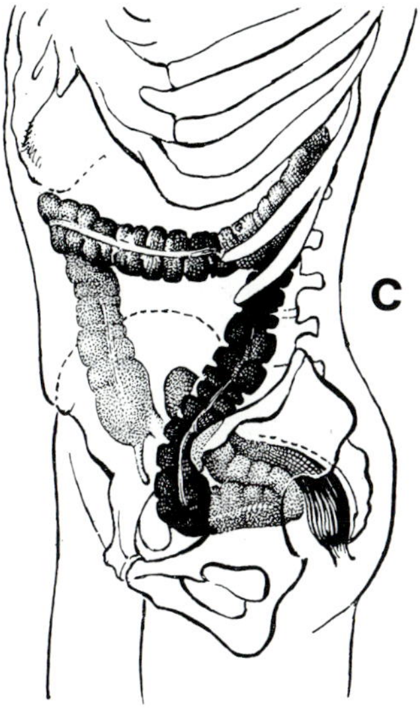

C

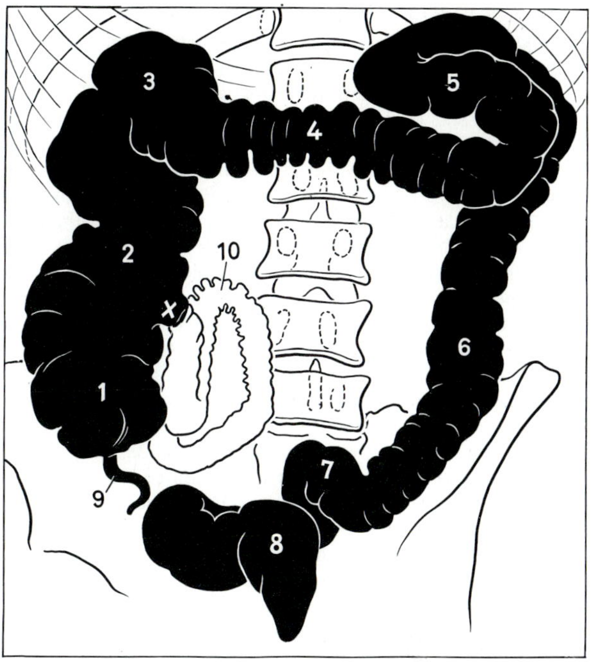

A

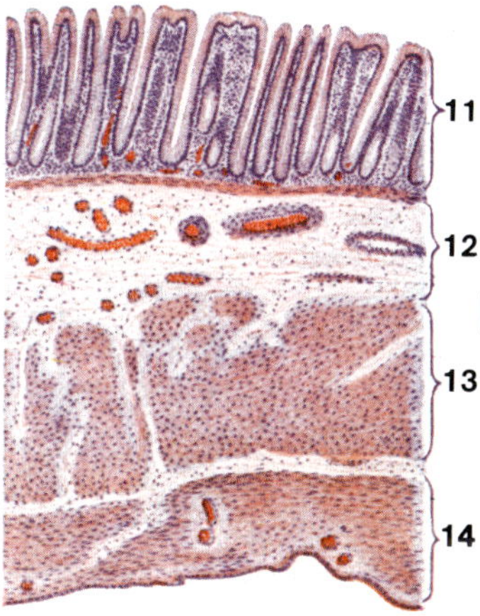

D

B

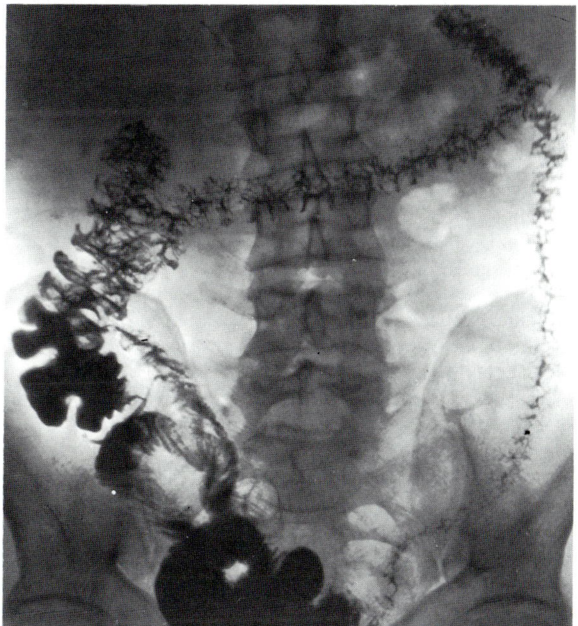

E

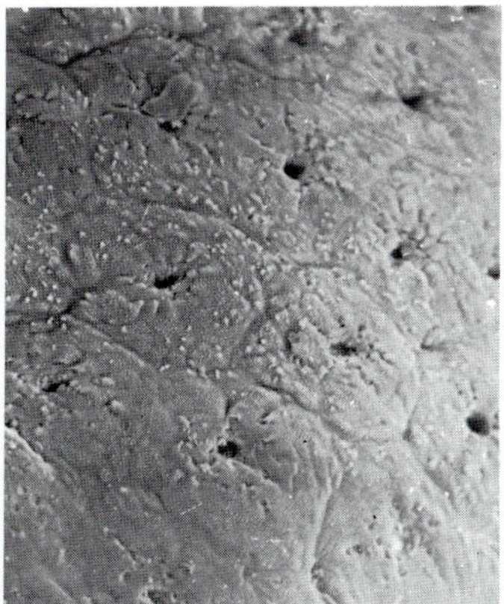

A Blinddarm mit Bauhinscher Klappe und Wurmfortsatz. Der Wurmfortsatz ist eigentlich ein verkümmerter Abschnitt des bei Pflanzenfressern großen Blinddarms. Er hat beim Menschen eine neue Aufgabe als Abwehrorgan gefunden.

B Querschnitt durch den Wurmfortsatz (10 fache Vergrößerung). Der Wurmfortsatz enthält in seiner Wand reichlich lymphatisches Gewebe. Er steht damit den Mandeln nahe und wurde auch als „Darmmandel" bezeichnet. Lymphatisches Gewebe kommt in allen Darmabschnitten vor, im Wurmfortsatz aber so reichlich, daß er zu den lymphatischen Organen i. w. S. gerechnet werden kann. Als Abwehrorgan kann der Wurmfortsatz auch einmal von den Angreifern, den Bakterien, überwältigt werden. Dann droht der Durchbruch der Eiterung durch die Wand, was die Verbreitung der Krankheitserreger im Bauchraum und damit eine lebensbedrohende Bauchfellentzündung zur Folge hätte. In diesem Fall hilft nur die sofortige operative Entfernung (Appendektomie).

C Darstellung des Dickdarms im Röntgenbild mit der „Doppelkontrastmethode". Ein sehr plastisches Bild der Dickdarmlichtung erhält man, wenn man nach dem Kontrastmitteleinlauf (strahlendichter als das Körpergewebe) noch Luft einbläst (weniger strahlendicht als das Körpergewebe). Dabei werden die für den Dickdarm charakteristischen halbkugeligen Vorwölbungen (Haustren) gut sichtbar.

D Mastdarm. Der Mastdarm hat ähnlich wie der Magen eine Speicherfunktion. Er verwahrt den Kot, damit dieser nicht wiederholt in kleinen Mengen, sondern im allgemeinen nur einmal täglich abgesetzt werden muß. Mit dem Magen hat der Mastdarm auch die häufige Erkrankung an Krebs gemeinsam. Dies könnte mit der Speicheraufgabe in Zusammenhang stehen: Schädigende Stoffe in der Nahrung können so viel länger auf die Schleimhaut einwirken als in den anderen Darmabschnitten mit rascher Passage.

E Verschlußmechanismus des Afters. Der sichere Verschluß des Afters muß durch den Säugling bzw. das Kleinkind erst mühsam erlernt werden. Dem Verschluß dient einmal eine verstärkte Ringschicht der glatten Muskulatur des Enddarmes (innerer Afterschließmuskel), zum anderen legt sich um das Darmrohr außen noch eine Schicht Skelettmuskulatur (äußerer Afterschließmuskel), die dem Willen unterworfen ist. Damit der Verschluß optimal wird, ist die Haut mit Venengeflechten unterpolstert, die durch ihre Füllung die letzten Lücken schließen helfen. Hier treten häufig Zivilisationsschäden in Form von Hämorrhoiden auf.

1	Wurmfortsatz	Appendix vermiformis
2	Bauhinsche Klappe (Mündung des Ileums in den Blinddarm)	Valva ileocaecalis
3	Fettanhängsel	Appendices epiploicae
4	Verdickung der Längsmuskulatur der Dickdarmwand („Tänie")	Taenia libera
5	Darmdrüse (Krypte)	Crypta intestinalis
6	Lymphknötchen	Nodulus (Folliculus) lymphaticus
7	Submukosa	Tela submucosa
8	Muskelwand	Tunica muscularis
9	Bauchfell	Peritoneum
10	Innerer Afterschließmuskel (verstärkte Ringschicht der Mastdarmwand)	M. sphincter ani internus
11	Äußerer Afterschließmuskel	M. sphincter ani externus
12	Unterhautfettgewebe	Panniculus adiposus
13	Haut	Cutis
14	Schleimhaut	Tunica mucosa
15	Falte aus der Vereinigung der beiden Lippen der Bauhinschen Klappe	Frenulum valvae ileocaecalis
16	Mündung des Wurmfortsatzes	Ostium appendicis vermiformis
17	Gekröse des Wurmfortsatzes	Mesoappendix
18	Lichtung	[Lumen]
19	Kohlrauschsche Falte	Plica transversalis recti
20	Schleimhautfalten	Plicae longitudinales
21	Nischen in der Afterwand	Sinus anales
22	Längsfalten in der Afterwand	Columnae anales

E

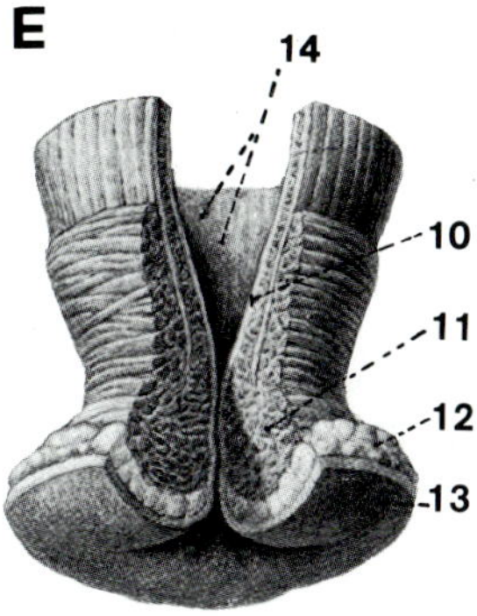
14
10
11
12
13

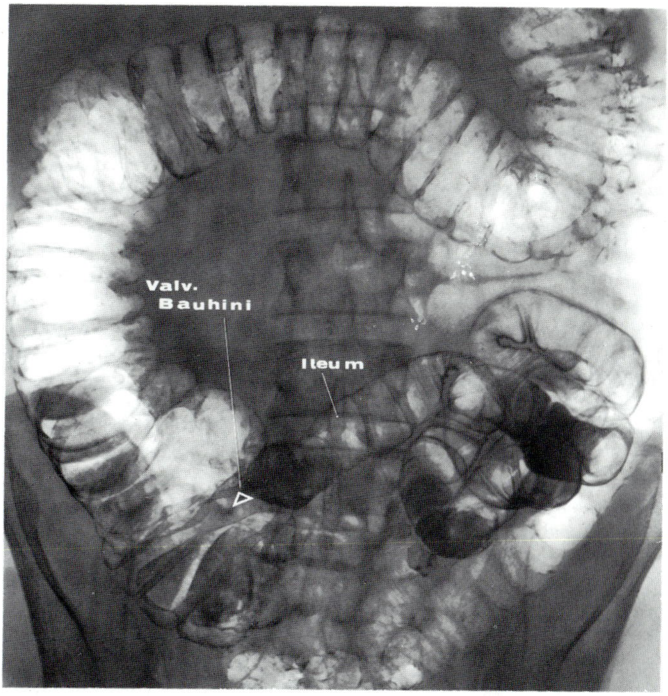
Valv.
Bauhini
Ileum

C

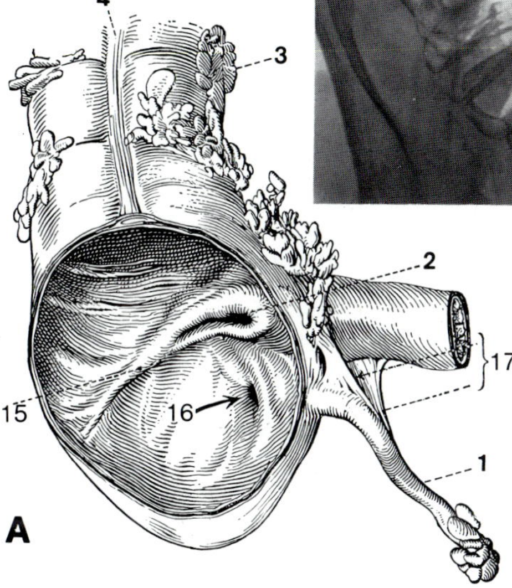
4
3
2
17
15
16
1

A

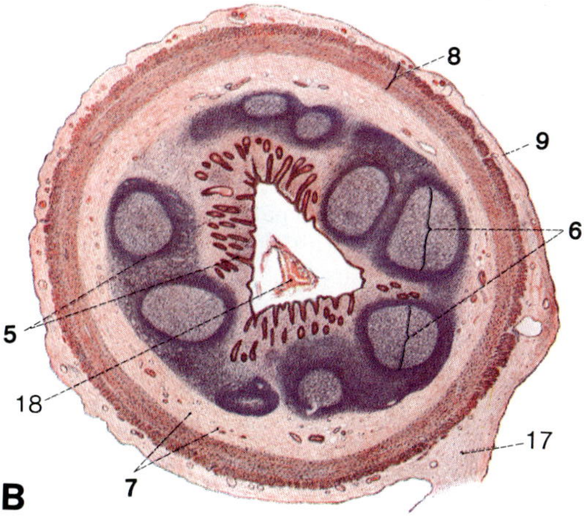
8
9
6
5
18
7
17

B

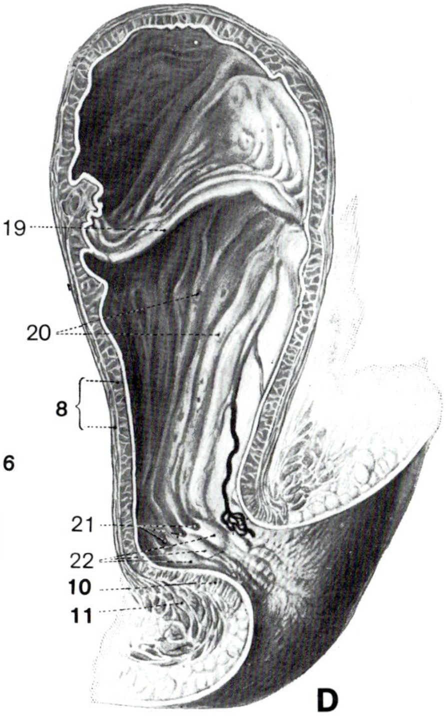
19
20
8
21
22
10
11

D

A, B Gekröseverhältnisse im Bauchraum. Durch das Gekröse erhalten die intraperitonealen Organe eine ausgedehnte Beweglichkeit, während die retroperitonealen Organe relativ ortsbeständig sind. Auf S. 187 war gezeigt worden, wie der Magen in Abhängigkeit von Füllungszustand und Körperhaltung seine Lage wechselt. Ähnlich kann der quere Dickdarm höher oder tiefer stehen, und im Bereich des Dünndarms wird die Unterscheidung von Jejunum und Ileum wegen deren wechselnder Lage schwierig. Die Gekröse selbst hingegen haben sehr konstante „Wurzeln" an der hinteren Bauchwand, deren genaue Kenntnis für den Chirurgen bei allen Operationen im Bauchraum sehr wichtig ist. Ein tieferes Verständnis der Gekröseverhältnisse ist nur über ein Studium der Entwicklungsgeschichte möglich (Abb. C bis E).

A Medianschnitt durch den Bauchraum. Bauchfell rot, Netzbeutel blau. Stark schematisiert!

B Baucheingeweide von vorn. Teile des Magens sowie die intraperitoneal liegenden Abschnitte des Dünndarms (Jejunum, Ileum) und Dickdarms (Querteil und Sigma) sind entfernt. Man vergleiche hierzu das Bild der Hinterwand des Bauchraums auf S. 201.

C bis **E** Entwicklung der Lage der Baucheingeweide. Der Magen-Darm-Kanal durchzieht in frühen Entwicklungsstadien den Embryo in gestreckter Form. Magen und Zwölffingerdarm sind vorn und rückwärts durch ein Gekröse mit der Bauchwand verbunden. Im vorderen Magengekröse entwickelt sich die Leber, im hinteren die Milz und die Bauchspeicheldrüse. Infolge der mächtigen Entfaltung der Leber auf der rechten Seite werden Magen, Milz und Bauchspeicheldrüse nach links verdrängt und der Magen quergestellt. So entsteht zwischen Magen und Bauchspeicheldrüse eine Bauchfelltasche, der Netzbeutel. Die ursprünglich intraperitoneale Bauchspeicheldrüse legt sich der hinteren Bauchwand an und wird sekundär retroperitoneal. Ähnlich geht es mit dem Zwölffingerdarm. Der übrige Dünndarm beginnt sich zu schlängeln, und der Dickdarm dehnt sich so weit aus, daß er sich in einem Bogen von 270° (entgegen dem Uhrzeigersinn) über den Dünndarm hinwegschiebt (Abb. B) und ihn so gewissermaßen „einrahmt". Das kleine Netz ist mithin ein Teil des ursprünglichen vorderen Magengekröses, das große Netz entsteht als Aussackung des Netzbeutels (Abb. E).

1, P	Bauchspeicheldrüse	Pancreas
2, L	Milz	Lien (Splen)
3, G	Magen	Ventriculus (Gaster)
4, H	Leber	Hepar
5	Gallenblase	Vesica fellea (biliaris)
6	Zwölffingerdarm	Duodenum
7	Dünndarm, mittlerer und unterer Abschnitt	Jejunum, Ileum
8	Dickdarm, Querteil	Colon transversum
9	Dickdarm, absteigender Teil	Colon descendens
10	Mastdarm	Rectum
11	Gebärmutter	Uterus
12	Zwerchfell	Diaphragma
13	Bauchfellüberzug der Bauchwand	Peritoneum parietale
14	Bauchfellüberzug der Baucheingeweide (hier der Leber)	Peritoneum viscerale
15	„Freie" Bauchhöhle (Bauchfellhöhle)	Cavitas peritonei
16	Dickdarmgekröse	Mesocolon
17	Dünndarmgekröse	Mesenterium
18	Großes Netz	Omentum majus
19	Kleines Netz	Omentum minus
20	Netzbeutel	Bursa omentalis
21	Eingang in den Netzbeutel	Foramen epiploicum (omentale)
22	Bauchfellplatte zwischen Magen und Milzhilus	Lig. gastrolienale
23	Verwachsungsfläche der Leber mit dem Zwerchfell (bauchfellfreier Teil der Leber)	Area nuda
24	Anheftung der Leber an der Bauchwand	Lig. falciforme (hepatis)
25	Rundes Leberband	Lig. teres hepatis
26	Gekrösewurzel	Radix mesenterii
27	Obere Gekröseschlagader	A. mesenterica superior
28	Bauchfelltasche zwischen Harnblase und Gebärmutter	Excavatio vesico-uterina
29	Bauchfelltasche zwischen Mastdarm und Gebärmutter (Douglasscher Raum)	Excavatio recto-uterina

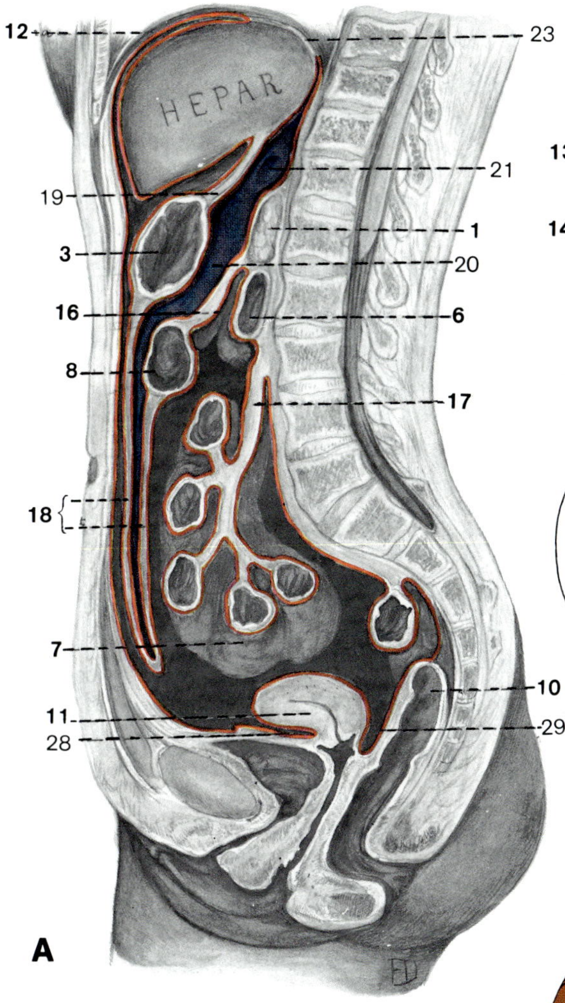
12
23
HEPAR
21
19
1
3
20
16
6
8
17
18
7
10
11
29
28

A

C

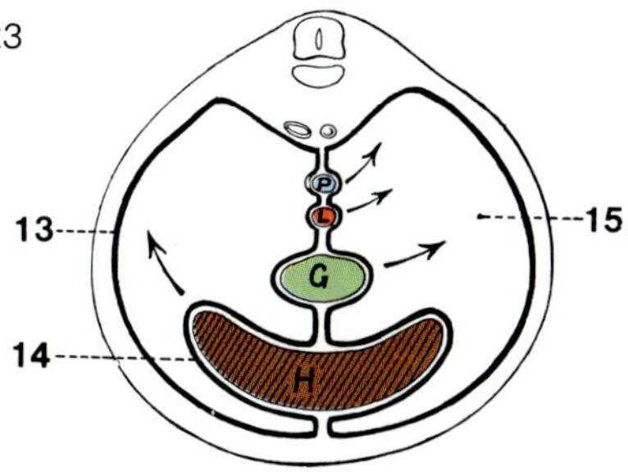
13
15
14
P
L
G
H

D

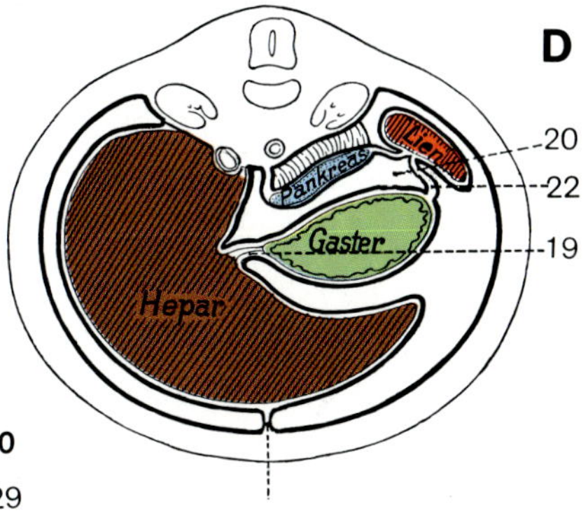
Pankreas
20
22
Gaster
19
Hepar

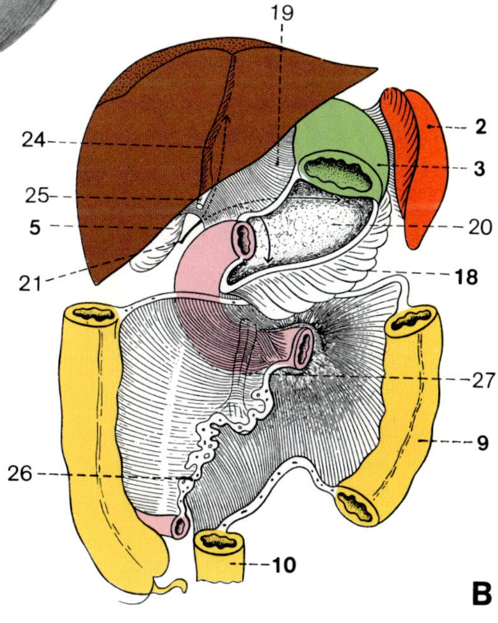
19
24
2
3
25
5
20
21
18
27
9
26
10

B

E

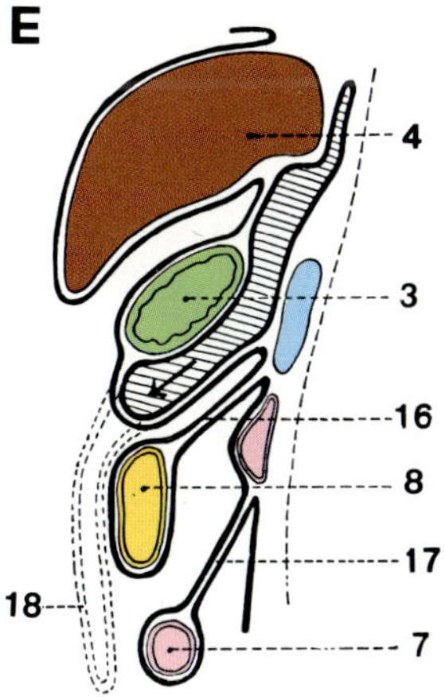
4
3
16
8
17
18
7

Verdauungsorgane

Hinterwand des Bauchraums. Magen, Leber und große Teile von Dünn- und Dickdarm entfernt.
* Anheftungsstellen des auf- und absteigenden Dickdarms an der hinteren Bauchwand.

Weitere Bilder der Hinterwand des Bauchraums S. 211, 255, 435.

1	Nebenniere	Glandula suprarenalis
2	Niere	Ren
3	Zwölffingerdarm	Duodenum
4	Bauchfell	Peritoneum
5	Bauchspeicheldrüse	Pancreas
6	Mastdarm	Rectum
7	Harnblase	Vesica urinaria
8	Gebärmutter	Uterus
9	Kleines Becken	Pelvis minor
10	Eileiter	Tuba uterina
11	Eierstock	Ovarium
12	Untere Hohlvene und Lebervenen	V. cava inferior; Vv. hepaticae
13	Mageneingang (durchtrennt)	Pars cardiaca
14	Milz	Lien
15	Harnleiter	Ureter
16	Kontaktfeld zwischen Leber und Zwerchfell	Area nuda
17	Eingang in den Netzbeutel	Foramen epiploicum (omentale)
18	Kleines Netz (durchtrennt)	Omentum minus
19	Schlagader zu Magen und großem Netz	A. gastro-epiploica dextra
20	Gekrösewurzel	Radix mesenterii
21	Bauchfelltasche oberhalb des Blinddarms	Recessus ileocaecalis superior
22	Gekröse des Wurmfortsatzes	Mesoappendix
23	Gemeinsame Beckenschlagader und -vene	A. iliaca communis; V. iliaca communis
24	Douglasscher Raum (zwischen Gebärmutter und Mastdarm	Excavatio recto-uterina
25	Raum zwischen Gebärmutter und Harnblase	Excavatio vesico-uterina
26	Rundes Mutterband	Lig. teres uteri
27	Teil des Netzbeutels	(Bursa omentalis)
28	Falte in der Rückwand des Netzbeutels	Plica gastropancreatica
29	Band zwischen Magen und Zwerchfell	Lig. gastrophrenicum
30	Bauchfell zwischen Magen und Milz	Lig. gastrolienale (gastrosplenicum)
31	Milzschlagader	A. lienalis (splenica)
32	Gekröse des Querteils des Dickdarms	Mesocolon transversum
33	Untere Gekrösevene	V. mesenterica inferior
34	(Bauchfelltaschen und -falten)	Recessus duodenalis superior + inferior
35	Untere Gekröseschlagader mit Ästen	A. mesenterica inferior
36	(Bauchfelltasche)	Recessus intersigmoideus
37	Gekröse des S-förmigen Dickdarms	Mesocolon sigmoideum
38	Eierstockschlagader	A. ovarica

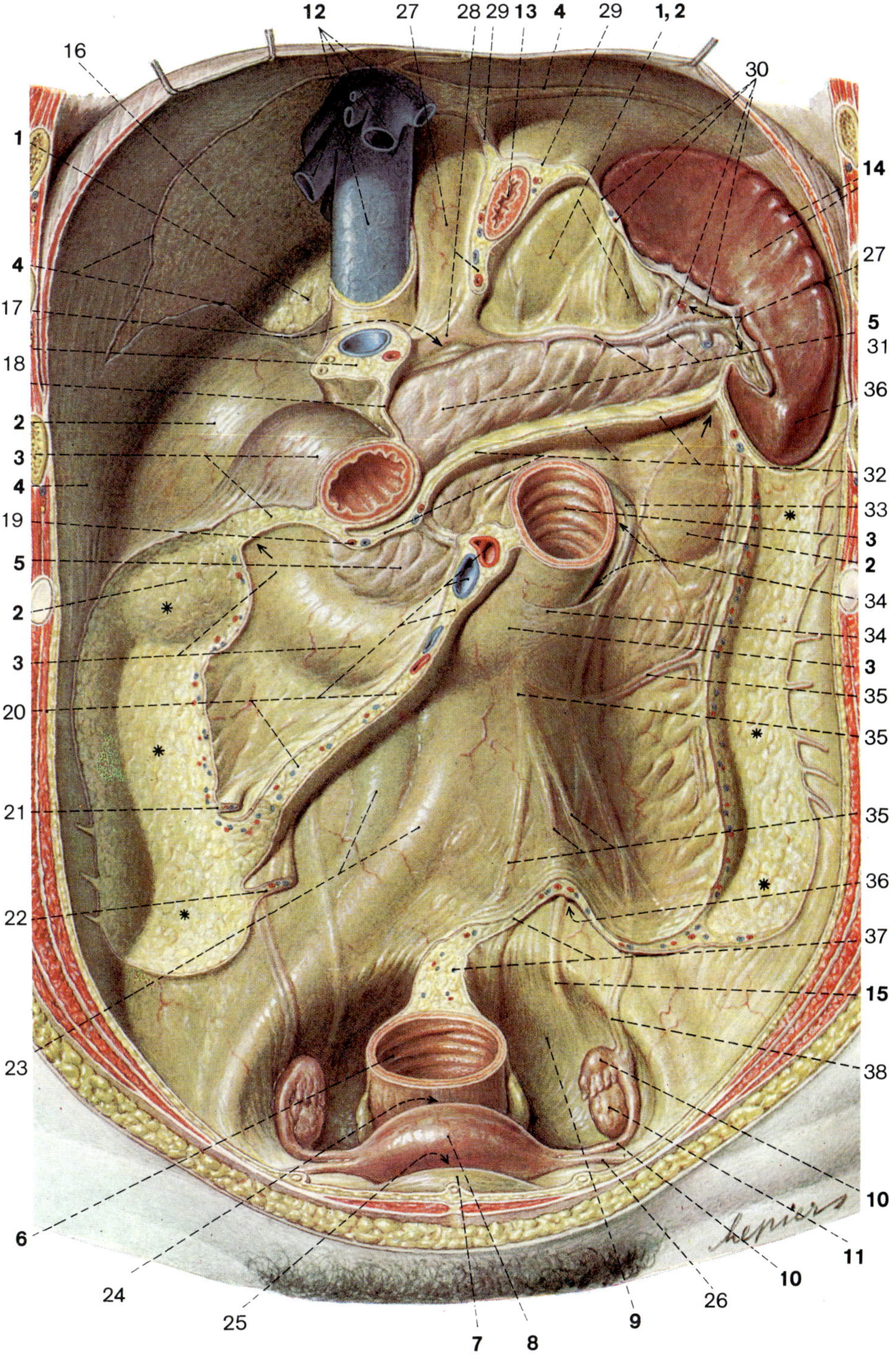
12
27
28
29
13
4
29
1, 2
16
30
1
14
4
27
17
5
31
18
36
2
3
32
4
19
33
3
5
2
2
34
34
3
3
20
35
35
21
35
22
36
37
15
23
38
10
6
11
10
24
26
25
9
7
8
*
*
*
*
*
*

A Organe des Oberbauchs nach Entfernung der Bauchwand. Die Leber ist mit einem Haken hochgezogen, um den Blick auf das kleine Netz freizugeben. Das kleine Netz begrenzt den Netzbeutel nach vorn (vgl. S. 199).

B Unterfläche der Leber von rückwärts gesehen. In die Oberfläche der weichen Leber drücken sich die Nachbarorgane ein und bestimmen so das Relief der Leberunterseite. Die Leberoberseite liegt der Zwerchfellkuppel an und ist entsprechend geformt.

Bilder der Organe des Oberbauchs nach Wegnahme von Leber und Magen S. 201, 211.
Bilder der Lagebeziehungen der Leber zu den Nachbarorganen S. 159 bis 165.

1	Rechter Leberlappen	Lobus hepatis dexter
2	Linker Leberlappen	Lobus hepatis sinister
3	Geschwänzter Leberlappen	Lobus caudatus
4	Quadratischer Leberlappen	Lobus quadratus
5	Gallenblase	Vesica fellea (biliaris)
6	Gallengang	Ductus choledochus
7	Pfortader	V. portae
8	Leberschlagader	A. hepatica propria
9	Lebervenen	Vv. hepaticae
10	Untere Hohlvene	V. cava inferior
11	Bauchfell	Peritoneum
12	Verwachsungsfläche der Leber mit dem Zwerchfell	Area nuda
13	Dem Zwerchfell zugewandte Fläche der Leber	Facies diaphragmatica
14	Mageneingang („Kardia“)	Pars cardiaca
15	Magenkuppel	Fundus ventriculi
16	Magenkörper	Corpus ventriculi
17	Große Magenkrümmung	Curvatura ventriculi major
18	Kleine Magenkrümmung	Curvatura ventriculi minor
19	Pförtnernaher Magenabschnitt	Pars pylorica
20	Magenpförtner	Pylorus
21	Zwölffingerdarm	Duodenum
22	Aufsteigender Teil des Dickdarms	Colon ascendens
23	Rechte Dickdarmbiegung	Flexura coli dextra
24	Querteil des Dickdarms	Colon transversum
25	Kleines Netz	Omentum minus
26	Großes Netz	Omentum majus
27	Zwerchfell	Diaphragma
28	Eingang in den Netzbeutel	Foramen epiploicum (omentale)
29	Abdruck des Dickdarms (Querteil)	Impressio colica
30	Magen-Dickdarm-Band	Lig. gastrocolicum
31	Rundes Leberband	Lig. teres hepatis
32	Spalte für das runde Leberband	Fissura ligamenti teretis
33	Leberpforte	Porta hepatis
34	Magen-Milz-Band	Lig. gastrolienale (gastrosplenicum)

A

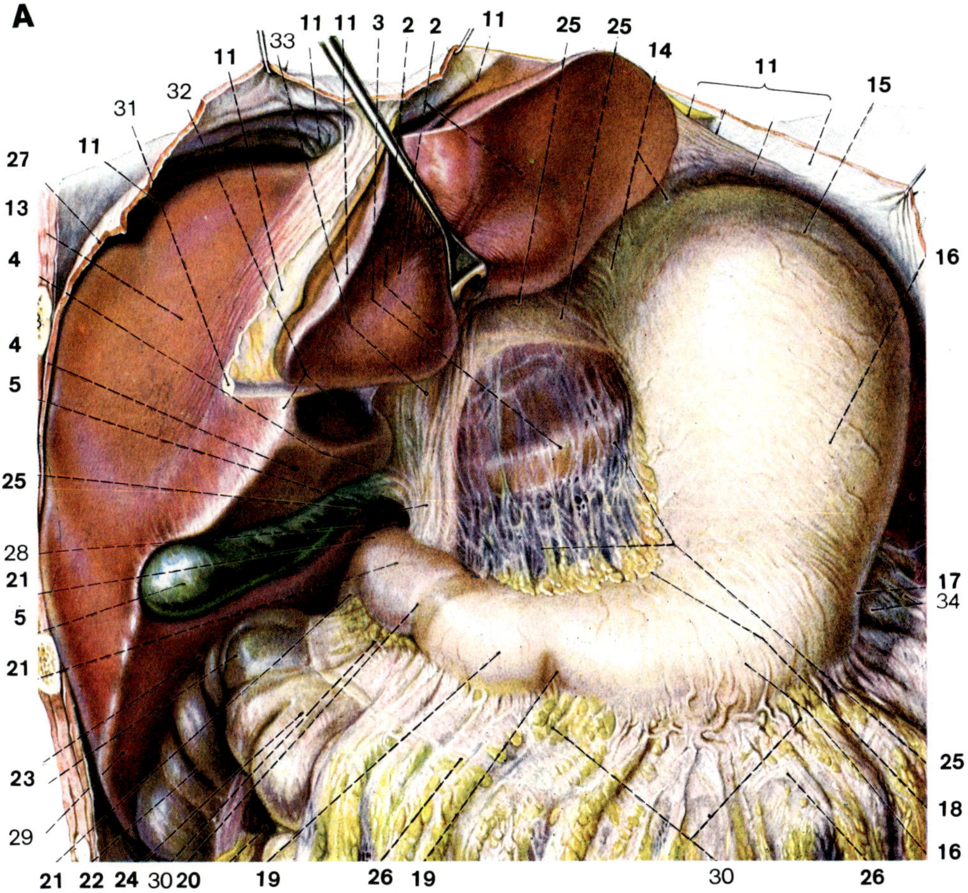
11
33
11
11
3
2
2
11
25
25
14
11
15
31
32
27
11
13
4
16
4
5
25
28
21
5
21
17
34
23
29
25
18
16
21
22
24
30
20
19
26
19
30
26

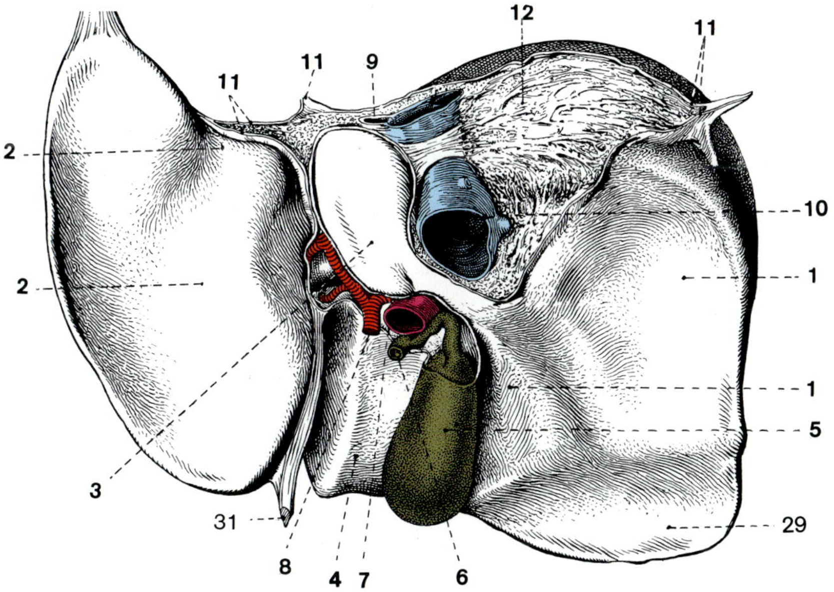
12
11
11
11
9
2
10
2
1
1
5
3
31
29
8
4
7
6

B

A Schema der Gefäßverzweigung in der Leber. Die Leber ist charakterisiert durch ein „Wundernetz“: Während sich sonst Venen zu immer größeren Stämmen vereinigen und das Blut zum Herz zurückleiten, spaltet sich die Pfortader, die aus den Darmvenen hervorgegangen ist, „wunderbarerweise“ in der Leber wieder in ein Kapillarnetz auf, aus dem dann die Lebervenen hervorgehen. Das Blut muß in diesem Fall zwei Kapillarsysteme (im Darm und in der Leber) durchlaufen, bevor es wieder in der Lunge arterialisiert wird. Dies bringt zwei Probleme mit sich: Das Blut in der Pfortader müßte sauerstoffarm sein und nur langsam strömen, da es im Darmkapillarsystem Sauerstoff und Druck verloren hat. Das Problem ist jedoch einfach gelöst: Im Bauchraum gibt es zahlreiche „Kurzschlüsse“ zwischen Schlagadern und Venen, wobei unter Umgehung des Kapillarsystems sauerstoffreiches Blut unter hohem Druck in das Pfortadersystem einströmt. Der Sinn des doppelten Kapillarsystems ist einfach zu erklären: In den Darmkapillaren wird das Blut mit resorbierten Nährstoffen (Kohlenhydrate, Eiweißabbauprodukte, Vitamine, Mineralsalze), aber auch unverwertbaren oder gar giftigen Stoffen angereichert. Zentrales „Laboratorium“ des Körpers ist die Leber. Hier werden Nährstoffe in verwertbare Form umgebaut oder gespeichert, hier werden aber auch die meisten Giftstoffe unschädlich gemacht. Es ist also sinnvoll, das Blut aus dem Darm nicht erst im ganzen Körper zu verteilen, sondern direkt der Leber zuzuführen.

B Kapillarsystem im Leberläppchen (Kaninchenleber, über die Pfortader mit blauem Farbstoff injiziert, daher alle Venen blau, Kerne der Leberzellen rot, Vergrößerung etwa 50fach). In der Mitte sieht man die Zentralvene, am Rand die Zwischenläppchenvenen. Das Blut strömt vom Rand zur Mitte hin. Die Leber ist wie die meisten Organe „hierarchisch“ gegliedert. Nach den großen Gefäßen ist die Leber zunächst in zwei „Lappen“ (einen rechten und einen linken) geteilt, diese sind in „Segmente“ zu zerlegen, diese wieder in kleinere Bestandteile, bis wir als kleinste Funktionseinheiten die „Leberläppchen“ abgrenzen können. Sie weisen etwa 1 mm Durchmesser und 1 bis 2 mm Höhe auf.

1	Größerer Ast der Pfortader (zweigt sich in die Zwischenläppchenvenen auf)	(V. portae)
2	Zwischenläppchenvene (Ast der Pfortader)	V. interlobularis
3	Leberkapillaren	Vasa sinusoidea
4	Zentralvene	V. centralis
5	Großer Ast der Lebervene	(V. hepatica)
6	Schaltvene (entsteht aus den Zentralvenen)	V. sublobularis
7	Ast der Leberschlagader	(A. hepatica propria)
8	Zwischenläppchenschlagader	A. interlobularis
9	Größerer Gallenausführungsgang	Ductulus bilifer
10	Gallenausführungsgang	Ductulus interlobularis
11	Gallenkapillare	Canaliculus bilifer

A

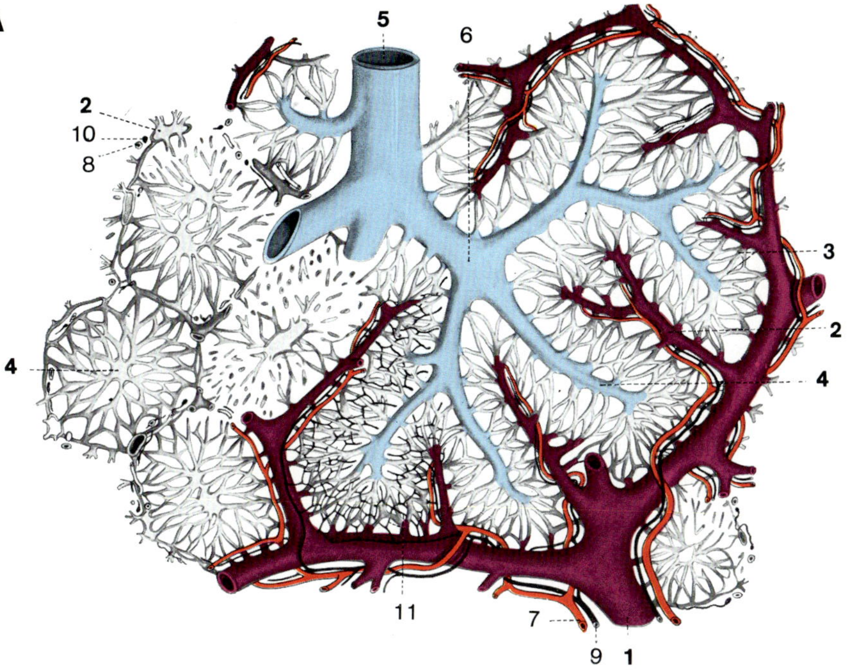

B

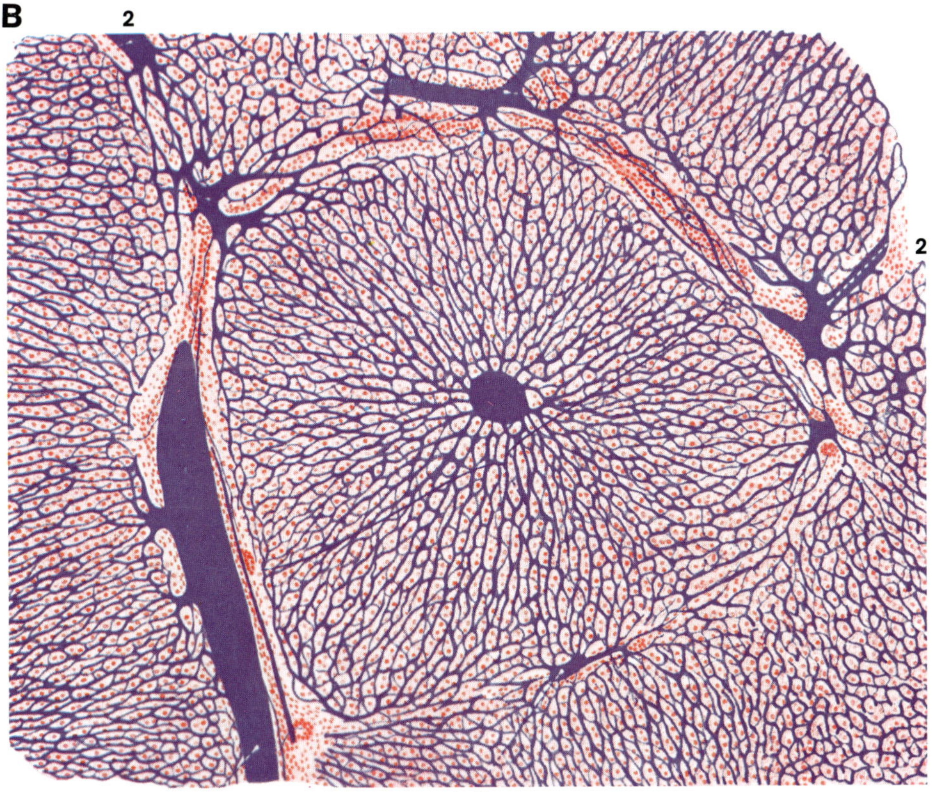

A Schema der Anordnung der Gefäße im Leberläppchen. Das Blut strömt von der Zwischenläppchenvene (im Bild violett) zwischen den Leberzellbalken zur Zentralvene (im Bild blau). Da alle Leberläppchen etwa 1 mm Durchmesser haben, beträgt die Länge der Leberkapillaren jeweils 0,35 bis 0,5 mm. Diese Länge scheint für die Austauschvorgänge an den Leberzellen optimal zu sein, sonst wäre die hunderttausendfache Wiederholung des Bauprinzips „Leberläppchen" innerhalb einer Leber nicht verständlich. Die Leberkapillaren unterscheiden sich von Blutkapillaren im übrigen Körper nicht nur dadurch, daß hier Blut von einer Vene zu einer anderen Vene strömt („venöses Wundernetz"), sondern auch durch ihre Weite, weshalb man sie „Sinusoide" nennt. Ein Teil der Wandzellen der Sinusoide besitzen die Fähigkeit zur Phagozytose, d.h., sie können feste Teilchen mit ihrem Protoplasma umfließen und in das Zellinnere aufnehmen. Sie gehören damit zu den Zellen des „retikuloendothelialen Systems" (meist RES abgekürzt), deren Aufgabe es ist, das Blut von ungelösten Teilchen zu reinigen. Solche Zellen findet man vor allem noch in den Organen des lymphatischen Systems. Die Leberzellen nehmen Stoffe aus dem Pfortaderblut auf und geben Umbauprodukte in das Lebervenenblut ab. Daneben bilden die Leberzellen aber auch noch die Galle, die in einem eigenen Kanalsystem zum Zwölffingerdarm transportiert wird und dort für die Fettverdauung von Bedeutung ist. Für die Sauerstoffversorgung der Leberzellen ist schließlich noch das Blut aus den Ästen der Leberarterie (im Bild rot) wichtig, das dem Blut der Sinusoide beigemischt wird. Zwischenläppchenvene, Leberarterienast und Gallenausführungsgang (im Bild grün) liegen am Rande des Leberläppchens jeweils in Bindegewebszwickeln beisammen, den „Glissonschen Dreiecken". Man beachte, daß in dieser Abbildung die Zwischenläppchenvene und nicht die Zentralvene in die Mitte gestellt wurde. Es handelt sich also nicht um 1 Läppchen, sondern links und rechts um je ein zur Hälfte dargestelltes!

B Mikroskopisches Schnittbild der menschlichen Leber (Vergrößerung etwa 50fach). Das Leberläppchen wird am besten durch Vergleich mit dem Injektionspräparat auf der vorhergehenden Seite deutlich.

Mikroskopisches Bild der Leberzellen bei starker Vergrößerung S. 35.

1 Zwischenläppchenvene (Ast der Pfortader)	V. interlobularis
2 Leberkapillaren (Sinusoide)	Vasa sinusoidea
3 Zentralvene	V. centralis
4 Zwischenläppchenschlagader (Ast der Leberschlagader)	A. interlobularis
5 Gallengang	Ductulus interlobularis
6 Leberzelle	Hepaticocytus
7 Verbindung zwischen Schlagader und Pfortader (arteriovenöse Anastomose)	(Anastomosis arteriovenosa)
8 Bindegewebe um den Pfortaderast	Capsula fibrosa perivascularis

A

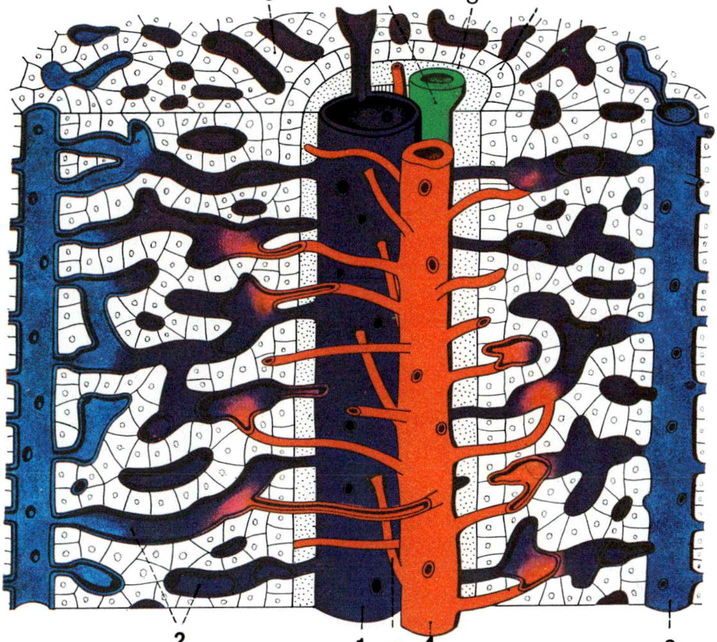

B

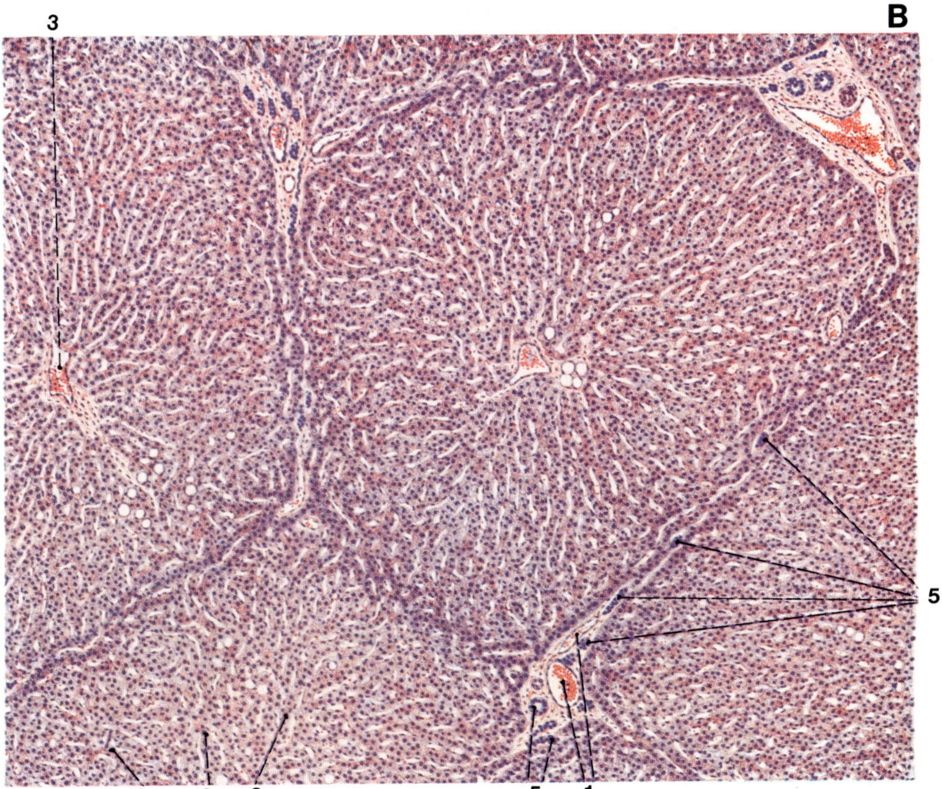

A Längsschnitt durch Gallenblase und Gallenblasengang. Die in der Leber gebildete Galle strömt über Lebergang und Gallengang zum Zwölffingerdarm. Verhindert der an der Einmündungsstelle gelegene Schließmuskel (Oddischer Sphinkter) das Abfließen in den Darm, so wird über den Gallenblasengang die Gallenblase gefüllt. Da die Gallenblase nur etwa 40 ml aufnehmen kann, wird zur Erhöhung der Speicherleistung die Galle auf das Fünf- bis Zehnfache durch Wasserentzug eingedickt. Nach Öffnen des Oddischen Sphinkters entleert sich die Gallenblase wieder, wobei sich die glatte Muskulatur ihrer Wand kontrahiert. Die Kontraktion wird durch das in der Darmwand gebildete Hormon Cholezystokinin angeregt. Dessen Sekretion wird durch Nahrungsmittel im Darm, aber auch psychisch ausgelöst.

B Gallensteine im Röntgenbild. Die Eindickung der Galle in der Gallenblase birgt das Risiko in sich, daß die Konzentration einzelner Bestandteile so hoch wird, daß diese auskristallisieren. Es entstehen Gallensteine. Beim Versuch des Körpers, diese durch den engen Gallenblasengang hindurchzutreiben, treten durch die Krampfzustände der glatten Muskulatur sehr heftige Schmerzen auf, die „Gallenkoliken". Sofern die Gallensteine Kalk enthalten, sind sie im normalen Röntgenbild zu sehen. Andernfalls macht man die Gallenblase mit einem Kontrastmittel, das von der Leber in die Galle ausgeschieden wird, sichtbar.

Die Gallenblase schmiegt sich der Unterseite der Leber an und unterragt etwas deren Unterrand (vgl. S. 203). Der Gallenblasengrund liegt ungefähr in einer durch die rechte Brustwarze gehenden Längslinie am Rippenbogen. Die Schmerzen bei Gallenkoliken strahlen häufig in die rechte Schulter aus (vgl. S. 433).

C Mikroskopisches Schnittbild der Gallenblasenwand (Vergrößerung 78fach). Charakteristisch sind die großen, parallel zur Wand liegenden Schleimhautfalten, die manchmal untereinander verschmelzen, so daß sich lange Schläuche bilden. Es fehlen die Muskelschicht der Schleimhaut und die Submukosa.

D Anordnung der glatten Muskelfasern in der Wand der Gallenblase.

E Schnitt durch die Vatersche Papille des Zwölffingerdarms. Die Vatersche Papille liegt in der Hinterwand des absteigenden Teils des Zwölffingerdarms. Hier münden Gallengang und Bauchspeichelgang meist gemeinsam (bei einem Drittel der Menschen getrennt) aus. Am Ende der Papille steuert ein Schließmuskel (Oddischer Sphinkter) den Sekretfluß.

Projektion der Gallenblase auf die vordere Bauchwand S. 159.
Headsche Zone der Gallenblase S. 433.

1	Gallenblasengrund	Fundus vesicae felleae
2	Gallenblasenkörper	Corpus vesicae felleae
3	Gallenblasenhals	Collum vesicae felleae
4	Gallenblasengang	Ductus cysticus
5	Lebergang	Ductus hepaticus
6	Gallengang	Ductus choledochus
7	Deckgewebe (einschichtiges hochprismatisches Epithel)	Epithelium
8	Schleimhaut	Tunica mucosa vesicae felleae
9	Muskelwand	Tunica muscularis vesicae felleae
10	Oddischer Schließmuskel	M. sphincter ampullae hepatopancreaticae (Sphincter ampullae)
11	Erweiterung des vereinigten Ausführungsganges (Gallengang und Bauchspeichelgang) in der Vaterschen Papille	Ampulla hepatopancreatica, Papilla duodeni major
12	Bauchspeichelgang	Ductus pancreaticus
13	Bauchspeicheldrüse	Pancreas
14	Verschlußmechanismus	Plica spiralis
15	Bindegewebe unter dem Bauchfell	Tela subserosa vesicae felleae
16	Einbiegen der Längsfasern in die Schrägfasern	(Tunica muscularis vesicae felleae)
17	Längsfasern	(Tunica muscularis vesicae felleae)
18	Wand des Zwölffingerdarms	Duodenum
19	Darmschleimhaut	Tunica mucosa

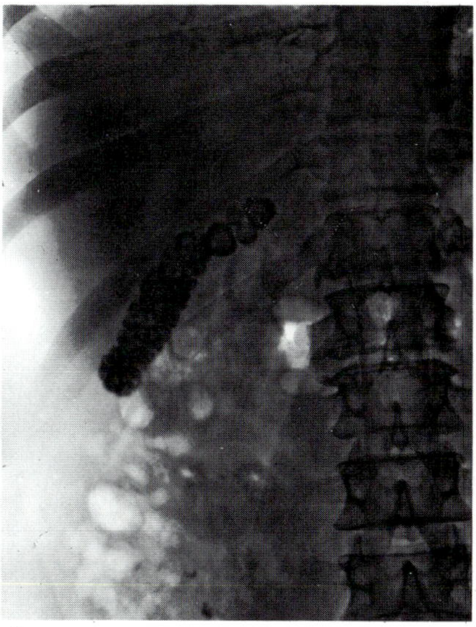

B

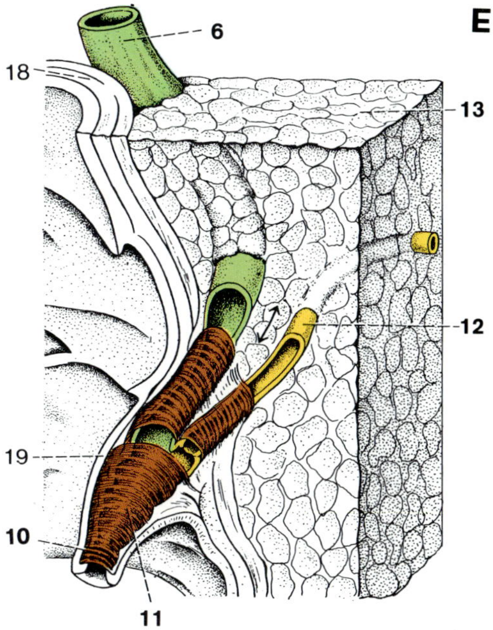

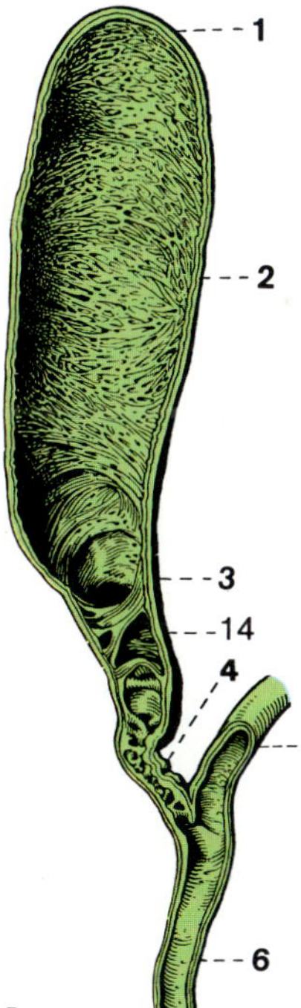

A

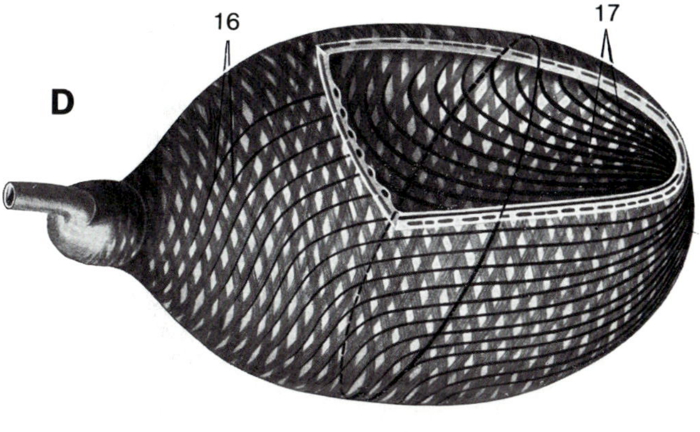

D

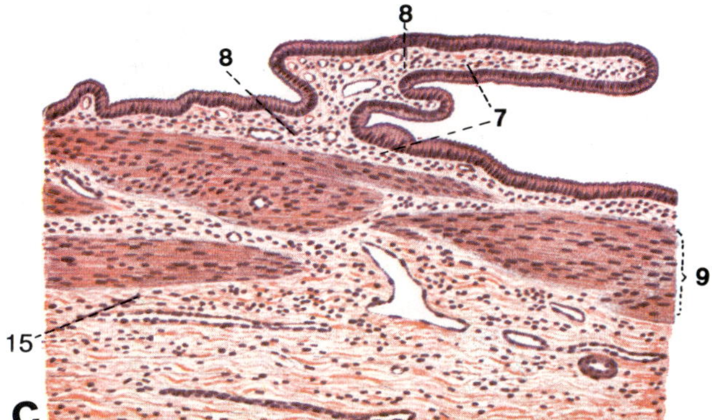

C

Verdauungsorgane

A Hinter dem Bauchfell gelegene Organe des Oberbauchs.

B Bauchspeicheldrüse. Das System der Ausführungsgänge ist freipräpariert. Neben dem Hauptausführungsgang findet sich häufig noch ein zusätzlicher Bauchspeichelgang, der gesondert in den Zwölffingerdarm ausmündet.

Mikroskopisches Schnittbild der Bauchspeicheldrüse mit Erörterung der Funktion S. 221.

1	Zwerchfell	Diaphragma
2	Nebenniere	Glandula suprarenalis
3	Lebergang und Gallenblasengang	Ductus hepaticus; Ductus cysticus
4	Zwölffingerdarm, oberer Teil	Duodenum, Pars superior
5	Niere	Ren
6	Zwölffingerdarm, absteigender Teil; Kopf der Bauchspeicheldrüse	Duodenum, Pars descendens; Caput pancreatis
7	Zwölffingerdarm, horizontaler Teil	Duodenum, Pars horizontalis
8	Gallengang	Ductus choledochus
9	Pfortader	V. portae
10	Untere Hohlvene	V. cava inferior
11	Lebervenen	Vv. hepaticae
12	Mageneingang	Pars cardiaca
13	Gemeinsamer Stamm für Magen-, Leber- und Milzschlagadern	Truncus coeliacus (celiacus)
14	Schwanz der Bauchspeicheldrüse	Cauda pancreatis
15	Obere Gekröseschlagader und -vene	A. mesenterica superior; V. mesenterica superior
16	Dünndarm, mittlerer Abschnitt	Jejunum
17	Bauchaorta	Aorta abdominalis
18	Harnleiter	Ureter
19	Körper der Bauchspeicheldrüse	Corpus pancreatis
20	Bauchspeichelgang	Ductus pancreaticus
21	Große Zwölffingerdarmpapille (Vatersche Papille)	Papilla duodeni major
22	Leberschlagader	A. hepatica propria
23	Gemeinsame Leberschlagader	A. hepatica communis
24	Öffnung im Zwerchfell für den Durchtritt der Aorta	Hiatus aorticus
25	Öffnung im Zwerchfell für den Durchtritt der Speiseröhre	Hiatus esophageus (oesophageus)
26	Linke Magenschlagader und -vene	A. gastrica sinistra; V. gastrica sinistra
27	Milzschlagader und -vene	A. lienalis, V. lienalis
28	Untere Gekrösevene	V. mesenterica inferior
29	Viereckiger Lendenmuskel	M. quadratus lumborum
30	Kleine Zwölffingerdarmpapille	Papilla duodeni minor
31	Zusätzlicher Bauchspeichelgang	Ductus pancreaticus accessorius
32	Hakenförmiger Fortsatz der Bauchspeicheldrüse um die Gekrösegefäße	Processus uncinatus
33	Längsfalte in der Rückwand des Zwölffingerdarms	Plica longitudinalis duodeni

A

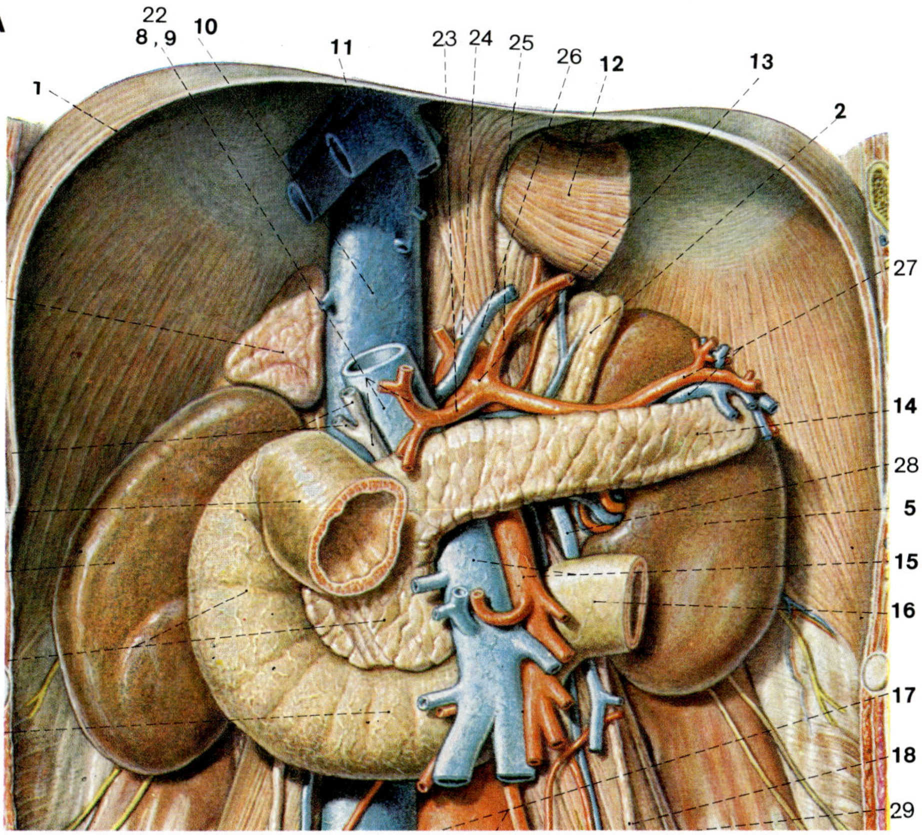
22
8, 9
10
11
23
24
25
26
12
13
1
2
27
2
14
3
28
4
5
5
15
16
6
7
17
18
29

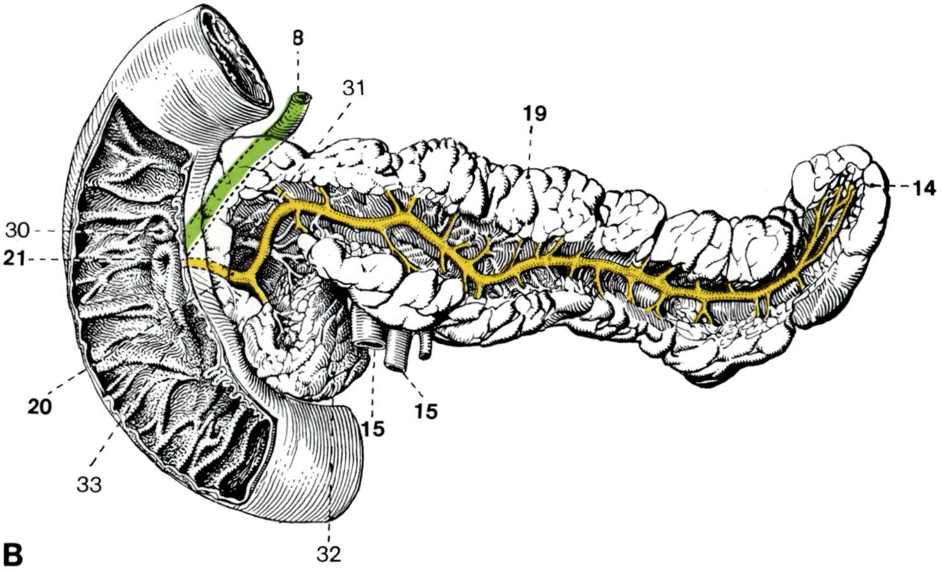
8
31
19
14
30
21
20
15
15
33
32

B

Als Verdauungsorgane faßt man die zwischen Mund und After gelegenen Abschnitte des Speisewegs (= Verdauungskanal) und die zugehörigen Drüsen (Speicheldrüsen und Leber mit Gallenwegen) zusammen. Die großen Abschnitte des Verdauungskanals sind: Mundhöhle, Rachen, Speiseröhre, Magen, Dünndarm, Dickdarm. Aufgabe der Verdauungsorgane ist die Verdauung, das ist die Zerkleinerung und Aufschließung der Nahrung durch physikalische und chemische Vorgänge, so daß für den Körper verwertbare Anteile aufgenommen (resorbiert) werden können. Die physikalische Zerkleinerung der Nahrung erfolgt in der Mundhöhle, die chemische Aufspaltung durch die Enzyme der Verdauungsdrüsen, vor allem im Magen und im Dünndarm. Dabei werden Kohlenhydrate bis zu einfachen Zuckern, Eiweiße bis zu Aminosäuren abgebaut. Unverwertbare Nahrungsbestandteile verlassen zusammen mit abgestorbenen Zellen und Abbauprodukten als Stuhl den Körper.

Mundhöhle

Aufgabe der Organe der Mundhöhle ist die Zerkleinerung und Verflüssigung der Nahrung. Die Zerkleinerung erfolgt durch die Zähne. Das Gebiß des Erwachsenen besteht aus 32 Zähnen: In jeder Kieferhälfte 2 Schneidezähne, 1 Eckzahn, 2 Backenzähne, 3 Mahlzäne. Die Schneidezähne dienen dem Abbeißen, die Backen- und Mahlzähne dem Zerreiben der Nahrung. Durch die Sekrete der Mundspeicheldrüsen (Unterzungen-, Unterkiefer- und Ohrspeicheldrüse) wird die zerkleinerte Nahrung dann verflüssigt, so daß sie geschluckt werden kann. Zunge, Lippen und Wangen schieben die Speisebrocken zwischen die Zähne. Auf dem Zungenrücken liegen die Geschmacksorgane. Die Zunge ist außerdem für das Sprechen wichtig. Da die Zähne selbst nicht mit dem Körper wachsen können, werden beim Kind zunächst 20 Milchzähne (2 Schneidezähne, 1 Eckzahn, 2 Milchmahlzähne in jeder Kieferhälfte) ausgebildet, die ab dem sechsten Lebensjahr gegen das bleibende Gebiß ausgewechselt werden.

Rachen, Speiseröhre

Rachen und Speiseröhre dienen dem Transport der in der Mundhöhle verflüssigten Nahrung zum Magen. Im Rachen überkreuzen sich Atem- und Speiseweg. In der Rachenwand liegen reichlich lymphatische Abwehrorgane (Mandeln).

Magen

Der Magen dient als Sammelbecken für den in der Mundhöhle vorbereiteten Speisebrei. Aus dem Magen gelangt der Speisebrei in kleinen Portionen in den Zwölffingerdarm, um dort intensiven Verdauungsvorgängen ausgesetzt zu werden. Man kann ohne Magen leben, kann dann aber keine größeren Mahlzeiten mehr einnehmen, sondern nur soviel essen, wie vom Darm aufgenommen werden kann. Im Magen wird die Nahrung durch die Magensalzsäure desinfiziert und vor allem die Eiweißverdauung begonnen.

Dünndarm, Leber, Bauchspeicheldrüse

Der Dünndarm besteht aus drei Abschnitten: Zwölffingerdarm, Leerdarm (Jejunum) und Krummdarm (Ileum). Im Dünndarm geht der Hauptteil der enzymatischen Spaltvorgänge und der Resorption vor sich. Zur Vergrößerung der Resorptionsfläche ist der Dünndarm in Schlingen gelegt, hat quere Falten im Innern, und die Schleimhaut ist mit feinen Zotten besetzt. In den Zwölffingerdarm münden die Bauchspeicheldrüse und der Gallengang aus. Die für die Fettverdauung wichtige Galle wird in der Leber gebildet und in der Gallenblase gespeichert und eingedickt. Die Leber dient aber nicht nur der Gallenproduktion. In ihr gehen die meisten Aufbauvorgänge körpereigener Stoffe aus den aufgenommenen Nahrungsbestandteilen vor sich. Ein Leben ohne Leber ist nicht möglich.

Dickdarm

Wenn der Speisebrei in den Dickdarm gelangt, so sind die Verdauungsvorgänge im wesentlichen schon abgeschlossen. Aufgabe des Dickdarms ist es dann, dem Speisebrei das überflüssige Wasser zu entziehen und den Rest bis zum Absetzen als Stuhl zu speichern. Hauptabschnitte des Dickdarms sind: Blinddarm mit Wurmfortsatz, aufsteigender, querer, absteigender und S-förmiger Teil („Grimmdarm“ = Kolon), Mastdarm.

Hormondrüsen

A Lage wichtiger Hormondrüsen im Körper. Bei zwei auf diesem Bild dargestellten Organen ist die Hormonproduktion umstritten: bei der Zirbeldrüse (einem Teil des Zwischenhirns) und dem Thymus (der heute zu den lymphatischen Organen gerechnet wird). Dem gebildeten Laien sind meist folgende Hormondrüsen bekannt: Hirnanhangsdrüse, Schilddrüse mit Nebenschilddrüsen, Nebennieren, Bauchspeicheldrüse und Keimdrüsen. Darüber hinaus entstehen in zahlreichen anderen Organen Hormone oder hormonähnliche Stoffe. In der Schleimhaut des Magen-Darm-Kanals werden Hormone gebildet, die für die Verdauungsvorgänge von Bedeutung sind, so Gastrin für die Magensaftsekretion, Cholecystokinin für die Absonderung von Galle und Bauchspeichel, Serotonin erregt die glatte Muskulatur, und Enteroglucagon erhöht die Blutzuckerkonzentration. Die Niere steuert mit dem Renin ihre eigene Durchblutung und beeinflußt auch den Blutdruck (Renin-Angiotensin-System). Schließlich entfalten sog. Gewebshormone, wie z. B. Acetylcholin und Histamin, ihre meist nur lokale Wirkung in den meisten Organen.

B Zwischenzellen aus den männlichen Geschlechtsorganen (Vergrößerung etwa 400fach). Die männlichen Geschlechtshormone werden nicht von den Keimzellen, sondern von zwischen den Samenkanälchen liegenden „Zwischenzellen" gebildet. Wichtigstes „männliches" Hormon ist das Testosteron. Ähnlich wirkende Hormone (Androgene) entstehen auch in den Nebennieren (auch bei der Frau, vgl. S. 222). Die „weiblichen" Hormone werden bei der Frau ebenfalls nicht von der Eizelle, sondern von den um sie herum liegenden Hüllzellen produziert (Follikelhormon und Gelbkörperhormon). Zwischenzellen finden sich nicht nur im Hoden, sondern auch in seinen Nachbarorganen (Nebenhoden und Samenstrang). Eine Zwischenzelle mit Eiweißkristallen ist auf S. 11 in stärkerer Vergrößerung abgebildet.

C Mikroskopisches Schnittbild der Zirbeldrüse (Vergrößerung etwa 100fach). Die Zirbeldrüse (in Analogie zur Hypophyse auch „Epiphyse" genannt, wobei man sich vor der Verwechslung mit der Epiphyse der Knochen hüten muß) ist ein Teil des Zwischenhirns. Seit Jahrhunderten rätselt man über ihre Bedeutung. Descartes vermutete in ihr den Sitz der Seele. Traditionsgemäß handelt man sie bei den Hormondrüsen ab, weil sie bei manchen Tieren Hautfarbe und Geschlechtsreife beeinflußt.

D Entwicklung wichtiger Hormondrüsen aus dem Rachenbereich beim Embryo in der fünften Woche nach der Befruchtung. Der Vorderlappen der Hirnanhangsdrüse entsteht aus dem Rachendach, die Schilddrüse aus dem Zungengrund. Nebenschilddrüsen (in der Abbildung blau) und Thymus (in der Abbildung gelb) gehen aus „Schlundtaschen" hervor, aus denen auch das Mittelohr und die Gaumenmandeln gebildet werden. Die Entwicklung des Thymus aus der Nachbarschaft von Schilddrüse und Nebenschilddrüsen trug viel zu seiner überholten Einordnung als Hormondrüse bei.

1	Hirnanhangsdrüse (Hypophyse)	Hypophysis (Glandula pituitaria)
2	Zirbeldrüse (Epiphyse)	Corpus pineale (Epiphysis cerebri)
3	Schilddrüse	Glandula thyroidea
4	Nebenschilddrüsen (Epithelkörperchen)	Glandulae parathyroideae
5	Thymus (Bries)	Thymus
6	Nebennieren	Glandulae suprarenales
7	Bauchspeicheldrüse	Pancreas
8	Hoden	Testis
9	Leydigsche Zwischenzelle	Endocrinocytus interstitialis
10	Zirbeldrüsenzellen	Pinealocyti
11	Bindegewebe	Textus connectivus
12	Primitiver Rachen	Pharynx primitiva
13	Primitive Speiseröhre	Esophagus primitivus
14	Anlagen der Lungenläppchen	Gemmae bronchopulmonariae
15	Anlage des Vorderlappens der Hirnanhangsdrüse	Sacculus hypophysialis
16	Anlage der Schilddrüse	Diverticulum thyroideum
17	Erste Schlundtasche (Anlage von Paukenhöhle und Ohrtrompete)	Saccus primus
18	Zweite Schlundtasche (Anlage der Gaumenmandeln)	Saccus secundus
19	Dritte Schlundtasche (Anlage der unteren Nebenschilddrüsen und des Thymus)	Saccus tertius
20	Vierte Schlundtasche (obere Nebenschilddrüsen)	Saccus quartus
21	Fünfte Schlundtasche (ultimobranchialer Körper)	Saccus quintus

B

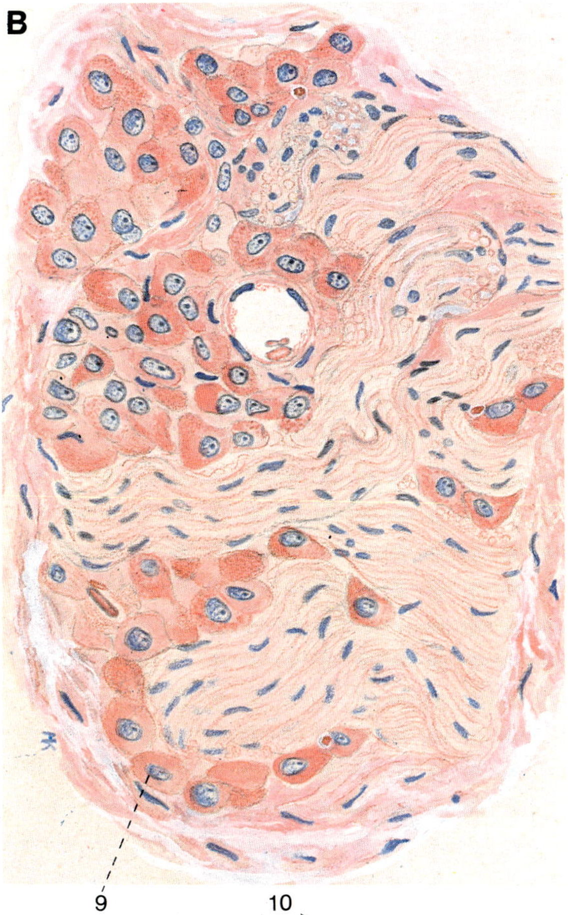

A

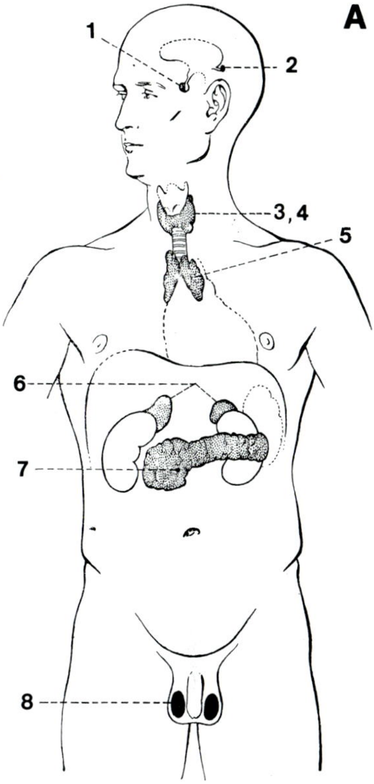

C

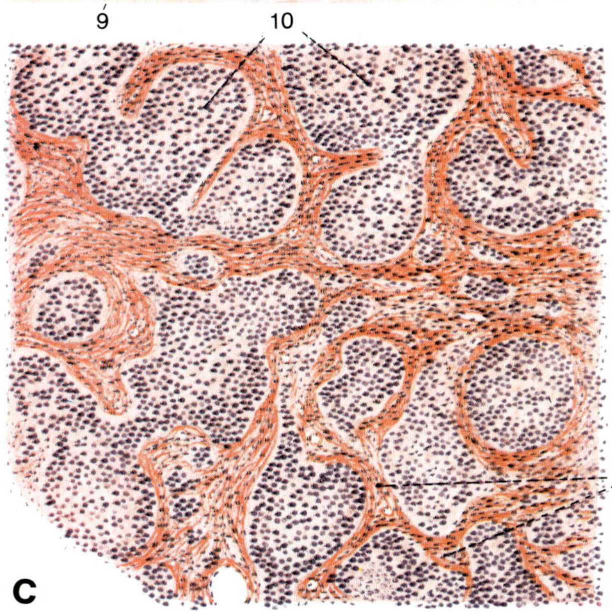

D

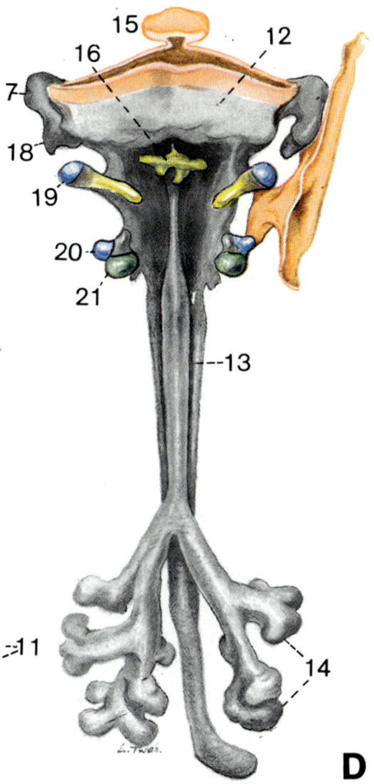

A Schema der Hirnanhangsdrüse (Hypophyse). Die Hirnanhangsdrüse besteht aus zwei funktionell und entwicklungsgeschichtlich verschiedenen Anteilen: Der Vorderlappen bildet sich aus der Rachenwand, der Hinterlappen ist ein Teil des Zwischenhirns. Wichtigste Aufgabe des Vorderlappens ist die Steuerung anderer Hormondrüsen, und zwar der Schilddrüse (thyreotropes Hormon, international übliche Bezeichnung TSH), der Nebennierenrinde (adrenocorticotropes Hormon = ACTH) und der Keimdrüsen (follikelstimulierendes Hormon = FSH, Luteinisierungshormon = LH). Daneben bildet der Vorderlappen auch noch das Wachstumshormon (somatotropes Hormon = STH), welches das Wachstum des Körpers anregt, ein Hormon, das die Milchproduktion der Brustdrüse in Gang setzt (Prolactin = PRL) und ein auf die braune Hautfarbe wirkendes Hormon (melanozytenstimulierendes Hormon = MSH). – Der Hinterlappen bildet seine Hormone nicht selbst. Sie entstehen im Zwischenhirn und werden durch den Hypophysenstiel in den Hinterlappen transportiert, dort gestapelt und bei Bedarf an das Blut abgegeben. Es handelt sich um das Oxytocin, das die glatte Muskulatur anregt (z. B. die Kontraktion der Gebärmutter bei der Entbindung) und das Adiuretin (antidiuretisches Hormon = ADH), das für die Konzentration des Harns in der Niere wichtig ist. – Der Vorderlappen wird selbst wieder durch „Releasing-" und „Inhibitinghormone" des Zwischenhirns gesteuert. Beim TRH, dem Releasinghormon für die Ausschüttung von TSH, konnte man bereits die chemische Struktur klären und es künstlich herstellen. Es wird in der Diagnostik von Schilddrüsenerkrankungen angewandt.

B Lupenbild eines Medianschnitts der Hirnanhangsdrüse (Vergrößerung 10fach).

C Die Hirnanhangsdrüse im Türkensattel der Schädelbasis (Vergrößerung 2fach).

D Röntgenbild des Türkensattels. Die Hirnanhangsdrüse selbst ist im Röntgenbild nicht zu sehen. Da sie aber den Türkensattel praktisch völlig ausfüllt, kann man aus der Größe des Türkensattels auf die Größe der Hirnanhangsdrüse schließen. Bei Geschwülsten der Hirnanhangsdrüse wird der Türkensattel erweitert. Knochen gibt allmählich zunehmendem Druck nach: Auf der einen Seite wird Knochen abgebaut, auf der anderen angebaut.

E Akromegalie. Vergröberung der Gesichtszüge bei übermäßiger Produktion von Wachstumshormon im Erwachsenenalter (z.B. bei manchen Tumoren der Hirnanhangsdrüse). Durch das Wachstumshormon wird das Knochenwachstum angeregt. Beim Erwachsenen ist jedoch ein nennenswertes Längenwachstum nicht mehr möglich, weil die knorpeligen Wachstumszonen (Epiphysenfugen) in den langen Röhrenknochen schon verknöchert sind. Das Breitenwachstum der Knochen (Knochenanbau durch die Knochenhaut) geht jedoch zeitlebens weiter. Übermäßiges Breitenwachstum wird vor allem am Kopf, an den Händen und an den Füßen bemerkbar: Schuhe, die früher gut gepaßt hatten, beginnen zu drücken, die Handschuhe werden zu eng, der Hut wird zu klein.

Mikroskopisches Schnittbild der Hirnanhangsdrüse bei starker Vergrößerung S. 17.

1 Türkensattel .... Sella turcica
2 Rückwand des Türkensattels .... Dorsum sellae
3 Keilbeinhöhle .... Sinus sphenoidalis
4 Felsenbein .... Pars petrosa
5 Keilbein .... Os sphenoidale
6 Sehnerv .... N. opticus
7 Vorderlappen (= Adenohypophyse) .... Lobus anterior (Adenophypophysis)
8 Hinterlappen (= Neurohypophyse) .... Lobus posterior (Neurohypophysis)
9 Hypophysenstiel .... Infundibulum

10 Harte Hirnhaut .... Dura mater
11 Mittellappen (zum Vorderlappen gehörend) .... Pars intermedia
12 Reste der Rachenwand (aus welcher der Vorderlappen entsteht) .... Pars pharyngea
13 Vorderer Abschnitt des Hypophysenstiels „Trichterlappen" (zum Vorderlappen gehörend) .... Pars infundibularis
14 Nervenbahnen vom Zwischenhirn zum Hinterlappen .... Tractus supraopticohypophysialis
15 Bindegewebige Kapsel .... Capsula glandularis

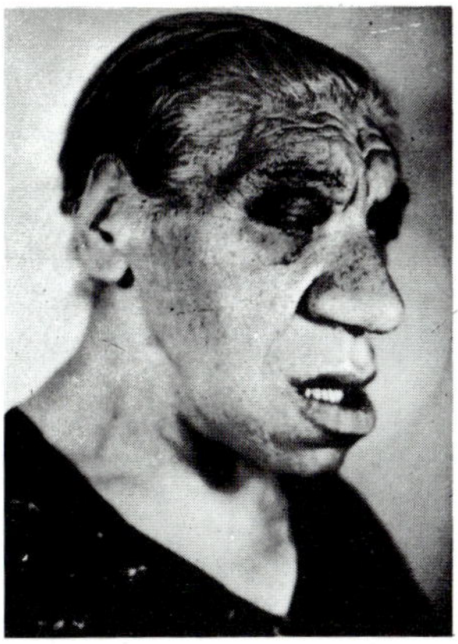

E

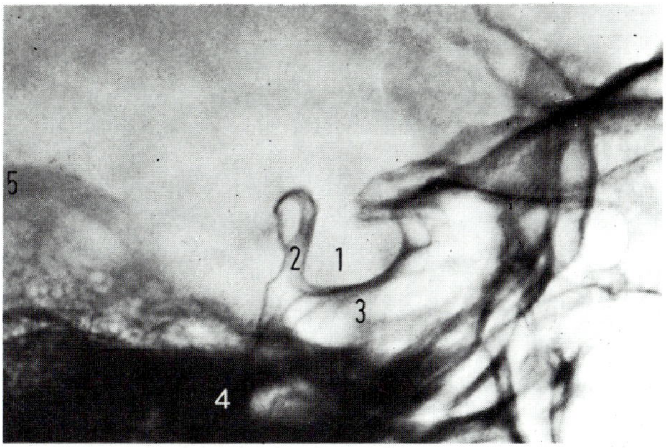

D

C

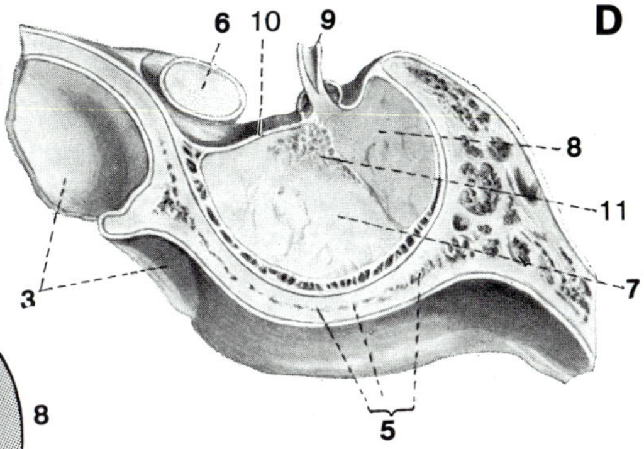

A

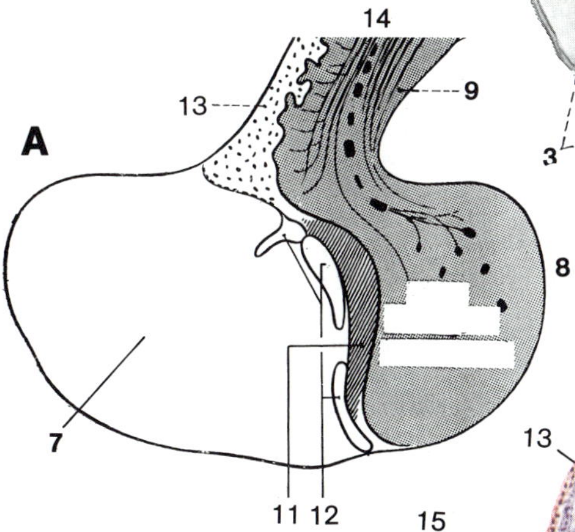

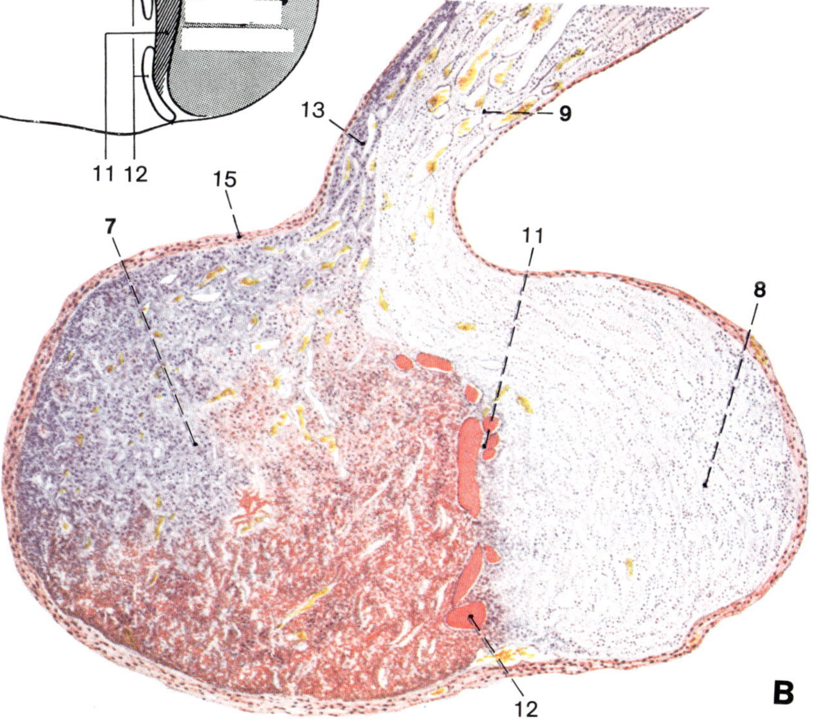

B

A Kehlkopf mit Schilddrüse. Über Funktion der Schilddrüse vgl. S. 224 F und G.
B Mikroskopisches Bild der Schilddrüse (Vergrößerung 120fach).
C Horizontalschnitt durch den Hals, der die Lage der Schilddrüse zu Luftröhre und Speiseröhre veranschaulicht. Eine Vergrößerung der Schilddrüse (Kropf) kann infolge Drucks auf Speise- und Luftröhre zu Schluck- und Atembeschwerden führen.

1	Zungenbein	Os hyoideum
2	Schildknorpel	Cartilago thyroidea
3	Schilddrüse	Glandula thyroidea
4	Isthmus der Schilddrüse	Isthmus glandulae thyroideae
5	Luftröhre	Trachea
6	Schilddrüsenfollikel	Folliculi [glandulae thyroideae]
7	Gemeinsame Halsschlagader	A. carotis communis
8	Innere Halsvene	V. jugularis interna
9	Kopfwender („Sternokleido“)	M. sternocleidomastoideus
10	Speiseröhre	Esophagus (Oesophagus)
11	Nebenschilddrüse (Epithelkörperchen)	Glandula parathyroidea
12	Kehlkopfnerv („Rekurrens“)	N. laryngeus recurrens
13	Kleines Zungenbeinhorn	Cornu minus
14	Großes Zungenbeinhorn	Cornu majus
15	Oberes Horn (des Schildknorpels)	Cornu superius
16	Membran zwischen Schildknorpel und Zungenbein	Membrana thyrohyoidea
17	„Adamsapfel“	Prominentia laryngea
18	Band zwischen Ringknorpel und Schildknorpel	Lig. cricothyroideum
19	Ringknorpel-Schildknorpel-Muskel	M. cricothyroideus
20	Bindegewebe zwischen den Follikeln	(Textus connectivus)
21	Kolloid im Follikel	Colloidum
22	Vene	Vena
23	Brustbein-Schildknorpel-Muskel	M. sternothyroideus
24	Brustbein-Zungenbein-Muskel	M. sternohyoideus
25	Vordere Halsvene	V. jugularis anterior
26	Hautmuskel des Halses	Platysma
27	Oberflächliche Halsfaszie	Fascia cervicalis, Lamina superficialis
28	Unpaare Schilddrüsenvenen	Vv. thyroideae imae
29	Mittlere Halsfaszie	Fascia cervicalis, Lamina pretrachealis
30	Kapsel der Schilddrüse	Capsula fibrosa
31	Verschieberaum zwischen Luftröhre und Speiseröhre	[Spatium esophagotracheale]
32	Nerven zu den unteren Zungenbeinmuskeln	Ansa cervicalis
33	Oberer Herznerv (sympathisch)	N. cardiacus cervicalis superior
34	Vagus („umherschweifender Nerv“)	N. vagus
35	Untere Schilddrüsenschlagader	A. thyroidea inferior
36	Wirbelvene	V. vertebralis
37	Wirbelschlagader	A. vertebralis
38	Stellatumganglion des Sympathikus	Ganglion cervicothoracicum
39	Tiefe Halsfaszie auf dem langen Halsmuskel	Fascia cervicalis, Lamina prevertebralis; M. longus colli
40	Siebenter Halswirbel	Vertebra cervicalis VII
41	Membranöse Rückwand der Luftröhre	Paries membranaceus
42	Verschiebeschicht hinter der Speiseröhre	[Spatium retro-esophageum]
43	Halslymphstämme	Truncus jugularis

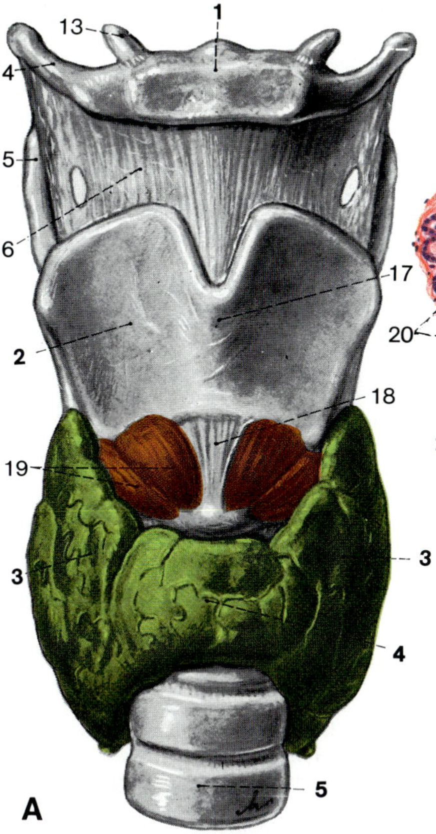
1
13
14
15
16
17
2
18
19
3
3
4
5
A

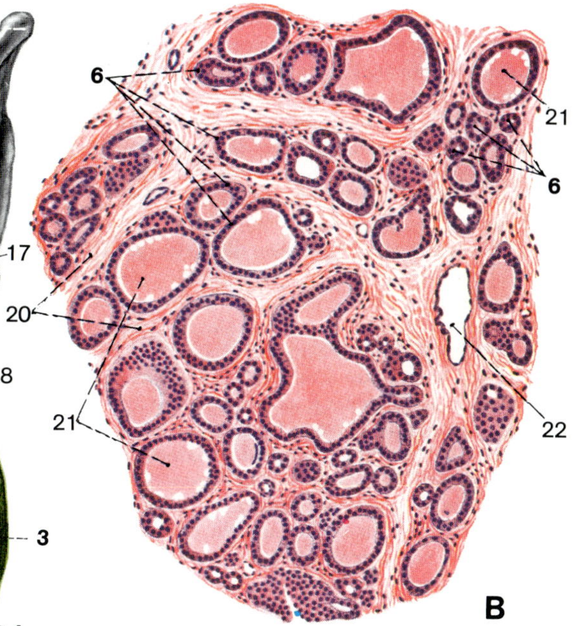
6
21
6
20
21
22
B

C

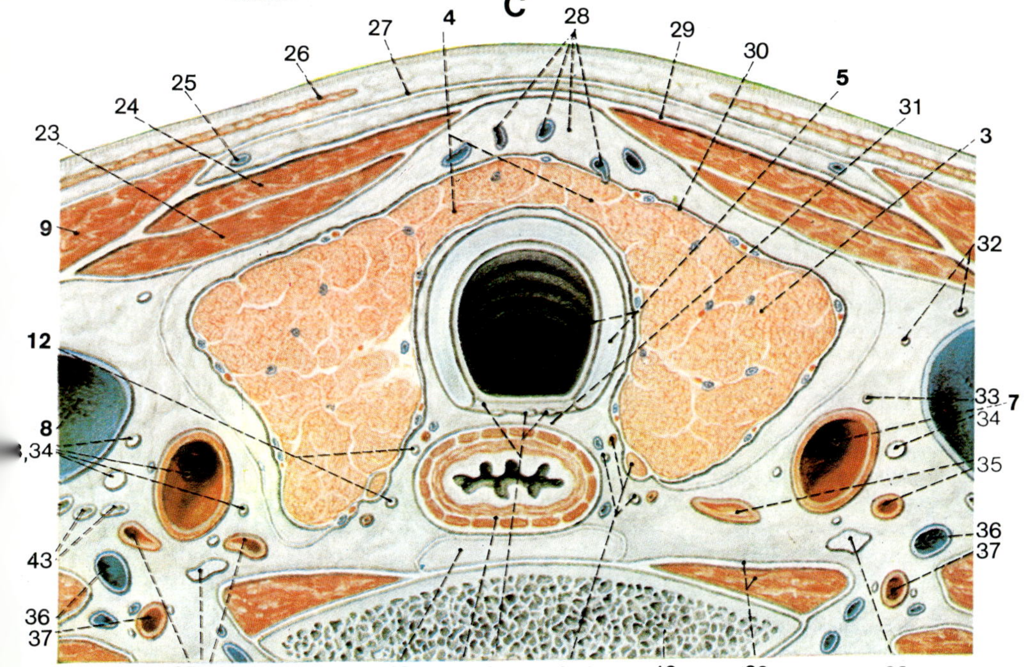
28
4
27
29
26
30
5
25
31
24
3
23
9
32
12
33
7
8
34
,34
35
36
43
37
36
37
35,38
42
10,41
11,12
40
39
38

A Mikroskopisches Bild der Bauchspeicheldrüse (400fache Vergrößerung). In der menschlichen Bauchspeicheldrüse sind zwei Organe von sehr verschiedenen Aufgaben ineinander geschachtelt: Wie der Name schon andeutet, ist die „Bauch-Speicheldrüse" zunächst eine Drüse des Verdauungskanals, die ein dünnflüssiges Sekret bildet, das Enzyme für die Eiweiß-, Kohlenhydrat- und Fettverdauung enthält. Pro Tag werden etwa 1 bis $1^1/_2$ Liter „Bauchspeichel" von den „exkretorischen" Drüsenzellen gebildet, die über den Ausführungsgang der Bauchspeicheldrüse in den Zwölffingerdarm abgegeben werden. In dieses exkretorische Drüsengewebe sind nun interessanterweise $^1/_2$ bis 1 Million kleiner „Inseln" von andersartigen Zellen eingeschlossen (besonders reichlich im Schwanz der Bauchspeicheldrüse), welche die von ihnen gebildeten Wirkstoffe nicht in das Ausführungsgangsystem, sondern in das Blut absondern. Deshalb finden sich Haargefäße (Kapillaren) besonders reichlich in den (nach ihrem Entdecker so genannten) Langerhansschen Inseln. Dieser „inkretorische" Teil der Bauchspeicheldrüse ist im wesentlichen aus zwei Zellarten zusammengesetzt: etwa 20% A-Zellen und 80% B-Zellen. Die B-Zellen bilden das „Inselhormon" = „Insulin". Insulin fördert den Kohlenhydratstoffwechsel der Körperzellen und den Aufbau von Stärke (Glykogen) in der Muskulatur. Dadurch senkt es den Blutzuckerspiegel. Bei der „Zuckerkrankheit" (Diabetes mellitus) gelangt zu wenig Insulin in das Blut, der Blutzuckerspiegel steigt an, Zucker wird von den Nieren ausgeschieden und kann im Harn nachgewiesen werden. Bei dieser Störung des Kohlenhydratstoffwechsels können die Körperzellen nicht mehr richtig arbeiten, und es kommt zu lebensbedrohlichen Zuständen, wenn man dem Körper nicht Insulin zuführt (Injektion) oder die Langerhansschen Inseln zu vermehrter Ausschüttung von Insulin anregt (Tabletten). In den A-Zellen wird das Hormon Glucagon gebildet, das in der Leber Kohlenhydrate mobilisiert, dadurch kurzfristig den Blutzucker erhöht und so scheinbar zum Gegenspieler des Insulins wird.

B Mikroskopisches Schnittbild einer Nebenschilddrüse (Vergrößerung etwa 400fach). Die dichte Lage der Drüsenzellen wird nur durch das Haargefäßnetz, dagegen kaum durch Bindegewebe unterbrochen. Wegen des dadurch bedingten deckgewebeartigen Aussehens nennt man die Nebenschilddrüsen auch „Epithelkörperchen". Der Mensch hat 4 solcher etwa linsengroßer Nebenschilddrüsen, von denen je 2 dem linken und dem rechten Schilddrüsenlappen rückwärts anliegen. Die Nebenschilddrüsen wurden erst vor etwa 100 Jahren entdeckt. Damals war die chirurgische Entfernung der Schilddrüse zur Behandlung des Kropfleidens aufgekommen. Wurde die Schilddrüse komplett entfernt, so traten bald nach der Operation Muskelkrämpfe auf (Tetanie), die auf einer Senkung des Blutcalciumspiegels beruhten. Diese Krämpfe blieben aus, wenn man bei der Operation die rückwärtigen Teile der Schilddrüse nicht mitentfernte. In mikroskopischen Schnitten hat man dann bald den andersartigen Bau der Nebenschilddrüsen bemerkt und ihren Einfluß auf den Calciumstoffwechsel erforscht. Die Nebenschilddrüsen bilden das Parathormon. Dieses fördert die Resorption von Calcium aus der Nahrung und den Calciumabbau aus dem Skelett. Es reguliert den Calciumspiegel im Blut und die Calciumausscheidung im Harn (in Relation zum Phosphor). Calcium ist für viele Lebensvorgänge, u. a. für die Herztätigkeit, nötig. Der Körper des Erwachsenen besteht zu etwa 2% aus Calcium (also 1 bis 2 kg). Der weitaus überwiegende Teil des Calciums liegt im Skelett, dessen wasserfreie Substanz etwa zu einem Drittel von Calcium gebildet wird. Überschüssiges Calcium wird im Skelett gestapelt und bei Bedarf mobilisiert. Bei Mangel an Vitamin D ist die „Verkalkung" des Skeletts gestört, die Knochen sind weich und verbiegen sich (Rachitis). Mangel an Parathormon führt zur Tetanie.

1	Langerhanssche Insel	Insula pancreatica
2	Exkretorische Drüsenendstücke	Acini pancreatici
3	Haargefäß (Kapillare)	Vas capillare
4	Bindegewebe	(Textus connectivus)
5	Ausführungsgang	Ductus excretorius
6	Schaltstück (vgl. S. 31)	Ductus intercalatus
7, 8, 9	Nebenschilddrüsenzellen	Parathyrocyti
7	Acidophile Zelle	Cellula oxyphilica (acidophilica)
8	Helle Hauptzelle	Cellula principalis lucida
9	Dunkle Hauptzelle	Cellula principalis densa
10	Kolloid	Colloidum
11	Kleine Schlagader	Arteriola

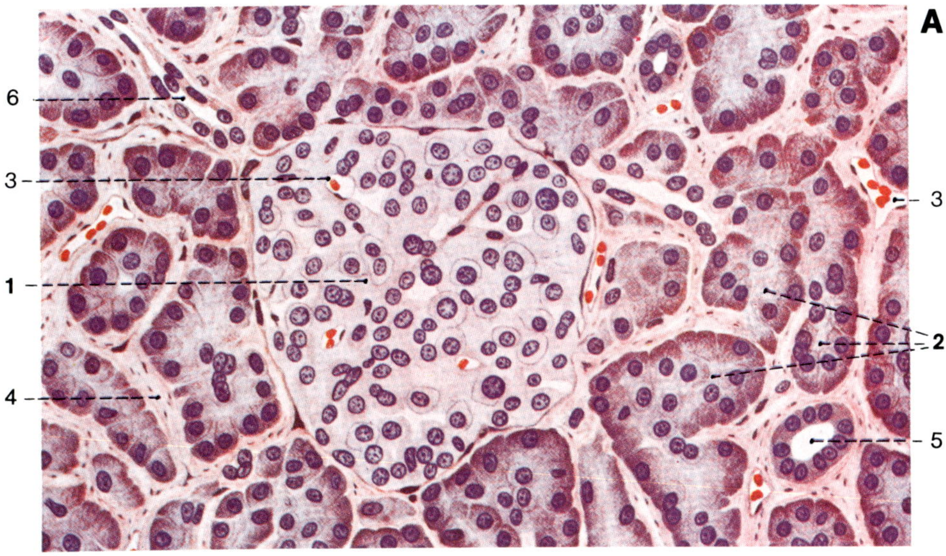

A

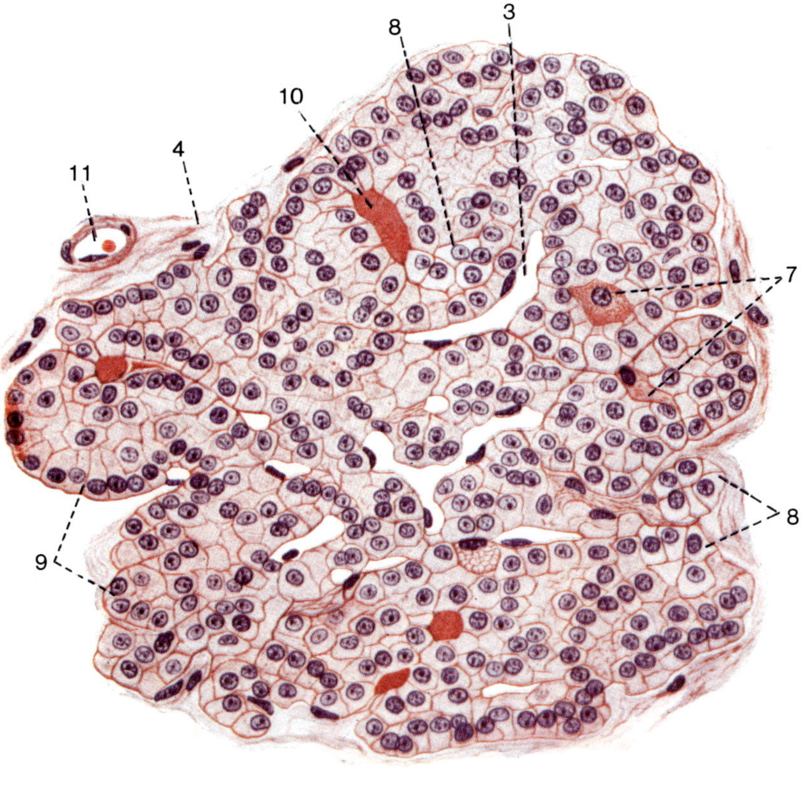

B

A Nebenniere in doppelter natürlicher Größe. Der untere Pol ist abgeschnitten, um die beiden Anteile der Nebenniere – Mark und Rinde – zu zeigen. Mark und Rinde sind entwicklungsgeschichtlich von verschiedener Herkunft (bei niederen Wirbeltieren, z.B. den Haien, bilden sie noch getrennte Organe) und haben verschiedene Funktion. Der Grund der Zusammenlagerung ist unklar. Eine Nebenniere wiegt etwa 10 g, trotzdem gehört sie zu den lebensnotwendigen Organen. Die Wirkstoffe sind jedoch schon gut erforscht und z. T. synthetisch hergestellt, so daß eine Ausfallsbehandlung möglich ist. Bisher hat man rund ein halbes Hundert verschiedener Hormone isoliert, die chemisch zu den Steroiden gehören.

Die Hormone der Nebennierenrinde sind in drei Gruppen zu gliedern:

1. Glucocorticoide: Sie wirken auf den Kohlenhydratstoffwechsel (Glucose = Blutzucker), und zwar erhöhen sie den Blutzuckerspiegel, indem sie den Abbau von Glykogen in den Speichern und die Neubildung von Blutzucker fördern. Sie sind damit Gegenspieler des Insulins der Bauchspeicheldrüse. Bekannteste Vertreter sind Cortison und Hydrocortison. Sie wirken ferner stark entzündungshemmend. Deswegen werden die chemisch von ihnen abgeleiteten Stoffe in der Medizin viel verwendet.
2. Mineralocorticoide: Sie halten den Salz- und Wasserhaushalt des Körpers im Gleichgewicht.
3. Androgene: Das sind Stoffe, die eine Differenzierung des Körpers im Sinne des männlichen Geschlechts bewirken. Sie stehen den Geschlechtshormonen nahe und werden sowohl beim Mann als auch bei der Frau gebildet. Bei der Frau überwiegt jedoch die Wirkung der von den Eierstöcken gebildeten weiblichen Geschlechtshormone (Östrogene und Gestagene). Dieses Übergewicht der weiblichen Geschlechtshormone kann in zweifacher Weise gestört werden: a) Die Nebennierenrinde bildet infolge einer Geschwulst vermehrt männliche Geschlechtshormone. Man beachte in Abbildung C auf S. 225 die mehr männliche Körperform, die Verkleinerung der Brüste, den männlichen Typ der Schambehaarung (bei der Frau ist die Schambehaarung nach oben hin horizontal begrenzt, beim Mann reicht sie, allmählich dünner werdend, bis zum Nabel hinauf), die stärkere Ausbildung der Körperbehaarung (besonders auf der Brust und an den Beinen). Nach der erfolgreichen Operation bilden sich diese Veränderungen großteils wieder zurück. b) In den Wechseljahren nimmt die Bildung der weiblichen Geschlechtshormone ab, dadurch werden die Androgene relativ stärker wirksam, und männliche Körperbaumerkmale treten hervor, z. B. stärkere Behaarung im Gesicht.

Das Nebennierenmark bildet zwei einander nahe verwandte Hormone: Adrenalin und Noradrenalin. Sie erregen das sympathische Nervensystem, beschleunigen die Herztätigkeit, erhöhen den Blutdruck und den Blutzucker. Adrenalinausschüttung erfolgt auch bei psychischer Erregung.

B Schnittfläche der in Abbildung A gezeichneten Nebenniere. Beim lebenden Menschen sind die Rindensubstanz gelb und das Mark braunrot. Charakteristisch für ein endokrines Organ ist der Reichtum an Venen, denn die Hormondrüsen geben ihre Produkte direkt in das Blut ab, die Venen ersetzen also die Ausführungsgänge dieser Drüsen.

C Mikroskopisches Schnittbild der Nebenniere (Vergrößerung 100 fach). Die Nebennierenrinde ist in 3 Schichten gegliedert: Die Außenschicht bildet vorwiegend Mineralocorticoide, die Mittelschicht Glucocorticoide, die Innenschicht Androgene.

D Zellen aus dem Nebennierenmark (Vergrößerung etwa 800 fach).

E Rindenzelle der Nebenniere bei stärkster lichtmikroskopischer Vergrößerung.

Bilder der Lage der Nebennieren im Bauchraum S. 211, 255, 435.

1	Nebennierenrinde	Cortex [glandulae suprarenalis]
2	Nebennierenmark	Medulla [glandulae suprarenalis]
3	Bindegewebige Kapsel (der Nebenniere)	Capsula
4	Cholesterinablagerungen	–
5	Zentralvene	V. centralis
6	Außenschicht der Rinde (Knäuelschicht)	Zona glomerulosa
7	Mittelschicht der Rinde (Bündelschicht)	Zona fasciculata
8	Innenschicht der Rinde (Netzschicht)	Zona reticularis
9	Vene im Nebennierenmark	(Vena)
10	Nervenzelle im Nebennierenmark	Gangliocytus
11	Nervenfasern im Nebennierenmark	(Fibrae nervi)
12	Fetttröpfchen	Gutta lipidis

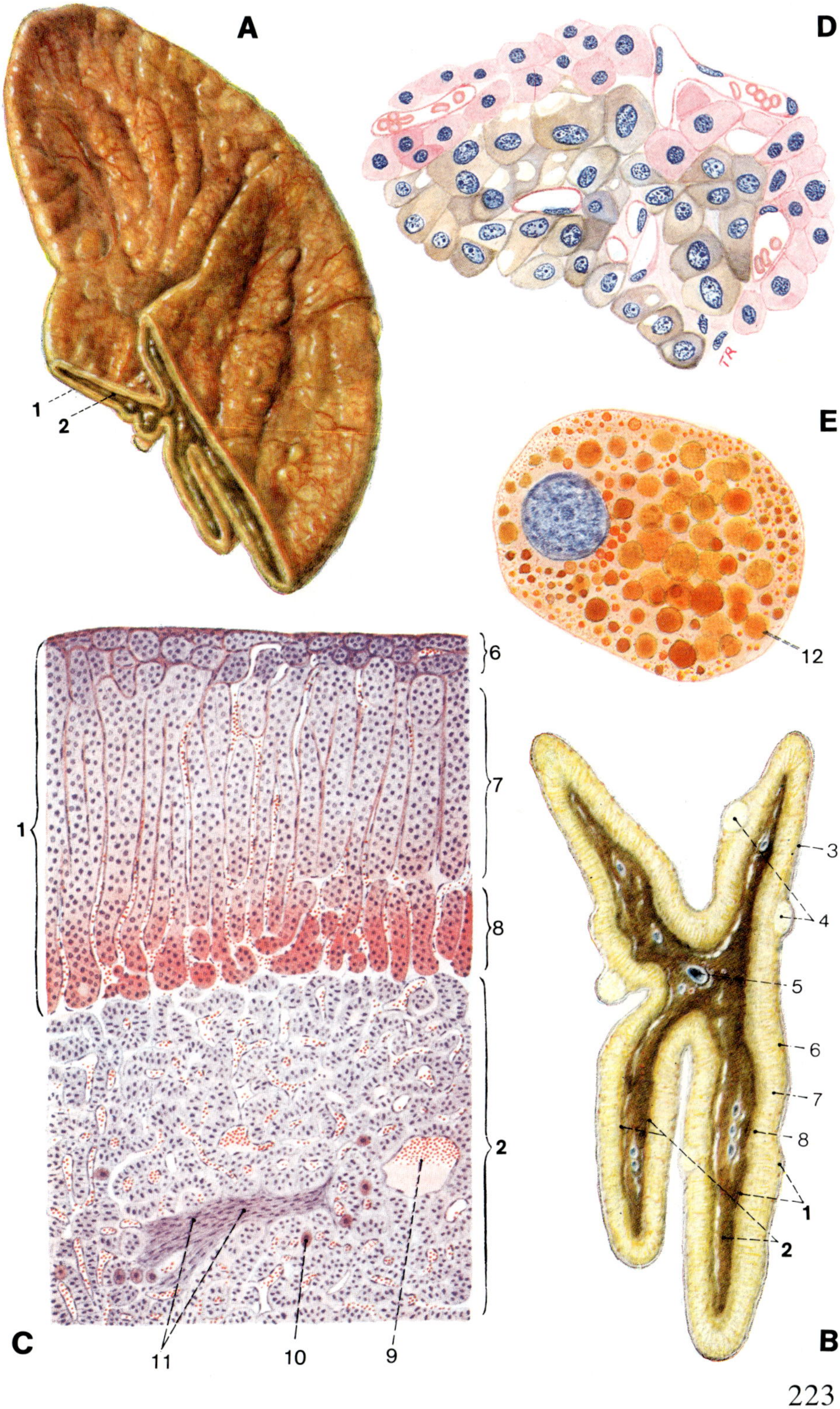
A
1
2
D
E
12
6
7
1
8
2
C
11
10
9
3
4
5
6
7
8
1
2
B

A bis **H** Änderungen der Körperform bei Störungen der Hormonproduktion.

A, B Körperform bei Minderung der Produktion an Geschlechtshormonen vor der Pubertät. Der Eintritt der Geschlechtsreife (Pubertät) wird bei Mann und Frau durch einen Anstieg der Bildung von Geschlechtshormonen in den Keimdrüsen (Hoden und Eierstöcke) herbeigeführt. Die Geschlechtshormone führen zur Ausbildung der sog. sekundären Geschlechtsmerkmale: Vergrößerung der Geschlechtsorgane, männliche bzw. weibliche Körperform und Behaarungstyp, „Stimmbruch" beim männlichen Jugendlichen usw. Bleibt diese vermehrte Bildung von Geschlechtshormonen aus, z.B. bei unterentwickelten Keimdrüsen, Störung der die Keimdrüsen steuernden Hirnanhangsdrüse oder Kastration, so unterbleibt die Pubertät. Beim Mann kommt es zum sog. eunuchoiden Hochwuchs mit besonders langen Beinen und Armen, kleinem Penis, schwacher Körperbehaarung und hoher Stimme; bei der Frau zum Infantilismus mit Beibehaltung kindlicher Körperformen und Ausbleiben der Regelblutung.

A Eunuchoidismus.

B Infantilismus bei 30 jähriger Frau.

C, D Körperform bei vermehrter Produktion männlicher Geschlechtshormone durch Hoden oder Nebennierenrinde (vgl. S. 222).

C Äußerliche Vermännlichung eines 17 jährigen Mädchens: männliche Körperformen, männlicher Behaarungstyp, großer Kitzler, fehlende Brustdrüsenentwicklung, keine Regelblutung.

D Vorzeitige Geschlechtsentwicklung und Hochwuchs bei einem siebenjährigen Knaben.

E Cushingsche Krankheit im frühen Kindesalter. Bei vermehrter Bildung von Glucocorticoiden in der Nebenniere kommt es zu Hemmung des Wachstums und Stammfettsucht (vgl. S. 39, Abbildung C).

F Basedowsche Krankheit (Überfunktion der Schilddrüse). Die Schilddrüse steuert die Intensität der Stoffwechselvorgänge. Die Schilddrüsenhormone Thyroxin und Trijodthyronin steigern den Energieumsatz („Grundumsatz") in den Körperzellen. Dadurch entsteht mehr Wärme, die Körpertemperatur steigt. Patienten mit Überfunktion der Schilddrüse (Hyp**er**thyreose) ist es meist zu warm, während Patienten mit Unterfunktion der Schilddrüse (Hyp**o**thyreose) häufig frösteln. Der erhöhte Energieverbrauch beim Hyperthyreotiker bedingt einen erhöhten Nahrungsbedarf: Er ißt und ißt und wird dabei nicht dick, der Hypothyreotiker hingegen hat wenig Appetit und setzt doch Fett an. Die Überfunktion der Schilddrüse kommt zwar der „schlanken Linie" entgegen, ist aber trotzdem nicht erstrebenswert: Der gesteigerte Grundumsatz belastet den Kreislauf (das Herz muß schneller schlagen) und führt zu Nervosität. Die körperliche Leistungsfähigkeit läßt nach, weil der „auf Hochtouren laufende" Organismus keine Reserven bei Bedarf einsetzen kann. Im „Schongang" der Unterfunktion wiederum ist man nicht nur körperlich nicht sehr attraktiv: Auch die geistigen Vorgänge sind verlangsamt. Nur „in der Mitte ist holdes Bescheiden". Die Schilddrüsenfunktion wird daher möglichst genau auf die Bedürfnisse des Organismus einreguliert. Hierzu dient ein „Regelkreis" aus Zwischenhirn, Hypophysenvorderlappen und Schilddrüse.

G Kretinismus bei 17 jährigem Mädchen mit schwerer Unterfunktion der Schilddrüse. Bei angeborener Störung der Schilddrüse können körperliche und geistige Entwicklung stark beeinträchtigt sein. Eine beim Erwachsenen auftretende Unterfunktion der Schilddrüse führt zu einem Dickerwerden des Halses infolge Vergrößerung der Schilddrüse (Kropf). Kropfbildung ist vor allem in den Alpenländern häufig. Hierfür gibt es eine einleuchtende Hypothese: Die Schilddrüsenhormone enthalten Jod. Dieses wird besonders mit dem Trinkwasser dem Körper zugeführt. In den Alpenländern ist das Wasser jodarm. Dadurch kann die Schilddrüse nicht genügend Hormon bilden. Die Schilddrüse wird aber durch einen Regelkreis vom Zwischenhirn gesteuert: Enthält das Blut zu wenig Schilddrüsenhormon, so bildet das Zwischenhirn ein „Releasinghormon", das den Hypophysenvorderlappen zur Ausschüttung von schilddrüsenstimulierendem Hormon veranlaßt. Dieses bewirkt normalerweise in der Schilddrüse vermehrte Hormonbildung, diese wird im Zwischenhirn registriert und daraufhin kein weiteres Releasinghormon abgegeben. Das Zwischenhirn kann jedoch die Ursache der mangelnden Hormonbildung nicht erkennen. Kann die Schilddrüse infolge Jodmangels nicht mehr Hormon bilden, so wird trotzdem ständig vermehrt schilddrüsenstimulierendes Hormon gebildet, das die Schilddrüse zum Wachstum veranlaßt, um gewissermaßen durch eine größere Drüse den Hormonbedarf sicherzustellen (was natürlich bei Jodmangel nichts nützt, so daß der Kropf immer größer wird).

H Das Mädchen von Abbildung G nach 13 monatiger Behandlung mit Schilddrüsenhormon.

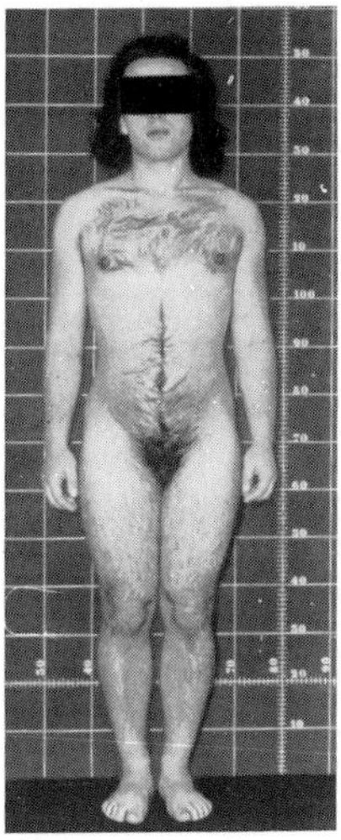

C

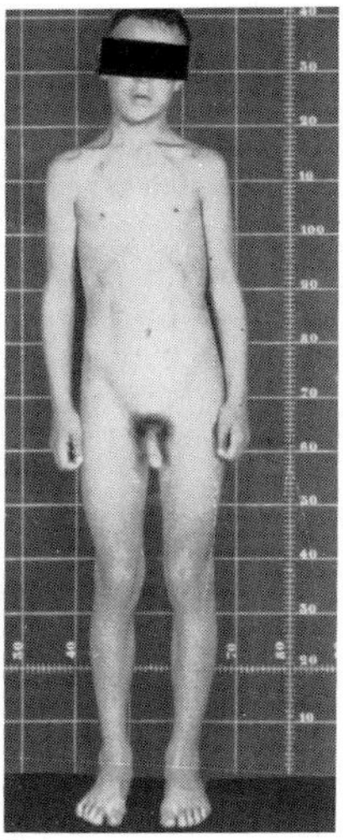

D

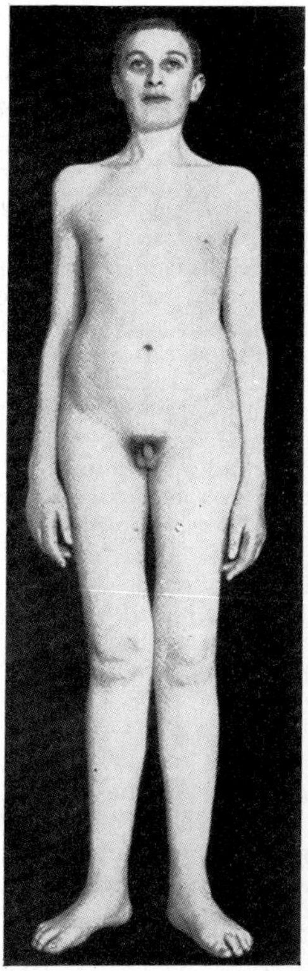

A

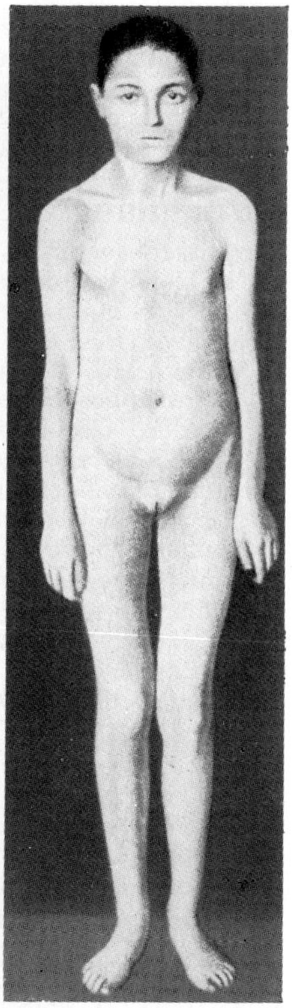

B

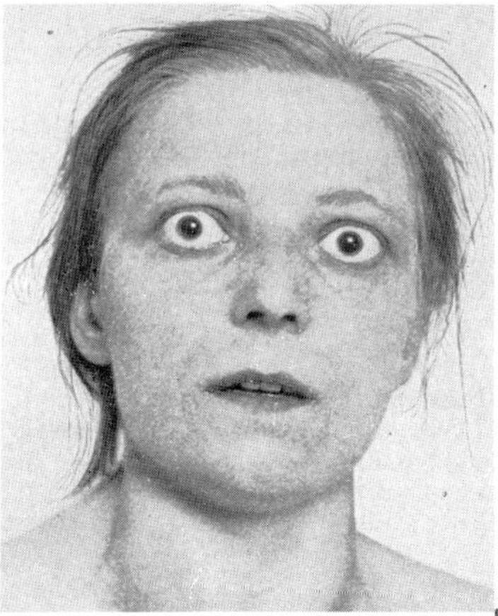

F

H

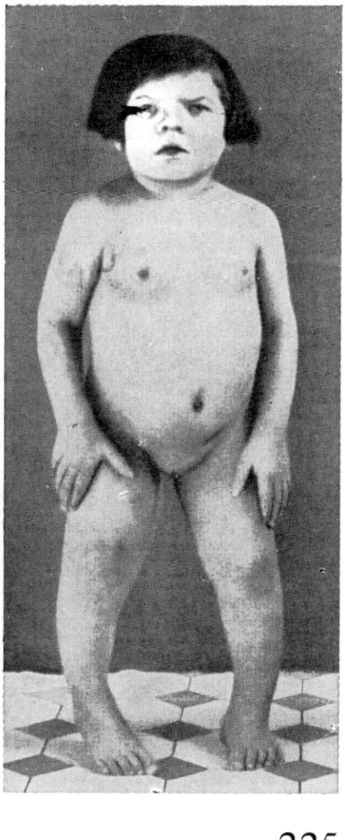

G

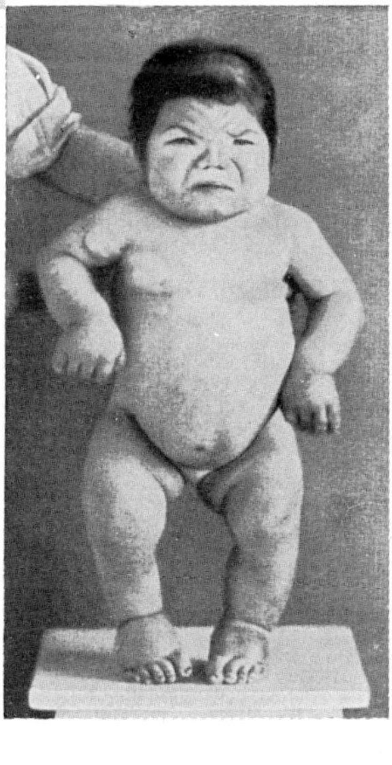

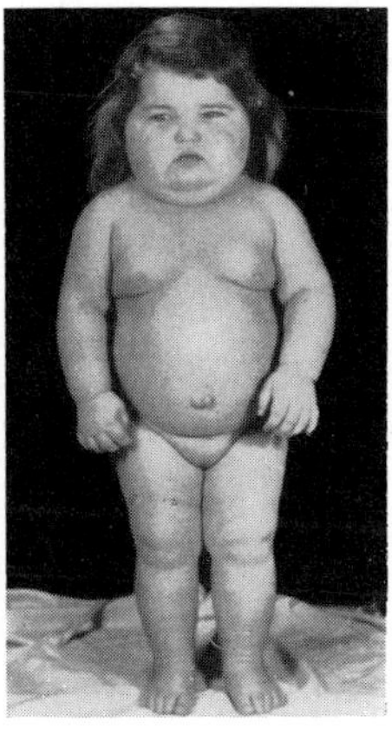

E

Hormondrüsen: Zusammenfassung

Drüsen bilden Sekrete, die sie an äußere oder innere Oberflächen des Körpers (Drüsen mit äußerer Sekretion) oder direkt an die Blutbahn (Drüsen mit innerer Sekretion = Hormondrüsen = endokrines System) abgeben. Die Hormone dienen der Steuerung der Lebensvorgänge, es sind Nachrichten, die von den Hormondrüsen auf dem Blutweg statt auf dem Nervenweg verbreitet werden. Daher werden die Hormone auch als „Botenstoffe“ bezeichnet.

Hirnanhangsdrüse = Hypophyse

Die Hirnanhangsdrüse wiegt weniger als ein Gramm und ist doch die wichtigste Hormondrüse des Körpers, von der aus die übrigen Hormondrüsen gesteuert werden. Sie selbst ist wiederum vom Zwischenhirn abhängig, mit welchem sie durch den Hypophysenstiel verbunden ist. Die Hirnanhangsdrüse liegt im „Türkensattel“ der Schädelbasis und ist in zwei Lappen gegliedert:

1. Vorderlappen: Er bildet folgende Hormone:
   a) Wachstumshormon (STH), Prolactin (PRL), melanozytenstimulierendes Hormon (MSH),
   b) andere Hormondrüsen steuernde Hormone: schilddrüsenstimulierendes Hormon (TSH), nebennierenrindenstimulierendes Hormon (ACTH), auf die Keimdrüsen wirkende Hormone: follikelstimulierendes Hormon (FSH), Luteinisierungshormon (LH).

   Die Ausschüttung der Hormone des Hypophysenvorderlappens wird durch „Releasing-“ und „Inhibitinghormone“ des Zwischenhirns gesteuert.
2. Hinterlappen: bildet selbst keine Hormone, stapelt aber Hormone, die im Zwischenhirn entstehen und über den Hypophysenstiel in den Hinterlappen transportiert werden:
   a) Oxytocin: regt die glatte Muskulatur an (wichtig für die Gebärmutterkontraktion bei der Entbindung),
   b) Adiuretin (ADH): von Bedeutung für den Wasser- und Mineralhaushalt.

Schilddrüse

Vor und beidseits der Luftröhre gelegen. Vergrößerung der Schilddrüse (besonders bei Jodmangel) = Kropf. Die Hormone der Schilddrüse (Thyroxin, Trijodthyronin) steigern die Intensität der Stoffwechselvorgänge (rascher Puls, Hitzegefühl, Abmagerung und Nervosität bei Überfunktion, allgemeine Verlangsamung, Frösteln, Schwellungen bei Unterfunktion der Schilddrüse).

Epithelkörperchen = Nebenschilddrüsen

Vier erbsengroße Organe auf der Hinterseite der Schilddrüse steuern den Calciumstoffwechsel. Das Parathormon fördert die Resorption von Calcium aus der Nahrung und die Mobilisation von Calcium im Skelett. Es erhöht damit den Calciumspiegel im Blut (bei zu niedrigem Calciumspiegel treten Krämpfe auf = Tetanie). Zwischen Calcium- und Phosphatstoffwechsel bestehen enge Wechselbeziehungen.

Bauchspeicheldrüse

In der im Hinterbauchraum gelegenen Drüse finden sich $^1/_2$ bis $1^1/_2$ Millionen „Inseln“ mit hormonbildenden Zellen. Das „Insulin“ fördert den Kohlenhydratstoffwechsel im Gewebe und senkt so den Blutzucker. Die „Zuckerkrankheit“ (Diabetes mellitus) ist Folge mangelnden Insulins. Als zweites Hormon wird im „Inselorgan“ Glucagon gebildet, das ebenfalls in den Kohlenhydratstoffwechsel eingreift.

Nebennieren

Die den Nieren kappenartig aufsitzenden Nebennieren lassen in ihrem Feinbau zwei Zonen erkennen:

1. Nebennierenrinde: in ihr entstehen drei Gruppen von Hormonen:
   a) Glucocorticoide: wirken auf den Kohlenhydratstoffwechsel (Glucose = Blutzucker), z. B. das auch als Heilmittel viel verwendete Cortison.
   b) Mineralocorticoide: wirken auf den Salz- und Wasserhaushalt.
   c) Androgene: stehen den männlichen Geschlechtshormonen nahe.
2. Nebennierenmark: Die Hormone Adrenalin und Noradrenalin erregen den Sympathikus (Teil des vegetativen Nervensystems).

Keimdrüsen

Die Geschlechtshormone sind verantwortlich für die Ausbildung der sekundären Geschlechtsmerkmale und für die Funktion der Geschlechtsorgane.

1. Männliche Keimdrüsen (= Hoden): bilden hauptsächlich Testosteron.
2. Weibliche Keimdrüsen (= Eierstöcke): bilden Follikelhormon und Gelbkörperhormon, die u. a. den Zyklus der Gebärmutterschleimhaut und die Menstruation steuern.

Atmungsorgane

Atmungsorgane

A Hohlräume des Gesichtsschädels: Mundhöhle, Nasenhöhle und Nebenhöhlen (vgl. S. 141, Abbildung E). Aufgabe der Nase ist es, die Atemluft für die unteren Luftwege vorzubereiten, dazu gehört, die Luft 1. anzuwärmen, 2. anzufeuchten, 3. von Staubteilchen und möglichst auch von Bakterien zu reinigen, 4. ihre chemische Beschaffenheit zu prüfen. Zur Lösung der ersten Aufgabe läßt der Organismus die Atemluft durch einen „Warmwasserheizkörper" strömen: Die Rippen des „Heizkörpers" sind die Nasenmuscheln, das „Warmwasser" ist das Blut. Diese „Heizkörper" sind mit gefäßreicher Schleimhaut bedeckt, die ständig feuchtgehalten wird und so die Luft anfeuchtet. Zur Lösung der dritten Aufgabe besitzen die Deckzellen der Schleimhaut einen Besatz mit feinen Flimmerhärchen mit welchem auf der feuchten Schleimhaut niedergeschlagene Staubteilchen in Richtung Rachen bewegt werden. Der Rachen ist außerdem reich mit lymphatischem Gewebe zur Bakterienabwehr ausgerüstet. Die chemische Prüfung der Atemluft erfolgt mit Hilfe des Geruchsinns. Viele schädliche Gase werden als übelriechend empfunden und ihre Einatmung deswegen gemieden.

B Medianschnitt durch Kopf und Hals. Die farbigen Pfeile zeigen die Überkreuzung von Luft- und Speiseweg.

C Blick in die Nasenhöhlen vom Rachen aus bei der Spiegeluntersuchung (hintere Rhinoskopie).

D Knorpel der äußeren Nase.

Mikroskopische Bilder der Nasenschleimhaut S. 27, 29.

1	Obere Nasenmuschel	Concha nasalis superior
2	Mittlere Nasenmuschel	Concha nasalis media
3	Untere Nasenmuschel	Concha nasalis inferior
4	Oberer Nasengang	Meatus nasi superior
5	Mittlerer Nasengang	Meatus nasi medius
6	Unterer Nasengang	Meatus nasi inferior
7	Nasenscheidewand	Septum nasi
8	Nasenhöhle	Cavitas nasi
9	Keilbeinhöhle	Sinus sphenoidalis
10	Stirnhöhle	Sinus frontalis
11	Siebbeinzellen	Sinus ethmoidalis
12	Kieferhöhle	Sinus maxillaris
13	Ohrtrompete	Tuba auditiva
14	Zäpfchen	Uvula palatina
15	Mundhöhle	Cavitas oris
16	Vorhof der Mundhöhle	Vestibulum oris
17	Zunge	Lingua
18	Kehlkopf	Larynx
19	Schilddrüse	Glandula thyroidea
20	Speiseröhre	Esophagus (Oesophagus)
21	Schädeldach	Calvaria
22	Balken	Corpus callosum
23	Großhirn	Cerebrum
24	Kleinhirn	Cerebellum
25	Rückenmark	Medulla spinalis
26	Wirbelkörper	Corpus vertebrae (vertebrale)
27	Nasenbein	Os nasale
28	Oberkiefer	Maxilla
29	Tränenbein	Os lacrimale
30	Tränenröhrchen	Canaliculus lacrimalis
31	Tränennasengang	Ductus nasolacrimalis
32	(Mündung der Stirn- und Kieferhöhle)	Infundibulum ethmoidale
33	Seitliche Nasenknorpel	Cartilagines nasi laterales
34	Großer Nasenflügelknorpel	Cartilago alaris major
35	Nasenbein-Stirnbein-Naht	Sutura nasofrontalis
36	Stirnbein-Oberkiefer-Naht	Sutura frontomaxillaris
37	Nasenbein-Oberkiefer-Naht	Sutura nasomaxillaris
38	Kleine Nasenflügelknorpel	Cartilagines alares minores

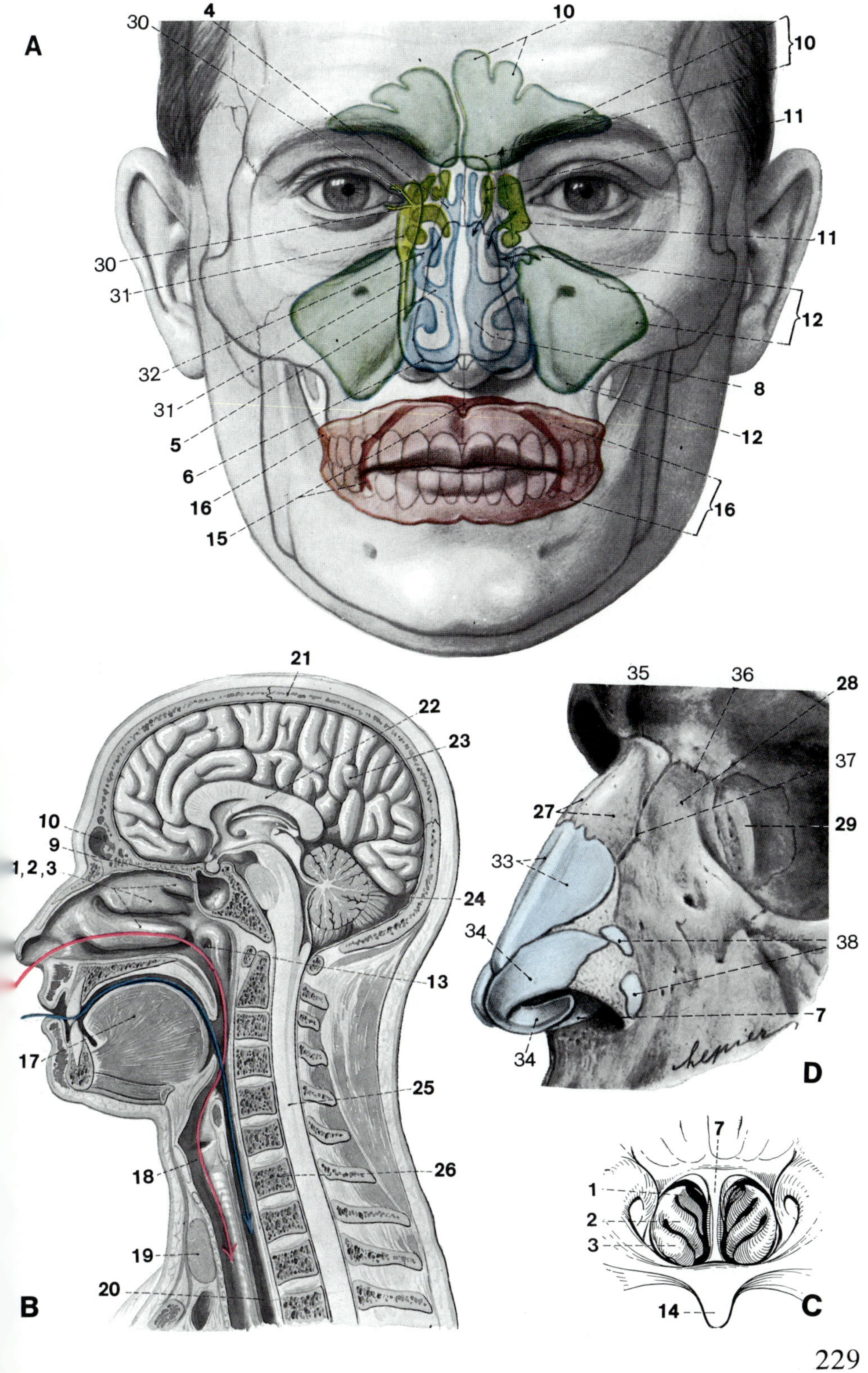
A
30
4
10
10
11
11
30
31
12
32
31
8
5
12
6
16
16
15
21
22
23
10
9
1,2,3
24
13
17
25
18
26
19
20
B
35
36
28
37
27
29
33
34
38
7
34
D
7
1
2
3
14
C

Atmungsorgane

Schnitt etwas links von der Mittelebene durch Kopf und Hals. Blick auf die rechte Hälfte. Im Halsbereich sind die wichtigsten operativen Zugangswege mit Pfeilen angegeben: I Zugang zum Rachen zwischen Zungenbein und Kehlkopf, II Spaltung des Kehlkopfs, III Öffnung des Luftwegs zwischen Schildknorpel und Ringknorpel (Koniotomie) als Noteingriff bei Erstickungsgefahr, IV oberer Luftröhrenschnitt (Tracheotomie), V unterer Luftröhrenschnitt (unterhalb des Isthmus der Schilddrüse).

Horizontalschnitte durch den Hals S. 153, 219.

1	Nasenbein	Os nasale
2	Nasenknorpel	Cartilagines nasi
3	Nasenvorhof	Vestibulum nasi
4	Nasenscheidewand	Septum nasi
5	Mündung der Ohrtrompete	Ostium pharyngeum tubae auditivae
6	Keilbeinhöhle	Sinus sphenoidalis
7	Rachenmandel	Tonsilla pharyngea
8	Oberkiefer	Maxilla
9	Nasenrachenraum	Pars nasalis [pharyngis]
10	Weicher Gaumen	Palatum molle
11	Unterkiefer	Mandibula
12	Gaumenmandel	Tonsilla palatina
13	Zungenbein	Os hyoideum
14	Kehldeckel	Epiglottis
15	Schildknorpel	Cartilago thyroidea
16	Taschenfalte	Plica vestibularis
17	Stimmlippe	Plica vocalis
18	Ringknorpel	Cartilago cricoidea
19	Isthmus der Schilddrüse	Isthmus glandulae thyroideae
20	Brustbein	Sternum
21	Luftröhre	Trachea
22	Speiseröhre	Oesophagus (Esophagus)
23	Atlas (erster Halswirbel)	Atlas
24	Gelenk zwischen Atlas und Zahn des Axis	Articulatio atlanto-axialis mediana
25	Mundteil (des Rachenraums)	Pars oralis [pharyngis]
26	Harte Rückenmarkhaut	Dura mater
27	Mündung der Unterkieferdrüse	Caruncula sublingualis
28	Kinn-Zungen-Muskel	M. genioglossus
29	Kinn-Zungenbein-Muskel	M. geniohyoideus
30	Unterkiefer-Zungenbein-Muskel	M. mylohyoideus
31	Blindes Loch des Zungengrundes	Foramen caecum (cecum) linguae
32	Band zwischen Zungenbein und Schildknorpel	Lig. thyrohyoideum medianum
33	Fettkörper vor dem Kehldeckel	(Corpus adiposum)
34	Band zwischen Schildknorpel und Kehldeckel	Lig. thyro-epiglotticum
35	Morgagnische Tasche	Ventriculus laryngis
36	Ringknorpel-Schildknorpel-Band (davor Blutgefäße)	Lig. cricothyroideum
37	Oberflächliche Halsfaszie	Fascia cervicalis, Lamina superficialis
38	Mittlere Halsfaszie	Lamina pretrachealis
39	Lymphknoten	Nodus lymphaticus
40	Unpaare Schilddrüsenvenen	Vv. thyroideae imae
41	Venenbogen der Drosselgrube	Arcus venosus juguli
42	Brustbein-Schildknorpel-Muskel	M. sternothyroideus
43	Arm-Kopf-Schlagaderstamm	Truncus brachiocephalicus
44	Pflugscharbein	Vomer
45	Keilbein	Os sphenoidale
46	Aufhängung des Rachens an der Schädelbasis	Fascia pharyngobasilaris
47	Membran zwischen Atlas und Hinterhauptbein	Membrana atlanto-occipitalis anterior
48	Aufhängeband des Zahns des Axis	Lig. apicis dentis
49	Löcher in der harten Hirnhaut für Nerven	(Dura mater)
50	Hinterer Gaumenbogen	Arcus palatopharyngeus

Fortsetzung auf S. 236.

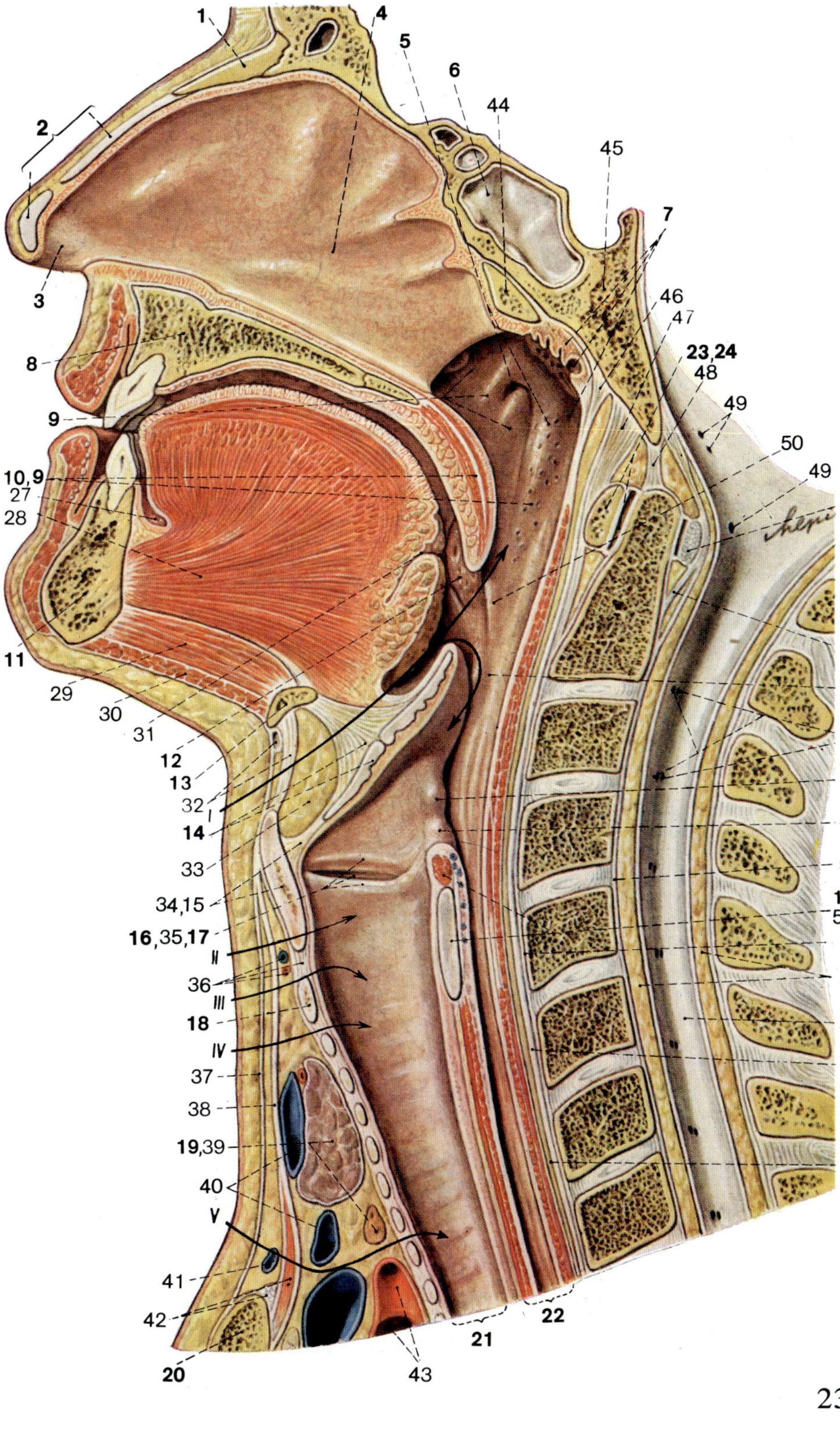
1
2
3
4
5
6
44
45
7
46
47
23,24
48
49
50
49
51
8
9
10,9
27
28
11
29
30
31
12
13
32
I
14
33
34,15
16,35,17
II
36
III
18
IV
37
38
19,39
40
V
41
42
20
43
21
22
52
25
49
53
54
55
18,
56
57
58
26
59
60

Atmungsorgane

A Kehlkopf von links vorn. Der Kehlkopf dient primär dem Verschluß des Luftwegs. Dieser Verschluß wird nötig beim Schlucken, aber auch beim Husten. Beim Husten wird die Stimmritze geschlossen, gleichzeitig aber eine Ausatmungsbewegung begonnen. Dadurch steigt der Druck in den unteren Luftwegen stark an. Wird dann die Stimmritze freigegeben, so strömt die Luft mit hoher Geschwindigkeit heraus und reißt dabei Fremdkörper, Schleim usw. mit. Der Hustenreflex dient der Reinigung der Luftwege. Der Verschlußmechanismus wird aber auch zur Erzeugung von Lauten benützt. Der Verschluß der Stimmritze wird von zwei Lippen bewirkt, in deren Rand das Stimmband liegt, das von Muskeln unterpolstert wird. Die Stimmlippen geraten durch den Luftstrom in Schwingungen, wobei ähnlich wie bei einem Blasinstrument Töne entstehen. Der Ton ist um so höher, je höher die Spannung und je dünner und kürzer die schwingende Lippe ist. Der Stimmbruch des Knaben beruht auf dem starken Wachstum des Kehlkopfs in der Pubertät, wobei die Stimmlippen länger und die Tonlage tiefer werden. Beim Kastraten fällt dieser durch Hodenhormone gesteuerte Wachstumsschub weg, und die Stimme bleibt hoch.

B Lufträume des Kehlkopfs im Röntgenbild (Schichtaufnahme).

C Kehlkopfgerüst von links. Der Schildknorpel ist nur in Umrissen angegeben, so daß die Stimmbänder sichtbar werden.

D Frontalschnitt durch den Kehlkopf. Blick von hinten auf die vordere Hälfte.

1	Zungenbein	Os hyoideum
2	Schildknorpel	Cartilago thyroidea
3	Ringknorpel	Cartilago cricoidea
4	Knorpelringe der Luftröhre	Cartilagines tracheales
5	Stellknorpel („Aryknorpel“)	Cartilago arytenoidea
6	Oberteil des Kehlkopfinnenraums („Vorhof“)	Vestibulum laryngis
7	Taschenfalte	Plica vestibularis
8	Morgagnische Tasche	Ventriculus laryngis
9	Stimmlippe	Plica vocalis
10	Unterteil des Kehlkopfinnenraums (subglottischer Raum)	Cavitas infraglottica
11	Luftröhre	Trachea
12	Stimmband	Lig. vocale
13	Stimmritze	Rima glottidis
14	Kehldeckel	Epiglottis
15	Membran zwischen Schildknorpel und Zungenbein	Membrana thyrohyoidea
16	Mittelständige Verstärkung von 15	Lig. thyrohyoideum medianum
17	Einschnitt am Schildknorpel	Incisura thyroidea superior
18	Band zwischen Ring- und Schildknorpel	Lig. cricothyroideum
19	Kleines Horn (des Zungenbeins)	Cornu minus
20	Loch für den Durchtritt des Kehlkopfnervs	[Foramen nervi laryngei]
21	Großes Horn (des Zungenbeins)	Cornu majus
22	Weizenkornknorpel	Cartilago triticea
23	Oberes Horn (des Schildknorpels)	Cornu superius
24	„Schräge Linie“ zur Anheftung von Muskeln	Linea obliqua
25	Ringknorpel-Schildknorpel-Muskel	M. cricothyroideus
26	Unteres Horn (des Schildknorpels)	Cornu inferius
27	Gelenkkapsel des Ringknorpel-Schildknorpel-Gelenks	Capsula articularis cricothyroidea
28	Schleimhautfalte vom Zungengrund zum Kehldeckel	Plica glosso-epiglottica mediana
29	Ausbuchtung des Rachenraums neben dem Kehldeckel	Recessus piriformis
30	Ausbuchtungen des Rachenraums vor dem Kehldeckel	Valleculae epiglotticae
31	Stiel des Kehldeckels	Petiolus epiglottidis
32	Band zwischen Schildknorpel und Kehldeckel	Lig. thyro-epiglotticum
33	Elastische Membran vom Stimmband zum Ringknorpel	Conus elasticus
34	Spitzenknorpel (Santorinscher Knorpel)	Cartilago corniculata
35	Muskelfortsatz des Stellknorpels	Processus muscularis
36	Band zwischen Ring- und Stellknorpel	Lig. cricoarytenoideum posterius
37	Stimmbandfortsatz des Stellknorpels	Processus vocalis
38	Stellknorpel-Kehldeckel-Muskel (Kehldeckelsenker)	M. aryepiglotticus
39	Stimmuskel	M. vocalis
40	Schleimhautfalte über Stellknorpel-Kehldeckel-Muskel	Plica aryepiglottica

A

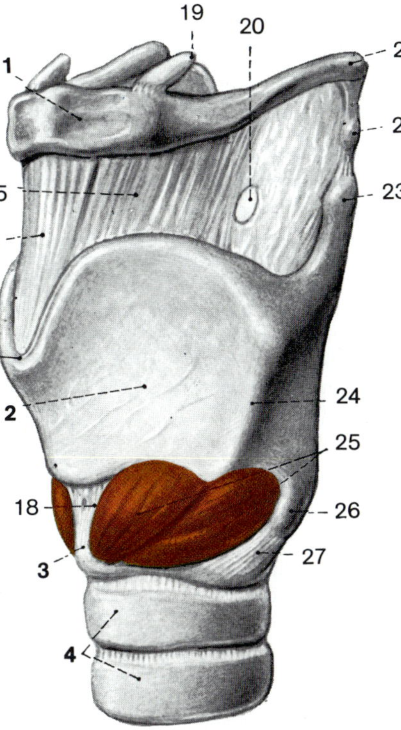
19
20
1
21
22
15
23
16
17
2
24
25
18
26
3
27
4

B

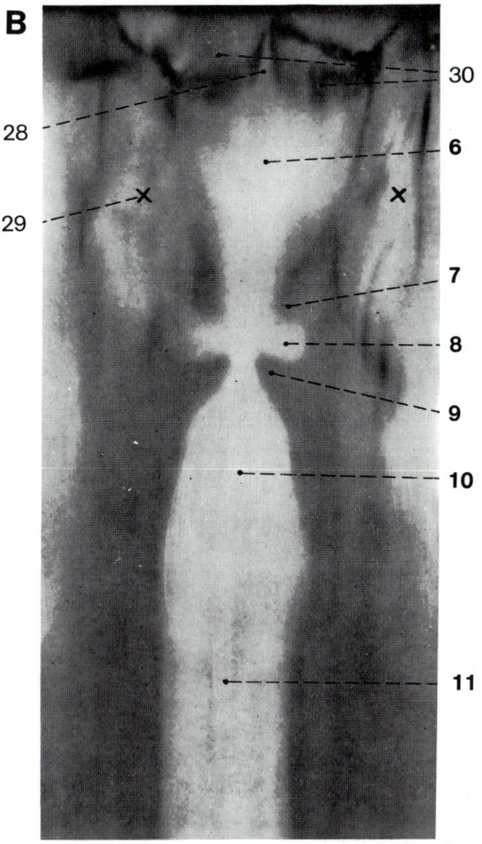
30
28
6
29
7
8
9
10
11

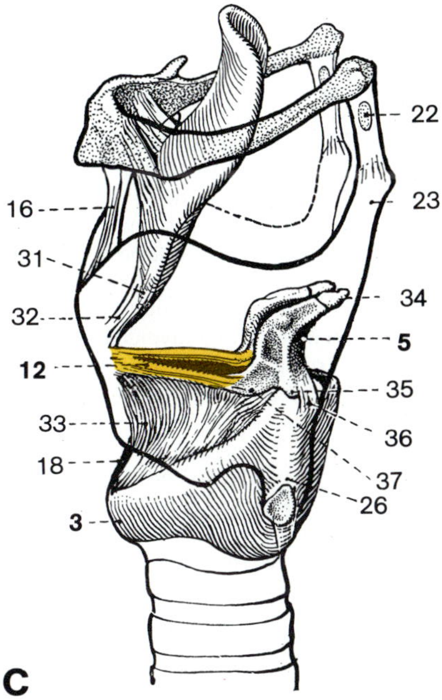
22
16
23
31
32
34
5
12
35
33
36
18
37
26
3

C

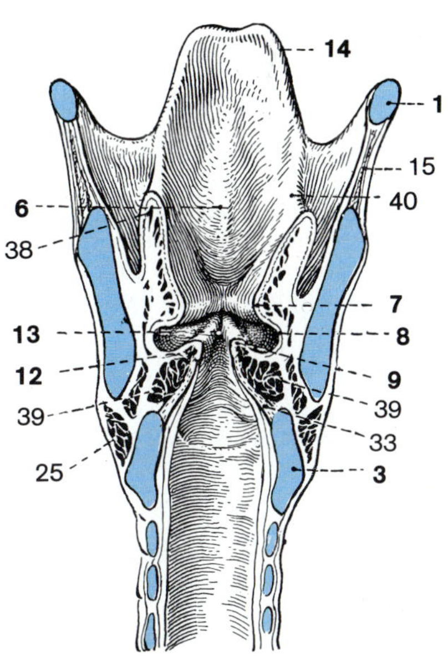
14
1
15
6
40
38
7
13
8
12
9
39
39
33
25
3

D

A Besichtigung des Kehlkopfes („Kehlkopfspiegelung").

B Bild des Kehlkopfes, wie es sich bei der Kehlkopfspiegelung bietet. Naturgemäß kann man mit der abgebildeten Methode nur von oben in den Kehlkopf sehen, durch Vor- und Rückneigen des Kopfes läßt sich trotzdem ein guter Überblick gewinnen. Eine Besichtigung der Luftröhre und der Bronchen ist mit Hilfe des Bronchoskops möglich.

C Projektion der im Kehlkopfspiegelbild B dargestellten Teile des Kehlkopfs.

D Stellung des Kehldeckels beim Atmen.

E Stellung des Kehldeckels beim Schlucken. Beim Schluckakt wird der ganze Kehlkopf von den Unterzungenbeinmuskeln gehoben und der Abstand zwischen Zungenbein und Schildknorpel verkürzt. Dadurch wird der Fettkörper vor dem Kehldeckel zusammengestaucht und drückt seinerseits den Kehldeckel herab, so daß sich dieser schützend vor den Kehlkopfeingang legt.

F Kehlkopf von rechts hinten.

G bis **J** Möglichkeiten der Verstellung der Stimmbänder durch die Kehlkopfmuskeln.

G Stellung bei Flüstersprache. Die Stimmbänder sind aneinandergelegt, die Luft streicht zwischen den Stellknorpeln hindurch. Wirkung der seitlichen Stellknorpelmuskeln.

H Totaler Verschluß der Stimmritze. Auch die Stellknorpel sind aneinandergelegt. Zusammenwirken von Schildknorpel-Stellknorpel-Muskeln und Stellknorpelmuskel.

I Weiteste Öffnung der Stimmritze beim tiefen Einatmen. Wirkung des hinteren Ringknorpel-Stellknorpel-Muskels („Postikus").

J Spannung der Stimmbänder durch Kippen des Schildknorpels gegen den Ringknorpel bei festgestellten Stellknorpeln. Wirkung des Ringknorpels-Schildknorpel-Muskels.

1	Kehldeckel	Epiglottis
2	Schleimhautvorwölbung über Kehldeckelstiel	Tuberculum epiglotticum
3	Stimmlippe	Plica vocalis
4	Schleimhautfalte vom Stellknorpel zum Kehldeckel	Plica aryepiglottica
5	Einschnitt zwischen den Stellknorpelspitzen	Incisura interarytenoidea
6	Zungenwurzel	Radix linguae
7	Zungenbein	Os hyoideum
8	Schildknorpel	Cartilago thyroidea
9	Ringknorpel	Cartilago cricoidea
10	Luftröhrenknorpel	Cartilagines tracheales
11	Schildknorpel-Zungenbein-Muskel	M. thyrohyoideus
12	Fettkörper vor dem Kehldeckel	[Corpus adiposum]
13	Band zwischen Schildknorpel und Zungenbein	Lig. thyrohyoideum medianum
14	Band zwischen Schildknorpel und Kehldeckel	Lig. thyro-epiglotticum
15	Ausbuchtung des Rachenraums vor dem Kehldeckel	Vallecula glosso-epiglottica
16	Band zwischen Zungenbein und Kehldeckel	Lig. hyo-epiglotticum
17	Schleimhauthöcker über dem Wrisbergschen Knorpel	Tuberculum cuneiforme
18	Schleimhauthöcker über dem Spitzenknorpel	Tuberculum corniculatum
19	Schräger Stellknorpelmuskel	M. arytenoideus obliquus
20	Querer Stellknorpelmuskel	M. arytenoideus transversus
21	Hinterer Ringknorpel-Stellknorpel-Muskel („Postikus")	M. cricoarytenoideus posterior
22	Membranöse Hinterwand (der Luftröhre)	Paries membranaceus
23	Membran zwischen Schildknorpel und Zungenbein	Membrana thyrohyoidea
24	Wrisbergscher Knorpel	Cartilago cuneiformis
25	Stellknorpel-Kehldeckel-Muskel	M. aryepiglotticus
26	(Atypisch verlaufende Muskelfasern, Zufälligkeit des gezeichneten Präparats)	–
27	Schildknorpel-Stellknorpel-Muskel	M. thyroarytenoideus
28	Band zwischen Ringknorpel und Schildknorpel	Lig. cricothyroideum
29	Seitlicher Ringknorpel-Stellknorpel-Muskel („Lateralis")	M. cricoarytenoideus lateralis
30	Gelenkfläche des Ringknorpels für den Schildknorpel	Facies articularis thyroidea
31	Ringknorpel-Schildknorpel-Muskel (äußerer Stimmbandspanner)	M. cricothyroideus
32	Ringband zwischen zwei Knorpelspangen der Luftröhre	Lig. annulare (anulare) tracheale

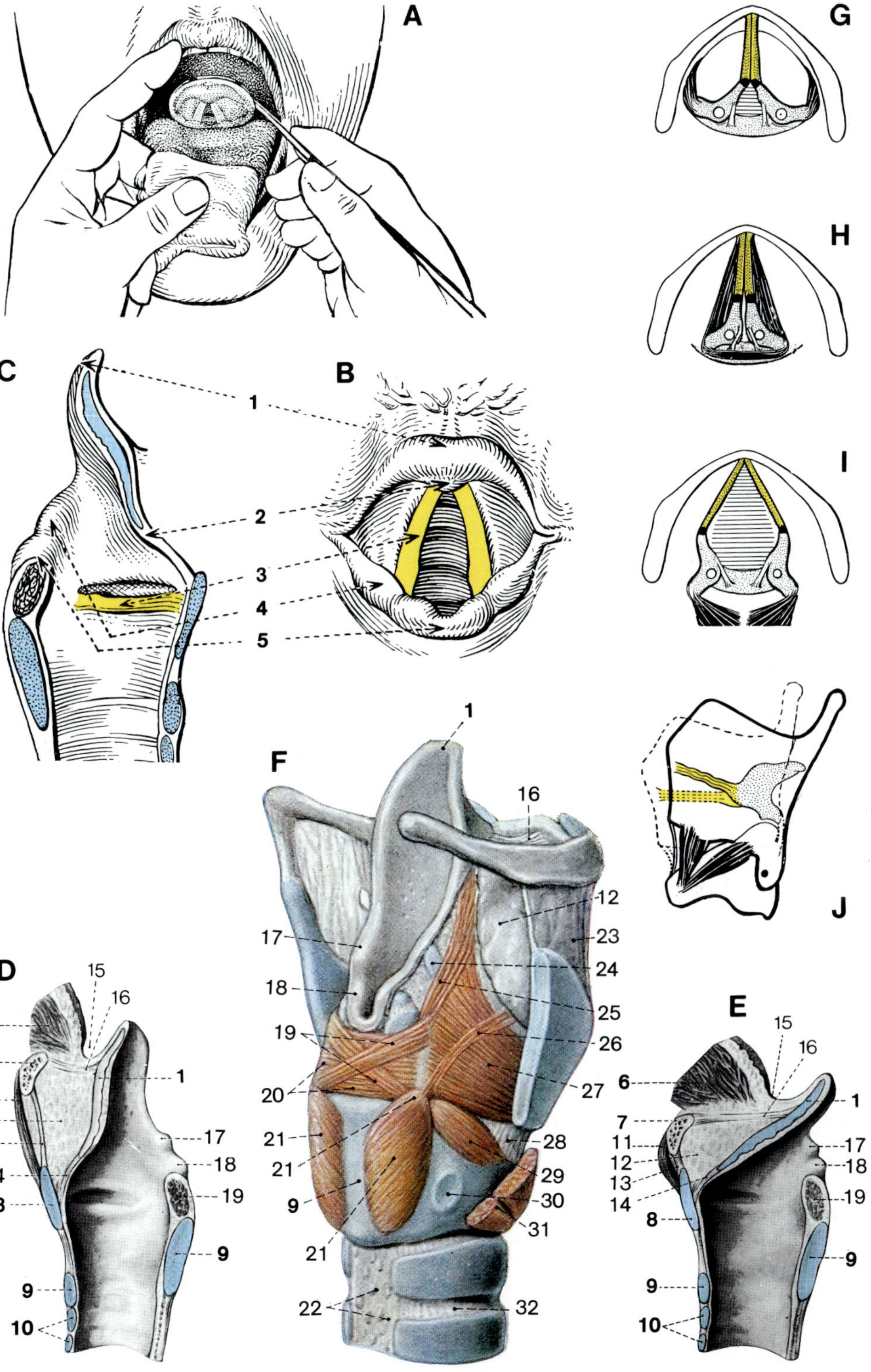
A
B
C
D
E
F
G
H
I
J
1
2
3
4
5
6
7
8
9
10
11
12
13
14
15
16
17
18
19
20
21
22
23
24
25
26
27
28
29
30
31
32

Atmungsorgane

Kontrastmitteldarstellung des Bronchialbaums im Röntgenbild (Bronchographie). Die Lunge dient dem Gasaustausch des Blutes. Sauerstoff wird aufgenommen, Kohlendioxid abgegeben. Austauschvorgänge sind an Oberflächen gebunden. Der Organismus versucht auf kleinstem Raum größte Oberflächen zu entwickeln. Die Lungen sind daher nicht als Hohlorgane nach Art eines Blasebalgs gebaut, sondern sind vielfältig gekammert. Den eigentlichen Austauschorganen, den Lungenbläschen, wird die Luft über ein Röhrensystem zugeführt, das sich wiederholt weiter aufzweigt: Die Luftröhre teilt sich in zwei Stammbronchen, die Stammbronchen teilen sich in zwei bzw. drei Lappenbronchen, diese wiederum in zwei bis fünf Segmentbronchen usw. Das Verzweigungssystem ist mit einem Baum zu vergleichen, dessen Stamm der Luftröhre und dessen Blätter den Lungenbläschen entsprechen. Nach diesem Röhrensystem ergibt sich auch die Gliederung der Lungen. So wie die Äste eines Baums in der Peripherie nicht wieder zusammenwachsen, so haben die Bronchen außer über ihre Ursprungsstellen keine Verbindungen: Jeder Lappenbronchus versorgt nur einen Lappen, jeder Segmentbronchus nur ein Segment usw. Der Verzweigung der Bronchen entspricht auch die Verzweigung der Lungenschlagadern. Damit entstehen funktionelle Einheiten, die zudem noch durch Bindegewebe abgegrenzt sind, so daß der Chirurg einen Lappen oder ein Segment isoliert entfernen kann.
Hauptgliederung: rechte Lunge drei Lappen, linke Lunge zwei Lappen.
Untergliederung: rechte Lunge 10 Segmente, linke Lunge 8 bis 10 Segmente (variabel).

Segmente der rechten Lunge:

1	Spitzensegment	Oberlappen	Segmentum apicale	Lobus superior
2	Hintersegment		Segmentum posterius	
3	Vordersegment		Segmentum anterius	
4	Seitensegment	Mittellappen	Segmentum laterale	Lobus medius
5	Innensegment		Segmentum mediale	
6	Spitzensegment	Unterlappen	Segmentum apicale (superius)	Lobus inferior
7	Innenbasissegment		Segmentum basale mediale (cardiacum)	
8	Vorderbasissegment		Segmentum basale anterius	
9	Seitenbasissegment		Segmentum basale laterale	
10	Hinterbasissegment		Segmentum basale posterius	

Segmente der linken Lunge (die Segmente 1 und 2 sind meist verschmolzen, das Segment 7 fehlt häufig):

1 + 2	Spitzenhintersegment	Oberlappen	Segmentum apicoposterius	Lobus superior
3	Vordersegment		Segmentum anterius	
4	Oberzungensegment		Segmentum lingulare superius	
5	Unterzungensegment		Segmentum lingulare inferius	
6 bis 10	wie rechte Lunge			

Fortsetzung von S. 230:

51	Querband des Atlas	Lig. transversum atlantis
52	Kreuzband des Atlas	Lig. cruciforme atlantis
53	Schleimhauthöcker über dem Wrisbergschen Knorpel	Tuberculum cuneiforme
54	Schleimhauthöcker über dem Spitzenknorpel	Tuberculum corniculatum
55	Hinteres Längsband	Lig. longitudinale posterior
56	Querer Stellknorpelmuskel	M. arytenoideus transversus
57	Vorderes Längsband	Lig. longitudinale anterius
58	Epiduralraum	Cavitas epiduralis
59	Tiefe Halsfaszie	Fascia cervicalis, Lamina prevertebralis
60	Verschiebeschicht zwischen Speiseröhre und Wirbelsäule	[Spatium retro-esophageum]

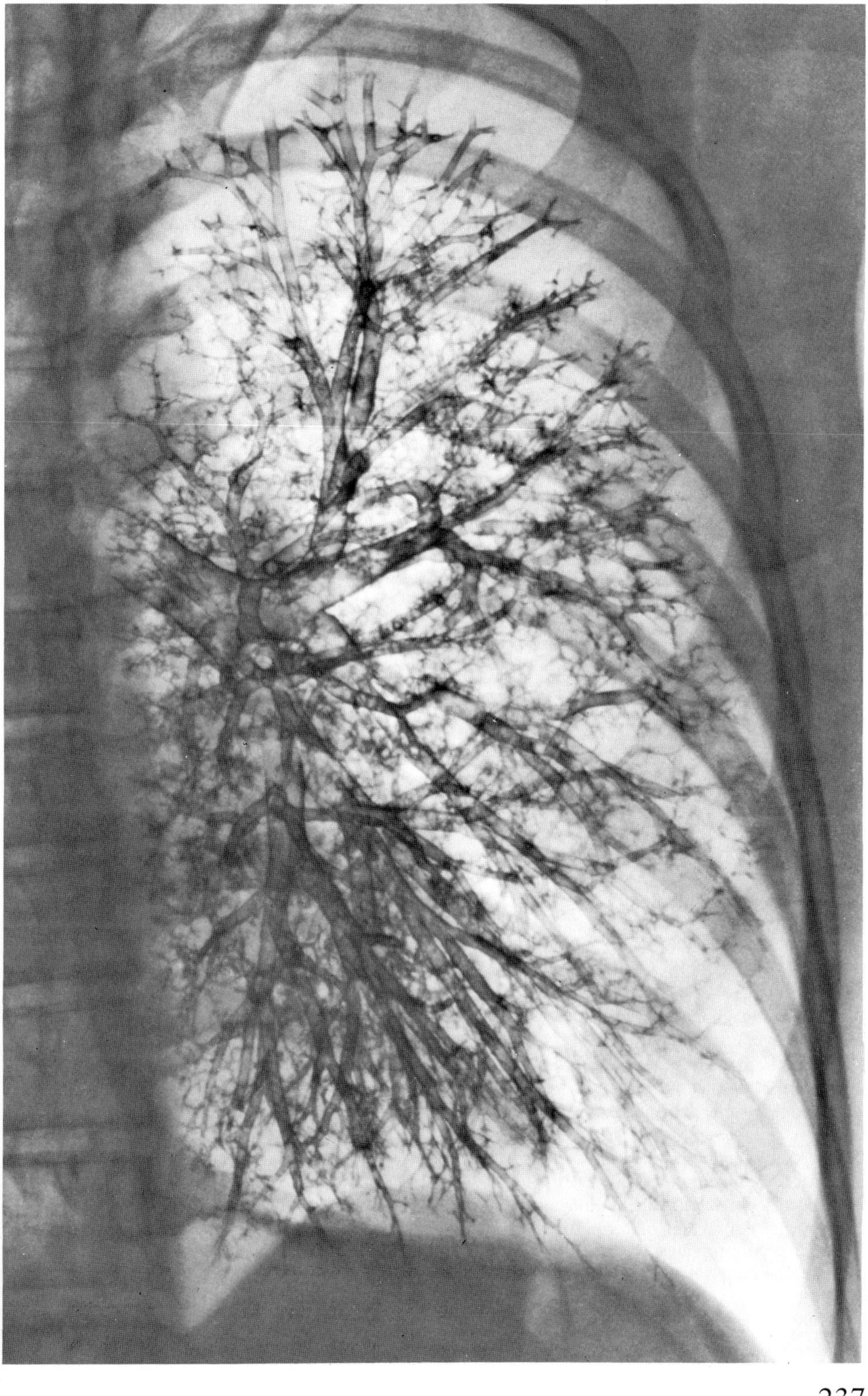

A Lungen mit Bronchialbaum. Die Nummern in dieser Abbildung entsprechen der international üblichen Numerierung der Segmente bzw. der Segmentbronchen. Die Namen der Segmente sind auf S. 236 angegeben.

B Rippenseite der rechten Lunge.

C Mediale Seite der rechten Lunge. Sie liegt rückwärts der Wirbelsäule, vorn dem Mittelfellraum mit dem Herzen an. Die Lunge hat im Grunde genommen keine Eigenform. Sie füllt den Raum aus, der zwischen Brustkorb, Zwerchfell und Mittelfellraum (Herz, große Blutgefäße, Speiseröhre, Thymus, Lymphknoten) übrig bleibt. In ihre Oberfläche prägen sich daher die Nachbarorgane ein. Wegen der Zwerchfellkuppel ist die Lungenbasis konkav. Auf der Medialseite wölbt das Herz die Herzbucht ein. Die großen Blutgefäße prägen Rinnen ein. Auf der dem Mittelfell zugewandten Seite der Lunge liegt der „Hilus", die Eintrittsstelle der Hauptbronchen und der großen Blutgefäße. Nur am Hilus treten Gefäße in die Lungen ein. Die übrige Oberfläche der Lunge ist mit dem glatten Lungenfell (einem Teil des Brustfells) überzogen, das die Atembewegungen der Lunge ermöglicht (vgl. S. 242).

1–10	in Abbildung A: Segmentbronchen (vgl. S. 236)	Bronchi segmentales
1	in Abbildung C: Der Wirbelsäule zugewandte Seite der Lunge	Pars vertebralis
2	in Abbildung C: Herzbucht der Lunge	Impressio cardiaca
11	Oberlappen	Lobus superior
12	Mittellappen	Lobus medius
13	Unterlappen	Lobus inferior
14	Spalte zwischen Ober- und Mittellappen	Fissura horizontalis
15	Spalte zwischen Ober- bzw. Mittel- und Unterlappen	Fissura obliqua
16	Lungenspitze	Apex pulmonis
17	Lungenschlagader	A. pulmonalis
18	Lungenvenen	Vv. pulmonales
19	Stammbronchus	Bronchus principalis
20	Brustfell	Pleura
21	Zwerchfellseite der Lunge	Facies diaphragmatica
22	Vorderer Lungenrand	Margo anterior
23	Unterer Lungenrand	Margo inferior
24	Abdruck der Schlüsselbeinschlagader	(A. subclavia)
25	Abdruck der rechten hinteren Brustkorbvene	(V. azygos)
26	Oberlappenbronchus	Bronchus lobaris superior
27	Mittellappenbronchus	Bronchus lobaris medius
28	Unterlappenbronchus links	Bronchus lobaris inferior
29	Hiluslymphknoten	Nodus lymphaticus bronchopulmonalis

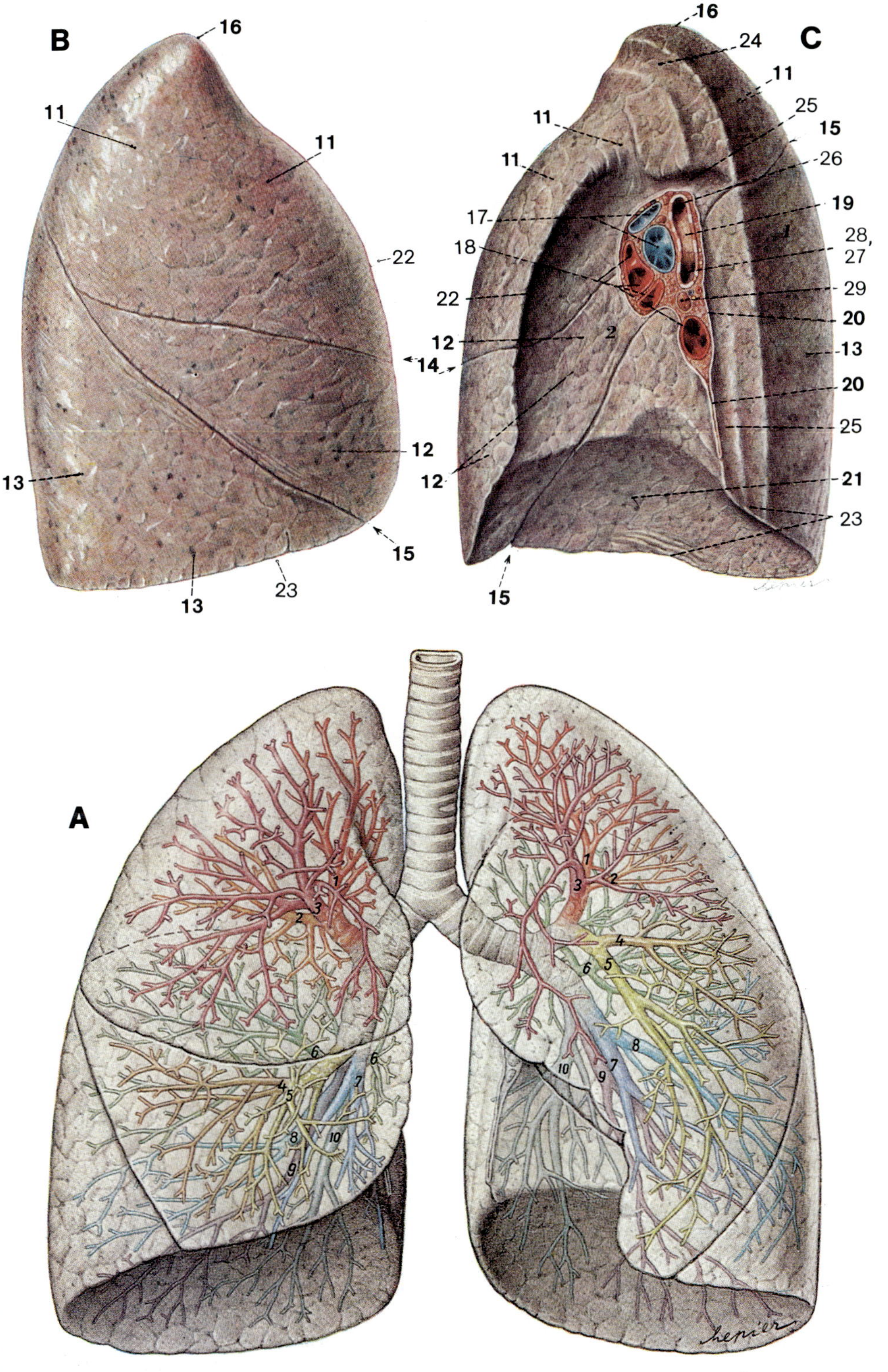
B
16
11
11
22
14
12
13
15
13
23
C
16
24
11
25
15
11
11
26
17
19
18
28,
27
22
29
20
12
2
13
14
20
25
12
21
23
15
A
1
2
3
4
5
6
7
8
9
10

A bis **C** Projektion der Lungen auf die Körperwand. Die Lungen füllen nicht den ganzen Brustraum aus. Den mittleren Teil des Brustraums (Mediastinum) nimmt das Herz mit den großen Gefäßen ein. Das Zwerchfell steht nicht quer, sondern wölbt sich weit in den Brustkorb nach oben. Herz und Zwerchfell bestimmen damit sehr wesentlich die Form der Lungen. Die Lunge erreicht aber auch bei tiefster Einatmung nicht den unteren Rand des Brustkorbs. Ihre Bewegungsmöglichkeiten werden begrenzt durch die Größe des Entfaltungsraums des Brustfells (Pleura). Die Pleuragrenzen bestimmen damit den äußerst möglichen Tiefstand der Lungen. Lungen blau, Brustfell hellviolett, Milz dunkelviolett, Leber braun, Gallenblase grün, Herzkontur rot gestrichelt.

D Querschnitt durch die Luftröhre. Die Speiseröhre haben wir als einfachen Muskelschlauch kennengelernt. Durch einen derartigen Schlauch ist Luft nach dem Unterdruck-Überdruck-System der Atmung nicht angemessen schnell zu bewegen: Bei Erhöhung des Drucks weitet sich zwar das Rohr aus, bei Sog hingegen fällt es zusammen und läßt keine Luft durch. Deshalb benötigt die Luftröhre eine Versteifung, um die Durchgängigkeit zu garantieren. Die Lunge ändert bei den Atembewegungen ihre Größe, dies führt ebenso wie der Schluckakt oder Vor- und Rückneigen des Kopfes zu Längenänderungen der Luftröhre. Diese kann daher nicht aus einem starren Rohr bestehen, sondern muß wie die Wirbelsäule aus abwechselnd starren und beweglichen Elementen zusammengesetzt sein. Die starren Elemente sind die Knorpelspangen, die beweglichen die Ringbänder dazwischen. Eine begrenzte Änderung der Größe des Lumens der Luftröhre wird dadurch möglich, daß die Luftröhrenknorpel nicht ringförmig geschlossen, sondern hufeisenförmig sind und der Verschluß der Hinterwand der Luftröhre durch eine Platte aus Bindegewebe und glatter Muskulatur gebildet wird.

E bis **G** Änderungen des Lumens der Luftröhre im Brustkorb in Abhängigkeit von der Atmung.

E Ruhezustand.

F Einatmung. Durch den Unterdruck im Brustraum wird die Luftröhre auseinandergezogen.

G Forcierte Ausatmung beim Hustenstoß. Durch den Überdruck im Brustraum wird die Luftröhre zusammengepreßt.

H Körperhaltung bei tiefer Einatmung.

J Körperhaltung bei tiefer Ausatmung.

K Atembewegungen des Bronchialbaums.

L Entfaltung der Lunge bei der Einatmung. Bei der Brustkorbatmung wird der Brustkorb vor allem in den unteren Partien breiter und tiefer. Dies bedeutet für die Lunge kein besonderes Problem. Wäre sie mit dem Brustkorb verwachsen, so würde sie rhythmisch auseinandergezogen und zusammengepreßt. Anders bei der Zwerchfellatmung. Das kuppelförmige Zwerchfell tritt tiefer und gibt am Rand Verschieberäume frei. Dabei wird die Lunge nicht einfach auseinandergezogen, sondern führt auch eine Gleitbewegung im Pleuraraum durch. Diese Bewegung geht bei der Einatmung nach unten und beträgt am Unterrand bei mittlerer Atemtiefe etwa 3 cm. Damit entfaltet sich die Lunge nicht radiär, sondern von oben nach unten. Die „Lungenspitzen“ bleiben damit weitgehend in Ruhe (früher waren „Lungenspitzenkatarrhe“ als milde Erkrankungsformen der Lungentuberkulose häufig). Damit die Lunge bei der Ausatmung wieder zur ursprünglichen Form zurückkehrt, ist sie reichlich mit elastischen Fasern durchsetzt. Diese umspinnen nicht nur das einzelne Lungenbläschen, auch Bronchen und Luftröhre weisen ein kräftiges elastisches Längssystem auf. Die Lunge besitzt dadurch die höchste Gewebeelastizität von allen Organen. Der Zug der elastischen Fasern ist in Richtung Hilus (Hilum) gerichtet, er sucht die Lunge zu verkleinern.

Querschnitt durch den Brustkorb mit Lungen und Herz S. 32 ,
Bild von Lunge und Brustfell mit Organen des Mittelfellraumes von vorn S. 353,
Projektion der Lunge auf die Körperoberfläche S. 159, 161, 163, 165.

1	Membranöse Rückwand der Luftröhre	Paries membranaceus
2	Schleimhaut	Tunica mucosa
3	Knorpelspange	Cartilago trachealis
4	Hüllgewebe (Adventitia)	Tunica adventitia

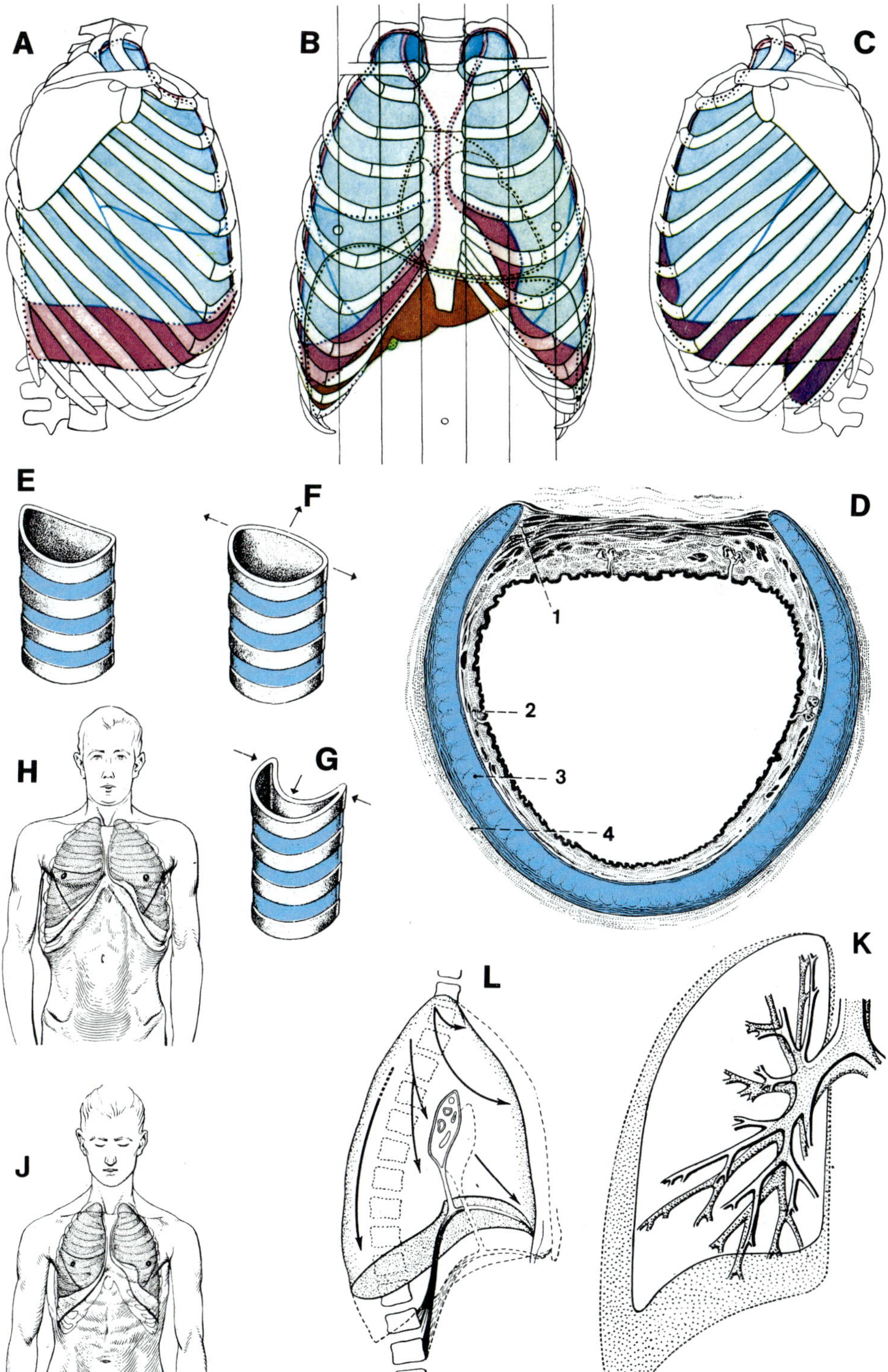
A
B
C
E
F
D
1
2
3
4
H
G
K
L
J

Atmungsorgane

A Aufzweigung eines kleinen Bronchus (Bronchiole) in die Lungenbläschen.

B Plastische Darstellung der Endaufzweigung einer Bronchiole mit Gefäßnetz. Unten elastische Fasernetze im Lungenfell. Die Lunge liegt in der Brusthöhle mit dem Lungenfell dem Rippenfell an bzw. ist durch eine kapillare Flüssigkeitsschicht, die der Minderung der Reibung bei den Entfaltungsbewegungen dient, von ihm getrennt. Gelangt Luft in diesen „Pleuraspalt", so ziehen die elastischen Fasern die Lunge von der Brustwand weg, es entsteht ein „Pneumothorax" (kurz „Pneu" genannt). Durch den Pneumothorax sinken das Lungenvolumen und damit die Atemleistungen. Bei Verletzungen des Brustkorbs, welche die Brustwand durchdringen, muß man sofort einen luftdichten Abschluß der Wunde herbeiführen, da sonst bei jeder Einatmung Luft in den Pleuraraum gesaugt wird und der dabei entstehende Pneumothorax ständig wächst. Ein Pneumothorax kann bei größerer Ausdehnung lebensbedrohend werden, weil nicht nur die Lunge der entsprechenden Seite behindert wird: Durch den Unterdruck im vorerst gesunden Teil wird der Mittelfellraum mit dem Herzen zur Gegenseite verlagert, wodurch einmal die andere Lunge in ihrer Leistung eingeschränkt wird, zum anderen aber durch Zug an den Nerven erhebliche vegetative Störungen ausgelöst werden können. Ähnlich wie ein Pneumothorax kann eine größere Flüssigkeitsansammlung im Pleuraraum („Pleuraerguß") Beschwerden verursachen.

C Schema eines Lungenläppchens mit Darstellung der Kontraststellen zwischen großem und kleinem Kreislauf. Während in Abbildung B die Schlagadern rot und die Venen blau gezeichnet sind, wird in Abbildung C nicht der Wandbau des Gefäßes, sondern die Qualität des Blutes farbig unterschieden: Hier sind Gefäße mit sauerstoffreichem Blut rot, solche mit sauerstoffarmem blau eingetragen. Die Bronchen können „nicht von der Luft leben", sondern müssen wie alle anderen Organe mit Blut versorgt werden. Die Blutgefäße der Bronchen können nicht aus dem kleinen Kreislauf gespeist werden: a) Das Blut in der Lungenschlagader ist sauerstoffarm. b) Das Blut in der Lungenvene ist zwar sauerstoffreich, hat aber einen niedrigen Druck. Die Schlagadern der Bronchen entspringen daher aus der Brustaorta. An den Bronchiolen haben großer und kleiner Kreislauf Verbindungen. Zum Teil können diese durch besondere Sperrvorrichtungen in Schlagadern (Sperrarterien) verschlossen werden.

1 Bronchiole (knorpelfreier kleiner Bronchus) . . . . Bronchiolus
2 Lungenbläschen . . . . Alveoli pulmonis
3 Ast der Lungenschlagader . . . . (A. pulmonalis)
4 Ast einer Lungenvene . . . . (V. pulmonalis)

5 Endbronchiole . . . . Bronchiolus respiratorius
6 Lungenbläschengang . . . . Ductus alveolaris
7 Trennwand zwischen zwei Lungenbläschen . . . . Septum interalveolare
8 Lungenfell mit elastischen Fasernetzen . . . . Pleura visceralis (pulmonalis)
9 Elastischer Faserkorb des Lungenbläschens . . . . (Fibrae elasticae)
10 Lungenkapillarnetz . . . . Rete capillare
11 Ast einer Bronchialschlagader . . . . (R. bronchialis)
12 Ast einer Bronchialvene . . . . (V. bronchialis)
13 Sperrarterie . . . . –

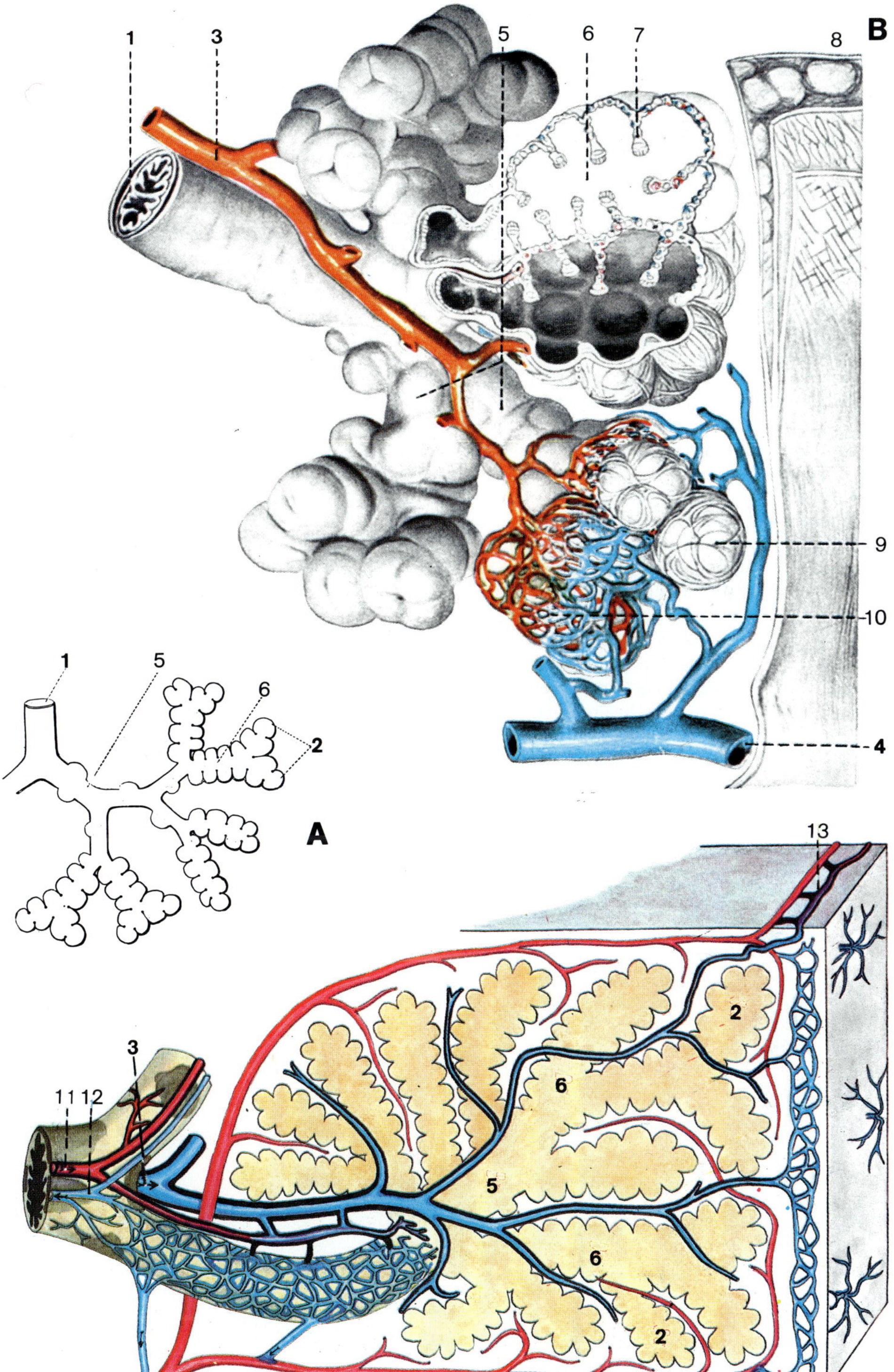
B
1
3
5
6
7
8
9
10
4
A
1
5
6
2
C
13
3
11
12
2
6
5
6
2
4

A Mikroskopisches Bild der Lunge bei etwa 50facher Vergrößerung. Der Gasaustausch findet an der Wand der Lungenbläschen (Alveolen) statt, die von einem Kapillarnetz umsponnen werden (Abbildung B auf der Seite vorher). Da der Gasaustausch durch Diffusion und nicht als aktive Gewebeleistung vor sich geht, wird der Austausch um so besser sein, je dünner die Trennwand zwischen Blut und Atemluft ist. Deshalb sind die Wände der Lungenbläschen hauchdünn ausgezogen, und erst mit dem Elektronenmikroskop konnte der Beweis erbracht werden, daß überhaupt eine kontinuierliche Wand vorhanden ist. Bei den Atembewegungen ändert sich das Volumen der Lunge. Da die Bronchen aufgrund ihrer Knorpelversteifung nur zu geringen Volumenänderungen fähig sind, muß die Größenänderung vor allem die Lungenbläschen treffen. Beim Erwachsenen haben die Lungenbläschen bei Ausatmung einen Durchmesser von 0,1 bis 0,2 mm, bei Einatmung von 0,3 bis 0,5 mm. Die Größe der Lungenbläschen und mit ihr die Länge der umspinnenden Blutkapillaren wirken sich auf Atem- und Herzfrequenz aus. Je kleiner die Lungenbläschen, desto schneller müssen Atmung und Herzschlag sein. Das Kind mit kleineren Lungenbläschen hat daher auch eine raschere Atmung. Die Oberfläche aller Lungenbläschen zusammen beträgt etwa 100 m^2, hat also etwa die Größe der Wohnfläche einer Vierzimmerwohnung. Rechte und linke Lunge sind nicht gleich groß, da das Herz mit seinem größeren Teil links liegt und der linken Lunge Platz wegnimmt. Ein Teil des Verlustes wird allerdings dadurch kompensiert, daß das Zwerchfell rechts von der Leber weiter nach oben gedrängt wird, so daß die linke Lunge sich etwas weiter nach unten entfalten kann. Diese 100 m^2 Lungenoberfläche werden pro Tag mit etwa 7000 bis 8000 l Blut durchspült. Wird die Atemfläche kleiner durch Erkrankungen der Lunge, z. B. bei Lungenblähung = Emphysem, so muß das rechte Herz mehr arbeiten, um die gleiche Arterialisierungsleistung zu vollbringen. Bei Erkrankungen des linken Herzens kommt es leicht zu einem Rückstau von Blut in die Lunge. Es treten dann Atembeschwerden auf, die vom Patienten häufig als eine Lungenerkrankung gedeutet werden, aber bei angemessener Behandlung des Herzens wieder verschwinden.

B Mikroskopisches Bild der embryonalen Lunge (gleiche Vergrößerung wie Abbildung A). Da in der Gebärmutter noch nicht geatmet werden kann, ist die Lunge luftleer. Beim ersten Atemzug nach der Geburt werden die Lungenbläschen entfaltet. Daran kann der Gerichtsmediziner erkennen, ob ein Kind tot geboren wurde oder nach der Geburt noch gelebt hat („Schwimmprobe“: nicht beatmete Lunge geht unter, beatmete schwimmt).

C, D Bronchoskopische Bilder der Luftröhre (C) und der Aufzweigung (Bifurkation) der Luftröhre in die beiden Hauptbronchen (D). Das Bronchoskop ist im Prinzip ein Rohr, an welchem vorn eine Lampe angebracht ist. Dieses Rohr schiebt man bei stark zurückgeneigtem Kopf über den Rachen und den Kehlkopf in die Luftröhre ein und kann nun die Luftröhre und die Bronchen unmittelbar besichtigen. Durch das Rohr kann man auch feine Instrumente für kleinere Operationen einführen, z. B. zur Entnahme verdächtigen Gewebes zur Untersuchung.

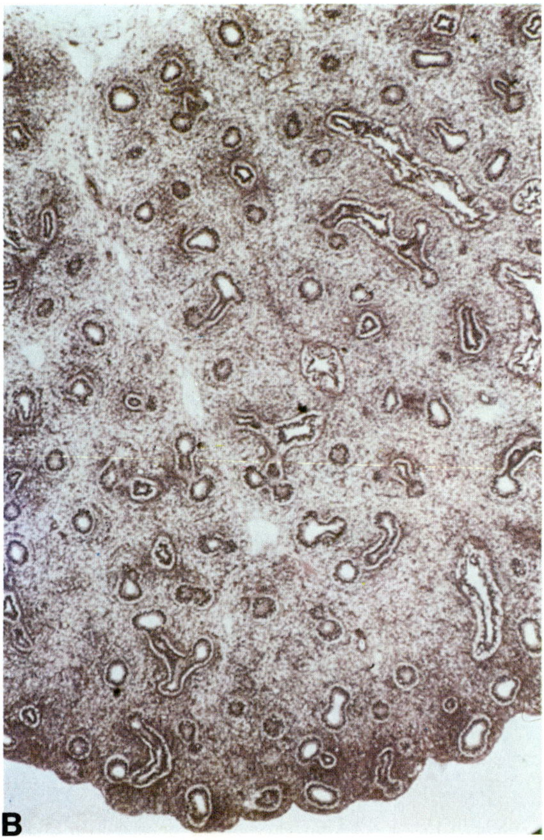

B

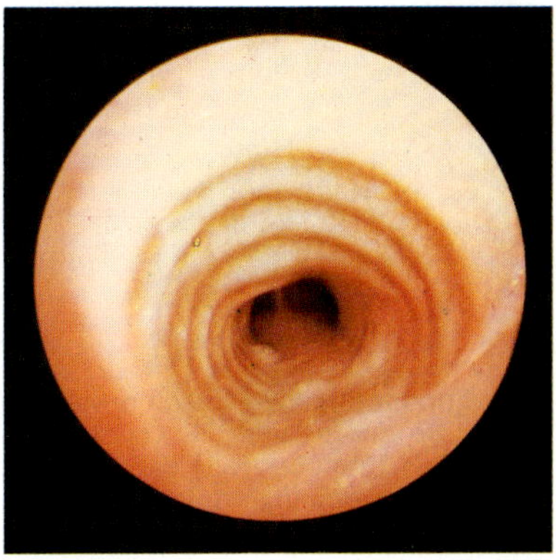

C

D

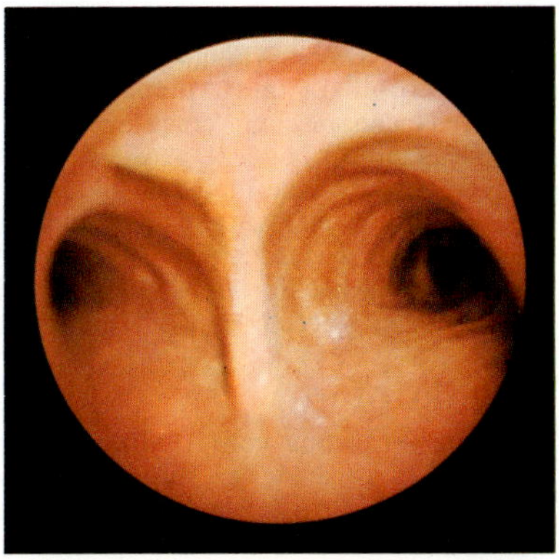

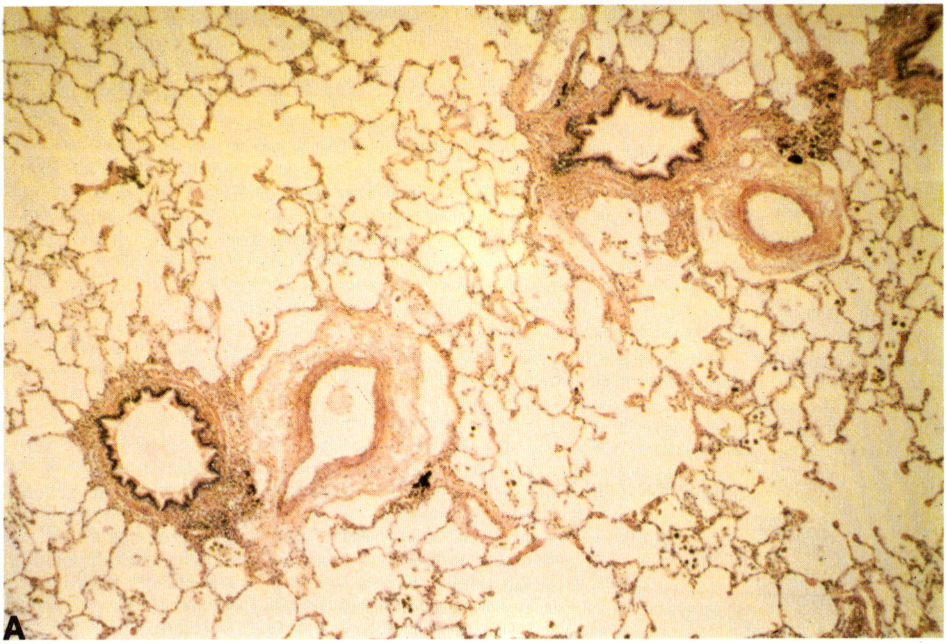

A

Atmungsorgane: Zusammenfassung

Die Atmungsorgane umfassen die luftleitenden Organe (Nasenhöhle, Rachen, Kehlkopf, Luftröhre, Bronchen) und das Gasaustauschorgan Lunge. Während der Verdauungskanal normalerweise eine Einbahnstraße darstellt, sind die Atemwege auf abwechselnde Strömung eingerichtet: Ein- und Ausatmung erfolgen durch die gleichen „Luftwege". Speise- und Atemweg unterscheiden sich wegen des unterschiedlichen Transportgutes (Flüssigkeit bzw. Gas) auch im Wandbau: Speiseweg = muskulöse Schläuche, Atemweg = relativ starre Rohre usw. aus Knorpel oder Knochen.

Nasenhöhle

Aufgabe = Vorbereitung der Atemluft: Anwärmung, Befeuchtung, Reinigung, Prüfung auf Verträglichkeit. Diese Aufgaben sind um so besser zu lösen, je größer die Kontaktfläche zwischen Nasenschleimhaut und Atemluft ist. Daher sind in die Nasenhöhle ähnlich wie Heizkörper drei bis vier Nasenmuscheln eingefügt. Diese sind mit einem blutgefäßreichen Schwellgewebe („Warmwasserheizung") bedeckt. An der feuchten Schleimhaut wird die Atemluft nicht nur angefeuchtet, es bleiben auch Staubteilchen hängen, die durch die feinen Flimmerhärchen der Deckzellen der Schleimhaut rachenwärts transportiert und mit Nasensekret zusammen ausgeschneuzt, ausgehustet oder geschluckt werden. Der Prüfung auf Verträglichkeit dient der Geruchsinn, dessen Sinneszellen im obersten Abschnitt der Nasenhöhle liegen. Er erfüllt seine Aufgabe nur unvollkommen: manche Giftgase sind geruchlos (Kohlenmonoxid), manche unschädlichen Stoffe stinken (Käse).

Kehlkopf

Die Überkreuzung von Atem- und Speiseweg im Rachen bedingt die Notwendigkeit eines Verschlußmechanismus des Eingangs in die unteren Luftwege. Der Kehlkopf hat ein Knorpelgerüst (wichtigste Knorpel: Kehldeckel, Schildknorpel, Ringknorpel, Stellknorpel). Beim Schlucken wird der ganze Kehlkopf nach oben gezogen, dabei wird der Kehldeckel durch den Zungengrund schützend über den Kehlkopfeingang geklappt, der Speisebrei läuft seitlich am Kehldeckel vorbei in die Speiseröhre. Ein luftdichter Verschluß des Kehlkopfs ist durch die Stimmlippen möglich. Diese dienen nicht nur der Abdichtung nach oben (Speisen) und unten (beim Husten), sondern vermitteln auch die Stimme, indem sie nach Art einer Saite schwingen. Die Tonhöhe hängt ab von Länge, Spannung und Dicke der schwingenden Saite. Wir finden daher im Kehlkopf eine ganze Reihe von Muskeln, welche die Weite der Stimmritze und die Tonhöhe regulieren.

Luftröhre und Bronchen

Der Kehlkopf wird beim Schlucken gehoben, die Lunge tritt bei der Einatmung tiefer. Dabei werden die Luftröhre und die großen Bronchen ziehharmonikaartig auseinandergezogen. Sie können daher nicht aus starren Rohren bestehen, es wechseln Knorpelringe und elastisches Gewebe miteinander ab.

Lunge

In den Lungenbläschen vollzieht sich der Gasaustausch: Atemluft und Blut sind nur durch die dünnen Wände der Lungenbläschen und der Haargefäße getrennt. Die Gesamtoberfläche der Lungenbläschen beträgt etwa $100 m^2$. Die rechte Lunge ist in drei, die linke in zwei Lappen gegliedert, die wiederum in Segmente aufgeteilt sind.

Äußere Atmung

Der Luftstrom erfolgt aufgrund von Druckunterschieden zwischen Brustkorbinnerem und Außenluft. Bei der Einatmung wird in der Brusthöhle Unterdruck erzeugt: Luft strömt durch die Atemwege ein. Zur Ausatmung wird der Druck in der Brusthöhle erhöht. Die Druckunterschiede werden durch Verstellung des Brustkorbs (Brustatmung) und des Zwerchfells (Bauchatmung) bewirkt. Bei der Einatmung werden die Rippen gehoben, dadurch wird der Brustkorb breiter und tiefer, ferner wird das Zwerchfell gesenkt: Der Rauminhalt nimmt zu, dadurch fällt der Druck ab. Bei der Ausatmung wird umgekehrt der Rauminhalt vermindert, der Druck steigt.

Harn- und Geschlechtsorgane

A Rechte Niere von vorn. An der uneröffneten Niere unterscheidet man einen oberen und einen unteren Pol, eine Vorder- und eine Hinterfläche, einen inneren und einen äußeren Rand. Der innere Rand ist buchtartig eingezogen, dort treten die Blut- und Lymphgefäße, die Nerven und der Harnleiter in die Niere ein bzw. aus. Die Eintrittsstelle der Blutgefäße und Nerven in ein Organ nennt man Hilus oder Hilum, z. B. Nierenhilus, Lungenhilus, Milzhilus.

B Linke Niere von vorn (natürliche Größe). Ein Teil des Nierengewebes ist abgetragen, um den Blick auf das Nierenbecken freizugeben. Mit freiem Auge kann man zwei verschiedene Gewebearten an der Nierenschnittfläche unterscheiden: die feingekörnte Rinde und das längsgestreifte Mark. Das Nierenmark bildet keine zusammenhängende Schicht, sondern ist in einzelne Lappen, die Nierenpyramiden, gegliedert, an deren Spitze der Harn jeweils in den zugehörenden „Kelch" des Nierenbeckens abgegeben wird. Im Nierenhilus und der seitlich davon sich ausweitenden „Nierenbucht" liegen die Blutgefäße vorn, das Nierenbecken bzw. der Harnleiter hinten. Operationen am Nierenbecken werden daher meist von rückwärts her vorgenommen. Die Nieren eines Erwachsenen haben eine Länge von 10 bis 12 cm, eine Dicke von etwa 4 cm und wiegen je etwa 120 bis 200 g.

C Verschiebung der Nieren bei tiefer Ein- und Ausatmung. Die Nieren sind nicht fest mit der hinteren Bauchwand verwachsen, sondern sind im wesentlichen an den Blutgefäßen aufgehängt. Durch den hohen Druck in der Nierenschlagader werden sie in der Schwebe gehalten. Diese bewegliche Aufhängung läßt ihre Verschiebung bei der Zwerchfellkontraktion zu. Die Nieren treten dann nicht einfach tiefer, sondern beschreiben etwa Kreisbahnen um die Abgangspunkte der Nierenschlagadern an der Bauchaorta.

D, E Verschiedene normale Formen des Nierenbeckens.

D Ampullärer Typ des Nierenbeckens: Die Nierenkelche sind kurz und münden in einen weiten Sack.

E Dendritischer Typ des Nierenbeckens: Die Nierenkelche sind lang, das Nierenbecken erscheint baumartig verzweigt (griechisch dendron = Baum).

Bilder der Nieren mit Nachbarorganen S. 163, 201, 211, 255, 257, 435.

1–5	Erster bis fünfter Lendenwirbel	Vertebra lumbalis I–V
6	Oberer Nierenpol	Extremitas superior
7	Äußerer Nierenrand	Margo lateralis
8	Unterer Nierenpol	Extremitas inferior
9	Nierenschlagader	A. renalis
10	Nierenvene	V. renalis
11	Nierenhilus	Hilum renale
12	Zwölfter Brustwirbel und zwölfte Rippen	Vertebra thoracica XII + Costae XII
13	Harnleiter	Ureter
14	Nierenbecken (aufgeschnitten)	Pelvis renalis
15	Nierenrinde	Cortex renalis;
16	Nierenmark (gebildet von den Nierenpyramiden)	Medulla renalis; Pyramides renales
17	Zusätzliche Nierenschlagader (kommt häufig am oberen oder unteren Nierenpol vor)	A. renalis[accessoria]
18	Nierensäule (Teil der Nierenrinde zwischen den das Nierenmark bildenden Nierenpyramiden)	Columna renalis
19	Nierenpapille (Spitze der Nierenpyramide)	Papilla renalis
20	Nierenkelch (Teil des Nierenbeckens)	Calix renalis
21	Bindegewebige Nierenkapsel	Capsula fibrosa
22	Bogenschlagader	A. arcuata
23	(Teil der) Fettkapsel	Capsula adiposa

C

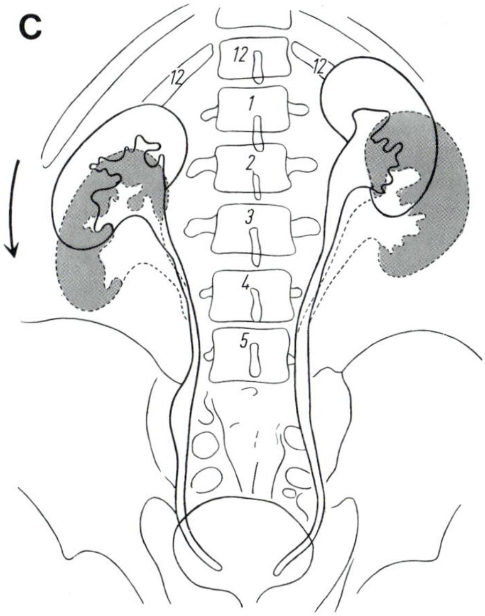
12
12
12
1
2
3
4
5

A

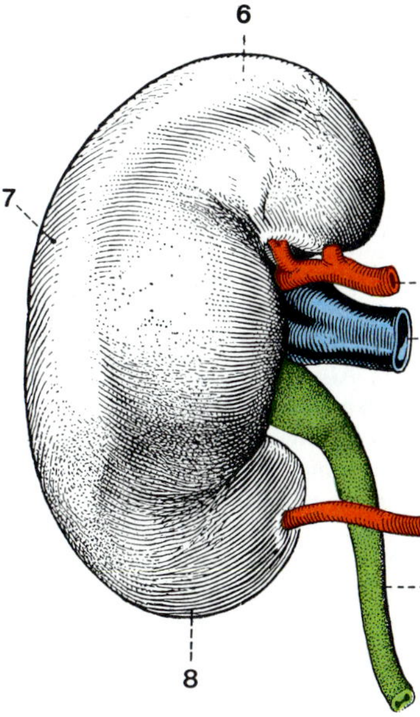
6
7
9
10
11
17
13
8

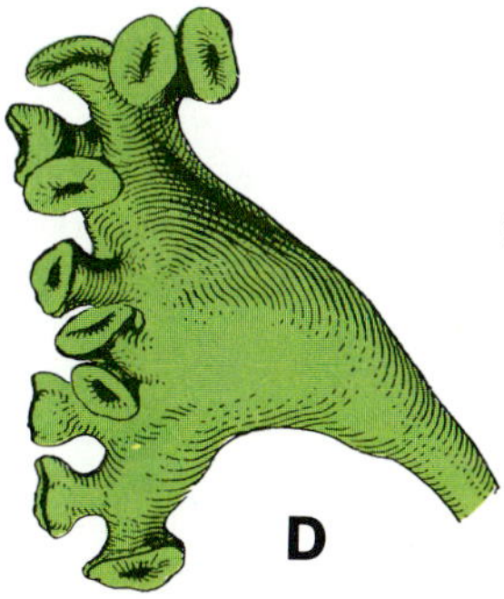

D

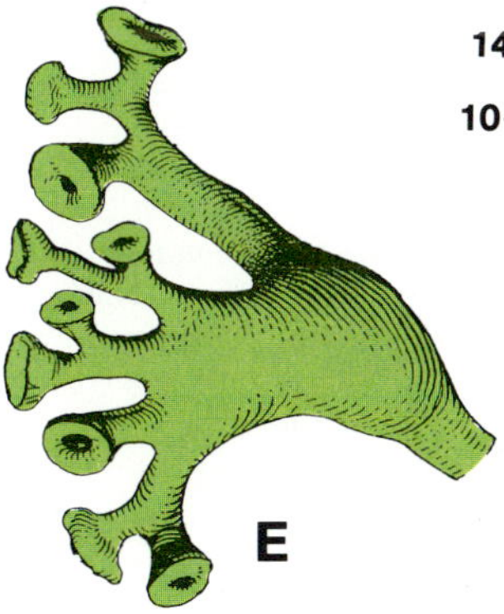

E

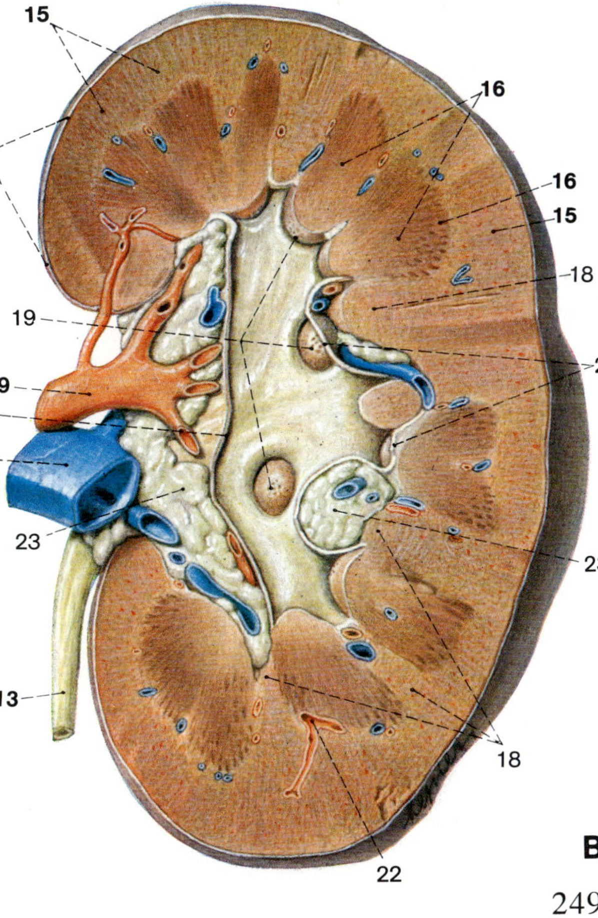
15
16
21
16
15
18
19
20
9
14
10
23
23
13
18
22

B

A Schema des Feinbaus der Niere. Dargestellt ist eine funktionelle Einheit („Nephron"), von der es in den beiden Nieren zusammen etwa zwei bis drei Millionen gibt. Die kleingedruckten Zahlen bedeuten die durchschnittlichen Flüssigkeitsmengen in Litern, die pro Tag durch die entsprechenden Abschnitte (beider Nieren) strömen. Hauptaufgabe der Niere ist es, den Körper von im Blut gelösten Stoffwechselschlacken zu befreien, daneben dient sie auch der Regelung des Flüssigkeits- und Salzhaushalts. Die Niere ist zunächst einmal der Filteranlage eines Schwimmbeckens zu vergleichen, wobei das Blut dem Badewasser entspricht. Die einfachste Reinigung des Schwimmbeckens wäre, das gesamte Wasser abzulassen und frisches Wasser einzufüllen. Dagegen sprechen die Kosten für die Neufüllung und die Aufheizung. Man begnügt sich damit, ständig einen Teil des Wassers durch eine Filteranlage laufen zu lassen, die diesen Teil des Wassers gereinigt an das Becken zurückgibt und so den Schmutz im großen Becken zwar nicht beseitigt, aber ständig „verdünnt", so daß er nicht überhand nimmt. Ähnlich wäre die einfachste „Blutreinigung", das gesamte Blut abzulassen und neues zu bilden. Dies ist natürlich unmöglich, da wir nicht zwischendurch einmal ohne Blut auskommen können. Es werden also von der Niere die Stoffwechselschlacken im Blut nur ständig verdünnt, nie aber vollständig beseitigt. Die Niere unterscheidet sich aber in einem Punkt sehr wesentlich von der Kläranlage eines Schwimmbeckens: Dieses soll möglichst reines Wasser an das Becken zurückliefern, die Niere hingegen soll nicht klares Wasser, sondern vollwertiges Blut an den Kreislauf zurückführen. Die Niere soll also entscheiden, was für den Körper wichtig ist (und damit im Blut bleiben soll) und was dem Körper abträglich ist (und daher ausgeschieden werden muß). Diese schwierige Aufgabe wird von der Niere in zwei Stufen bewältigt: Zunächst einmal scheidet sie (gewissermaßen in einer ersten Begeisterung) in den Nierenkörperchen sehr viel mehr aus, als für den Körper zuträglich ist, dann aber besinnt sie sich auf ihre Aufgabe und holt in den Nierenkanälchen den größten Teil des „Primärharns" wieder zurück. *(Fortsetzung S. 252 A.)*

B Schema der Nierenschlagaderverzweigung. Die Nierenkörperchen hängen wie Früchte an den Zweigen des Baums der Nierenschlagader. In der Abbildung sind die Schlagadern rot, die Venen blau, die Hauptstücke der Harnkanälchen violett gezeichnet. Man beachte, daß die Gefäßknäuel der Nierenkörperchen dem eigentlichen Haargefäßnetz vorgeschaltet sind.

C Mikroskopisches Schnittbild eines Nierenkörperchens (Vergrößerung etwa 250fach). Die Nierenkörperchen mit einem Durchmesser von $^1/_5$ bis $^1/_4$ mm liegen an der Grenze der Sichtbarkeit mit dem freien Auge. Auf Schnitten durch die Nierenrinde (S. 249, Abb. B) kann man sie als feine rote Pünktchen gerade noch sehen.

Bild des Feinbaues des Gefäßknäuels des Nierenkörperchens S. 19.

1	Nierenkörperchen	Corpusculum renale
2	Gefäßknäuel	Glomerulus corpusculi renalis
3	Hauptstück des Nierenkanälchens	Pars proximalis tubuli nephroni
4	Überleitungsstück des Nierenkanälchens (Henlesche Schleife)	Ansa nephroni
5	Mittelstück des Nierenkanälchens	Pars distalis tubuli nephroni
6	Sammelrohr	Tubulus renalis colligens
7	Nierenrinde	Cortex renalis
8	Nierenmark	Medulla renalis
9	Haargefäßnetz um die Nierenkanälchen	Rete capillare peritubulare
10	Zuführendes Schlagäderchen	Arteriola glomerularis afferens
11	Wegführendes Schlagäderchen	Arteriola glomerularis efferens

12	Gefäßknäuelkapsel	Capsula glomeruli
13	Papillengang	Ductus papillaris
14	Nierenkelch	Calix renalis
15	Zwischenlappenschlagader	A. interlobaris
16	Zwischenläppchenschlagader	A. interlobularis
17	Gerade Blutgefäße	Fasciculus vascularis (Vasa recta)
18	Sternvene	V. stellata
19	Bindegewebige Nierenkapsel (mit Blutgefäßen)	Capsula fibrosa
20	Blutgefäße der Fettkapsel	(Capsula adiposa)

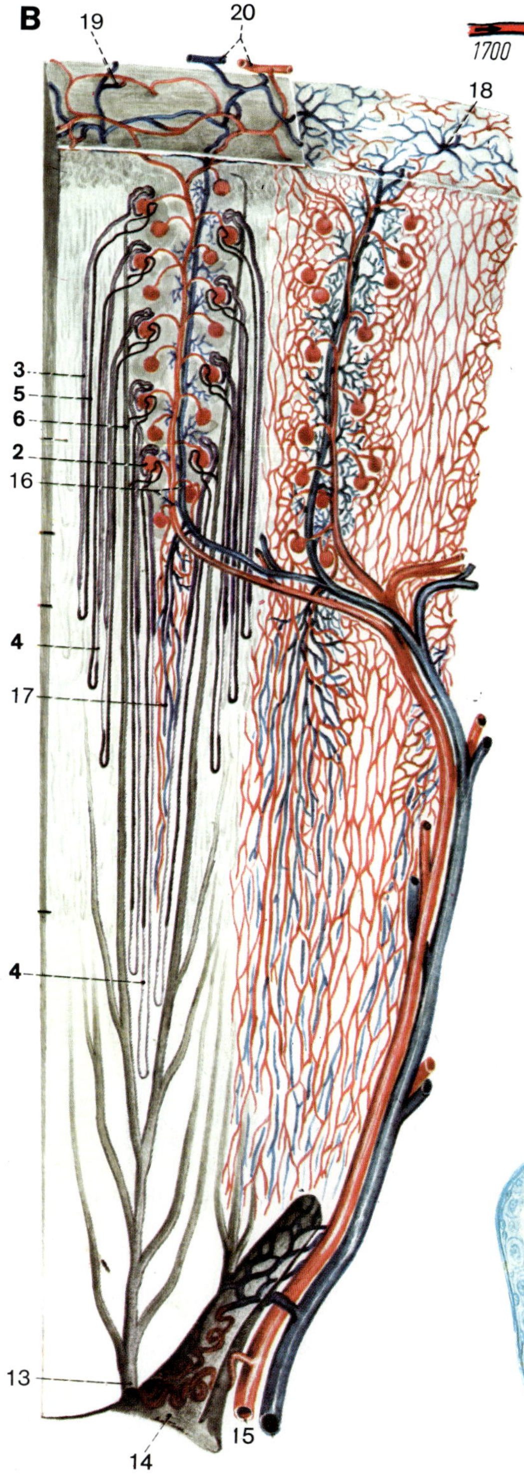
B
19
20
18
3
5
6
2
16
4
17
4
13
14
15

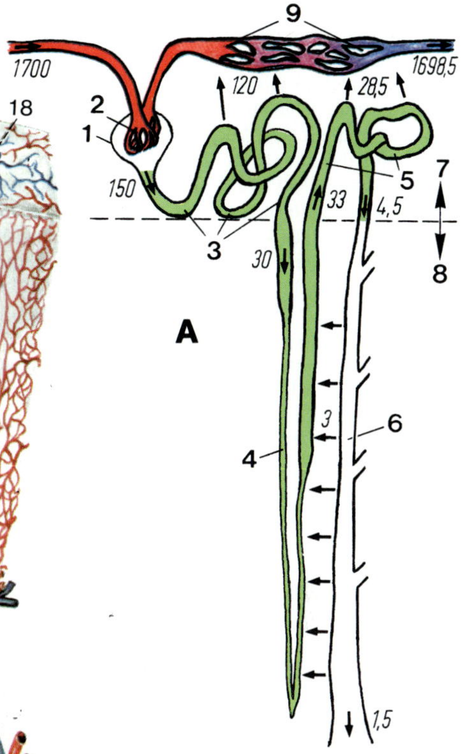
9
1700
1698,5
120
28,5
2
1
150
7
5
33
4,5
3
30
8
A
3
6
4
1,5

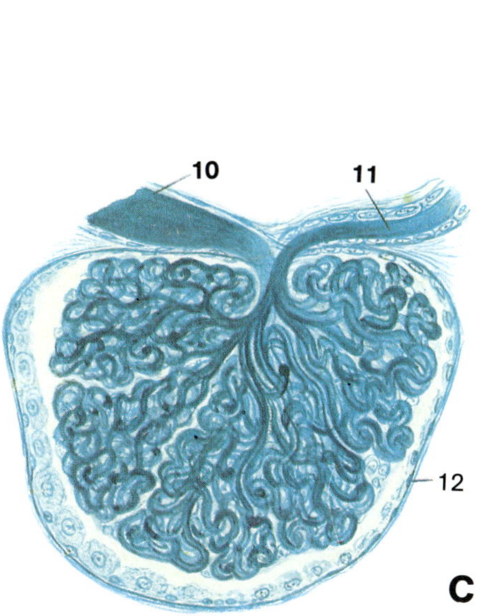
10
11
12
C

A Mikroskopisches Schnittbild von Harnkanälchen der Nierenrinde (Vergrößerung 320fach). Die Harnbereitung geht im einzelnen folgendermaßen vor sich: Die kleinen Äste der Nierenschlagader bilden Gefäßknäuel (Glomeruli), die von einer sehr dünnen Membran bedeckt sind und in einen Hohlraum hängen. Die Wand dieser Gefäßknäuel ist so beschaffen, daß Wasser, Salze, einfach gebaute Zucker und ähnliche Stoffe hindurchtreten können, während die Eiweiße und die Blutkörperchen zurückgehalten werden. Durch den Blutdruck wird etwa ein Zehntel der durch die Nieren fließenden Flüssigkeitsmenge (etwa 1500 l Blut pro Tag) als Primärharn (150 bis 170 l pro Tag) abgepreßt. Dieser Primärharn gelangt in die „Nierenkanälchen“, die in mehrere Abschnitte gegliedert sind: in Hauptstück, Überleitungsstück und Mittelstück. Das Hauptstück ist zunächst geknäuelt („proximales Tubuluskonvolut“) und geht dann in die „Henlesche Schleife“ über, deren Teil mit dünner Wand als Überleitungsstück bezeichnet wird. Als letzter Abschnitt des Nierenkanälchens folgt das Mittelstück, das sich zum „distalen Tubuluskonvolut“ aufknäuelt und dann in das Sammelrohr einmündet. Die geknäuelten Abschnitte liegen in der Nierenrinde, die Henlesche Schleife zieht weit in das Nierenmark hinein und läuft dann haarnadelartig wieder zur Rinde zurück. Die Nierenkanälchen werden vom Haargefäßnetz der Nierengefäße umsponnen (im Schema A der vorhergehenden Seite wurden die Haargefäße nur der besseren Übersicht wegen neben die Tubuluskonvolute gezeichnet), dadurch ist ein Flüssigkeits- und Stoffaustausch zwischen Nierenkanälchen und Blutgefäßen möglich. Durch das Abpressen des Primärharns wurde das Blut in den Nierenschlagäderchen stark eingedickt, es saugt daher im Haargefäßgebiet aufgrund des osmotischen Drucks Flüssigkeit aus den Nierenkanälchen zurück, und zwar rund 99% des Primärharns. Wesentlich ist dabei die unterschiedliche Behandlung der gelösten Stoffe. Zum Teil werden diese aus dem Primärharn rückresorbiert (z. B. Traubenzucker, Kochsalz usw.), zum Teil belassen. Es werden auch noch Stoffe von den Kanälchenzellen aktiv an den Harn abgegeben.

B Mikroskopisches Schnittbild von Harnkanälchen des Nierenmarks (Vergrößerung 150fach). Getroffen sind die engen absteigenden und die etwas weiteren aufsteigenden Teile der Henleschen Schleife sowie die weiten Sammelrohre.

C Darstellung der Nierenbecken und der Harnleiter im Röntgenbild durch Einspritzen eines Röntgenkontrastmittels über durch die Blase in die Harnleiter eingeführte Katheter („retrogrades Pyelogramm“). Die beiden Nierenbecken entsprechen dem dendritischen Typ.

1	Gasblasen im absteigendem Dickdarm	(Colon descendens)
2	Gasblasen im aufsteigendem Dickdarm	(Colon ascendens)
3	Seitlicher Rand des großen Lendenmuskels	(M. psoas major)
4	Nierenbecken	Pelvis renalis
5	Nierenkelche (dunkel) mit Nierenpapillen (hell)	Calices renales; Papillae renales
6	Harnleiter	Ureter
7	„Nierenschatten“	(Ren)

8	Hauptstück des Nierenkanälchens	Pars proximalis tubuli nephroni
9	Überleitungsstück des Nierenkanälchens (Henlesche Schleife)	Ansa nephroni
10	Mittelstück des Nierenkanälchens	Pars distalis tubuli nephroni
11	Sammelrohr	Tubulus renalis colligens
12	Haargefäßnetz um die Nierenkanälchen	Rete capillare peritubulare
13	Bindegewebe	Textus connectivus

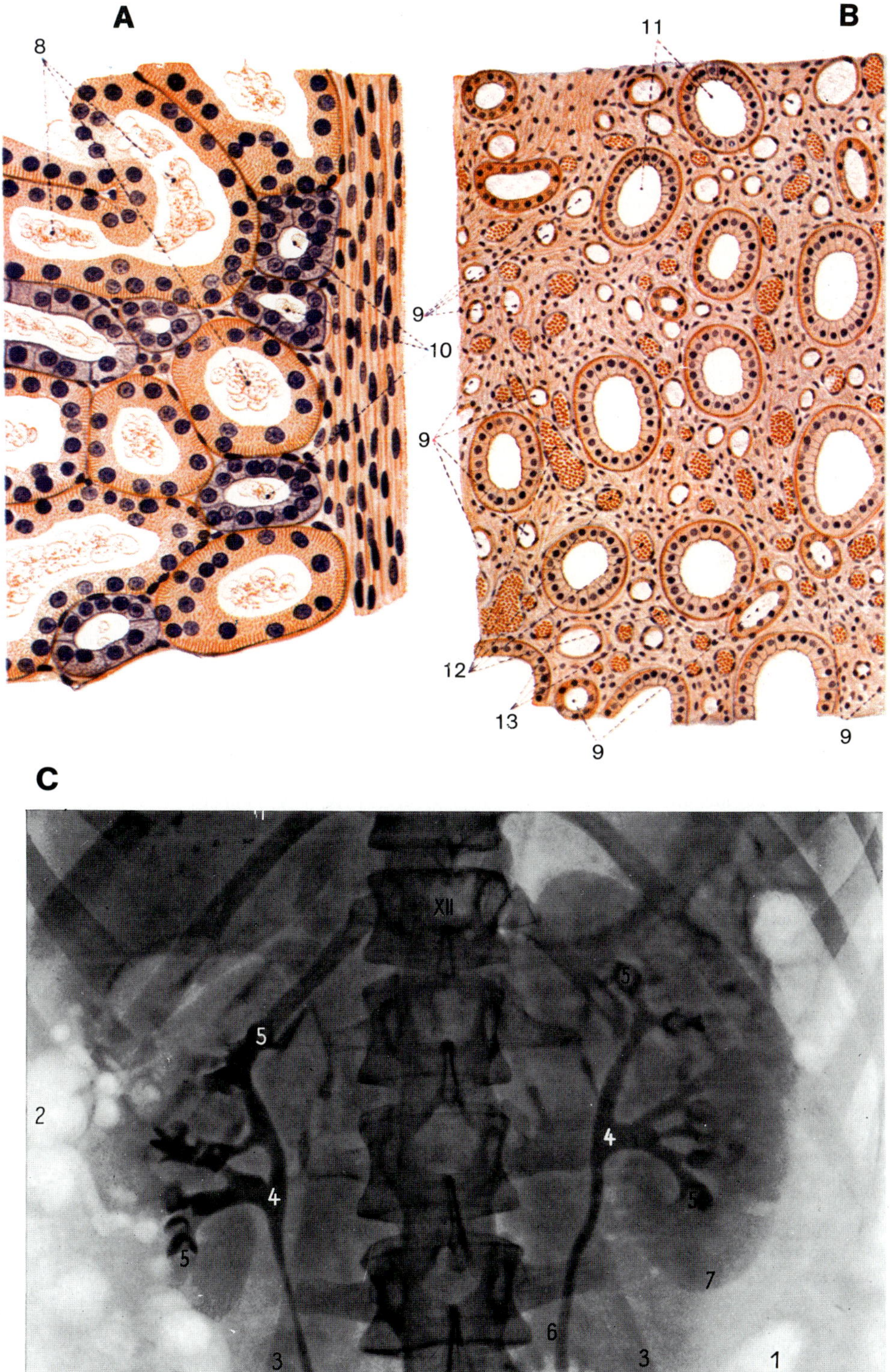
A
B
8
11
9
10
9
12
13
9
9
C
XII
5
5
2
4
4
5
5
7
6
3
3
1

Harnorgane

Hinterwand des Bauchraums mit Nieren und Harnwegen (Retroperitonealraum). Man vergleiche hierzu auch die Abbildungen auf den S. 201, 211 und 435.

1	Niere	Ren
2	Harnleiter	Ureter
3	Harnblase	Vesica urinaria
4	Zwerchfell	Diaphragma
5	Nebenniere	Glandula suprarenalis
6	Mageneingang (abgeschnitten)	Pars cardiaca
7	Mastdarm	Rectum
8	Stamm der Leber-, Milz- und Magenschlagadern	Truncus coeliacus (celiacus)
9	Obere Gekröseschlagader	A. mesenterica superior
10	Nierenschlagader	A. renalis
11	Hodenschlagader	A. testicularis
12	Untere Gekröseschlagader	A. mesenterica inferior
13	Gemeinsame Beckenschlagader	A. iliaca communis
14	Innere Beckenschlagader	A. iliaca interna
15	Untere Hohlvene	V. cava inferior
16	Lebervenen	Vv. hepaticae
17	Nierenvene	V. renalis
18	Hodenvene	V. testicularis
19	Gemeinsame Beckenvene	V. iliaca communis
20	Innere Beckenvene	V. iliaca interna
21	Großer Lendenmuskel	M. psoas major
22	Gerader Bauchmuskel	M. rectus abdominis
23	Querer Bauchmuskel	M. transversus abdominis
24	Innerer schräger Bauchmuskel	M. obliquus abdominis internus
25	Untere Zwerchfellschlagader	A. phrenica inferior
26	Untere Zwerchfellvene	V. phrenica inferior
27	Nebennierenschlagader	A. suprarenalis
28	Nebennierenvene	V. suprarenalis
29	Zwischenrippenmuskeln	Mm. intercostales
30	Lendenschlagader und -vene	A. + V. lumbalis
31	Zwölfte Rippe	Costa XII
32	(Nerv zur Bauchwand)	N. subcostalis
33	(Nerv zur Bauchwand)	N. iliohypogastricus
34	Viereckiger Lendenmuskel	M. quadratus lumborum
35	(Nerv zur Bauchwand)	N. ilio-inguinalis
36	(Band vom 5. Lendenwirbel zum Darmbeinkamm)	Lig. iliolumbale
37	(Hautnerv zum Oberschenkel)	N. cutaneus femoris lateralis
38	Sehnenzug des kleinen Lendenmuskels	M. psoas minor
39	Darmbeinmuskel	M. iliacus
40	Promontorium	Promontorium
41	Mittelständige Kreuzbeinschlagader	A. sacralis mediana
42	Obere Mastdarmschlagader	A. rectalis superior
43	Oberschenkelnerv	N. femoralis
44	Darmbein-Lenden-Schlagader	A. iliolumbalis
45	(Nerv zu Geschlechtsorganen und Oberschenkel)	N. genitofemoralis
46	Mittelständige Nabelfalte	Plica umbilicalis mediana
47	Mediale Nabelfalte	Plica umbilicalis medialis
48	Seitliche Nabelfalte	Plica umbilicalis lateralis
49	Bauchfellraum zwischen Blase und Mastdarm	Excavatio rectovesicalis
50	Gekröse des S-förmigen Dickdarms	Mesocolon sigmoideum
51	Schlagadern zum S-förmigen Dickdarm	Aa. sigmoideae
52	Fettkapsel der Niere	Capsula adiposa
53	Zusätzliche Nierenschlagader (Varietät)	(A. renalis)
54	Bauchfell	Peritoneum

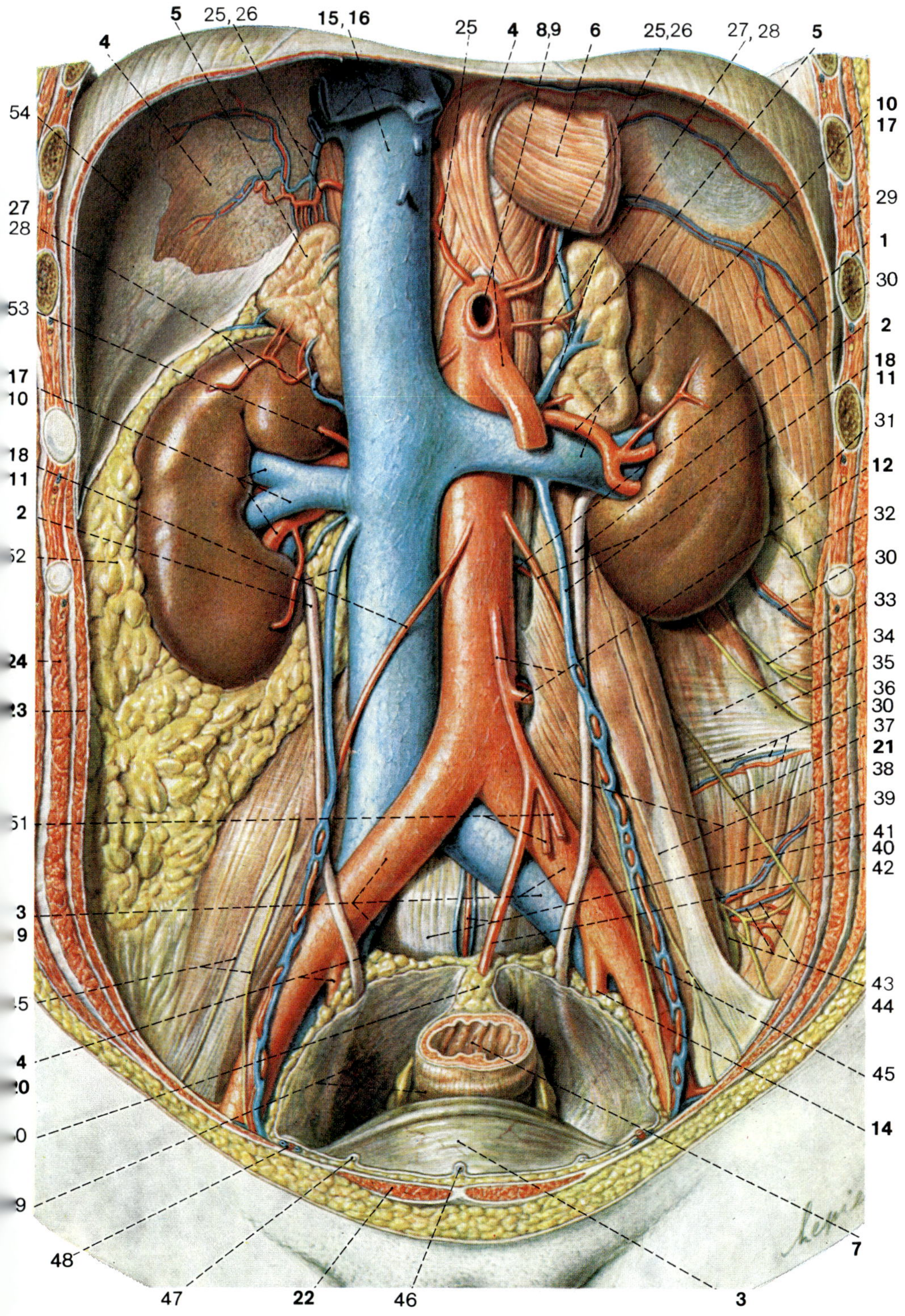
5
25, 26
15, 16
25
4
8,9
6
25,26
27, 28
5
4
54
10
17
29
27
28
1
30
53
2
18
11
17
10
31
18
11
12
2
32
52
30
33
34
24
35
36
23
30
37
21
38
39
51
41
40
42
3
9
43
44
5
4
20
45
0
14
9
7
48
47
22
46
3

Harnorgane

A Foto eines Horizontalschnitts durch den Rumpf auf Höhe der Nieren. Die Nieren liegen der hinteren Bauchwand an. Operationen an den Nieren werden daher bevorzugt von rückwärts her vorgenommen. Man beachte auch das Fettpolster um die Nieren. Das Fett ist bei der Körpertemperatur des lebenden Menschen halbflüssig, so daß die Nieren nahezu im Fett schwimmen. Die Nieren ändern daher ihre Lage in Abhängigkeit von der Atmung (vgl. S. 249, Abb. C), der Körperhaltung, dem Blutdruck usw.

B Foto eines Horizontalschnitts durch den Rumpf knapp oberhalb des Darmbeinkamms.

Horizontalschnitte durch den Brustraum der gleichen Leiche S. 323.

1	Wirbelkörper	Corpus vertebrae (vertebrale)
2	Rippe	Costa
3	Tiefe Rückenstreckmuskeln	M. erector spinae
4	Äußerer schräger Bauchmuskel	M. obliquus externus abdominis
5	Innerer schräger Bauchmuskel	M. obliquus internus abdominis
6	Querer Bauchmuskel	M. transversus abdominis
7	Gerader Bauchmuskel	M. rectus abdominis
8	Großer Lendenmuskel	M. psoas
9	Zwerchfell	Diaphragma
10	Niere	Ren
11	Leber	Hepar
12	Magen	Ventriculus (Gaster)
13	Dünndarm	Intestinum tenue
14	Aorta	Aorta
15	Untere Hohlvene	V. cava inferior
16	Pfortader	V. portae (portalis)

A

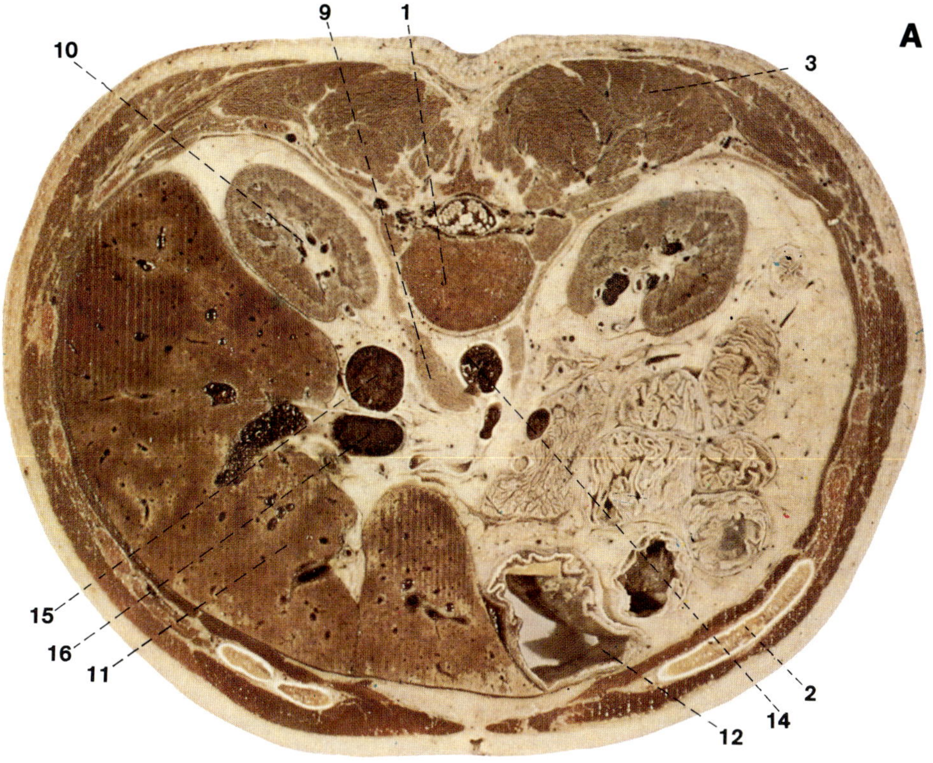

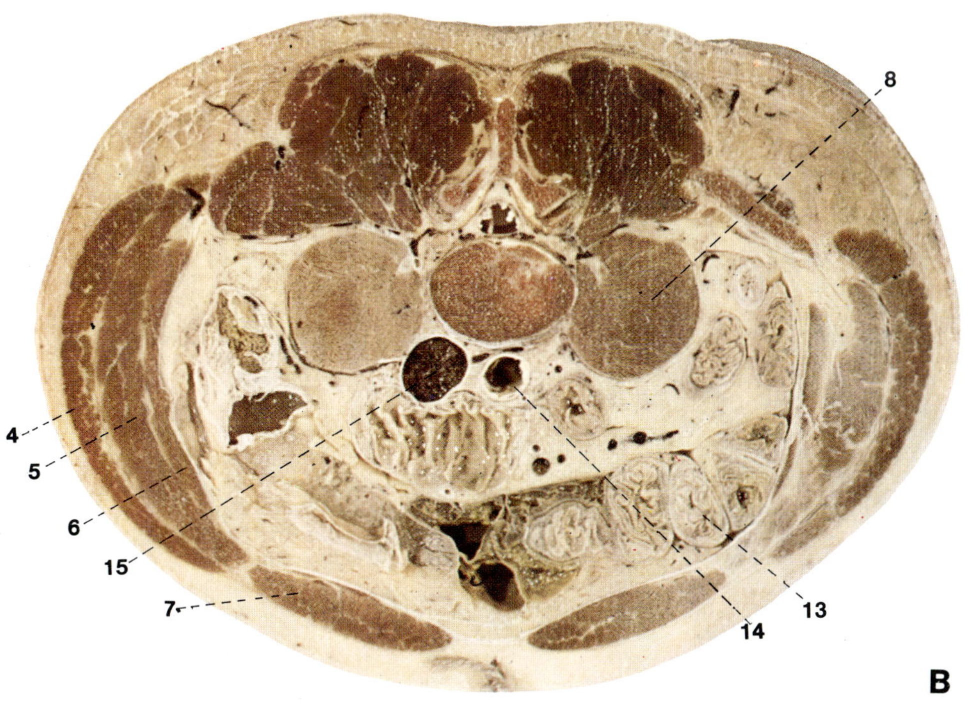

B

A Nierenbecken und Nierengefäße nach einem Ausgußpräparat in natürlicher Größe. Um eine anschauliche Vorstellung von der Verästelung und gegenseitigen Durchdringung von Schlagadern und Venen zu gewinnen, injiziert man in sie gefärbte Kunststoffe und löst anschließend das Gewebe mit starken Laugen auf. Es bleibt nur der Kunststoffausguß der Gefäße übrig („Korrosionspräparat"). Im Bild sind die Schlagadern rot, die Venen blau, das Nierenbecken und der Harnleiter gelb dargestellt.

B Mikroskopisches Bild des quergeschnittenen Harnleiters (Vergrößerung etwa 20fach). Man erkennt die drei Schichten der Wand: 1. Schleimhaut, 2. Muskelwand, 3. bindegewebige Hülle.
1. In leerem Zustand ist die Schleimhaut wie bei allen Hohlorganen in Falten gelegt. Deswegen ist das Epithel durch lockeres Verschiebegewebe von der Muskelwand getrennt. Harn reizt die Haut: Beim Säugling muß man häufig die Windeln wechseln, um Hautreizungen zu vermeiden. Die Schleimhaut der Harnwege muß daher eine besondere Anpassung an die ständige Benetzung mit Harn zeigen: Es ist das sogenannte „Übergangsepithel", das alle Harnwege auskleidet. Bei ihm bilden große haubenförmige Zellen die Grenzschicht zur Lichtung (vgl. S. 27).
2. Die Muskelwand hat die Aufgabe, den Harn vom Nierenbecken zur Blase zu transportieren. Dies kann man nicht einfach der Schwerkraft überlassen, da sich sonst beim Liegen der Harn im Nierenbecken anstauen würde. Ein- bis viermal pro Minute läuft eine „peristaltische Welle" vom Nierenbecken zur Blase über den Harnleiter hinweg. Deswegen sind die Muskelfasern nicht wie bei der Skelettmuskulatur parallel angeordnet, sondern gitterartig: außen und innen mehr in der Längsrichtung, in der Mitte mehr ringförmig. Die Muskelwand kontrahiert sich nie gleichzeitig in allen Schichten oder gar über die ganze Länge des Harnleiters hinweg. Die peristaltische Welle beginnt mit einer Kontraktion der Längsschichten beim Ausgang des Nierenbeckens. Dadurch wird der Harnleiter an dieser Stelle etwas verkürzt, aber zugleich auch weiter. In diese Erweiterung fließt eine kleine Menge Harn. Durch Kontraktion der Ringschicht wird das Zurückströmen dieser Harnmenge in das Nierenbecken verhindert. Die peristaltische Welle läuft nun folgendermaßen ab: Zuerst kontrahieren sich die Längsschichten und erweitern die Lichtung, kurz danach folgt die Ringschicht und dichtet nach oben ab. Der Harntropfen wird so durch den Harnleiter geschoben. Ähnlich wird ein Nierenstein durch den Harnleiter transportiert. An drei Stellen ist aber der Harnleiter besonders eng: in der Nähe des Nierenbeckens, an der Stelle, wo er die großen Blutgefäße des Beckens überkreuzt und am Eintritt in die Blase. An diesen Stellen „klemmt" sich leicht ein Stein ein. Die Harnleitermuskeln bemühen sich dann „krampfartig" den Stein weiterzutreiben. Diese Muskelkrämpfe sind mit sehr starken Schmerzen verbunden („Harnleiterkolik").
3. Die bindegewebige Hülle dient der Verschiebung gegenüber den Nachbarorganen, außerdem verlaufen in ihr die Blutgefäße und Nerven.

C, D Häufige Varietäten des Harnleiters (meist belanglos): C = zweigeteilter Harnleiter (Ureter fissus). D = doppelter Harnleiter (Ureter duplex). In beiden Fällen sind auch zwei Nierenbecken vorhanden. Bei doppeltem Harnleiter mündet der aus dem oberen Nierenbecken kommende in die Blase etwas tiefer, so daß sich die beiden Harnleiter überkreuzen.

1	Übergangsepithel	Epithelium transitionale
2	Verschiebeschicht der Schleimhaut	Lamina propria
3–5	Muskelwand des Harnleiters	Tunica muscularis
3	Äußere Längsschicht	Stratum longitudinale externum
4	Mittlere Ringschicht	Stratum circulare
5	Innere Längsschicht	Stratum longitudinale internum
6	Bindegewebige Hülle mit Blutgefäßen	Tunica adventitia
7	Kreuzung der beiden Harnleiter	[Decussatio ureterum]
8	Vereinigung der beiden Harnleiter	[Confluens ureterum]

C

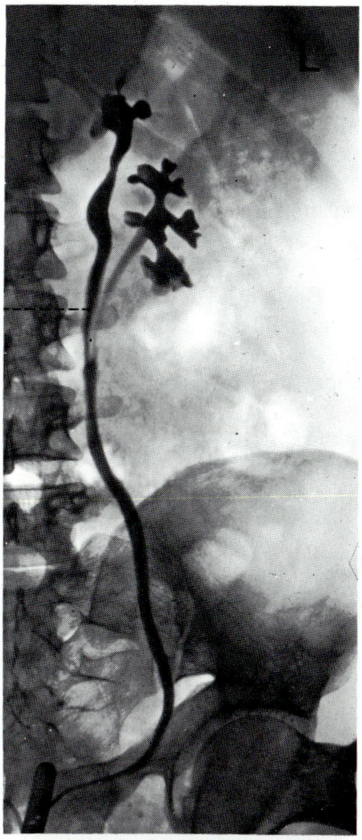

A

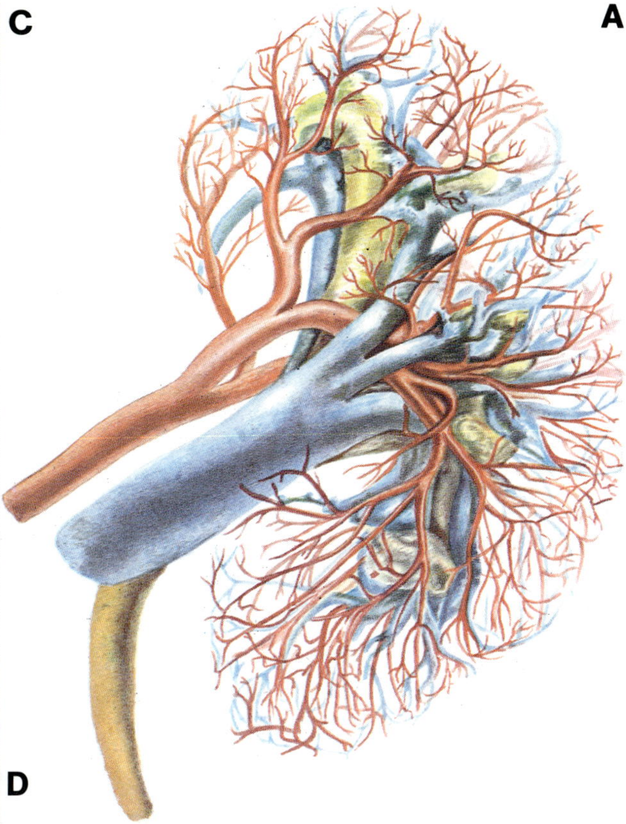

D

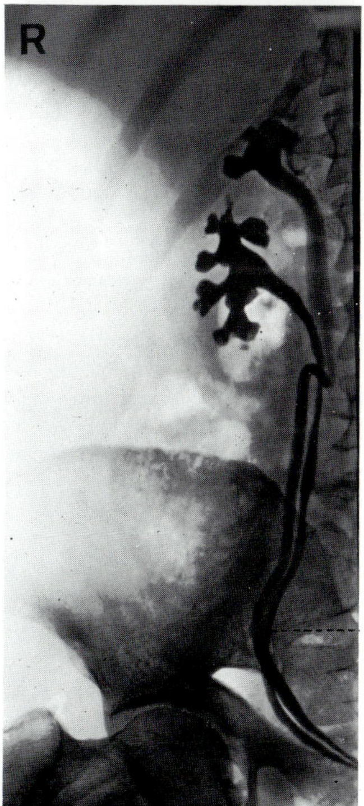

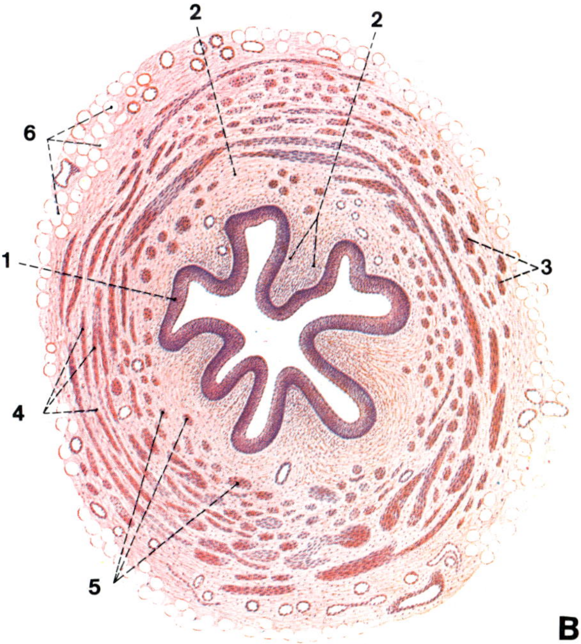

B

Harnorgane

A Harnblase und Harnröhre von vorne eröffnet zur Darstellung des Schleimhautbildes. Die Harnblase ist ein Hohlorgan mit stark wechselndem Füllungszustand. Der Bau ihrer Wand muß diesem Umstand Rechnung tragen. In kontrahiertem Zustand ist die Schleimhaut in Falten gelegt, die bei Füllung verstreichen. Lediglich das Blasendreieck zwischen den Mündungen der beiden Harnleiter und dem Abfluß in die Harnröhre weist immer glatte Schleimhaut auf. Die Harnleiter durchsetzen die Blasenwand nicht rechtwinklig, sondern schräg; dadurch wird auf einfache Weise ein Rückfluß von Harn in den Harnleiter bei der Blasenentleerung verhindert, da die sich kontrahierende Muskulatur dann auch die Harnleiteröffnung abklemmt. Die Blasenschleimhaut ist beim lebenden Menschen gut zu besichtigen, wenn man ein „Zystoskop" durch die Harnröhre in die Blase einführt („Zystoskopie"). Spritzt man vorher einen geeigneten Farbstoff in die Blutbahn ein, der von den Nieren wieder in den Harn ausgeschieden wird, so kann man mit dem Zystoskop beobachten, wie der gefärbte Harn tropfenweise aus den Harnleiteröffnungen austritt. Man kann durch die Harnleiteröffnungen auch feine Katheter bis in die Nierenkelche vorschieben und ein Röntgenkontrastmittel einspritzen („retrograde Pyelographie").

B Schema der Anordnung der Blasenmuskulatur. Bei der Kontraktion wird gleichzeitig mit der Kompression des Inhalts der Blasenhals erweitert und der Harnabfluß freigegeben (sofern gleichzeitig der willkürlich beeinflußbare Schließmuskel der Harnröhre erschlafft).

C Änderung der Form der Blase bei Füllung.

D Änderung der Form der Blase bei Entleerung. Da die Kugel von allen Körpern bei gegebenem Inhalt die kleinste Oberfläche hat, wird die Blase bei Kontraktion der Muskulatur annähernd kugelförmig.

E Mikroskopisches Schnittbild der Harnblasenwand (Vergrößerung 18fach).

Bilder der Lagebeziehungen der Harnblase zu den Nachbarorganen S. 159, 199, 201, 255, 263, 273, 275, 281.

1	Mündung des (linken) Harnleiters	Ostium ureteris
2	Blasendreieck (zwischen den Mündungen der Harnleiter und der Harnröhre)	Trigonum vesicae
3	Vorsteherdrüse	Prostata
4	Mündung des (linken) Spritzkanals	(Ductus ejaculatorius)
5	Cowpersche Drüse	Glandula bulbo-urethralis
6	Schließmuskel der Harnröhre	M. sphincter urethrae
7	Harnröhre	Urethra
8	Schleimhaut mit Übergangsepithel	Tunica mucosa; Epithelium transitionale
9–11	Muskelwand der Harnblase	Tunica muscularis
9	Innere Längsschicht	Stratum longitudinale internum
10	Mittlere Ringschicht	Stratum circulare
11	Äußere Längsschicht	Stratum longitudinale externum
12	Bindegewebige Hülle mit Blutgefäßen	Tunica adventitia
13	Durch den Harnleiter aufgewölbte Schleimhautfalte	Plica ureterica
14	(Vorwölbung über dem Mittellappen der Vorsteherdrüse)	Uvula vesicae
15	Samenhügel	Colliculus seminalis
16	(Rest der Müllerschen Gänge, aus denen bei der Frau die Gebärmutter und die Eileiter entstehen)	Utriculus prostaticus
17	Schleimhautfalte an der Hinterwand der Harnröhre	Crista urethralis
18	Verdicktes Ende des Harnröhrenschwellkörpers	Bulbus penis
19	Mündung des Ausführungsgangs der (linken) Cowperschen Drüse	(Ductus glandulae bulbo-urethralis)
20	Harnröhrenschwellkörper	Corpus spongiosum penis
21	Harnblasenspitze	Apex vesicae

A

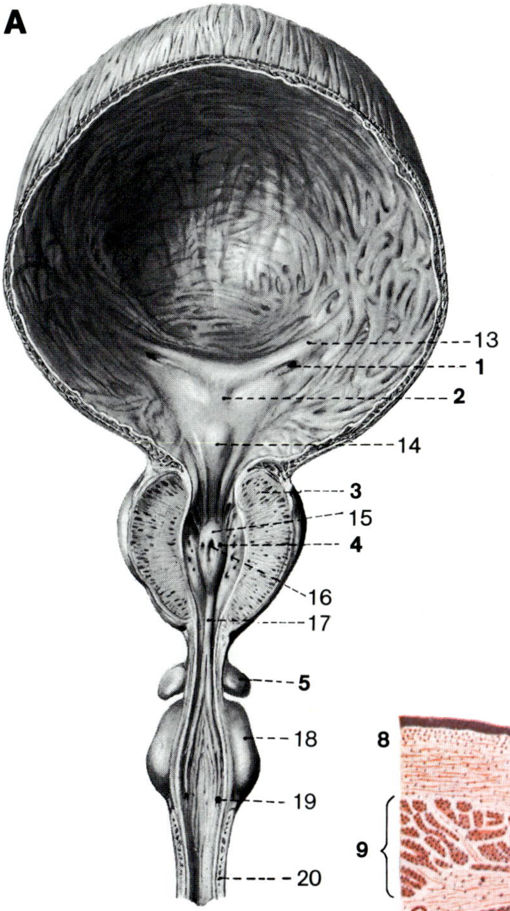

C

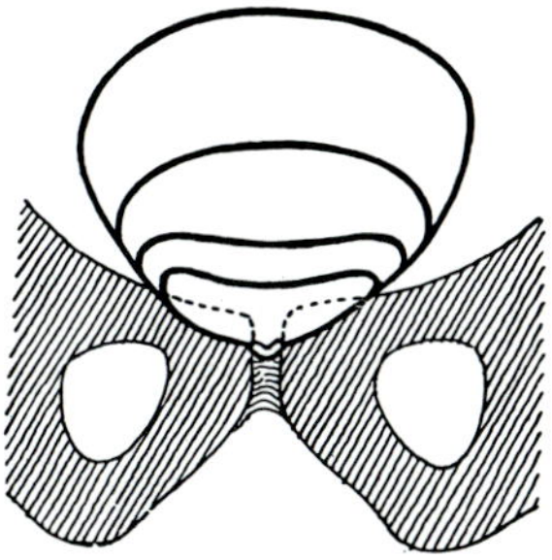

D

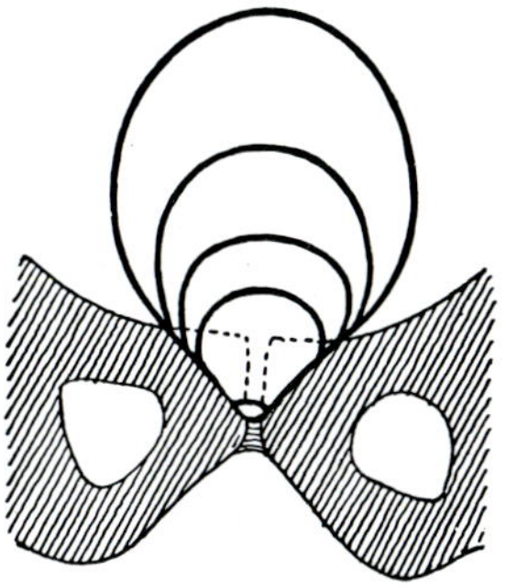

B

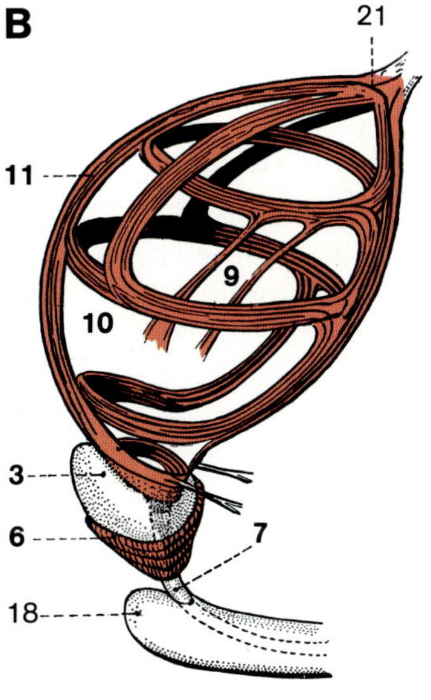

E

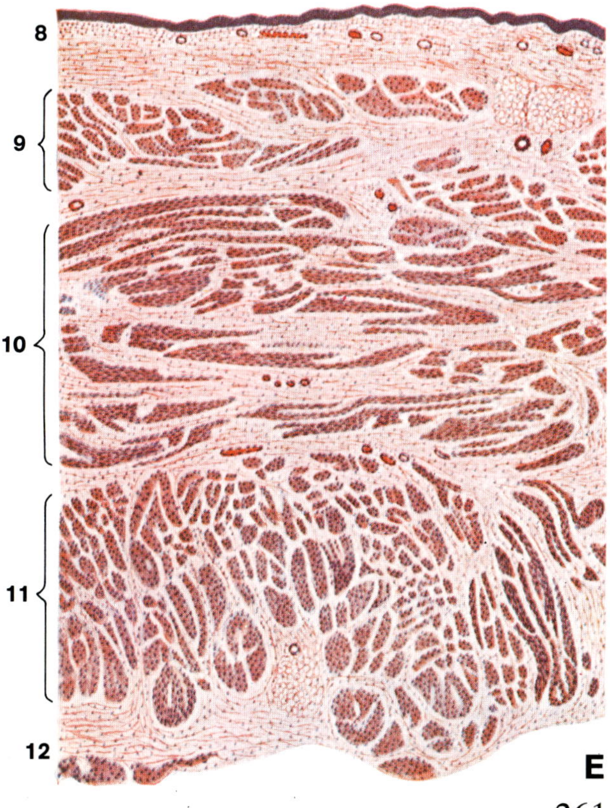

Männliche Geschlechtsorgane

A Überblick über die männlichen Geschlechtsorgane.

B Äußere männliche Geschlechtsorgane mit Blutgefäßen und Nerven. Die Hodenhüllen sind eröffnet, auf der rechten Seite des Präparats (linke Bildhälfte) auch der Samenstrang. Das Bild soll einen Eindruck von der Kompliziertheit des Baues der Region vermitteln. Es ist nicht Aufgabe dieses Buches, alle Einzelheiten zu erörtern. Die Hinweislinien wurden daher z. T. zusammenfassend und vereinfachend beschriftet.

C bis **E** „Abstieg" (Deszensus) des Hodens während der Entwicklung. Der Hoden wird (ähnlich wie der Eierstock) an der hinteren Bauchwand gebildet. Erst kurz vor der Geburt „wandert" er durch den Leistenkanal in den Hodensack. Dabei wird Bauchfell mit durch den Leistenkanal gezogen. Manchmal bleibt der Hoden im Leistenkanal stecken („Leistenhoden") oder im Bauchraum liegen. Holt er den Deszensus während der Kleinkinderzeit nicht nach, so ist eine ärztliche Behandlung erforderlich, da der Hoden nur im Hodensack zur Samenzellbildung fähig wird. Über Leistenkanal, Leistenbrüche und Temperaturregulation des Hodens vgl. S. 82 bis 86.

F Bau des Hodensacks. Bei seinem Weg durch die Bauchwand stülpt der Hoden alle Schichten der Bauchwand aus, die (wenn auch in veränderter Form) den Bau des Hodensacks bedingen.

1	Hoden	Testis
2	Nebenhoden	Epididymis
3	Samenleiter	Ductus deferens
4	Vorsteherdrüse	Prostata
5	Samenblase (= Bläschendrüse)	Vesicula (Glandula) seminalis
6	Harnröhre (membranöser Teil)	Urethra (Pars membranacea)
7	Cowpersche Drüse	Glandula bulbo-urethralis
8	Verdicktes Ende des Harnröhrenschwellkörpers	Bulbus penis
9	Harnleiter	Ureter
10	Mastdarm	Rectum
11	Bauchfell	Peritoneum
12	Hodensack	Scrotum
13	Eichel	Glans penis
14	Mündung der Harnröhre	Orificium urethrae externum
15	(Ausstülpung des Bauchfells durch den Leistenkanal in den Hodensack)	Processus vaginalis peritonei
16	Innere Bauchwandfaszie	Fascia transversalis
17	Querer Bauchmuskel	M. transversus abdominus
18	Innerer schräger Bauchmuskel	M. obliquus internus abdominis
19	Fleischhaut	Musculus (Tunica) dartos
20	Seröse Hodenhülle	Tunica vaginalis testis
21	Hodenheber (Abspaltung von 17)	M. cremaster
22	Schlagader zum geraden Bauchmuskel	A. epigastrica inferior
23	Blutgefäße und Nerven des Samenstrangs und des Hodensacks	A. pudenda externa, N. ilioinguinalis, N. genitofemoralis
24	Innere Faszie des Samenstrangs	Fascia spermatica interna
25	Hodenschlagader	A. testicularis
26	Schambeinfuge	Symphysis pubica
27	Blutgefäße des Gliedrückens	A. + V. dorsalis penis
28	Blutgefäße und Nerven der Bauchwand	A. circumflexa ilium superficialis, A. epigastrica superficialis, N. iliohypogastricus
29	Sehnenplatte des äußeren schrägen Bauchmuskels	(M. obliquus abdominis externus)
30	Eröffneter Leistenkanal mit Samenstrang usw.	(Canalis inguinalis)
31	Sitzbein-Schwellkörper-Muskel	M. ischiocavernosus
32	Schwellkörpermuskel der Harnröhre	M. bulbospongiosus

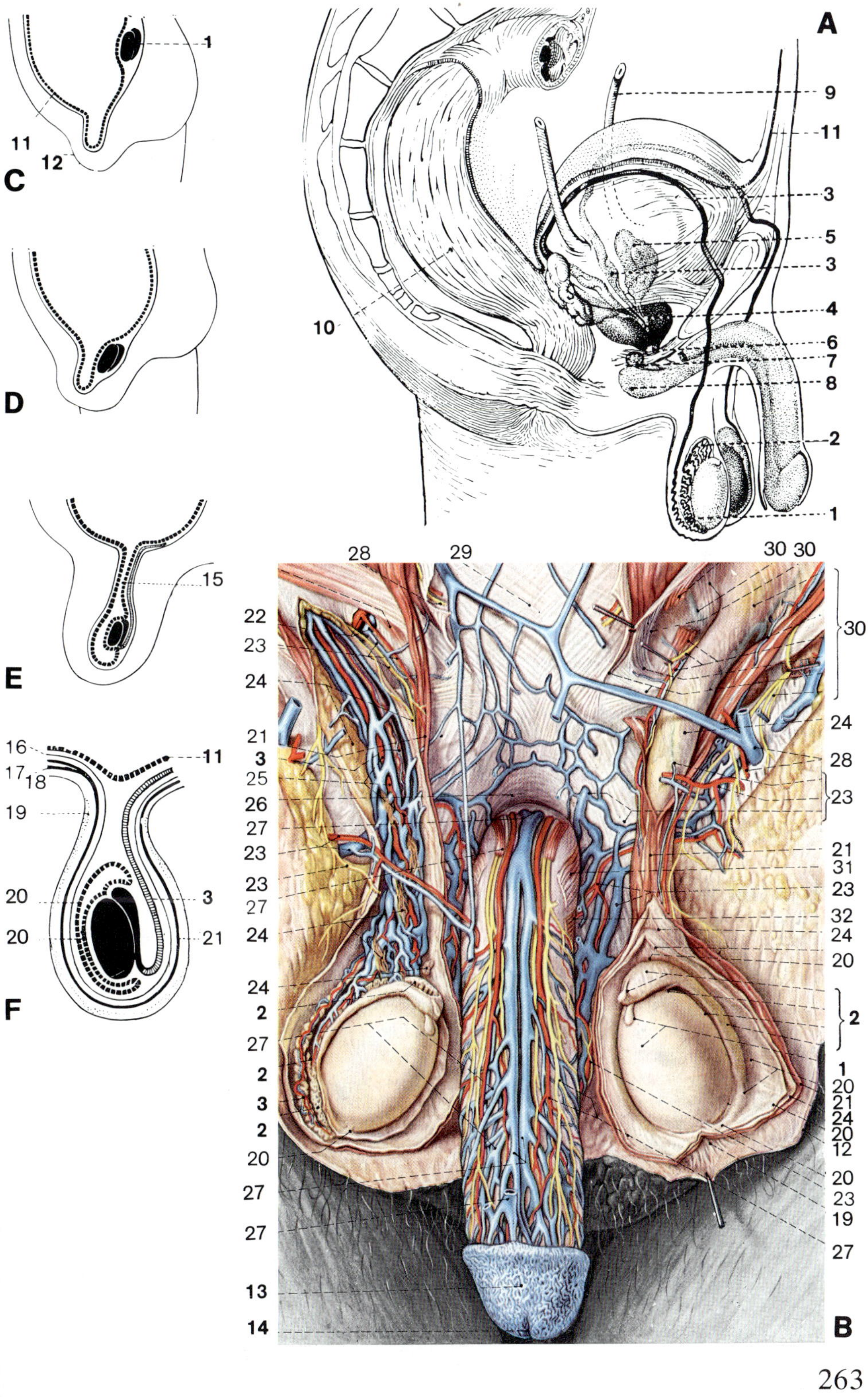
1
11
12
C
D
15
E
16
11
17
18
19
20
3
20
21
F
A
9
11
3
5
3
4
10
6
7
8
2
1
28
29
30 30
30
22
23
24
24
21
28
3
25
23
26
27
21
23
31
23
23
27
32
24
24
20
24
2
2
27
1
2
20
3
21
2
24
20
20
12
20
27
23
19
27
27
13
14
B

Männliche Geschlechtsorgane

A Hoden und Nebenhoden. Die derbe bindegewebige Hülle des Hodens ist großenteils entfernt. Im unteren Teil des Hodens wurden die Hodenkanälchen isoliert und herausgezogen. In den Läppchen des Nebenhodens wurden die Ausführungsgänge des Hodens freigelegt. Die Hodenkanälchen, in denen die Samenzellen gebildet werden, sind gerade noch mit freiem Auge sichtbar (Durchmesser 0,2–0,3 mm), sie sind im Hoden stark geknäuelt, gestreckt sind sie etwa 30–80 cm lang. Das Kanalsystem des Hodens weist eine Gesamtlänge von 150–300 m auf. Die Hodenkanälchen münden in das Hodennetz, aus dem die abführenden Kanälchen zum Nebenhoden ziehen. Dort bildet sich aus ihnen der stark geschlängelte Nebenhodengang, der gestreckt etwa 4 m lang ist. Der Nebenhoden dient als Samenspeicher. Der Nebenhodengang geht schließlich in den nicht geschlängelten Samenleiter über.

B Schema der Samenwege.

C Mikroskopisches Schnittbild des Samenleiters (Vergrößerung etwa 10fach). Der Samenleiter ist ähnlich wie der Harnleiter gebaut. Er unterscheidet sich von diesem durch den kleineren Durchmesser, das Deckgewebe (hochprismatisches mehrreihiges Epithel mit Bürstenbesatz) und die kompaktere Muskulatur (die zu transportierende Flüssigkeit ist dickflüssig und wird unter hohem Druck in die Harnröhre gespritzt). Der Samenleiter wird vom Nebenhoden bis zum inneren Leistenring von einem weitlumigen Venengeflecht, der Hodenschlagader, Nerven und Lymphgefäßen begleitet. Sie alle werden von bindegewebigen Hüllen und dem Hodenheber (Muskel) zum Samenstrang zusammengefaßt. Man unterscheide also die Begriffe Samenleiter und Samenstrang!

D Mikroskopisches Schnittbild des Hodens (Vergrößerung 40fach). Im Hoden sind ähnlich wie in der Bauchspeicheldrüse zwei Organe vereinigt: Die Hodenkanälchen produzieren die Samenzellen (vgl. S. 266), das Zwischengewebe männliche Geschlechtshormone (vgl. S. 214).

1	Hodenkanälchen	Tubuli seminiferi
2	Nebenhodengang	Ductus epididymidis
3	Samenleiter	Ductus deferens
4	Bindegewebehülle des Hodens	Tunica albuginea
5	Leydigsche Zwischenzellen (hormonbildend)	Endocrinocyti interstitiales
6	Nebenhodenkopf	Caput epididymidis
7	Nebenhodenkörper	Corpus epididymidis
8	Nebenhodenschwanz	Cauda epididymidis
9	Zwischenwände des Hodens	Septula testis
10	Hodenläppchen	Lobuli testis
11	Kanälchennetz zwischen Hodenkanälchen und Ausführungsgängen	Rete testis
12	Abführende Kanälchen des Hodens	Ductuli efferentes testis
13	Nebenhodenläppchen (mit 1 bis 2 abführenden Kanälchen des Hodens)	Lobulus epididymidis
14	Blind endigender Seitenast	Ductulus aberrans
15	Blinde Kanälchen oberhalb des Nebenhodenkopfes (Reste von Urnierenkanälchen)	Paradidymis
16	Venengeflecht für Samenstrang und Hoden	Plexus pampiniformis

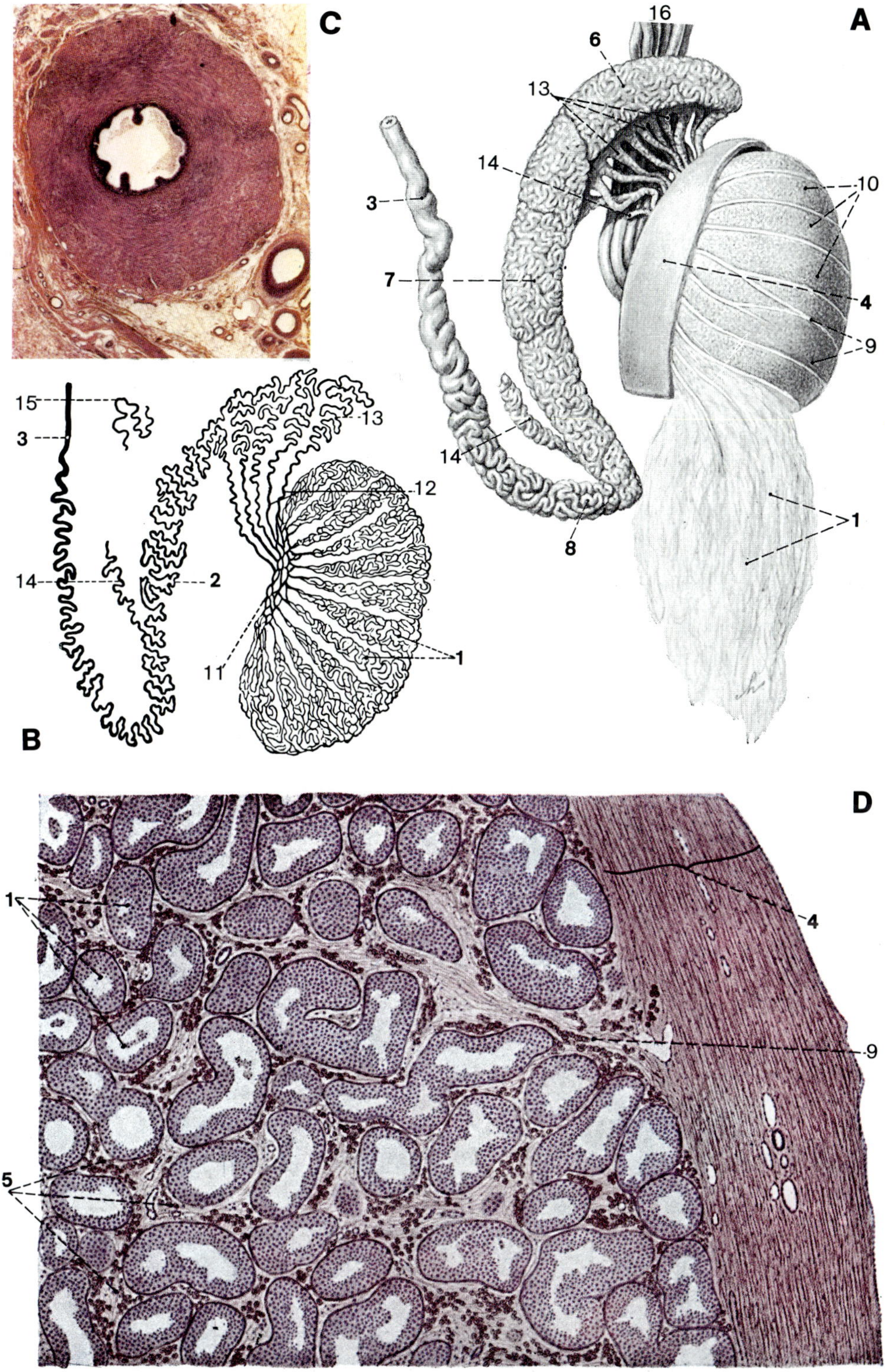
C
A
16
6
13
14
3
7
10
4
9
14
1
8
15
3
13
12
14
2
11
1
B
D
1
4
9
5

Männliche Geschlechtsorgane

A Flächenansicht des vorderen Abschnitts der Samenzelle (schematisch nach elektronenmikroskopischen Befunden, Vergrößerung 10000fach). Die Länge einer Samenzelle beträgt etwa 0,06 mm. Sie besteht aus Kopf, Hals, Mittelstück und Schwanz (wäre der Schwanz in ganzer Länge gezeichnet worden, so hätte die Abbildung beim gegebenen Maßstab um einen halben Meter nach rechts fortgesetzt werden müssen). Die Samenzelle kann sich pro Minute um 3 bis 3,5 mm vorwärtsbewegen, kann also in ein bis zwei Stunden den Weg aus der Scheide zum Eileiter (womeist die Befruchtung stattfindet) zurücklegen. Im sauren Milieu der Scheide gehen die Samenzellen rasch zugrunde, hingegen können sie in Gebärmutter und Eileiter ein bis zwei Wochen beweglich bleiben. Die Befruchtungsfähigkeit wird jedoch nur auf Stunden bis wenige Tage geschätzt. Auch im Ejakulat von gesunden Männern finden sich bis zu 30% abnorm gestaltete Samenzellen (Zwerg- und Riesenformen, mehrköpfige und mehrschwänzige Samenzellen); nehmen diese überhand, so besteht meist keine Zeugungsfähigkeit mehr. Im normalen Ejakulat (Gesamtmenge 3–6 ml) sind 60 bis 300 Millionen Samenzellen pro ml enthalten. Sinkt die Zahl unter 10 Millionen, so besteht erfahrungsgemäß Unfruchtbarkeit.

B Querschnitte zu A.

C Längsschnitt zu A. Der Kopf der Samenzelle ist flach und enthält im wesentlichen den Zellkern mit den Chromosomen. Der vordere Teil des Kopfes ist mit der dünnen Kopfkappe überzogen, die vermutlich die Enzyme (Hyaluronidase) enthält, welche die Samenzelle zur Durchdringung des Schleimpfropfs im Gebärmutterhals benötigt. Im Mittelstück sind um den Achsenfaden herum Mitochondrien in Schraubentouren gewickelt. Am Schwanz werden ein Hauptstück und ein Endstück unterschieden. Das Hauptstück ist durch eine Scheide ringförmig angeordneter Fibrillen gekennzeichnet.

D Bau des Hauptstücks des Schwanzes der Samenzelle (stärker vergrößert als A).

E Bau des Endstücks des Schwanzes der Samenzelle.

F Querschnitt durch ein Hodenkanälchen. In den Hodenkanälchen findet die Bildung der Samenzellen statt („Spermiogenese"). Am Rande des Kanälchens liegen die unreifsten Vorstufen (Spermatogonien), die sich durch fortgesetzte Teilung und Umbildung zu Spermatozyten I. und II. Ordnung, dann zu Spermatiden und schließlich zu reifen Samenzellen (Spermien) weiterentwickeln. Die jeweils reifere Form liegt näher zur Mitte des Kanälchens, denn die reifen Geschlechtszellen werden in Richtung Nebenhoden abtransportiert. Während dieser Entwicklung finden auch die beiden „Reifeteilungen" der Chromosomen statt, so daß jede Samenzelle (wie die Eizelle) nur einen einfachen Chromosomensatz erhält (vgl. S. 22).

Mikroskopische Bilder der hormonbildenden Zwischenzellen des Hodens S. 11 und 215.

1	Samenzelle (Samenfaden)	Spermatozoon (Spermium)
2	Kopf (der Samenzelle)	Caput
3	Hals (der Samenzelle)	Cervix
4	Mittelstück (der Samenzelle)	Pars media
5	Schwanz (der Samenzelle)	Cauda (Flagellum), Pars principalis
6	Kopfkappe	Acrosoma
7	Spiralfaden (= Mitochondrien)	Vagina mitochondrialis
8	Schlußring (= hinteres Zentriol)	Annulus (Anulus)
9	Sertoli-Zellen (Stützzellen)	Cellulae sustentaculares
10	Spermatogonie	Spermatogonium
11	Spermatozyt I. Ordnung	Spermatocytus primarius
12	Spermatozyt II. Ordnung	Spermatocytus secundarius
13	Spermatogonie in Teilung	(Spermatogonium)
14	Spermatide	Spermatidium

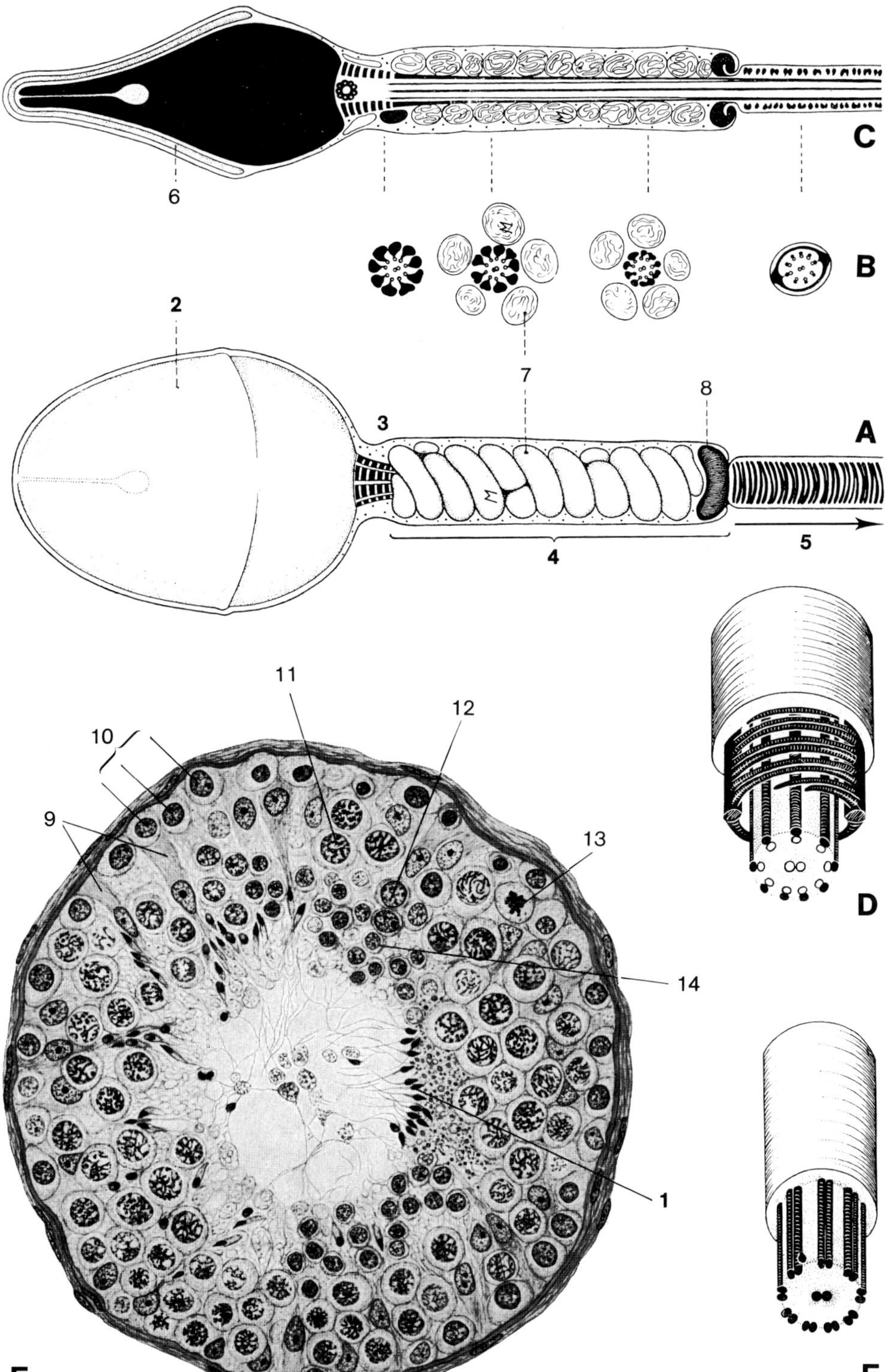
6
C
B
2
7
8
3
A
4
5
D
11
12
10
9
13
14
1
E
F

Männliche Geschlechtsorgane

A Männliche Harnröhre mit Blasengrund und Drüsen von rückwärts. Aus der Vorsteherdrüse ist ein Segment herausgeschnitten, um den Spritzkanal darzustellen.

B Männliche Harnröhre, von vorn her eröffnet.

1	Harnblase	Vesica urinaria
2	Harnleiter	Ureter
3	Samenleiter (erweiterter Teil)	Ampulla ductus deferentis
4	Samenblase (= Bläschendrüse)	Vesicula (Glandula) seminalis
5	Spritzkanal	Ductus ejaculatorius
6	Vorsteherdrüse	Prostata
7	Harnröhre (membranöser Teil)	Urethra (Pars membranacea)
8	Cowpersche Drüse	Glandula bulbo-urethralis
9	Schwellkörper des Gliedes	Corpora cavernosa penis
10	Schwellkörper der Harnröhre	Corpus spongiosum penis
11	Eichel	Glans penis
12	Blasendreieck	Trigonum vesicae
13	Mündung des (linken) Harnleiters	Ostium ureteris
14	Innere Mündung der Harnröhre	Ostium urethrae internum
15	Mündungen der Spritzkanälchen	(Ductus ejaculatorii)
16	Schiffergrube (Erweiterung der Harnröhre vor der äußeren Öffnung)	Fossa navicularis urethrae
17	Vorhaut	Preputium penis
18	Äußere Mündung der Harnröhre	Ostium urethrae externum
19	Ausführungsgang der Samenblase	Ductus excretorius
20	Schwellkörperschenkel (am Schambein angeheftet)	Crus penis
21	(Rinne für die Harnröhre mit ihrem Schwellkörper)	[Sulcus corporum cavernosorum penis]
22	Hinterrand der Eichel	Corona glandis
23	Bauchfelltasche zwischen Blase und Mastdarm	Excavatio rectovesicalis
24	Blasengrund	Fundus vesicae
25	Unterer Schambeinast (abgesägt)	Ramus inferior ossis pubis
26	Verdicktes Ende des Harnröhrenschwellkörpers	Bulbus penis
27	(Vorwölbung der Blasenschleimhaut über dem Mittellappen der Vorsteherdrüse)	Uvula vesicae
28	Schleimhautfalte an der Hinterwand der Harnröhre	Crista urethralis
29	Samenhügel	Colliculus seminalis
30	Mündungen der Ausführungsgänge der Vorsteherdrüse	Ductuli prostatici
31	Mündung des Ausführungsganges der Cowperschen Drüse	(Ductus glandulae bulbo-urethralis)
32	Derbe Bindegewebehülle der Schwellkörper	Tunica albuginea corporum cavernosorum
33	Bindegewebezüge mit glatter Muskulatur	Trabeculae corporum cavernosorum
34	Blutgefüllte Räume der Schwellkörper	Cavernae corporum cavernosorum
35	Buchten der Harnröhrenschleimhaut mit Mündungen der Harnröhrendrüsen	Lacunae urethrales
36	Tiefe Gliedschlagader	A. profunda penis
37	Rankenschlagadern (geschlängelte Äste der Gliedschlagader)	Aa. helicinae
38	Schleimhautfalte am oberen Rand der Schiffergrube	Valvula fossae navicularis

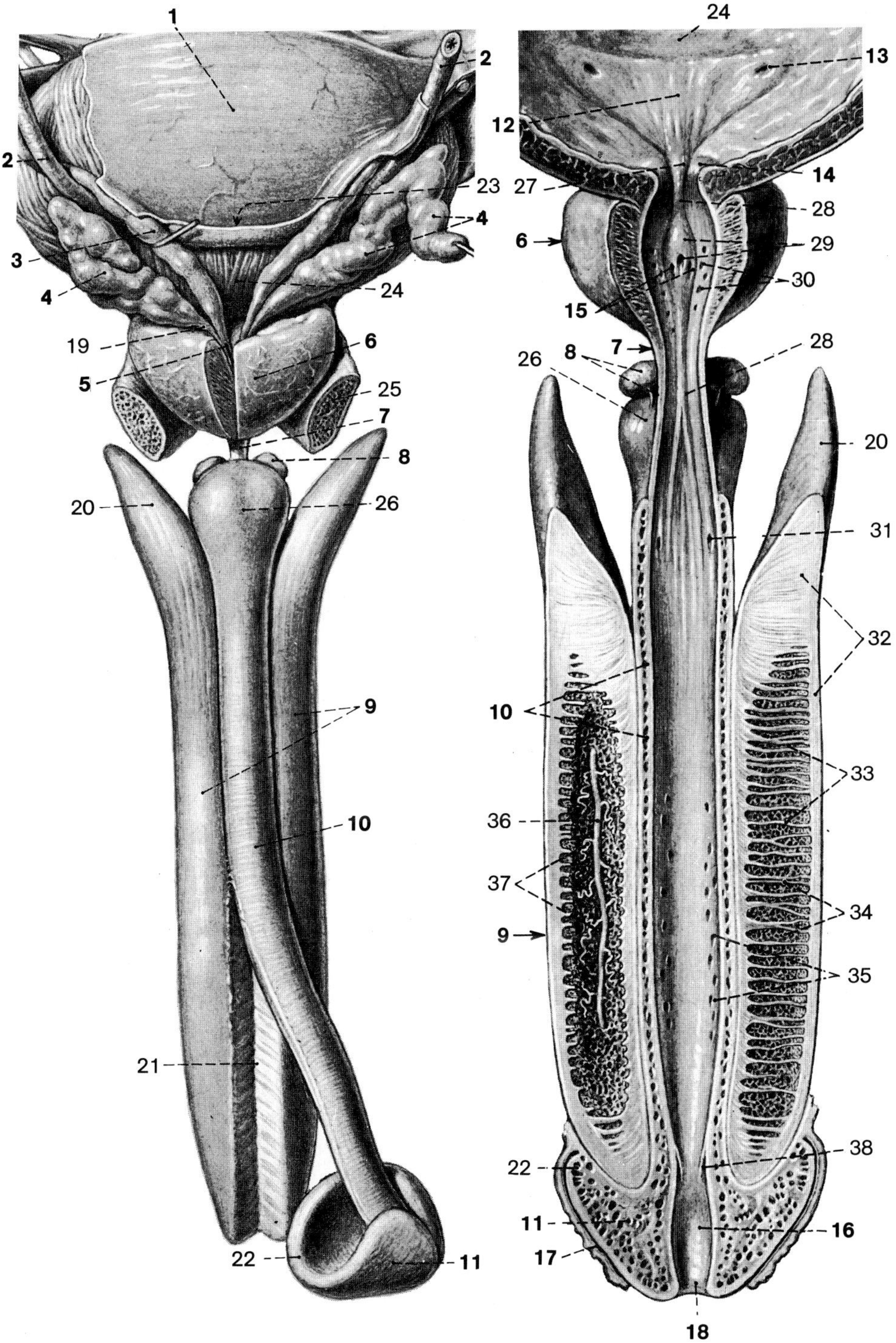
1
2
2
23
4
3
4
24
19
6
5
25
7
8
20
26
9
10
21
22
11
24
13
12
14
27
28
6
29
30
15
7
28
8
26
20
31
32
10
33
36
37
34
9
35
38
22
11
16
17
18

A

B

Männliche Geschlechtsorgane

A Beckenboden des Mannes von unten. Wichtigster Verschluß des Beckenausgangs ist bei Mann und Frau der trichterförmig auf den After zu verlaufende Afterheber. Dieser Muskel läßt nach vorn jedoch ein „Tor“ offen, durch das die Harnröhre (bei der Frau zusätzlich die Scheide) hindurchtritt. Dieses Tor wird durch eine Bindegewebe-Muskel-Platte verschlossen, die im Schambeinbogen ausgespannt ist (Diaphragma urogenitale).

B Vorderer Abschnitt des männlichen Gliedes. Die Haut ist auf der rechten Seite abgeschnitten, die Vorhaut ist auseinandergezogen. – Die männliche Harnröhre hat zwei Funktionen: Harnweg und Samenweg. Sie wird daher auch als Harnsamenröhre bezeichnet. Als Samenweg erfährt sie mannigfache Differenzierungen: In ihrem blasennahen Abschnitt wird sie von Drüsen umgeben, deren Sekrete wesentliche Bestandteile des „Samens“ ausmachen (Vorsteherdrüse, Samenblasen, Cowpersche Drüsen). Ihr Endabschnitt ist in das Kopulationsorgan „Glied“ (Penis) eingebaut. Das Glied hat die Aufgabe, den Samen tief in die Scheide, möglichst unmittelbar vor die äußere Öffnung der Gebärmutter, einzuführen. Zu diesem Zweck besitzt es die Fähigkeit der „Erektion“, der Versteifung, Verlängerung und Verdickung. Die Versteifung kommt durch die Füllung mit Schlagaderblut zustande (das Blut in den Venen hat einen zu niedrigen Druck!). Damit durch die Versteifung die Harnröhre nicht zugedrückt wird, ist diese nicht in die paarigen Schwellkörper des Gliedes, sondern unterhalb derselben in das Schwammgewebe des Harnröhrenschwellkörpers eingelagert. Dieser Harnröhrenschwellkörper endet in der Eichel, die ebenfalls nur zu einer weichen Schwellung, nicht aber zu einer harten Erektion fähig ist.

C Mikroskopisches Bild der Samenblase (Ausschnitt, Vergrößerung etwa 50fach).

1	Steißbein	Os coccygis (coccyx)
2	After	Anus
3	Afterheber	M. levator ani
4	Äußerer Afterschließmuskel	M. sphincter ani externus
5	Großer Gesäßmuskel	M. gluteus maximus
6	(im Schambeinbogen verspannte Bindegewebe-Muskel-Platte)	Diaphragma urogenitale
7	Sitzbein-Schwellkörper-Muskel	M. ischiocavernosus
8	Schwellkörpermuskel der Harnröhre	M. bulbospongiosus
9	Schwellkörper der Harnröhre	Corpus spongiosum penis
10	Cowpersche Drüse	Glandula bulbo-urethralis
11	Großer Adduktor (Anzieher)	M. adductor magnus
12	Sitzbeinhöcker	Tuber ischiadicum
13	Eichel	Glans penis
14	Äußere Mündung der Harnröhre	Ostium urethrae externum
15	Vorhaut	Preputium penis
16	Raum zwischen Beckenwand und Afterheber (darin verlaufen wichtige Gefäße und Nerven)	Fossa ischiorectalis
17	Faszie auf dem großen Gesäßmuskel	(M. gluteus maximus)
18	Band zwischen After und Steißbein	Lig. anococcygeum
19	Beckenfaszie (auf dem inneren Hüftlochmuskel)	Fascia obturatoria
20	Band zwischen Kreuzbein und Sitzbeinhöcker	Lig. sacrotuberale
21	Oberschenkelfaszie	Fascia lata
22	Durchtrittsstellen für Gefäße und Nerven	–
23	Graziler Muskel	M. gracilis
24	Fleischhaut des Hodensacks	Musculus (Tunica) dartos
25	Bindegewebezentrum des Damms	Centrum tendineum perinei
26	Tiefer querer Damm-Muskel	M. transversus perinei profundus
27	Oberflächlicher querer Damm-Muskel	M. transversus perinei superficialis
28	Bändchen der Vorhaut	Frenulum preputii
29	Vene	Vena
30	Hinterrand der Eichel	Corona glandis

A

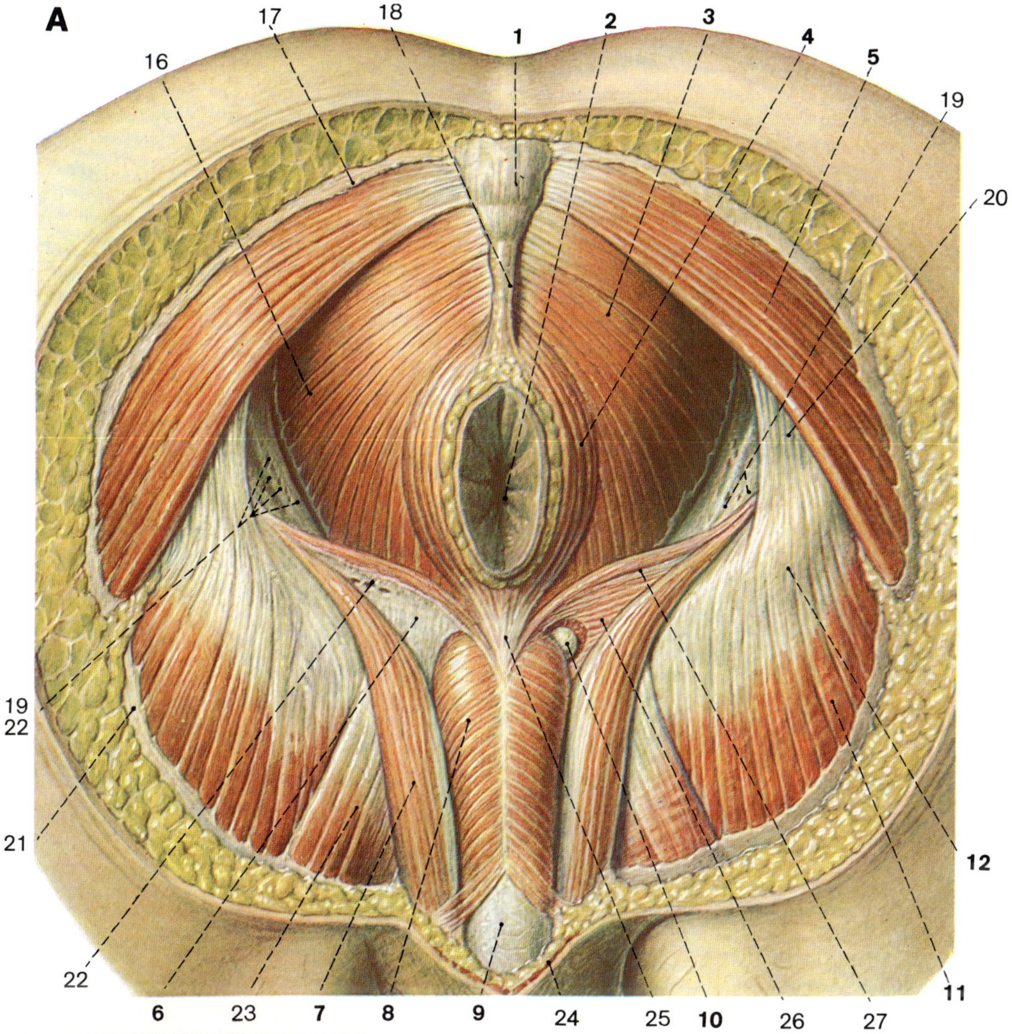
17
18
16
1
2
3
4
5
19
20
19
22
21
12
22
6
23
7
8
9
24
25
10
26
27
11

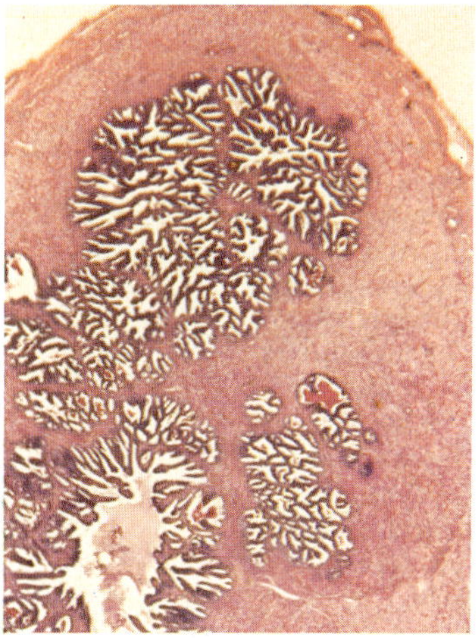

C

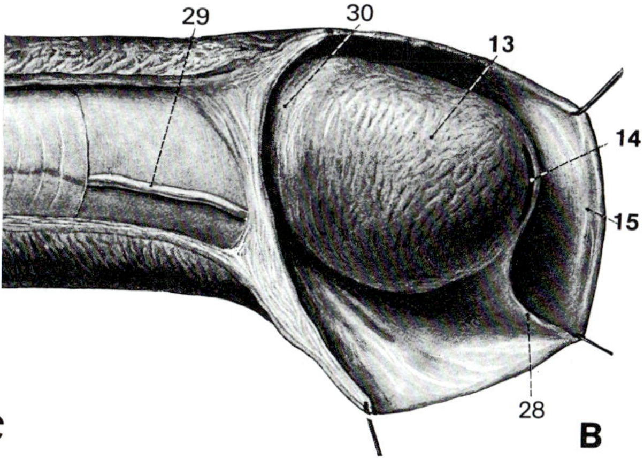
29
30
13
14
15
28

B

Männliche Geschlechtsorgane

A Becken beim Mann. Die Beckenknochen und der Mastdarm sind in der Mittelebene des Körpers durchtrennt, Blase und Genitale jedoch nicht.

B Untersuchung der Vorsteherdrüse und der Samenblasen vom Mastdarm aus. Mit dem in den Mastdarm eingeführten Zeigefinger kann der Arzt das gesamte kleine Becken austasten. Von besonderem Interesse ist dabei neben dem Mastdarm selbst (Mastdarmkrebs!) die Vorsteherdrüse, deren Innenteil sich in den „Wechseljahren des Mannes" zu vergrößern beginnt (Prostatahypertrophie) und dann Beschwerden beim Wasserlassen verursacht („Harnstottern", der Harn entleert sich nicht mehr im Strahl, sondern tröpfelnd). Die gesunde Vorsteherdrüse hatte etwa Form und Größe einer Kastanie. Sie besteht aus 30 bis 50 Einzeldrüsen, die in einen Muskelkörper eingebettet sind. Die Muskulatur preßt das Sekret bei der Ejakulation in die Harnröhre, wo es dazu dient, die Masse der Samenzellen zu verdünnen und ihre ungehemmte Beweglichkeit zu ermöglichen. Im hohen Greisenalter erkrankt die Vorsteherdrüse besonders häufig (etwa bei einem Drittel der Achzigjährigen) an Krebs, der aber lange Zeit keine Beschwerden verursacht und häufig auf eine Hormonbehandlung anspricht. Die Samenblase führt einen irreführenden Namen: Es handelt sich nicht um einen Samenspeicher (das ist der Nebenhoden), sondern um eine schlauchförmige zusammengeknäuelte Drüse (gestreckt etwa 12 bis 20 cm lang), deren Ausführungsgang sich mit dem Samenleiter zum sog. Spritzkanal vereinigt, der durch die Vorsteherdrüse hindurchzieht und in die Harnröhre mündet.

C Veränderungen der männlichen Geschlechtsorgane bei sexueller Erregung: Der Penis schwillt an (Erektion), dabei wird die Harnröhre gestreckt und verlängert, zugleich nimmt die Weite der Lichtung zu. Der Hoden wird durch den Hodenheber an den Damm gezogen, der Samenleiter wird verkürzt.

1 Samenleiter	Ductus deferens
2 Harnleiter	Ureter
3 Harnblase	Vesica urinaria
4 Vorsteherdrüse	Prostata
5 Schwellkörper des Gliedes	Corpus cavernosum penis
6 Schwellkörper der Harnröhre	Corpus spongiosum penis
7 Samenstrang (durchtrennt) (enthält Samenleiter, Blutgefäße und Nerven)	Funiculus spermaticus
8 Gemeinsame Beckenschlagader (aus Bauchaorta entspringend)	A. iliaca communis; Aorta abdominalis
9 Innere Beckenschlagader	A. iliaca interna
10 Äußere Beckenschlagader	A. iliaca externa
11 Samenblase	Vesicula (Glandula) seminalis
12 Mastdarm	Rectum
13 Äußerer Afterschließmuskel	M. sphincter ani externus
14 Schambeinfuge (= Symphyse)	Symphysis pubica
15 Untere Bauchwandschlagader	A. epigastrica inferior
16 Hüftlochschlagader	A. obturatoria
17 Nabelschlagader (deren Bauchwandabschnitt verödet nach der Geburt, wird zum inneren Nabelband)	A. umbilicalis, Lig. umbilicale mediale
18 Obere Blasenschlagader	A. vesicalis superior
19 (Schlagader für das große Becken)	A. circumflexa ilium profunda
20 Mittelständige Kreuzbeinschlagader	A. sacralis mediana
21 (Schlagader für hintere Beckenwand und Lendengegend)	A. iliolumbalis
22 Obere Gesäßschlagader	A. glutea superior
23 Seitliche Kreuzbeinschlagader	A. sacralis lateralis
24 Untere Gesäßschlagader	A. glutea inferior
25 Innere Schamschlagader	A. pudenda interna
26 Ischiasnerv	N. ischiadicus
27 Mittlere Mastdarmschlagader	A. rectalis media
28 Untere Blasenschlagader	A. vesicalis inferior
29 Spritzkanal	Ductus ejaculatorius

A

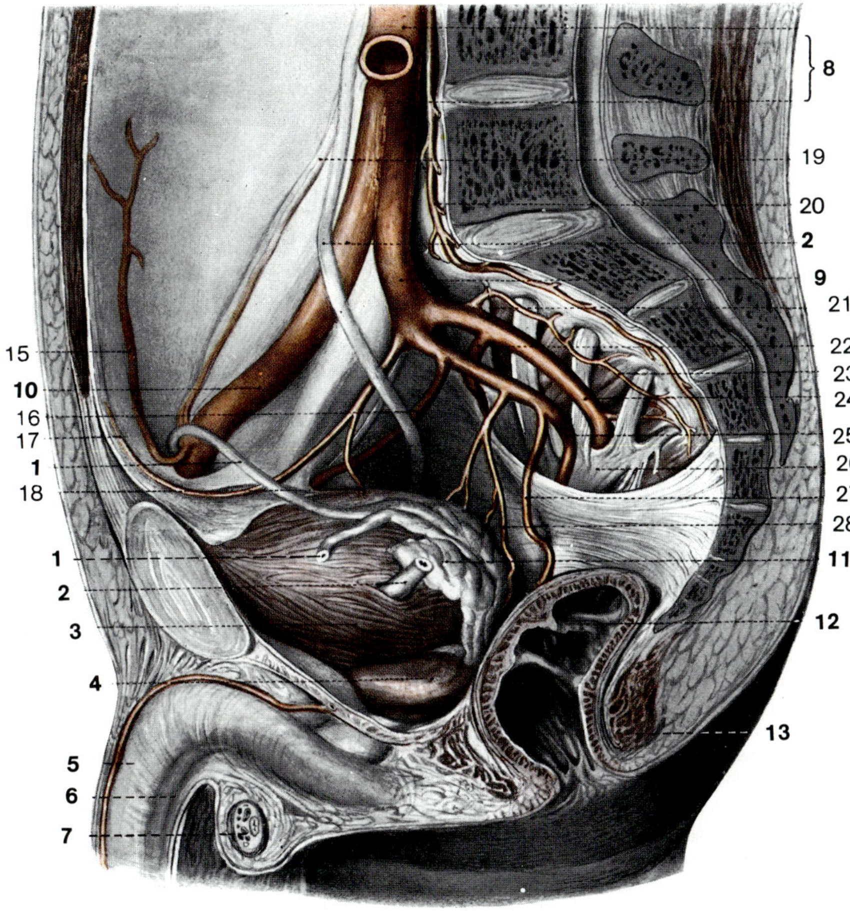
8
19
20
2
9
21
15
22
10
23
16
24
17
25
1
26
18
27
28
1
11
2
12
3
4
13
5
6
7

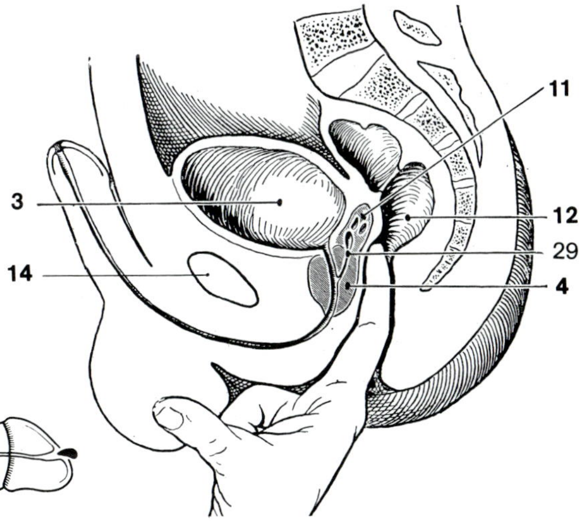
11
3
12
29
14
4

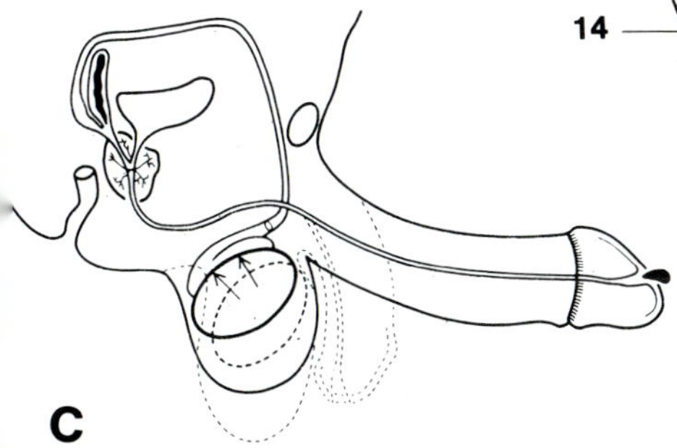

C

B

Weibliche Geschlechtsorgane

A Medianschnitt durch das weibliche Becken. Weibliches und männliches Becken haben gemeinsam den Durchzug von Harnweg und Verdauungskanal. Bei der Frau entfällt der Samenweg mit den entsprechenden Drüsen, dafür sind Fruchthalter und Gebärkanal zwischen Blase und Mastdarm eingeschoben. Schließlich bleibt bei der Frau die Keimdrüse im Becken liegen und wandert nicht wie der Hoden nach außen. Der Bau der Beckenwand und die Verteilung der Blutgefäße ist bei Mann und Frau jedoch sehr ähnlich.

B Bimanuelle Betastung der Gebärmutter. Bimanuell = mit zwei Händen: ein oder zwei Finger sind in die Scheide oder den Mastdarm eingeführt, die andere Hand drückt durch die Bauchwand entgegen. So kann die Gebärmutter gut in ihrer Größe beurteilt werden, was z.B. für die Beurteilung des Alters einer Schwangerschaft wichtig ist. Die Betastung der Gebärmutter spielt jedoch nicht nur in der Schwangerschaftsdiagnostik eine Rolle: Die Gebärmutter ist das Organ der Frau, das am häufigsten an gutartigen (Myome) und bösartigen (Krebse) Geschwülsten erkrankt.

C Schema der Reifeteilungen während der Entwicklung der Eizelle. Bei der Geburt des Menschen ist bereits die endgültige Zahl von Eizellen (etwa 200 000 in jedem Eierstock) vorhanden. Nach der Geburt finden nur noch Wachstumsvorgänge, aber keine Zellvermehrung statt. Nur wenige Eizellen gelangen zur Reife (maximal 400). Zur Reifung muß der doppelte Chromosomensatz wie bei der Samenzelle auf den einfachen Satz reduziert werden, damit nach der Befruchtung wieder normale Chromosomenbestand hergestellt ist. Während aus einer Spermatozyte I. Ordnung vier gleichwertige Samenzellen entstehen, schnürt die Oozyte ihre überschüssigen Chromosomen als kleine Polzellen ab; es entsteht nur eine reife Eizelle, die dafür den gesamten Bestand an Zellplasma erhalten hat. Die Eizelle ist bereits vor der Geburt in die erste Reifeteilung eingetreten, die jedoch erst mit der Ausreifung des Follikels beendet wird. Die zweite Reifeteilung läuft zur Zeit des Eisprungs ab und wird erst nach Eindringen der Samenzelle abgeschlossen, damit sich dann die beiden haploiden Chromosomensätze (je 23 Chromosomen von der Mutter und vom Vater) zum diploiden Chromosomensatz (46 Chromosomen) vereinigen können = Befruchtung im engeren Sinne. Die nichtbefruchtete Eizelle stirbt innerhalb weniger Stunden ab. Die befruchtete Eizelle (Zygote) wird durch den Eileiter innerhalb von etwa 5 Tagen in die Gebärmutterhöhle transportiert. Während dieses Transportes verharrt die Zygote keineswegs in einem Ruhezustand, sondern macht die ersten Entwicklungsschritte durch. Dies ist nötig, damit sich die Zygote in die Gebärmutterschleimhaut einnisten kann. Der mütterliche Organismus schafft durch die Sekretionsphase der Gebärmutterschleimhaut zwar die Voraussetzungen für die Einnistung, das Eindringen in die Gebärmutterschleimhaut muß aber die Frucht selbst vollziehen.

1 Eierstock . . . . Ovarium
2 Eileiter . . . . Tuba (Salpinx) uterina
3 Gebärmutterhöhle . . . . Cavitas uteri
4 S-förmiger Dickdarm . . . . Colon sigmoideum
5 Douglasscher Raum (zwischen Gebärmutter und Mastdarm) . . . . Excavatio recto-uterina
6 Mastdarm . . . . Rectum
7 Innere Mündung der Harnröhre . . . . Ostium urethrae internum
8 Mündung des Harnleiters . . . . Ostium ureteris
9 Muttermund . . . . Ostium uteri
10 Scheidengewölbe . . . . Fornix vaginae
11 Harnblase . . . . Vesica urinaria
12 Schambeinfuge . . . . Symphysis pubica
13 Harnröhre . . . . Urethra
14 Gebärmutterkörper . . . . Corpus uteri
15 Gebärmutterhals . . . . Cervix uteri
16 After . . . . Anus
17 Untere Bauchwandgefäße . . . . A. + V. epigastrica inferior
18 Rundes Mutterband . . . . Lig. teres uteri
19 Fransentrichter des Eileiters . . . . Infundibulum tubae uterinae
20 Äußere Beckenvene . . . . V. iliaca externa
21 Aufhängeband des Eierstocks . . . . Lig. suspensorium ovarii
22 Harnleiter . . . . Ureter
23 Steißgefäßknäuel . . . . Corpus coccygeum

A

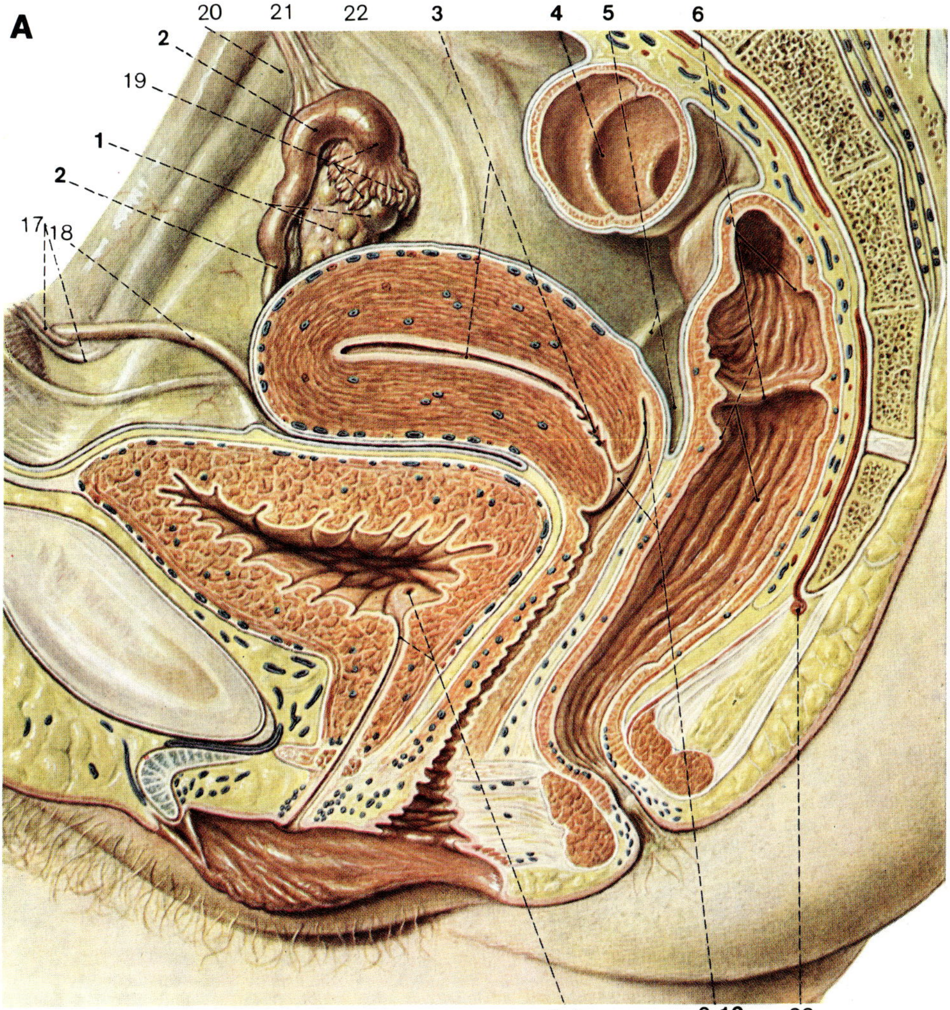
20
21
22
3
4
5
6
2
19
1
2
17
18
7,8
9,10
23

C

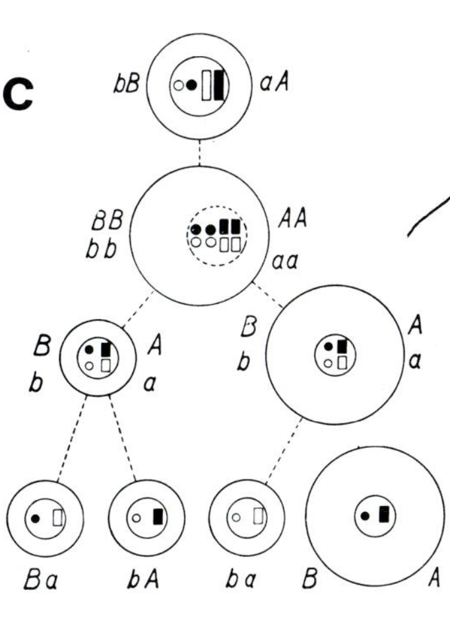
bB
aA
BB
bb
AA
aa
B
b
A
a
B
b
A
a
Ba
bA
ba
B
A

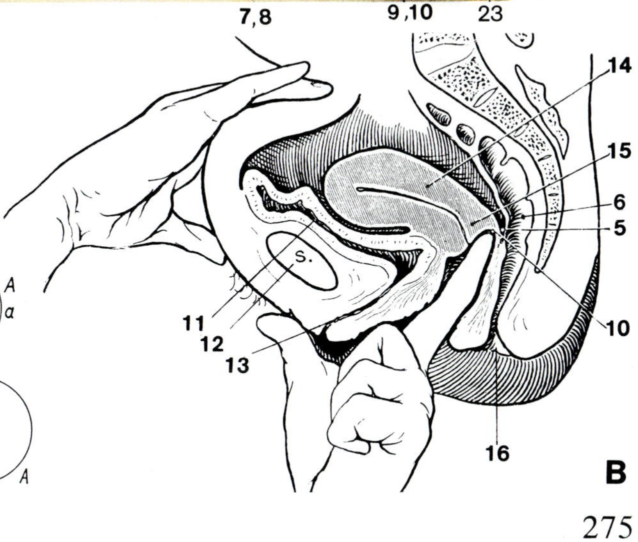
14
15
6
5
10
11
12
13
16
S.

B

Weibliche Geschlechtsorgane

A Eierstock (aufgeschnitten) mit geplatztem Follikel (doppelte natürliche Größe).

B Eierstock (Lupenpräparat, Vergrößerung 5 fach).

C Eizelle, 225 fach vergrößert. Sie ist mit etwa $^1/_7$ mm Durchmesser die weitaus größte Zelle des menschlichen Organismus. Sie ist aber sehr viel kleiner als z. B. die Eizellen der Vögel. Während das Vogelei den gesamten Bedarf an Nährstoffen für die Entwicklung enthalten muß, entnimmt die befruchtete Eizelle des Menschen mit Hilfe der Plazenta ihren Nahrungsbedarf dem mütterlichen Organismus.

D Bläschenfollikel (Graafscher Follikel, Vergrößerung 80 fach). Die Eizellen liegen nicht isoliert im Eierstock, sondern sind von Hüllzellen (Follikelzellen) umgeben, die vermutlich für die Ernährung der Eizelle von Bedeutung sind. Beim sog. Primärfollikel ist die Eizelle mit einer einfachen Schicht solcher Follikelzellen umgeben. Mit wachsender Eizelle nehmen auch die Follikelzellen zu und legen sich in mehreren Schichten um die Eizelle (Sekundärfollikel). Mit weiterer Reifung bildet sich der Bläschenfollikel (= Tertiärfollikel), bei dem die Eizelle an den Rand gedrängt im Eihügel liegt, während das Bläschen sich mit Flüssigkeit füllt. Normalerweise reift nur ein Follikel pro Zyklus heran. Er wandert an die Oberfläche des Eierstocks, erreicht einen Durchmesser von bis zu 2 cm und platzt beim sog. „Eisprung", dabei entleert sich die Flüssigkeit mitsamt der Eizelle aus dem Eierstock und wird vom Fransentrichter des Eileiters aufgenommen. Der Rest des geplatzten Follikels bildet sich zum sog. Gelbkörper um.

E Drehung des Eierstocks und Bewegung des Fransentrichters des Eileiters zur Stelle des bevorstehenden Follikelsprungs.

1	Eierstock	Ovarium
2	Fransentrichter des Eileiters	Infundibulum tubae uterinae
3	Ruhender Follikel („Primärfollikel")	Folliculus ovaricus primarius
4	Wachsender Follikel („Sekundärfollikel")	Folliculus ovaricus secundarius
5	Bläschenfollikel („Tertiärfollikel")	Folliculus ovaricus tertiarius (vesiculosus)
6	Eizelle	Ovocytus
7	Kern der Eizelle	Nucleus (Karyon)
8	Geplatzter Follikel nach Eisprung mit beginnender Umbildung in Gelbkörper	(Ovulatio; Corpus luteum)
9	Zurückgebildeter Gelbkörper	Corpus albicans
10	Bläschenfollikel in Rückbildung	Folliculus atreticus
11	Vene	Vena
12	Grundgewebe des Eierstocks	Stroma ovarii
13	Kernkörperchen	Nucleolus
14	Glashaut	Zona pellucida
15	Körnerschicht (kernreiche Schicht von Follikelzellen)	Stratum granulosum
16	Grundhäutchen des Follikels	Membrana basalis folliculi
17+18	Hüllgewebe des Follikels	Theca folliculi
17	Innere zell- und gefäßreiche Schicht (bildet Follikelhormon)	Theca interna
18	Äußere Faserschicht	Theca externa
19	Band zwischen Gebärmutter und Eierstock	Lig. ovarii proprium

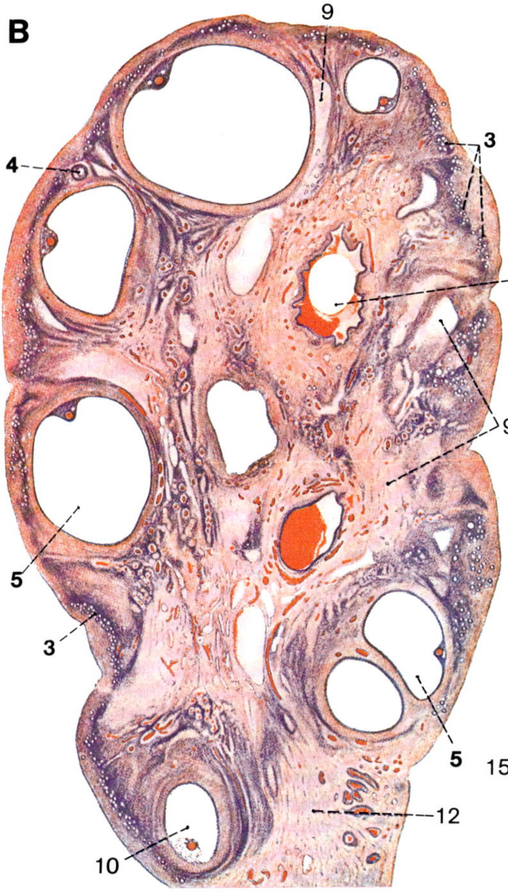
B
9
3
4
11
9
5
3
5
12
10

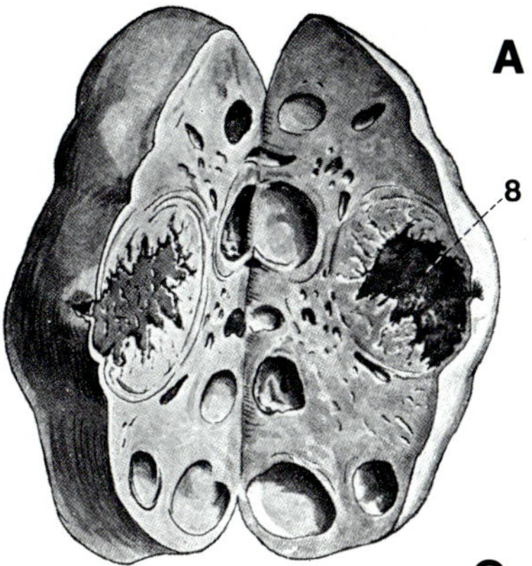
A
8

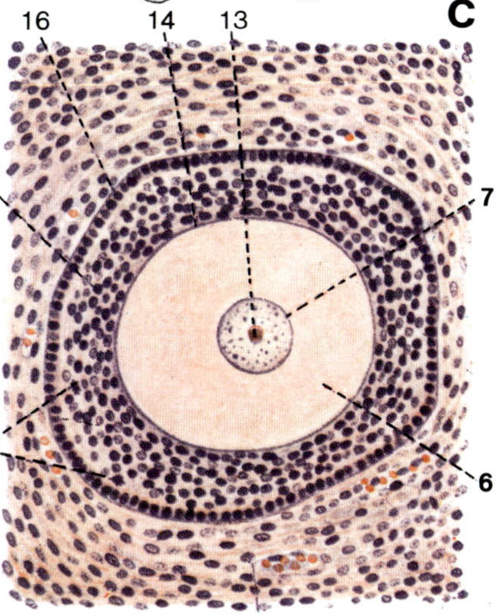
C
16
14
13
15
7
15
6

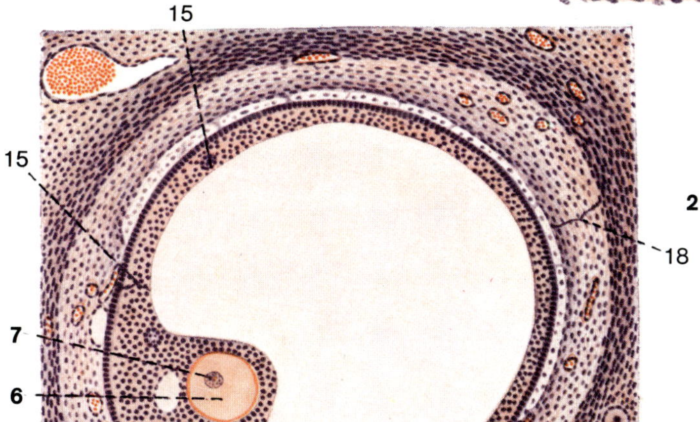
15
15
18
7
6
17
3
15
D

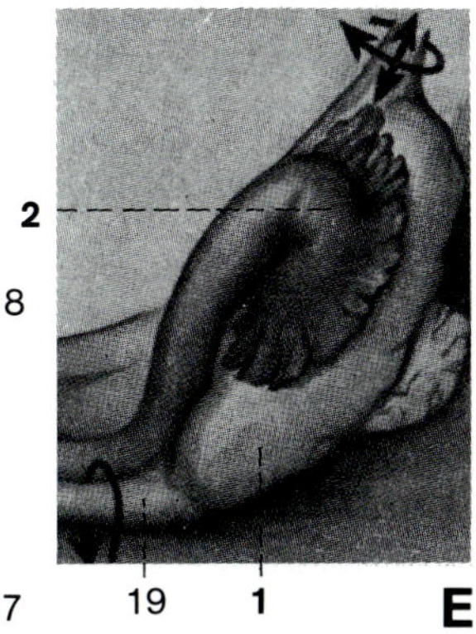
2
19
1
E

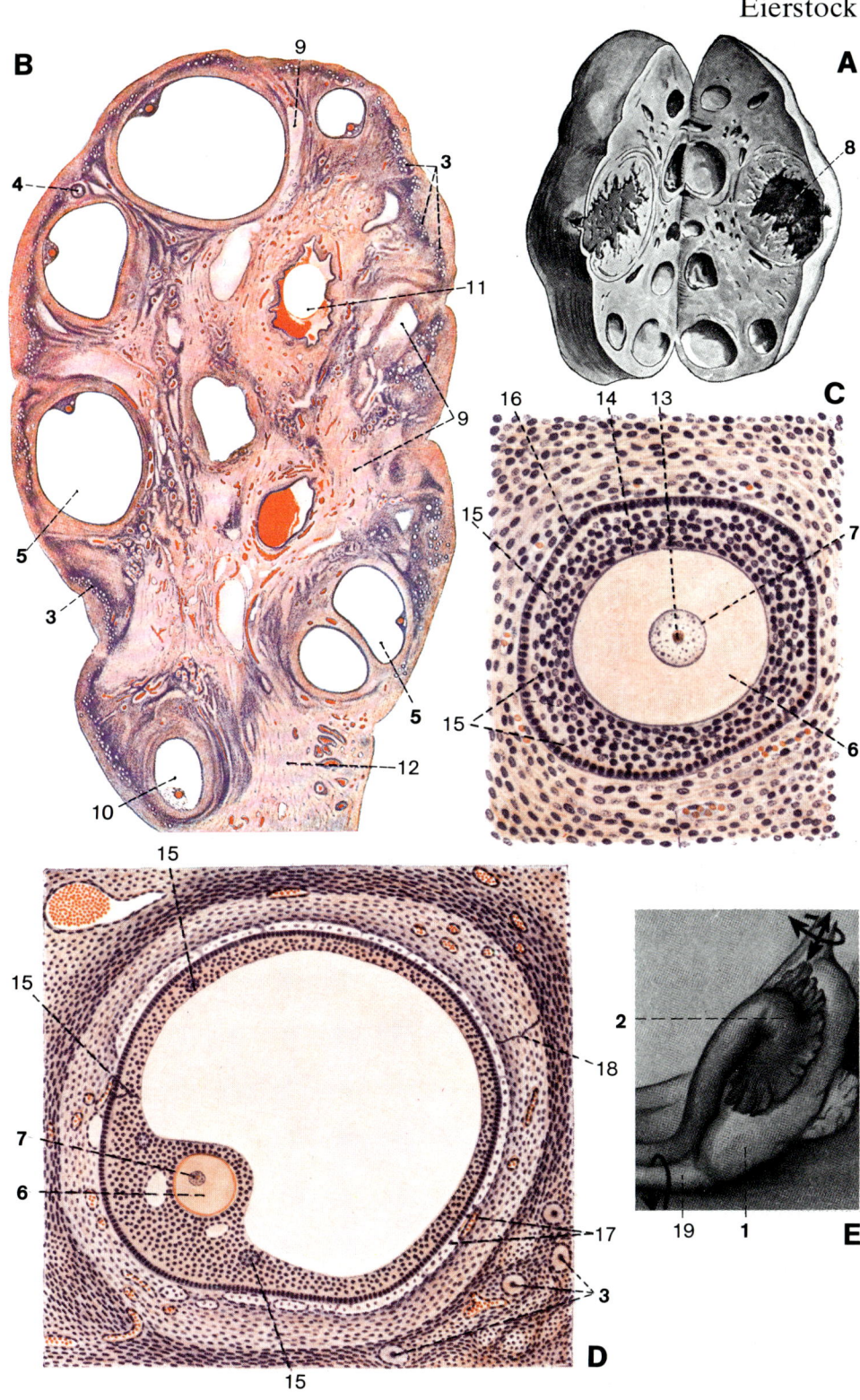

Weibliche Geschlechtsorgane

A Weibliches Becken von vorn nach Entfernung der Bauchwand. Die Gebärmutter ist bei diesem Präparat etwas nach rechts verlagert (Dextroposition). Dadurch wurde der linke Eierstock nach vorn gezogen. Die Gebärmutter liegt zwischen Blase und Mastdarm. Diese Organe ändern ständig ihren Füllungszustand, so daß die Gebärmutter jeweils ihre Lage wechseln muß. Die Gebärmutter selbst muß aber ihrerseits im Hinblick auf die Schwangerschaft einen gewaltigen Erweiterungsraum in Anspruch nehmen. Sie kann also keinesfalls fest an der Beckenwand angewachsen sein. Sie darf aber auch nicht einfach lose dem oberen Ende der Scheide aufsitzen, da sie sonst durch die Scheide hindurch nach unten „fallen" könnte („Gebärmuttervorfall", wie er tatsächlich bei Erschlaffung des Bindegewebes, z. B. nach zahlreichen Schwangerschaften, vorkommen kann). Die praktische Lösung des Problems sieht (etwas vereinfacht) so aus: Der Gebärmutterkörper ist mit Bauchfell überzogen und daher in der Bauchhöhle gut verschieblich. Der Gebärmutterhals hingegen ist mit Bindegewebezügen an der Beckenwand befestigt. Diese Bindegewebezüge (S. 281, Abbildung C) strahlen hauptsächlich zur seitlichen Beckenwand, einzelne umgreifen aber die Blase oder den Mastdarm und befestigen die Gebärmutter auch vorn und rückwärts. Diese Züge sind aber so locker, daß die Entfaltung von Blase und Mastdarm durch sie nicht behindert wird.

B Querschnitt durch den weiten Teil des Eileiters (mikroskopisches Präparat). Charakteristisch für den weiten Teil des Eileiters ist die außerordentlich reich gefaltete Schleimhaut. Der etwa 12 bis 15 cm lange Eileiter hat die Aufgabe, die aus dem Eierstock beim Eisprung austretende Eizelle aufzufangen und zur Gebärmutter zu transportieren. Zur Zeit des Follikelsprungs legt sich der Fransentrichter an die Stelle des Eierstocks, an der die Eizelle austreten wird. Wie dieser Vorgang gesteuert wird, ist noch unklar. Gelegentlich wird jedoch eine Eizelle vom Eileiter nicht aufgefangen und fällt dann in die Bauchhöhle, wo eine Befruchtung möglich ist. Eine solche „Bauchhöhlenschwangerschaft" kann wegen ungünstiger Ernährungsbedingungen für die Frucht nicht ausgetragen werden und erfordert einen operativen Eingriff. Das vom Eileiter aufgenommene Ei wird durch Muskelkontraktion (und den Schlag der feinen Flimmerhärchen der Epithelzellen?) innerhalb von vier Tagen zur Gebärmutter transportiert. Gelegentlich bleibt ein befruchtetes Ei im Eileiter liegen. Diese Eileiterschwangerschaft führt meist zum Platzen des Eileiters und einer lebensbedrohenden Blutung.

1	Wurmfortsatz	Appendix vermiformis
2	Blinddarm	Caecum (Cecum)
3	Fransentrichter des Eileiters	Infundibulum tubae uterinae
4	Eierstock	Ovarium
5	Eileiter	Tuba (Salpinx) uterina
6	Gebärmutter	Uterus (Metra)
7	Bauchfelltasche zwischen Harnblase und Gebärmutter	Excavatio vesico-uterina
8	Harnblase	Vesica urinaria
9	Gerader Bauchmuskel	M. rectus abdominis
10	Douglasscher Raum (Bauchfelltasche zwischen Gebärmutter und Mastdarm)	Excavatio recto-uterina
11	Harnleiter	Ureter
12	Beckengefäße (durch das Bauchfell durchscheinend)	Vasa iliaca; Peritoneum
13	Dickdarm, S-förmiger Teil	Colon sigmoideum
14	Äußerer schräger Bauchmuskel	M. obliquus externus abdominis
15	Innerer schräger Bauchmuskel	M. obliquus internus abdominis
16	Querer Bauchmuskel	M. transversus abdominis
17	Schleimhautfalten	Plicae tubariae
18 + 19	Muskelwand	Tunica muscularis
18	Ringsmuskelschicht	Stratum circulare
19	Längsmuskelschicht	Stratum longitudinale
20	Bauchfellüberzug	Tunica serosa
21	Rundes Mutterband	Lig. teres uteri
22	Aufhängeband des Eierstocks	Lig. suspensorium ovarii
23	Band zwischen Eierstock und Gebärmutter	Lig. ovarii proprium
24	Venen	Venae
25	Schlagadern	Arteriae
26	Aufhängeband des Eileiters	Mesosalpinx

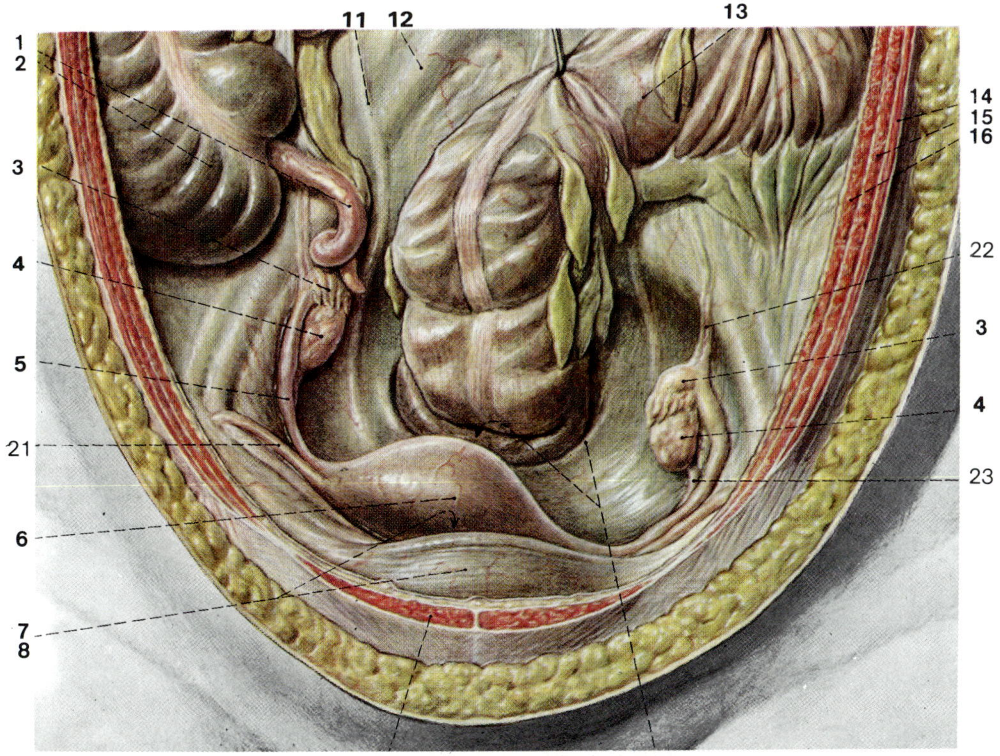

A

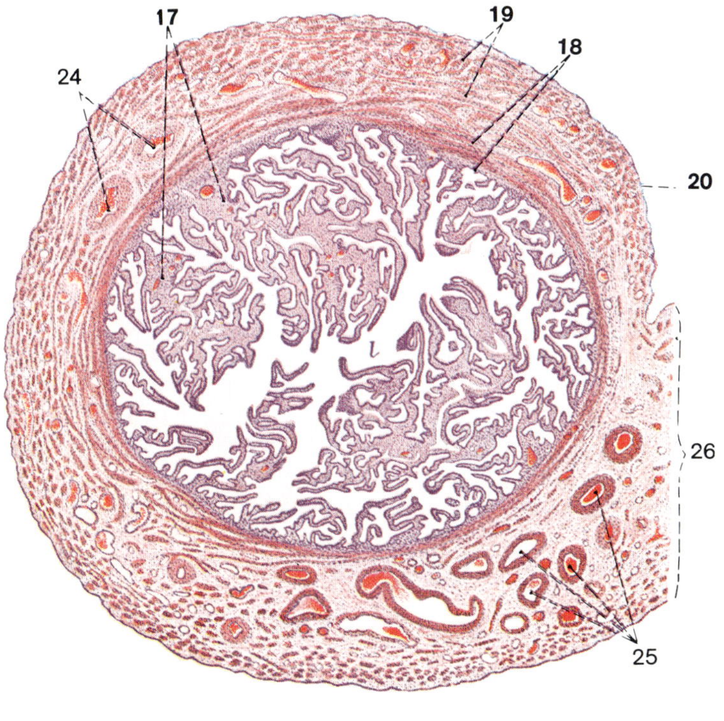

B

Weibliche Geschlechtsorgane

A Überblick über die inneren weiblichen Geschlechtsorgane. Eierstock, Eileiter, Gebärmutter und Scheide sind frontal aufgeschnitten. Der Bau der Gebärmutter als Fruchthalter wird von drei Konstruktionsprinzipien bestimmt: Sie muß 1. die Frucht ernähren, 2. am Ende der Schwangerschaft die Frucht austreiben und 3. Raum für die heranwachsende Frucht bereitstellen können. Diesen Aufgaben entspricht ein Bau in drei Schichten:

1. Die Gebärmutterschleimhaut (Endometrium) ist gefäß- und drüsenreich. In sie bettet sich das im Eileiter befruchtete Ei ein (vgl. S. 293).

2. Der Austreibung der Frucht dient die Muskelwand. Während der Schwangerschaft wächst die Muskulatur mit dem Kind. Die Muskulatur ist spiralig angeordnet, so daß nach vollendeter Austreibung des Kindes die durch die Abstoßung des Mutterkuchens („Nachgeburt") aufgerissenen Blutgefäße abgeklemmt werden und sich die Gebärmutter rasch verkleinern kann (vgl. S. 299).

3. Der freien Entfaltung der Gebärmutter dient der Bauchfellüberzug. Die Gebärmutter liegt großteils „intraperitoneal" und kann sich damit den gesamten Bauchraum zunutze machen, indem sie die anderen intraperitoneal liegenden Bauchorgane zur Seite drängt.

B Röntgenbild der Gebärmutterhöhle und der Eileiterlichtung. Beim „Hysterosalpingogramm" wird ein Röntgenkontrastmittel in die Gebärmutterhöhle eingespritzt, das von hier durch die Eileiter weiterläuft und schließlich aus deren offenen Enden in die Bauchhöhle tropft. Auf diese Weise kann man die Durchgängigkeit der Eileiter prüfen, z. B. zur Klärung der Ursache von Unfruchtbarkeit.

C Befestigung der Gebärmutter an der Beckenwand.

1	Eierstock	Ovarium
2	Follikel	Folliculi ovarici
3	Trichter des Eileiters mit Fransen	Infundibulum tubae uterinae, Fimbriae tubae
4	Eileiter	Tuba (Salpinx) uterina
5	Mündung des Eileiters in die Gebärmutter	Ostium uterinum tubae
6	Gebärmutterkörper	Corpus uteri
7	Gebärmutterhals	Cervix uteri
8	In die Scheide ragender Teil des Gebärmutterhalses („Portio")	Portio vaginalis (cervicis)
9	Gebärmutterhöhle	Cavitas uteri
10	Muttermund	Ostium uteri
11	Muskelwand der Gebärmutter	Tunica muscularis (Myometrium)
12	Bauchfellüberzug der Gebärmutter	Tunica serosa (Perimetrium)
13	Scheide	Vagina
14	Mastdarm	Rectum
15	Harnblase	Vesica urinaria
16	Gebärmutterkuppe („Muttergrund")	Fundus uteri
17	In der Gebärmutterwand gelegener Teil (des Eileiters)	Pars uterina
18	Enger Teil des Eileiters	Isthmus tubae uterinae
19	Band zwischen Gebärmutter und Eierstock	Lig. ovarii proprium
20	Gekröse des Eileiters	Mesosalpinx
21	Zum Eierstock verlaufende Franse	Fimbria ovarica
22	Querfalten der Scheidenschleimhaut	Rugae vaginales
23	Bindegeweberaum neben der Gebärmutter	Parametrium + Paracervix
24	Bindegeweberaum neben dem Mastdarm	[Paraproctium]
25	Bindegewebe in der Gebärmutter-Mastdarm-Falte des Bauchfells	(Plica recto-uterina)
26	Hauptbefestigungsband der Gebärmutter	[Lig. cardinale]
27	Bindegewebe in der Verlaufsrichtung des runden Mutterbandes	(Lig. teres uteri)
28	Bindegewebe von der Gebärmutter zum Schambein	[Lig. pubo-uterinum]
29	Schambeinfuge	Symphysis pubica
30	Bindegeweberaum neben der Harnblase	[Paracystium]

A

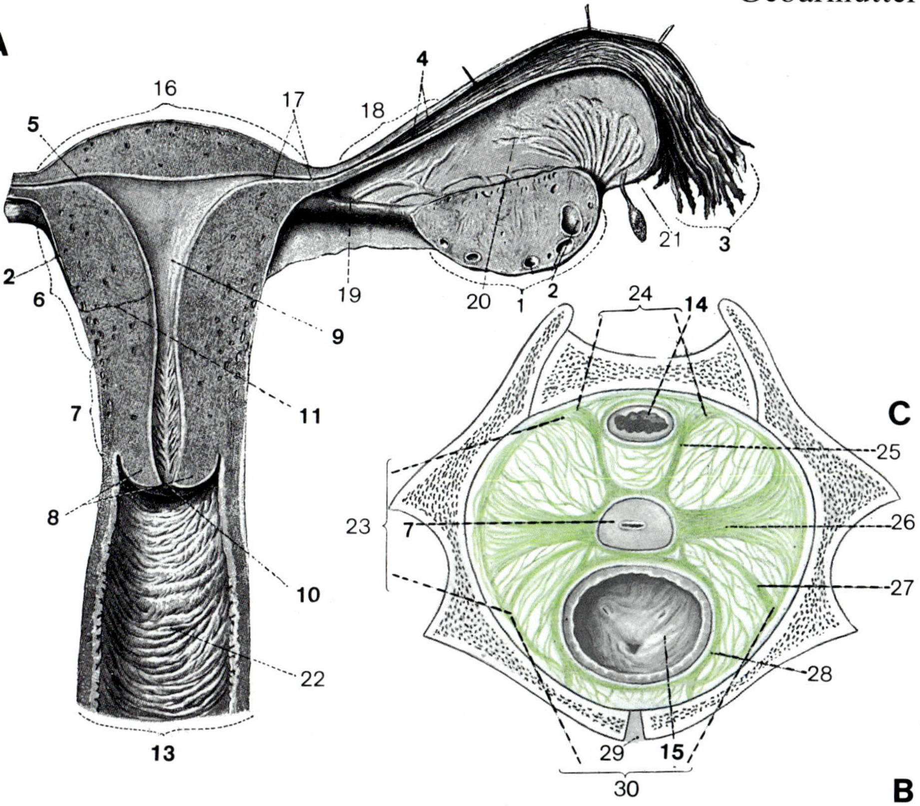
16
17
18
4
5
12
6
7
8
9
11
10
22
13
19
20
1
2
21
3
C
24
14
25
23
7
26
27
28
29
15
30

B

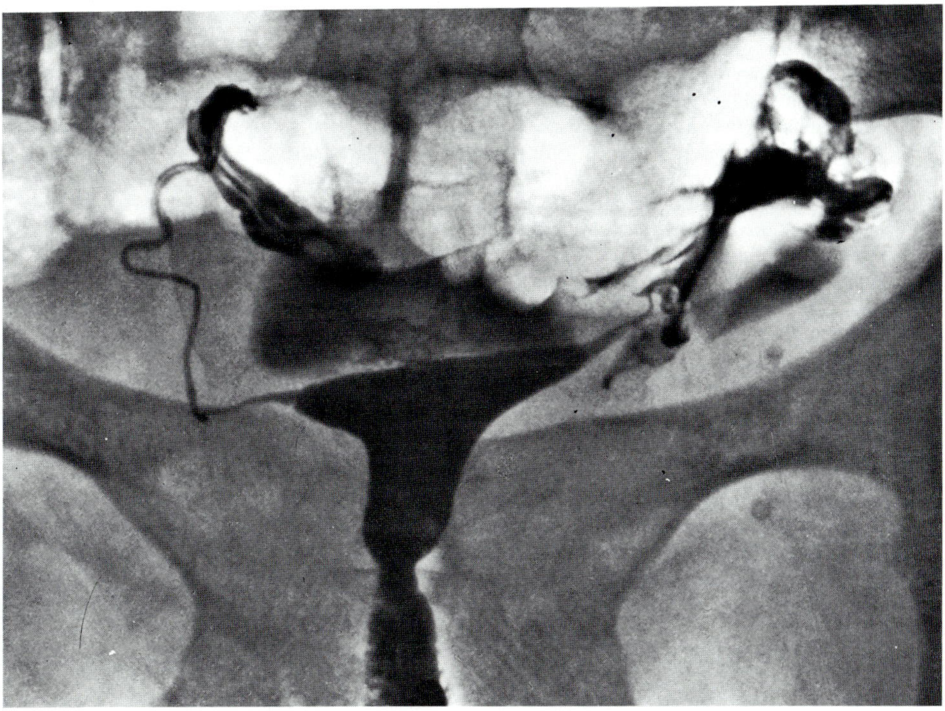

A Schema des weiblichen Geschlechtszyklus ohne Befruchtung der Eizelle. Oben Vorgänge im Eierstock, darunter in der Gebärmutter.

B Schema des weiblichen Geschlechtszyklus mit Befruchtung der Eizelle. Der mensuelle Zyklus der Frau, der augenfällig mit der Monatsblutung zutage tritt, vollzieht sich schwerpunktmäßig in zwei Organen, im Eierstock und in der Gebärmutter, jedoch ist nicht nur der ganze übrige Körper, sondern auch das Seelenleben der Frau mitbetroffen (bei manchen Frauen ausgesprochen depressive Stimmung vor der Menstruation).

Im Eierstock kommt es zur rhythmischen Reifung von Follikeln und zum „Follikelsprung“ 14 Tage vor dem Beginn der nächsten Menstruation. Der geplatzte Follikel bildet sich um zum sog. „Gelbkörper“. In den Hohlraum erfolgt eine geringe Blutung, das Sprungloch wird durch ein Gerinnsel verschlossen. Die Follikelzellen vergrößern sich und füllen den ehemaligen Hohlraum aus. Durch Speicherung von Cholesterinestern nimmt das Gebilde allmählich eine gelbe Farbe an, woher der Name „Gelbkörper“ rührt. Der Gelbkörper erzeugt ein Hormon (Gelbkörperhormon = Progesteron), das die Gebärmutter auf die mögliche Schwangerschaft vorbereitet. Findet keine Befruchtung statt, so bildet sich der Gelbkörper nach 14 Tagen rasch zurück, die Hormonsekretion erlischt, an der Gebärmutterschleimhaut wird die Menstruation ausgelöst. Tritt jedoch eine Schwangerschaft ein, so vergrößert sich der Gelbkörper weiter und setzt die Hormonproduktion bis etwa zum vierten Schwangerschaftsmonat fort (dann wird diese von der Plazenta übernommen).

Der Eierstock selbst wird wieder von der Hirnanhangsdrüse (Hypophyse), und zwar von den gonadotropen Hormonen (gonadotrop = auf die Keimdrüsen = Gonaden gerichtet) des Hypophysenvorderlappens gesteuert. Das follikelstimulierende Hormon (FSH) veranlaßt, wie der Name schon sagt, das Wachstum der Follikel. Durch Zusammenwirken mit dem Luteinisierungshormon kommt es zur Reifung des Follikels, zum Eisprung, zum Aufbau des Gelbkörpers und zur Gelbkörperhormonbildung. Die Hirnanhangsdrüse selbst unterliegt wieder einer Überwachung durch das Zwischenhirn, von welchem „Releasinghormone“ gebildet werden, welche die Hormonproduktion der Hirnanhangsdrüse in Gang setzen. Dieses Regulationssystem des Geschlechtszyklus steuert sich selbst: Die Produktion der Hormone des Eierstocks und der Hirnanhangsdrüse ist in einen „Regelkreis“ geschlossen: Sinkt der Spiegel an Eierstockhormonen, z. B. beim Zusammenbruch des Gelbkörpers, so wirft die Hirnanhangsdrüse viel gonadotrope Hormone aus, um einen neuen Follikel zur Reifung zu bringen. Dadurch wird die Hormonproduktion des Eierstocks angeregt und die Hirnanhangsdrüse wieder gebremst. Tritt eine Schwangerschaft ein, so produziert der Eierstock weiter Gelbkörperhormon, dieses verhindert die Ausschüttung von follikelstimulierendem Hormon im Hypophysenvorderlappen, so daß während der Schwangerschaft kein Follikel heranreift und daher auch keine weitere Eizelle befruchtet werden kann. Die Hirnanhangsdrüse kann man täuschen: Führt man dem Körper künstlich Eierstockhormone zu, so reagiert die Hirnanhangsdrüse, als ob eine Schwangerschaft vorläge, und veranlaßt keine Follikelreifung. Wo kein Follikel reift, kann auch keine Befruchtung eintreten. Dies ist das Prinzip der „Ovulationshemmer“ (der „Pille“). Da die Hirnanhangsdrüse auf ein Absinken des Blutspiegels der (künstlich zugeführten) Eierstockhormone sofort mit der Ausschüttung von gonadotropen Hormonen reagiert und damit eine Follikelreifung veranlaßt, ist die regelmäßige Einnahme der Pille Grundvoraussetzung für die Sicherheit der empfängnisverhütenden Wirkung.

C Mikroskopisches Bild der Scheidenwand bei 25facher Vergrößerung. Auch das Scheidenepithel macht zyklische Veränderungen durch. Anhand der vorherrschenden Zellformen im Abstrichpräparat kann man die Phase des Geschlechtszyklus erkennen. Das mikroskopische Bild der Scheide ist gekennzeichnet durch das mehrschichtige unverhornte Plattenepithel, die reichlichen Blutgefäße, die glatte Muskulatur und das Fehlen von Drüsen.

1 Glatte Muskelzellen . . . . Myocyti glabri
2 Blutgefäße . . . . Vasa sanguinea

A

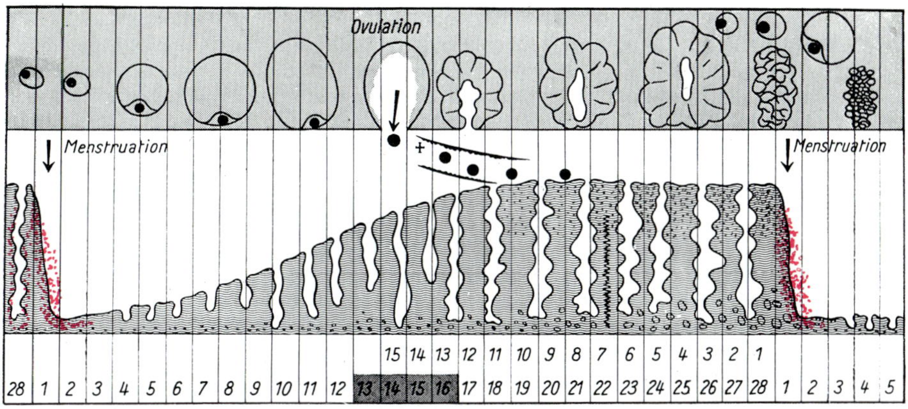
Ovulation
Menstruation
Menstruation
15 14 13 12 11 10 9 8 7 6 5 4 3 2 1
28 1 2 3 4 5 6 7 8 9 10 11 12 13 14 15 16 17 18 19 20 21 22 23 24 25 26 27 28 1 2 3 4 5

B

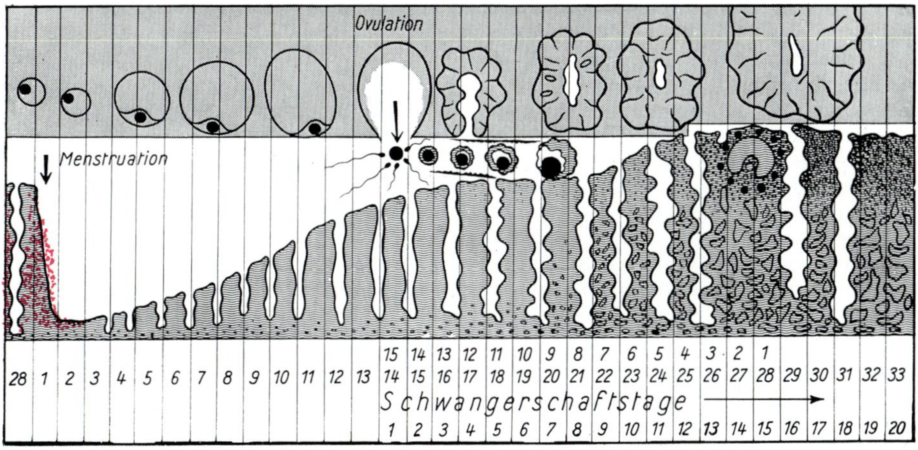
Ovulation
Menstruation
15 14 13 12 11 10 9 8 7 6 5 4 3 2 1
28 1 2 3 4 5 6 7 8 9 10 11 12 13 14 15 16 17 18 19 20 21 22 23 24 25 26 27 28 29 30 31 32 33
Schwangerschaftstage
1 2 3 4 5 6 7 8 9 10 11 12 13 14 15 16 17 18 19 20

C

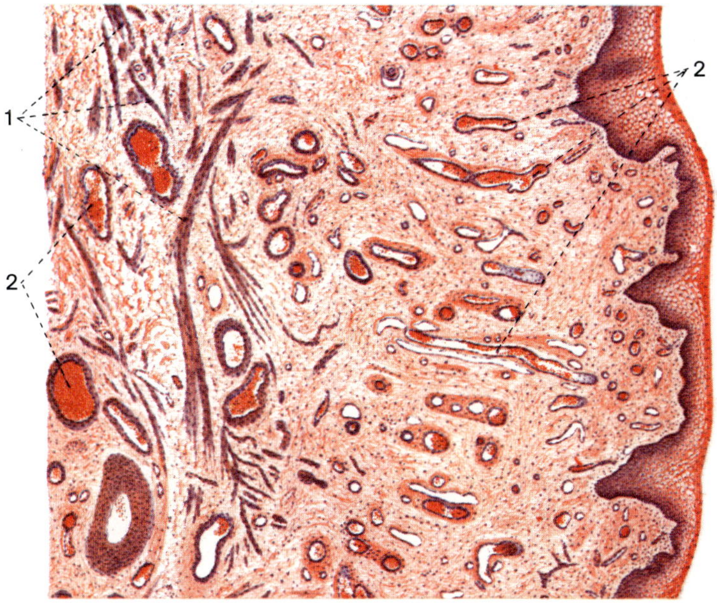
1
2
2

A, B Menstruationszyklus der Gebärmutterschleimhaut. Vergrößerung etwa 60fach.
Die Vorgänge in der Gebärmutter sind abhängig vom Zyklus des Eierstocks: Der heranreifende Follikel produziert das Follikelhormon, wodurch die Proliferationsphase der Gebärmutterschleimhaut in Gang gesetzt wird. Nach dem Eisprung wird neben Follikelhormon vom Gelbkörper zusätzlich Gelbkörperhormon gebildet, das die Sekretionsphase der Gebärmutterschleimhaut auslöst. Die Drüsen verlängern, erweitern und schlängeln sich und beginnen um den fünften Tag nach dem Follikelsprung (dem wahrscheinlichen Ankunftstermin des befruchteten Eies in der Gebärmutter) mit der Sekretion von Schleim und Glykogen. Erfolgt keine Befruchtung, so wird die nun überflüssige „Funktionsschicht" der Gebärmutterschleimhaut abgestoßen. Eingeleitet wird dieser Vorgang durch eine vorübergehende Blutleere. Die Schleimhaut sinkt zusammen, dann schießt wieder Blut ein, und die geschädigten Kapillaren platzen. Die Funktionsschicht wird flächenweise abgelöst und mit Blut vermischt nach außen entleert („Periode", Menstruation, Menses usw.). Nach Beendigung dieser Desquamationsphase wird wieder eine normale Funktionsschicht aufgebaut (Proliferationsphase). Dies ist möglich, weil die Gebärmutterdrüsen bis in die Muskelschicht hineinreichen und bei der Menstruation nicht völlig abgestoßen werden können. Deshalb ist auch eine „Ausschabung" (Kürettage) der Gebärmutter durch den Arzt ohne größere Schäden möglich. Bis zur Mitte des Zyklus ist die Schleimhaut dann wieder soweit, daß sie in die Sekretionsphase eintreten kann.

A Proliferationsphase.

B Sekretionsphase.

C Weitere dem Zyklus unterworfene Vorgänge. Die Körpertemperatur steigt nach dem Follikelsprung um etwa ein halbes Grad Celsius an. Man kann durch Messen der „Basaltemperatur" (morgens nüchtern in Bettruhe) damit den Eisprung bestimmen. Diese Methode wird auch für die Empfängnisverhütung genützt, hat aber zwei erhebliche Nachteile: 1. Der Temperaturanstieg zeigt den erfolgten Follikelsprung an, nicht den bevorstehenden. Der Temperaturanstieg ist somit kein Warnsignal vor der fruchtbaren Phase, sondern eine Art „Entwarnung". 2. Ein Temperaturanstieg kann auch einmal durch eine Erkältung usw. bedingt sein und dann als „Entwarnung" fehlgedeutet werden. Die Basaltemperaturmessung ist eigentlich nur bei regelmäßigem Zyklus einwandfrei zu interpretieren, dann aber ist sie unnötig, weil man weiß, daß der Follikelsprung 14 Tage vor der nächsten Menstruation erfolgt. Wichtig ist dieser Bezug zur folgenden, nicht zur vorhergehenden Blutung. Wenn z. B. der Zyklus bei einer Frau nur drei Wochen dauert, so bedeutet dies, daß der Follikelsprung eine Woche nach Beginn der Menstruation erfolgen muß, da die Zeitspanne zwischen Follikelsprung und nächster Menstruation eben ziemlich regelmäßig 14 Tage dauert. Beim Absetzen der „Pille" tritt der erste Follikelsprung meist einige Tage verspätet auf, weshalb es besonders leicht zur Befruchtung kommt, wenn man zur Methode der Zeitwahl unter Annahme der normalen Zyklusdauer übergeht. Für das sichere Funktionieren der Pille ist auch noch das zyklische Geschehen am Schleimpfropf des Gebärmutterhalskanals („Zervixsekret") wichtig. Dieser Schleimpfropf dichtet die Gebärmutterhöhle gegen die Einwanderung von Bakterien ab. Auch für Samenzellen scheint er nur einige Tage vor dem Eisprung durchlässig zu sein. Er wird dann dünnflüssig und fadenziehend. Bei regelmäßiger Einnahme der Pille bleibt diese Verflüssigung aus. Wenn es also trotz Einnahme der Pille gelegentlich zu einem Eisprung kommt, so verhindert der undurchlässige Schleimpfropf die Befruchtung. Bei der „Minipille" wird nur dieses Prinzip genützt und ein Eisprung bewußt in Kauf genommen. Die Minipille ist jedoch nicht ganz so sicher.

1 Epithel . . . . Epithelium
2 Bindegewebiges Grundgerüst der Schleimhaut
(„Stroma") . . . . Stroma endometrialis
3 Gebärmutterdrüsen . . . . Glandulae uterinae
4 Muskelwand . . . . Tunica muscularis (= Myometrium)
5 Blutgefäße . . . . Vasa sanguinea

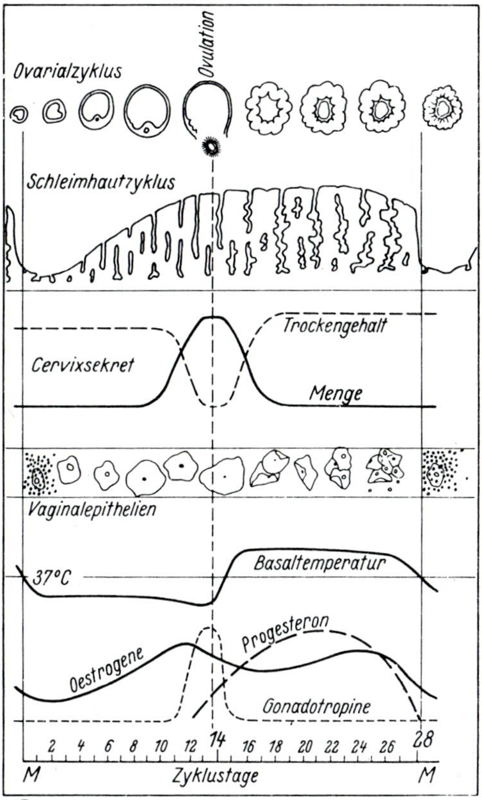
Ovulation
Ovarialzyklus
Schleimhautzyklus
Trockengehalt
Cervixsekret
Menge
Vaginalepithelien
37°C
Basaltemperatur
Progesteron
Oestrogene
Gonadotropine
2 4 6 8 10 12 14 16 18 20 22 24 26 28
M
Zyklustage
M

C

B

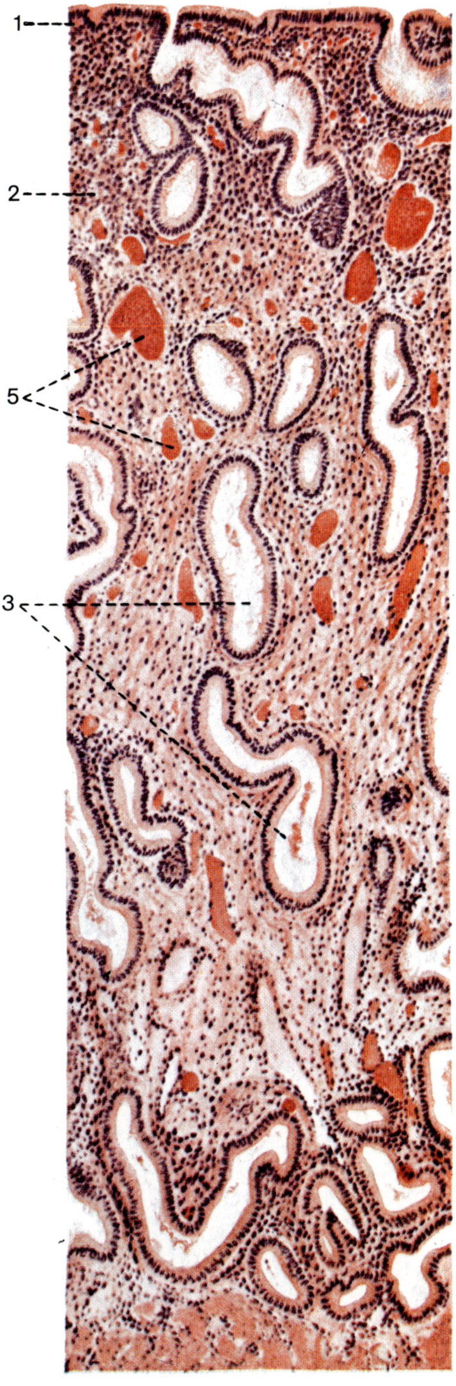
1
2
5
3

A

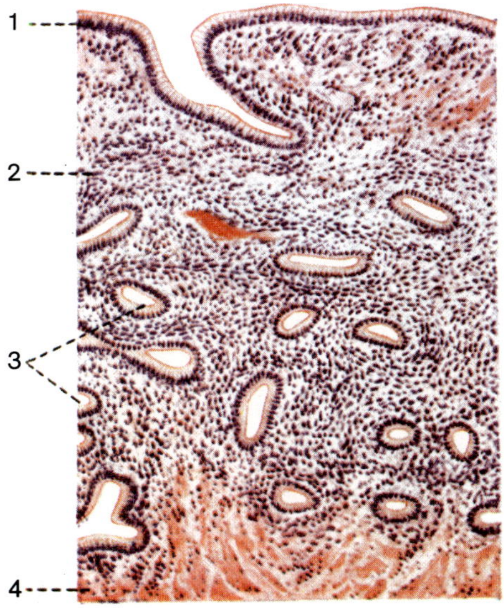
1
2
3
4

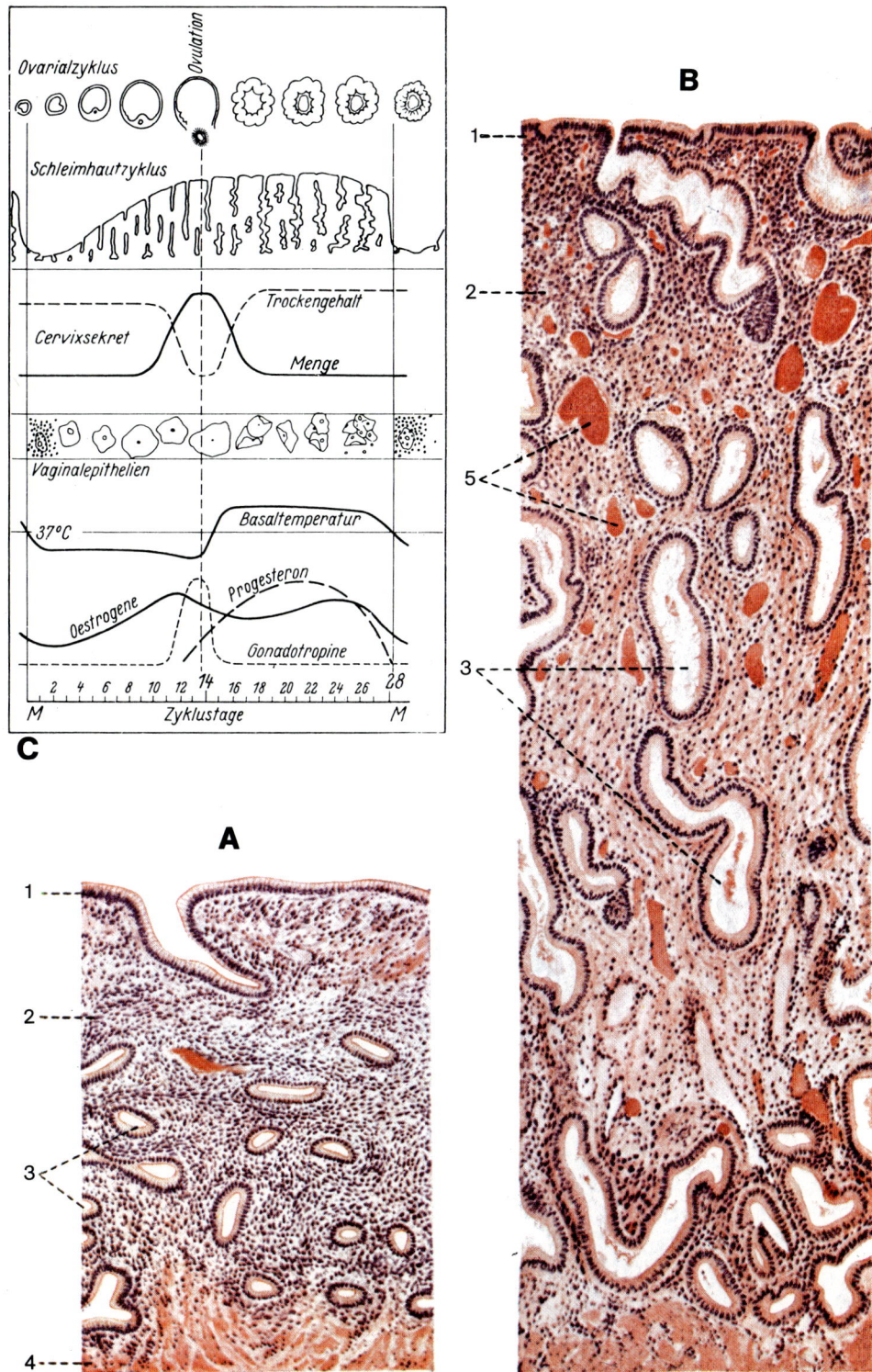

Weibliche Geschlechtsorgane

A Gebärmutter und Scheide. Die Hinterwand der Scheide ist der Länge nach aufgeschnitten und mit vier Haken auseinandergezogen. Der Bau der Scheide ist von ihren Aufgaben als Kopulationsorgan und Gebärschlauch bestimmt. Sie muß sich bei der Geburt außerordentlich erweitern können, praktisch bis an den Rand des kleinen Beckens, denn der Kopf des Kindes füllt bei der Geburt nahezu das gesamte kleine Becken aus. Sie soll aber nachher nicht so weit bleiben, deshalb muß sie eine Muskelwand besitzen. Als Kopulationsorgan benötigt sie eine glatte, feuchte Oberfläche, also eine Schleimhaut. Lange Zeit war umstritten, wie die Scheide bei sexueller Erregung befeuchtet wird, denn merkwürdigerweise ist die Scheidenschleimhaut frei von Drüsen. Nach neueren Lebendbeobachtungen bilden sich bei sexueller Erregung kleine Tröpfchen auf der Scheidenschleimhaut, ähnlich wie Schweiß. Nachdem sie nicht aus Drüsen stammen können, müssen sie direkt aus dem reichen Blutgefäßnetz der Scheide als „Transsudat" durch die Schleimhautoberfläche gepreßt werden. Die Scheide wird in leerem Zustand von den Nachbarorganen zu einem querstehendem Spalt zusammengeschoben.

B Die „Portio" (in die Scheide ragender Teil des Gebärmutterhalses) bei der gynäkologischen Untersuchung. Die Scheide ist mit zwei Mutterspiegeln („Spekula") auseinandergezogen. Bei der Frau, die noch nicht geboren hat, ist der Muttermund rundlich, die Muttermundlippen bilden einen Ring.

C Die „Portio" nach einer Entbindung. Der Muttermund bildet einen queren Spalt.

D Die „Portio" nach mehreren Entbindungen. Der breite Spalt des Muttermundes zeigt seitliche narbige Einkerbungen und deutliche vordere und hintere Muttermundlippen. Eine Frau kann demnach zwar ihrem Mann frühere Entbindungen verheimlichen, nicht aber ihrem Arzt. Die praktische Bedeutung der Besichtigung der Portio besteht allerdings nicht darin, sondern in der Möglichkeit, Erkrankungen des Gebärmutterhalses frühzeitig zu erkennen. Dies trifft vor allem für den häufigen Gebärmutterhalskrebs zu, der bei rechtzeitiger Operation gute Überlebenschancen bietet.

E Vorgänge an den weiblichen Geschlechtsorganen bei sexueller Erregung. Der Erektion beim Mann entspricht die Befeuchtung (Lubrikation) der Scheide. Die Scheide weitet sich gleichzeitig aktiv aus, besonders in ihren oberen Abschnitten. In der „Plateauphase" vor dem Orgasmus verengt sich der untere Abschnitt der Scheide durch starke Venenfüllung („orgastische Manschette"). Während des Orgasmus kontrahiert sich wie bei der Ejakulation des Mannes die Beckenbodenmuskulatur rhythmisch.

1 Gebärmutterkörper	Corpus uteri
2 Eileiter	Tuba (Salpinx) uterina
3 Gebärmutterhals	Cervix uteri
4 „Portio" = in die Scheide ragender Teil des Gebärmutterhalses	Portio vaginalis (cervicis)
5 Muttermund (mit Schleimpfropf)	Ostium uteri
6 Scheide	Vagina
7 Äußere Mündung der Harnröhre	Ostium urethrae externum
8 Kleine Schamlippe	Labium minus pudendi
9 Große Schamlippe	Labium majus pudendi
10 Kitzler	Clitoris
11 Venengeflecht der Gebärmutter	Plexus venosus uterinus
12 Schleimhaut (der Scheide)	Tunica mucosa
13 Muskelwand (der Scheide)	Tunica muscularis
14 Mündung der großen Scheidenvorhofdrüse (Bartholinsche Drüse)	(Glandula vestibularis major)
15 Querfalten der Scheidenschleimhaut	Rugae vaginales
16 Reste des Jungfernhäutchens	Carunculae hymenales
17 Vorhaut des Kitzlers	Preputium clitoridis
18 Schamhaare	Pubes
19 Scheidengewölbe (beim Geschlechtsverkehr in Rückenlage der Frau wird das Ejakulat hier deponiert)	Fornix vaginae
20 Erweiterung der oberen Scheidenabschnitte bei sexueller Erregung	–
21 „Orgastische Manschette"	–

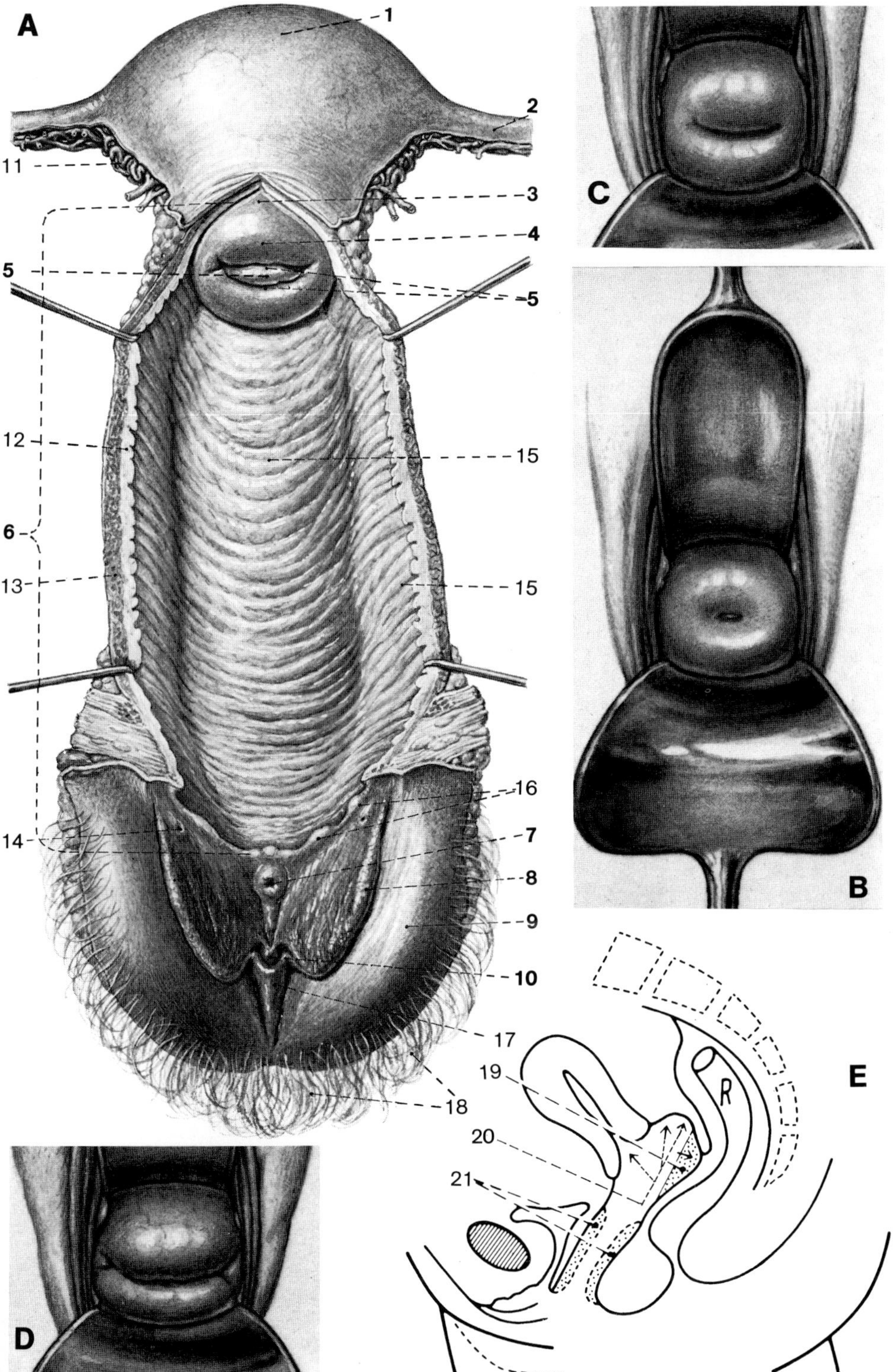
A
1
2
11
3
4
5
5
12
15
6
13
15
16
14
7
8
9
10
17
18
C
B
E
R
19
20
21
D

Weibliche Geschlechtsorgane

A Äußeres Genitale („Vulva“) einer Jungfrau. So sehr verschieden dem Laien das äußere Genitale des Mannes und der Frau erscheinen, liegt ihnen doch ein gemeinsamer Bauplan zugrunde. Dem Glied des Mannes entspricht der Kitzler der Frau. Bei bestimmten Störungen der Hormonproduktion und bei manchen Zwitterformen kann der Kitzler so stark vergrößert sein, daß er dem männlichen Glied ähnlich wird und auch eine Art Geschlechtsverkehr mit ihm ausgeübt werden kann. Der Kitzler ist wie die Eichel des Gliedes mit einer Vorhaut bedeckt. Die kleinen Schamlippen entsprechen der verschieblichen Haut des Penisschafts. Schwellkörper besitzt der Kitzler wie das Glied, nur sind sie entsprechend kleiner. Der Kitzler ist damit auch zu einer gewissen Erektion befähigt. Die großen Schamlippen entsprechen dem Hodensack, nur bleiben sie leer. Jedoch wird bei der Frau wie beim Mann ein Leistenkanal angelegt, der dann freilich nicht für den Durchtritt des Hodens benützt wird. Beim Mann wird der Hoden durch ein Leitband durch den Leistenkanal gezogen (der Hoden hat keine Eigenbeweglichkeit). Ein entsprechendes Band wird auch bei der Frau angelegt: Es ist das runde Mutterband, das von der Gebärmutter durch den Leistenkanal zu den großen Schamlippen zieht. Die große Scheidenvorhofdrüse (Bartholinsche Drüse) entspricht der Cowperschen Drüse des Mannes. Am einfachsten wird der Vergleich zwischen weiblichem und männlichem äußeren Genitale, wenn man sich die männliche Harnröhre hinten aufgeschlitzt denkt und den Penis zusammenschrumpfen läßt. Mündung der Harnröhre ähnlich wie bei der Frau kommt beim Mann als Mißbildung (Hypospadie) vor.

B bis **G** Spielarten des Jungfernhäutchens. Besonderes Interesse nicht nur der Philosophen und Moraltheologen fand schon immer die Tatsache, daß die Jungfräulichkeit der Frau durch ein Jungfernhäutchen auch körperlich sichtbar ist, ein entsprechender Nachweis beim Mann aber nicht möglich ist. Von praktischer Bedeutung ist, daß auch das unversehrte Jungfernhäutchen eine Öffnung haben muß, damit das Blut der Monatsblutung abfließen kann. Fehlt ausnahmsweise diese Öffnung, so entsteht nach Eintritt der Geschlechtsreife ein Rückstau des Blutes, der eine ärztliche Eröffnung des Jungfernhäutchens nötig macht. **B** „Normalfall“: Das Jungfernhäutchen hat eine zentrale Öffnung. **C** Halbmondförmige Öffnung. **D** Die Öffnung ist durch eine Gewebebrücke zweigeteilt. **E** Siebförmiges Jungfernhäutchen. **F** Jungfernhäutchen mit sehr kleiner Öffnung. **G** Fehlende Öffnung: ärztlicher Eingriff nötig.

H, J Penisartige Entwicklung des Kitzlers bei einem Mädchen mit angeborenem adrenogenitalen Syndrom bei Störung der Nebennierenrinde (vgl. S. 223 und 225).

K Schema der verschiedenen Formen des Kitzlers und der großen Schamlippen bei der „falschen“ Zwitterbildung (Pseudohermaphroditismus) des Mädchens. Als Zwitter (Hermaphroditen) bezeichnet man Individuen, die sowohl männliche als auch weibliche Geschlechtsmerkmale oder Zwischenformen zeigen. Der „echte“ Zwitter besitzt sowohl männliche als auch weibliche Keimdrüsen (also Hoden und Eierstöcke), was beim Menschen extrem selten vorkommt. Relativ häufig hingegen sind „falsche“ Zwitter = Scheinzwitter: Männliche Pseudohermaphroditen haben Hoden, aber ihre äußeren Geschlechtsmerkmale sehen eher weiblich aus. Weibliche Pseudohermaphroditen haben Eierstöcke, aber eine penisartige Ausbildung des Kitzlers.

1	Große Schamlippe	Labium majus pudendi
2	Kleine Schamlippe	Labium minus pudendi
3	Kitzler	Clitoris
4	Scheidenvorhof (von den kleinen Schamlippen umfaßter Raum)	Vestibulum vaginae
5	Äußere Mündung der Harnröhre	Ostium urethrae externum
6	Scheidenöffnung	Ostium vaginae
7	Jungfernhäutchen	Hymen
8	Damm (Gegend zwischen After und Scheide)	Perineum
9	After	Anus
10	Schamhaare	Pubes
11	Vorderer Zusammenschluß der großen Schamlippen	Commissura labiorum anterior
12	Vorhaut des Kitzlers	Preputium clitoridis
13	Bändchen des Kitzlers	Frenulum clitoridis
14	Mündung der großen Scheidenvorhofdrüse	(Glandula vestibularis major)
15	Hintere Vereinigung der kleinen Schamlippen	Frenulum labiorum pudendi
16	Hinterer Zusammenschluß der großen Schamlippen	Commissura labiorum posterior

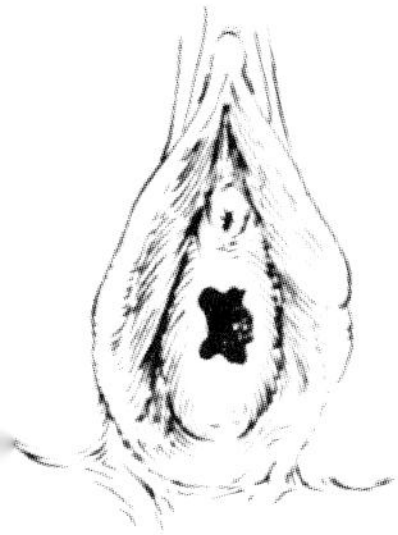

B

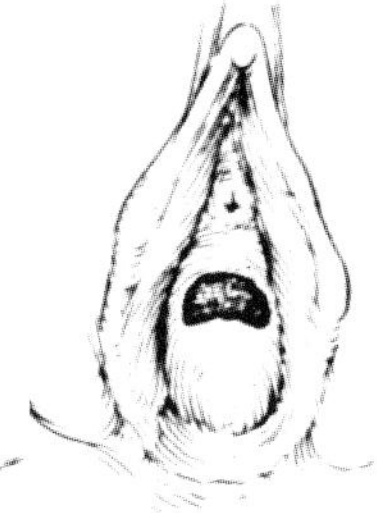

C

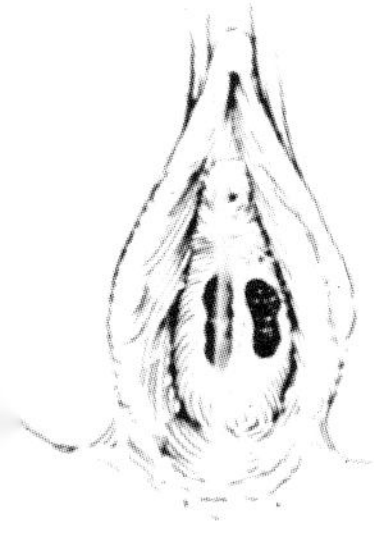

D

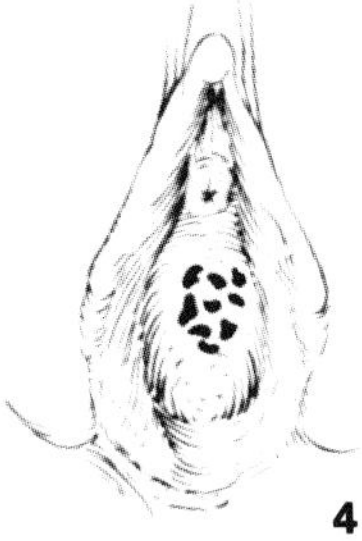

E

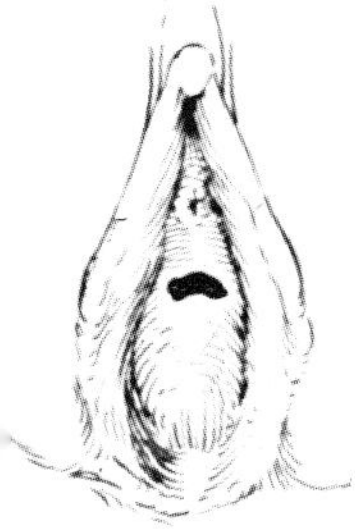

F

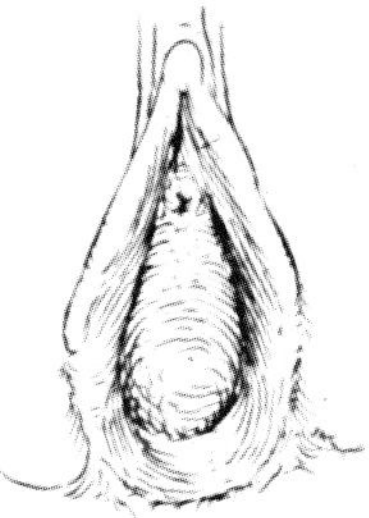

G

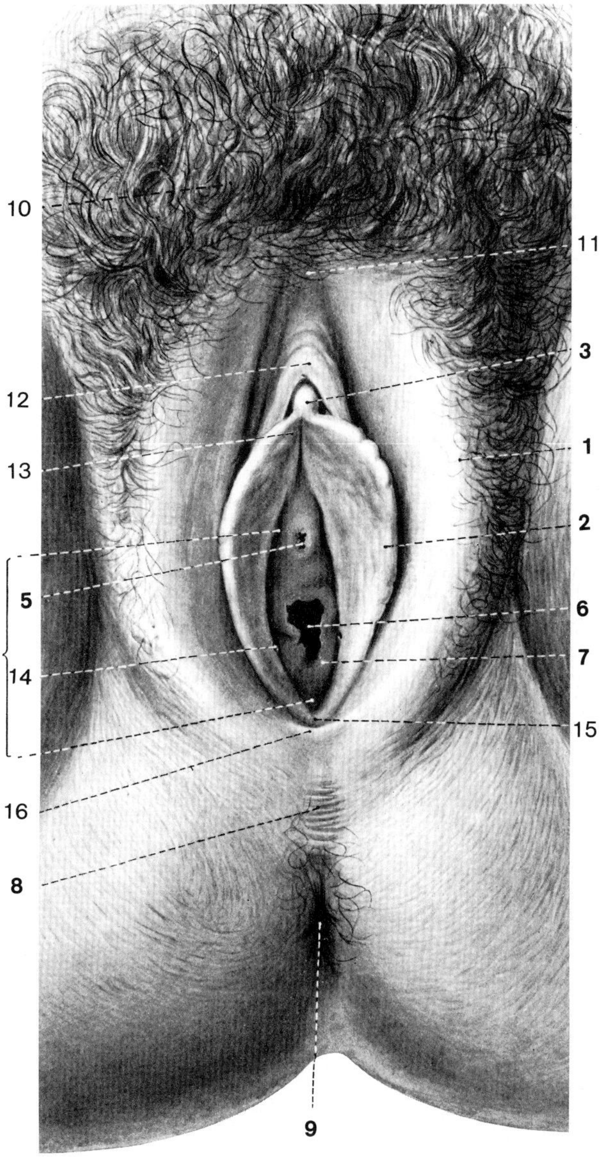

A

H

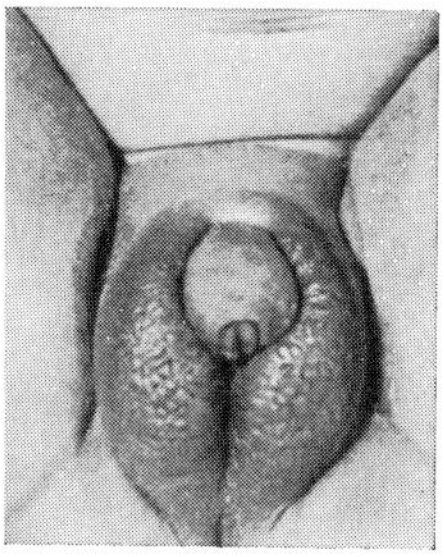

K

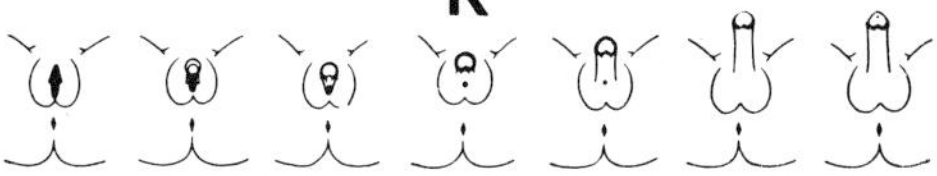

J

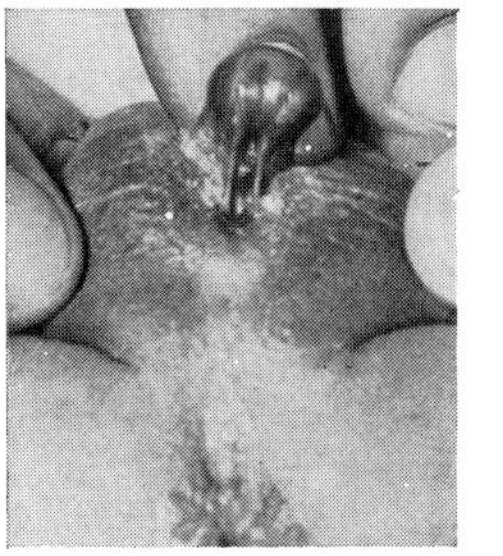

Weibliche Geschlechtsorgane

A Beckenboden der Frau. Der Beckenboden der Frau ist nach dem gleichen Konstruktionsprinzip gestaltet wie jener des Mannes (vgl. S. 271). Unterschiede ergeben sich einmal aus der größeren Weite des Beckenausgangs der Frau, zum anderen und vor allem aus dem Einbau des Geburtswegs. Die Bindegewebe-Muskel-Platte (Diaphragma urogenitale), die im Schambeinbogen ausgespannt ist, ist bei der Frau breiter, dafür aber von Scheide und Scheidenvorhof durchbrochen. Der Schwellkörpermuskel, der beim Mann als ein Muskel den Harnröhrenschwellkörper umgreift, zieht bei der Frau zweigeteilt um die kleinen Schamlippen (die sich ja nicht wie beim Mann als Gliedhaut um die Harnröhre geschlossen haben). Der „Damm" (zwischen äußeren Geschlechtsorganen und After) ist bei der Frau viel kürzer als beim Mann.

B Blutgefäße und Nerven des Beckenbodens und der äußeren Geschlechtsorgane der Frau. Rechte Bildhälfte Schlagadern, linke Bildhälfte Nerven. Die großen Blutgefäß- und Nervenstämme liegen in der Grube zwischen Beckenwand und Afterheber. Durch eine Injektion neben dem Sitzbeinhöcker kann man die Nerven der äußeren Geschlechtsorgane betäuben („Pudendusanästhesie").

1	Kitzler	Clitoris
2	Kleine Schamlippe	Labium minus pudendi
3	Äußere Mündung der Harnröhre	Ostium urethrae externum
4	Reste des Jungfernhäutchens	Carunculae hymenales
5	Scheide	Vagina
6	After	Anus
7	Afterheber	M. levator ani
8	Äußerer Afterschließmuskel	M. sphincter ani externus
9	Großer Gesäßmuskel	M. gluteus maximus
10	Steißbein	Os coccygis (coccyx)
11	Sitzbeinhöcker	Tuber ischiadicum
12	Innere Schamschlagader (aus ihr entspringen 34,35,36,37)	A. pudenda interna
13	Schamnerv (aus ihm entspringen 30,31,32)	N. pudendus

14	Vorhaut des Kitzlers	Preputium clitoridis
15	Mündung der großen Scheidenvorhofdrüse (Bartholinsche Drüse)	(Glandula vestibularis major)
16–20	Im Schambeinbogen verspannte Muskel-Bindegewebe-Platte	Diaphragma urogenitale
16	Schwellkörpermuskel	M. bulbospongiosus
17	Sitzbein-Schwellkörper-Muskel	M. ischiocavernosus
18	Untere Faszie des Diaphragma urogenitale	Fascia diaphragmatis urogenitalis inferior (= Membrana perinei)
19	Oberflächlicher querer Damm-Muskel	M. transversus perinei superficialis
20	Tiefer querer Damm-Muskel	M. transversus perinei profundus
21	Sehnenzentrum des Damms	Centrum tendineum perinei
22	Schlanker Muskel	M. gracilis
23	Oberschenkelfaszie	Fascia lata
24	Halbsehniger Muskel	M. semitendinosus
25	Band zwischen Kreuzbein und Sitzbeinhöcker	Lig. sacrotuberale
26	Beckenfaszie (auf dem inneren Hüftlochmuskel)	Fascia obturatoria
27	Faszie auf dem großen Gesäßmuskel	[Fascia glutea]
28	Grube zwischen Beckenwand und Afterheber	Fossa ischiorectalis
29	Band zwischen After und Steißbein	Lig. anococcygeum
30	Nerven für die Schamlippen	Nn. labiales posteriores
31	Nerv für den Kitzler	N. dorsalis clitoridis
32	Untere Mastdarmnerven	Nn. rectales inferiores
33	Hautnerven der Gesäßgegend	Nn. clunium inferiores
34	Schlagadern für die Schamlippen	Rr. labiales posteriores
35	Schlagader für den Kitzler	A. profunda clitoridis
36	Dammschlagader	A. perinealis
37	Untere Mastdarmschlagader	A. rectalis inferior

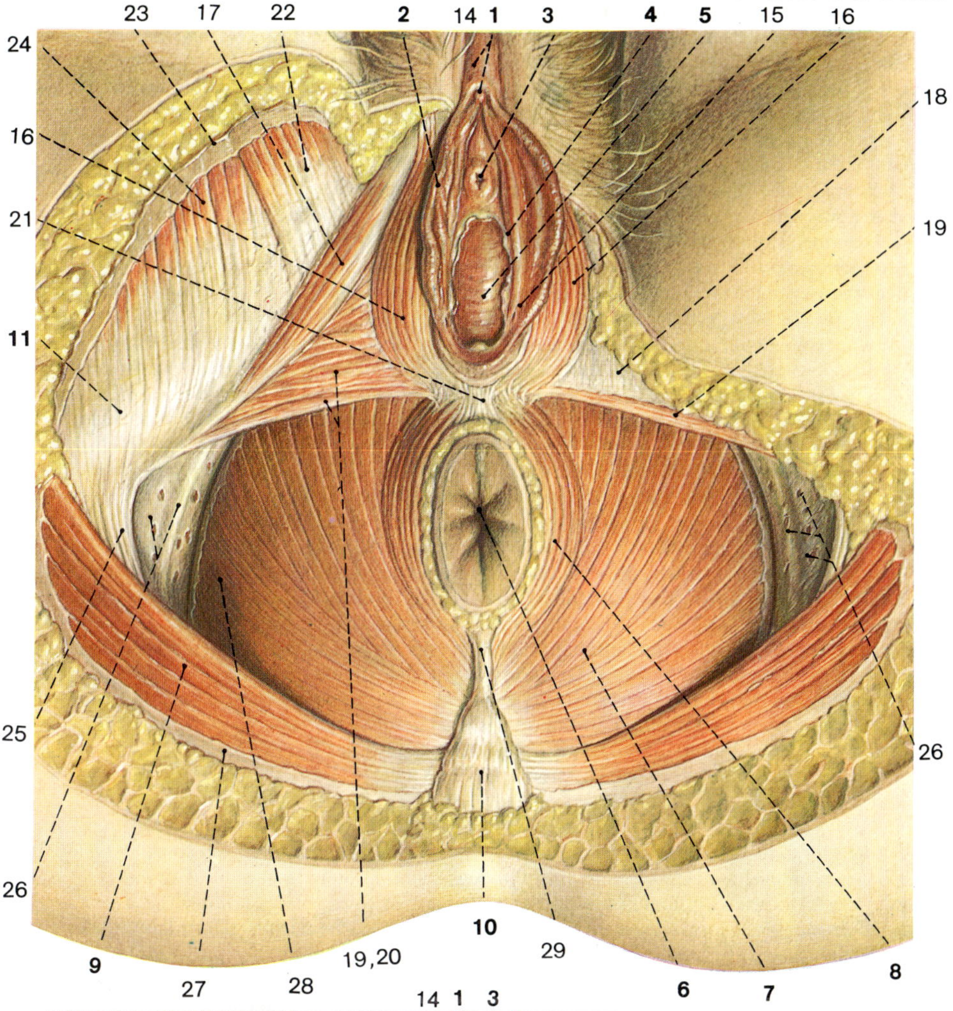
23
17
22
2
14
1
3
4
5
15
16
24
18
16
21
19
11
25
26
26
9
27
28
19,20
10
29
6
7
8

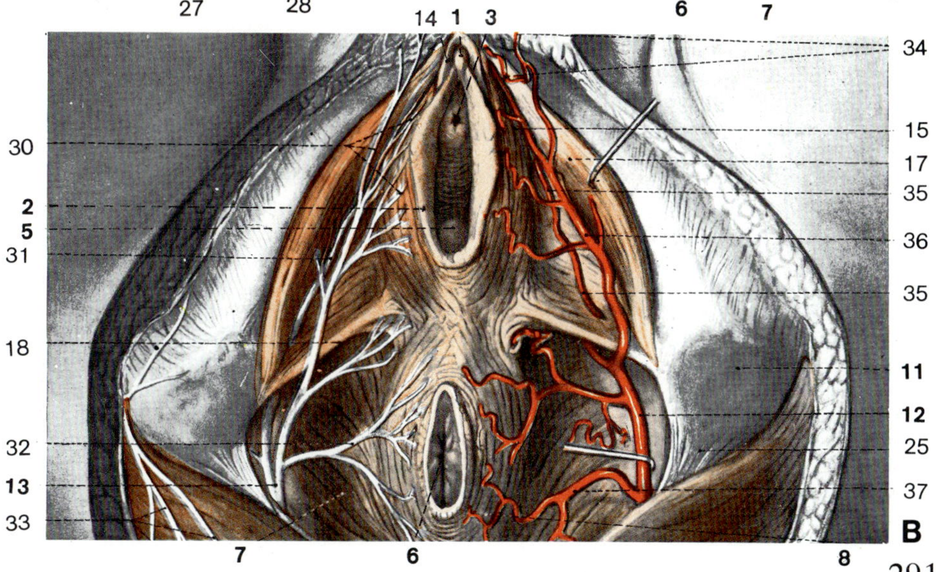
14
1
3
34
30
15
17
35
2
5
36
31
35
18
11
12
32
25
13
37
33
B
7
6
8

A Entwicklung der Eizelle auf dem Weg vom Eierstock zur Gebärmutter. Das Schema zeigt, welche Entwicklungsschritte bestimmten Wegstrecken im Eileiter bzw. in der Gebärmutter entsprechen. Die Entwicklung ebenso wie der Transport können aber auch langsamer oder schneller erfolgen. Geht der Transport besonders schnell oder ist die Entwicklung besonders langsam, so kann die Zygote in einem noch nicht zur Einbettung reifen Stadium in der Gebärmutterhöhle eintreffen und durch den Gebärmutterhalskanal ausgestoßen werden (= keine Schwangerschaft trotz Befruchtung). Sie kann sich aber auch in den scheidennahen Abschnitten der Gebärmutter einnisten, was sehr ungünstig ist, weil dann die Plazenta quer vor den Gebärmutterausgang zu liegen kommen kann (Placenta praevia: „vor dem Weg", da die Plazenta dem Kind den Geburtsweg versperrt, was erhebliche Geburtskomplikationen bewirken kann). Bei zu langsamem Transport oder zu rascher Entwicklung erfolgt die Einbettung schon im Eileiter und führt damit zur gefürchteten „Eileiterschwangerschaft" (vgl. S. 278).

B Spätes Maulbeerstadium (Morula), etwa 4 Tage nach der Befruchtung. Die ersten Entwicklungsschritte der befruchteten Eizelle bestehen in Zellteilungen. Im ersten Teilungsschritt entstehen 2 Zellen, im zweiten Teilungsschritt daraus 4 Zellen, im dritten 8 Zellen, im vierten 16 Zellen usw. Die Größe der Zygote ändert sich dabei nicht, das heißt, die Zellen werden immer kleiner. Das Zweizellenstadium ist etwa 30 Stunden nach der Befruchtung erreicht, das Vierzellenstadium nach 40 Stunden, das 16-Zellen-Stadium nach 60 Stunden usw. Den kugeligen Zellhaufen vergleicht man mit einer Maulbeere. Im späten Maulbeerstadium ist bereits eine Spezialisierung der äußerlich noch gleich aussehenden Zellen erfolgt: Die innen gelegenen Zellen werden den Embryo bilden („Embryoblast"), die außen gelegenen die Eihäute und die Plazenta („Trophoblast"). Der Trophoblast wächst zunächst sehr viel rascher als der Embryoblast, hebt sich stellenweise von diesem ab, und der Spalt füllt sich mit Flüssigkeit. Im „Bläschenstadium" (Blastozyste) beginnt um den 5. Tag nach der Befruchtung die Einnistung in die Gebärmutterschleimhaut.

C Vollzogene Einbettung (Implantation, Nidation) der Frucht in die Gebärmutterschleimhaut, etwa 9 Tage nach der Befruchtung. Der Trophoblast ist durch das Deckgewebe der Gebärmutterschleimhaut in die Tiefe gewachsen. Das durch das Eindringen der Blastozyte im Deckgewebe entstandene Loch wurde durch ein Fibringerinnsel geschlossen.

D Spätes Bläschenstadium (Blastozyste), etwa 12 Tage nach der Befruchtung. Im Embryoblasten haben sich zwei Lagen von Zellen differenziert: das äußere (Ektoderm) und das innere (Endoderm) Keimblatt. Aus dem äußeren Keimblatt entstehen später die Oberhaut, das Nervensystem und Teile der Sinnesorgane, aus dem inneren Keimblatt die Deckgewebe der Verdauungs- und Atmungsorgane, der Blase und der Harnröhre, ein Teil der Hormondrüsen sowie der Thymus. Über und unter den beiden Keimblättern bilden sich Hohlräume aus: unter dem inneren Keimblatt der „Dottersack", über dem äußeren Keimblatt die „Fruchtwasserhöhle".

E bis **G** Bildung des mittleren Keimblatts in der dritten Woche nach der Befruchtung (äußeres Keimblatt blau, inneres Keimblatt rot, mittleres Keimblatt braun).

E Embryoblast und kleiner Teil des Trophoblasten bei Beginn der Einstülpung des mittleren Keimblatts. Der Trophoblast formt sich allmählich zur Zottenhaut um (vgl. S. 295).

F Einstülpung (Gastrulation) des mittleren Keimblatts (von der Fruchtwasserhöhle aus gesehen, auf der rechten Bildhälfte ist das äußere Keimblatt abgetragen). Aus dem mittleren Keimblatt gehen später der Bewegungsapparat, die Kreislauforgane, das lymphatische System (mit Ausnahme des Thymus) sowie die Harn- und Geschlechtsorgane (ausgenommen Blase und Harnröhre) hervor.

G Schnitt durch die Keimscheibe bei Einstülpung des mittleren Keimblatts.

1	Embryoblast (den Embryo bildend)	Embryoblastus
2	Trophoblast („Ernährungsschicht")	Trophoblastus
3	Äußeres Keimblatt (Ektoderm)	Ectoderma embryonicum
4	Inneres Keimblatt (Endoderm)	Endoderma embryonicum
5	Keimscheibe	Discus embryonicus
6	Fruchtwasserhöhle	Cavitas amniotica
7	Dottersack	Cavitas vitellina primaria
8	Zottenhaut	Chorion
9	Siebhaut, basaler Teil	Decidua basalis
10	Siebhaut, Kapselteil	Decidua capsularis
11	Außerhalb des Embryos gelegenes mittleres Keimblatt	Mesoblastus extraembryonicus
12	Haftstiel	Pedunculus connexens

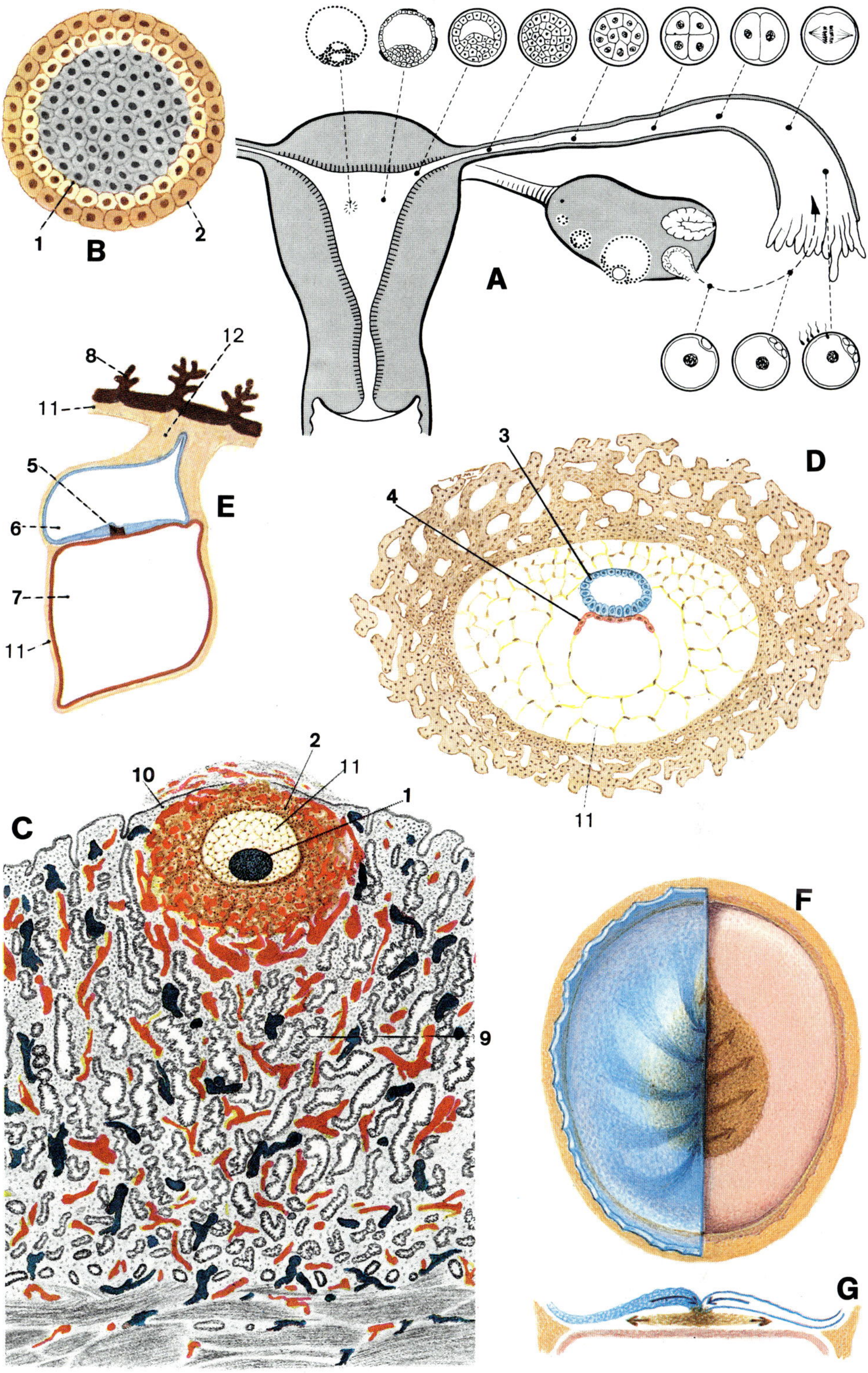

A
B
1
2
E
8
12
11
5
6
7
11
D
3
4
11
C
2
11
10
1
9
F
G

A B Lage der Frucht in der Gebärmutter.

C, D Entwicklung der Eihäute. In frühen Entwicklungsstadien (C) umgibt die Zottenhaut die ganze Frucht, in späteren Stadien (D) beschränken sich die Zotten auf den Bereich des „Mutterkuchens" (Plazenta). Die Höhle der Schafshaut enthält das Fruchtwasser. Es umgibt schützend die Frucht ähnlich wie die Hirn-Rückenmark-Flüssigkeit das Zentralnervensystem.

E Noch ganz mit Zotten besetzte Frucht entsprechend dem Schema C.

F Querschnitt durch einen menschlichen Embryo am Beginn der vierten Woche nach der Befruchtung. Die vierte bis achte Woche der menschlichen Entwicklung sind gekennzeichnet durch die Organanlagen. Als erste Organe werden das Zentralnervensystem und das Herz angelegt. Das äußere Keimblatt faltet sich zur Neuralrinne ein, die sich in den nächsten Tagen zum Neuralrohr schließt (Abbildung G). Die oberen Abschnitte des Neuralrohrs verbreitern sich rasch und differenzieren sich zu den einzelnen Hirnteilen. Die unteren Abschnitte behalten die Röhrenform bei und werden zum Rückenmark (im erwachsenen Rückenmark ist die Lichtung des Rohres, der Zentralkanal, im Vergleich zur Dicke der Wand allerdings unbedeutend). Im mittleren Keimblatt beginnt in der vierten Woche vom Kopfbereich absteigend eine Segmentierung. Die sog. Ursegmente sind Vorläufer der späteren Segmente des Nervensystems und des Rückenmarks. Es werden4 Kopf-, 8 Hals-, 12 Brust-, 5 Lenden-, 5 Kreuzbein- und 8–10 Steißbeinursegmente angelegt. Die Kopf- und die Mehrzahl der Steißursegmente werden wieder aufgelöst.

G Schema des Querschnitts durch einen Embryo in der vierten Woche nach der Befruchtung.

H Schematisierter Längsschnitt durch einen menschlichen Embryo in der siebenten Woche nach der Befruchtung. *Fortsetzung auf S. 302*.

1	Embryo („Leibesfrucht")	Embryo
2	Zottenhaut (aus Trophoblast und mittlerem Keimblatt)	Chorion
3	Amnionhöhle (enthält das Fruchtwasser)	Cavitas amniotica, Liquor amnioticus
4	Schleimhaut der Gebärmutter (Siebhaut = Dezidua)	Decidua
5	Muskelwand der Gebärmutter	Myometrium
6	Gebärmutterhöhle	Cavitas uteri
7	Muttermund	Ostium uteri
8	Scheide	Vagina
9	Schafshaut (= Wasserhaut)	Amnion
10	Nabelschnur	Funiculus umbilicalis
11	Dottersack	Saccus vitellinus
12	Äußeres Keimblatt (Ektoderm)	Ectoderma embryonicum
13	Inneres Keimblatt (Endoderm)	Endoderma embryonicum
14	Mittleres Keimblatt innerhalb der Frucht (Mesoderm)	Mesoderma intra-embryonicum
15	Neuralrinne	Sulcus neuralis
16	Neuralrohr	Tubus neuralis
17	Mund	Os
18	Speiseröhre	Esophagus (Oesophagus)
19	Luftröhre	Trachea
20	Herz	Cor
21	Leber	Hepar
22	Magen	Ventriculus (Gaster)
23	Zwölffingerdarm	Duodenum
24	Harnblase	Vesica urinaria
25	Mastdarm	Rectum
26	Blinddarm	Caecum (Cecum)
27	Nabelschleife des Darms	Ansa umbilicalis intestini
28	Nabelschnurgefäße (Nabelvene + Nabelschlagadern)	V. umbilicalis; Aa. umbilicales
29	Ursegment (Somit)	Somitus
30	Mittelplatte	Mesoderma intermedium
31	Seitenplatte	Mesoderma laminae lateralis
32	Spätere Leibeshöhle	Coeloma intra-embryonicum
33	Rückensaite (knorpelartige Vorstufe der Wirbelsäule)	Notochorda
34	Aorta	Aorta

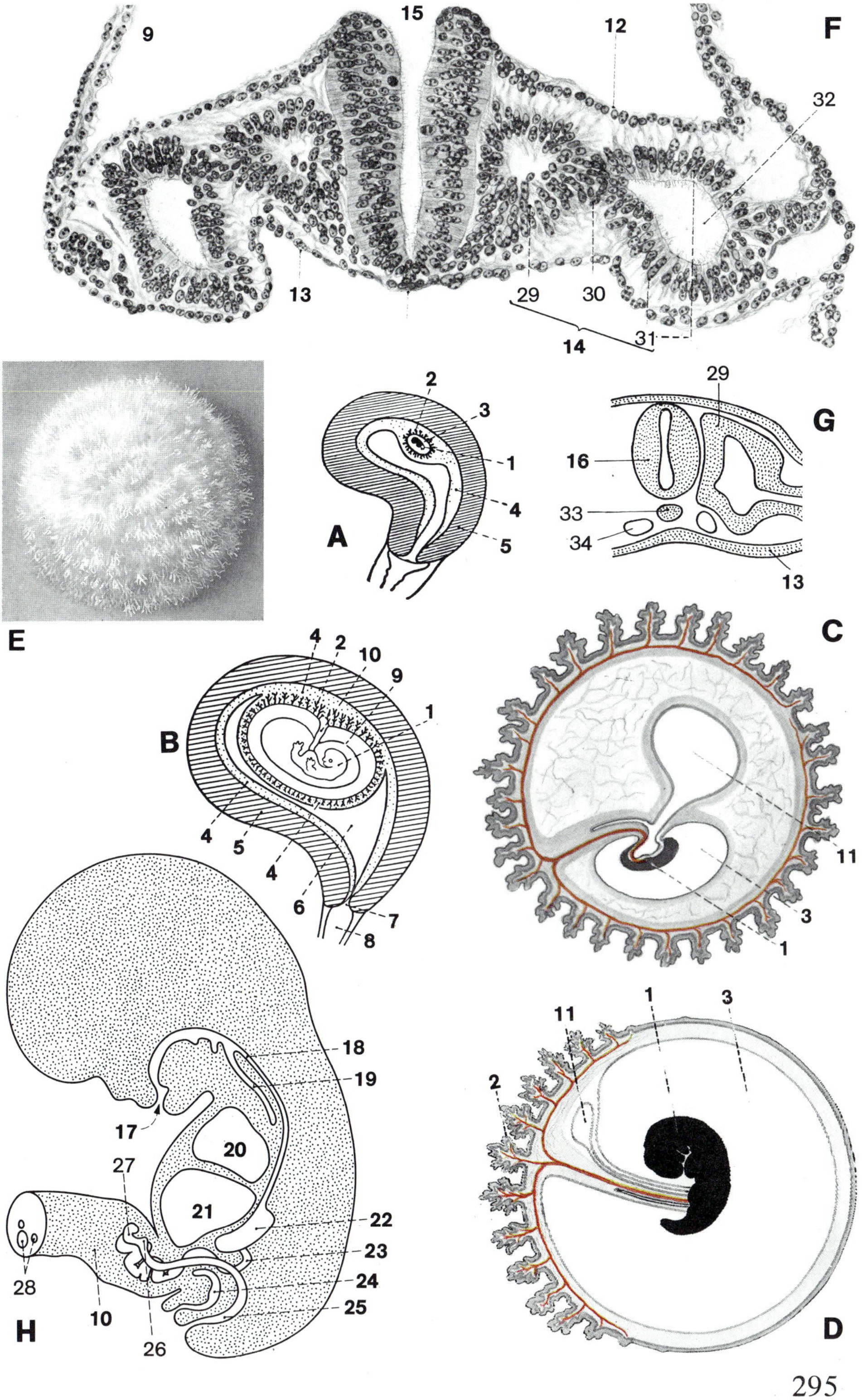
F
9
15
12
32
13
29
30
31
14
E
A
2
3
1
4
5
G
29
16
33
34
13
B
4
2
10
9
1
4
5
4
6
7
8
C
11
3
1
H
18
19
17
20
27
21
22
28
23
24
10
25
26
D
1
3
11
2

A Größenzunahme der Gebärmutter während der Schwangerschaft. Die Ziffern bezeichnen die Schwangerschaftsmonate. Der Arzt berechnet die Schwangerschaftsdauer üblicherweise nicht nach Kalendermonaten, sondern als sogenanntes „Menstruationsalter" vom Beginn der letzten Regelblutung an in „Mondmonaten" zu 28 Tagen. Nach dieser Rechnung beträgt die Tragzeit zehn Monate (280 Tage). Die Längenzunahme der Frucht erfolgt in den einzelnen Schwangerschaftsmonaten unterschiedlich rasch: am Anfang sehr langsam (da die befruchtete Eizelle von $^1/_5$ mm Durchmesser nicht gleich um einige Zentimeter wachsen kann), geht bis zur Mitte der Schwangerschaft immer rascher vor sich und wird dann wieder langsamer. Mit Hilfe einer einfachen, allerdings sehr ungenauen Regel kann man die größte Länge der Frucht (Scheitel-Fersen-Länge) wie folgt in Zentimeter angeben: in den ersten fünf Schwangerschaftsmonaten als Quadrat der Monatszahl: 1 – 4 – 9 – 16 – 25, dann jeweils um 5 cm zunehmend: 30 – 35 – 40 – 45 – 50. Die Größe der Gebärmutter hängt jedoch nicht nur von der Größe der Frucht, sondern auch von der Menge des Fruchtwassers ab. Nach der Dicke des Bauches allein ist das Alter einer Schwangerschaft nicht sicher zu beurteilen. Im zehnten Schwangerschaftsmonat senkt sich die Gebärmutter etwas, so daß sie nicht mehr so weit nach oben reicht wie im neunten.

B bis **E** Körperform des Fetus im dritten und vierten Schwangerschaftsmonat in natürlicher Größe. Bis zur achten Entwicklungswoche bezeichnet man die Frucht als Embryo, daran anschließend als Fetus. Diese Unterscheidung hat eine gewisse Berechtigung, da alle wesentlichen Differenzierungsprozesse während der Embryonalperiode ablaufen, während die Fetalzeit durch Wachstumsvorgänge gekennzeichnet ist. Man beachte das Problem aller Zeitangaben: Das „Entwicklungsalter" der Frucht (von der Befruchtung an) ist um etwa 2 Wochen geringer als das Schwangerschaftsalter (vom ersten Tag der letzten Menstruation an). Die Differenz ist abhängig von der Zyklusdauer der betreffenden Frau. Die Menstruation folgt 14 Tage nach dem Eisprung. Folglich ist die größe Wahrscheinlichkeit einer Befruchtung beim 28-Tage-Zyklus 14 Tage nach dem Beginn der letzten Menstruation bzw. beim 21-Tage-Zyklus 8 Tage, beim 35-Tage-Zyklus 21 Tage nachher. Entsprechend ändert sich die Differenz zwischen Schwangerschaftsalter und Entwicklungsalter und letztlich auch die Berechnung des wahrscheinlichen Entbindungstermins. Die Rechnung nach Schwangerschaftsmonaten ist wissenschaftlich höchst unbefriedigend, weil sie einen Spielraum von etwa 2 Wochen für das Entwicklungsalter in sich schließt. Andererseits ist der erste Tag der letzten Menstruation der einzige Termin, der von den meisten Frauen einigermaßen korrekt angegeben werden kann. Bei unregelmäßigem Zyklus kommt sowieso kein anderer Berechnungsbeginn in Frage, ausgenommen bei seltenem Geschlechtsverkehr, wenn der Befruchtungszeitpunkt exakt rekonstruiert werden kann.

B Embryo am Beginn des dritten Schwangerschaftsmonats = etwa siebente Entwicklungswoche (vgl. S. 295, Abb. H). Die Organbildung steht vor dem Abschluß. Der Embryo sieht bereits menschenähnlich aus, lediglich die Proportionen sind verschoben: Der Kopf macht noch etwa ein Drittel der Gesamtlänge aus (vgl. S. 305, Abb. C). Arme und Beine sind kurz. Das Auge ist wegen der noch fehlenden Lider weit geöffnet.

C Fetus in der Mitte des dritten Schwangerschaftsmonats (etwa neunte Entwicklungswoche). Die Lider schließen sich. Die Nabelschnur ist in Nähe der Bauchwand verdickt, weil ein Teil des Darms („Nabelschleife") in die Nabelschnur verlagert ist („physiologischer Nabelbruch").

D Fetus am Ende des dritten Schwangerschaftsmonats (etwa elfte Entwicklungswoche). Die Nabelschleife des Darms zieht sich in den Bauchraum zurück. Während das Herz bereits seit 7 Wochen arbeitet, sind Nervensystem und Skelettmuskulatur erst jetzt soweit entwickelt, daß die ersten Reflexe bei ausgestoßenen, aber gerade noch lebenden Feten auszulösen sind. Die Bewegungen sind so schwach, daß sie von der Frau in der Gebärmutter nicht wahrgenommen werden. Bis zu diesem Zeitpunkt sind in Ländern mit „Fristenlösung" legale Tötungen des Fetus gestattet.

E Fetus am Ende des vierten Schwangerschaftsmonats (etwa 14. Entwicklungswoche). Der Fetus tritt jetzt in die Phase des raschesten Längenwachstums ein, das Gewicht hingegen nimmt nur langsam zu. Die Frau mit Schwangerschaftserfahrung fühlt manchmal schon jetzt die Kindsbewegungen in der Gebärmutter (in der ersten Schwangerschaft werden diese meist erst am Ende des fünften Schwangerschaftsmonats bemerkt).

F Röntgenbild des Fetus am Ende der Schwangerschaft. Der Fetus „steht kopf", denn der große Kopf muß bei der Geburt wie ein Eisbrecher die Weichteile des Beckens der Mutter auseinanderdrängen (vgl. S. 301 und 303). Auf der linken Bildseite erkennt man die Wirbelsäule, auf der rechten die Gliedmaßen des Fetus. Röntgenaufnahmen des Fetus dürfen wegen der Gefahr des Strahlenschadens nur bei zwingender Indikation vorgenommen werden. Die Ultraschalluntersuchung hat Röntgenaufnahmen von Feten weitgehend entbehrlich gemacht.

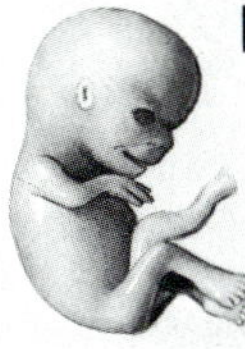

B

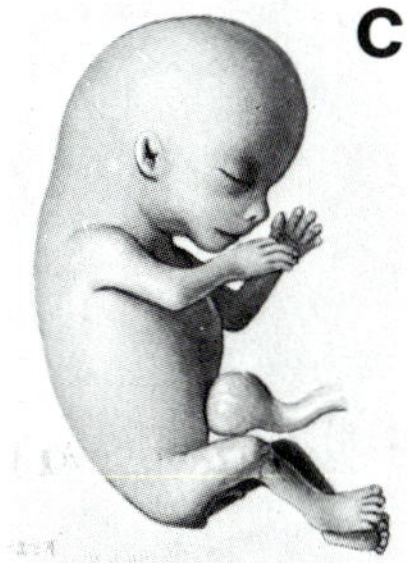

C

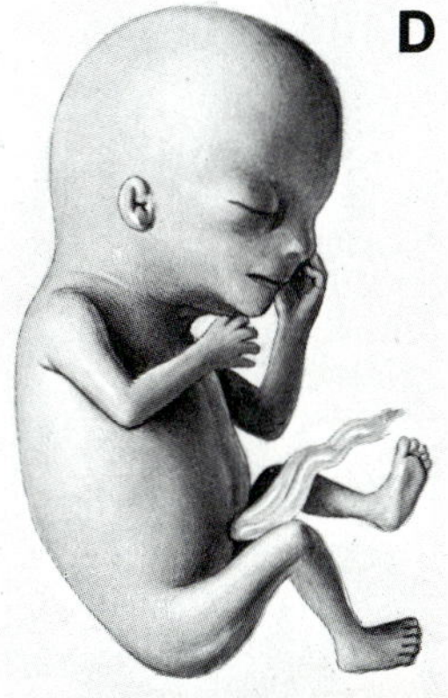

D

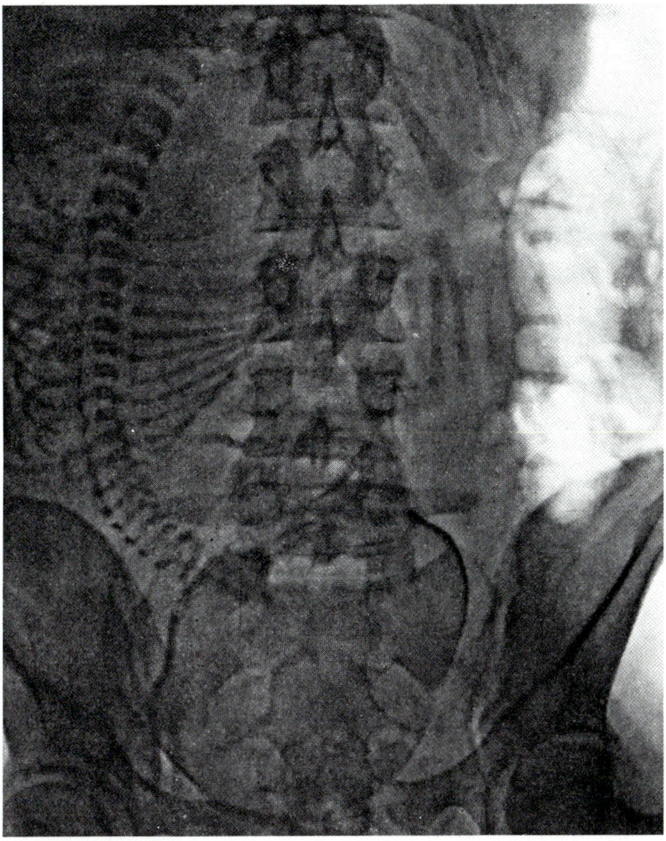

F

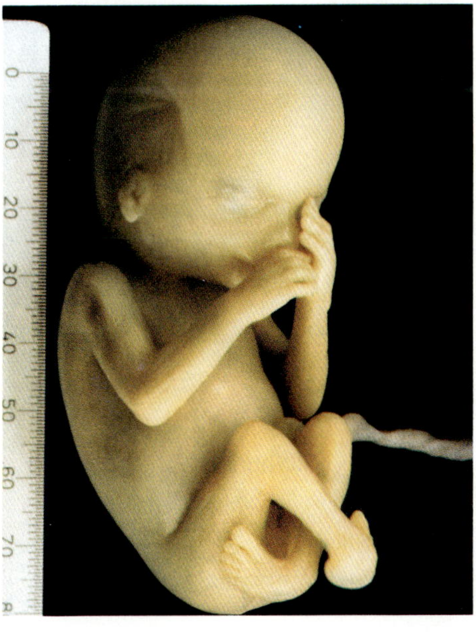

E

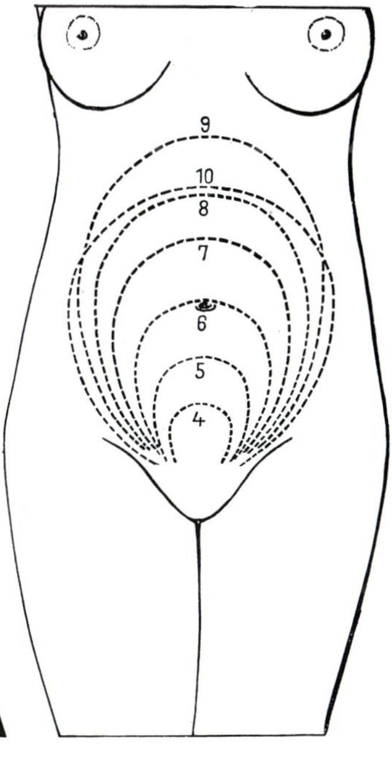

A

A Schema vom Bau der Plazenta. Für „Plazenta" gibt es auch die deutsche Bezeichnung „Mutterkuchen". Dieses Wort ist unglücklich, auch wenn einem bekannt ist, daß es sich nicht um ein Gebäck handelt. Es verbindet sich zu leicht die Vorstellung damit, daß dieser „Kuchen" von der Mutter für den Embryo gemacht wird. Wer aber die vorhergehenden Seiten sorgfältig studiert hat, weiß, daß die Frucht für sich selbst sorgt. Sie nützt lediglich die Möglichkeiten, die der weibliche Organismus in jedem Zyklus bereitstellt. Die Plazenta besteht daher in erster Linie aus Geweben, die sich vom Trophoblasten (vgl. S. 292), also der Frucht, ableiten. Im Schema gehören nur die beiden untersten Schichten (die Basalschicht der Gebärmutterschleimhaut und die Muskelwand) zur Mutter. Die Zottenhaut wächst in die Gebärmutterschleimhaut ein, reißt die Blutgefäße der Schleimhaut auf und läßt sich von mütterlichem Blut umspülen. In den Zotten baut die Frucht ihr eigenes Blutgefäßsystem auf, das etwa ab der vierten Entwicklungswoche funktionsfähig ist. Der Blutstrom in den Zotten wird vom Herzen des Embryos in Fluß gehalten. Mütterlicher und kindlicher Blutkreislauf sind völlig getrennt. Der Embryo ist also kein Teil des mütterlichen Organismus, sondern von der Befruchtung an ein selbständiges Lebewesen, das lediglich während der Schwangerschaft den mütterlichen Organismus bewohnt und wie ein Parasit von ihm lebt.

Diese scharfe Trennung von Mutter und Kind ist bei Lebewesen mit Blutgruppen nötig. Im Blutserum der Wirbeltiere findet man Antikörper gegen rote Blutkörperchen anderer Tiere der gleichen Art. Sie richten sich gegen bestimmte vererbte Blutgruppenmerkmale, von denen es beim Menschen über 100 verschiedene gibt. Die wichtigsten davon sind das ABO- und das Rhesussystem. Wird bei einer Blutübertragung die Blutgruppe nicht berücksichtigt, so kann es zu einer Verklumpung der roten Blutkörperchen und damit zu einem lebensbedrohenden Zustand kommen. Die Blutgruppenmerkmale werden nach den Mendelschen Regeln vererbt. Das Blutgruppenspektrum des Kindes ergibt sich aus der Kombination mütterlicher und väterlicher Blutgruppen (was man zum Nachweis der Vaterschaft nützt). Mutter und Kind haben daher nur ausnahmsweise die völlig gleiche Zusammenstellung der Blutgruppenmerkmale. Zur Vermeidung von Störungen müssen daher die beiden Kreisläufe getrennt sein. Trotzdem treten manchmal noch Pannen auf: In der Spätschwangerschaft werden die Zotten der Plazenta sehr dünn und reißen gelegentlich ein. Dann werden meist einige rote Blutkörperchen des Kindes in die Blutbahn der Mutter eingeschwemmt. Dort werden sie als Eindringlinge identifiziert, und die Mutter beginnt Antikörper gegen die ihr fremden Blutgruppenmerkmale zu bilden. Gelangen diese Antikörper durch die Plazenta in den kindlichen Kreislauf, so können sie schwere Störungen bis zum Tod des Kindes herbeiführen. Glücklicherweise sind nur wenige Konstellationen der Blutgruppen von Mutter und Kind in dieser Hinsicht gefährdet, z. B. die sog. Rh-Inkompatibilität (rhesuspositiver Fetus bei rhesusnegativer Mutter). *(Fortsetzung auf S. 300.)*

B Mikroskopisches Bild der Plazenta (Vergrößerung etwa 40fach). Im Gegensatz zu den Darmzotten sind die Plazentazotten von recht ungleicher Größe.

C, D Ausstoßung der Plazenta als „Nachgeburt". Nach der Geburt des Kindes muß auch noch die Plazenta die Gebärmutter verlassen. Sie löst sich manchmal sofort, manchmal auch erst nach 30 bis 60 Minuten in der Mitte oder am Rande von der Gebärmutterwand ab und gleitet dann ohne Schwierigkeiten durch die vom Kind erweiterten Geburtswege nach außen. Dann muß der Geburtshelfer die „Nachgeburt" sorgfältig auf Vollständigkeit prüfen. In der Gebärmutter etwa zurückbleibende Plazentateile behindern die Kontraktion der Muskelwand der Gebärmutter und damit die Abklemmung der eröffneten Blutgefäße. Langanhaltende Blutungen sind die Folge. Zurückbleibende Plazentateile erfordern daher einen ärztlichen Eingriff.

1	Nabelschlagadern	Aa. umbilicales
2	Nabelvene	V. umbilicalis
3	Zottenhaut	Chorion
4	Muskelwand der Gebärmutter	Myometrium (Tunica muscularis)
5	Deckzellschicht der Plazenta (Schafshaut)	Amnion
6	Freie Zotten	Villi liberi
7	Fibrin	Substantia fibrinoidea
8	Mit mütterlichem Blut gefüllter Raum (= intervillöser Raum)	Spatium intervillosum
9	Haftzotten	Villi ancorales
10	Plazentascheidewand	Septum [placentae]
11	Basalschicht der Gebärmutterschleimhaut	Endometrium basale

C

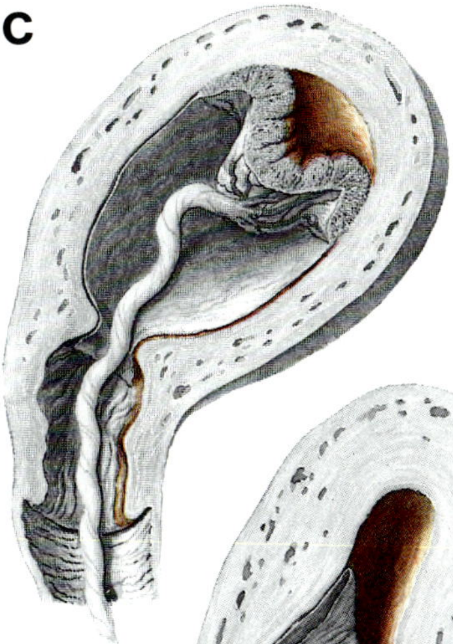

B

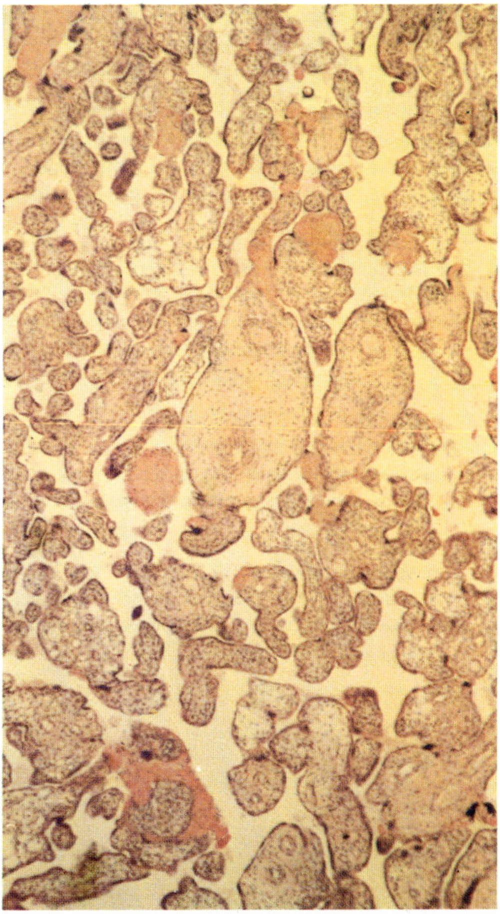

D

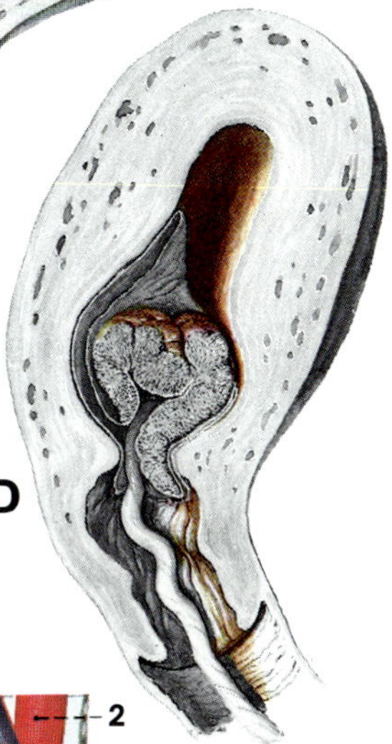

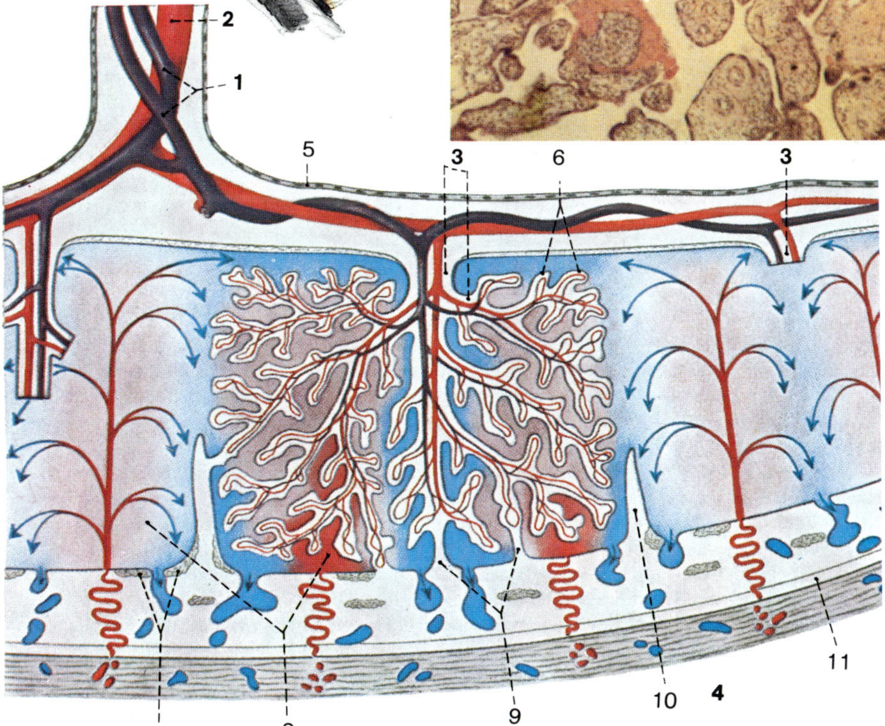

A

Den Geburtsvorgang kann man in 3 Abschnitte gliedern:
a) die Eröffnungsperiode (Erweiterung des Geburtswegs),
b) die Austreibungsperiode (Durchtritt des Kindes),
c) die Nachgeburtsperiode (Ausstoßung der Plazenta, vgl. S. 299, Abb. C, D).
Die Geburt dauert verschieden lang bei Frauen, die zum erstenmal gebären, und solchen, die schon mehrfach geboren haben. Als ganz grober Anhalt können für die 3 Abschnitte folgende Werte gelten: bei der Erstgebärenden 12, $1^1/_2$ und $^1/_4$ Stunden, bei der Mehrgebärenden 7, $^3/_4$ und $^1/_4$ Stunden. In jedem Fall dauert also die Eröffnungsperiode am längsten.

A Schwangere Gebärmutter am Beginn der Geburt. Der Gebärmutterhals war während der Schwangerschaft nicht mit als „Brutraum" genützt worden. Jetzt muß er erweitert werden, um den Durchtritt der Frucht zu gestatten. Der Muttermund ist zunächst noch geschlossen.

B Das Fortschreiten der Geburt erkennt der Geburtshelfer am Weiterwerden des Muttermunds. Ist der Gebärmutterhals „verstrichen", so ist die Eröffnungsperiode abgeschlossen.

C bis **F** Austreibungsperiode in „Hinterhauptlage" des Kindes. In der überwiegenden Mehrzahl der Geburten geht der Kopf des Kindes voran. Wegen seiner rundlichen Form kann er die Geburtswege besonders gut erweitern. Beim Kopf des Kindes ist der Durchmesser in Pfeilrichtung größer als der Querdurchmesser. Beim Beckeneingang der Mutter ist es jedoch umgekehrt. Der Kopf tritt deshalb quer in das Becken ein (C). Beim Beckenausgang der Mutter kann der Pfeildurchmesser durch Abbiegen des Steißbeins nach rückwärts erweitert werden. Deshalb dreht sich der Kopf des Kindes während seines Wegs durch das Becken aus der Quer- in die Längsrichtung (D, E) und tritt dann mit dem Hinterhaupt voran durch den Beckenausgang (F). Der kindliche Kopf kann sich auf dem Weg durch das Becken den unterschiedlichen Durchmessern etwas anpassen. Die einzelnen Knochen des Schädeldachs sind noch nicht miteinander verwachsen, sondern durch breite Bindegewebezonen (Fontanellen) von einander getrennt (vgl. S. 141, Abb. D). Die Knochen können sich dann dachziegelartig übereinanderschieben.

Fortsetzung von S. 298:

In der Plazenta findet der Stoffaustausch (Blutgase und gelöste Stoffe) zwischen kindlichem und mütterlichem Organismus statt. Sie übernimmt damit für die Frucht die Aufgaben, die im späteren Leben Lunge, Darm und Nieren erfüllen werden. Die Plazenta ist jedoch nicht nur Austauschorgan, sondern auch eine Hormondrüse. Bereits während der Einnistung in die Gebärmutterschleimhaut muß die Zottenhaut dem mütterlichen Organismus mitteilen, daß er den Gelbkörper im Eierstock nicht abbauen darf, damit keine Menstruation ausgelöst wird. Sie bildet dann ein „auf die Keimdrüsen gerichtetes Hormon" (Choriongonadotropin, abgekürzt HCG), das dem entsprechenden Hormon der Hirnanhangsdrüse ähnelt. Dieses Hormon wird in die mütterliche Blutbahn ausgeschüttet, gelangt dort an das Zielorgan Eierstock und wird schließlich von den Nieren der Mutter in den Harn ausgeschieden. Die Menge ist bald so groß, daß man etwa 10 Tage nach Ausbleiben der Menstruation dieses Hormon im Harn der Mutter nachweisen kann („Schwangerschaftstest"). In der Folgezeit übernimmt die Plazenta auch die Produktion von Follikel- und Gelbkörperhormon. Ab dem dritten Schwangerschaftsmonat geht die gesamte Hormonbildung der Eierstöcke auf die Plazenta über.

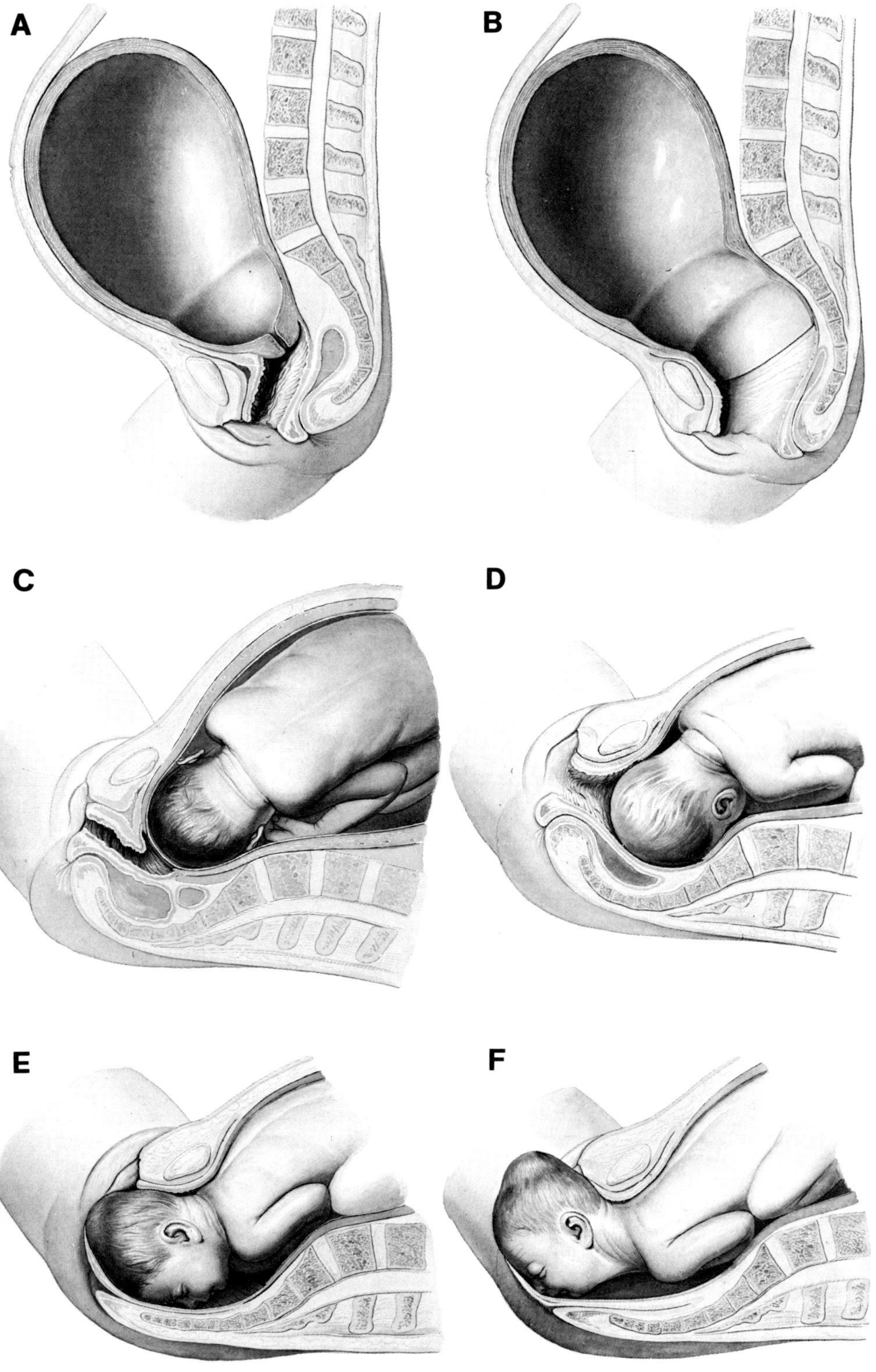
A
B
C
D
E
F

A bis **F** Durchtritt des Kindes durch den Beckenboden. Beim Rumpf des Kindes ist umgekehrt wie beim Kopf der Querdurchmesser etwas größer als der Durchmesser in Pfeilrichtung (Sagittaldurchmesser). Der Rumpf des Kindes rotiert daher ähnlich wie dies für den Kopf auf S. 300 beschrieben worden war. Nach dem Durchtritt des Kopfes in Pfeilrichtung (A, B, C), dreht sich der Körper des Kindes in die Querrichtung (D). Die beiden Schultern kommen nacheinander (E, F) zum Vorschein. Ist der Brustkorb geboren, gleitet der Rest ohne Schwierigkeiten nach außen. Bei Steißlagen geht der Unterleib des Kindes voraus. Der Geburtsweg wird schlechter erweitert und „das dicke Ende kommt nach". Komplikationen sind dann häufig.

G, H Schematische Darstellung der Veränderung des Geburtswegs während der „Eröffnungsperiode". Man achte dabei auf den Fruchtwasserraum, der als Druckpolster die Erweiterung des Geburtswegs erleichtert. Nach Riß der Fruchtblase („Blasensprung") und Ablaufen des Fruchtwassers wirkt sich der Druck des Gebärmuttermuskels unmittelbar auf das Kind aus. Die Fruchtblase (aus Schafshaut und Zottenhaut) dichtet den Brutraum gegen das Eindringen von Bakterien ab. Bei vorzeitigem Blasensprung besteht daher besondere Infektionsgefahr.

J Beckenboden der Frau beim Durchtritt des kindlichen Kopfes. Der wichtigste Muskel des Beckenbodens, der Afterheber (wegen seiner queren Ausspannung auch als „Zwerchfell des Beckens" charakterisiert), läßt nach vorne ein „Tor" frei und strahlt etwa trichterförmig auf den After zu. Während sonst der After den tiefsten Punkt des Trichters bildet, schiebt sich der kindliche Kopf bei der Entbindung in das vordere Tor des Muskels und zieht den Trichter nach vorn. Die Verlaufsform der Muskelfasern ist diesem Ereignis schon angepaßt, so daß normalerweise keine größeren Schäden entstehen. Lediglich der Bereich zwischen Scheide und After ist etwas durch Einrisse gefährdet. Bei ungünstigem Verlauf eines solchen „Dammrisses" kann es zur Zerreißung des äußeren Afterschließmuskels und damit zum Verlust des sicheren Schließmechanismus kommen. Um dies zu verhindern, wird beim drohenden Dammriß vom Geburtshelfer vorsorglich ein Entlastungsschnitt in seitlicher Richtung in die überdehnte Haut vorgenommen (Episiotomie).

1	Muskelwand der Gebärmutter	Tunica muscularis (Myometrium)
2	Fruchtwasser	Liquor amnioticus
3	Gebärmutterhals	Cervix uteri
4	Scheide	Vagina
5	Afterheber	M. levator ani
6	After	Anus
7	Skelett der Frucht (schematisch)	–
8	Weichteile der Frucht (schematisch)	–

Fortsetzung von S. 294:

Bis zum Ende des zweiten Monats sind alle wesentlichen Organe angelegt. In der Folgezeit finden dann im wesentlichen nur noch Wachstumsvorgänge statt.

In der Phase der Organbildung ist der Embryo besonders anfällig gegen Störungen von außen. Besondere Gefahren drohen ihm durch Viruserkrankungen der Mutter (z. B. Röteln), die auf ihn übergreifen können. Aber auch Medikamente und andere chemische Stoffe können durch die Plazenta in den Embryo gelangen und dort verheerende Wirkungen entfalten. Schließlich müssen noch Röntgenstrahlen (und andere kurzwellige Strahlen) genannt werden. Sie schädigen vor allem rasch wachsende Gewebe, was man z. B. zur Krebsbehandlung nützt, was aber auch dem rasch wachsenden Embryo gefährlich werden kann. Schädigungen des Embryos drücken sich in Mißbildungen aus. Je nach dem Zeitpunkt der Schädigung sind die Mißbildungen verschieden, z. B. in der vierten Woche Mißbildungen des Gehirns, in der fünften Woche Mißbildungen der Gliedmaßen usw. Unglücklicherweise liegt diese besonders empfindliche Phase der Entwicklung zu einem so frühen Zeitpunkt, zu dem manchmal bei der Frau noch keine Gewißheit über den Eintritt der Schwangerschaft besteht. Die entscheidende Phase der Gehirnanlage liegt nur eine Woche nach dem Termin der fälligen Menstruation. Da die Menstruation bei der nichtschwangeren Frau auch einmal einige Tage später einsetzen kann, stellen sich zu diesem Zeitpunkt viele Frauen noch nicht auf eine Schwangerschaft ein. Dabei erfordert gerade die Frühschwangerschaft besondere Rücksicht auf das Kind: Möglichst überhaupt keine Medikamente einnehmen, Röntgenuntersuchungen wenn irgend möglich bis nach dem dritten Schwangerschaftsmonat verschieben. Ferner sollte jede Frau vor der ersten Schwangerschaft die Röteln durchgemacht haben oder gegen Röteln geimpft worden sein.

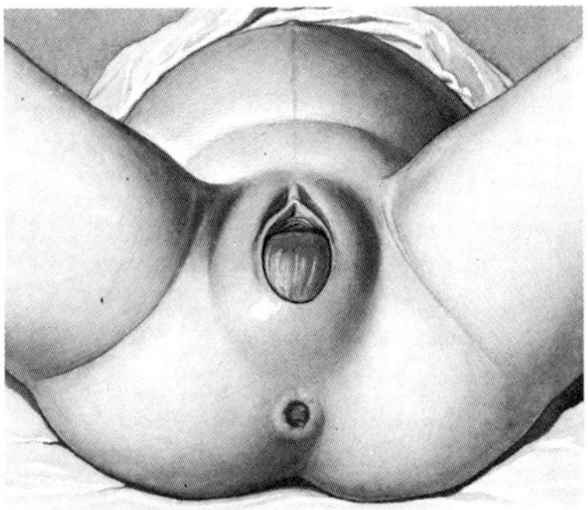

A

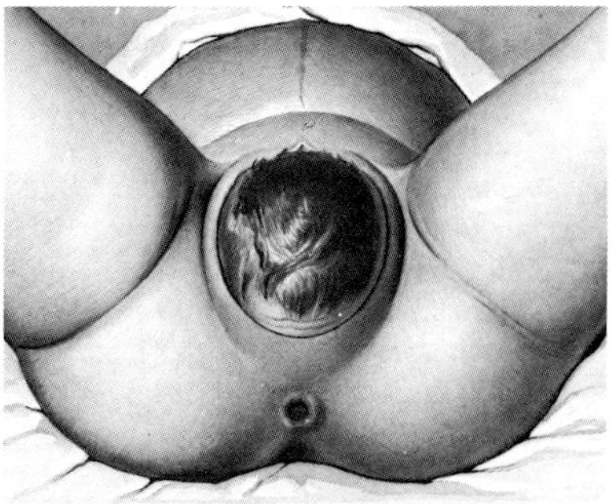

B

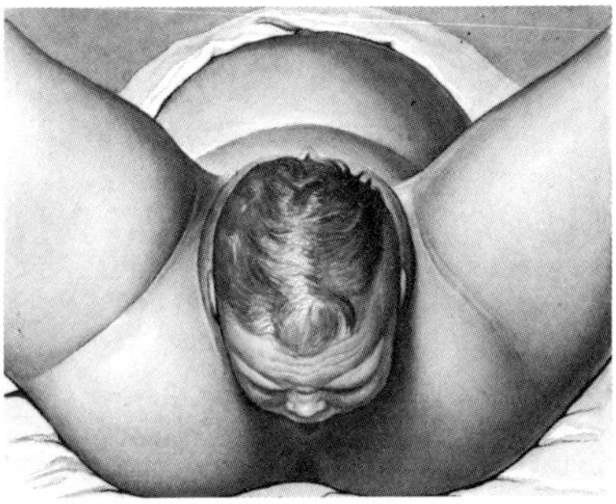

C

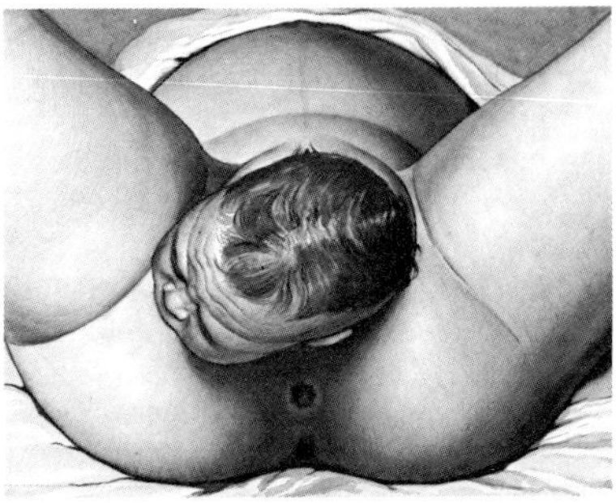

D

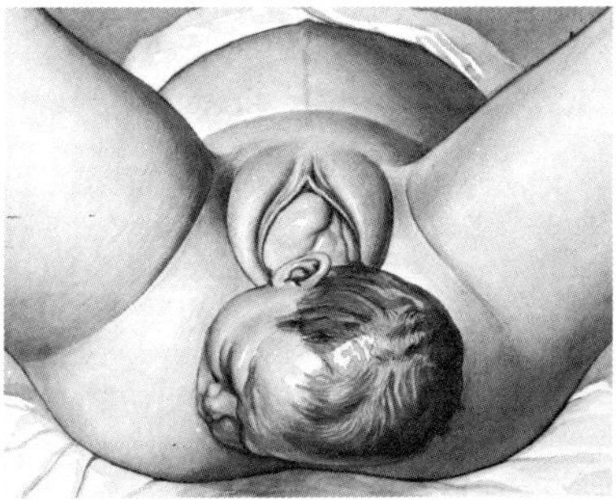

E

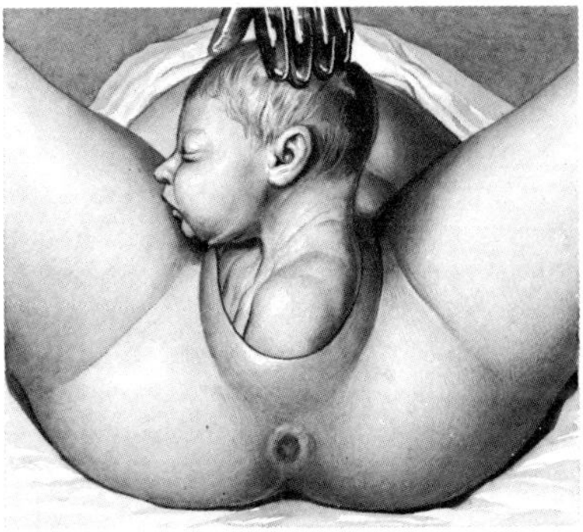

F

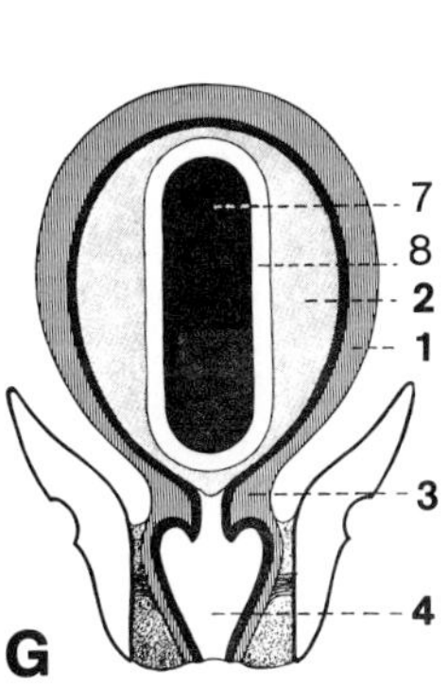

G

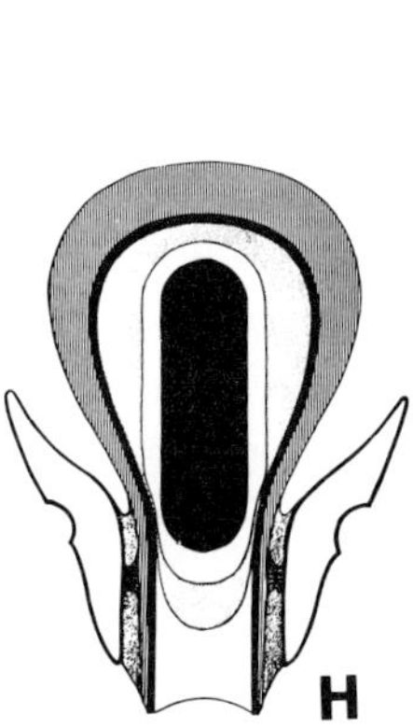

H

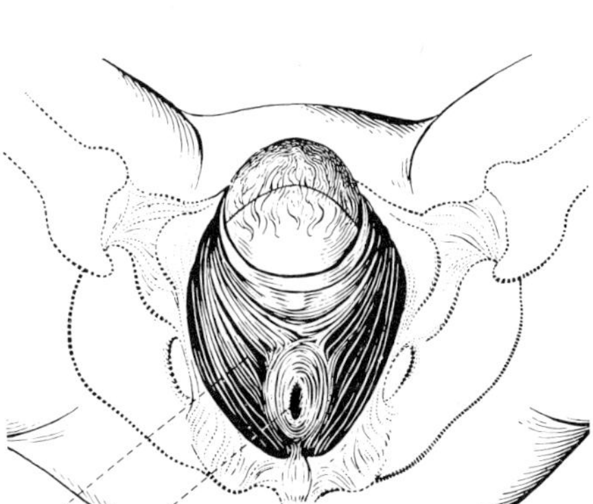

J

A Schwangerschaftsstreifen auf der Bauchhaut. Im letzten Schwangerschaftsdrittel vergrößert sich der Bauchumfang sehr rasch. Die Bindegewebe der Lederhaut werden dann stellenweise überdehnt, und das blutgefäßreiche Unterhautgewebe schimmert rötlich durch die Bauchdecke durch. Im Wochenbett bilden sich die Schwangerschaftsstreifen zu weißen Narbenstreifen um, die allmählich verschwinden. Ähnlich wie in der Schwangerschaft können auch bei rasch zunehmender Fettsucht Dehnungsstreifen auftreten.

Die gewaltige Größenzunahme der Gebärmutter muß zwangsläufig zu einer Verdrängung der benachbarten Organe führen. Hier bewährt sich das Konstruktionsprinzip der Beweglichkeit der Bauchorgane mit Hilfe des Bauchfellüberzugs. Der Darm wird an seinen Gekrösen nach oben geschoben. Reicht der Platz im Bauchraum nicht aus, so ist eine Erweiterung in 2 Richtungen möglich: 1. Die freie Bauchwand wölbt sich nach vorn vor. 2. Die Grenze zwischen Brust- und Bauchraum wird nach oben verlagert, d. h. das Zwerchfell tritt in eine Ausatmungsstellung. Dies bedeutet natürlich eine Minderung der Atemkapazität und damit der körperlichen Leistungsfähigkeit. Da aber die Körperfülle der Spätschwangerschaft sowieso eine gewisse Schwerfälligkeit bedingt (das Wort „schwanger" leitet sich von „schwer, schwerfällig" ab), wird kaum eine Frau Hochleistungssport betreiben wollen. Die Raumnot im Becken beeinträchtigt den venösen Blutrückstrom. Krampfadern an den Beinen und Hämorrhoiden sind die Folge. Häufig sind auch die Harnwege gestört. Der Wurmfortsatz wird bis in die Nähe des Rippenbogens nach oben geschoben. Dementsprechend atypisch sind die Symptome einer „Blinddarmentzündung". Die Schwangerschaft ist zwar ein normaler Vorgang im Leben der Frau, regelmäßige Vorsorgeuntersuchungen der Schwangeren sind jedoch dringend geboten.

B Verkleinerung der Gebärmutter nach der Entbindung. Die Ziffern bezeichnen die Tage des „Wochenbetts". Die Rückbildung der Muskelwand dauert insgesamt etwa sechs bis acht Wochen. Die Schleimhaut hat jedoch schon nach drei bis vier Wochen wieder ihre normale Beschaffenheit und ist damit wieder für eine neue Schwangerschaft bereit. Die Rückbildung der Gebärmutter während des Wochenbetts ist ein eindrucksvolles Beispiel für die Geschwindigkeit, mit der im Körper nicht nur Wachstums-, sondern auch Abbauvorgänge ablaufen können. Ein Sportler darf nicht etwa 3 Wochen „Urlaub" von seinem Training machen. Der Körper reduziert sofort die vorher mühsam aufgebaute Muskulatur. Jede Ruhigstellung von Gelenken, z. B. durch einen Gipsverband, führt zur Schrumpfung der Gelenkkapsel. Der ursprüngliche Bewegungsumfang muß dann erst wieder antrainiert werden. Schon 2 bis 3 Wochen Bettruhe schwächen die Kreislauforgane, und man braucht anschließend „Erholung". In der modernen Medizin sucht man daher Ruhephasen möglichst kurz zu halten (baldiges Aufstehen nach Operationen und Entbindungen, Gehgipsverband, Krankengymnastik usw.).

C Änderung der menschlichen Proportionen während des Wachstums. Ganz links Neugeborenes, ganz rechts Erwachsener, dazwischen die Altersstufen 2, 6 und 12 Jahre. Am auffälligsten ist die relative Größenänderung des Kopfes und der Beine, während der Rumpf seine Länge beibehält. Der Kopf ist beim Neugeborenen so groß, weil das Gehirn schon nahezu seine Endgröße erreicht hat. Dies wird verständlich, wenn man bedenkt, daß im Alter von einem Jahr das Kind bereits gehen und sprechen lernt und damit sowohl der Apparat für die Steuerung der Bewegungen als auch der Apparat für die geistigen Funktionen betriebsfähig sein müssen. Hingegen sind die Beine beim Säugling noch nicht sehr wichtig. Sie sind daher vor der Geburt im Wachstum zurückgeblieben, was auch deshalb zweckmäßig ist, weil so die Gesamtgröße der Frucht in der Gebärmutter kleingehalten werden kann. Auch innerhalb des Kopfes lassen sich Proportionsänderungen erkennen: Beim Neugeborenen ist das Gesicht klein und der Hirnschädel groß. Mit der Bezahnung der Kiefer nimmt die Größe des Gesichts zu, während der Hirnschädel nicht mehr sehr viel wachsen muß, da das Gehirn ab dem dritten bis vierten Lebensjahr kaum noch an Volumen zunimmt.

A

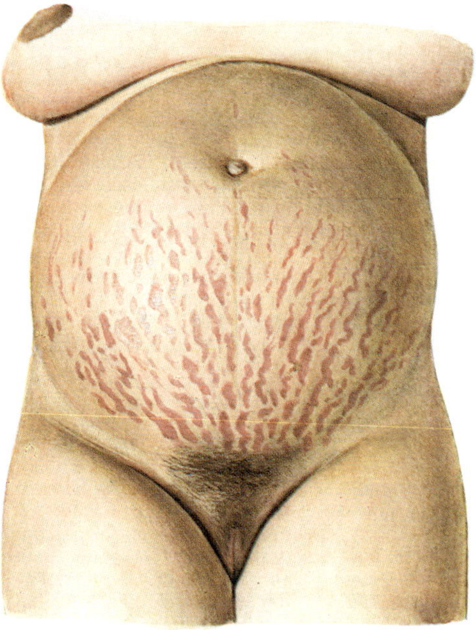

B

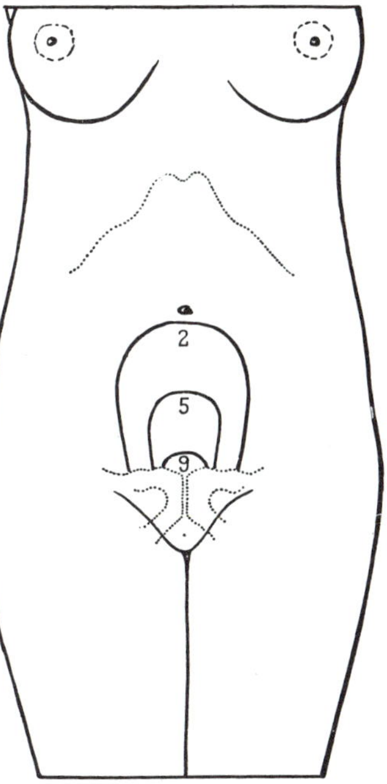

C

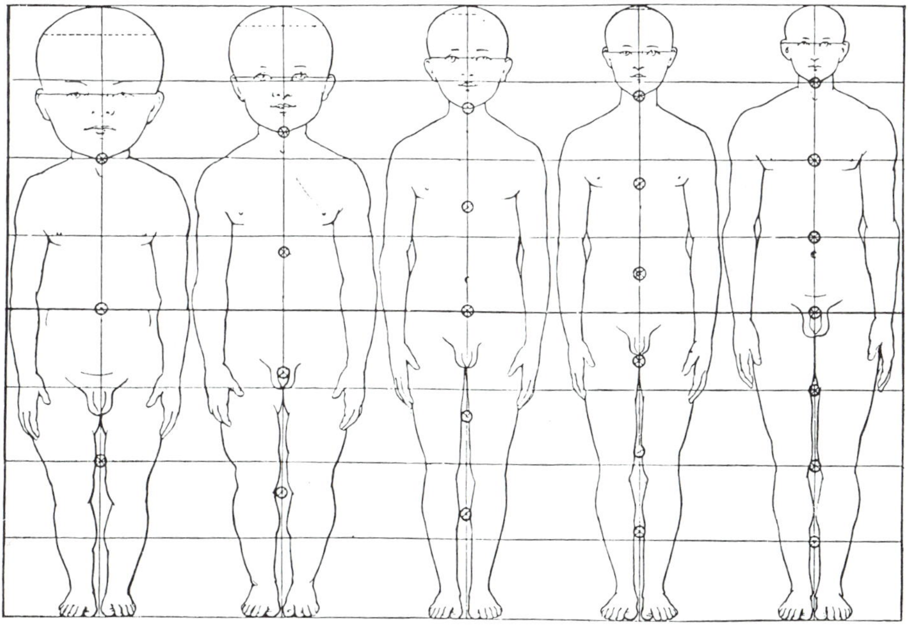

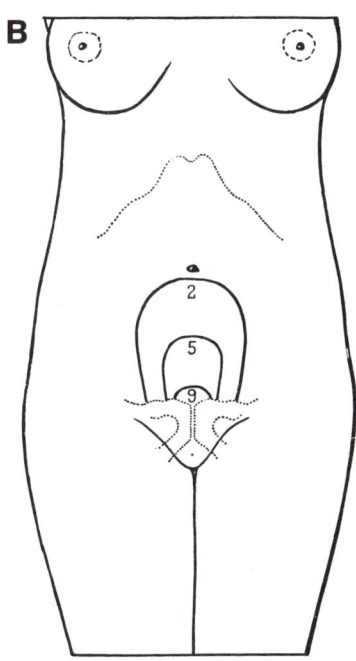

Harn- und Geschlechtsorgane: Zusammenfassung

Harn- und Geschlechtsorgane werden aus entwicklungsgeschichtlichen Gründen zusammen abgehandelt („Urogenitalsystem").

Harnorgane

Aufgabe der Harnorgane ist die Entfernung wasserlöslicher schädlicher oder unnötiger Stoffe aus dem Körper. Harnbildende Organe sind die Nieren, harnableitende Organe die Harnleiter, die Harnblase und die Harnröhre. Die Niere ist nach Art eines Filters in den Blutstrom eingeschaltet. Etwa ein Fünftel des Körperkreislaufs fließt durch die beiden Nieren. Dort werden in den Nierenkörperchen pro Tag etwa 150 l Primärharn abgepreßt, aus welchem in dem Röhrensystem der Niere (Tubulus) der größte Teil der Flüssigkeit zurückresorbiert wird. Außerdem findet ein Austausch löslicher Stoffe zwischen Primärharn und Blut statt, bis schließlich etwa 1,5 l endgültiger Harn pro Tag in die Nierenbecken abgegeben werden. Die Nierenbecken münden in die Harnleiter aus, die den Harn zu einem Sammelbecken, der Harnblase, führen. Die Harnblase ist ein Hohlorgan mit Muskelwand, das den Harn bis zu seiner Entleerung durch die Harnröhre speichert.

Männliche Geschlechtsorgane

In den männlichen Keimdrüsen (Hoden) entstehen die männlichen Keimzellen (Samenzellen = Spermien). Die Hoden werden in der Nähe der Nieren im Körper angelegt, dann aber durch den Leistenkanal hindurch nach außen in den Hodensack verlagert, weil für die Bildung der Samenzellen eine niedrigere Temperatur als die Körpertemperatur nötig ist („Abstieg" des Hodens). Vom Hoden weg werden die Samenzellen in den ableitenden Samenwegen aus dem Körper befördert. Der erste, stark geschlängelte Abschnitt derselben liegt unmittelbar dem Hoden an, dient der Speicherung der reifen Samenzellen und wird als Nebenhoden bezeichnet. Der Samenleiter transportiert die Spermien vom Nebenhoden durch den Leistenkanal zur Harnröhre. Die letzten Abschnitte der Samenleiter liegen innerhalb der Vorsteherdrüse (Prostata), dort münden auch die beiden Samenblasen in die Samenleiter ein. Vorsteherdrüse und Samenblasen bilden Sekrete, die zusammen mit den Samenzellen beim Samenerguß (Ejakulation) entleert werden. Das letzte Stück verlaufen Samen- und Harnweg in der Harnröhre gemeinsam. Diese ist in das männliche Glied (Penis) eingebaut, das als Begattungsorgan mit Schwellkörpern ausgestattet ist.

Weibliche Geschlechtsorgane

Auch die weibliche Keimdrüse (Eierstock) wird in Nähe der Nieren angelegt, bleibt aber im Inneren des Körpers und steigt nur bis zum kleinen Becken ab. Bei der geschlechtsreifen Frau reifen in Zyklen von 28 Tagen Eizellen im Eierstock heran und treten beim Eisprung (Follikelsprung) aus dem Eierstock aus. Sie gelangen in der Regel in den Eileiter, wo sie entweder befruchtet werden oder innerhalb weniger Stunden absterben. Aus dem Eileiter wird die Eizelle in die Gebärmutter (Uterus) gebracht, wo die Schleimhaut zyklisch für die Einbettung der Eizelle vorbereitet wird. Ist die Eizelle nicht befruchtet worden, so wird die Gebärmutterschleimhaut in der Menstruation abgestoßen und in einem neuen Zyklus für die nächste Eizelle wieder aufgebaut. Gesteuert wird das zyklische Geschehen durch Hormone der Hirnanhangsdrüse. Mit der „Pille" wird in diesen Regelmechanismus eingegriffen. Die Gebärmutter ist größtenteils aus (glatter) Muskulatur aufgebaut. Sie hat die Fähigkeit, mit der Frucht zu wachsen und sich bei der Entbindung zusammenzuziehen. Begattungsorgan der Frau ist die Scheide (Vagina). Die äußeren Geschlechtsteile der Frau werden unter dem Begriff Vulva zusammengefaßt. Es sind dies die großen und kleinen Schamlippen, der Kitzler (Klitoris) und der Scheidenvorhof mit den Vorhofdrüsen.

Entwicklung

Die Keimzellen machen 2 Reifeteilungen durch, dabei wird die Chromosomenzahl halbiert (von 46 auf 23). Bei der Befruchtung verschmelzen 2 Keimzellen und stellen so die volle Chromosomenzahl wieder her. In der ersten Woche nach der Befruchtung wird die befruchtete Eizelle durch den Eileiter zur Gebärmutterhöhle transportiert. Dabei macht sie das Maulbeerstadium durch und beginnt im Bläschenstadium (Blastozyste) mit der Einbettung in die Gebärmutterschleimhaut. In der zweiten Woche wird die Einbettung vollendet. Die Keimscheibe besteht aus 2 Lagen von Zellen, dem äußeren und dem inneren Keimblatt. In der dritten Woche wird das mittlere Keimblatt gebildet. In der vierten bis achten Woche werden die Organe angelegt. In dieser Zeit ist der Embryo besonders gefährdet: Erkrankungen und Medikamenteneinnahme der Mutter, Röntgenstrahlen usw. können die Organbildung stören und damit Mißbildungen auslösen. Vom dritten Monat an nennt man die Frucht Fetus. Die fetale Entwicklung ist durch Wachstumsvorgänge gekennzeichnet. Die Mißbildungsgefahr nimmt ab. Die normale Schwangerschaft dauert 266 Tage (38 Wochen) von der Befruchtung ab gerechnet (oder 280 Tage = 40 Wochen = 10 Mondmonate vom ersten Tag der letzten Menstruation).

Kreislauforgane

Herz

Das Blut ist das universelle Transportmittel des Organismus. Ähnlich wie eine Ringlinie der Straßenbahn wird es im Organismus in einem Kreislauf herumgeführt, ohne Start und ohne Endstation, und in allen Teilen des Körpers können Stoffe oder Energie zu- oder abgeladen werden. Selbst die entlegenste Zelle hat noch irgendwie Anschluß an diesen Kreislauf. In der Lunge wird Sauerstoff aufgenommen und Kohlendioxid abgegeben. Im Darm werden Kohlenhydrate und Aminosäuren zugeladen, dafür erhält der Darm den nötigen Sauerstoff. In der Leber wird ein großer Teil der Kohlenhydrate und Aminosäuren dem Blut entnommen, gestapelt und wohldosiert in umgebauter Form dem Blut wieder zugeführt. Bei diesem Fabrikationsprozeß in der Leber entsteht als Nebenprodukt wie im Automotor Wärme. Das Blut übernimmt dann gleich die Aufgabe des Kühlwassers und transportiert die Wärme von den wärmeerzeugenden Organen des Körperinnern an die Körperoberfläche, wo ständig Wärme verlorengeht. Die Hormondrüsen übergeben ihre „Botenstoffe" einfach dem Blut. Dort werden sie wie eine Postwurfsendung allen Zellen angeboten und erreichen damit auch die wenigen, für die sie eigentlich bestimmt sind und wo sie dann entsprechende Reaktionen auslösen. Das Blut ist schließlich auch Transportmittel für Abwehrstoffe, die vom lymphatischen System gebildet werden, und die „Kampfzellen", die weißen Blutkörperchen, die in den Körper eingedrungene Bakterien usw. unschädlich machen müssen.
Damit das Blut in seinen Straßen, den Blutgefäßen, ständig in Bewegung bleibt, brauchen wir eine Pumpe, die wir in der Biologie „Herz" nennen. Das Herz ist ein Muskelschlauch, der sich rhythmisch zusammenzieht und dabei den Inhalt des Schlauches auspreßt. Diese Bewegung hat nur dann einen Sinn, wenn das Blut nicht auf beiden Enden herausspritzt, sondern nur an einem, so daß der Blutstrom immer in der gleichen Richtung läuft. Dies wird durch den Einbau von Ventilen, den Herzklappen, erreicht. Das einfachste Herzmodell besteht aus einer Kammer mit zwei Klappen an den beiden Enden. Die eine verhindert das Rückströmen des Blutes bei der Kammerkontraktion („Systole") in die zuführenden Gefäße („Venen"), die andere, daß Blut nach der Erschlaffung der Kammer („Diastole") aus den abführenden Gefäßen („Arterien") in das Herz zurückläuft. Damit die Füllung der Kammer rascher vor sich geht, wird vor die Kammer als Sammelbecken ein „Vorhof" gestellt, in welchem sich das Blut während der Kammerkontraktion sammelt. Während der Kammererschlaffung spritzt der Vorhof dann das Blut in die Kammer, so daß Systole und Diastole in rascher Folge wechseln.
Beim Menschen reicht offensichtlich ein solches Herz nicht aus: Wir haben ein „rechtes Herz", welches das Blut durch die Lungen preßt, und ein „linkes Herz", welches für den Blutfluß im übrigen Körper verantwortlich ist. Da diese beiden Herzen in den gleichen Kreislauf eingeschaltet sind, ist es nötig, daß in der Zeiteinheit von jedem Herz die gleiche Blutmenge ausgeworfen wird, sonst kommt es zu einer „Stauung" in einem Herzabschnitt. Dieser Gleichklang wird dadurch erleichtert, daß die beiden Herzen zusammengelagert sind und die beiden Vorhöfe und Kammern sich jeweils gleichzeitig kontrahieren.

A Schema des Kreislaufs (nicht maßstabsgerecht). Verfolgen Sie den Weg des Blutes durch den „kleinen" und den großen Kreislauf! Beachten Sie dabei die Sonderstellung der Leber, die auf S. 339 näher erläutert wird (Pfortaderkreislauf)!

B Stellung des Herzens im Brustkorb bei tiefer Einatmung. Der Herzbeutel, in den das Herz eingeschlossen ist, ist mit der Sehnenplatte des Zwerchfells verwachsen. Das Herz muß mithin den Bewegungen des Zwerchfells folgen. Da das Herz aber andererseits auch an den großen Blutgefäßen „aufgehängt" ist, kann es sich nicht einfach parallel nach oben und unten verschieben, sondern führt eine Drehung aus: Bei der Einatmung steht das Herz nicht nur tiefer, sondern auch steiler. Bei tiefer Einatmung kann das Herz den Unterrand des Brustkorbs im Bereich des linken Rippenbogens unterschreiten. Man kann dann dort die Pulsationen des Herzens durch die Bauchwand fühlen und bisweilen (bei schlanken Menschen) sogar als rhythmische Bewegungen der Haut sehen.

C Stellung des Herzens im Brustkorb bei tiefer Ausatmung. Das Herz steht hoch und quer. Man beachte auch die Änderungen der Brustkorbform bei den Atembewegungen. Die linke Zwerchfellkuppel, auf der das Herz ruht, steht in der Regel etwas tiefer als die rechte, die von der Leber nach oben gedrängt wird.

1 Zwerchfell . . . . Diaphragma
2 Herzbeutel . . . . Pericardium

12 Zwölfter Brustwirbel . . . . Vertebra thoracica XII

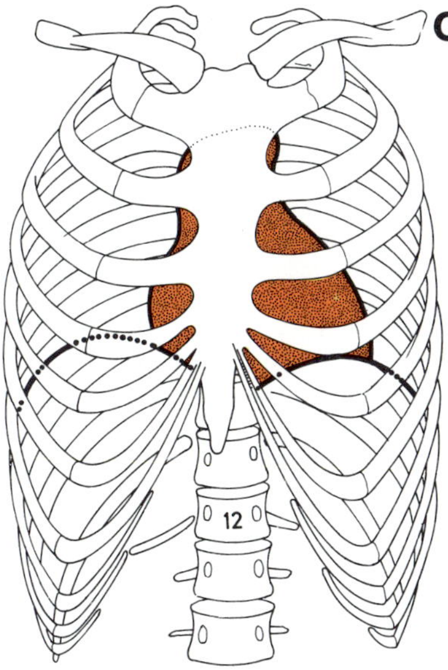

C

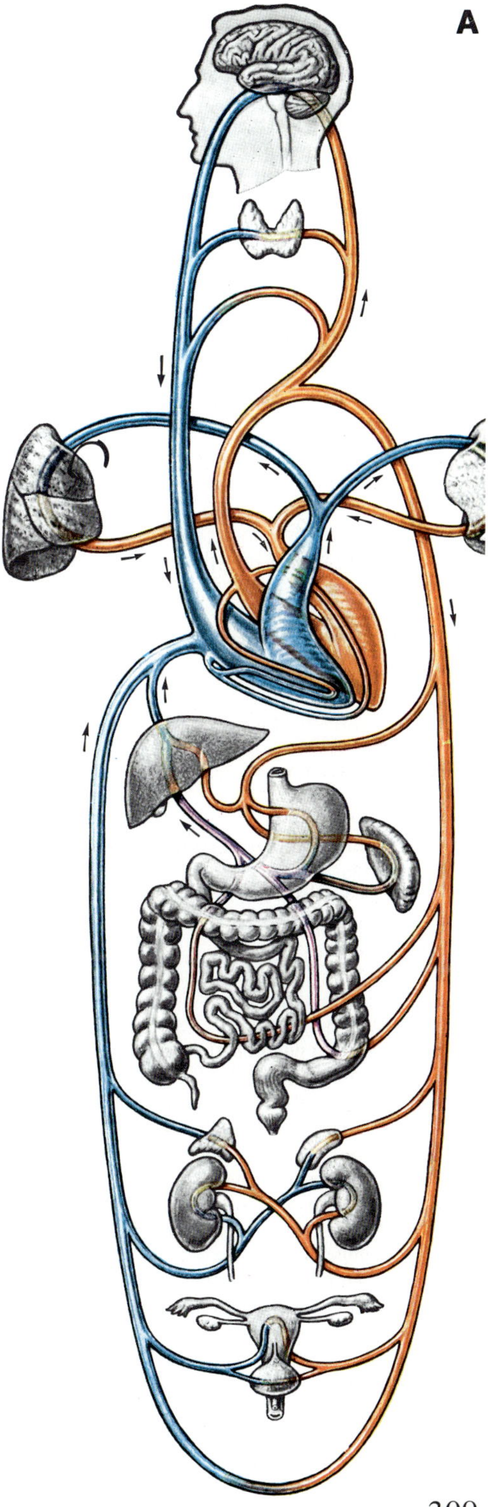

A

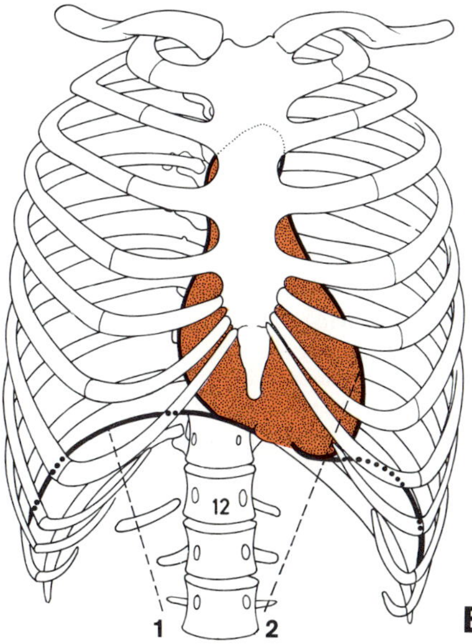

B

A Herz von vorn in der natürlichen Stellung im Brustkorb. Der Herzbeutel ist aufgeschnitten und auseinandergezogen. Für die richtige Beurteilung von Röntgenbildern ist die Kenntnis der typischen Stellung der Hauptabschnitte des Herzens in den wichtigsten Betrachtungsrichtungen nötig. Das Herz ist erstens nicht „herzförmig" im Sinne des Lebkuchen- oder Spielkartenherzens, und es steht zweitens nicht vertikal, sondern schräg im Brustkorb. Damit ruht nicht die Herzspitze, sondern die rechte Herzkammer auf dem Zwerchfell. Die rechte Kontur wird dementsprechend vom rechten Vorhof und darüber von der in ihn einmündenden oberen Hohlvene gebildet, die linke Kontur von der linken Kammer, darüber dem linken Vorhof, der Lungenschlagader und dem Aortenbogen. Das Herz steht aber nicht nur schräg, es ist auch etwas um seine Längsachse gedreht, so daß die rechte Herzkammer nach vorne, die linke mehr nach rückwärts sieht. Schließlich ist es auch noch etwas nach hinten geneigt, so daß die Herzspitze der Brustwand anliegt, der linke Vorhof jedoch der vor der Wirbelsäule liegenden Speiseröhre.

Das Herz ist mithin im Brustkorb um seine 3 Hauptachsen gedreht, und zwar um jeweils etwa einen halben rechten Winkel entgegen dem Uhrzeigersinn:

a) um die Pfeilachse von vorn gesehen,
b) um die Querachse von rechts gesehen,
c) um die Längsachse von oben gesehen.

B „Venenkreuz" an der Hinterwand des Herzens. Die zum kleinen Kreislauf gehörenden Lungenvenen münden annähernd horizontal in den linken Vorhof ein. Die Hauptvenen des großen Kreislaufs, die obere und die untere Hohlvene, enden einander gegenüberstehend in Längsrichtung im rechten Vorhof. Hohlvenen und Lungenvenen bilden damit ein Kreuz. Die Kenntnis dieses Kreuzes erleichtert die Orientierung am Herzen, wenn dieses aus dem Körper genommen wurde: Man schiebt eine Sonde durch die beiden Hohlvenen zur Bestimmung der Längsrichtung und entsprechend eine zweite Sonde durch die Lungenvenen zur Bestimmung der Querrichtung und kann so das Herz leicht in seine natürliche Lage bringen.

1	Rechter Vorhof	Atrium dextrum
2	Rechte Herzkammer	Ventriculus dexter
3	Linker Vorhof	Atrium sinistrum
4	Linke Herzkammer	Ventriculus sinister
5	Gemeinsamer Stamm für Schlüsselbein- und Halsschlagader rechts	Truncus brachiocephalicus
6	Obere Hohlvene	V. cava superior
7	Herzbeutel („Perikard")	Pericardium
8	Rechte Kranzschlagader	A. coronaria dextra
9	Gemeinsame Halsschlagader	A. carotis communis
10	Schlüsselbeinschlagader	A. subclavia
11	Aortenbogen	Arcus aortae
12	Stamm der Lungenschlagader	Truncus pulmonalis
13	Linke Kranzschlagader	A. coronaria sinistra
14	Herzspitze	Apex cordis
15	Untere Hohlvene	V. cava inferior
16	Rechte Lungenschlagader	A. pulmonalis dextra
17	Rechtes Herzohr	Auricula dextra
18	Botallosches Band	Lig. arteriosum
19	Linke Lungenschlagader	A. pulmonalis sinistra
20	Große Herzvene	V. cordis magna
21	Linke Kranzschlagader, umbiegender Ast	A. coronaria sinistra, R. circumflexus
22	Ausflußbahn der rechten Herzkammer	Conus arteriosus
23	Fettgewebe	Textus adiposus
24	Arm-Kopf-Vene	V. brachiocephalica
25	Schlüsselbeinvene	V. subclavia
26	Innere Halsvene (innere Drosselvene)	V. jugularis interna

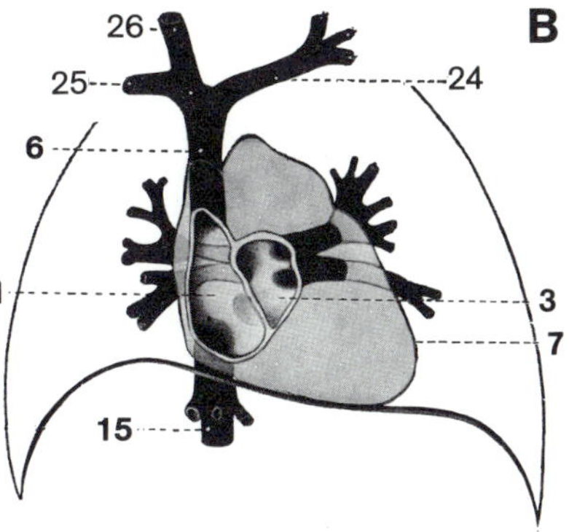
26
25
24
6
1
3
7
15
B

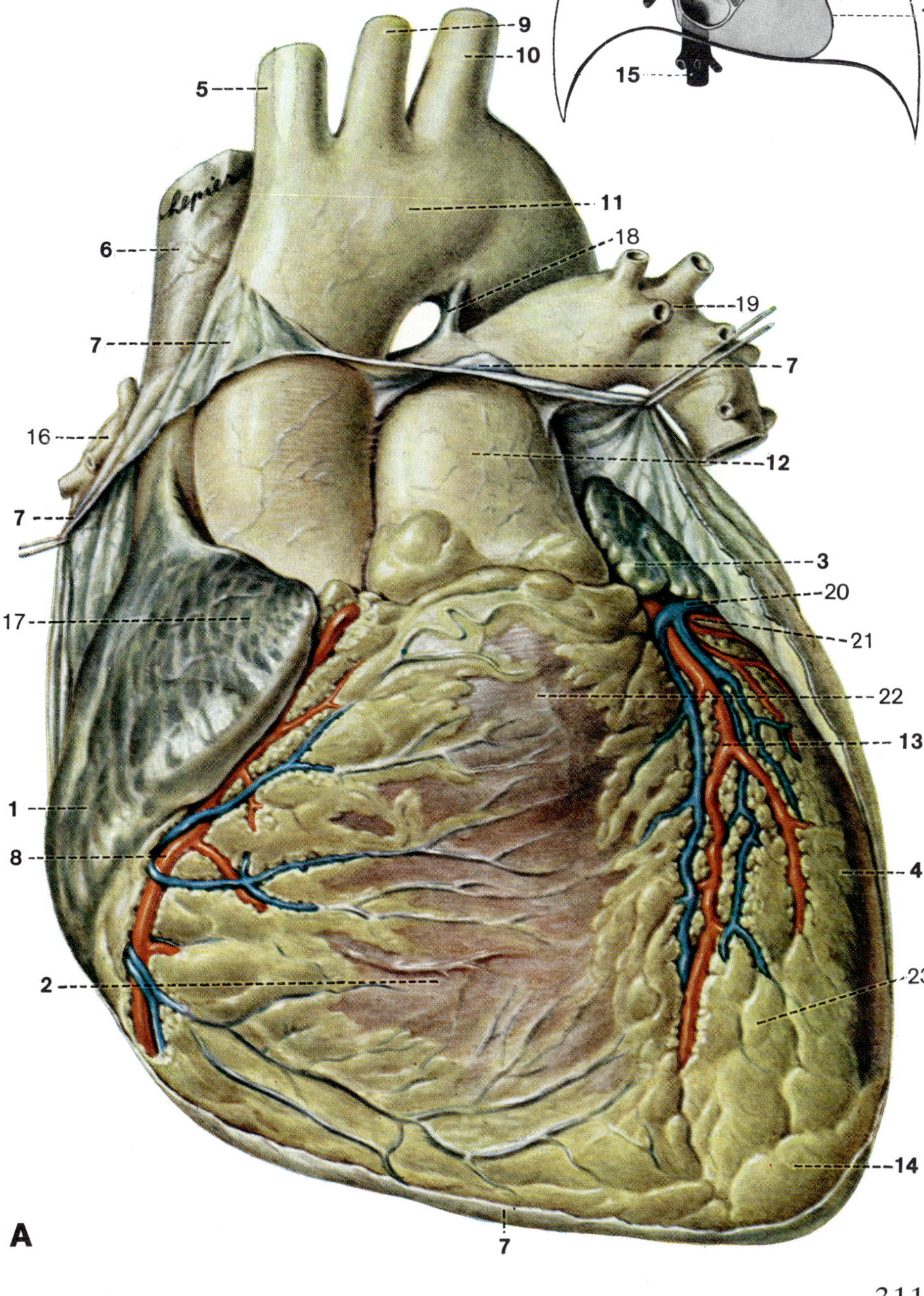
9
10
5
11
18
6
19
7
7
16
12
7
3
20
17
21
22
13
1
8
4
23
2
14
A
7

Herz

A Herz von vorn. Die punktierte Linie an den großen Gefäßen bezeichnet die Umschlagstelle des Herzbeutels (vgl. S. 311).

B Röntgenbild des Herzens eines Leistungssportlers an der oberen Größe der Norm (die Breite des Herzens sollte den halben Brustkorbdurchmesser nicht überschreiten). Man vergleiche die Konturen im Röntgenbild mit jenen in Abbildung A: auf der rechten Seite 2 Bögen (obere Hohlvene, rechter Vorhof), auf der linken Seite 4 (Aorta, Lungenschlagader, linker Vorhof, linke Kammer). Die rechte Herzkammer bildet im Standardröntgenbild (Strahlengang von hinten nach vorn) keine Kontur. Sie ist von der Leber nicht abzugrenzen, von welcher sie nur durch die Sehnenplatte des Zwerchfells getrennt wird.

Beim Erwachsenen werden keine neuen Muskelfasern mehr gebildet. Bei besonderer Beanspruchung des Kreislaufs verdicken und verlängern sich die einzelnen Fasern. Durch diese harmonische Größenzunahme der einzelnen Fasern wird das Herz insgesamt größer. Damit wachsen auch die Hohlräume, so daß das Schlagvolumen zunimmt. Die Zahl der Blutkapillaren ändert sich dabei nicht. Wächst die Muskelfaser über ein vernünftiges Maß hinaus, so reicht die Blutzufuhr dann nicht mehr und die Leistung fällt wieder ab. Diese „Herzinsuffizienz" tritt verfrüht auf, wenn das Herz, z. B. durch undichte oder zu enge Klappen, unökonomisch arbeitet. Dieser Schaden trifft meist zunächst nur eine Herzhälfte. Steigt der Blutdruck im großen Kreislauf stark an, z. B. Hochdruck (Hypertonie) bei manchen Nierenkrankheiten, so wird sich zunächst das linke Herz vergrößern. Erlahmt dieses, so kann es bei stärkeren Belastungen nicht mehr das gesamte von der Lunge kommende Blut in den großen Kreislauf auswerfen. Es tritt ein Rückstau in die Lunge ein, der einerseits die Atemleistung herabsetzt (Herzasthma), andererseits einen Druckanstieg im kleinen Kreislauf herbeiführt. Dann muß das rechte Herz gegen einen höheren Widerstand arbeiten, wird sich verdicken und wird schließlich in die Insuffizienz einbezogen.

C Herz von rechts vorn (im sog. 1. schrägen Durchmesser = „Fechterstellung").

D Herz von links vorn (im sog. 2. schrägen Durchmesser = „Boxerstellung"). In dieser Stellung ist der Aortenbogen besonders gut zu beurteilen.

1	Linker Vorhof	Atrium sinistrum
2	Linke Herzkammer	Ventriculus sinister
3	Rechter Vorhof	Atrium dextrum
4	Rechte Herzkammer	Ventriculus dexter
5	Aorta (Hauptschlagader)	Aorta
6	Lungenschlagader	Truncus pulmonalis
7	Obere Hohlvene	V. cava superior
8	Innere Halsvene (innere Drosselvene)	V. jugularis interna
9	Schlüsselbeinvene	V. subclavia
10	Arm-Kopf-Vene	V. brachiocephalica
11	Zwerchfell	Diaphragma
12	Schlüsselbeinschlagader	A. subclavia
13	Bronchus	Bronchus
14	Lungenvenen	Vv. pulmonales
15	Herzbeutel	Pericardium
16	Zwerchfellnerv	N. phrenicus
17	Herzganglion	Ganglion cardiacum
18	Rechtes Herzohr	Auricula dextra
19	Rückläufiger Kehlkopfnerv („Rekurrens")	N. laryngeus recurrens
20	Vorderer Treppenmuskel (Rippenheber)	M. scalenus anterior

B

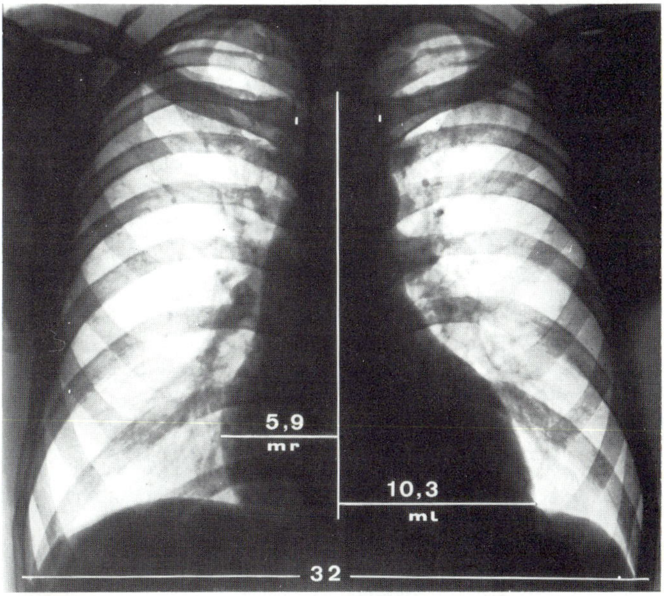
5,9
mr
10,3
ml
32

A

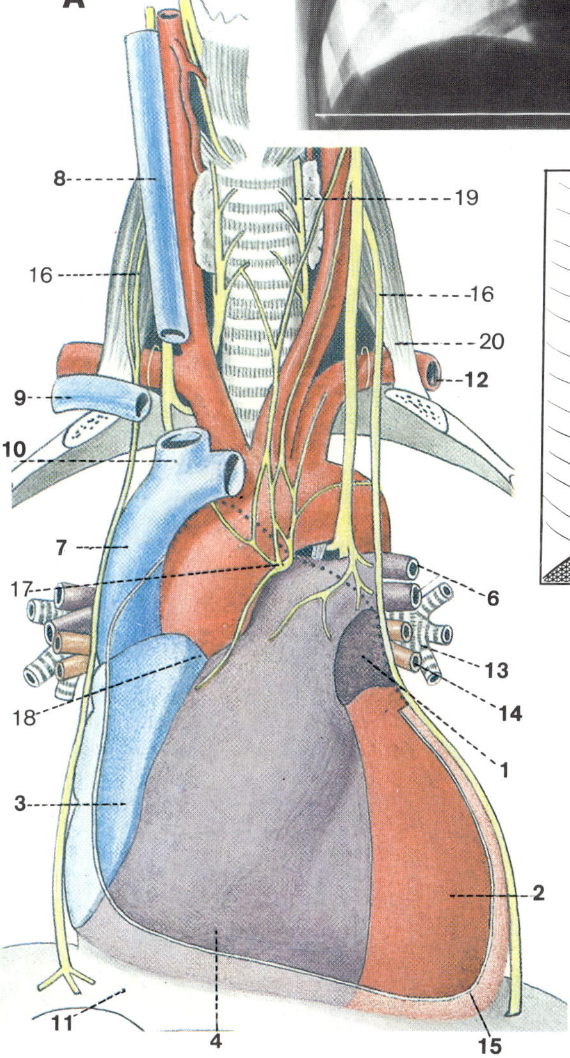
8
19
16
16
20
9
12
10
7
17
6
13
18
14
1
3
2
11
4
15

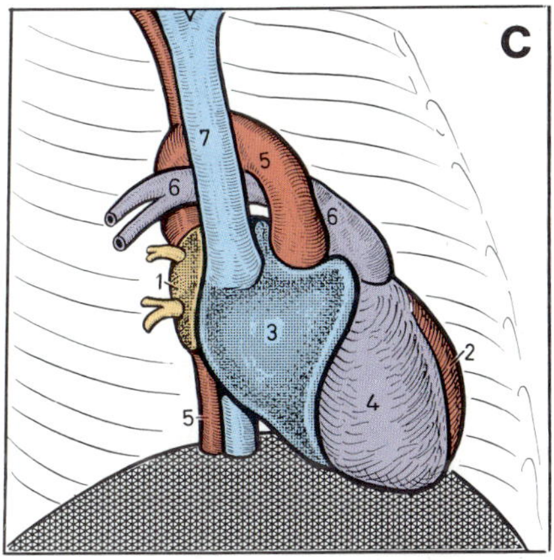
C
7
5
6
6
1
3
2
4
5

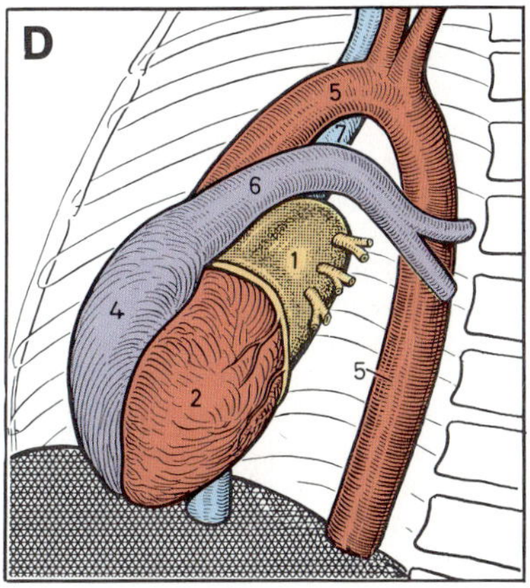
D
5
7
6
1
4
2
5

A Längsschnitt durch das Herz, hintere-untere Hälfte (das Herz steht schräg im Brustkorb!). Die beiden „Hälften" des Herzens werden beim Erwachsenen normalerweise vollständig durch die Herzscheidewand getrennt. Vor der Geburt besteht eine große Öffnung (das „ovale Loch") in der Vorhofscheidewand. Dies ist aus folgendem Grund sinnvoll: Vor der Geburt bezieht der Fetus seinen Sauerstoff nicht aus seiner Lunge, sondern über die Plazenta aus dem mütterlichen Blut. Es ist daher nicht nötig, daß das gesamte Blut durch die (noch nicht entfaltete) Lunge geleitet wird. Durch das ovale Loch wird Blut vom rechten Herzen gleich an das linke weitergegeben und damit die Lunge umgangen. Da aber immer noch zu viel Blut in die rechte Herzkammer gelangt und von dieser in die Lungenschlagader ausgeworfen wird, besteht zwischen Lungenschlagader und Aorta ein Kurzschluß, der Botallosche Gang, um weiteres Blut umzuleiten. Nach der Geburt schließen sich beide Öffnungen. Tun sie dies nicht, so arbeitet das Herz unökonomisch, und ein chirurgischer Eingriff ist u. U. nötig. – Auf dem Schnittbild sieht man ein weiteres störungsanfälliges System: die beiden großen Herzklappen zwischen Vorhöfen und Kammern. Es sind sehnige Segel, die von den Papillarmuskeln gezügelt werden. Ist der Druck im Vorhof größer, so weichen die Segel auseinander und geben den Blutstrom frei, wird der Druck in der Kammer größer, so werden die Segel aufgebläht, schlagen zusammen und hemmen den Rückstrom des Blutes in die Vorhöfe. Die Klappen sind Teile der Herzinnenwand (Endokard). Bei Entzündungen der Herzinnenwand (Endokarditis) können die Segel schrumpfen und daher nicht mehr dicht schließen. Bei jeder Kammerkontraktion strömt dann Blut in den Vorhof zurück und muß erneut vom Vorhof in die Kammer ausgeworfen werden („Pendelblut"). Das Herz arbeitet dann unökonomisch.

Die Pfeile in den Abbildungen A bis C bezeichnen die Strömungsrichtung des Blutes. Im gesunden Herzen gibt es nur „Einbahnstraßen".

B Herz bei Kammererschlaffung (Diastole).

C Herz bei Kammerkontraktion (Systole). Die Klappensegel der Vorhof-Kammer-Klappen blähen sich bei der Kammerkontraktion auf, und ihre Ränder legen sich aneinander. Die Papillarmuskeln halten dann über die Sehnenfäden die Segel fest, damit diese nicht nach der Vorhofseite durchschlagen und dadurch den Blutrückstrom freigeben. (Die Klappensegel sind etwas verkürzt gezeichnet!)

D Querschnitt durch das Herz. Obwohl die linke Kammer gleich viel Blut wie die rechte auswirft, ist die Wand viel dicker, weil das Blut im „großen" Kreislauf einen höheren Druck haben muß als im „kleinen".

E Schema der Anordnung der Muskelfasern in der linken Herzkammer. Die Herzmuskelfasern verlaufen in spiraligen und schraubigen Wicklungen und können so den Hohlraum in allen Dimensionen verkleinern. Wegen der von den Papillarmuskeln gehaltenen Klappensegel werden die Vorhof-Kammer-Klappen (Dreizipfel- und Zweizipfelklappe) auch als „Segelklappen" bezeichnet, im Gegensatz zu den „Taschenklappen" zwischen den Herzkammern und den großen Schlagadern (Aortenklappe und Pulmonalklappe), bei denen wegen der Taschenform eine Zügelung durch Muskeln nicht nötig ist (können nicht durchschlagen).

1	Rechter Vorhof	Atrium dextrum
2	Rechte Herzkammer	Ventriculus dexter
3	Linker Vorhof	Atrium sinistrum
4	Linke Herzkammer	Ventriculus sinister
5	Kammerscheidewand	Septum interventriculare
6	Mitralklappe (Zweizipfelklappe)	Valva atrioventricularis sinistra (Valva mitralis)
7	Obere Hohlvene	V. cava superior
8	Untere Hohlvene	V. cava inferior
9	Lungenvene	V. pulmonalis
10	Stamm der Lungenschlagader	Truncus pulmonalis
11	Aorta	Aorta
12	Herzmuskelfasern	Myofibrae cardiacae
13	Sehnenfäden	Chordae tendineae
14	Papillarmuskel	M. papillaris

A

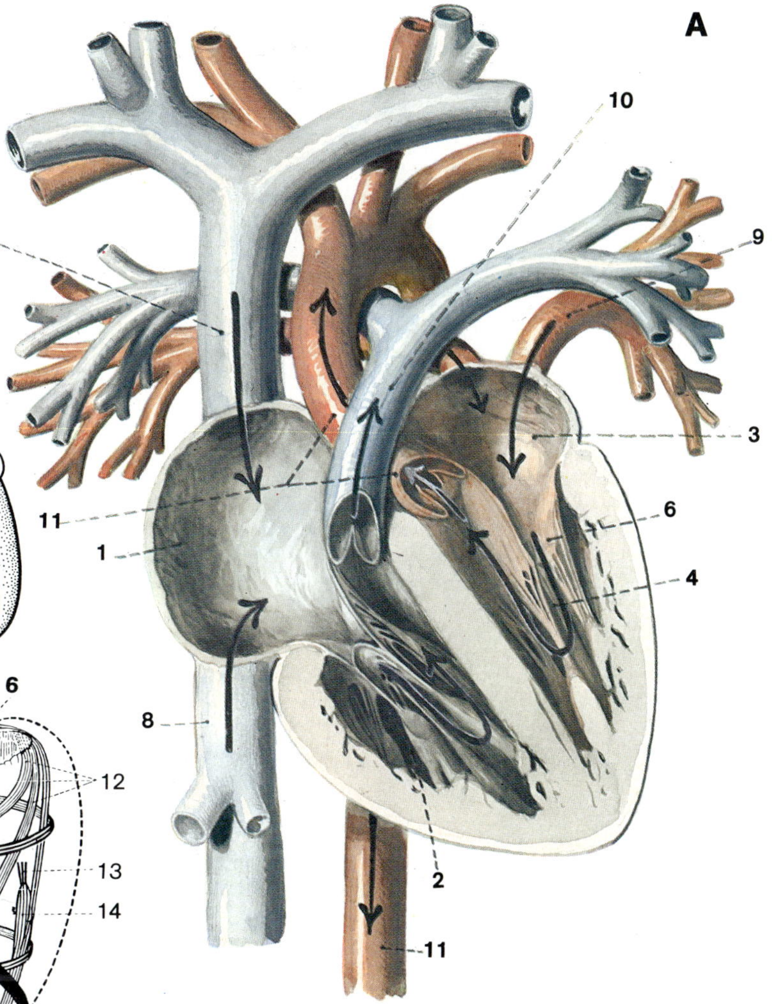

B

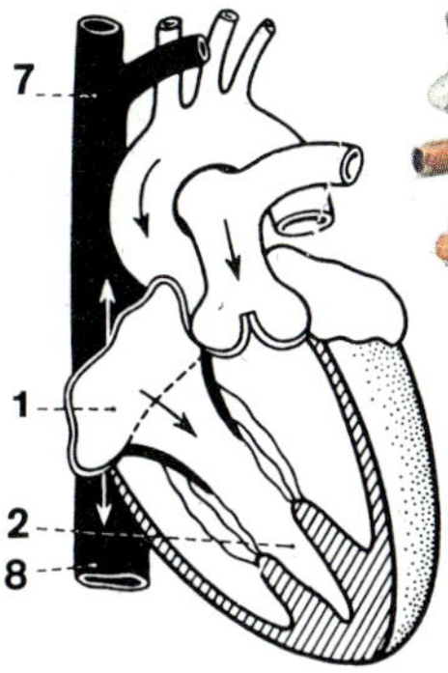

E

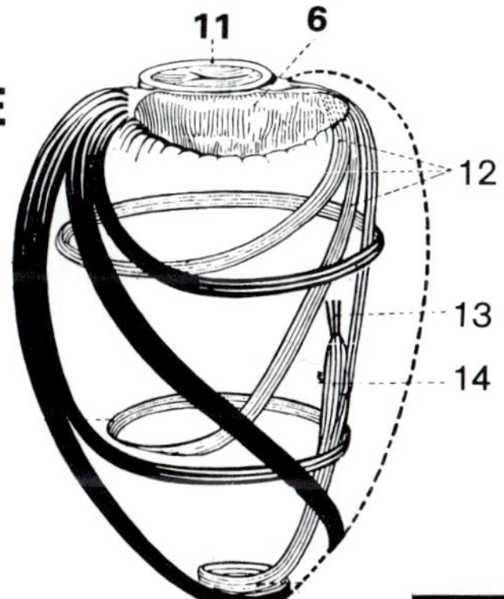

C

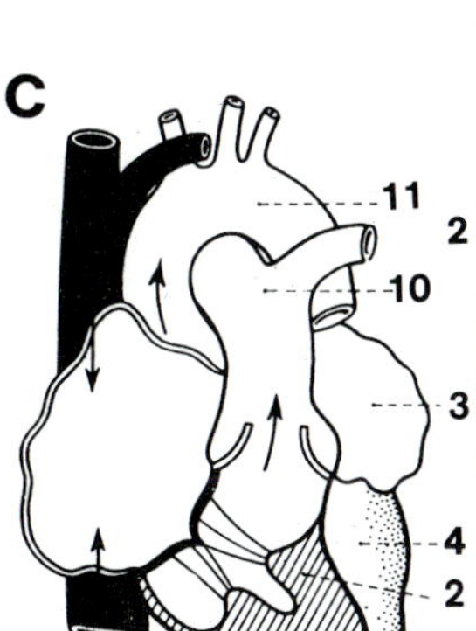

D

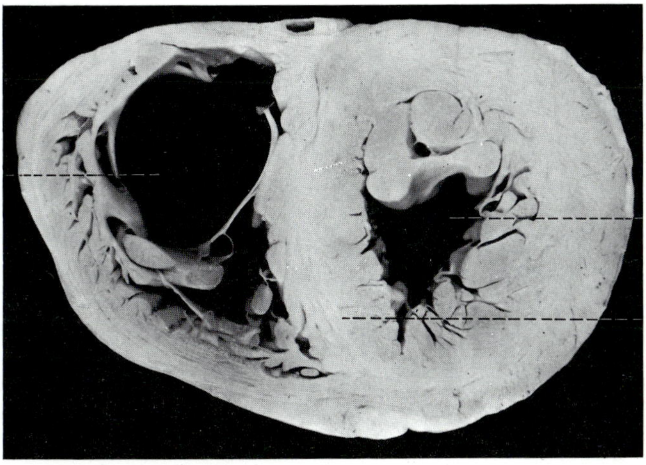

Herz

A Hinterwand des Herzbeutels nach Entnahme des Herzens. Das Herz „steckt“ im Herzbeutel wie der Darm im Bauchfell (S. 190) oder die Lunge im Brustfell. Auch der Herzbeutel ist ein geschlossener Sack, ähnlich wie ein Fußball, aus welchem die Luft ausgelassen und der dann mit der Faust eingedellt wurde. Das Herz im engeren Sinn ist der Faust zu vergleichen. Es wird von dem „eingedellten“ Blatt des Herzbeutels überzogen, der so die Außenhaut (Epikard) des Herzens bildet. Der Umschlag vom Epikard in das freie Blatt des Herzbeutels liegt an den Einfluß- und Ausflußbahnen des Herzens (S. 311, Abb. A). In der Ansicht von vorn sieht man die Umschlagstellen an der aufsteigenden Aorta und am Stamm der Lungenschlagader. Zwischen den beiden Blättern des Herzbeutels ermöglicht eine dünne Flüssigkeitsschicht die reibungsarme Bewegung des Herzens. Dieses ändert schließlich rund 70 mal pro Minute seine Form (Abb. B, C) und liefe rasch „heiß“, würde nicht gut „geschmiert“. Das Herz ist praktisch nur durch die großen Blutgefäße mit dem übrigen Körper verbunden. Nach Eröffnung des Herzbeutels kann man das Herz herausnehmen, wenn man die großen Blutgefäße durchtrennt. Arterien und Venen sind durch die quere Herzbeutelbucht getrennt. Man beachte das „Venenkreuz“ (vgl. S. 311, B)! Der Herzbeutel ermöglicht dem Herzen die freie Bewegung (ähnlich wie das Brustfell der Lunge oder das Bauchfell dem Darm). Der Herzbeutel ist jedoch sehr viel fester gebaut als Brustfell oder Bauchfell, da er sich, anders als diese, nicht der Rumpfwand anlagert und diese somit nicht als Verstärkung heranziehen kann. Die große Zugfestigkeit des Herzbeutels hat auch Nachteile: Kommt es zu einer Blutung in den Herzbeutel, so kann dieser sich nicht erweitern, und der Innendruck steigt. Da aber in den in das Herz mündenden Venen der Blutdruck sehr niedrig ist, werden diese bald vom Druck im Herzbeutel abgedrückt, und die Vorhöfe können sich nicht mehr füllen („Herzbeuteltamponade“). Hier hilft nur die sofortige Punktion des Herzbeutels mit Entfernung des Ergusses.

B Herz bei Kammererschlaffung (Diastole).

C Herz bei Kammerkontraktion (Systole).

1	Rechter Vorhof	Atrium dextrum
2	Rechte Herzkammer	Ventriculus dexter
3	Linker Vorhof	Atrium sinistrum
4	Linke Herzkammer	Ventriculus sinister
5	Aorta	Aorta
6	Stamm der Lungenschlagader	Truncus pulmonalis
7	Obere Hohlvene	V. cava superior
8	Untere Hohlvene	V. cava inferior
9	Lungenvenen	Vv. pulmonales
10	Herzbeutel	Pericardium
11	Lunge	Pulmo
12	Brustfell	Pleura
13	Quere Herzbeutelbucht	Sinus transversus pericardii
14	Fettgewebe	Textus adiposus
15	Zwerchfellnerv und Blutgefäße	N. phrenicus, A. pericardiacophrenica, V. pericardiacophrenica
16	Vegetatives Nervengeflecht an der Aorta	Plexus aorticus
17	Vagus (10. Hirnnerv)	N. vagus
18	Schräge Herzbeutelbucht	Sinus obliquus pericardii
19	Arm-Kopf-Vene	V. brachiocephalica
20	Botallosches Band	Lig. arteriosum

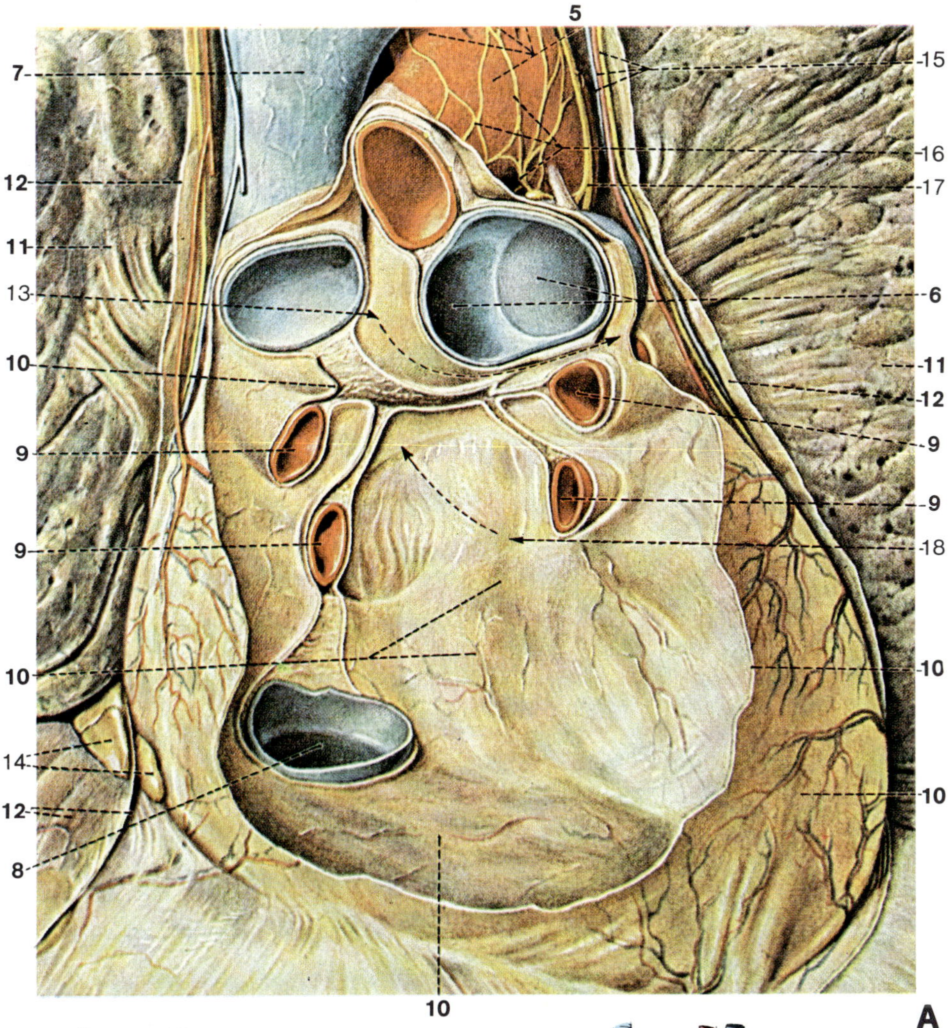
5
7
15
16
12
17
11
13
6
10
11
12
9
9
9
9
18
10
10
14
10
12
8
10
A

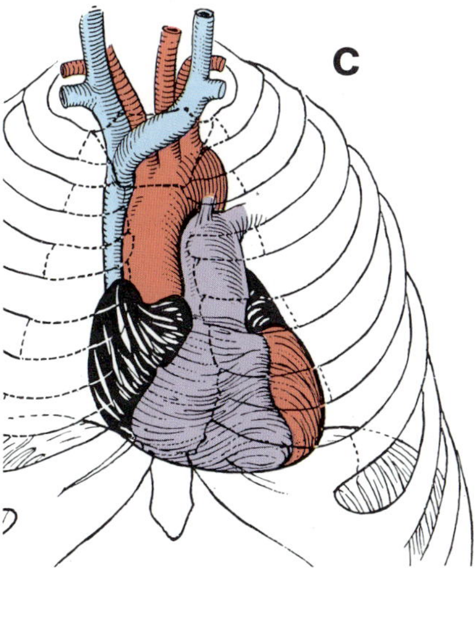
C

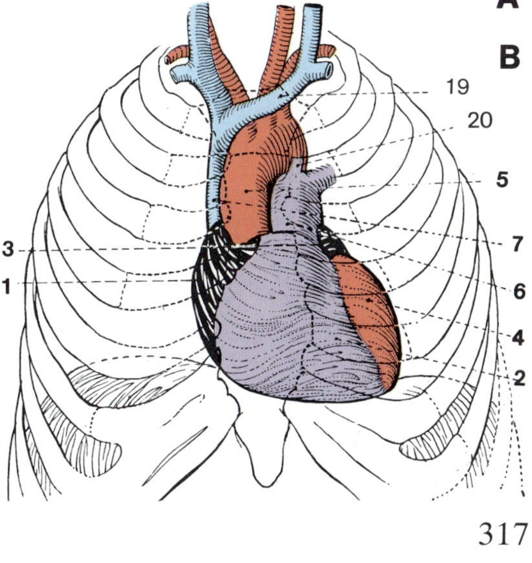
B
19
20
5
3
7
1
6
4
2

A Mikroskopisches Bild der Herzmuskulatur im Längsschnitt (Vergrößerung etwa 400fach). Das Herz ist im wesentlichen ein Muskel. Mit dem Skelettmuskel hat es gemeinsam, daß Kontraktionen und Erschlaffungen rasch erfolgen müssen, im Gegensatz zum Skelettmuskel darf es jedoch nicht ermüden. Man darf daher von vornherein annehmen, daß sich die Herzmuskulatur auch im Bau etwas von der Skelettmuskulatur unterscheiden wird. Die Muskelfasern sind quergestreift mit innenständigen Kernen und bilden ein spitzwinkliges Flechtwerk.

B Herzmuskulatur (Papillarmuskel) im Querschnitt (Vergrößerung etwa 400fach).

C Herzmuskelfasern beim Säugling. Die Fasern haben einen Durchmesser von etwa 7 bis 8 μm (1 μm = 1 Mikrometer = $^{1}/_{1000}$ mm). Auf zwei Muskelfasern kommt eine Blutkapillare (schwarz).

D Herzmuskelfasern beim normalen Erwachsenen. Die Faserdicke beträgt etwa 25 µm. Auf jede Muskelfaser fällt jetzt eine Kapillare.

E Herzmuskel beim Sportler (vgl. auch S. 312, B).

F **G** Bei der Dickenzunahme der Herzmuskelfasern steigt nicht nur das Herzgewicht, sondern auch der Rauminhalt der Hohlräume.

H Schema der Vorhof-Kammer-Klappen.

J Erregungsleitungssystem des Herzens. Der Kreislauf ist ein System, das sich nicht zwischendurch einmal eine Erholungspause gönnen darf. Stillstand der Pumpe bedeutet Tod des Organismus. Daher muß das Herz möglichst selbständig sein. Würde die Herzkontraktion ausschließlich vom Nervensystem gesteuert, so könnte bei einer Bewußtlosigkeit das Herz stehenbleiben. Das Herz erhält zwar Impulse vom Nervensystem, es schlägt bei Aufregung rascher, im Schlaf langsamer, aber es hat auch ein vom Nervensystem unabhängiges Erregungsbildungs- und Erregungsverteilungssystem. Dieses System wird nicht von Nervenfasern, sondern von spezialisierten Muskelfasern gebildet. Durch rhythmisch im Sinusknoten entstehende Erregungen werden die Vorhöfe zur Kontraktion angeregt. Die Erregung gelangt dann zum AV-Knoten (atrio-ventrikularen = Vorhof-Kammer-Knoten), von welchem über das Hissche Bündel und dessen Schenkel die Erregung verzögert zu den Herzkammern weitergeleitet wird. Auf diese Weise folgt jeder Vorhofkontraktion eine Kammerkontraktion zum optimalen Zeitpunkt. Bei „Überleitungsstörungen", z. B. einem „Schenkelblock", kann dieses Zusammenspiel von Vorhöfen und Kammern verlorengehen, die Herztätigkeit wird dann unökonomisch (wie bei einem Automotor, dessen Zündzeitpunkt schlecht eingestellt ist).

1	Rechter Vorhof	Atrium dextrum
2	Rechte Herzkammer	Ventriculus dexter
3	Linker Vorhof	Atrium sinistrum
4	Linke Herzkammer	Ventriculus sinister
5	Kammerscheidewand	Septum interventriculare
6	Obere Hohlvene	V. cava superior
7	Untere Hohlvene	V. cava inferior
8	Lungenvenen	Vv. pulmonales
9	Dreizipfelklappe (Trikuspidalklappe)	Valva atrioventricularis dextra (Valva tricuspidalis)
10	Zweizipfelklappe (Mitralklappe)	Valva atrioventricularis sinistra (Valva mitralis)
11	Sinusknoten (= Keith-Flackscher Knoten)	Nodus sinuatrialis
12	Vorhof-Kammer-Knoten (= Aschoff-Tawarascher Knoten = AV-Knoten)	Nodus atrioventricularis
13	Stamm des Reizleitungssystems (Hissches Bündel)	Truncus fasciculi atrioventricularis
14	Linker Schenkel des Reizleitungssystems	Crus sinistrum
15	Rechter Schenkel des Reizleitungssystems	Crus dextrum
16	Klappensegel	Cuspis
17	Sehnenfäden	Chordae tendineae
18	Papillarmuskeln	Mm. papillares
19	Kranzbucht	Sinus coronarius
20	Herzmuskelzelle	Myocytus cardiacus
21	Glanzstreifen	Discus intercalatus
22	Verbindungen zwischen den Muskelfasern	Nexus
23	Bindegewebe	Textus connectivus
24	Blutgefäße	Vasa

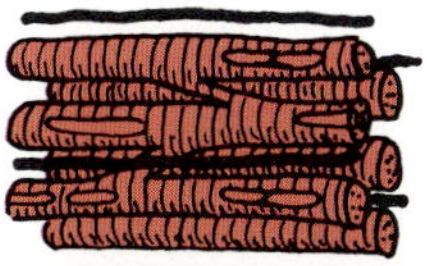

C

D

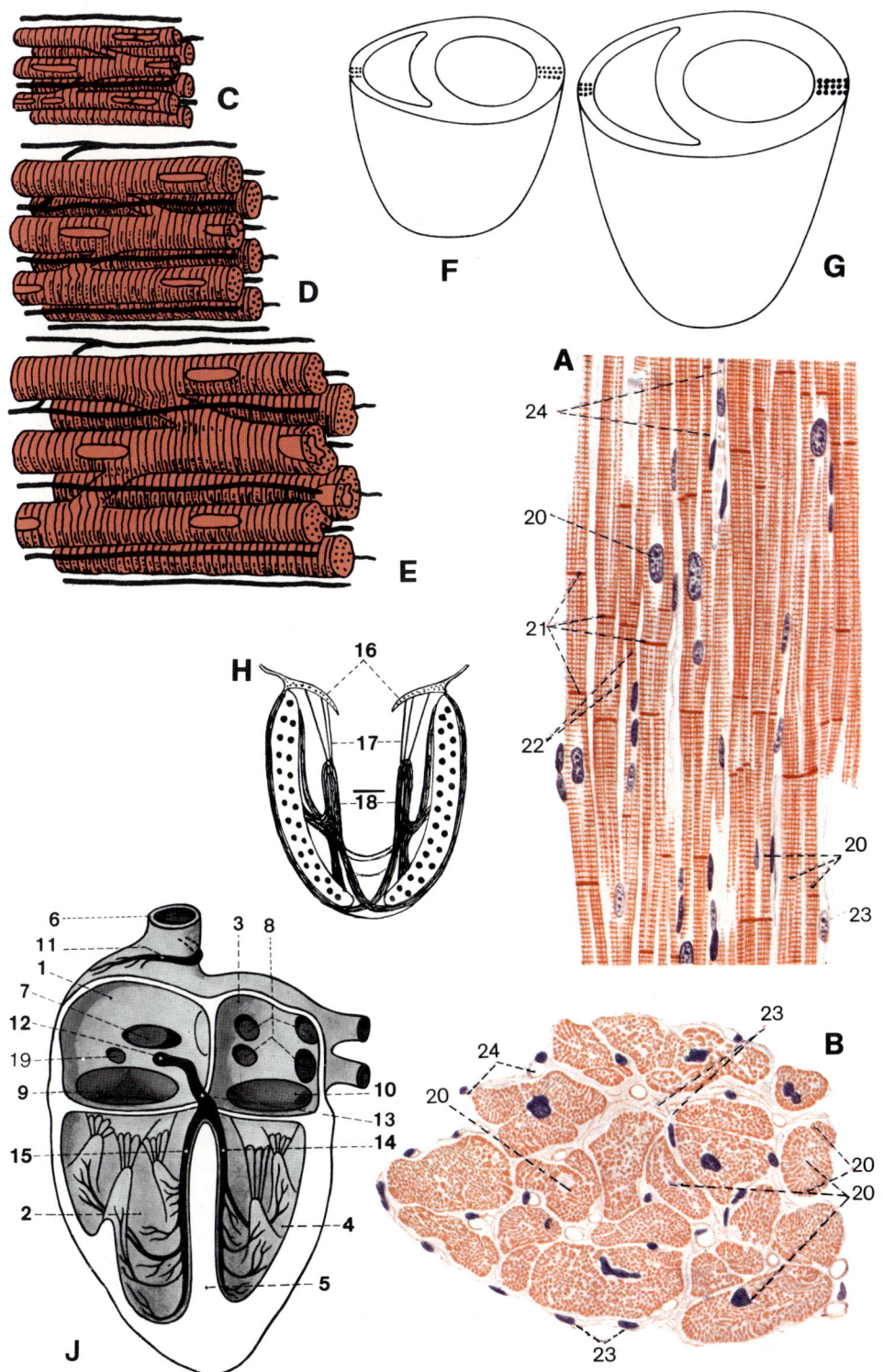

E

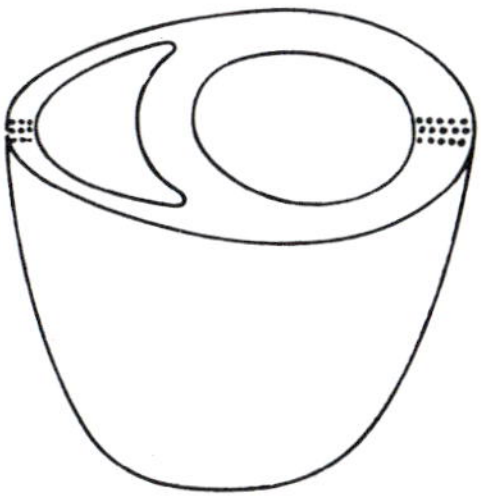

F

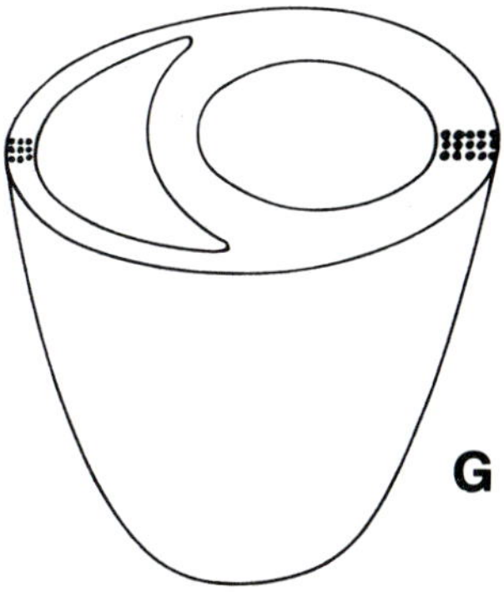

G

A

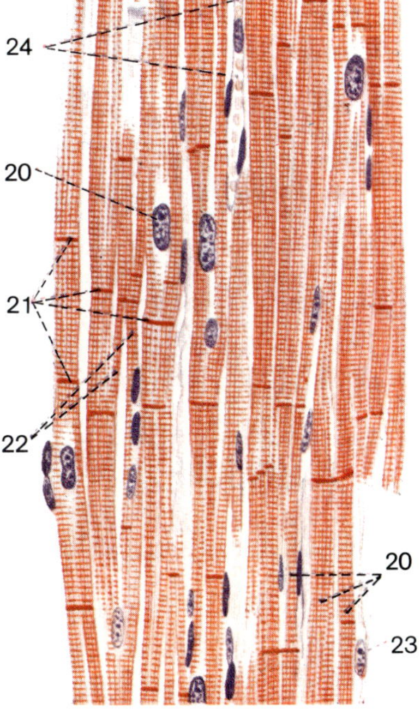
24
20
21
22
20
23

H

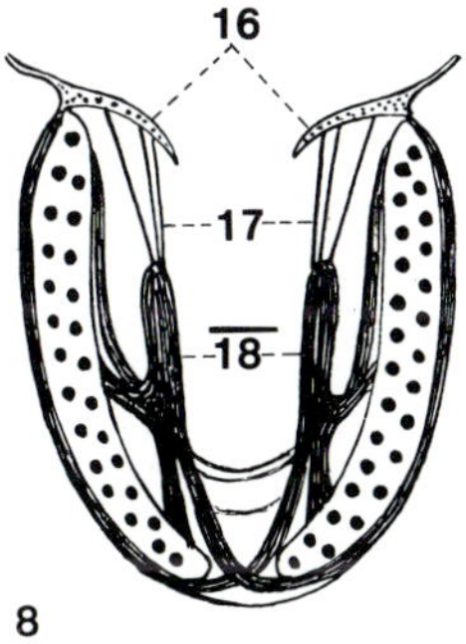
16
17
18

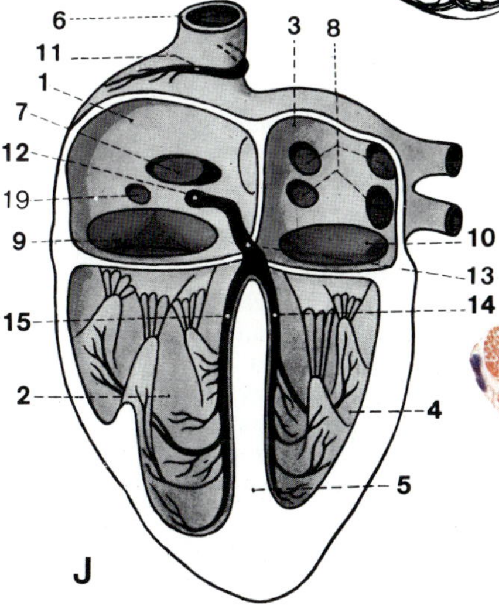
6
11
1
7
12
19
9
3
8
10
13
14
15
2
4
5

J

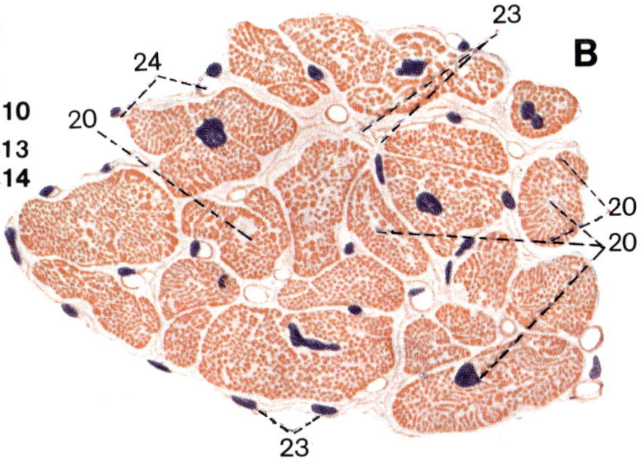
23
24
20
20
20
23

B

A Ventilebene des Herzens mit Kranzgefäßen. Die Vorhöfe sind abgetragen, Aorta und Stamm der Lungenschlagader durchtrennt. Man sieht, daß die vier großen Herzklappen etwa in einer Ebene liegen. Diese Ebene steht allerdings im Körper nicht horizontal, sondern nach rechts hinten unten geneigt. Die beiden großen Kranzschlagadern entspringen aus der Aorta unmittelbar oberhalb der Aortenklappe und verlaufen dann in der Kranzfurche zwischen Vorhöfen und Kammern, was ihnen den Namen Kranzschlagadern eingebracht hat. Die Herzvenen sammeln sich mit wenigen Ausnahmen in der Kranzbucht und münden dann in den rechten Vorhof.

B Schema zu Abbildung A.

C Herz mit Kranzgefäßen von hinten unten gesehen. Durchblutungsstörungen der Herzkranzgefäße gehen mit heftigsten Schmerzen einher („Angina pectoris"), die vom Brustkorb in den linken Oberarm ausstrahlen. Bei Verschluß eines Kranzgefäßes kann die Blutversorgung des zugehörigen Herzteils meist nicht von Nachbargefäßen mit übernommen werden. Der betroffene Abschnitt stellt seine Tätigkeit ein und geht zugrunde. Der Patient bricht meist nach kurzem, vernichtendem Brustschmerz bewußtlos zusammen. Sofern der „Herzinfarkt" überlebt wird, ersetzt der Körper das abgestorbene Herzmuskelgewebe durch Bindegewebe (Narbenbildung, vgl. S. 25). Der Herzinfarkt ist Ursache der meisten plötzlichen Todesfälle aus scheinbar völliger Gesundheit. Das Infarktrisiko wird durch Rauchen und Übergewicht wesentlich erhöht.

D Schema zu Abbildung C.

1	Vorderer Zipfel } der Zweizipfel- bzw. Dreizipfelklappe	Cuspis anterior
2	Hinterer Zipfel } der Zweizipfel- bzw. Dreizipfelklappe	Cuspis posterior
3	Septaler Zipfel } der Zweizipfel- bzw. Dreizipfelklappe	Cuspis septalis
4	Zweizipfelklappe (= Mitralklappe)	Valva atrioventricularis sinistra (Valva mitralis)
5	Dreizipfelklappe (= Trikuspidalklappe)	Valva atrioventricularis dextra (Valva tricuspidalis)
6	Klappe der Lungenschlagader (Pulmonalklappe) mit drei halbmondförmigen Taschen	Valva trunci pulmonalis (Valva pulmonaria); Valvulae semilunares
7	Aortenklappe mit drei halbmondförmigen Taschen	Valva aortae (Valva aortica); Valvulae semilunares
8	Rechter Vorhof	Atrium dextrum
9	Rechte Herzkammer	Ventriculus dexter
10	Linker Vorhof	Atrium sinistrum
11	Linke Herzkammer	Ventriculus sinister
12	Lungenschlagader	A. pulmonalis
13	Aorta	Aorta
14	Rechte Kranzschlagader	A. coronaria dextra
15	Linke Kranzschlagader	A. coronaria sinistra
16	Lungenvenen	Vv. pulmonales
17	Obere Hohlvene	V. cava superior
18	Untere Hohlvene	V. cava inferior
19	Linke Kranzschlagader, vorderer Zwischenkammerast	A. coronaria sinistra, R. interventricularis anterior
20	Linke Kranzschlagader, umbiegender Ast	A. coronaria sinistra, R. circumflexus
21	Faserdreieck des Herzskeletts	Trigonum fibrosum
22	Große Herzvene	V. cordis magna
23	Faserring am Klappenrand	Annulus (Anulus) fibrosus
24	Hissches Bündel (Teil des Reizleitungssystems)	Truncus fasciculi atrioventricularis
25	Mittlere Herzvene	V. cordis media
26	Kranzbucht (Sammelstelle der Herzvenen)	Sinus coronarius
27	Klappe der Kranzbucht	Valvula sinus coronarii
28	Kleine Herzvene	V. cordis parva
29	Rechte Kranzschlagader, Ast für die rechte Ausflußbahn	A. coronaria dextra, R. coni arteriosi
30	Rechte Kranzschlagader, hinterer Zwischenkammerast	A. coronaria dextra, R. interventricularis posterior

A

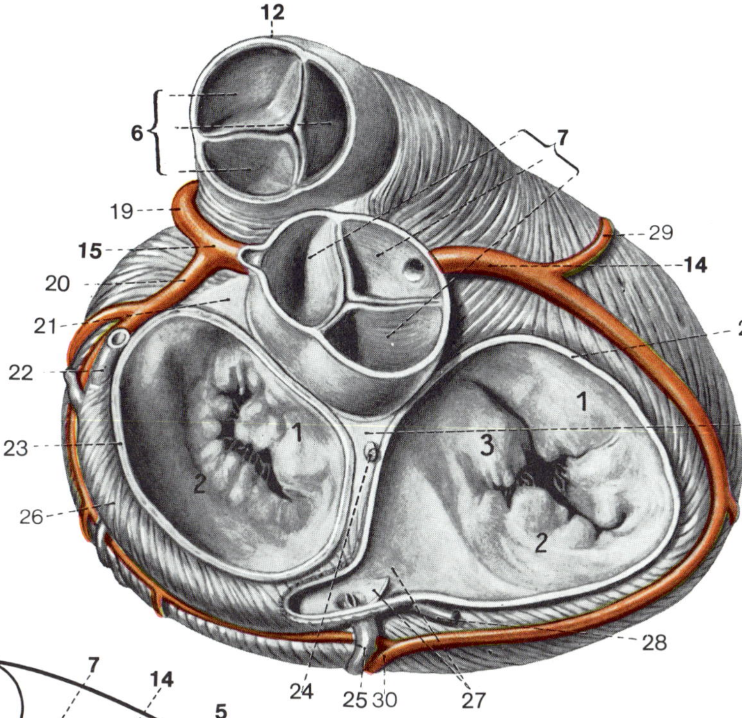
12
6
7
19
29
15
14
20
23
21
22
1
21
23
3
1
2
26
2
28
24
25 30
27

B

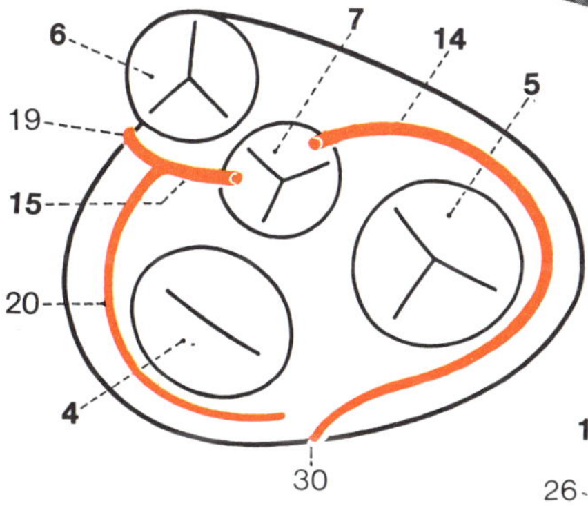
6
7
14
5
19
15
20
4
30

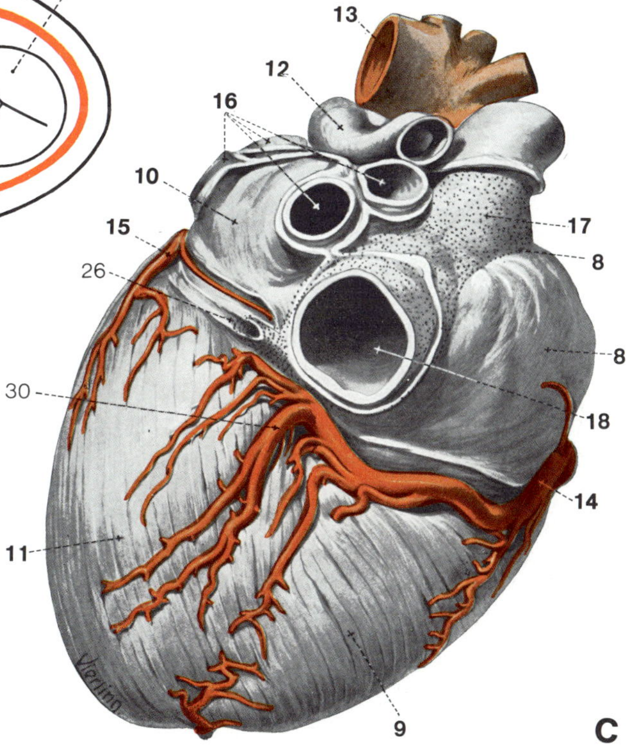
13
12
16
10
15
17
8
26
8
30
18
14
11
9

C

D

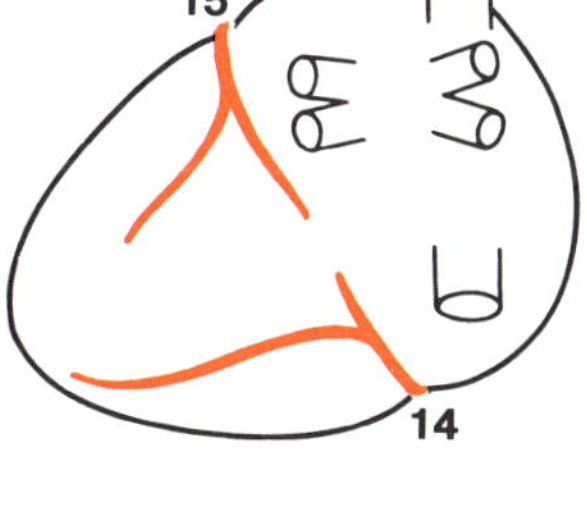
15
14

A Foto eines Horizontalschnitts durch den Brustkorb am Oberrand des Herzens. Der Aortenbogen ist im Schnitt zweimal getroffen (vorn der aufsteigende, rückwärts der absteigende Teil).

B Foto eines Horizontalschnitts durch den Brustkorb auf Höhe der Herzkammern. Das Herz nimmt nahezu den ganzen Raum zwischen Brustbein und Wirbelsäule ein. Druck auf den Brustkorb von vorn muß daher das Herz zusammenpressen. Diese Tatsache macht man sich bei der sog. äußeren Herzmassage zunutze. Bei Unfällen bleibt manchmal das Herz wegen übermäßiger Reizung des parasympathischen Nervensystems stehen (sog. reflektorischer Herzstillstand). Dann kommt es darauf an, für einige Minuten den Kreislauf des Blutes in Gang zu halten, bis das Herz wieder zu schlagen beginnt. Dazu preßt man den Brustkorb rhythmisch etwa 60 mal pro Minute kräftig (!) zusammen. Das Herz kann im straffen Herzbeutel dem Druck nicht seitlich ausweichen, es muß vielmehr sein Volumen verkleinern, d. h. es wird Blut in die Schlagadern ausgeworfen. Bei Entlastung wird jeweils Blut aus den Venen angesaugt. Da die Klappen in der Aorta und in der Lungenschlagader sich rein passiv öffnen und schließen, kommt so auch ohne aktive Mitwirkung der Herzmuskulatur eine gerichtete Blutströmung zustande. Durch diese kann über die kritischen Minuten das Leben des Verunglückten erhalten werden.

Fotos von Querschnitten durch den Bauchraum der gleichen Leiche S. 257.

1	Wirbelkörper	Corpus vertebrae (vertebrale)
2	Rippe	Costa
3	Brustbein	Sternum
4	Großer Brustmuskel	M. pectoralis major
5	Kleiner Brustmuskel	M. pectoralis minor
6	Vorderer Sägemuskel	M. serratus anterior
7	Breitester Rückenmuskel	M. latissimus dorsi
8	Lunge	Pulmo
9	Speiseröhre	Esophagus (Oesophagus)
10	Rechter Vorhof	Atrium dextrum
11	Rechte Herzkammer	Ventriculus dexter
12	Linker Vorhof	Atrium sinistrum
13	Linke Herzkammer	Ventriculus sinister
14	Aorta	Aorta
15	Stamm der Lungenschlagader	Truncus pulmonalis
16	Obere Hohlvene	V. cava superior
17	Lungenvene	V. pulmonalis
18	Rückenmark	Medulla spinalis

A

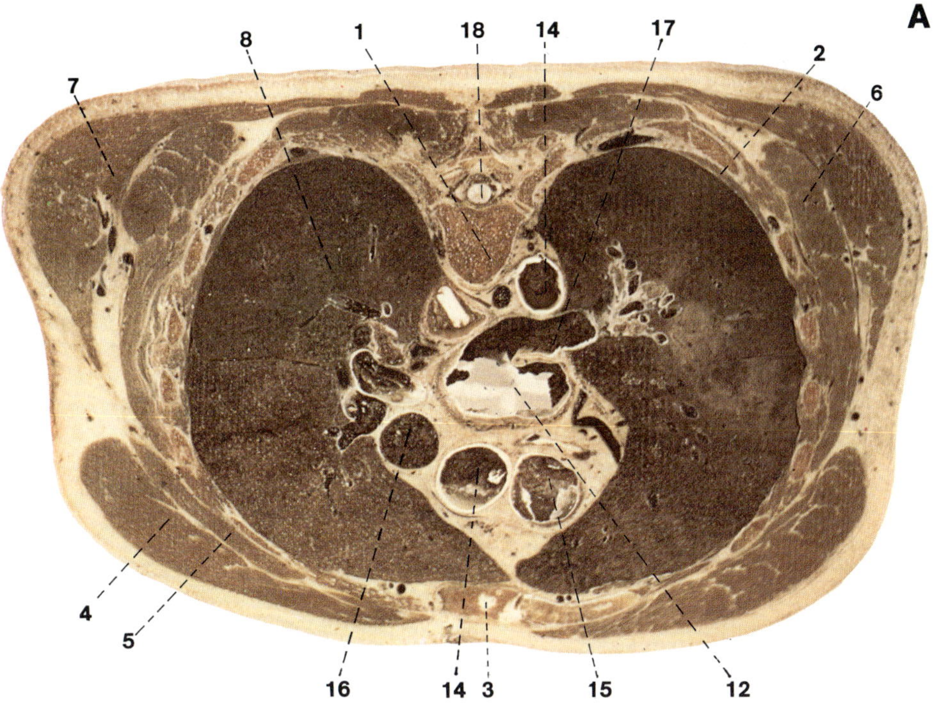

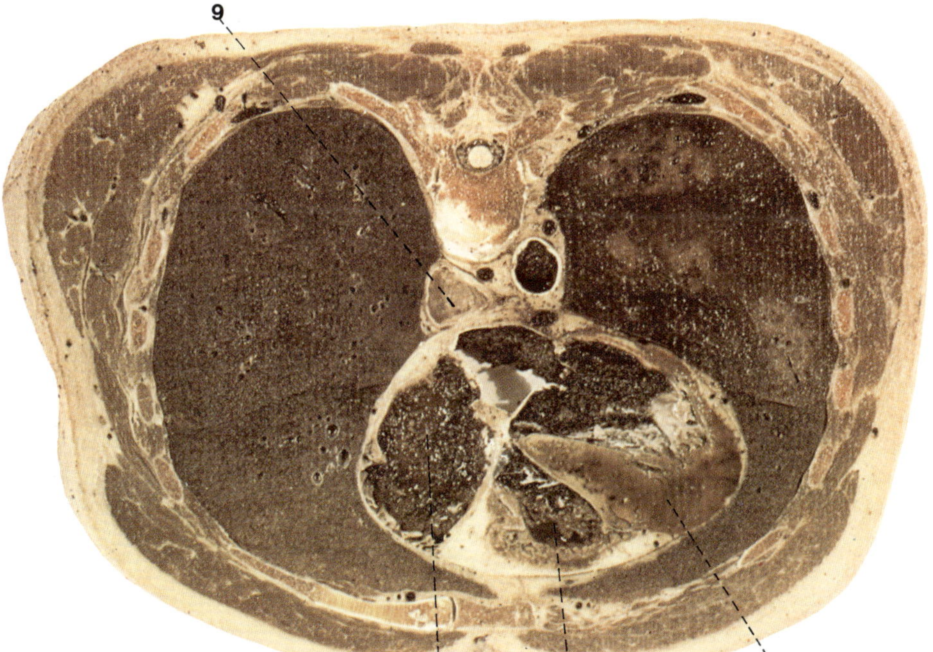

B

A Schema vom Bau der Schlagader-, Venen- und Lymphgefäßwand im mikroskopischen Schnittbild (in 2 Segmenten mit spezieller Anfärbung der elastischen bzw. zugfesten Fasern). Die Wand der Blutgefäße besteht aus drei Schichten, die vom Arzt meist unter Verkürzung der lateinischen Namen als Adventitia, Media und Intima bezeichnet werden. Sie entsprechen den drei Schichten der Herzwand: Epikard, Myokard und Endokard. Dieses Bauprinzip trifft grundsätzlich für alle Schlagadern und Venen zu, der feinere Bau, besonders der Mittelschicht, weist jedoch erhebliche Unterschiede auf. In der Abbildung ist der Bau einer mittleren Schlagader dargestellt, der durch reichlich Muskelfasern in der Mittelschicht gekennzeichnet ist („Schlagader vom muskulären Typ"). Durch diese Muskelfasern, die vorwiegend ringförmig in die Gefäßwand eingelassen sind, kann die lichte Weite des Gefäßrohres und damit die Durchblutungsgröße verändert werden. Wir kennen alle die Wirkung eines warmen Fußbades: Die Füße werden rot. Dies beruht darauf, daß die Gefäßmuskeln auf den Wärmereiz hin erschlaffen, das Gefäßrohr wird weiter, mehr Blut strömt hindurch, und die Haut rötet sich. Umgekehrt führt ein Kältereiz zu einer Anspannung der Gefäßmuskeln, die Haut erblaßt. Die Steuerung der Gefäßmuskeln erfolgt durch das vegetative Nervensystem. Ist das vegetative Nervensystem in seinem Gleichgewicht gestört (z. B. durch fortgesetzte Nikotinzufuhr bei Rauchern), so können Krampfzustände in den Schlagadermuskeln auftreten, die zu Minderdurchblutung in den entsprechenden Organen führen, vor allem am Herzen (Angina pectoris, Herzinfarkt) und im Bein (Schmerzen beim Gehen, die in Ruhe wieder verschwinden: „Durchblutungsstörungen"). Schlagadern und Venen laufen häufig parallel. Manchmal sind die Außenschichten der beiden Gefäßwände durch Bindegewebe so aneinander gekoppelt, daß sich die Pulsationen der Schlagader direkt auf die Vene auswirken: Die Lichtung der Vene wird rhythmisch verengt und damit der Rückstrom des Bluts zum Herzen gefördert. Die Wand der Vene ist dünner als die Wand der Schlagader, da der Blutdruck in den Venen sehr viel niedriger als in den Schlagadern ist. Die drei Schichten (Intima, Media, Adventitia) sind häufig nicht ganz klar abzugrenzen. Setzt man ein Stück Vene in den Verlauf einer Schlagader ein, was man in der Chirurgie bisweilen bei Erkrankung einer Schlagader durchführt, so nimmt die ursprüngliche Vene bald den Wandbau einer Schlagader an: Der Wandbau hängt folglich von der Art der Beanspruchung ab.

Die Kapillaren bilden das Bindeglied zwischen Schlagadern und Venen. Sie sind die feinsten Blutgefäße, durch deren Wände hindurch der Stoffaustausch mit den umliegenden Zellen erfolgt. An einigen Stellen des Körpers (Bindehaut des Auges, Zahnfleisch, Nagelwall) kann man die Blutströmung in den Kapillaren beim lebenden Menschen mit dem Mikroskop beobachten. Kapillaren = Haargefäße.

B, C Ausweitung von Kollateralbahnen bei Verschluß einer Schlagader. Wird eine Schlagader durch eine Erkrankung undurchgängig (in Abbildung C symbolisch durch zwei Unterbindungen angegeben), so strömt infolge der Rückstauung das Blut mit höherem Druck in die vor dem Verschluß abgehenden Seitenäste. Diese werden dadurch erweitert und können manchmal die Aufgaben des verschlossenen Blutgefäßes mit übernehmen (sofern es sich nicht um eine „Endschlagader" handelt, vgl. Abbildung D).

D, E Schemata der Endverzweigung von Schlagadern. Bei Abbildung E bilden die Äste der Schlagadern ein Netz. Wird ein Ast (*) z. B. durch ein Blutgerinnsel (Embolus) verschlossen, so hat dies kaum nachteilige Folgen, da Blut über die Verbindungen („Kollateralen") zu den Nachbarästen in das Versorgungsgebiet des verschlossenen Astes einströmt. Bei Abbildung D fehlt diese Kollateralenbildung. Jeder Schlagaderast versorgt sein Verzweigungsgebiet allein („Endarterie"). Wird ein solcher Schlagaderast (*) verschlossen, so kann kein Blut von Nachbarästen einfließen, damit wird der entsprechende Organbereich von der Versorgung mit Sauerstoff und Nährstoffen abgeschnitten, und das Gewebe geht zugrunde („Infarkt").

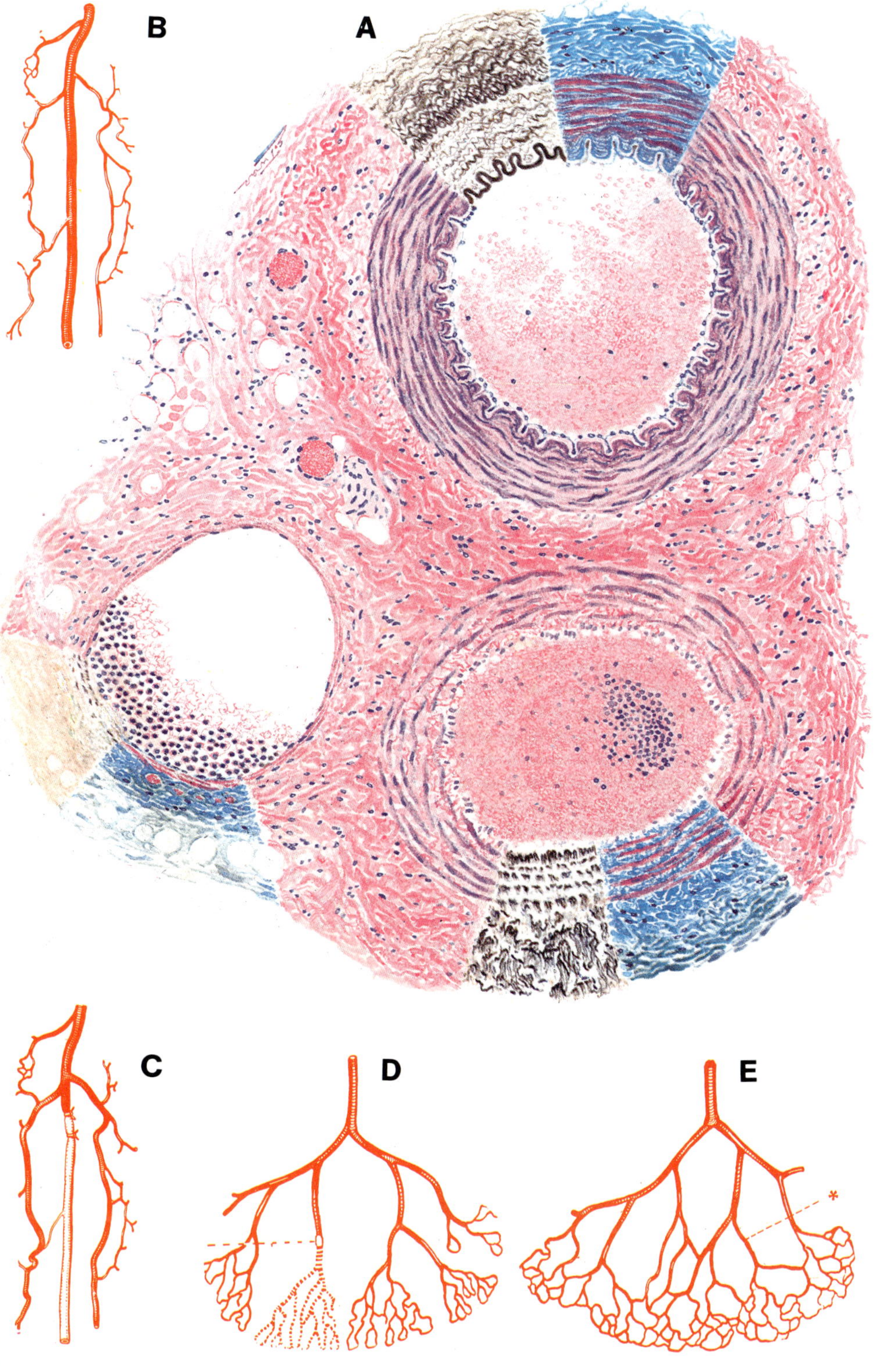
B
A
C
D
E
*

A Schema vom Wandbau einer mittleren Schlagader (Schlagader vom muskulären Typ). Die Media wird von glatten Muskelfasern gebildet. Deren Verlauf stellte man sich folgendermaßen vor: Die Muskelfasern beginnen in der äußeren Schicht, wo sie in der Längsrichtung verlaufen, biegen dann in ringförmigen Zügen in die Mittelschicht um und enden in Längsrichtung an der inneren elastischen Schicht. In der Abbildung ist dies an einigen Muskelfasern schematisch dargestellt. Dieses Bauprinzip meinte man nicht nur bei den Blutgefäßen, sondern auch bei anderen röhrenförmigen Organen, z. B. Samenleiter, Harnleiter usw., anzutreffen. Nach neueren Untersuchungen sind die einzelnen Schichten viel selbständiger.

B Schnitt durch die Wand der Brustaorta. In der Hauptschlagader (Aorta) und den Anfangsstücken ihrer großen Äste wird die Mittelschicht der Wand von elastischem Bindegewebe gebildet („Schlagader vom elastischen Typ"). Dies hängt mit deren „Windkesselfunktion" zusammen: Aus dem Herzen strömt das Blut nicht kontinuierlich aus, sondern nur bei der Kontraktion der Herzkammern. Wären die Schlagadern starre Rohre, so würde das Blut jeweils nur bei der Kammerkontraktion fließen, in der Füllungsphase der Herzkammern käme der Blutstrom zum Stehen. Dies wäre nicht im Interesse der zu versorgenden Organe. Es muß also hinter das Herz ein Behältnis geschaltet sein, das sich bei Auswurf des Blutes erweitert, dann aber wieder zusammenzieht und so eine kontinuierliche Blutströmung gewährleistet. Diese Aufgabe wird am einfachsten von elastischem Bindegewebe erfüllt. Im Gegensatz zu Muskeln hat Bindegewebe eine niedrige Stoffwechselrate, und es entfällt auch das Problem, Kontraktion und Erschlaffung der Muskelfasern mit der Tätigkeit des Herzens zu synchronisieren. Das Gewebe der Blutgefäßwände muß wie jedes lebende Gewebe mit Nährstoffen versorgt werden. Die größeren Blutgefäße haben so dicke Wände, daß die Ernährung durch Diffusion vom Blutstrom im Gefäß selbst nicht ausreicht. Wir finden daher in der Gefäßwand der großen Blutgefäße wiederum kleinere Blutgefäße, die deren Stoffwechsel dienen („Gefäße der Gefäße").

C Die Hauptschlagader (Aorta) des Menschen mit wichtigen Ästen. Die Menge der in die Gefäßwand eingelagerten elastischen Fasern ist durch die Dunkelheit der Tönung angedeutet.

D bis **G** Entwicklung der Arteriosklerose („Schlagaderverkalkung").

D Beim Kind ist die Innenwand der Schlagader (Intima) glatt.

E Mit zunehmendem Lebensalter („beim einen früher, beim anderen später") werden in die Gefäßinnenwand Fette abgelagert. Freßzellen wandern ein. Die Innenwand verdickt sich, Fettstreifen treten auf. Begünstigt wird dieser Prozeß durch fettreiche Ernährung.

F Im fortgeschrittenen Stadium kommt es zum Zellzerfall und zu starker Vermehrung des Bindegewebes (= Sklerose). Die Muskelwand des Gefäßes atrophiert. Schließlich wird Kalk eingelagert. Dadurch wird das Rohr starr und kann sich den Pulsationen in der „Schlag"-Ader nicht mehr anpassen. Der Blutdruck steigt, die Differenz zwischen systolischem und diastolischem Blutdruck wächst.

G Endstadium. Das verkalkte Gewebe wird schlecht ernährt. Dies führt zu Geschwüren und Blutgerinnseln. Die Lichtung des Gefäßes wird enger. Die Durchblutung der versorgten Körperteile ist gestört (bevorzugt in den Beinen und am Herzen). Das verkalkte Gefäßrohr kann brechen und eine heftige Blutung aus der Schlagader erfolgen (z. B. im Gehirn beim „Schlaganfall").

1	Aortenbogen	Arcus aortae
2	Brustaorta	Aorta thoracica
3	Bauchaorta	Aorta abdominalis
4	Gemeinsame Beckenschlagader	A. iliaca communis
5	Äußere Beckenschlagader	A. iliaca externa
6	Innere Beckenschlagader	A. iliaca interna
7	Schlüsselbeinschlagader	A. subclavia
8	Gemeinsame Halsschlagader	A. carotis communis
9	Außenschicht der Schlagaderwand („Adventitia")	Tunica externa
10	Mittelschicht der Schlagaderwand („Media")	Tunica media
11	Innenschicht der Schlagaderwand („Intima")	Tunica intima
12	Äußere Schicht elastischer Fasern	Membrana elastica externa
13	Innere Schicht elastischer Fasern	Membrana elastica interna
14	Ringförmig verlaufende Muskelfasern	[Stratum circulare]
15	Längsverlaufende Muskelfasern	[Stratum longitudinale]
16	Blutgefäße in der Adventitia („Gefäße der Gefäße")	Vasa vasorum

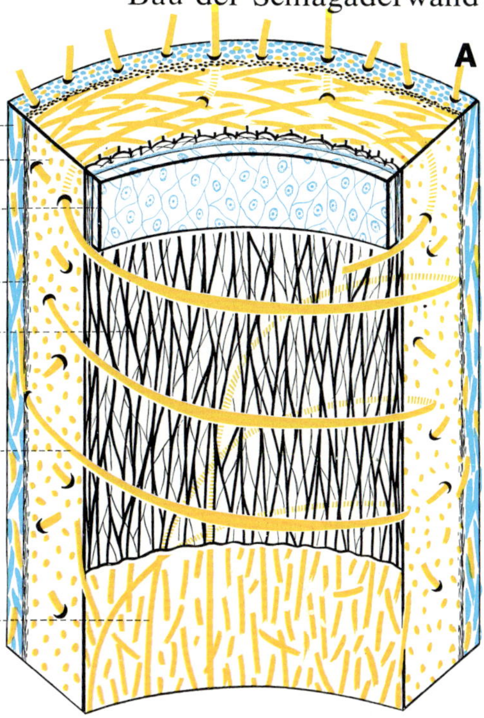

A

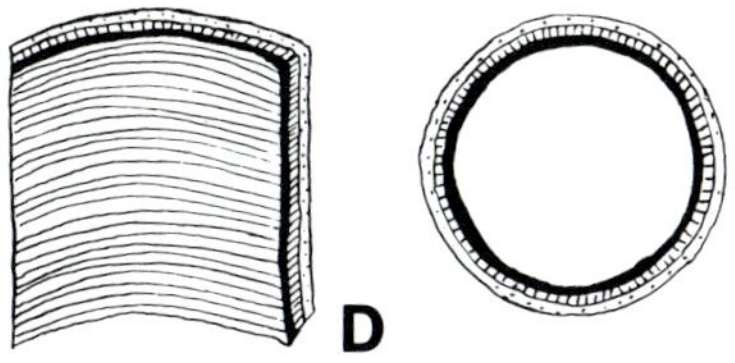

D

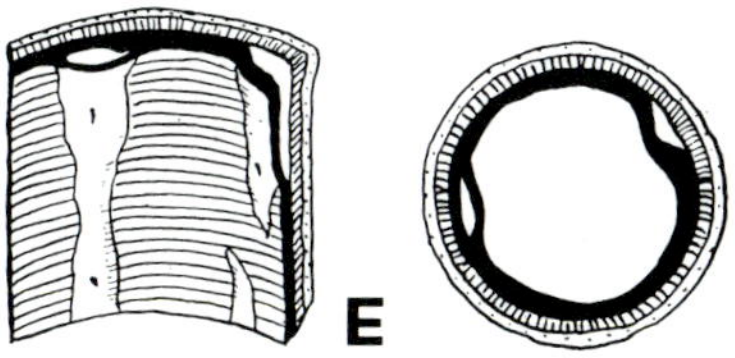

E

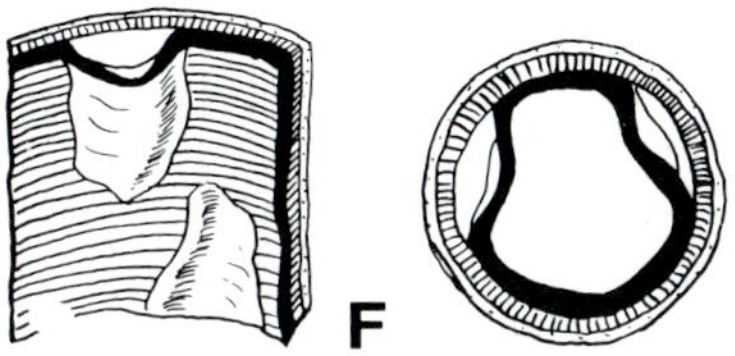

F

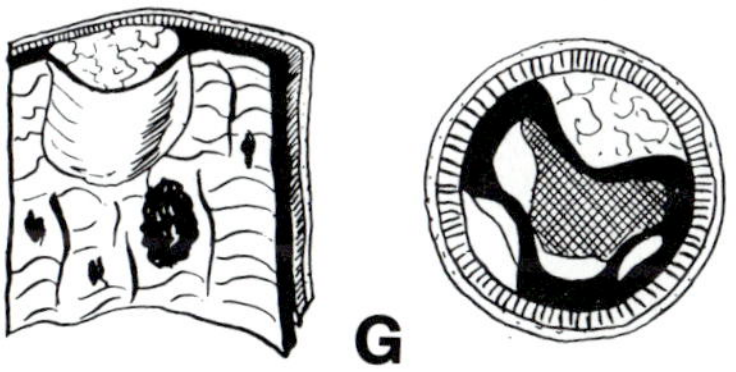

G

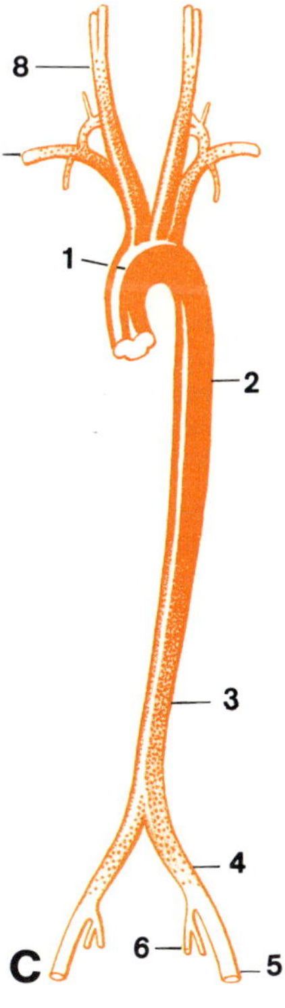

C

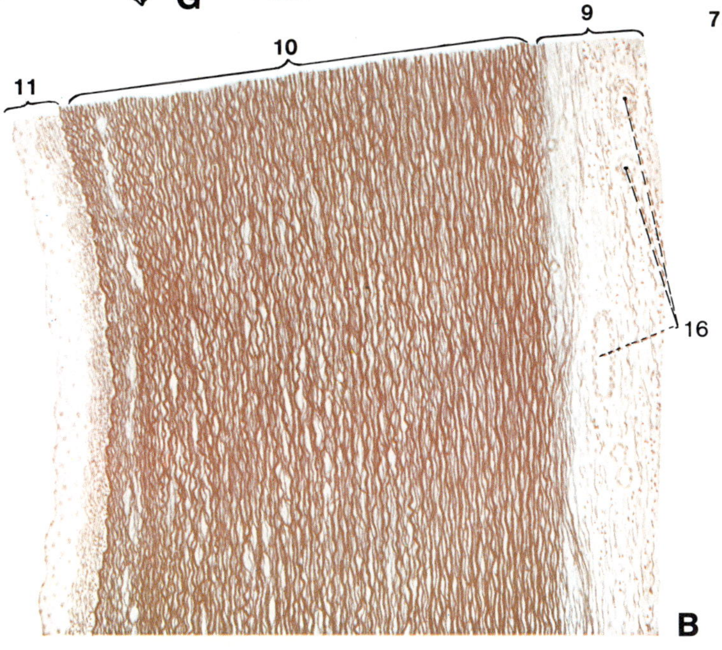

B

Schlagadern

A Überblick über die großen Schlagadern des Menschen.
B Haarnadelförmige Kapillarschlingen im Nagelwall.
C Fetaler Blutkreislauf. Der Fetus reichert sein Blut nicht in der Lunge, sondern in der Plazenta mit Sauerstoff an. Die Nabelvene mündet in die Pfortader, die Nabelschlagadern entspringen aus den Beckenschlagadern. Dies bedeutet: arterialisiertes Blut in der unteren Hohlvene, sauerstoffarmes Blut in den großen Schlagadern. Drei Kurzschlüsse mildern die Nachteile dieser Umkehr: der Venengang zur Umgehung der Leber, ein Loch in der Vorhofscheidewand und der Botallosche Schlagadergang zur Umgehung der Lunge.

1	Gesichtsschlagader	A. facialis
2	Äußere Halsschlagader	A. carotis externa
3	Innere Halsschlagader	A. carotis interna
4	Gemeinsame Halsschlagader	A. carotis communis
5	Wirbelschlagader	A. vertebralis
6	Schlüsselbeinschlagader	A. subclavia
7	Oberarmschlagader	A. brachialis
8	Speichenschlagader	A. radialis
9	Ellenschlagader	A. ulnaris
10	Milzschlagader	A. lienalis (splenica)
11	Gemeinsame Leberschlagader	A. hepatica communis
12	Nierenschlagader	A. renalis
13	Aorta (Hauptschlagader des Körpers)	Aorta
14	Gemeinsame Beckenschlagader	A. iliaca communis
15	Äußere Beckenschlagader	A. iliaca externa
16	Innere Beckenschlagader	A. iliaca interna
17	Oberschenkelschlagader	A. femoralis
18	Kniekehlenschlagader	A. poplitea
19	Vordere Schienbeinschlagader	A. tibialis anterior
20	Hintere Schienbeinschlagader	A. tibialis posterior
21	Nabelschlagader	A. umbilicalis
22	Schilddrüse	Glandula thyroidea
23	Lunge	Pulmo
24	Rechter Vorhof	Atrium dextrum
25	Rechte Herzkammer	Ventriculus dexter
26	Leber	Hepar
27	Harnleiter	Ureter
28	Obere Hohlvene	V. cava superior
29	Untere Hohlvene	V. cava inferior
30	Pfortader	V. portae
31	Nabelvene	V. umbilicalis
32	Nierenvene	V. renalis
33	Nabelschnur	Funiculus umbilicalis
34	Arantiusscher Venengang	Ductus venosus
35	Botalloscher Schlagadergang	Ductus arteriosus
36	Zungenschlagader	A. lingualis
37	Schläfenschlagader	A. temporalis
38	Untere Schilddrüsenschlagader	A. thyroidea inferior
39	Obere Schulterblattschlagader	A. suprascapularis
40	Vordere Zwischenknochenschlagader	A. interossea anterior
41	Gemeinsame Zwischenknochenschlagader	A. interossea communis
42	Linke Magenschlagader	A. gastrica sinistra
43	Tiefe Oberschenkelschlagader	A. profunda femoris
44	Wadenbeinschlagader	A. peronea (fibularis)
45	Fußrückenschlagader	A. dorsalis pedis
46	Innere Fußsohlenschlagader	A. plantaris medialis
47	Innere Halsvene	V. jugularis interna
48	Linke Arm-Kopf-Vene	V. brachiocephalica sinistra
49	Gebärmutter	Uterus (Metra)

A

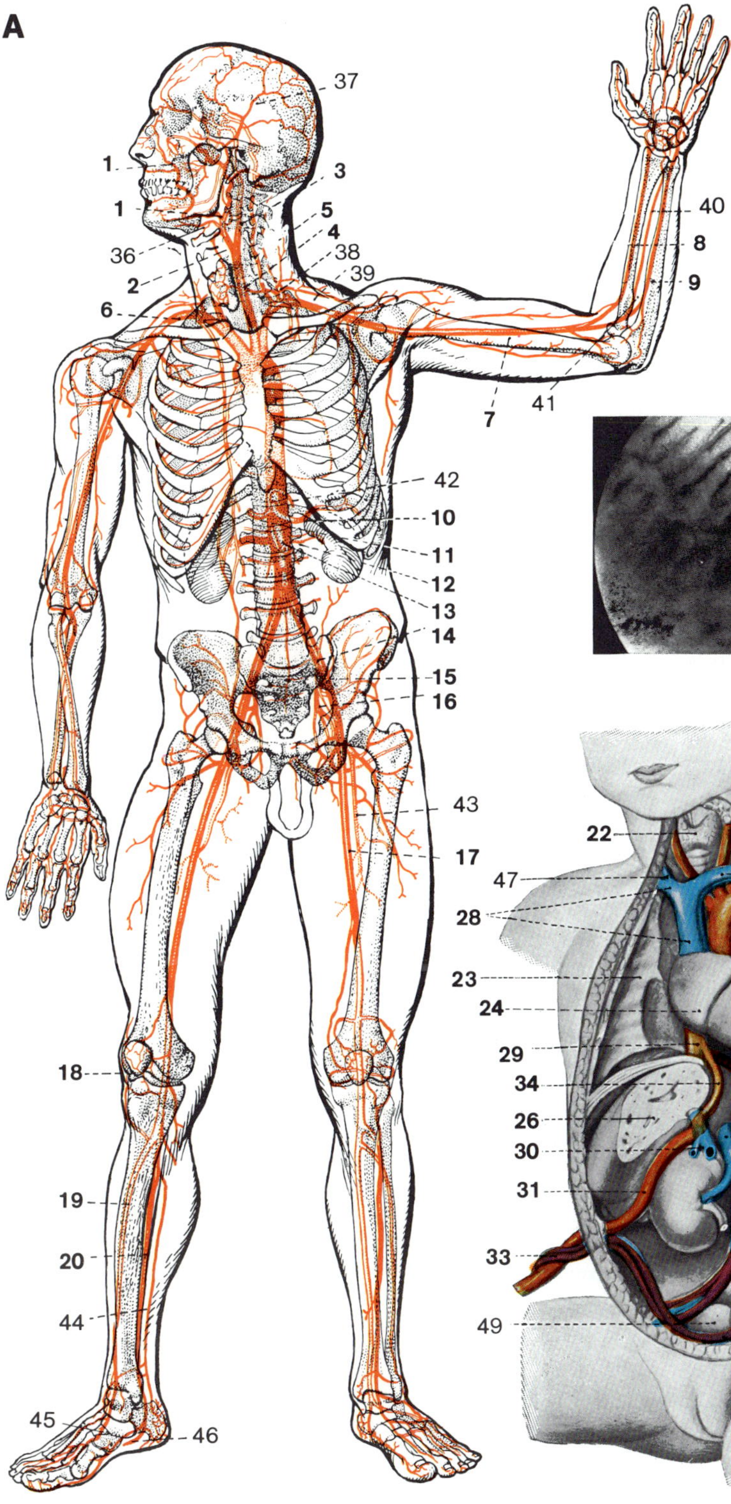
37
1
3
1
40
5
4
36
38
8
2
39
9
6
41
7
42
10
11
12
13
14
15
16
43
17
18
19
20
44
45
46

B

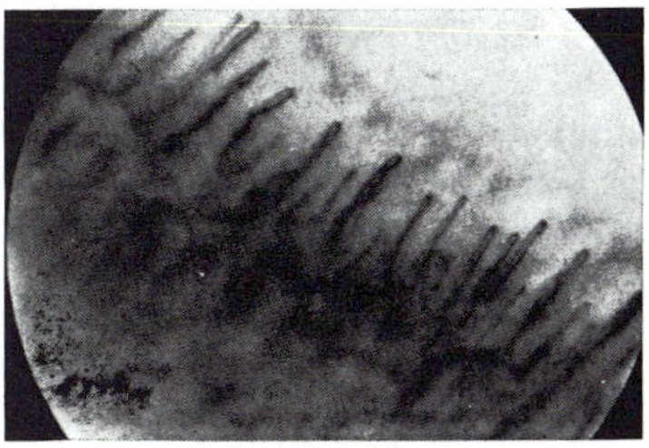

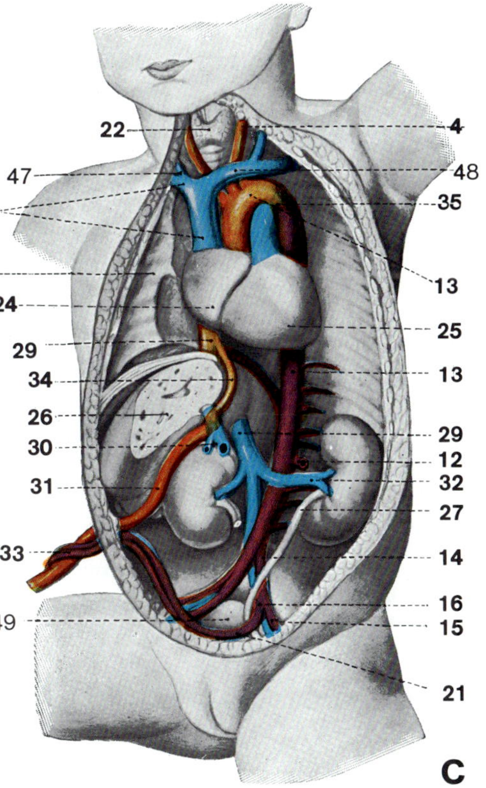
22
4
47
48
28
35
13
23
24
25
29
13
34
26
29
30
12
31
32
27
33
14
16
49
15
21

C

A Hinterwand von Brust- und Bauchraum mit der Hauptschlagader (Aorta) und ihren wichtigsten Ästen. Die Eingeweide sind entfernt. Vom Zwerchfell bleibt nur der Lendenteil mit der Durchtrittsstelle der Aorta stehen. Als Varietät findet man auf der rechten Seite des Präparats zwei Nierenschlagadern.

B Blutversorgung von Dünn- und Dickdarm aus der oberen Gekröseschlagader.

C Topographische Anatomie des linken Unterbauchs. Der Dünndarm ist abgeschnitten, der absteigende und der S-förmige Teil des Dickdarms zur Seite gezogen. Ein Fenster im Bauchfell gibt den Blick auf die Teilung der Aorta sowie auf die linke Niere und deren Harnleiter frei.

1	Aufsteigende Aorta	Aorta ascendens
2	Aortenbogen	Arcus aortae
3	Brustaorta	Aorta thoracica
4	Bauchaorta	Aorta abdominalis
5	Gemeinsamer Stamm von Schlüsselbein- und Halsschlagader	Truncus brachiocephalicus
6	Gemeinsame Halsschlagader	A. carotis communis
7	Innere Halsschlagader	A. carotis interna
8	Äußere Halsschlagader	A. carotis externa
9	Schlüsselbeinschlagader	A. subclavia
10	Hintere Zwischenrippenschlagadern	Aa. intercostales posteriores
11	Gemeinsamer Stamm für Leber-, Milz- und Magenschlagadern	Truncus coeliacus (celiacus)
12	Obere Gekröseschlagader	A. mesenterica superior
13	Untere Gekröseschlagader	A. mesenterica inferior
14	Nierenschlagader	A. renalis
15	Gemeinsame Beckenschlagader	A. iliaca communis
16	Innere Beckenschlagader	A. iliaca interna
17	Äußere Beckenschlagader	A. iliaca externa
18	Dünndarm, mittlerer Teil	Jejunum
19	Niere	Ren
20	Harnleiter	Ureter
21	Nierenvene	V. renalis
22	Gemeinsame Beckenvene	V. iliaca communis
23	Untere Hohlvene	V. cava inferior
24	Obere Schilddrüsenschlagader	A. thyroidea superior
25	Stamm für Schilddrüsen- und Halsschlagadern	Truncus thyrocervicalis
26	Innere Brustwandschlagader	A. thoracica interna
27	Lendenschlagadern	Aa. lumbales
28	Mittelständige Kreuzbeinschlagader	A. sacralis mediana
29	Schlagadern zu Bauchspeicheldrüse und Zwölffingerdarm	Aa. pancreaticoduodenales inferiores
30	Schlagadern zum mittleren Teil des Dünndarms	Aa. jejunales
31	Schlagadern zum unteren Teil des Dünndarms	Aa. ileales
32	Schlagader zum Wurmfortsatz	A. appendicularis
33	Schlagader für Dünn- und Dickdarm	A. ileocolica
34	Rechte Dickdarmschlagader	A. colica dextra
35	Mittlere Dickdarmschlagader	A. colica media
36	Linke Dickdarmschlagader	A. colica sinistra
37	Übergang vom Zwölffingerdarm in den mittleren Teil des Dünndarms	Flexura duodenojejunalis
38	Gekröse des Querteils des Dickdarms	Mesocolon transversum
39	Gekröse des Wurmfortsatzes	Mesoappendix
40	Untere Gekrösevene	V. mesenterica inferior
41	(Bauchfellfalte)	Plica duodenalis inferior (duodenomesocolica)
42	Grenzstrang des Sympathikus	Truncus sympathicus
43	Beckengeflecht der vegetativen Nerven	Plexus hypogastricus superior (N. presacralis)
44	Hodenschlagader	A. testicularis

A

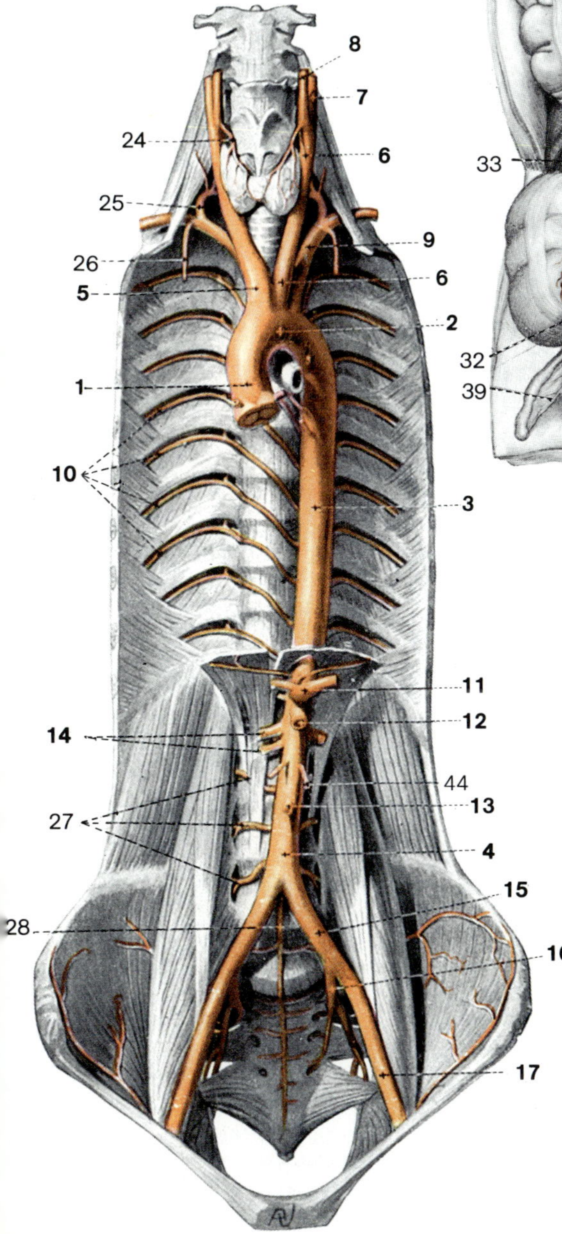
8
7
24
6
25
9
26
6
5
2
1
10
3
11
12
14
44
13
27
4
15
28
16
17

B

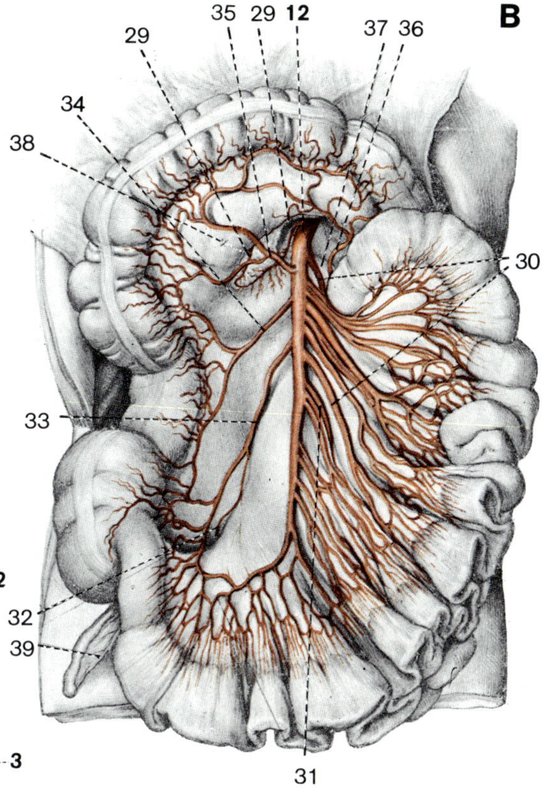
35
29
12
37
36
29
34
38
30
33
32
39
31

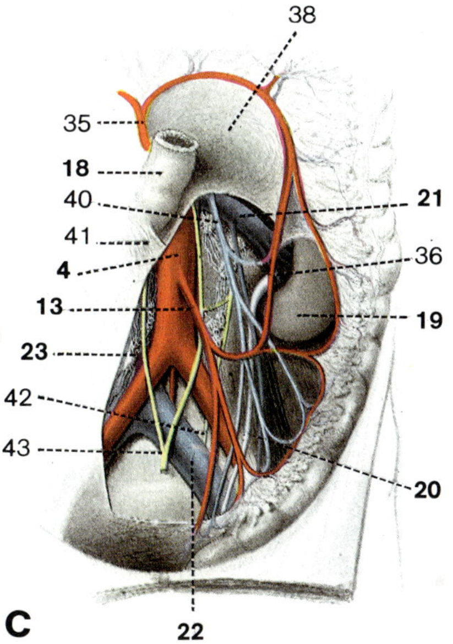
38
35
18
40
21
41
4
36
13
19
23
42
43
20
22

C

Röntgenbild der Bauchaorta und ihrer Äste („Arteriogramm"). Im normalen Röntgenbild sind die Schlagadern nicht zu sehen, da sie annähernd die gleiche Strahlendurchlässigkeit wie die umgebenden Weichteile aufweisen und sich daher nicht von diesen abheben. Spritzt man jedoch ein „Kontrastmittel", d. h. einen stark strahlenabsorbierenden Stoff (z. B. eine Jodverbindung), in die Schlagader ein, so hebt sich diese nun deutlich von der Umgebung ab. Da die Blutströmung in den Schlagadern sehr rasch vor sich geht, müssen die Röntgenbilder noch während des Einspritzens aufgenommen werden. Solche Schlagaderdarstellungen („Arteriographien") werden hauptsächlich an den Beinschlagadern vorgenommen, da diese am häufigsten Durchblutungsstörungen aufweisen. In die Oberschenkelschlagader ist besonders leicht zu injizieren, da sie unterhalb des Leistenbandes oberflächlich verläuft (vgl. S. 81, 445). Hier kann sie auch zur Ersten Hilfe abgedrückt werden. Diese gute Zugänglichkeit der Oberschenkelschlagader nützt man in der Röntgenologie für die Darstellung selbst weit entfernter Schlagadern: Man sticht eine lange Kanüle in die Oberschenkelschlagader herzwärts ein, führt über die Kanüle einen Schlauch in das Gefäß ein, zieht die Kanüle zurück und ersetzt die Kanüle durch einen langen dünnen Katheter. Diesen kann man im Rohrsystem der Schlagadern (nahezu) beliebig weit hochschieben: in die Bauchaorta, in den Aortenbogen, ja selbst in Herzkranzgefäße und Halsschlagadern. Ist die Katheterspitze an die gewünschte Stelle gelangt, spritzt man das Röntgenkontrastmittel ein.

1 Milzschlagader . . . . A. lienalis (splenica)
2 Gemeinsame Leberschlagader . . . . A. hepatica communis
3 Nierenschlagader . . . . A. renalis
4 Gemeinsame Beckenschlagader . . . . A. iliaca communis

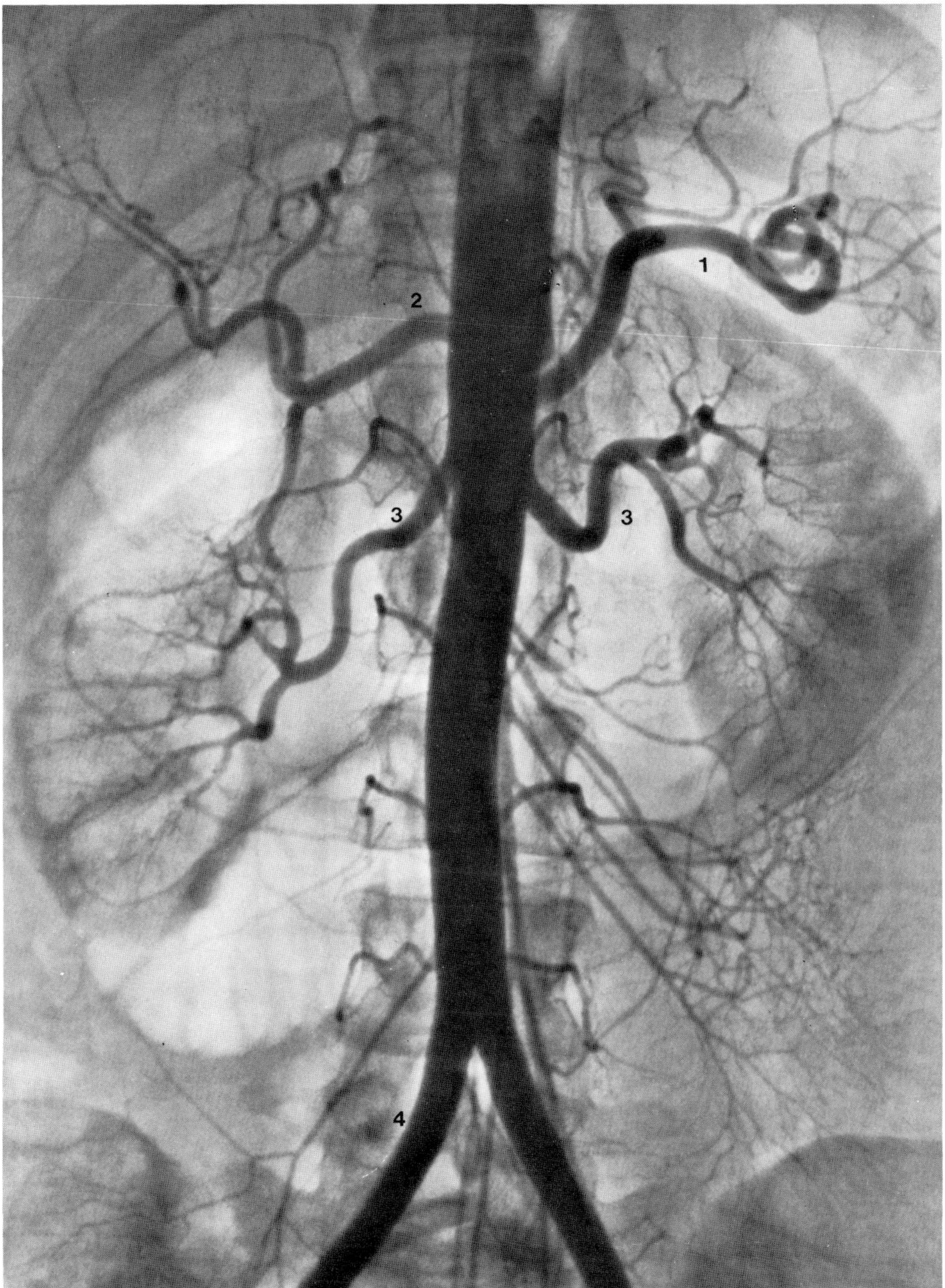
1
2
3
3
4

A Große Venen des Menschen. Die Venen des allgemeinen Körperkreislaufs sind blau angegeben, die Venen des Pfortadersystems violett. Die Pfortader (vgl. S. 345) sammelt das Blut von Magen, Darm und Milz und führt es der Leber zu. Die Sonderstellung des Pfortadersystems ergibt sich dadurch, daß Blut, das bereits ein Kapillarsystem in den Verdauungsorganen durchflossen hat, noch einmal ein Kapillarsystem, nämlich in der Leber, durchqueren muß, bevor es zum Herzen zurückgelangt. Der Zweck dieses Systems ist offensichtlich: Die im Darm aufgenommenen Nährstoffe (Kohlenhydrate und Aminosäuren) werden zur Leber gebracht, wo sie gestapelt oder in körpereigene Stoffe umgebaut werden, bevor sie in den allgemeinen Kreislauf gelangen. Von diesem Weg ausgeschlossen sind im Darm aufgenommene Fette: Diese werden nicht über die Pfortader, sondern auf dem Lymphweg abtransportiert.

B In zusammengekauerter Stellung sind die Venen entspannt, ihre Lichtung ist weit, die Strömungsgeschwindigkeit des Blutes niedrig.

C In gestreckter Stellung werden die Venen gedehnt, dadurch wird die Lichtung enger, die Strömungsgeschwindigkeit steigt, der Blutrückstrom zum Herzen wird verbessert. In den kleinen Schlagadern und den Haargefäßen (Kapillaren) fällt der Blutdruck stark ab, so daß für den Rückstrom des Blutes in den Venen nur noch etwa ein Achtel des Blutdrucks als treibende Kraft zur Verfügung steht. Der Körper muß also zusätzliche Maßnahmen zur Sicherung des Rückstroms ergreifen. Bewegungen aller Art wirken durch abwechselndes Straffen und Erschlaffen der Venenwand wie eine Massage, die das Blut zum Herzen zurücktreibt. Voraussetzung dafür ist allerdings, daß das Blut nur in einer Richtung strömen kann und nicht gegen den Kapillarbereich zurückmassiert wird. Deswegen sind in die Venen Klappen eingebaut (S. 341), welche die Umkehrung der Stromrichtung verhindern. Auch die schon beschriebene Zusammenlagerung von Schlagadern und Venen ist infolge Auswirkung der Pulswelle auf die Venenwand rückstromfördernd. Wichtig ist auch der Unterdruck im Brustraum bei der Einatmung, durch den das Blut in Richtung Herz angesaugt wird, so daß in den herznahen Venen Unterdruck herrscht. Dieser Sog bringt allerdings bei Verletzungen Gefahren mit sich: Wird z. B. eine brustkorbnahe Halsvene aufgerissen, so fließt kaum Blut aus, vielmehr wird Luft in die Vene hineingesaugt. Diese Luft verteilt sich in Form kleiner Gasblasen im Kreislauf. Diese Gasblasen können wie ein Gerinnsel ein kleines Blutgefäß verschließen („Luftembolie“) und den Gewebeuntergang im versorgten Organbereich herbeiführen. Für den venösen Rückstrom sind ferner von Bedeutung die Bewegungen der Ventilebene des Herzens und „arteriovenöse Anastomosen“, d. h. Kurzschlüsse zwischen Schlagadern und Venen, durch welche arterielles Blut unter hohem Druck in das venöse Blut eindringt.

1	Obere Hohlvene	V. cava superior
2	Lebervenen	Vv. hepaticae
3	Pfortader	V. portae (portalis)
4	Innere Beckenvene	V. iliaca interna
5	Große Hautvene des Beins („große Saphena“)	V. saphena magna
6	Innere Halsvene (innere Drosselvene)	V. jugularis interna
7	Schlüsselbeinvene	V. subclavia
8	Aorta	Aorta
9	Herz	Cor
10	Niere	Ren
11	Untere Hohlvene	V. cava inferior
12	Dickdarm	Colon
13	Oberschenkelvene	V. femoralis
14	Speichenseitige Hautvene des Arms („Zephalika“)	V. cephalica
15	Ellenseitige Hautvene des Arms („Basilika“)	V. basilica
16	Hautvenen (des Unterarms)	Vv. cutaneae [antebrachii]
17	Speichenvene	V. radialis

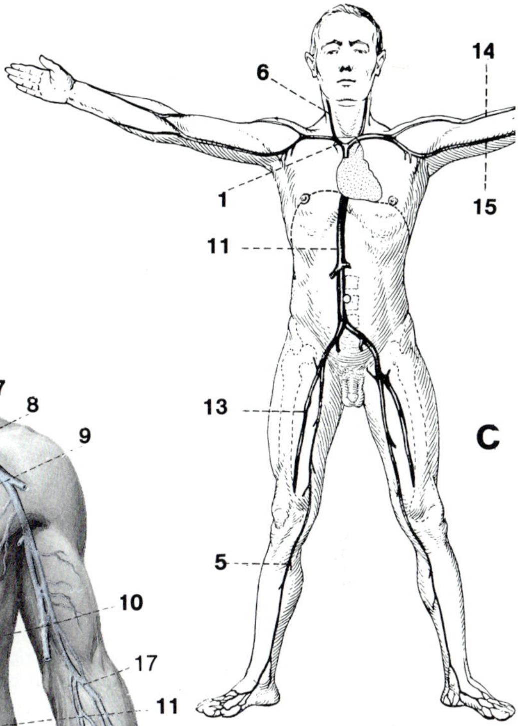

C

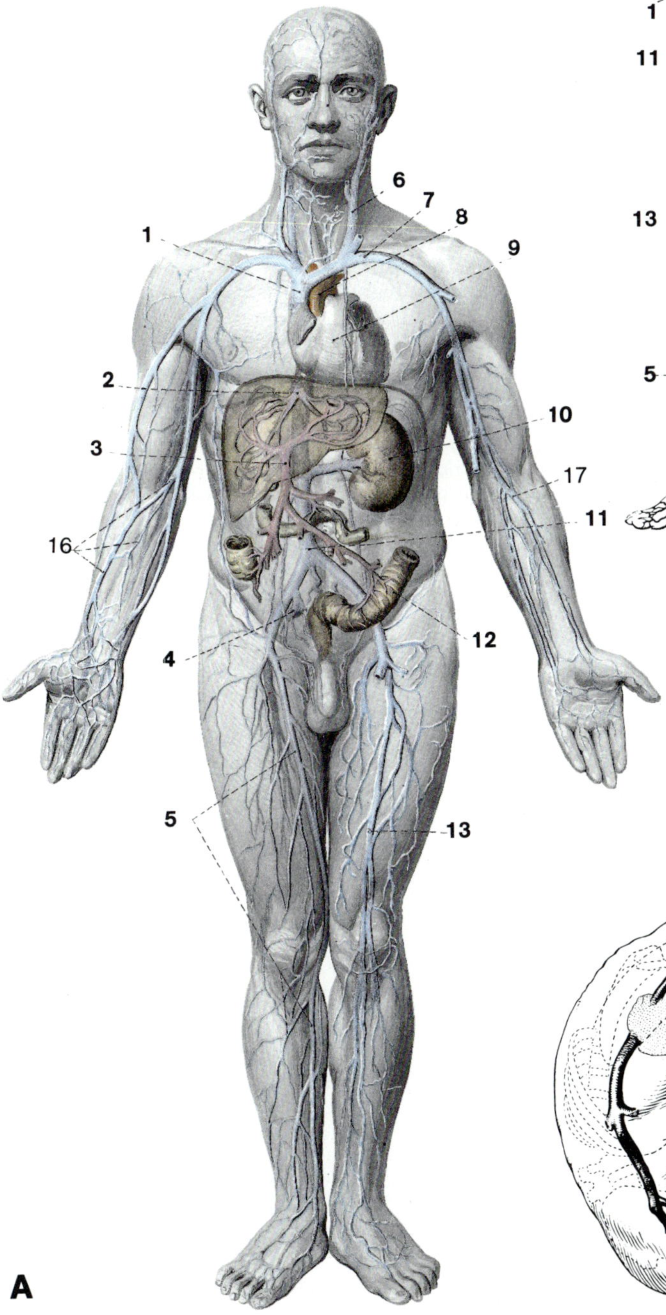

A

B

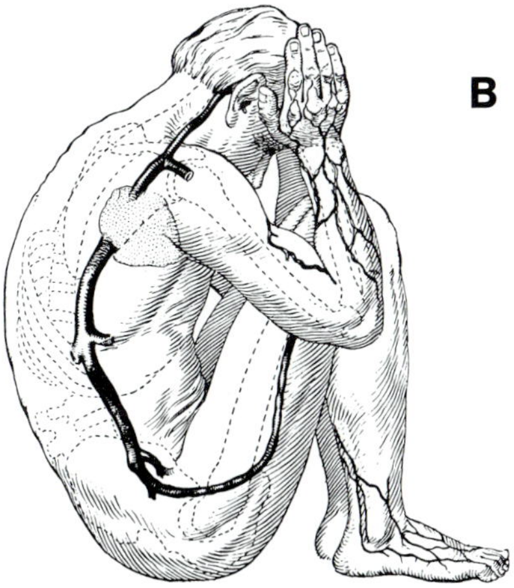

A Hautvenen des Menschen. Während die Venen in der Tiefe des Körpers meist parallel zu den Schlagadern verlaufen („Begleitvenen"), sind die Hautvenen weitgehend selbständig. Bei dünnerem Fettpolster sieht man die größeren Hautvenen bläulich durch die Haut schimmern. Am Handrücken, am Unterarm und am Fußrücken treten sie (auch ohne daß Krampfadern vorliegen) häufig plastisch durch die Haut hervor (beim Mann deutlicher als bei der Frau, da beim weiblichen Geschlecht im allgemeinen das Fettpolster unter der Haut stärker ausgebildet ist). Die gute Sichtbarkeit der Venen wird vom Arzt zur „intravenösen" Injektion genutzt. Ein Medikament, das man in die Blutbahn einspritzt, ist innerhalb einer Minute im gesamten Körper verteilt. Es ist damit sofortige, aber auch vollständige Wirksamkeit gewährleistet. Bei einem durch den Mund („peroral") eingenommenem Heilmittel hingegen tritt die Wirkung unter Umständen erst nach Stunden ein (z. B. bei vollem Magen) und ist in ihrer Stärke oft nicht genau vorhersehbar, da die Aufnahme durch den Darm in unterschliedlichem Ausmaß erfolgt. Ideale Injektionsorte sind die Venen des Unterarms und der Ellenbeuge: Die Haut ist zart, der Einstich kaum schmerzhaft. Nur wenn die Injektion hier nicht möglich ist, wird man auf andere Körperstellen ausweichen: Der Einstich am Handrücken ist stärker schmerzhaft, die Haut ist zäher, die Venen sind schlechter verankert und weichen leicht der Nadel aus. In die äußere Halsvene wird beim Kleinkind injiziert, da die Armvenen beim Kind schlecht sichtbar sind. Die Hautvenen des Beins sind für die intravenöse Injektion im allgemeinen nicht geeignet, da hier der schnelle Abfluß des injizierten Mittels nicht gewährleistet und damit die Gefahr der Reizung der Venenwand gegeben ist.

B Einbau einer Vene in das umgebende Gewebe. Blutgefäße liegen nicht wie die Lunge oder das Herz frei verschieblich im Gewebe, sondern von ihrer bindegewebigen Außenschicht (Adventitia) strahlen Bindegewebezüge in das benachbarte Gewebe ein. Dadurch wird einer übermäßigen Verlagerung mit der Gefahr des Gefäßrisses entgegengewirkt und der Blutrückstrom in den Venen gefördert (mit Hilfe der Venenklappen, vgl. S. 341).

C Hautvenen und Hautnerven des Unterarms und der Ellenbeuge. Die 3 starken Venen der Ellenbeuge sind für die intravenöse Injektion und für die Blutabnahme besonders geeignet. Infusionen hingegen legt man lieber an Venen des Unterarms an: Hier wird die Infusionsnadel bei Bewegungen des Patienten weniger leicht aus der Vene geschoben. Bei der Infusion muß man besonders sorgfältig auf die gute Lage der Kanüle achten, da Infusionen meist nicht ständig vom Arzt überwacht werden und ein Ausfließen der Infusionslösung in das Unterhautgewebe statt in die Vene dann nicht rechtzeitig bemerkt wird. Manche Arzneimittel sind außerhalb der Venen nicht verträglich und rufen schmerzhafte Reizzustände bis zum Gewebeuntergang hervor. Die den Venen benachbarten Hautnerven sind dabei besonders gefährdet.

1	Äußere Halsvene (äußere Drosselvene)	V. jugularis externa
2	Speichenseitige Hautvene des Arms („Zephalika")	V. cephalica
3	Ellenseitige Hautvene des Arms („Basilika")	V. basilica
4	Mittelvene der Ellenbeuge	V. intermedia cubiti
5	Große Hautvene des Beins („große Saphena")	V. saphena magna
6	Hautvenen (des Kopfes)	Vv. cutaneae [capitis]
7	Vordere Halsvene (vordere Drosselvene)	V. jugularis anterior
8	Hautvenen (der Brustwand)	Vv. cutaneae [pectoris]
9	Hautvenen (der Bauchwand)	Vv. cutaneae [abdominis]
10	(Verbindung zu den tiefen Venen)	–
11	Mittelvene des Unterarms	V. intermedia antebrachii
12	Hautvenen (der Hand)	Vv. cutaneae [manus]
13	Ellenseitiger Hautnerv des Oberarms	N. cutaneus brachii medialis
14	Ellenseitiger Hautnerv des Unterarms	N. cutaneus antebrachii medialis
15	Hautast des Ellennervs	(N. ulnaris)
16	Hautast des Mittelnervs	(N. medianus)
17	Hautast des Muskel-Haut-Nervs	(N. musculocutaneus)
18	Hautast des Speichennervs	(N. radialis)
19	Speichenschlagader	A. radialis

A

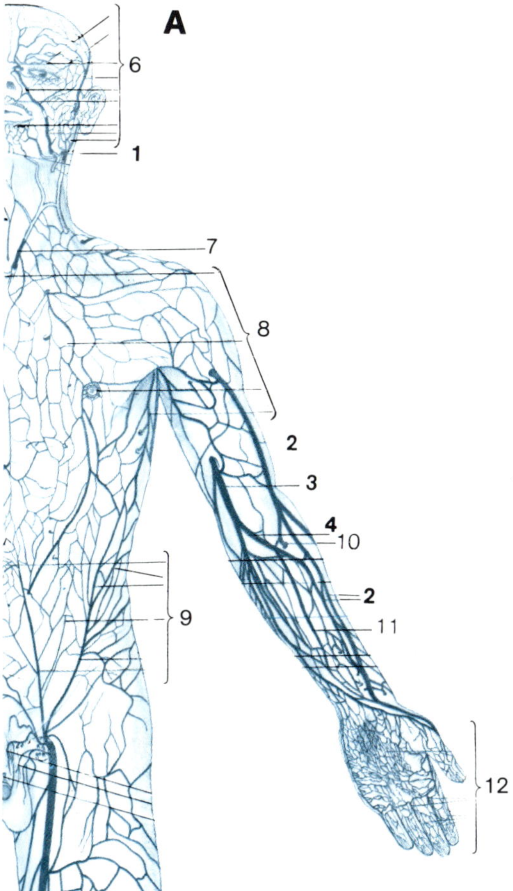
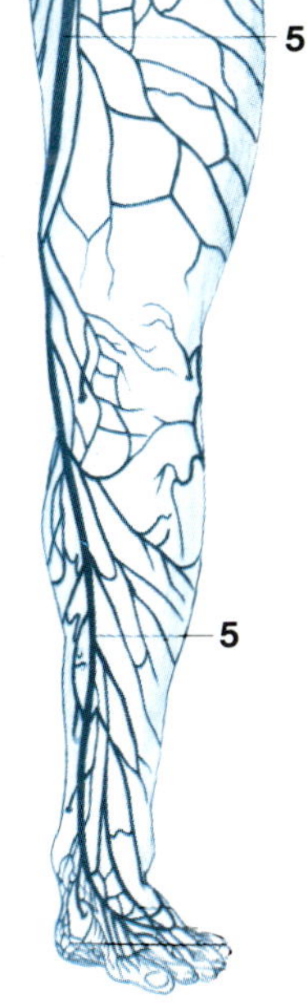

B

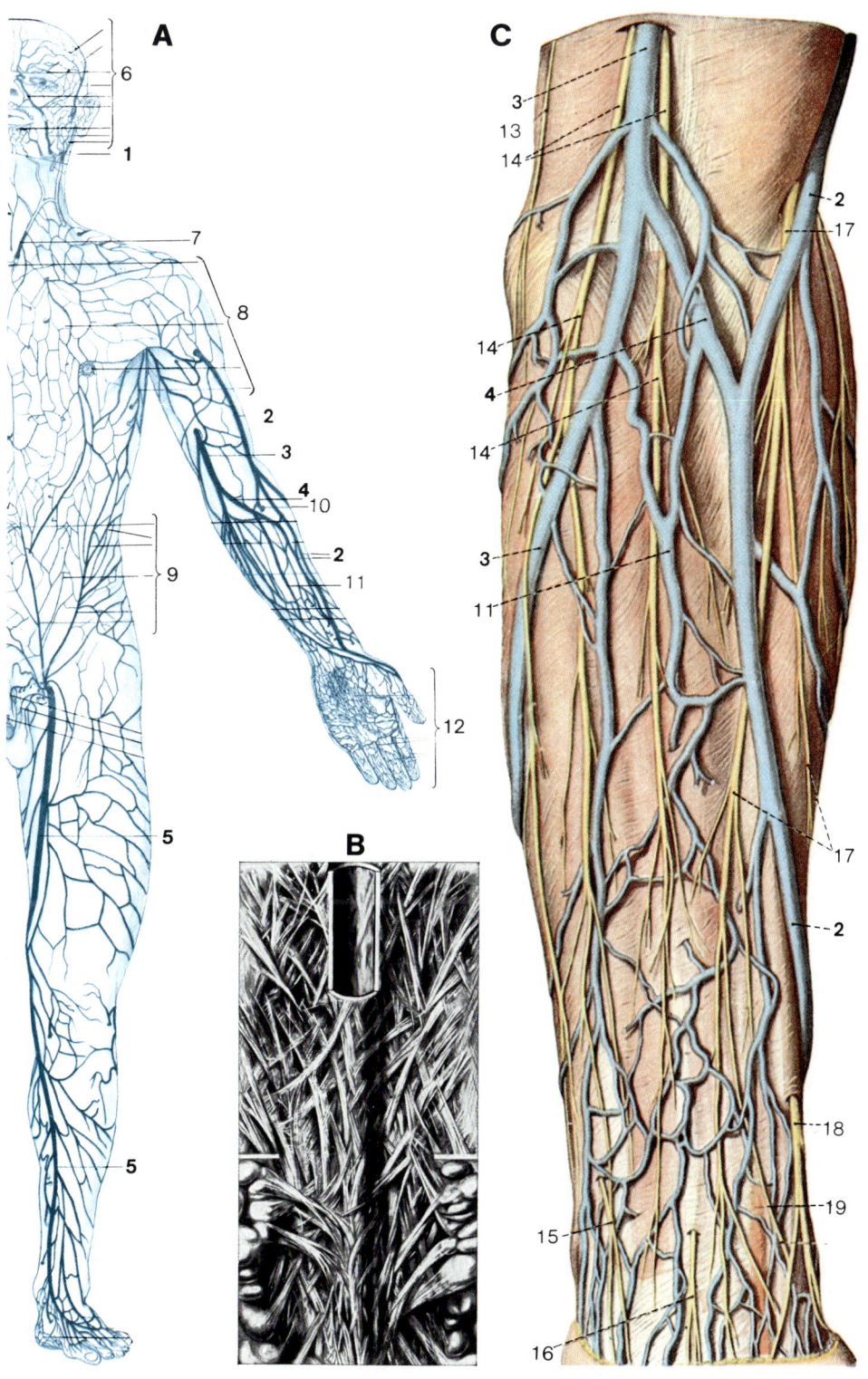

C

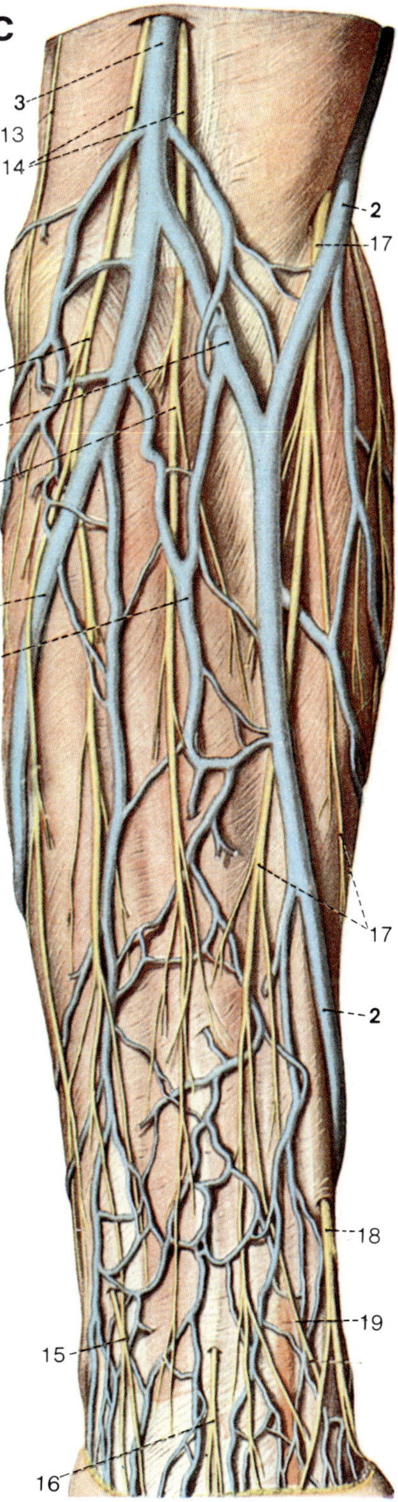

Venen

Die Pfortader mit ihren Einzugsgebieten. Erläuterung des Pfortaderkreislaufs S. 204 und 334.

1a	Rechter Leberlappen	Lobus hepatis dexter
1b	Linker Leberlappen	Lobus hepatis sinister
1c	Quadratischer Leberlappen	Lobus quadratus
1d	Geschwänzter Leberlappen	Lobus caudatus
2	Magenkuppel (mit Haken hochgezogen)	Fundus ventriculi
3	Milz	Lien (Splen)
4a	Kopf der Bauchspeicheldrüse	Caput pancreatis
4b	Schwanz der Bauchspeicheldrüse	Cauda pancreatis
5	Zwölffingerdarm	Duodenum
6	Dünndarm, unterer Teil	Ileum
7	Blinddarm mit Wurmfortsatz	Caecum (Cecum) + Appendix vermiformis
8	Dickdarm, aufsteigender Teil	Colon ascendens
8a	Rechte Dickdarmbiegung	Flexura coli dextra
8b	Linke Dickdarmbiegung	Flexura coli sinistra
8c	Dickdarm, absteigender Teil	Colon descendens
8d	Dickdarm, S-förmiger Teil („Sigma")	Colon sigmoideum
9	Mastdarm	Rectum
10	Pfortader und Leberschlagader	V. portae (portalis) + A. hepatica propria
11	Gallenblase mit Gallenblasenvene	Vesica fellea (biliaris) + V. cystica
12	Lebergang, Gallenblasengang und Gallengang	Ductus hepaticus, Ductus cysticus, Ductus choledochus
13	Untere Hohlvene	V. cava inferior
14	Gemeinsamer Stamm für Leber-, Magen und Milzschlagadern	Truncus coeliacus (celiacus)
15	Milzschlagader und Milzvene	A. lienalis (splenica) + V. lienalis
16	Obere Gekröseschlagader	A. mesenterica superior
17	Nierengefäße	A. renalis + V. renalis
18	Bauchaorta	Aorta abdominalis
19	Obere Gekrösevene	V. mesenterica superior
20	Untere Gekrösevene	V. mesenterica inferior
21	Falzförmiges Leberband	Lig. falciforme hepatis
22	Rundes Leberband	Lig. teres hepatis
23	Rechte Magenvene und Magenausgangvene	V. gastrica dextra + V. prepylorica
24	Rechte Schlagader der großen Magenkrümmung	A. gastro-epiploica dextra
25	Bauchspeicheldrüsen-Zwölffingerdarm-Schlagader	A. pancreaticoduodenalis superior
26	Bauchspeicheldrüsen-Zwölffingerdarm-Venen	Vv. pancreaticoduodenales
27	Rechte Vene der großen Magenkrümmung	V. gastro-epiploica dextra
28	Mittlere und rechte Dickdarmvene	V. colica media + V. colica dextra
29	Dünndarm-Dickdarm-Vene	V. ileocolica
30	Wurmfortsatzvene	V. appendicularis
31	Kronenband (der Leber)	Lig. coronarium
32	Linke Magenschlagader und linke Magenvene	A. + V. gastrica sinistra
33	Linkes Dreieckband	Lig. triangulare sinistrum
34	Kurze Magenvenen	V. gastricae breves
35	Linke Vene der großen Magenkrümmung	V. gastro-epiploica sinistra
36	Mündung der unteren Gekrösevene in die Milzvene	V. mesenterica inferior + V. lienalis
37	Mittlere Dickdarmvene	V. colica media
38	Linke Dickdarmvene	V. colica sinistra
39	Dünndarmvenen	Vv. jejunales et ilei
40	Sigmavenen	Vv. sigmoideae
41	Obere Mastdarmvene	V. rectalis superior
↖	Zusammenfluß von Milzvene und oberer Gekrösevene zur Bildung der Pfortader	V. lienalis (splenica) + V. mesenterica superior + V. portae (portalis)

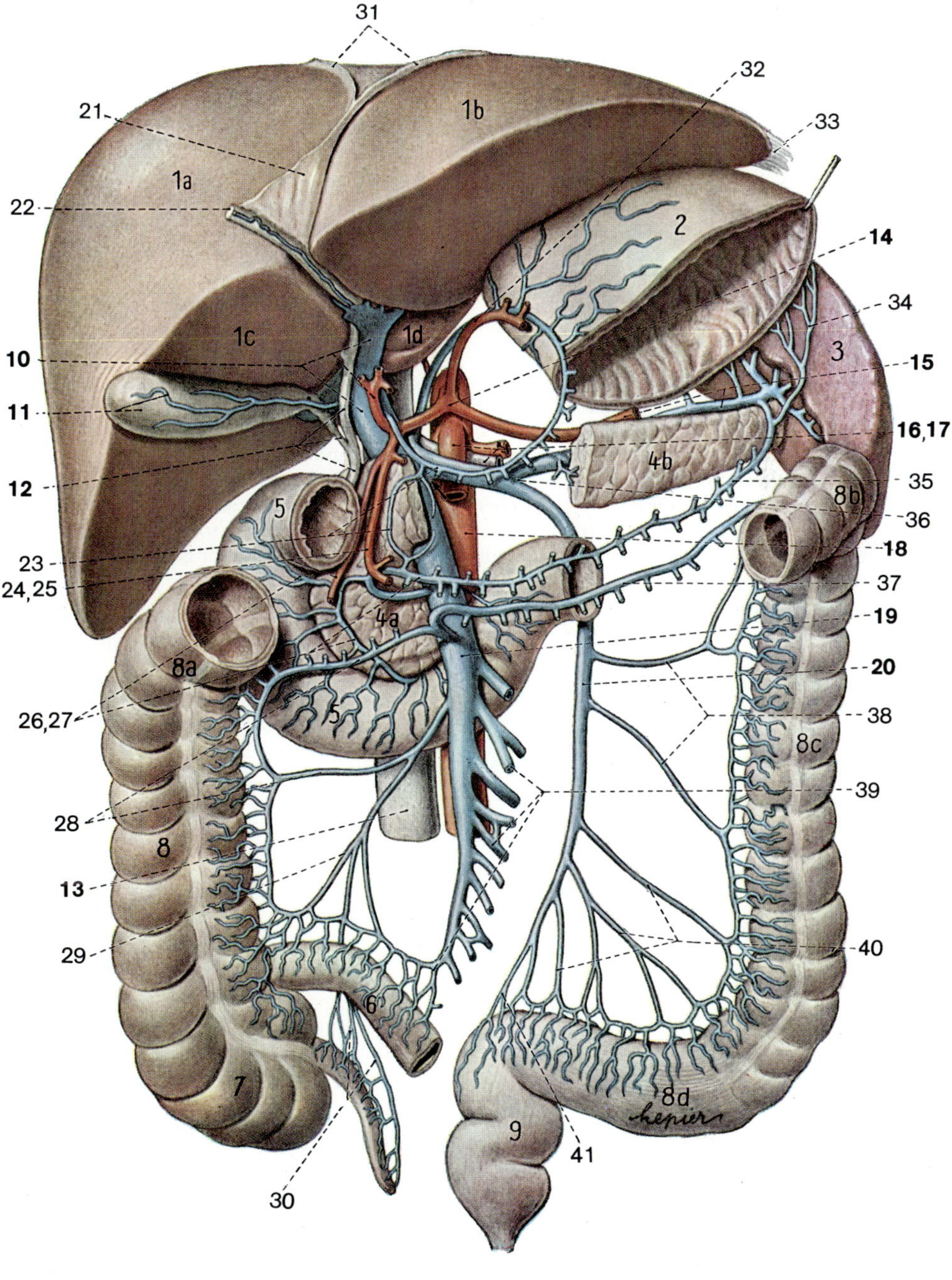

31
32
21
1b
33
1a
22
2
14
34
1c
1d
10
3
15
11
16,17
4b
12
35
5
8b
36
23
18
24,25
37
4a
19
8a
20
26,27
5
38
8c
39
28
8
13
29
40
6
7
8d
9
41
30

Venen

A Phlebogramm des Achsel-Schulter-Bereichs. Die auf dem normalen Röntgenbild nicht erkennbaren Venen kann man durch intravenöse Einspritzung eines „Kontrastmittels“ sichtbar machen („Phlebographie“ oder, philologisch nicht ganz korrekt. „Venographie“ genannt). Die Venenklappen fallen besonders auf.

B Venenklappen in der Oberschenkelvene. Die Vene ist in der Längsrichtung aufgeschnitten, so daß die Klappen im Innern sichtbar werden. Aufgabe der Klappen ist die Verhinderung der Umkehrung der Strömungsrichtung in den Venen. Die Klappensegel sind so angeordnet, daß sie sich bei Strömung des Blutes zum Herzen der Wand anlegen, beim Stehenbleiben oder gar beginnender Umkehr der Strömungsrichtung aufblähen und aneinanderlegen, dadurch die Lichtung verlegen und so das Zurückfließen des Blutes in Richtung Kapillarbereich verhindern. Die Venenklappen kann man sich selbst am Unterarm gut sichtbar machen. Streicht man mit der flachen Hand kräftig am Unterarm handwärts, so springen in den durchscheinenden Venen an einigen Stellen Vorwölbungen auf, die bei Wegnahme der Hand sofort wieder verschwinden: Durch das Massieren des Unterarms gegen die Strömungsrichtung des venösen Blutes wurde dieses gegen die Klappen gepreßt, die sich dabei stark ausdehnten. Bei angeborener Schwäche der Venenwand und starker Belastung (z.B. viel Stehen ohne Bewegung, Behinderung des Blutflusses im Becken bei der Schwangerschaft usw.) gibt die Venenwand allmählich etwas nach, die Lichtung wird weiter und als Folge davon kommen die Klappensegel bei Aufblähung nicht mehr in Kontakt. Die Klappen können dann die Umkehrung der Blutströmung in der Vene nicht mehr verhindern. Die Folge ist eine Rückstauung des Blutes, die ihrerseits wieder zur stärkeren Erweiterung der Vene beiträgt. Es bilden sich „Krampfadern“, in denen zeitweise die Blutströmung aufhört. Dies bedingt eine Ernährungsstörung des Gewebes, denn wo das venöse Blut nicht abfließt, kann arterielles Blut nicht einfließen. Die Ernährungsstörung kann den Gewebeuntergang einleiten, es entstehen die gefürchteten Beingeschwüre, die nur sehr langsam wieder abheilen. Ist die Blutströmung zum Erliegen gekommen, so treten auch leicht Venenentzündungen auf, die durch Gerinnselbildung für den ganzen Körper gefährlich werden können.

C Mikroskopisches Schnittbild einer Venenklappe (Vergrößerung etwa 30 fach).

1	Schlüsselbein	Clavicula
2	Schlüsselbein-Schultereck-Gelenk	Articulatio acromioclavicularis
3	Schultereck	Acromion
4	Oberarmkopf	Caput humeri
5	Venenklappen in Achselvene	Valvulae venosae; V. axillaris
6	Speichenseitige Hautvene des Arms („Zephalika“)	V. cephalica
7	Oberarmvene	V. brachialis
8	Rabenschnabelfortsatz	Processus coracoideus
9	Großer Oberarmhöcker	Tuberculum majus
10	Kleiner Oberarmhöcker	Tuberculum minus

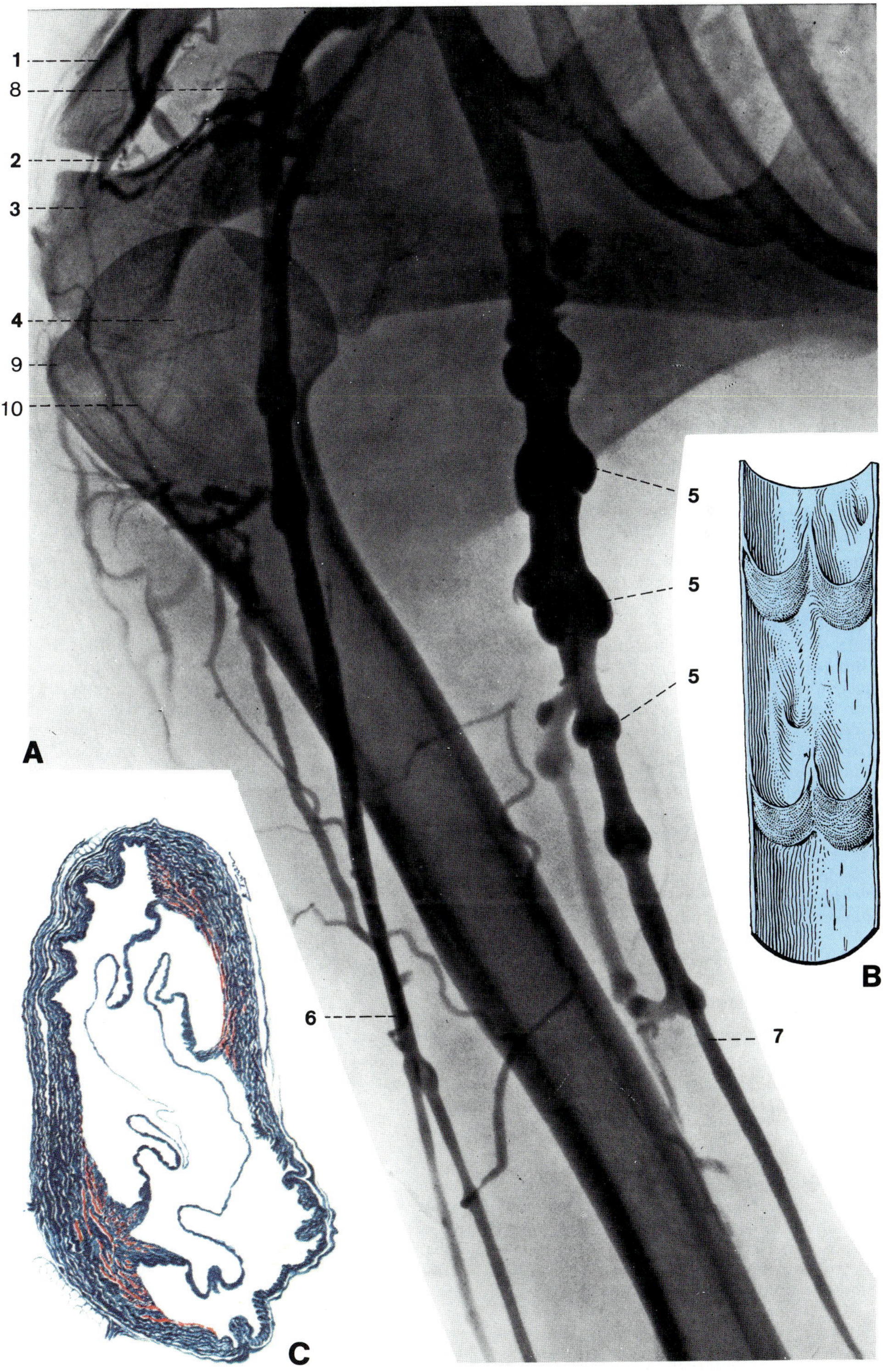
1
8
2
3
4
9
10
5
5
5
6
7
A
B
C

Kreislauforgane: Zusammenfassung

Der Blutkreislauf bildet das universelle Transportsystem des Organismus: Atemgase, Nährstoffe, Abbauprodukte, Hormone, Abwehrzellen und -stoffe und nicht zuletzt Flüssigkeit und Wärme werden mit ihm befördert. Die Kreislauforgane sind ein Röhrensystem, in welches als Pumpe das Herz eingeschaltet ist. Blutgefäße, die das Blut vom Herzen wegleiten, nennen wir Schlagadern (= Arterien), Blutgefäße, die das Blut zum Herzen zurückführen, Venen. Schlagadern und Venen sind durch Haargefäße (Kapillaren) miteinander verbunden. In den dünnen Haargefäßen findet der Stoffaustausch mit den Körpergeweben statt. Die Schlagadern haben kräftige Wände, da der Blutdruck in ihnen hoch ist. Der Blutdruck fällt in den kleinen Schlagadern (Arteriolen) vor den Haargefäßen stark ab. In den Venen ist der Blutdruck niedrig, sie haben daher schlaffe Wände. Der Kreislauf wird gewöhnlich in den „kleinen" oder „Lungenkreislauf" und den „großen" oder „Körperkreislauf" gegliedert.

Herz

Das Herz ist eine Pumpe mit vier Innenräumen (zwei „Vorhöfen" und zwei „Kammern") und vier großen Ventilen (den „Herzklappen"). Eigentlich kann man von zwei Herzen sprechen, einem rechten und einem linken, da beim gesunden Herz nach der Geburt die Blutströmungen in den beiden Herzhälften völlig getrennt sind. Die rechte Herzkammer pumpt das Blut in die Lunge. Dort wird es mit Sauerstoff angereichert und von Kohlendioxid befreit. Aus der Lunge fließt das Blut zurück in den linken Vorhof. Von der linken Kammer wird es dann in den übrigen Körper ausgeworfen, aus welchem es zum rechten Vorhof zurückkehrt. Die eigentliche Pumparbeit wird von den Herzkammern geleistet. Die Vorhöfe dienen als Sammelbecken. Sie spritzen das Blut bei Erschlaffung der Kammerwand (Diastole) in die Kammern ein, so daß die Füllung rasch erfolgt. Damit bei Anspannung der Kammern (Systole) das Blut nicht in die Vorhöfe zurückströmt, sind als Ventile die Dreizipfelklappe (= Trikuspidalklappe, rechtes Herz) und die Zweizipfelklappe (= Mitralklappe, linkes Herz) eingebaut. Entsprechend verhindern die Pulmonalklappe und die Aortenklappe den Rückstrom des Blutes aus den großen Schlagadern (Lungenschlagader und Aorta) während der Erschlaffung der Kammern. Da der Weg durch den Lungenkreislauf kleiner ist als durch den Körperkreislauf, muß das Blut mit geringerem Druck in ihn ausgeworfen werden. Die Muskelwand der rechten Herzkammer ist daher sehr viel schwächer als die der linken. Das richtige Zusammenspiel von Vorhöfen und Kammern wird durch das Erregungsleitungssystem gesteuert. Die Innenräume des Herzens sind mit der glatten Herzinnenhaut (Endokard) ausgekleidet. Um sich ungehindert bewegen zu können, ist das Herz in den Herzbeutel (Perikard) eingelagert. Die Blutversorgung des Herzmuskels erfolgt durch die Herzkranzgefäße.

Schlagadern

Aus der linken Herzkammer gelangt das Blut in die Hauptschlagader (= Aorta). Von ihr zweigen große Schlagadern zu Hals und Kopf (gemeinsame Halsschlagadern), zu den Armen (Schlüsselbeinschlagadern), zu den Baucheingeweiden (Magen-, Leber-, Milz-, obere und untere Gekröse- und Nierenschlagadern) sowie zu den Beckenorganen und den Beinen (gemeinsame Beckenschlagadern) ab.

Venen

Zum rechten Vorhof strömt das Blut über die obere und untere Hohlvene zurück. Das Blut vom Magen-Darm-Kanal fließt nicht direkt zum Herzen, sondern in der Pfortader zur Leber und erst von dieser zum Herzen. Die mittleren und kleinen Venen verlaufen meist parallel zu den Schlagadern. Eine Ausnahme bilden die Hautvenen. Im Unterhautfettgewebe liegen reichlich größere Venen, aber nur kleine Schlagadern.

Man beachte: Die Bezeichnung Schlagader und Vene bezieht sich auf die Strömungsrichtung des Blutes, nicht auf die Qualität des Blutes. So fließt in der Lungenschlagader „venöses" (sauerstoffarmes) Blut, in den Lungenvenen „arterielles" (= sauerstoffreiches).

Lymphatische Organe

Lymphatische Organe

Das lymphatische System ist in erster Linie ein Abwehrsystem. Es bildet daneben ein eigenes Transportsystem neben dem Blutkreislauf. Im Gegensatz zu diesem handelt es sich um keinen Kreislauf, denn die Lymphgefäße beginnen blind und münden früher oder später in Venen ein. Die Lymphbahn dient dem Transport von Stoffen, die nicht sofort dem Blut beigemischt werden können oder sollen und erst „gefiltert“ werden müssen, z. B. Teilchen, die so groß sind, daß sie nicht ohne weiteres die Kapillarwand durchdringen können, Ruß, Bakterien, Geschwulstzellen usw. Die Filterung wird von den Lymphknoten vorgenommen, die man deshalb auch als „Kläranlagen des Abwassersystems“ bezeichnet hat. In die Lymphknoten münden meist mehrere Lymphgefäße ein. Die Lymphe ergießt sich hier in die „Sinus“, die ein feines Gerüstwerk (Retikulum) enthalten, das nach Art einer Reuse Teilchen festhalten kann. In den Wänden der Sinus sind die „Uferzellen“ mit der Fähigkeit ausgestattet, Teilchen aufzunehmen (Phagozytose). So werden z. B. Bakterien von den Uferzellen „gefressen“ und unschädlich gemacht. Die gereinigte Lymphe fließt dann in dem abführenden Lymphgefäß weiter (um evtl. weitere Filterstationen zu passieren). So wird fast die gesamte Lymphe ein- oder mehrmals gefiltert, bevor sie ins Blut gelangt. In die Lymphgefäße sind Klappen eingebaut, die den Lymphstrom nur in einer Richtung zulassen. Die Wand der Lymphgefäße enthält Muskulatur, durch welche der Lymphstrom in Gang gehalten wird. Außerdem wirkt der Druck der Umgebung bei Körperbewegungen, ähnlich wie beim venösen Rückstrom, auch auf den Lymphstrom ein. Der Lymphstrom ist jedoch wesentlich langsamer als der vom Herzen angetriebene Blutstrom.

Das lymphatische System als Abwehrsystem wird getragen von den Lymphzellen (Lymphozyten), die man auch zu den weißen Blutkörperchen rechnet, da sie sich zwischendurch auch im Blut aufhalten. Bei den Lymphzellen unterscheidet man inzwischen mehrere Gruppen, von welchen die B- und die T-Lymphozyten die wichtigsten sind. Die T-Lymphozyten (thymusabhängige Lymphozyten, vgl. S. 352) treten in den Dienst der zellulären Abwehr („Killerzellen“), die B-Lymphozyten können sich in Plasmazellen umwandeln und Antikörper produzieren. Die Lymphozyten arbeiten eng mit den Freßzellen zusammen. Vermutlich geben die Freßzellen das aufgenommene „Antigen“ in aufbereiteter Form an die Lymphozyten weiter. Die Lymphozyten halten sich hauptsächlich in den lymphatischen Organen auf. Ein kleiner Teil ist jeweils im Körper unterwegs: von den Lymphknoten über die Lymphbahnen und den Milchbrustgang in den allgemeinen Kreislauf, von wo sie wieder in die Organe des lymphatischen Systems auswandern. Da möglicherweise jede Lymphzelle auf ein ganz bestimmtes Antigen spezialisiert ist, wird durch diese „Rezirkulation“ die Wahrscheinlichkeit des Zusammentreffens mit diesem Antigen erhöht. Normale Lymphknoten haben einen Durchmesser von wenigen Millimetern. Bei Entzündungen können sie bis zu Pflaumengröße (infolge Einwanderung von Lymphzellen aus der Blutbahn und vermehrter eigener Neubildung) anschwellen.

A Wichtige Lymphstraßen. Die Lymphwege folgen im allgemeinen den großen Venen. Diese ziehen an Kopf, Hals und Extremitäten vorwiegend oberflächlich, im Rumpf liegen die wichtigen Lymphbahnen in der Tiefe (z. B. an der Hinterwand des Bauchraums entlang den großen Gefäßen). Wichtigste Lymphbahn ist der Milchbrustgang, der die Lymphe von den Beinen und aus dem Bauchraum sammelt. Der Name rührt daher, daß die Lymphe vom Darm die resorbierten Fette enthält, die ihr ein milchiges Aussehen verleihen. Der Milchbrustgang mündet in den linken Halsvenenwinkel ein.

B Darstellung der Leisten-, Becken- und Lendenlymphknoten im Röntgenbild. Bei der sog. Lymphographie spritzt man ein Kontrastmittel in ein Lymphgefäß ein und kann dann den weiteren Weg der Lymphe verfolgen. Zur Darstellung der Beckenlymphknoten z. B. injiziert man zunächst einen bestimmten Farbstoff unter die Haut des Fußrückens. Die Farbstoffteilchen werden auf dem Lymphweg abtransportiert und färben so Lymphgefäße an. Ein nunmehr durch die Haut sichtbares Lymphgefäß wird dann freipräpariert und mit einer Injektionsmaschine ganz langsam Kontrastmittel eingespritzt. Das Kontrastmittel reichert sich in den Lymphknoten an und macht diese gut sichtbar.

1 Innere Drosselvene . . . . V. jugularis interna
2 Schlüsselbeinvene . . . . V. sublcavia
3 Dünndarm . . . . Intestinum tenue
4 Leistenlymphknoten . . . . Nodi lymphatici inguinales
5 Achsellymphknoten . . . . Nodi lymphatici axillares
6 Milchbrustgang . . . . Ductus thoracicus
7 Mündung des Milchbrustgangs in die Arm-Kopf-Vene (V. brachiocephalica sinistra)
8 Rechter Hauptlymphgang . . . . Ductus lymphaticus dexter
9 Lymphgefäße vom Darm . . . . (Vasa lymphatica)

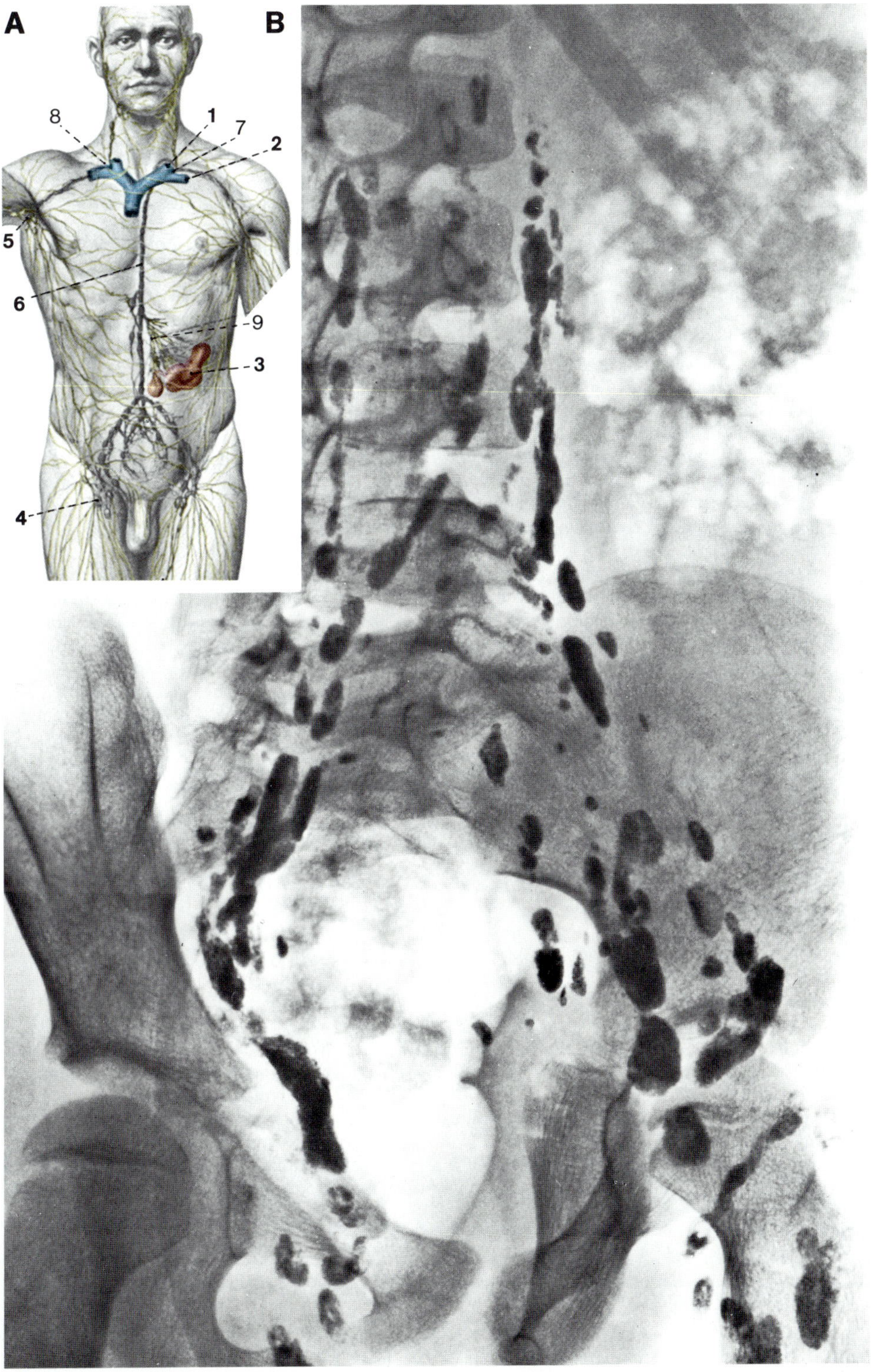
A
B
8
1
7
2
5
6
9
3
4

Lymphatische Organe

A Lymphbahnen und Lymphknoten.

B Einzugsgebiete der Lymphknoten. Die Lymphknoten sind nicht diffus über den Körper verstreut, sondern gewissermaßen als Bastionen an den Grenzen des Rumpfes zusammengezogen. Die Lymphe der Beine, der Bauchwand und der Gesäßgegend wird von den Leistenlymphknoten gefiltert, die Lymphe der Arme sowie der vorderen und hinteren Brustwand von den Achsellymphknoten, die Lymphe vom Kopf durch mehrere Gruppen von Halslymphknoten. Von diesen Abwehrstationen gelangt die Lymphe dann erst zu den Lymphknoten im Innern des Rumpfes. Jeder Körperteil, jedes Organ hat einen bestimmten Lymphknoten, der die erste Filterstation der abströmenden Lymphe bildet. Dieser wird „regionärer Lymphknoten" genannt. Die Kenntnis der regionären Lymphknoten ist für den Arzt von besonderer Bedeutung: Bakterien und Geschwulstzellen werden auf dem Lymphweg abtransportiert. Eine Eiterung an der Hand zieht nach einiger Zeit Schmerzen in der Achselgrube nach sich: Dies bedeutet, daß die Infektion entlang der Lymphbahn weitergewandert ist und zu einer Entzündung der Achsellymphknoten geführt hat. Absiedlungen (Metastasen) von Krebsgeschwülsten finden sich zuerst gewöhnlich in den regionären Lymphknoten. Deshalb werden bei der radikalen Operation des Brustkrebses gleich die Achsellymphknoten mit entfernt, auch wenn man, wegen der Unterbrechung der Lymphbahn, eine vorübergehende Schwellung des Arms in Kauf nehmen muß. Bei Krebsbestrahlungen werden die regionären Lymphknoten meist vorsorglich mitbestrahlt, sofern deren Lage dies zuläßt.

C Schema vom Bau eines Lymphknotens (Vergrößerung etwa 10fach). In einen Lymphknoten münden mehr Lymphgefäße ein, als aus ihm abgehen. Dies ist möglich, weil ein Teil der Lymphe nach „Filterung" im Lymphknoten in die Blutbahn weitergeleitet wird. In die Lymphgefäße sind Klappen ähnlich den Venenklappen eingebaut. Sie geben den Lymphstrom nur in einer Richtung frei.

D Lymphfollikel (Lymphknötchen) aus einem Lymphknoten (Vergrößerung etwa 400fach).

E Lymphstauung am Bein. Ist der Abfluß in den Lymphbahnen gestört, z.B. bei bestimmten Erkrankungen, aber auch nach Operationen und Bestrahlungen, so schwillt der betreffende Körperteil u. U. mächtig an (Elephantiasis).

1	Halslymphknoten	Nodi lymphatici cervicales
2	Achsellymphknoten	Nodi lymphatici axillares
3	Leistenlymphknoten	Nodi lymphatici inguinales
4	Lymphknoten im Bereich der Ohrspeicheldrüse	Nodi lymphatici parotidei
5	Lymphknoten unter dem Unterkiefer	Nodi lymphatici submandibulares
6	Lymphknoten unter dem Kinn	Nodi lymphatici submentales
7	Lymphknoten im Bereich des großen Brustmuskels	Nodi lymphatici interpectorales
8	Lymphknoten neben dem Brustbein	Nodi lymphatici parasternales
9	Lymphknoten im Bereich der Brustdrüse	Nodi lymphatici paramammarii
10	Ellenbeugenlymphknoten	Nodi lymphatici cubitales
11	Zuführendes Lymphgefäß	Vas lymphaticum afferens
12	Kapsel	Capsula
13	Randsinus	Sinus subcapsularis (marginalis)
14	Lymphfollikel	Nodulus (Folliculus) lymphaticus
15	Abführendes Gefäß	Vas lymphaticum efferens
16	Blutgefäße	Vasa sanguinea
17	Keimzentrum	Centrum germinale

D

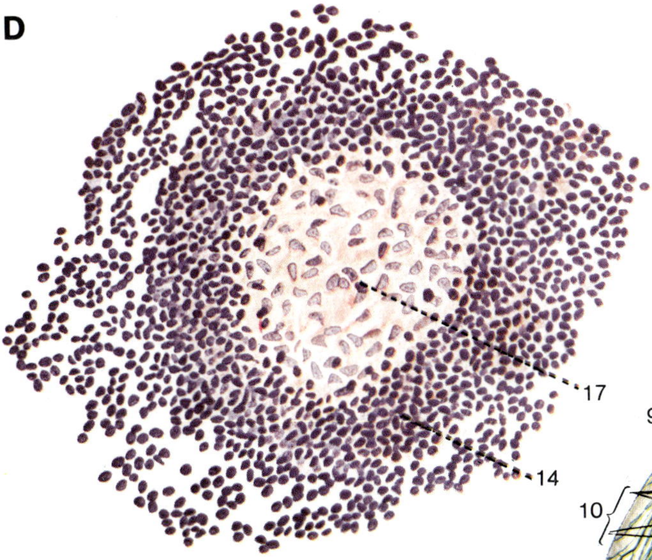

C

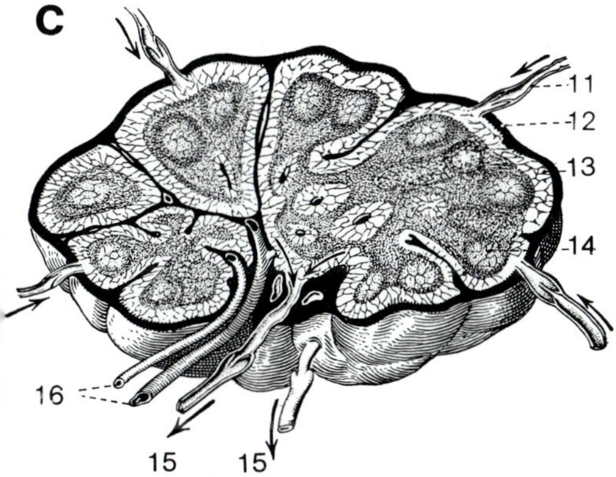

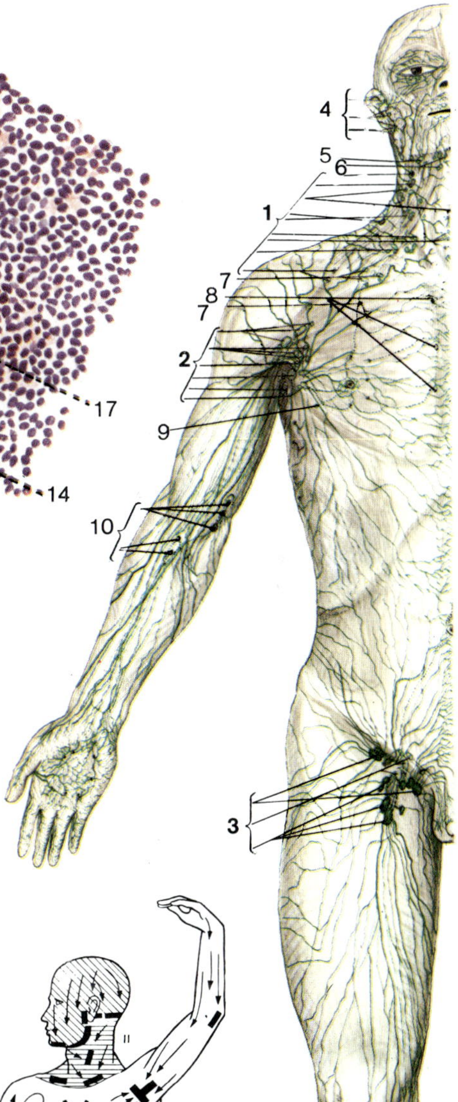

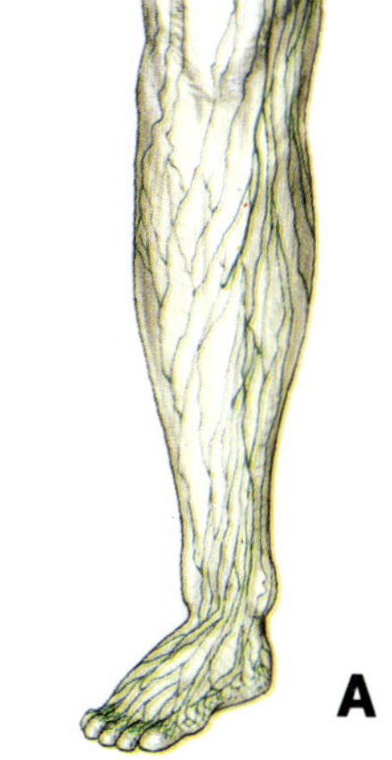

A

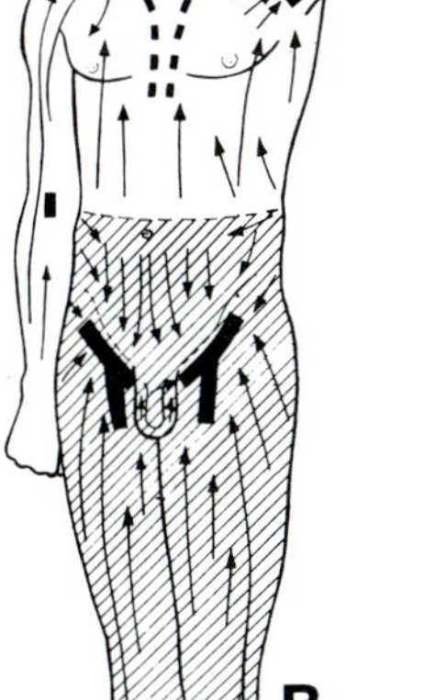

B

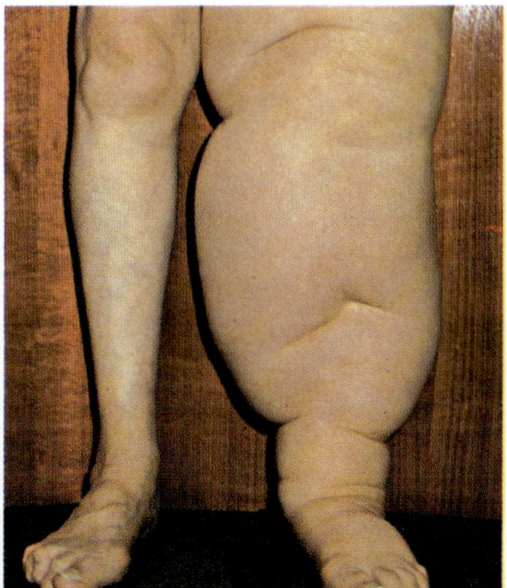

E

Lymphatische Organe

A Schnittbild der Gaumenmandel. 10 bis 20 Buchten reichen weit in die Tiefe und geben der Oberfläche der Gaumenmandel ein zerklüftetes Aussehen. Das Epithel ist reichlich mit Lymphozyten durchsetzt. In den Buchten kommt es leicht zu Eiterungen und dann zu Schwellungen der Gaumenmandeln, wodurch die Schlundenge eingeengt wird („Angina"). Bei chronischen Erkrankungen werden die Gaumenmandeln entfernt, weil sie als Krankheitsherde möglicherweise auch andere Organe gefährden können („rheumatische Erkrankungen"). Nach der Lage der Gaumenmandeln ist anzunehmen, daß sie der Abwehr von Infektionen dienen, die über den Mundraum eindringen. Zumindest könnte der Kontakt mit den Krankheitserregern für die Produktion von Antikörpern wichtig sein.

B „Lymphatischer Rachenring". Unter dieser Bezeichnung werden die „Mandeln" im Bereich des Rachens zusammengefaßt. Es handelt sich neben der Gaumenmandel um die Zungenmandel im Zungengrund, die Rachenmandel im Rachendach und um weitere, nicht näher benannte Ansammlungen lymphatischen Gewebes in der Hinterwand des Rachens. Die lymphatischen Organe erfahren ihre höchste Entfaltung in der Kindheit. Dies ist wegen ihrer Aufgabe als Abwehrorgane verständlich. Das Kind muß erst all die Infektionen durchmachen, gegen die der Erwachsene dann immun ist. Die Vergrößerung der Rachenmandel kann beim Kind so weit gehen, daß die hinteren Nasenöffnungen eingeengt werden und das Kind durch den Mund atmet (größere Anfälligkeit gegen Infekte, „schwachsinniges" Aussehen). In solchen Fällen werden die Rachenmandeln operativ verkleinert.

C Eingeweidefläche der Milz mit Milzschlagader und Milzvene.

Mikroskopisches Bild der „Darmmandel" (des Wurmfortsatzes) S. 197.

1	Mandellymphknötchen	Nodulus lymphaticus tonsillaris
2	Hintere Nasenöffnung	Choana
3	Rachenmandel	Tonsilla pharyngea
4	Gaumenmandel	Tonsilla palatina
5	Zungenmandel	Tonsilla lingualis
6	Kehldeckel	Epiglottis
7	Aufgeschnittene Hinterwand des Rachens	(Pharynx)
8	Speiseröhre	Esophagus (Oesophagus)
9	Milzschlagader	A. lienalis (splenica)
10	Milzvene	V. lienalis (splenica)
11	Gaumenmandelkrypte	Crypta
12	Muskelfasern	Myofibrae
13	Mündung der Ohrtrompete	Ostium pharyngeum tubae auditivae
14	Rachendachnische mit lymphatischem Gewebe	Recessus pharyngeus
15	„Seitenstrang"	Plica salpingopharyngea

A

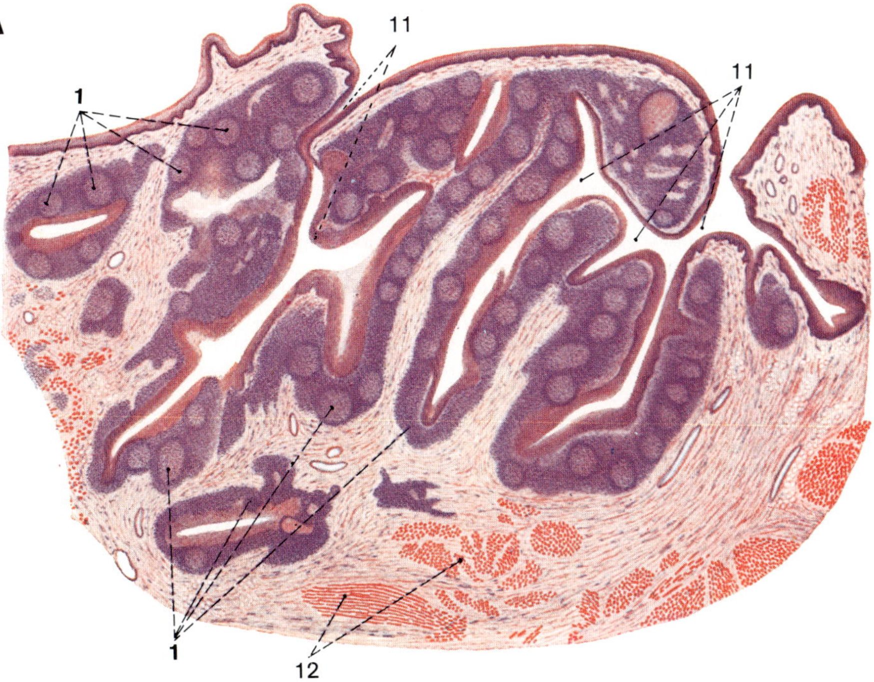

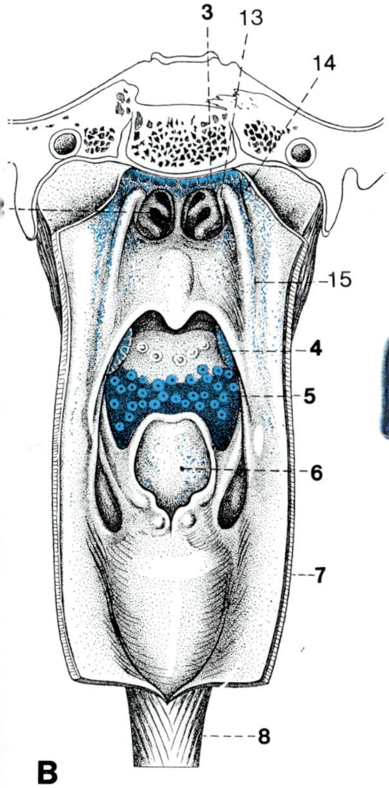

B

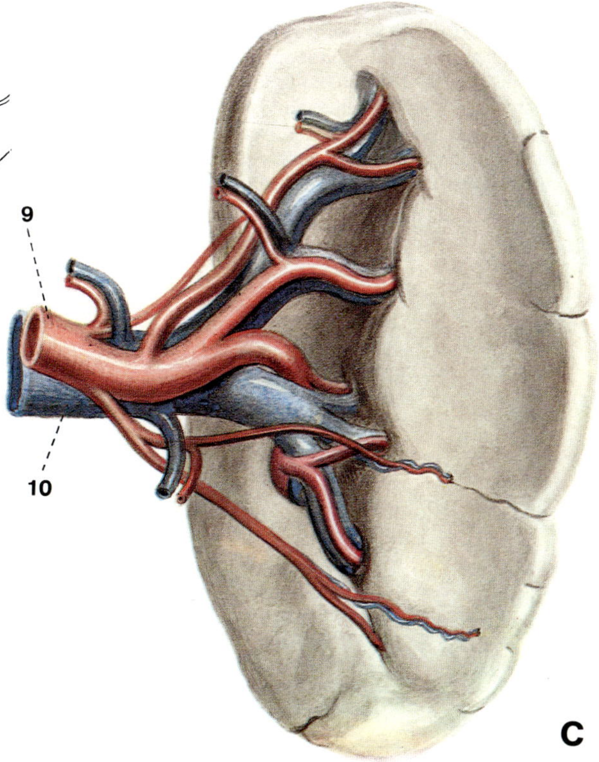

C

A Mikroskopisches Schnittbild der Milz (Vergrößerung etwa 20fach). Man achte auf die Anordnung von Lymphknötchen um die Schlagadern („periarterielle Lymphscheide").

B Schema des mikroskopischen Baues der Milz. Schneidet man eine Milz durch, so sieht man außer dem bindegewebigen Balkenwerk mehr weißliche (weiße Pulpa) und mehr rötliche (rote Pulpa) Bereiche. Die weiße Pulpa wird von den Milzkörperchen und den Lymphscheiden gebildet. Die rote Pulpa erhält ihre Farbe durch reichlich rote Blutkörperchen in den weiten Milzkapillaren (Sinus).

Nach der weißen Pulpa gehört die Milz zu den lymphatischen Organen. Sie erzeugt Lymphozyten und Abwehrstoffe. Sie hat damit ähnliche Aufgaben wie die Lymphknoten. Während ein Lymphknoten aber die Lymphe einer bestimmten Körperregion filtert, ist die Milz für die gesamte Blutbahn zuständig. Bei einer lokalen Infektion entzündet sich der zugehörige Lymphknoten, bei massiver Einschwemmung von Krankheitserregern in die Blutbahn („Blutvergiftung" = Sepsis) schwillt die Milz an als Ausdruck ihrer Abwehrtätigkeit.

Die rote Pulpa steht im Dienst des Kreislaufs. In der Milz werden gealterte Blutkörperchen abgebaut. Den Mechanismus der „Blutmauserung" stellt man sich folgendermaßen vor: In der roten Pulpa müssen sich die roten Blutkörperchen durch ein enges bindegewebiges Netzwerk zwängen. Junge Blutkörperchen können sich gut verformen und schlüpfen daher durch das Netz. Alte Blutkörperchen sind weniger verformbar. Sie verfangen sich in den Maschen und werden abgebaut. Der rote Blutfarbstoff wird dabei frei. Er gelangt über die Pfortader in die Leber, wo er zu Gallenfarbstoffen umgebaut wird. Bei verstärktem Blutabbau in der Milz kann die Haut durch die vermehrten Gallenfarbstoffe ein gelbliches Aussehen annehmen (Gelbsucht infolge vermehrten Blutabbaus = hämolytischer Ikterus, z. B. beim Neugeborenen). Daneben dient die Milz auch noch als Blutspeicher (beim Menschen wenig wichtig), in welchem Blut „gelagert" und bei Bedarf in den Kreislauf ausgeschüttet wird.

Die gesunde Milz liegt etwa auf Höhe der 10. Rippe links oben der hinteren Bauchwand an. Wird sie vor dem Rippenbogen tastbar, so ist sie vergrößert. Die Milz ist nicht lebensnotwendig. Ihre Aufgaben als lymphatisches Organ können von den anderen lymphatischen Organen übernommen werden. Für ihre Aufgabe beim Blutabbau springt die Leber ein. Die Milz wird daher bei manchen Erkrankungen (z. B. bei gesteigertem Blutabbau) operativ entfernt. Trotzdem wird man die Milz nicht leichtfertig herausoperieren, denn der Patient ist ohne Milz stärker durch eine Sepsis gefährdet. In besonderem Maß gilt dies für das Kind. Ein wichtiger Grund für die operative Entnahme der Milz ist der Kapselriß. Die Milz ist von einer sehr dünnen bindegewebigen Kapsel überzogen. Bei Quetschungen des Bauchraums mit Erhöhung des Druckes in der Milz, z. B. bei Verkehrsunfällen, kann die Kapsel aufplatzen. Es folgt eine massive Blutung in die Bauchhöhle (die Milz liegt intraperitoneal, vgl. S. 190). Um die Blutung zu stillen, muß man die Milzgefäße unterbinden und die Milz entfernen, weil eine Naht der dünnen Kapsel wenig aussichtsreich ist.

1 Milzkapsel . . . . Tunica fibrosa
2 Milzknötchen („Malpighisches Körperchen") in der weißen Pulpa . . . . Lymphonodulus splenicus; Pulpa alba
3 Rote Pulpa . . . . Pulpa rubra

4 Milzbalken . . . . Trabecula splenica (lienalis)
5 Balkenvene . . . . V. trabecularis
6 Zentralschlagader . . . . A. centralis

A

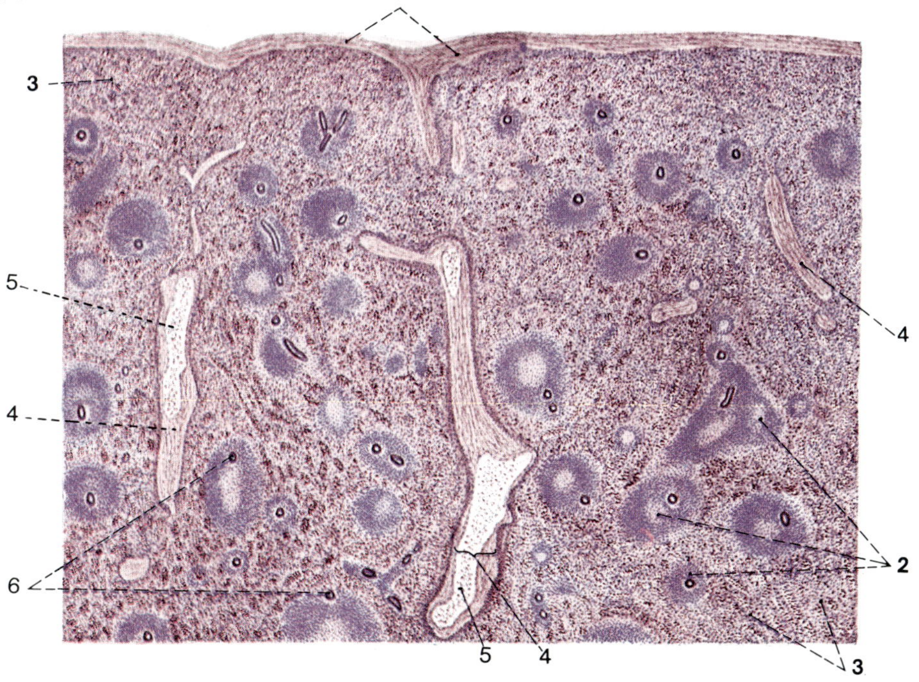

B

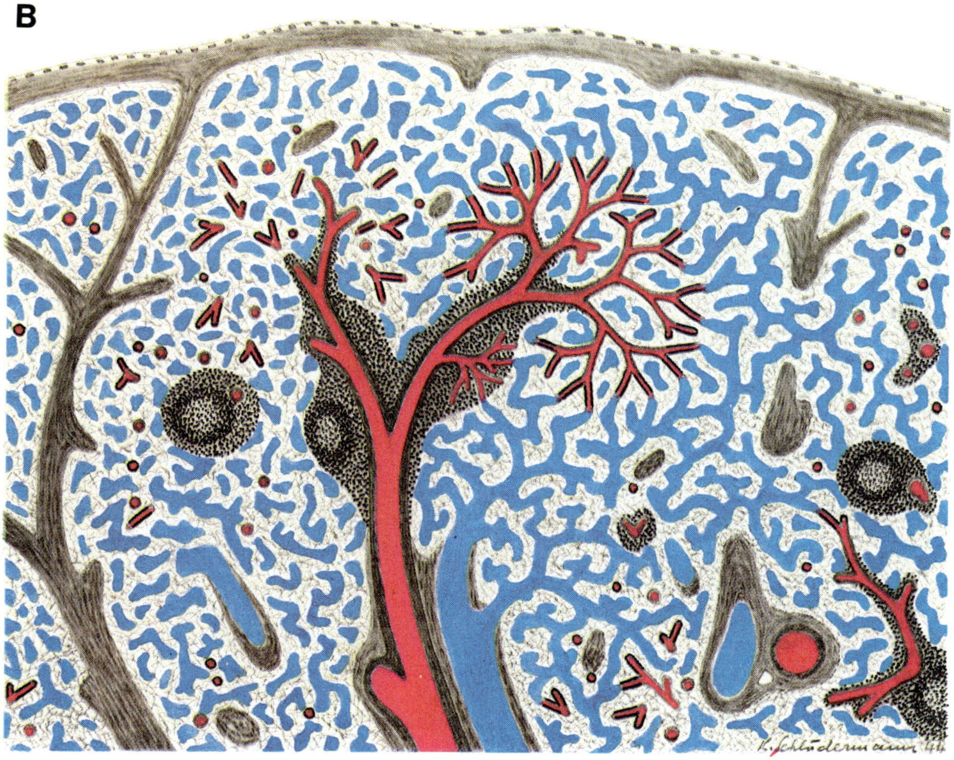

Lymphatische Organe

A Thymus beim Neugeborenen.

B Thymus beim Erwachsenen. Der Thymus (= Bries) liegt hinter dem Brustbein. Beim Neugeborenen ist er mächtig entfaltet, in der Pubertät bildet er sich zurück und verfettet. Nachdem der Thymus keinen Ausführungsgang besitzt, nahm man früher an, daß es sich um eine Hormondrüse handeln könnte, die irgendetwas mit dem Wachstum zu tun habe. Heute sieht man den Thymus als primäres lymphatisches Organ an. Als solches hat er keine unmittelbare Abwehrfunktion, sondern übergeordnete Aufgaben. Dazu gehört die Bildung und Differenzierung der Lymphozyten (Lymphzellen). Die Lymphozytenbildung ist besonders reichlich in der Kindheit. Beim Zehnjährigen enthält der Thymus etwa 400 Milliarden Lymphozyten. Im Erwachsenenalter fällt die Zahl dann allmählich ab. Aus dem Thymus wandern die T-Lymphozyten (thymusabhängige Lymphozyten) in die übrigen lymphatischen Organe aus und nehmen an der Rezirkulation (vgl. S. 344) teil. Da der Thymus keine unmittelbare Abwehraufgabe hat, reagiert er auch nicht so heftig auf Infektionen wie die anderen lymphatischen Organe.

C Mikroskopisches Schnittbild des Thymus (Vergrößerung etwa 200fach). Charakteristisch für den Thymus sind die Hassallschen Körperchen, zwiebelschalenartig geschichtete Zellkugeln, deren Aufgabe immer noch unklar ist.

1	Luftröhre	Trachea
2	Thymus (Bries)	Thymus
3	Lunge	Pulmo
4	Herz (im Herzbeutel)	Cor; Pericardium
5	Schilddrüse	Glandula thyroidea
6	Lungenspitze	Apex pulmonis
7	Rippenfell	Pleura costalis
8	Rechte Lunge: Ober-, Mittel- und Unterlappen	Pulmo dexter: Lobus superior, medius et inferior
9	Kopfwender („Sternokleido")	M. sternocleidomastoideus
10	Gemeinsame Halsschlagader	A. carotis communis,
11	Innere Halsvene	V. jugularis interna
12	Arm-Kopf-Vene	V. brachiocephalica
13	Oberlappen der linken Lunge	Pulmo sinister, Lobus superior
14	Unterlappen der linken Lunge	Pulmo sinister, Lobus inferior
15	Unpaare Schilddrüsenvenen	Plexus thyroideus impar
16	Vorderer Treppenmuskel (Rippenheber)	M. scalenus anterior
17	Schlüsselbein und Unterschlüsselbeinmuskel	Clavicula; M. subclavius
18	1. Rippe	Costa prima
19	Vorderrand (der Lunge)	Margo anterior
20	Innere Brustkorbvene	V. thoracica interna
21	Großer Brustmuskel	M. pectoralis major
22	Ursprünge des kleinen Brustmuskels	(M. pectoralis minor)
23	Durch das Herz bedingter Einschnitt der linken Lunge	Incisura cardiaca (pulmonis sinistri)
24	Verschieberaum der Lunge zwischen Rippen und Mittelfellraum	Recessus costomediastinalis

A

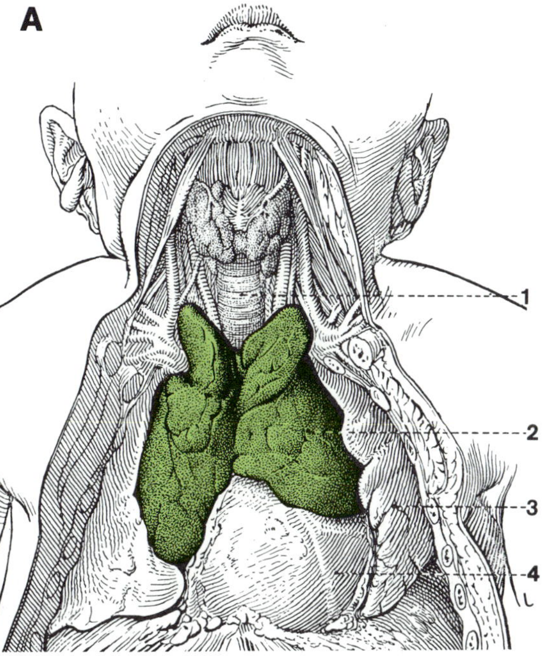

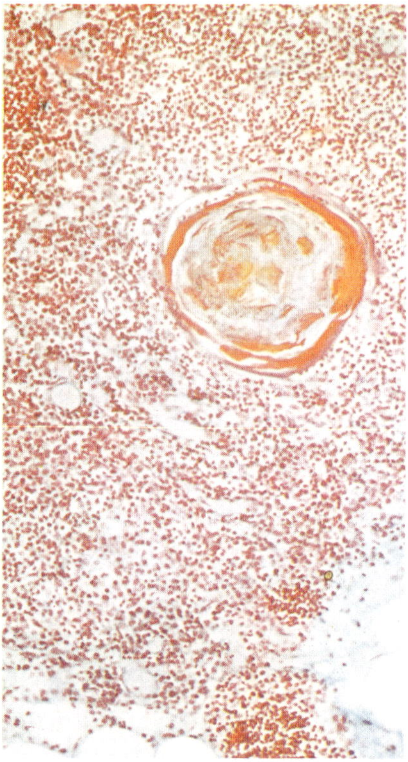

C

B

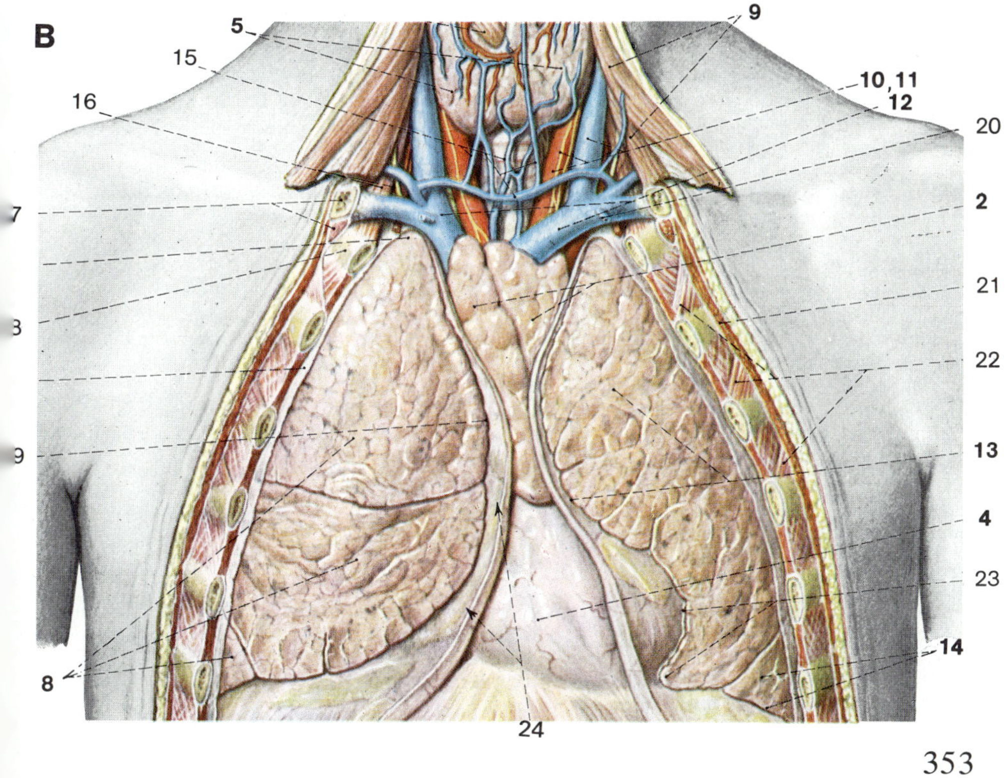

Lymphatische Organe: Zusammenfassung

Zu den lymphatischen Organen zählen die Lymphbahnen, die Lymphknoten, die Mandeln, die Milz und der Thymus. Lymphatisches Gewebe findet sich auch reichlich im Verdauungskanal, besonders im Wurmfortsatz.

Abwehrsystem

Das Lymphsystem ist in erster Linie ein Abwehrsystem gegen Bakterien, Viren und andere Kleinlebewesen, daneben erfüllt es auch Transport- und Speicheraufgaben. Bei den Abwehrvorgängen kann man zwei Gruppen unterscheiden:

a) unspezifische Abwehr: Die gesunde Haut verhindert das Eindringen von Bakterien, die Magensalzsäure wirkt desinfizierend, „Freßzellen" (z. B. manche Formen der weißen Blutkörperchen) fressen eingedrungene Bakterien usw.

b) spezifische Abwehr: Träger der sog. Immunvorgänge sind die Lymphzellen = Lymphozyten, eine Form der weißen Blutkörperchen. Diese Lymphzellen bilden „Antikörper", die das schädliche „Antigen" in einer „Antigen-Antikörper-Reaktion" unschädlich machen. Wahrscheinlich kann jede Lymphzelle nur eine Art von Antikörpern bilden. Da erfahrungsgemäß bei manchen Infektionskrankheiten (z. B. den meisten „Kinderkrankheiten") der einmalige Kontakt mit den Krankheitserregern lebenslange Immunität hinterläßt, muß es „Gedächtniszellen" unter den Lymphzellen geben, die jederzeit wieder die Bildung von Antikörpern gegen die betreffenden Krankheitserreger auslösen können. Lymphzellen werden in den lymphatischen Organen und im Knochenmark gebildet. Der Thymus scheint für die Differenzierung von Lymphzellen zu immunologisch kompetenten Zellen von Bedeutung zu sein.

Lymphbahnen, Lymphknoten

Die Lymphbahnen dienen dem Transport kleiner Teilchen, welche die Wand der Haargefäße im Gegensatz zu gelösten Stoffen nicht durchqueren können. Auf dem Lymphweg werden in den Körper eingedrungene Staubteilchen, Bakterien usw., aber auch Fetttröpfchen vom Darm und Krebszellen abtransportiert. Die Lymphbahnen beginnen blind im Gewebe, laufen meist parallel zu Venen und münden in Lymphknoten ein. Diese wirken als Filterstationen. In der Wand ihrer Buchten („Sinus") sind „Uferzellen" mit der Fähigkeit zum „Fressen" von Teilchen (Phagozytose) ausgestattet. Die gereinigte Lymphe fließt in Lymphbahnen zu weiteren Lymphknotenstationen, bis sie schließlich über große Lymphgänge, z. B. den Milchbrustgang, dem Blutstrom beigemischt wird. Da in den Lymphknoten auch Krebszellen herausgefiltert, aber dann häufig nicht abgetötet werden, entstehen in den Lymphknoten bevorzugt Absiedelungen (Metastasen) bösartiger Geschwülste.

Mandeln

In den oberen Speise- und Luftwegen finden sich Ansammlungen lymphatischen Gewebes in Form der „Mandeln" (Gaumenmandel, Rachenmandel, Zungengrundmandel). Hier werden mit der Nahrung oder der Atemluft eingedrungene Bakterien usw. festgehalten und Immunvorgänge in Gang gesetzt. Ähnliche Aufgaben hat das lymphatische Gewebe im Darm.

Thymus

Der hinter dem Brustbein gelegene Thymus wurde früher für eine Hormondrüse gehalten. Heute weiß man, daß er bei den Immunvorgängen eine große Rolle spielt (Differenzierung der Lymphzellen). Da der erste Kontakt mit vielen Krankheitserregern naturgemäß in der Kindheit erfolgt, ist beim Kind das gesamte Lymphsystem stärker beansprucht und daher auch größer als beim Erwachsenen. Der Thymus bildet sich sogar nach der Pubertät weitgehend zurück.

Milz

Die Milz liegt im linken Oberbauch. Aufgeschnitten sieht man in ihr weißliche (weiße Pulpa) und rötliche (rote Pulpa) Bezirke. Die weiße Pulpa gehört zum Lymphsystem, in der roten Pulpa werden alte rote Blutkörperchen (Lebensdauer etwa 100 Tage) abgebaut. Die Milz ist nicht lebensnotwendig. Die Aufgaben der weißen Pulpa können von den übrigen lymphatischen Organen, diejenigen der roten Pulpa von der Leber übernommen werden.

Haut

Haut

A Schema des Baues der unbehaarten Haut (Leistenhaut). Die Haut grenzt den Organismus gegen die Umwelt ab. Sie hat damit im weitesten Sinne Schutzfunktion:

a) *Mechanischer Schutz:* Das feine Bewegungsspiel der menschlichen Hand hätte keinen Sinn, wenn wir mit der Hand nicht fest zugreifen könnten, ohne die Hand zu verletzen. Diesem Schutz beim aktiven Ausgriff in die Welt dienen vor allem die Hornschicht und die Lederhaut.

b) *Wärmeschutz:* Die Säugetiere unterhalten eine gleichmäßige Körperwärme, die für ihre Leistungsfähigkeit optimal ist. Die Haut ist die wichtigste Kontaktzone für eine Umwelt von meist anderer Temperatur als der Körper (andere Kontaktzonen: Atem- und Verdauungstrakt!). Die Haut muß daher in die Temperaturregulation einbezogen werden. Die Papillarschicht der Lederhaut ist reich an Blutgefäßen. Diese Blutgefäße erweitern sich, wenn der Körper Wärme abgeben will, sie verengen sich, wenn Wärmeenergie gespart werden soll. Diese Blutgefäße sind damit den Heizkörpern einer Warmwasserheizung zu vergleichen. Das Haarkleid und das Unterhautfettgewebe wirken wärmeisolierend (magere Menschen frieren leichter). Der Wärmeregulation dient auch die Schweißsekretion: Beim Verdunsten des Schweißes wird dem Körper Wärme entzogen („Verdunstungswärme“).

c) *Flüssigkeitsschutz:* Rund Zweidrittel des Körpers bestehen aus Wasser. Größere Wasserverluste führen zu lebensbedrohlichen Krankheitszuständen (Exsikkose). Die Haut muß also den Flüssigkeitsdurchtritt kleinhalten und Wasser nur gezielt zur Wärmeregulation abgeben. Pro Tag geht etwa ein halber Liter Wasser durch die Haut verloren. Die Haut muß aber auch verhindern, daß beim Baden Wasser in den Körper eindringt und die Körpersäfte verdünnt.

d) *Strahlenschutz:* Pigmentbildung.

e) *Bakterienschutz:* Die gesunde Haut ist für Bakterien schlecht zu durchdringen, bei Verletzungen hingegen kommt es rasch zu Entzündungen und Eiterungen. Der Bakterienabwehr dient auch die leicht saure Oberfläche („Säuremantel“ der Haut). Die Haut ist in die Abwehrvorgänge bei manchen Allgemeininfektionen einbezogen: Hautausschläge bei Masern, Röteln, Windpocken usw.

f) *Sinnesorgane als Alarmauslöser:* Dem Schutz des Organismus dienen auch die Sinnesorgane der Haut, die Gefahren melden und damit Gegenreaktionen veranlassen.

g) *Energiespeicher für Notzeiten:* Unterhautfettgewebe.

B bis **E** Leistenmuster der Fingerbeere. Die Anordnung der Hautleisten an den Fingern zeigt eine derartige Vielfalt, daß praktisch jeder Mensch sein eigenes Muster besitzt. Damit ist es möglich, anhand von „Fingerabdrücken“ einen Menschen zu identifizieren. Die wichtigsten Grundmuster sind: Wirbel (Abbildung B), Doppelschleife (Abbildung C), Schleife (Abbildung D), Bogen (Abbildung E).

F Hautsinnesorgane (schematisch).

1	Oberhaut	Epidermis
2	Lederhaut	Dermis (Corium)
3	Hornschicht	Stratum corneum
4	Verhornende Schicht	Stratum lucidum + Stratum granulosum
5	Keimschicht	Stratum spinosum + Stratum basale
6	Papillarschicht	Stratum papillare
7	Netzschicht	Stratum reticulare
8	Ausführungsgang einer Schweißdrüse	Ductus sudoriferus
9	Mündung des Ausführungsgangs einer Schweißdrüse	Porus sudoriferus
10	Haargefäße	Vasa capillaria
11	Freie Nervenendung (Schmerzempfindung)	Terminatio nervi libera
12	Merkelsche Tastscheiben (Druckempfindung)	Menisci tactus
13	Ruffinisches Körperchen	–
14	Golgi-Mazzonisches Körperchen (Tiefensensibilität: Lage- und Bewegungsempfindung)	Corpusculum bulboideum
15	Meißnersches Tastkörperchen (Berührungsempfindung)	Corpusculum tactus
16	Krausesches Körperchen	–
17	Lamellenkörperchen (= Vater-Pacinisches Körperchen, Vibrationsempfindung)	Corpusculum lamellosum

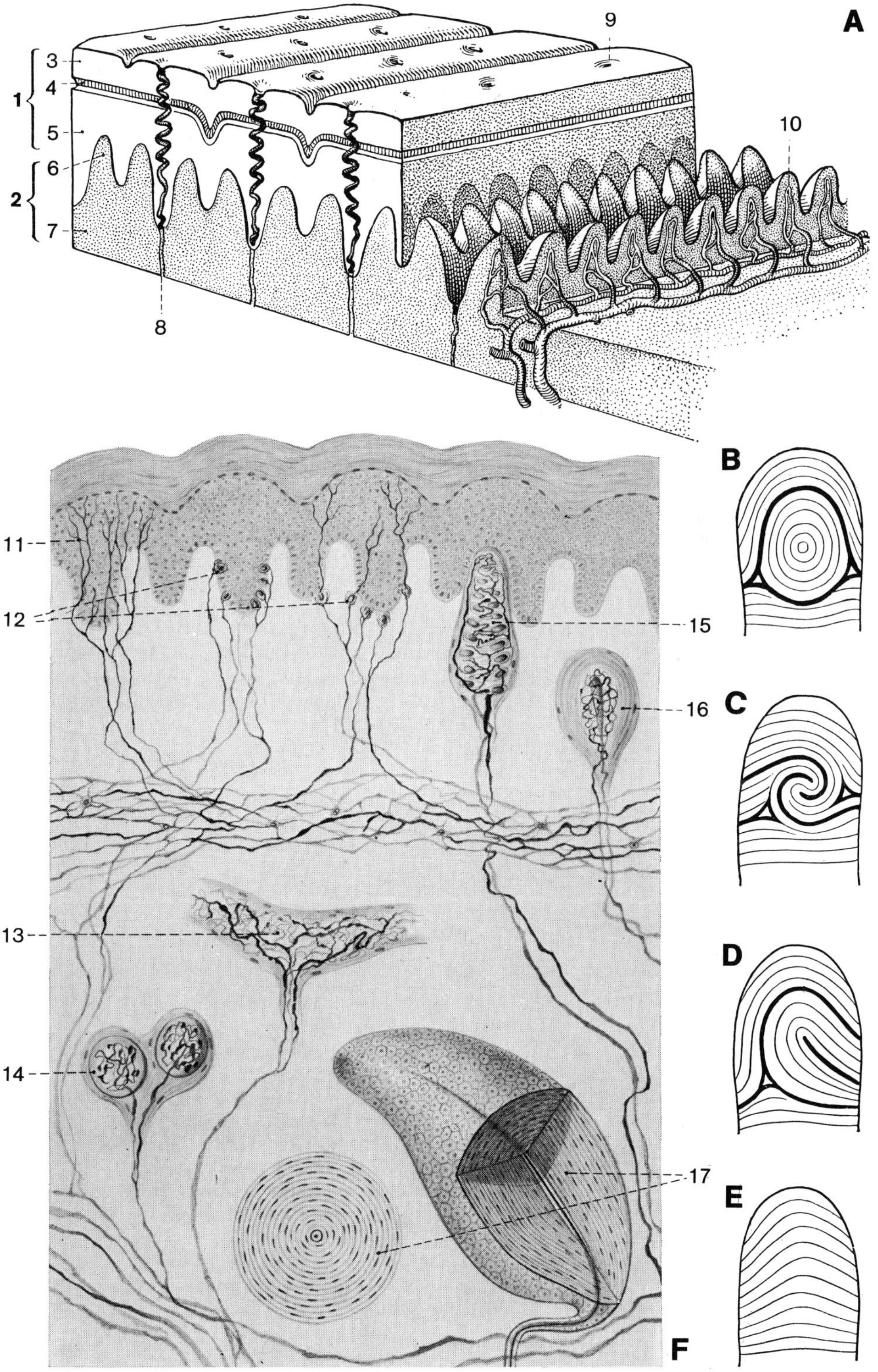
A
1
2
3
4
5
6
7
8
9
10
B
C
D
E
F
11
12
13
14
15
16
17

A Mikroskopisches Bild der Haut der Fingerbeere (Leistenhaut), Vergrößerung etwa 20fach. Die Haut im weiteren Sinne besteht aus drei Schichten: der Oberhaut, der Lederhaut und der Unterhaut. Als Haut im engeren Sinne faßt man Oberhaut und Lederhaut zusammen. Die Oberhaut wird von einem mehrschichtigen verhornten Plattenepithel gebildet, die Lederhaut vorwiegend von zugfestem und elastischem Bindegewebe, die Unterhaut von Fettgewebe. Die Hornschicht kommt dadurch zustande, daß an der Oberfläche ständig Epithelzellen absterben und in Horn umgewandelt werden, neue Zellen werden von der Keimschicht nachgeliefert. In der Keimschicht finden also ununterbrochen Zellteilungen statt. Da der Vorgang der Zellteilung sehr strahlenempfindlich ist (darauf beruht z. B. die Strahlenbehandlung der sich rasch teilenden Krebszellen), sind in die Keimschicht Pigmentzellen eingelagert, welche einen braunschwarzen Farbstoff bilden, der ultraviolette Lichtstrahlen abfängt. Bei starker Lichteinstrahlung wird dieser Farbstoff vermehrt erzeugt (Hautbräunung). Die Hornschicht ist an den Körperstellen dick, die in ständigem Kontakt mit festen Gegenständen der Umwelt sind: Hohlhand und Fußsohle. Sie ist dünn an mechanisch wenig beanspruchten Stellen, z. B. Augenlid. Bei starker Beanspruchung wird die Hornschicht besonders dick, es bilden sich Schwielen. Diese Schwielen sind nötig, um die empfindlichen Gewebe in der Tiefe zu schützen. Nimmt ein Handarbeiter nach einer längeren Ruhepause, z.B. einer Erkrankung, wieder die Arbeit auf, so ist in den ersten Tagen Schonung geboten, damit die Haut Zeit hat, wieder Schwielen auszubilden. Bei Überbeanspruchung löst sich die Hornschicht von der Keimschicht ab, es bildet sich eine Blase. Der mechanische Schutz darf aber nicht starr sein wie ein Panzer (wie bei den schwerfälligen Krebsen oder Schildkröten), sondern muß beweglich und zäh sein: Die „Lederhaut" (aus der man durch Gerben Leder gewinnt) besteht im wesentlichen aus einem Geflecht zugfester Fasern, das erhebliche Belastungen aushält. Um die Hornschicht geschmeidig zu erhalten, wird sie von Talgdrüsen eingefettet.

B Mikroskopisches Schnittbild eines Teils einer Talgdrüse (Vergrößerung etwa 300fach).

C Mikroskopisches Schnittbild einer Duftdrüse (besondere Form der Schweißdrüsen) aus der Achselhaut (Vergrößerung 60fach).

D, E Abhängigkeit der Körpertemperatur von der Raumtemperatur. Die gleichmäßige Körpertemperatur von 37 °C wird nur im Körperkern, d. h. im Bereich der inneren Organe, aufrechterhalten. Die Temperatur in den Gliedmaßen ist auch abhängig von der Umgebungstemperatur.

1	Oberhaut	Epidermis
2	Lederhaut	Dermis (Corium)
3	Haut (i. e. S.)	Cutis
4	Unterhaut (= „Subkutis")	Tela subcutanea
5	Lamellenkörperchen (Druckempfindung!)	Corpusculum lamellosum
6	Hornschicht	Stratum corneum
7	Verhornende Schicht	Stratum lucidum + Stratum granulosum
8	Keimschicht	Stratum spinosum + Stratum basale
9	Ausführungsgang einer Schweißdrüse	Ductus sudoriferus
10	Papillen (der Lederhaut)	Papillae
11	Fettgewebe	Panniculus adiposus
12	Blutgefäß	Vas sanguineum
13	Duftdrüse (der aufgeknäuelte Drüsenschlauch ist mehrfach geschnitten)	Glandula sudorifera apocrina
14	Flachschnitte	–

A

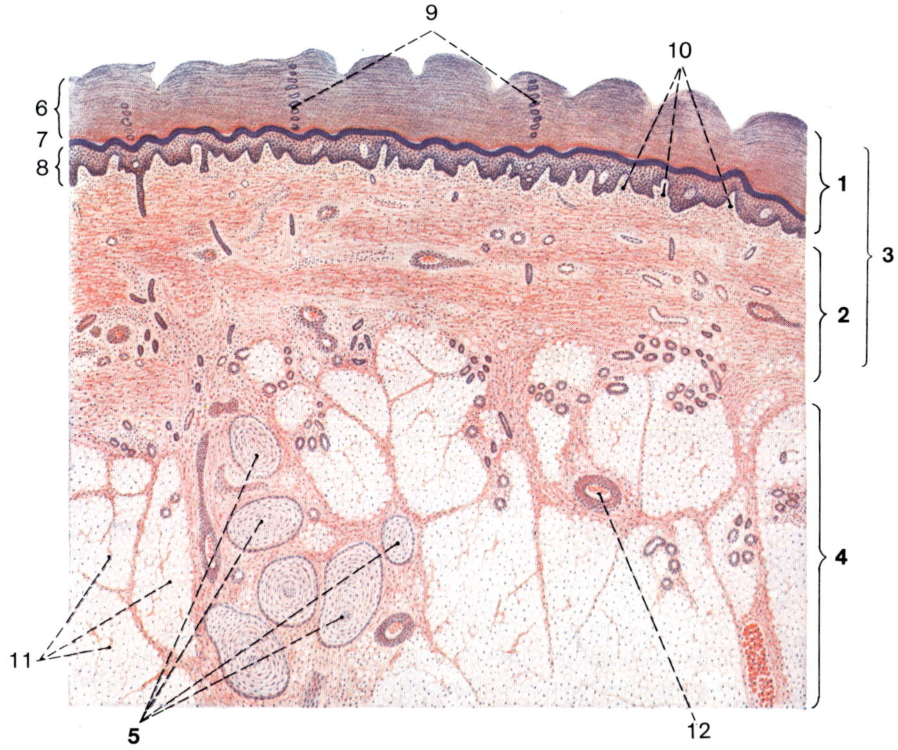

9
10
6
7
8
1
2
3
4
11
5
12

B

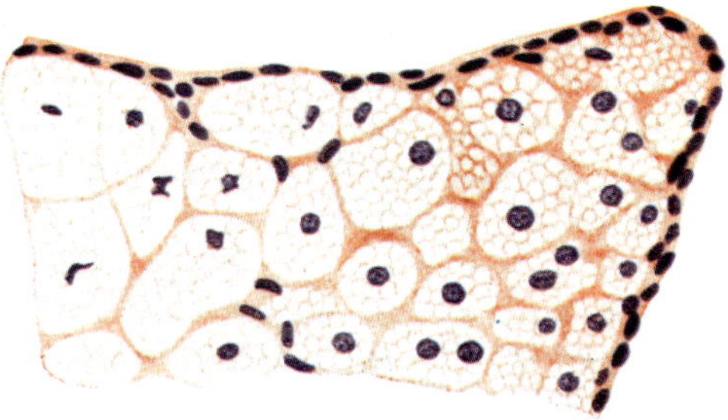

C

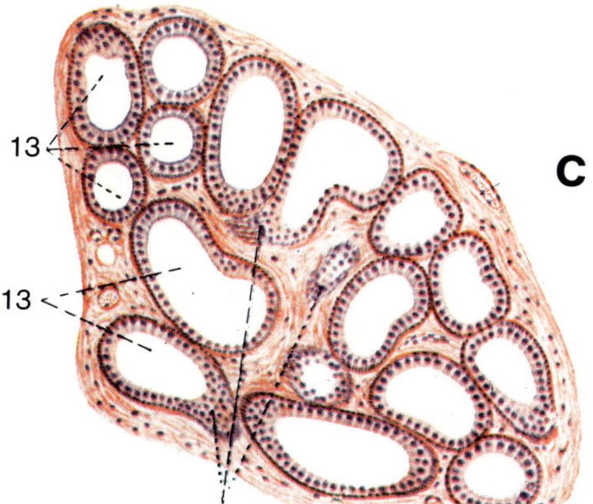

13
13
14

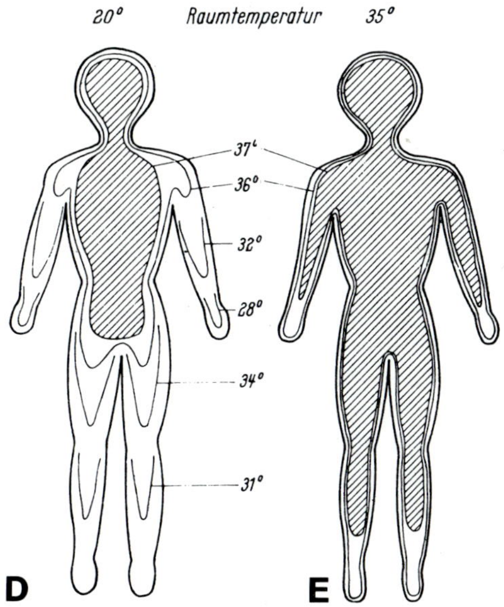

20°
Raumtemperatur
35°
37°
36°
32°
28°
34°
31°

D **E**

A Schema des Baues der behaarten Haut (Felderhaut). Der größte Teil der Körperoberfläche ist behaart. Die Haut zeigt eine feine Felderung („Felderhaut"). Die Haare stehen in den Furchen. Nur an wenigen, mechanisch besonders beanspruchten Stellen mit entsprechend dicker Hornschicht (Fußsohlen und Handflächen) und an den Lippen fehlen die Haare. Die Haut hat an Handflächen und Fußsohlen ein charakteristisches Leistenmuster („Leistenhaut").

B Schema des Baues eines Haares. Das Oberhäutchen des Haares und das Oberhäutchen der inneren Wurzelscheide bestehen aus dachziegelartig angeordneten Zellen, die ineinander verzahnt sind. Das Haar wird dadurch im Follikel gehalten. Beim Haarwachstum, das im Bereich der Haarzwiebel stattfindet, gleiten die beiden Oberhäutchen miteinander an die Oberfläche der Haut, wo dann die Wurzelscheide zugrunde geht. Die Haarfarbe wird von den Pigmentzellen im Bereich der Haarzwiebel bestimmt. Diese geben den Farbstoff an das wachsende Haar ab.

C Querschnitt durch einen Haarfollikel (Vergrößerung etwa 100 fach).

D Flachschnitt durch die Kopfhaut (Vergrößerung 30 fach).

E, F Schema des Haarwechsels. Man unterscheidet zwei Hauptarten von Haaren, die Wollhaare (Flaum, Lanugo), die beim Neugeborenen fast den ganzen Körper und auch beim Erwachsenen noch große Hautgebiete bedecken, und die Terminalhaare, die stärker, länger und dunkler sind: Barthaare, Schamhaare, Achselhaare, Haare der Nasenöffnung und des äußeren Gehörgangs. Sonderformen der Terminalhaare sind das Kopfhaar, die Augenbrauen und die Augenwimpern. Die Lebensdauer der Terminalhaare beträgt etwa drei bis fünf Jahre. In dieser Zeit wachsen die Kopfhaare etwa 1 cm pro Monat. Die Entwicklung des Terminalhaares wird von Hormonen der Keimdrüsen und der Nebennieren beeinflußt: mangelnde Schambehaarung bei Hodenstörungen, übermäßige Behaarung des ganzen Körpers bei Nebennierenrindenstörungen (vgl. Abbildungen A bis D, Seite 225). Ist die Wachstumskraft eines Haares erloschen, so bildet sich die Haarzwiebel zu einem Haarkolben zurück, dieser wird von der Haarpapille abgehoben und nach außen geschoben, der Haarbalg wird zum Haarstengel, in welchem eine neue Papille entsteht. Das neue Haar schiebt das alte nach außen.

1 Oberhaut	Epidermis
2 Haarschaft	Scapus (pili)
3 Haarfollikel	Folliculus pili
4 Talgdrüse	Glandula sebacea
5 Haarmuskel („Aufrichter des Haares")	M. arrector pili
6 Ausführungsgang der Schweißdrüse	Ductus sudoriferus
7 Schweißdrüse	Glandula sudorifera
8 Oberhäutchen des Haares („Haarkutikula")	Cuticula pili
9 Oberhäutchen der inneren Wurzelscheide	Cuticula vaginae
10 Huxleysche Schicht	Stratum epitheliale granuliferum
11 Henlesche Schicht	Stratum epitheliale pallidum
12 Innere Wurzelscheide (Fortsetzung der Hornschicht der Oberhaut)	Vagina radicularis interna
13 Äußere Wurzelscheide (Fortsetzung der Keimschicht der Oberhaut)	Vagina radicularis externa
14 Glashaut	[Membrana basalis]
15 Rinde des Haares	Cortex pili
16 Haarpapille (mit Blutgefäß)	Papilla pili
17 Haarbalg (bindegewebige Hülle)	Bursa pili
18 Ausfallendes Haar („Kolbenhaar")	–
19 Epithelstrang, der neue Haarpapille bildet	Matrix pili
20 Neues Haar	–
21 Neue Haarpapille	(Papilla pili)

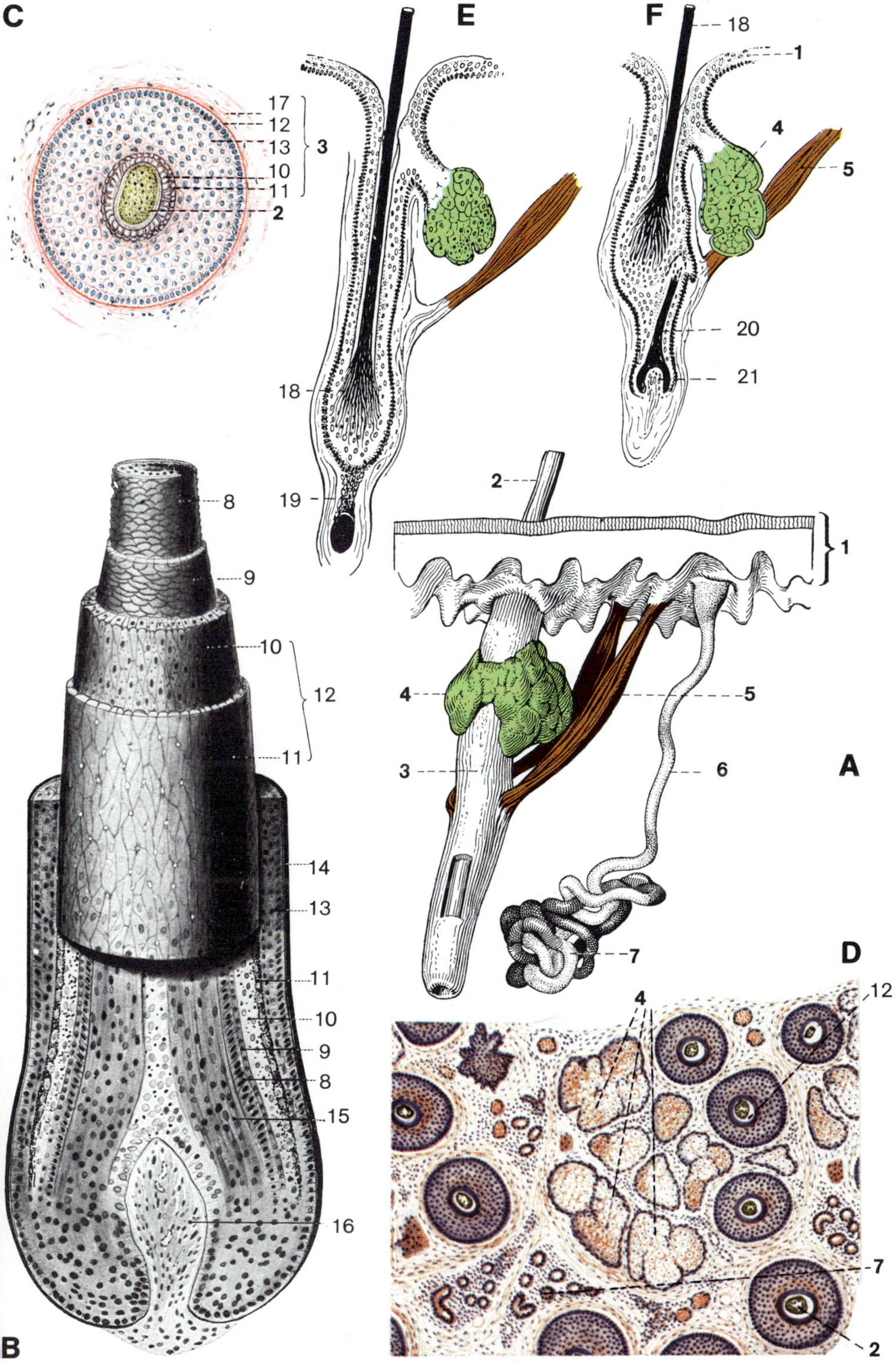
C
17
12
13
3
10
11
2
E
F
18
1
4
5
20
21
18
19
2
1
8
9
10
12
11
4
5
3
6
A
14
13
11
10
9
8
15
16
7
D
4
12
7
2
B

A Mikroskopisches Schnittbild der Kopfhaut (Vergrößerung etwa 20fach). Die Haare reichen mit ihren Wurzeln tief in die Unterhaut. Die Kopfhaut ist straff auf einer Sehnenplatte befestigt, die sich haubenartig von der Stirn bis zum Hinterhaupt über das ganze Schädeldach erstreckt („Sehnenhaube"). In diese Sehnenhaube strahlen Muskeln von der Stirn, den Schläfen und dem Hinterhaupt ein, so daß wir die Kopfhaut recht gut bewegen können. Da die Knochenhaut des Schädeldachs nicht sehr fest am Knochen verankert ist, kann man die Kopfhaut mit Sehnenhaube und Knochenhaut leicht vom Schädeldach abschieben. Diese Technik des „Skalpierens" beherrschen nicht nur die Indianer bei Karl May, sondern auch die Pathologen. Bei der Sektion wird im Hinterhauptbereich die Kopfhaut durchtrennt und dann bis zur Stirn vorgeschoben. Nach Aufsägen des Schädeldachs wird das Gehirn zur weiteren Untersuchung herausgenommen. Dann stülpt man die Haut wieder über das Schädeldach zurück und vernäht den Hautschnitt, der bei der Aufbahrung der Leiche verdeckt bleibt und die Angehörigen nicht stört.

B Endglied eines Fingers mit Nagel. In der rechten Bildhälfte ist der Nagel entfernt, um das Nagelbett zu zeigen. Die Nägel sind von der Oberhaut gebildete Hornplatten, die den Krallen und Hufen bei anderen Wirbeltieren entsprechen. Nach ihrer Entstehung sind sie mit den Haaren verwandt. Sie dienen nicht nur dem Kratzen, sondern bieten auch der weichen Fingerbeere ein Widerlager und ermöglichen so eine feinere Tastempfindung. Die Bildung des Nagels erfolgt durch das Nagelbett, und zwar nur von seinem proximalen hellen Abschnitt („Möndchen"). Der Nagel wächst pro Woche ein bis drei Millimeter. Bei Durchblutungsstörungen, z.B. bei schweren Erkrankungen, ist die Nagelbildung beeinträchtigt. Es entstehen dann quere Linien und Verfärbungen am Nagel, die entsprechend dem Nagelwachstum allmählich gegen den freien Rand vorgeschoben werden. Die Längsrillung der Nägel ist normal. Bei Beschädigung des Nagelbetts wird der Nagel abgestoßen und ein neuer Nagel vom „Möndchen" gebildet, der allmählich nach vorn wächst.

C Blutgefäße im Nagelbereich.

D Mikroskopisches Schnittbild durch einen Nagel (Vergrößerung 30fach).

1	Oberhaut	Epidermis
2	Lederhaut	Dermis (Corium)
3	Unterhaut (= „Subkutis")	Tela subcutanea
4	Haarschaft	Scapus (pili)
5	Haarfollikel	Folliculus pili
6	Talgdrüse	Glandula sebacea
7	Haarmuskel	M. arrector pili
8	„Möndchen" (weißliche Wachstumszone des Nagels)	Lunula
9	Nagelwall	Vallum unguis
10	Nagelbett	Lectulus; Hyponychium
12	Haarbalg	Bursa pili
13	Sehnenhaube	Galea aponeurotica (Aponeurosis epicranialis)
14	Freier Rand (des Nagels)	Margo liber
15	Seitlicher Rand (des Nagels)	Margo lateralis
16	Nagelplatte	Corpus unguis
17	Nagelfalz	Sulcus matricis
18	Hornschicht des Nagelwalls	Eponychium
19	Schweißdrüse	Glandula sudorifera
20	Nagelwurzel	Radix unguis
21	Keimschicht des Nagels	Stratum germinativum (unguis)
22	Papillen (der Lederhaut)	Papillae

A

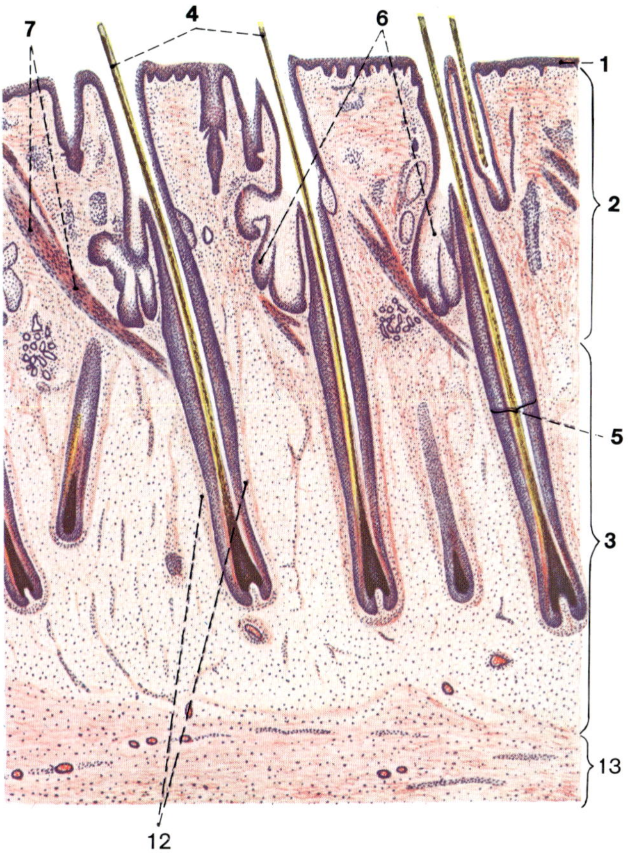

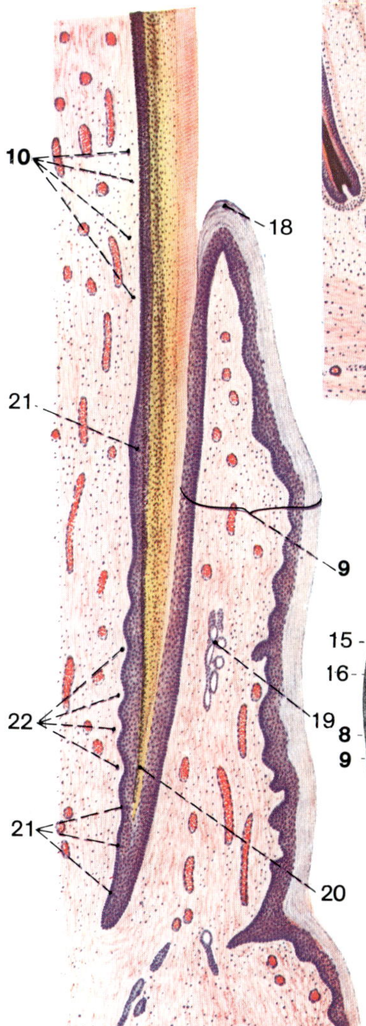

D

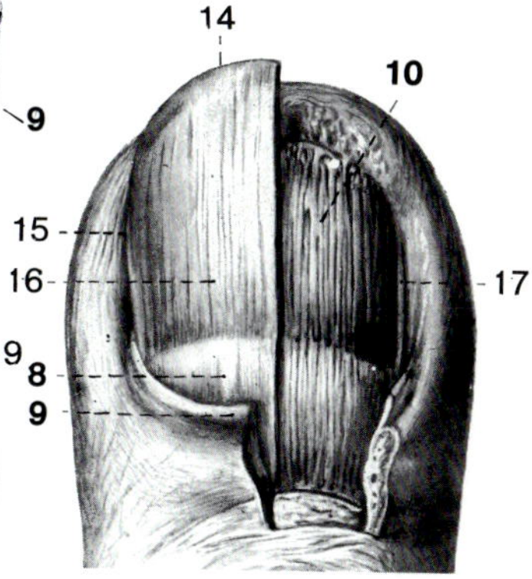

B

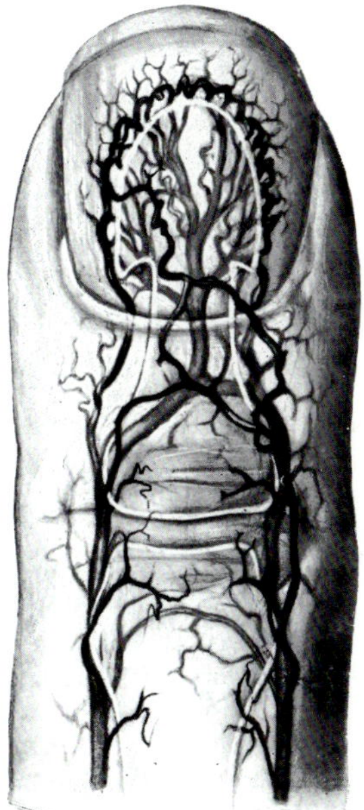

C

A Brustdrüse der Frau. Ähnlich wie Talg- und Schweißdrüsen gehört auch die Brust- oder Milchdrüse zu den Hautdrüsen: Das sezernierende Drüsengewebe liegt im Unterhautgewebe, das Sekret wird an der Haut abgegeben. Die menschliche Brustdrüse besteht aus 12 bis 15 Einzeldrüsen, die mit selbständigen Ausführungsgängen (den „Milchgängen") an der Brustwarze ausmünden. Die äußere Form der Brustdrüse wird weniger durch das Drüsengewebe als durch das Fettgewebe bestimmt. Bei der nichtschwangeren Frau ist der Anteil des Drüsengewebes gering. Die „volle Brust" enthält mehr Fettgewebe als die „platte". Da die Brustdrüse als Organ der Haut kein knorpeliges oder knöchernes Skelett enthält, hängt sie je nach Fülle und damit Gewicht sackartig nach unten durch. Bei der jugendlichen Brust hält das eingelagerte Bindegewebe noch einigermaßen die Form konstant. Mit zunehmendem Alter erschlafft das Bindegewebe, und die Brustdrüse sinkt immer tiefer (Hängebrust).

Die schwerwiegendste Erkrankung der Brustdrüse ist der Brustkrebst. Bedauerlicherweise ist diese Krebsform nicht nur sehr häufig (in der Bundesrepublik Deutschland sterben pro Jahr etwa 10000 Frauen an Brustkrebs), sondern tritt auch schon in früherem Alter auf als die meisten anderen Krebsarten. Sorgfältiges Abtasten der Brustdrüse (S. 369, B bis H) gehört zu den wichtigsten Früherkennungsmaßnahmen, die jede Frau regelmäßig vornehmen sollte. Die gesunde Brustdrüse ist von gleichmäßig weicher Beschaffenheit und gut beweglich. Krebsgewebe hingegen ist hart und in fortgeschrittenen Stadien wegen des Einwachsens in Nachbargewebe auch schlecht verschieblich. Nicht jedes härtere Gewebe in der Brustdrüse ist jedoch ein Krebs. Viele Frauen haben umschriebene „Drüsenpakete" in der Brustdrüse, die sich etwas härter als das andere Gewebe anfühlen und immer gut verschieblich sind. Verdächtig sind jedoch neu auftretende oder größer werdende härtere Bezirke. Die Brustdrüse liegt auf dem großen Brustmuskel, die gesunde Drüse ist jedoch gegen die Unterlage gut verschieblich. Hat ein Brustkrebs von der Drüse auf die darunterliegende Brustfaszie oder den großen Brustmuskel übergegriffen, so ist die Verschieblichkeit aufgehoben, ein diagnostisch wichtiges Zeichen!

B Schnitt durch die Brustdrüse einer Schwangeren. Die einzelnen Drüsenlappen sind voll entwickelt, jedoch noch deutlich von den Nachbarlappen durch Bindegewebe getrennt.

Die Brustdrüse ist gegen die Faszie des großen Brustmuskels gut verschieblich. Es laufen auch keine wesentlichen Blutgefäße oder Nerven durch. Der kosmetische Chirurg kann daher zwischen Brustdrüse und Faszie eine Kunststoffprothese einführen und damit das äußere Aussehen nahezu beliebig gestalten. Der Hautschnitt wird am unteren Rand der Brustdrüse geführt, so daß die Narbe durch die etwas überhängende Brustdrüse verdeckt wird.

C Brustwarze und Warzenhof einer Frau. Die kleinen Höckerchen im Bereich des Warzenhofs sind durch Talg- und Schweißdrüsen bedingt, welche die zarte Haut des Warzenhofs vorwölben. Sie dienen dem Einfetten und Anfeuchten des Warzenhofs, um einen besseren Kontakt mit dem Mund des Säuglings zu gewährleisten.

D Der gleiche Warzenhof nach Berührung. Die Brustwarze enthält ein schraubenförmig angeordnetes Netz von Muskelfasern, das in den Warzenhof ausstrahlt (S. 269, A). Berühren der Brustwarze löst den Erektionsreflex der Brustwarze aus: Durch die Kontraktion der Ringmuskeln wird die Brustwarze länger und tritt so stärker aus der Kontur der Brustdrüse hervor. Gleichzeitig wird der Durchmesser des Warzenhofs kleiner, und die durch die darunterliegenden Warzenhofdrüsen bedingten Höckerchen werden deutlicher. Der biologische Sinn ist klar: Die Brustwarze schiebt sich auf den Berührungsreiz hin geradezu in den Mund des Säuglings. Hört der Berührungsreiz auf, so erschlafft die Muskulatur und die Brustwarze kehrt in die Ruhestellung zurück.

1 Brustwarze („Mamille") . . . . Papilla mammae
2 Warzenhof . . . . Areola mammae
3 Milchgang . . . . Ductus lactifer

4 Erweiterung des Milchgangs („Milchsäckchen") . . . . . Sinus lactifer
5 Lappen der Milchdrüse . . . . Lobi glandulae mammariae
6 Läppchen der Milchdrüse . . . . Lobuli glandulae mammariae
7 Fettkörper . . . . Stratum adiposum mammae
8 Brustfaszie . . . . Fascia pectoralis
9 Großer Brustmuskel . . . . M. pectoralis major
10 Warzenhofdrüsen („Montgomerysche Drüsen") . . . . . Glandulae areolares

B

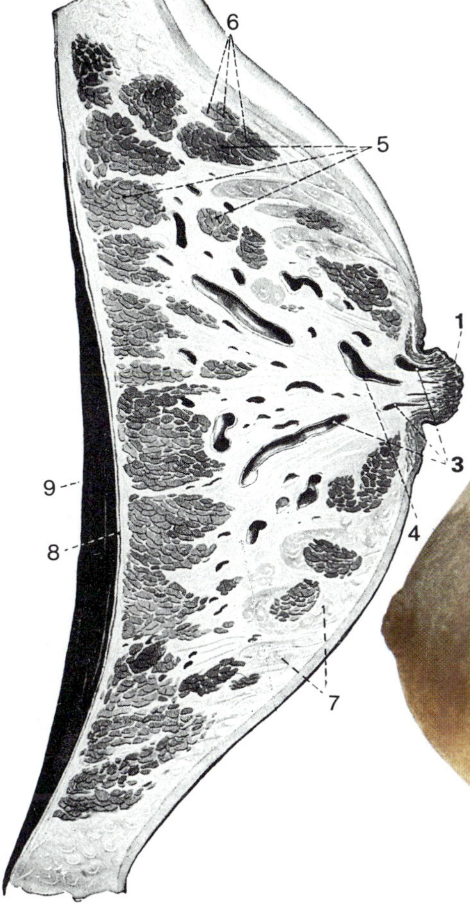

A

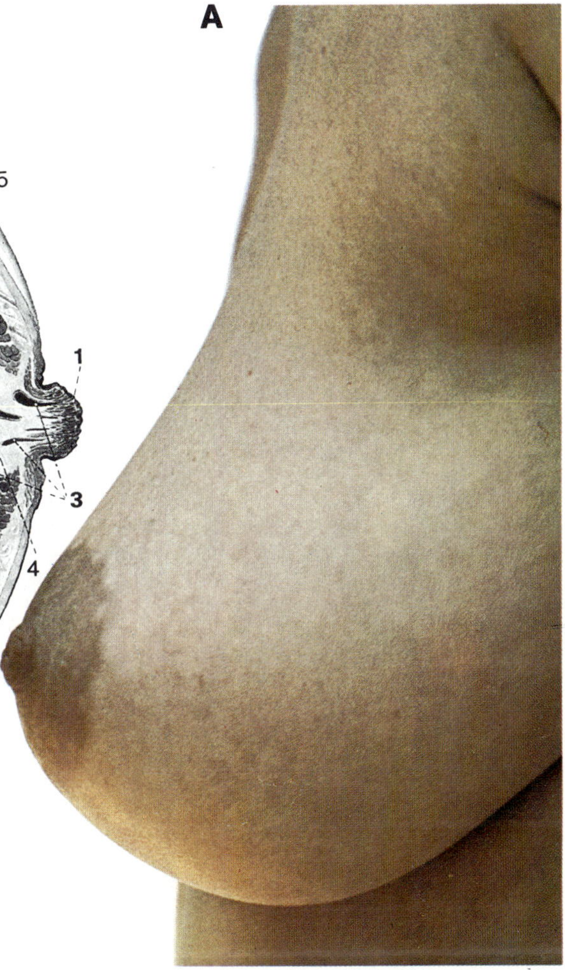

C

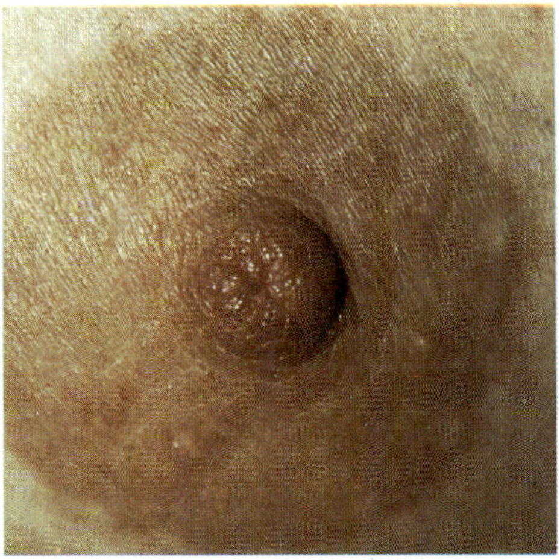

D

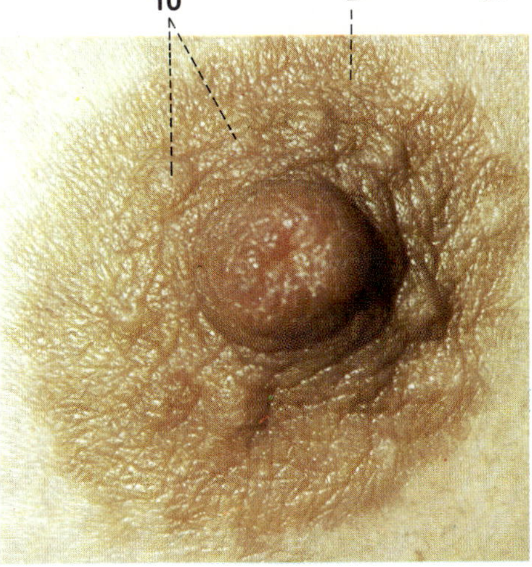

A Mikroskopisches Schnittbild der milchbildenden Brustdrüse (Vergrößerung 75fach). Die 12 bis 15 die Brustdrüse zusammensetzenden Drüsenlappen enthalten jeder ein baumartig verzweigtes Ausführungsgangsystem. An den Enden der Gänge sitzen die sezernierenden Drüsenschläuche. Die 12 bis 15 Hauptausführungsgänge (Milchgänge) münden auf der Brustwarze aus, nachdem sie sich vorher zum „Milchsäckchen" erweitert hatten. Die Milchgänge laufen strahlig auf die Brustwarze zu. Wenn der Chirurg in die Brustdrüse einschneiden muß, z. B. bei einem Abszeß, so wird er den Schnitt immer radiär und nicht bogenförmig führen, um möglichst wenig Milchgänge zu durchtrennen.

B Endstücke einer milchbildenden Brustdrüse bei etwa 400facher Vergrößerung. Die Fetttröpfchen sind schwarz angefärbt. In der Milch ist das Fett in Form feinster Tröpfchen enthalten, die vom Milcheiweiß in der Schwebe gehalten werden (Emulsion). Fett und Eiweiß werden offenbar von den gleichen Zellen sezerniert, aber in verschiedenen Zellorganellen gebildet.

C bis **E** Entwicklungsstadien der Brustdrüse im histologischen Bild. Die Milchdrüsen verharren beim Kind bis zum Beginn der Pubertät in einem Ruhezustand. Dann beginnt sich das Gewebe zuerst unter dem Warzenhof zu vermehren, so daß dieser sich über die sonst noch flache Brust erhebt. Dann wächst auch der Drüsenkörper in individuell verschiedenem Ausmaß heran. Die Drüsenschläuche verzweigen sich etwas, bleiben aber immer noch gegenüber dem Zwischengewebe zurück (C). Erst mit einer Schwangerschaft erfolgt unter hormonellem Einfluß eine weitere Entwicklung. Die Drüsen sprossen aus, treiben Seitenzweige, die ursprünglich soliden Stränge bilden Lichtungen. Im Schnittbild (D) überwiegt das Drüsengewebe. Nach Beendigung des Stillens bilden sich die Drüsen wieder zu einem Zustand ähnlich dem vor der Schwangerschaft zurück (E). Beim Mann bleibt die Brustdrüse normalerweise in der kindlichen Form bestehen, der Brustkrebs ist selten. Durch weibliche Geschlechtshormone kann jedoch auch beim Mann die Brustdrüse zur Entwicklung gebracht werden. Dies ist eine vom Mann meist als sehr störend empfundene Nebenwirkung der Behandlung des Krebses der Vorsteherdrüse mit weiblichen Geschlechtshormonen. Diese Wirkung ist jedoch erwünscht bei der Geschlechtsumwandlung vom Mann zur Frau, bei welcher dieses Merkmal des weiblichen Körper am einfachsten und sehr natürlich zur Entfaltung gebracht werden kann. Leider steigt damit auch für den ehemaligen Mann das Brustkrebsrisiko an.

C Ruhende Brustdrüse einer 21 jährigen.

D Voll leistungsfähige Brustdrüse drei Wochen nach der Entbindung.

E Ruhende Brustdrüse 3 Monate nach dem letzten Stillen.

1 Drüsenendstück . . . . Alveolus glandulae (mammariae)
2 Ausführungsgang . . . . Ductus alveolaris lactifer
3 Drüsenzelle . . . . Lactocytus
4 Korbzelle . . . . Myoepitheliocytus stellatus
5 Fetttröpfchen . . . . Gutta adipis
6 Bindegewebe . . . . (Textus connectivus)
7 Unausgebildete Milchdrüsenläppchen . . . . –
8 Voll entfaltete Milchdrüsenläppchen . . . . (Lobuli glandulae mammariae)
9 Rückgebildetes Milchdrüsenläppchen . . . . –

A

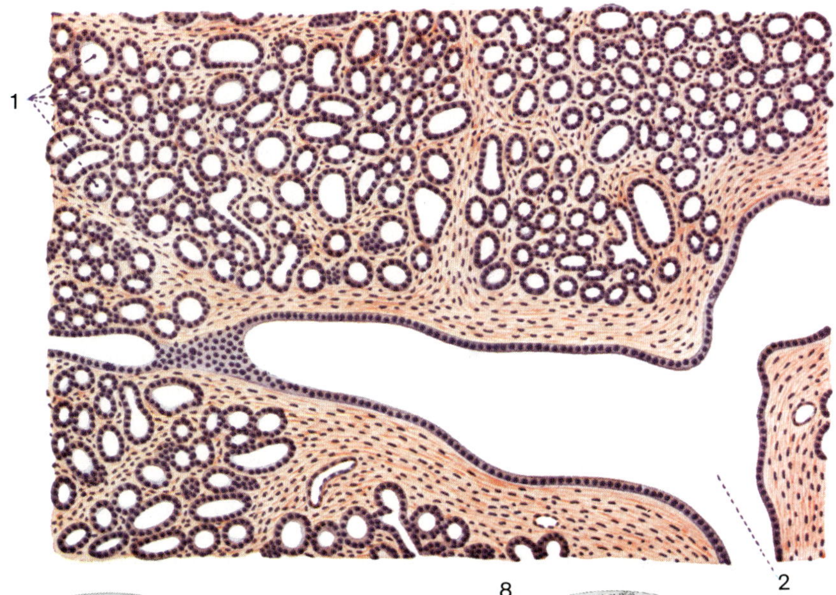

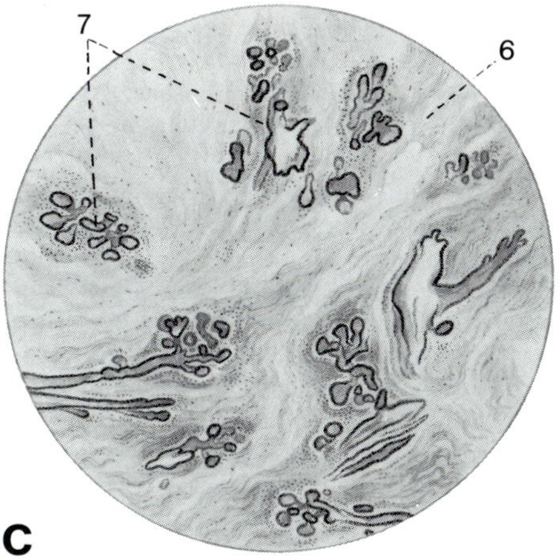

C

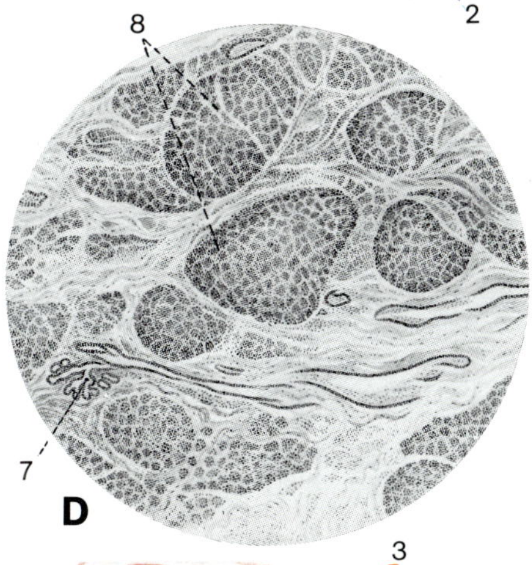

D

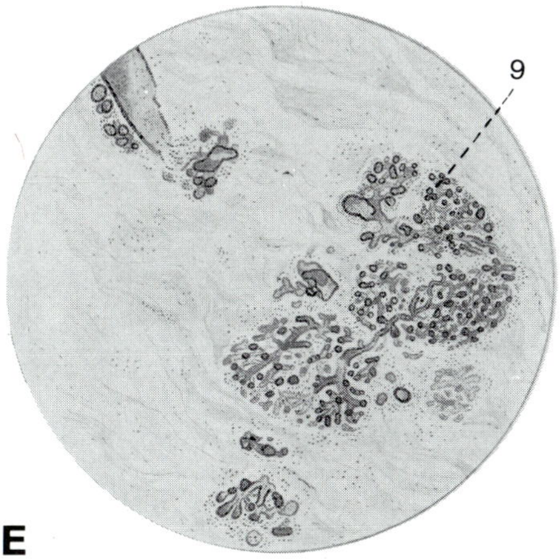

E

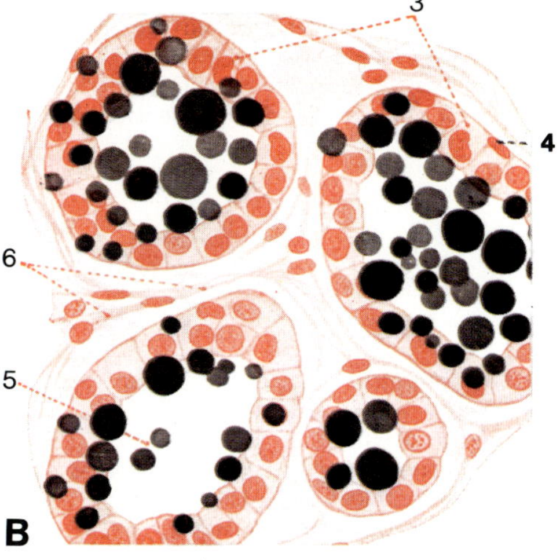

B

A Anordnung der Muskelfasern in der Brustwarze (vgl. S. 364 D).

B bis **H** Die Selbstuntersuchung der Brust sollte systematisch erfolgen. Sie gliedert sich in 2 Abschnitte: die Besichtigung (Inspektion) und die Betastung (Palpation). Zur Besichtigung stelle man sich vor einen großen Spiegel, der möglichst den ganzen Rumpf, mindestens aber den Oberkörper verzerrungsfrei widerspiegelt. Bei entspannt herunterhängenden Armen (**B**) stehen die Brustwarzen auf gleicher Höhe und gleich weit von der Mittellinie entfernt. Bei Geschwülsten ist die Brustwarze manchmal in Richtung der Geschwulst verzogen. Die gesunden Brustdrüsen erscheinen gleich groß. Es gibt jedoch belanglose Größendifferenzen aufgrund unterschiedlicher Entwicklung. Verdächtig ist nur ein Größenunterschied, der sich nach vorheriger gleicher Größe allmählich einstellt. Die Haut der gesunden Brustdrüse ist nirgends eingezogen oder verändert. Bei in die Haut einwachsenden Krebsen nimmt die Haut oft ein apfelsinenschalenartiges Aussehen an. Die Symmetrie der Brustdrüsen darf sich nicht ändern, wenn beide Arme gleichmäßig bis zur Vertikalen gehoben werden (**C**). Der große Brustmuskel setzt am Oberarm an. Er wird beim Heben der Arme gedehnt. Seine Kontur tritt stärker hervor. Die Brusthaut wird mit dem angehobenen Schultergürtel nach oben gezogen. Die Brustdrüse als Hautorgan muß diesem Zug folgen: Zurückbleiben einer Brustdrüse läßt auf bindegewebige Verwachsungen schließen, die u.a. auf einer Geschwulst beruhen können. Nächste Aufgabe ist die Abtastung: Um Befunde leichter beschreiben zu können, denke man sich die Brustdrüse durch ein Achsenkreuz, das seinen Mittelpunkt in der Brustwarze hat, in vier Quadranten zerlegt: innerer oberer (**D**), innerer unterer (**E**), äußerer unterer (**F**), äußerer oberer (**G**) Quadrant. Alle 4 Quadranten sind sorgfältig abzutasten, besonders aber der äußere obere Quadrant, weil hier erfahrungsgemäß die meisten Krebse entstehen. Zum Schluß der Untersuchung sollte man auch noch die Achselhöhle austasten, um nach verhärteten Lymphknoten zu fahnden (**H**). Der Arm muß dazu an den Rumpf angelegt werden, weil man bei abgespreiztem Arm nicht tief genug in die Achselhöhle eindringen kann. Bemerkt man etwas Verdächtiges, so sollte man nicht gleich hysterisch reagieren. Die meisten „Befunde" sind harmlos. Man suche jedoch umgehend einen in der Brustuntersuchung erfahrenen Arzt auf.

J Röntgenbild der Brustdrüse (Mammogramm). Fettgewebe ist gut strahlendurchlässig. Im Röntgenbild der Brust zeichnen sich daher vorwiegend Bindegewebezüge und Blutgefäße ab. Im Krebsgewebe liegen die Zellen dicht nebeneinander. Es ist viel „strahlendichter" als die übrigen Gewebe der Brustdrüse. Man kann daher im Röntgenbild der Brustdrüse auch schon kleine Geschwülste sehen. Die Röntgenaufnahme bedarf dazu einer besonderen Technik (Mammographie). Auf der üblichen Röntgenaufnahme des Brustkorbs zur Darstellung des Herzens oder der Lungen sind keine Feinheiten der Brustdrüse zu erkennen. Ist im Röntgenbild ein verdächtiger Bereich festgestellt, so sollte das Gewebe unbedingt histologisch untersucht werden. Hierzu ist die Entnahme einer Gewebeprobe mit Hilfe einer Injektionsnadel (Punktion) oder durch Herausschneiden (Probeexzision) erforderlich. Die Mammographie ist keine Untersuchungsmethode, die man etwa monatlich anwenden könnte, um einen Krebs auch ganz sicher im Frühstadium zu erfassen. Röntgenstrahlen schädigen den Körper und begünstigen die Bildung bösartiger Tumoren. Die Mammographie ist daher gezielt einzusetzen, wenn es um die Klärung von Befunden geht. Eine harmlose Untersuchungsmethode ist hingegen die „Thermographie". Hierbei werden landkartenartig die Hauttemperaturen aufgezeichnet. Geschwülste haben wegen ihres raschen Wachstums einen lebhaften Stoffwechsel und sind daher wärmer als die Umgebung. Die Aussagemöglichkeiten der Thermographie sind jedoch begrenzt: Das Bild ist sehr grob, und auch viele gutartige Prozesse bedingen Temperaturerhöhungen.

1 Milchgang . . . . Ductus lactifer

2 Vene . . . . Vena
3 Ringförmig angeordnetes Netz von Muskelfasern . . . . M. sphincter papillae
4 Längsgerichteter Muskelzug . . . . (Myocyti)
5 Elastische Sehnen zur Haut . . . . (Fibrae elasticae)

C

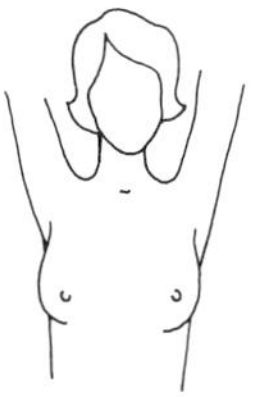

B

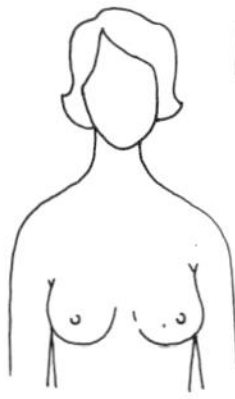

A

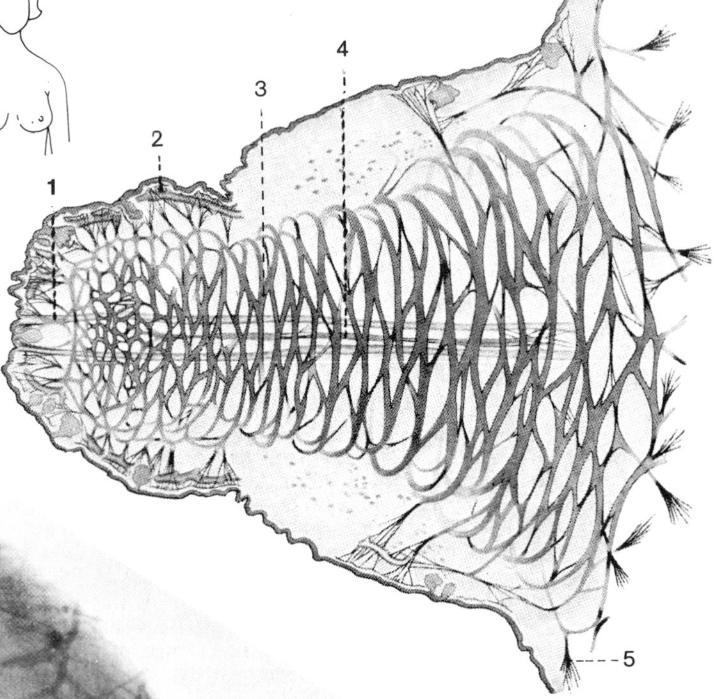

D

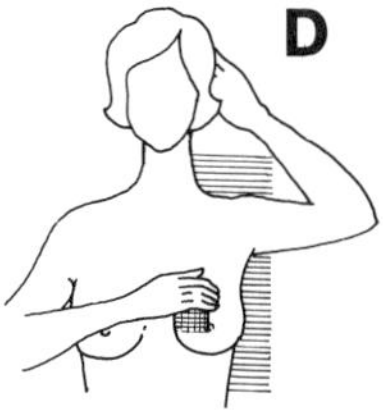

J

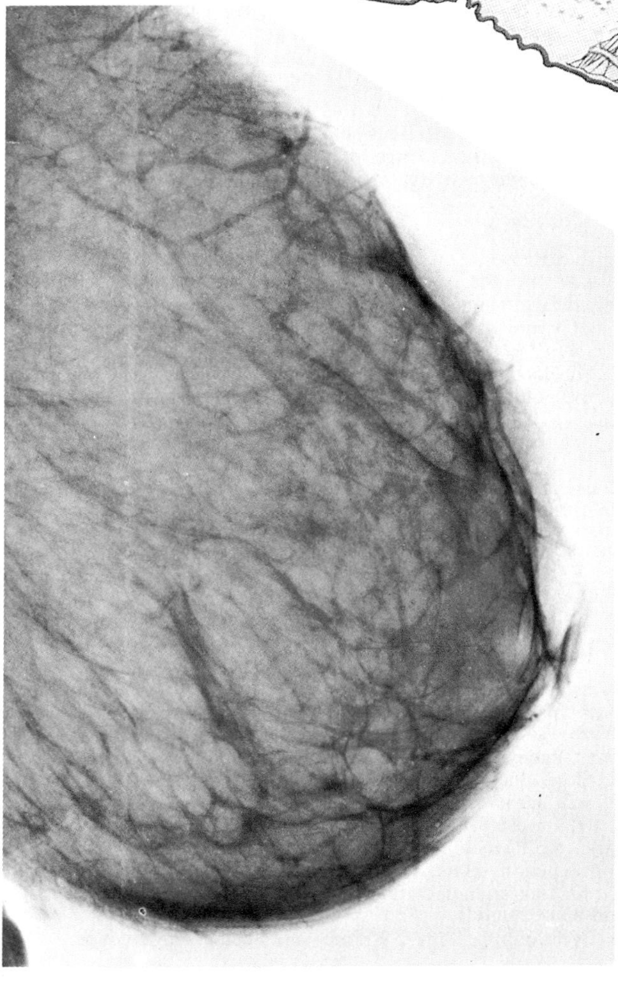

E

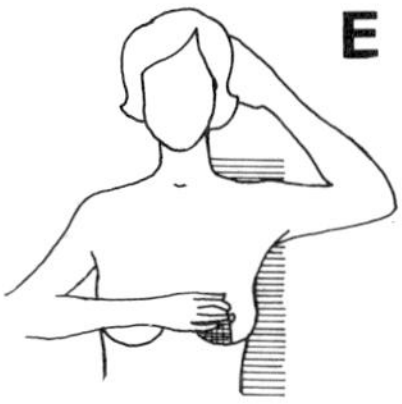

F

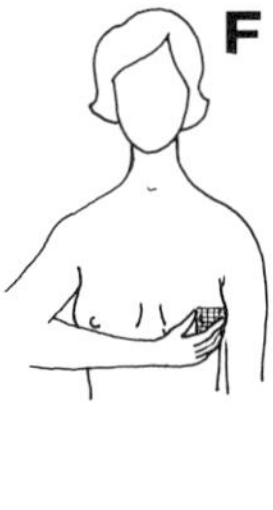

H

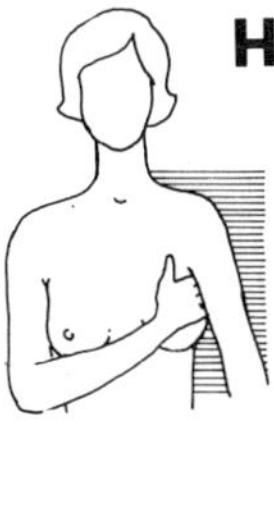

G

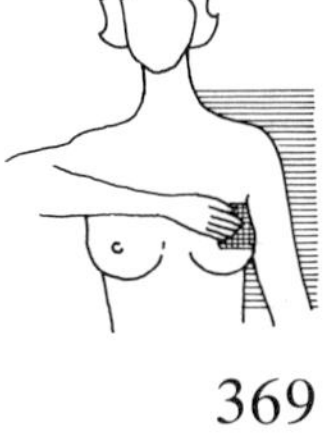

Haut: Zusammenfassung

Schichtenbau

1. Haut im engeren Sinn
   a) Oberhaut = Epidermis: mehrschichtiges verhorntes Plattenepithel mit Keimschicht an der Basis und Hornschicht aus abgestorbenen Zellen an der Oberfläche; die Dicke der Hornschicht entspricht der Stärke der mechanischen Beanspruchung.
   b) Lederhaut: Geflechtwerk zugfester (kollagener) Fasern, durch Papillen mit der Oberhaut verzahnt; aus der Lederhaut von Tieren wird durch Gerben Leder gewonnen.
2. Unterhaut = Subkutis: vorwiegend Fettgewebe („Fettpolster").

Typen der Haut

1. Leistenhaut: unbehaarte Haut der Hohlhand und der Fußsohle, benannt nach den Hautleisten mit einem angeborenen, höchst individuellen Muster (Fingerabdruck).
2. Felderhaut: behaarte Haut am übrigen Körper.

Anhangsorgane

1. Haare: Ausgenommen Hohlhand und Fußsohle ist der ganze Körper behaart. Zwei Typen: Wollhaare (Flaum) und Terminalhaare (Kopfhaar, Augenbrauen, Wimpern, Bart, Nasenhaare, Haare im äußeren Gehörgang, Achselhaare, Schamhaar).
2. Nägel: entsprechen den Krallen, Hufen und Klauen bei Tieren, verbessern als Widerlager auch die Tastempfindung.
3. Talgdrüsen: meist in Verbindung mit Haaren, aber auch freie Talgdrüsen („Mitesser" auf der Nase); fetten die Haut und die Haare ein und erhalten sie geschmeidig.
4. Schweißdrüsen: dienen der Wärmeregulation: Abkühlung der Haut durch Verdunstung von Wasser (dem Körper wird Verdunstungswärme entzogen).
5. Milchdrüsen: Brustdrüse der Frau aus 12 bis 15 Einzeldrüsen, die mit den Milchgängen auf der Brustwarze ausmünden. Auch die männliche Brustdrüse kann durch weibliche Geschlechtshormone zur Entwicklung gebracht werden.

Aufgaben

Die Haut grenzt den Körper schützend gegen die Umwelt ab:

1. Mechanischer Schutz: Hornschicht (Schwielen auf der Hand!), Lederhaut, aber auch Haare (Reibungsschutz). Polsterung durch Fettgewebe.
2. Wärmeschutz:
   a) Schutz gegen Wärmeverlust: Wärmeisolierung durch Unterhautfettgewebe und Haarkleid.
   b) Schutz gegen Überhitzung: Schweißbildung (Verdunstungswärme) und Erweiterung der Blutgefäße der Haut (zugleich „Warmwasserheizung" und „Wasserkühlung").
3. Schutz gegen Flüssigkeitsverlust: Im Gegensatz zu Schleimhäuten ist die äußere Haut nur wenig flüssigkeitsdurchlässig (eingefettete Hornschicht!), dem Körper geht an der Haut pro Tag nur etwa ein halber Liter Wasser verloren (nicht berücksichtigt starkes Schwitzen).
4. Strahlenschutz: Pigmentzellen in der Keimschicht der Oberhaut absorbieren für den Körper schädliches ultraviolettes Licht. Die Stärke der Pigmentierung ist abhängig von der Intensität der Bestrahlung. Auch Röntgenstrahlen bräunen die Haut.
5. Bakterienschutz: Gesunde Haut ist für Bakterien und andere Kleinlebewesen schlecht zu durchdringen (mechanische Barriere und Säuremantel).
6. Sinnesorgan: Druck-, Berührungs-, Vibrations-, Kälte-, Wärme- und Schmerzempfindung.

Sinnesorgane

Auge

Horizontalschnitt durch den linken Augapfel; untere Hälfte. Das Auge wird gewöhnlich mit einem Fotoapparat verglichen. Ein Fotoapparat hat 5 Hauptteile: das auf die Entfernung einstellbare Linsensystem (Objektiv), die Blende zur Regulierung des Lichteinfalls, den Bildträger (Film), den Verschluß und das Gehäuse. Auch das Auge hat ein Linsensystem: eine starre Frontlinse, die „Hornhaut“, und eine verstellbare Linse, die „Linse“. Die Blendenfunktion übernimmt die Regenbogenhaut. Bildträger ist die Netzhaut. Das Verschlußsystem liegt vor dem Auge wie eine Objektivkappe in Form der Lider. Das Gehäuse des Auges ist die Lederhaut und, im weiteren Sinne, auch noch die von Knochen umgebene Augenhöhle. Ein Fotoapparat muß höchst selten zur Wartung. Biologisches Material hingegen bedarf der ständigen Versorgung zur Gewährleistung seines Stoffwechsels. Deshalb haben wir am Auge Einrichtungen, für die wir bei der Kamera Vergleichbares vermissen: die Blutgefäße, die besonders reichlich in der „Aderhaut“ liegen.

1	Netzhaut	Retina
2	Aderhaut	Choroidea
3	Lederhaut	Sclera
4	Hornhaut	Cornea
5	Bindehaut	Tunica conjunctiva
6	Regenbogenhaut	Iris
7	Strahlenkörper	Corpus ciliare
8	Linse	Lens
9	Vordere Augenkammer	Camera anterior bulbi
10	Hintere Augenkammer	Camera posterior bulbi
11	Sehloch (= Pupille)	Pupilla
12	Glaskörper	Corpus vitreum
13	Gelber Fleck (Stelle schärfsten Sehens)	Macula
14	„Blinder Fleck“ (Durchtritt des Sehnervs durch die Wand des Augapfels = Sehnervenpapille)	Discus nervi optici
15	Sehnerv (zweiter Hirnnerv)	N. opticus
16	Achse des Augapfels	Axis bulbi
17	Sehachse (zur Stelle des schärfsten Sehens)	Axis opticus

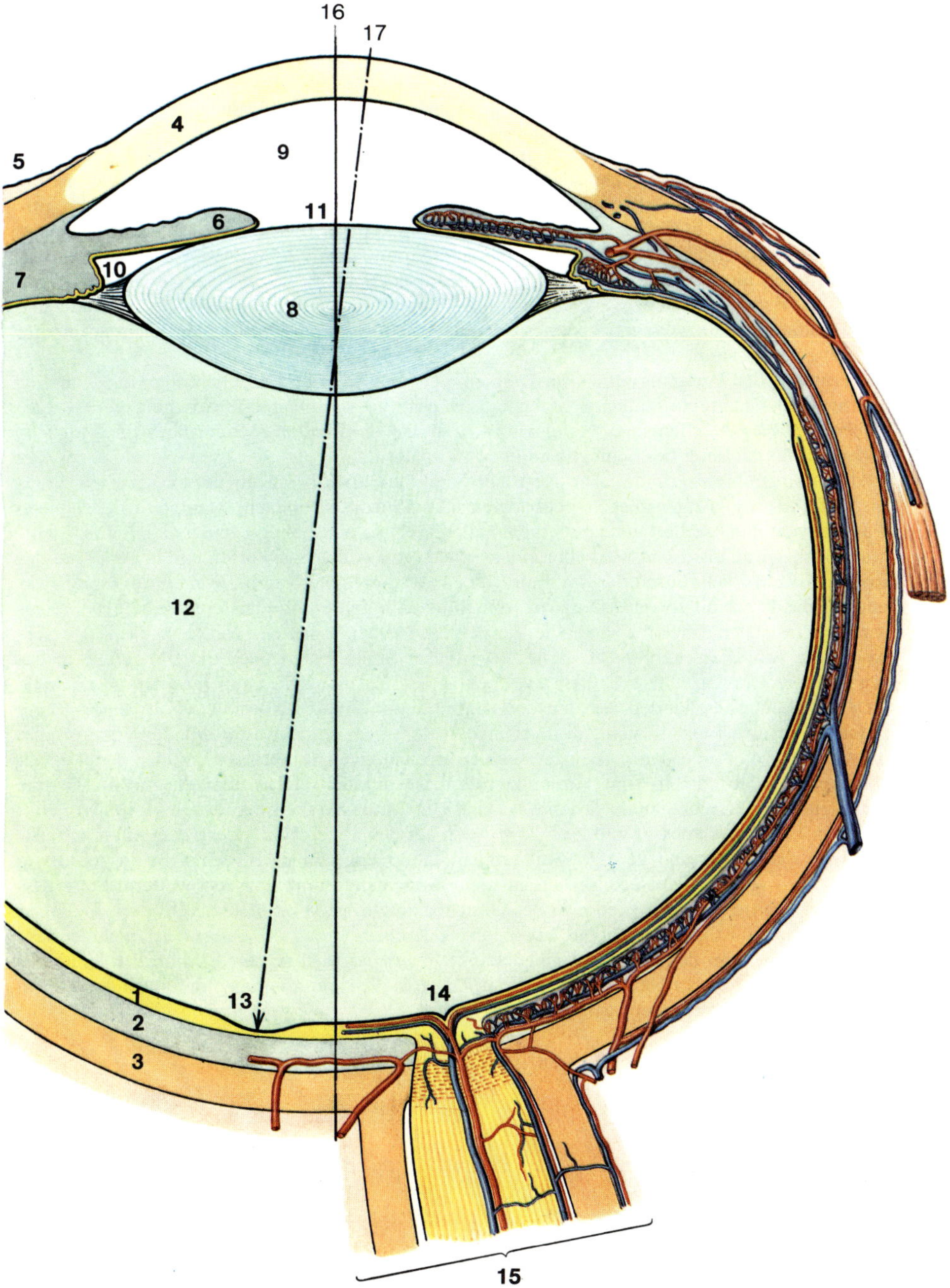
16
17
4
9
5
11
6
7
10
8
12
1
13
14
2
3
15

A Mikroskopisches Bild der Netzhaut (Vergrößerung 400fach).

B Schema zu Abbildung A. In die Kamera legt man den Film so ein, daß die lichtempfindliche Schicht dem Licht zugewandt ist. Beim menschlichen Auge ist es gerade umgekehrt. Das Licht muß erst acht Schichten der Netzhaut passieren bis es auf die lichtempfindliche Schicht der Stäbchen und Zapfen auftrifft. Dies hat einen einfachen Grund. Im Fotoapparat kann man den Film wechseln: Für Urlaubsfotos am hellen Strand nimmt man einen Normalfilm, für Aufnahmen im Museum oder Theater einen hochempfindlichen Film usw. Die Netzhaut muß ihre Lichtempfindlichkeit selbst regulieren, indem sie die lichtempfindlichen Stäbchen und Zapfen verschieden weit von einem dunklen Pigment einhüllen läßt. Die Stäbchen und Zapfen müssen also der Pigmentschicht gegenüberstehen, damit sich diese nach Bedarf zwischen die Stäbchen und Zapfen schieben kann (Abbildungen C und D). Da man die dunkle Schicht natürlich nicht vor das Licht stellen kann, ist das hochentwickelte Wirbeltierauge als „inverses Auge" gebaut. Der zunächst naheliegende Bau, die lichtempfindlichen Zellen dem Licht zuzuwenden, kommt nur bei niederen Tieren vor. Die Bezifferung der Schichten 1 bis 10 entspricht dem Gang des Lichts: Es muß durch drei Schichten von Zellkernen treten, bis es an die lichtempfindlichen Stäbchen und Zapfen gelangt. Lebendes Gewebe ist jedoch durchsichtig, sofern nicht Farbstoffe usw. eingelagert sind.

C, D Verhalten des Pigmentepithels im Dunkeln (C) und bei starker Belichtung (D). Zur Abschirmung der lichtempfindlichen Stäbchen und Zapfen wird Pigment zwischen diese vorgeschoben. Dieser Mechanismus bietet einen zusätzlichen Blendungsschutz über die Möglichkeiten der Verstellung des Sehlochs und der Lidspalte hinaus.

E Foto des Augenhintergrundes. Die Netzhaut kann man auch beim lebenden Menschen direkt mit Hilfe des sog. Augenspiegels beobachten. Das Prinzip ist einfach: Man stellt das Sehloch (Pupille) weit und leuchtet dann mit einem hellen Licht so in das Auge, daß man mit dem Lichtstrahl blickt, d.h., das Licht wird über einen Spiegel in das Auge geworfen und in der Mitte des Spiegels ist ein Loch, durch das der Betrachter bzw. die Kamera sieht. Wegen der Blutgefäße leuchtet die Netzhaut rot auf. Die größeren Blutgefäße laufen alle auf eine helle Scheibe zusammen. Das ist die Sehnervenpapille, an der die Nervenfasern der Netzhaut das Auge verlassen, um zum Zwischenhirn zu ziehen. An dieser Stelle treten auch die Blutgefäße in das Augeninnere ein. Da hier praktisch ein Loch in der Netzhaut ist, kann man an dieser Stelle auch nicht sehen, es handelt sich um den sog. „blinden Fleck". Normalerweise bemerkt man diesen Gesichtsfeldausfall nicht, da man mit zwei Augen sieht und die blinden Flecke nicht zusammenfallen. Außerdem „ergänzt" auch beim einäugigen Sehen das Großhirn den Ausfall. Man kann sich aber leicht vom Vorhandensein dieses blinden Flecks überzeugen: Man nehme zwei kleine Papierstücke, male sich auf das eine ein Kreuz, auf das andere einen farbigen Punkt von etwa 1 cm Durchmesser und lege sie vor sich auf den Tisch. Nun fixiere man mit dem rechten Auge das Kreuz und bewege den farbigen Punkt langsam nach rechts. Im Abstand von 10 bis 12 cm verschwindet er plötzlich aus dem Gesichtsfeld und kehrt bei weiterer Seitwärtsbewegung ebenso plötzlich wieder in das Gesichtsfeld zurück. Voraussetzung für das Gelingen dieses Versuchs ist das sorgfältige Fixieren des Kreuzes, d.h., das Auge darf nicht bewegt werden. Wenn man das Auge auf einen Punkt fixiert, so wird dessen Bild an der Stelle des schärfsten Sehens in der Netzhaut abgebildet. Diese Stelle sieht im Augenhintergrundbild leicht gelblich aus und wird daher „gelber Fleck" genannt.

1	Innere Grenzmembran	Stratum limitans internum
2	Schicht der Sehnervenfasern	Stratum neurofibrarum
3	Schicht der Sehnervenzellen	Stratum ganglionare
4	Innere Netzschicht	Stratum plexiforme internum
5	Innere Körnerschicht	Stratum nucleare internum
6	Äußere Netzschicht	Stratum plexiforme externum
7	Äußere Körnerschicht	Stratum nucleare externum
8	Äußere Grenzmembran	Stratum limitans externum
9	Schicht der Stäbchen und Zapfen	Stratum photosensorium
10	Pigmentepithel	Pars pigmentosa
11	Amakrine Zelle	Neurocytus amacrinus
12	Horizontalzelle	Neurocytus horizontalis

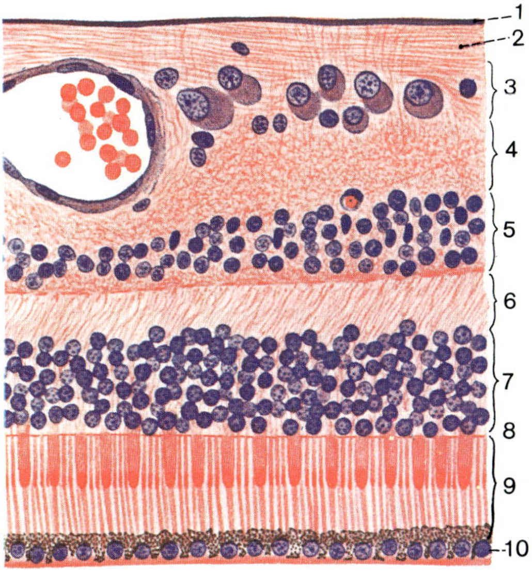

A

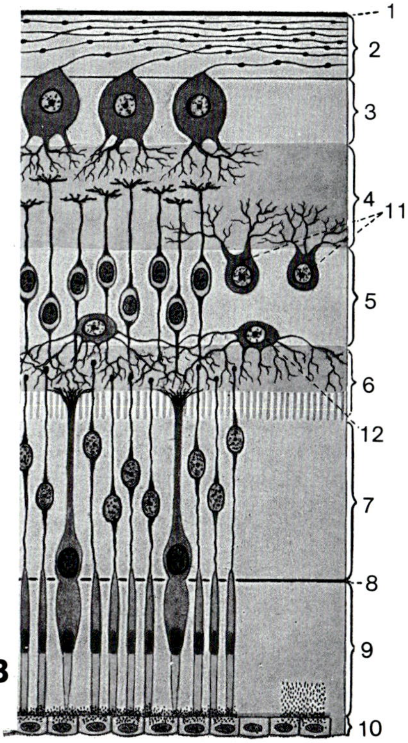

B

C

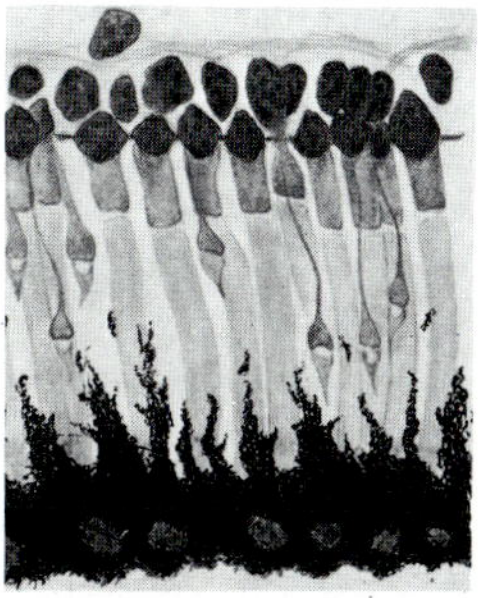

D

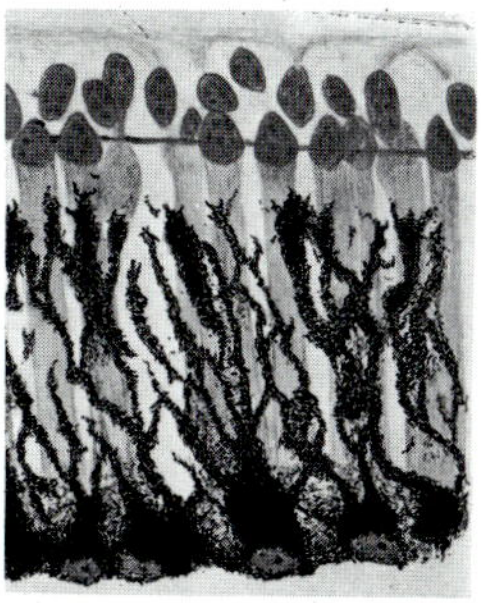

E

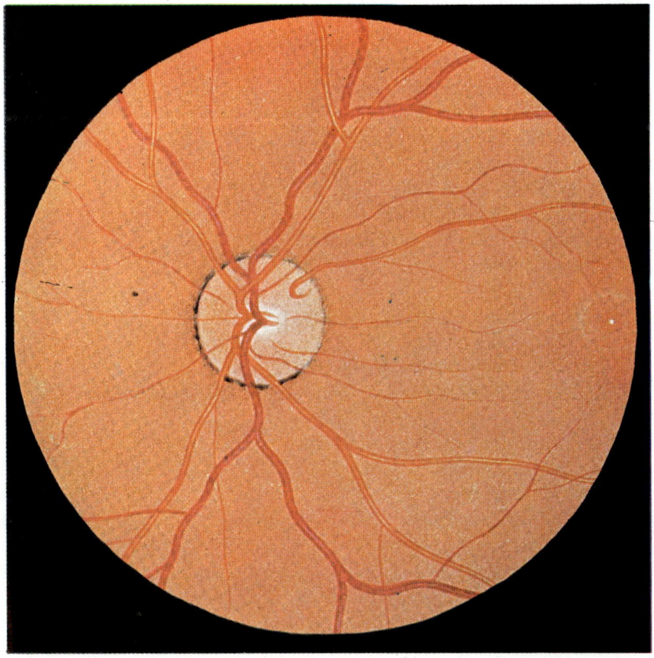

A Lage der Augäpfel und der Sehnerven in den Augenhöhlen. Die Schädelknochen sind von oben her abgemeißelt.

B Bau der Stelle des schärfsten Sehens in der Netzhaut (gelber Fleck). Hier ist die Netzhaut so gebaut, daß das Bild möglichst wenig verfälscht wird. Diese Stelle ist frei von größeren Blutgefäßen, und die inneren Schichten der Netzhaut weichen etwas zur Seite. Am gelben Fleck gibt es auch nur die tageslichtempfindlichen Zapfen. Im Dunkeln kann man daher nicht scharf sehen.

C Schema der Sehbahn. In der Sehnervenkreuzung kreuzen jeweils nur die Nervenfasern, die zu den äußeren Gesichtsfeldhälften gehören. Auf diese Weise finden sich im linken Sehstrang die Nerven von der rechten, im rechten die der linken Gesichtsfeldhälfte. Die Koppelung der Sinneseindrücke mit den Bewegungen der Augen- und Körpermuskeln erfolgt im Mittelhirn. Bei Zerstörung eines Sehnervs ist das betreffende Auge blind. Bei Zerstörung der Sehnervenkreuzung ist das Gesichtsfeld auf den zentralen Bereich geschrumpft (so als ob man Scheuklappen trüge). Bei Zerstörung eines Sehstrangs fällt die gegenüberliegende Gesichtsfeldhälfte aus.

D Augenlinse von der Seite (10fache Vergrößerung).

Bild eines Zapfens und eines Stäbchens bei stärkerer Vergrößerung S. 11.

1	Augapfel	Bulbus oculi
2	Sehnerv	N. opticus
3	Sehnervenkreuzung	Chiasma opticum
4	Sehstrang	Tractus opticus
5	Augenhöhle	Orbita
6	„Gelber Fleck“ (Stelle schärfsten Sehens)	Macula
7	Großer Keilbeinflügel	Ala major
8	„Hahnenkamm“ (Teil des Siebbeins)	Crista galli; Os ethmoidale
9	Siebplatte (des Siebbeins)	Lamina cribrosa
10	Nervenzellen	Neurocytus ganglionaris
11	Innerere Grenzmembran	Stratum limitans internum
12	Schicht der Sehnervenfasern	Stratum neurofibrarum
13	Schicht der Sehnervenzellen	Stratum ganglionare
14	Innere Netzschicht	Stratum plexiforme internum
15	Innere Körnerschicht	Stratum nucleare internum
16	Äußere Netzschicht	Stratum plexiforme externum
17	Äußere Körnerschicht	Stratum nucleare externum
18	Äußere Grenzmembran	Stratum limitans externum
19	Schicht der Stäbchen und Zapfen	Stratum photosensorium
20	Pigmentepithel	Pars pigmentosa
21	Zapfen	Cellula optica coniformis
22	Dritter Hirnnerv (Augenmuskelnerv)	N. oculomotorius
23	Äußerer Kniehöcker	Corpus geniculatum laterale
24	Kerngebiet des dritten Hirnnervs	Nucleus nervi oculomotorii
25	Schwarze Substanz (Teil des extrapyramidal-motorischen Systems)	Substantia nigra
26	Hinterhauptlappen des Großhirns	Lobus occipitalis
27	Strahlen der Linse	Radii lentis
28	Hinterer Linsenpol	Polus posterior lentis
29	Hinterfläche der Linse	Facies posterior lentis
30	Linsenäquator	Equator lentis
31	Vorderfläche der Linse	Facies anterior lentis
32	Vorderer Linsenpol	Polus anterior lentis
33	Linsenachse	Axis lentis
34	Ziliarganglion (parasympathisch)	Ganglion ciliare

A

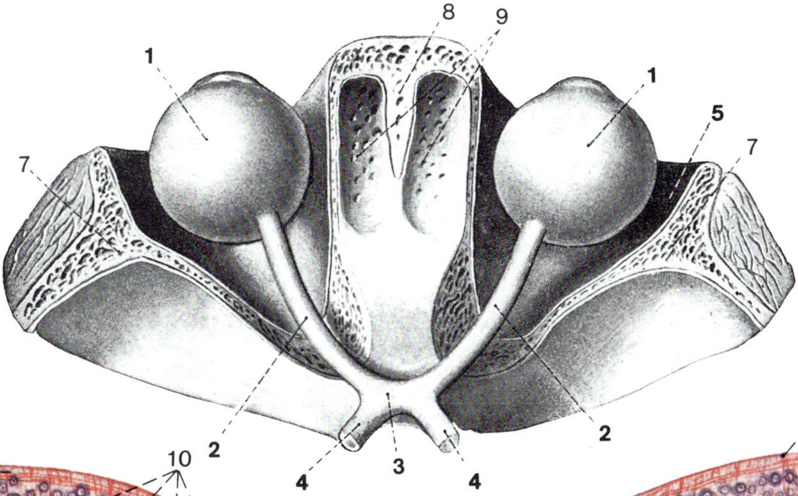
1
1
2
2
3
4
4
5
7
7
8
9

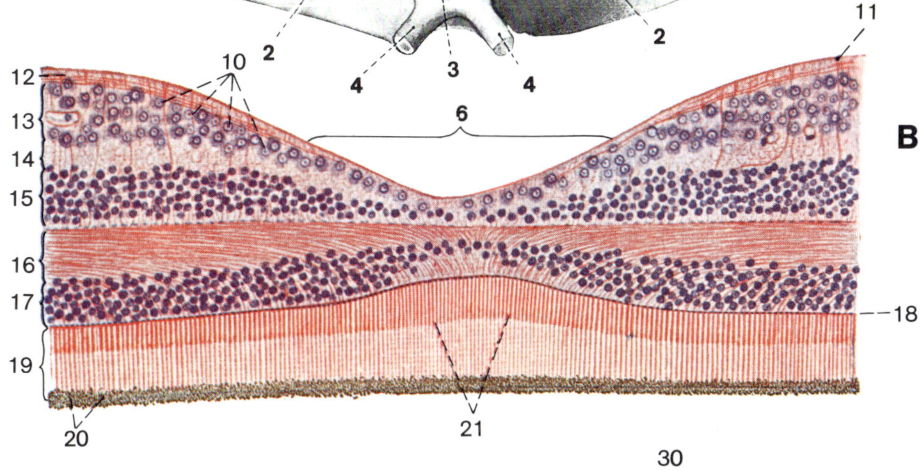
10
11
12
13
14
15
6
16
17
18
19
20
21

B

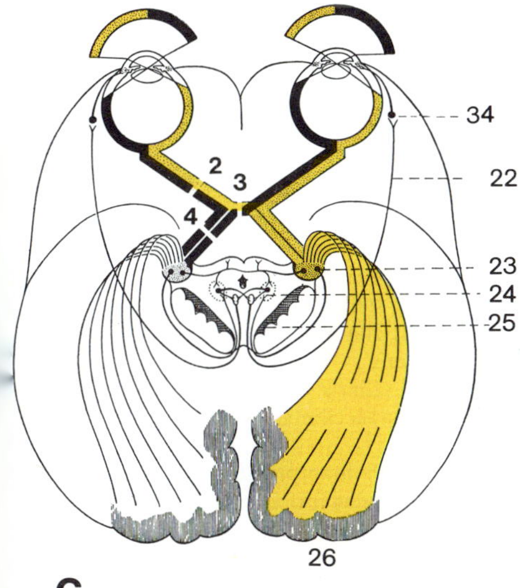
2
3
4
34
22
23
24
25
26

C

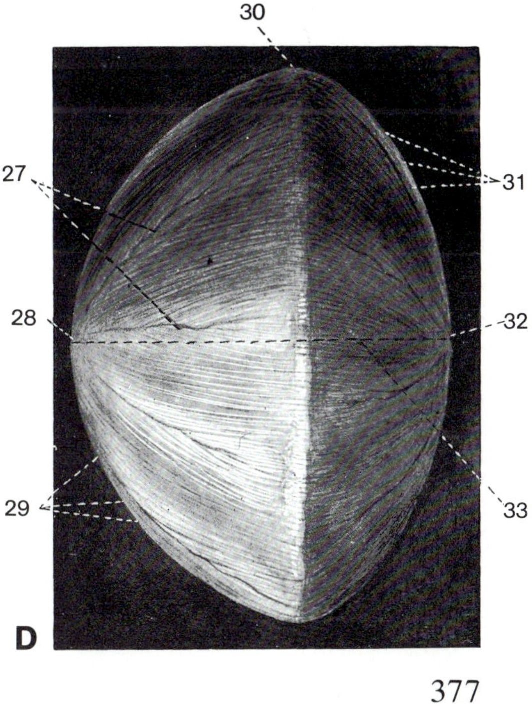
30
27
31
28
32
29
33

D

Auge

A Foto der Augengegend.

B Mikroskopisches Bild des vorderen Augenabschnitts (Vergrößerung etwa 12fach). Die Regenbogenhaut ist zur Regelung des Lichtdurchtritts vor die Linse geschaltet. Sie übernimmt also die Aufgaben einer Blende. Als solche muß sie das Sehloch (Pupille) aktiv enger- und weiterstellen können. Dies geschieht mit Hilfe zweier Muskeln: dem Schließmuskel und dem Erweiterer des Sehlochs. Der Schließmuskel verläuft annähernd kreisförmig nahe dem Rand des Sehlochs, der Erweiterer radspeichenartig. Beide Muskeln unterstehen dem vegetativen Nervensystem: der Schließmuskel dem Parasympathikus, der Erweiterer dem Sympathikus. Bei Aufregung (Erregung des Sympathikus) werden daher die Pupillen weit. Eine Blende ist nur dann wirksam, wenn das Licht nur durch das Loch in der Mitte, nicht aber durch den Blendenkörper selbst hindurchkann. Die Regenbogenhaut ist daher an ihrer Rückseite mit dem Pigmentepithel der Netzhaut überzogen. Dieses schimmert bläulich durch die Regenbogenhaut durch und bedingt die Farbe der „blauen Augen". Beim „braunen" Auge ist zusätzlich noch Pigment in die Regenbogenhaut selbst eingelagert. Die Regenbogenhaut ist sehr unregelmäßig gebaut und gefärbt. Dies ist wohl der Grund dafür, daß manche Heilpraktiker aus der Regenbogenhaut innere Erkankungen erkennen wollen. Danach sollen bestimmten Bereichen der Regenbogenhaut bestimmte innere Organe zugeordnet sein, eine Behauptung, die nie bewiesen wurde (freilich auch nicht zwingend widerlegt werden kann). Die Regenbogenhaut ist ein Teil der mittleren Schicht der Augenwand, die reichlich mit Blutgefäßen versehen ist.

Vor der Regenbogenhaut liegt noch die glasklare Hornhaut, die zusammen mit der weißen Lederhaut die äußere, straff bindegewebige Hülle des Auges ausmacht. Diese derbe Wand ersetzt dem Auge das Skelett. Gegenüber einem starren Skelett besitzt sie den Vorteil der Unzerbrechlichkeit, allerdings können Stiche die Hornhaut und die Lederhaut durchsetzen, so daß Flüssigkeit austritt (Kammerwasser und Glaskörper): Das Auge „läuft aus". Die Hornhaut ist frei von Blutgefäßen (erforderlich wegen der Durchsichtigkeit), wird vom Kammerwasser auf dem Wege der Diffusion ernährt und auf der Vorderseite von der Tränenflüssigkeit befeuchtet. Als Folge von Entzündungen oder Verletzungen kann es zur Trübung von Teilen oder der ganzen Hornhaut kommen. Dadurch wird das Sehvermögen mehr oder weniger stark beeinträchtigt. In diesem Fall kann durch Übertragung einer gesunden Hornhaut manchmal das volle Sehvermögen wiederhergestellt werden.

C Regenbogenhaut mit Sehloch (Foto, 10fache Vergrößerung). Die weißen Ringe im Sehloch sind die Reflexe des Ringblitzes von Hornhaut und Linse.

1	Augenbrauen	Supercilia
2	Wimpern	Cilia
3	Oberlid	Palpebra superior
4	Unterlid	Palpebra inferior
5	Innerer Augenwinkel	Angulus oculi medialis
6	Äußerer Augenwinkel	Angulus oculi lateralis
7	Sehloch (= Pupille)	Pupilla
8	Regenbogenhaut	Iris
9	Lederhaut	Sclera
10	Aderhaut	Choroidea
11	Netzhaut	Retina
12	Bindehaut (auf der Lederhaut gelegen)	Tunica conjunctiva; Sclera
13	Hornhaut	Cornea
14	Schließmuskel der Pupille	M. sphincter pupillae
15	Erweiterer der Pupille	M. dilatator pupillae
16	Linse	Lens
17	Linsenmuskel (= Strahlenkörpermuskel)	M. ciliaris
18	Strahlenzone (Linsenaufhängung)	Zonula ciliaris
19	Pigmentepithel	Epithelium pigmentosum
20	Kammerwinkel	Angulus iridocornealis
21	Schlemmscher Kanal (Abfluß des Kammerwassers)	Sinus venosus sclerae
22	Balkenwerk des Kammerwinkels	Reticulum trabeculare
23	Strahlenfortsätze (bilden Kammerwasser)	Processus ciliares

A

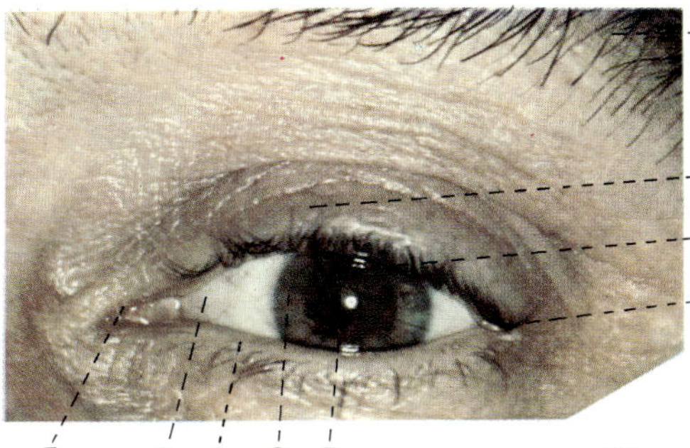

B

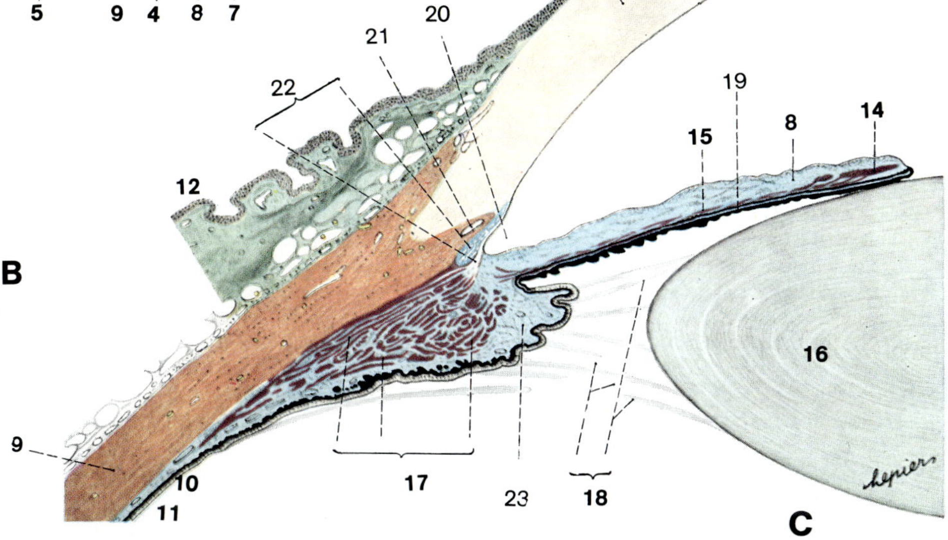

C

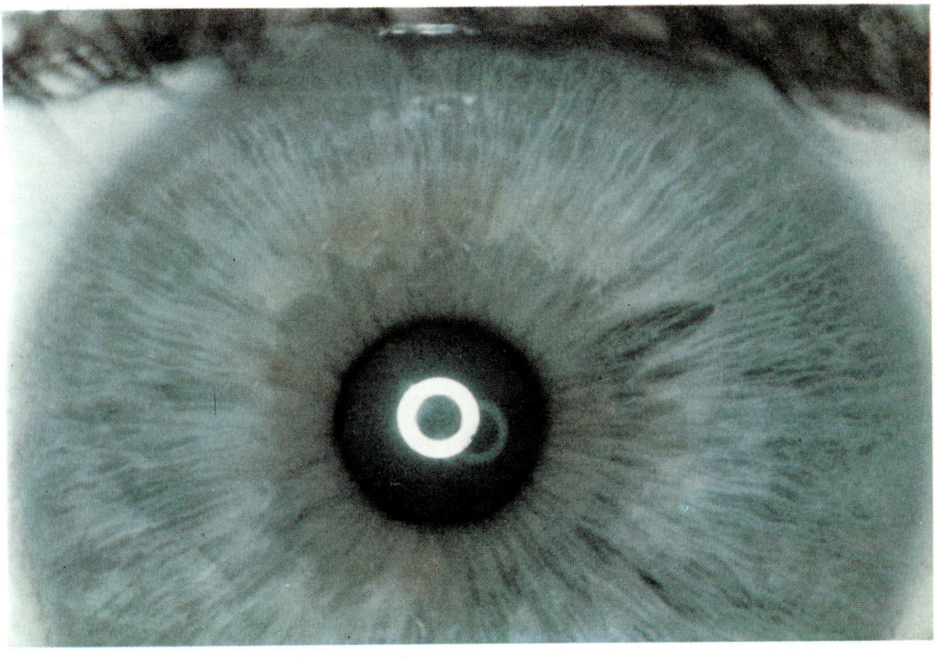

A Aufhängeapparat der Augenlinse (zehnfache Vergrößerung). Hornhaut und Lederhaut sind entfernt, die Regenbogenhaut an ihrem Strahlenkörperrand abgeschnitten. Das Scharfstellen des Bildes auf der Netzhaut erfolgt mit Hilfe der Linse. Wenn diese sich stärker krümmt, so wird der Brennpunkt nach vorn verlagert (Naheinstellung), bei schwächerer Krümmung nach rückwärts (Weiteinstellung). Die jugendliche Linse hat aufgrund ihrer natürlichen Elastizität eine Neigung sich abzurunden. Sie ist daher in einem Strahlenkörper der mittleren Augenhaut aufgehängt, durch den sie gestreckt wird. Der Linsenmuskel zieht die mittlere Augenhaut nach vorn und entspannt damit den Strahlenkörper. Dann kugelt sich die Augenlinse aufgrund ihrer eigenen Elastizität ab (sie wird nicht etwa durch den Muskel zusammengepreßt). Ab dem 45. Lebensjahr beginnt die Elastizität der Linse deutlich abzunehmen und ist um das 60. Lebensjahr praktisch erloschen. Bei Entspannung des Strahlenkörpers durch den Linsenmuskel kann sich die Linse dann nicht mehr abrunden, die Naheinstellung unterbleibt (Alterssichtigkeit). Durch Vorsetzen einer geeigneten Linse vor das Auge (Lesebrille) kann man den Nahbereich wieder scharf sehen.

B bis **F** Brechungsfehler des Auges. Scharfe Bilder bekommt man beim Fotoapparat nur dann, wenn das Bild genau auf den Film geworfen wird. Ebenso muß beim Auge das Bild genau auf der Netzhaut liegen und darf auch nicht verzerrt sein.

a) Verzerrungen können z. B. dann entstehen, wenn die Hornhaut nicht gleichmäßig gekrümmt ist. Ist diese z. B. in der Horizontalen anders gekrümmt als in der Vertikalen, so entsteht die „Stabsichtigkeit" (Astigmatismus). Diese kann durch Vorsetzen von Zylindergläsern ausgeglichen werden. Die Stabsichtigkeit kann natürlich mit Kurz- oder Weitsichtigkeit verbunden sein. Auch Hornhautnarben bedingen Verzerrungen des Bildes, die dann meist nicht durch eine Brille auszugleichen sind. In solchen Fällen hilft nur die Hornhautverpflanzung.

b) Das Bild von nahe vor dem Auge befindlichen Gegenständen liegt weiter rückwärts. Durch die stärkere Abkugelung der Linse (oder im Alter durch die Lesebrille) wird es auf die Netzhaut nach vorn gezogen. Es kann der Augapfel jedoch so unglückliche Maße aufweisen, daß trotz Einsatzes der Nah- und Weiteinstellung das Bild nicht immer auf die Netzhaut geworfen werden kann. Bei der Kurzsichtigkeit (Myopie) ist das Auge zu lang (Abbildungen B bis D), bei der Weitsichtigkeit (Hyperopie) zu kurz (Abbildungen E und F). Durch Vorsetzen einer Streulinse kann das Bild nach rückwärts verlagert und damit dem Kurzsichtigen geholfen werden (Abbildung D). Dem Weitsichtigen nützt eine Sammellinse, welche das Bild nach vorn zieht (Abbildung F).

1	Blutgefäße zum Linsenmuskel	Aa. ciliares
2	Nerven zum Linsenmuskel	Nn. ciliares breves
3	Vordere Augenkammer	Camera bulbi anterior
4	Vorderfläche der Linse	Facies anterior lentis
5	Strahlenkörperrand der (hier abgeschnittenen) Regenbogenhaut	(Iris)
6	Linsenmuskel	M. ciliaris
7	Strahlenfortsätze	Processus ciliares
8	Vorderer Linsenpol	Polus anterior lentis
9	Fasern der Strahlenzone	Fibrae zonulares
10	Strahlenzone	Zonula ciliaris
11	Linsenstrahlen	Radii lentis

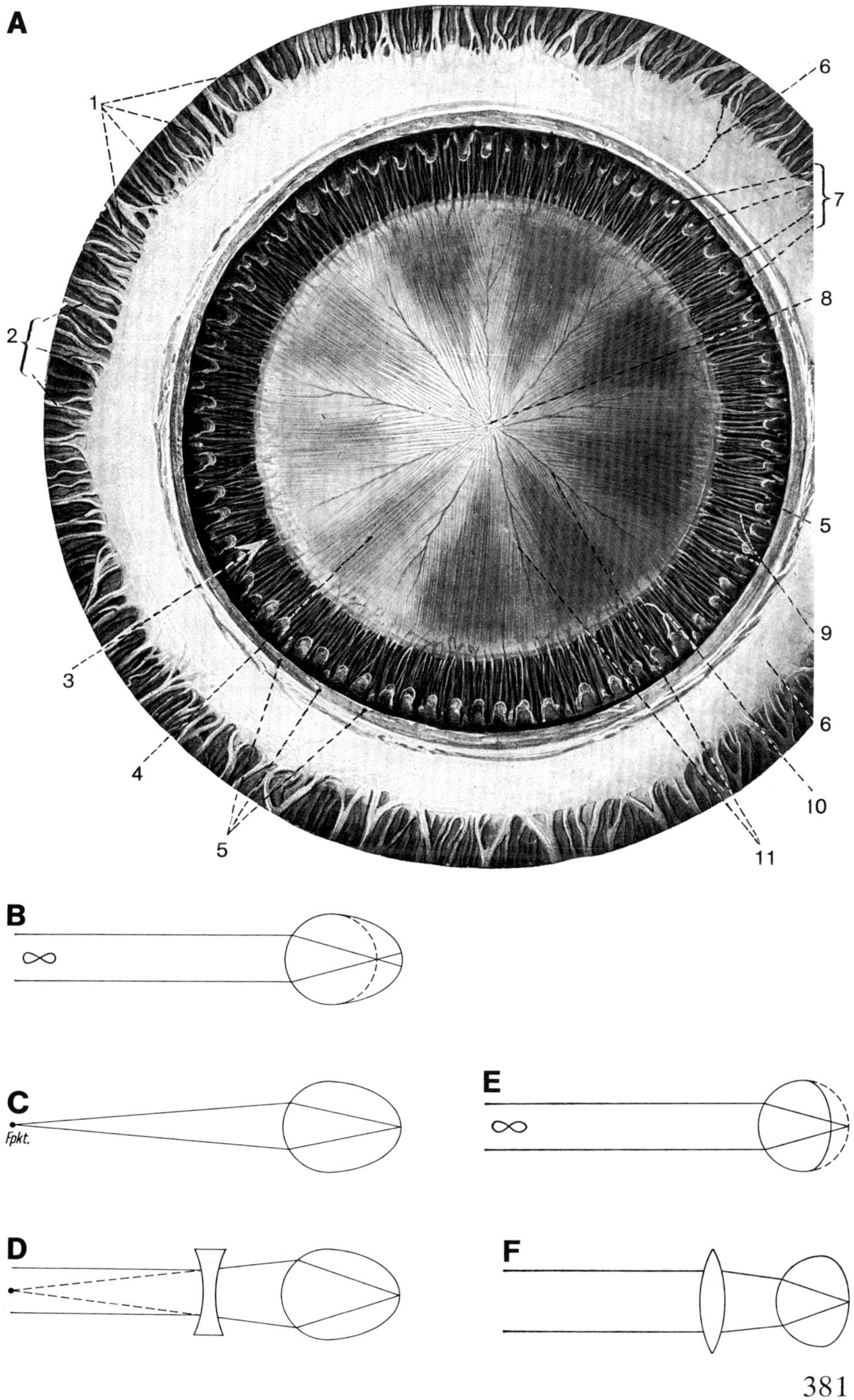
A
1
2
3
4
5
6
7
8
9
10
11
B
∞
C
Fpkt.
D
E
∞
F

Auge

A Stellung von Auge und Sehnerv beim Blick geradeaus. Die geraden Augenmuskeln entspringen von einem Sehnenring um den Sehnerv.

B Die Drehung des Auges nach außen erfolgt durch den äußeren geraden Augenmuskel.

C Muskeln des linken Auges von seitlich. Der obere schräge Augenmuskel ist durch den oberen geraden Augenmuskel verdeckt.

D Schema der Bewegungsrichtungen der Augenmuskeln. Nur der innere und äußere gerade Augenmuskel bewegen das Auge ausschließlich in einer Richtung (nasen- bzw. schläfenwärts). Der obere und untere gerade sowie die beiden schrägen Augenmuskeln treten schräg an das Auge heran, so daß sie das Auge nicht rein nach oben oder unten, sondern zusätzlich nach innen oder außen bewegen und um seine Längsachse drehen. Die Augenmuskeln werden vom 3., 4. und 6. Hirnnerv innerviert. Bei Störungen der Augenmuskelnerven kann das betroffene Auge nicht mehr in alle Stellungen gebracht werden, es kommt zum Doppeltsehen.

E Senkrechter Schnitt durch das Oberlid (12fache Vergrößerung). Die langen Meibomschen Liddrüsen bilden ein talgähnliches Sekret, mit welchem der Lidrand eingefettet wird. Diese Fettschicht ist wasserabweisend und verhindert damit ein Überlaufen der Tränenflüssigkeit. Beim Weinen wird soviel Tränenflüssigkeit gebildet, daß sie über den „Damm" der Lidkanten läuft. Bei Verlegung eines Ausführungsgangs bildet sich ein schmerzloser kleiner Knoten im Lid, das „Hagelkorn". Im Gegensatz zu diesem ist das „Gerstenkorn" sehr schmerzhaft. Es handelt sich hierbei um einer Vereiterung der Mollschen Wimperndrüsen.

Weiterer Horizontalschnitt durch die Augenhöhle S. 411.
Einblick in die Augenhöhle von oben S. 443.

1 Innerer gerader Augenmuskel . . . . M. rectus medialis
2 Äußerer gerader Augenmuskel . . . . M. rectus lateralis
3 Oberer gerader Augenmuskel . . . . M. rectus superior
4 Unterer gerader Augenmuskel . . . . M. rectus inferior
5 Oberer schräger Augenmuskel . . . . M. obliquus superior
6 Unterer schräger Augenmuskel . . . . M. obliquus inferior
7 Augapfel . . . . Bulbus oculi
8 Hornhaut . . . . Cornea
9 Sehnerv . . . . N. opticus
10 Stirnbein . . . . Os frontale
11 Oberkiefer . . . . Maxilla
12 Vorderseite des Oberlides . . . . Facies anterior palpebrae superioris
13 Hinterseite des Oberlides . . . . Facies posterior palpebrae superioris
14 Wimpern (Zilien) . . . . Cilia
15 Bindehaut des Oberlides . . . . Tunica conjunctiva palpebrae superioris
16 Obere Lidplatte (straffes geflechtartiges Bindegewebe) Tarsus superior
17 Meibomsche Liddrüse . . . . Glandula tarsalis
18 Oberhaut . . . . Epidermis

19 Optische Achse des Auges . . . . Axis opticus
20 Knochenhaut . . . . Periosteum
21 Lidheber . . . . M. levator palpebrae superioris
22 Sehnenring um den Sehnerv . . . . Annulus (Anulus) tendineus communis
23 Unterer Vorderrand der Augenhöhle . . . . Margo infraorbitalis
24 Untere Augenhöhlenspalte . . . . Fissura orbitalis inferior
25 Unterschläfengrube . . . . Fossa infratemporalis
26 Nebentränendrüse . . . . Glandula lacrimalis accessoria
27 Blutgefäß . . . . Vas sanguineum
28 Ausführungsgang der Meibomschen Liddrüse . . . . . . (Glandula tarsalis)
29 Mollsche Wimperndrüsen . . . . Glandulae ciliares
30 Augenschließmuskel, Lidteil . . . . M. orbicularis oculi, Pars palpebralis
31 Lidplattenmuskel . . . . M. tarsalis superior

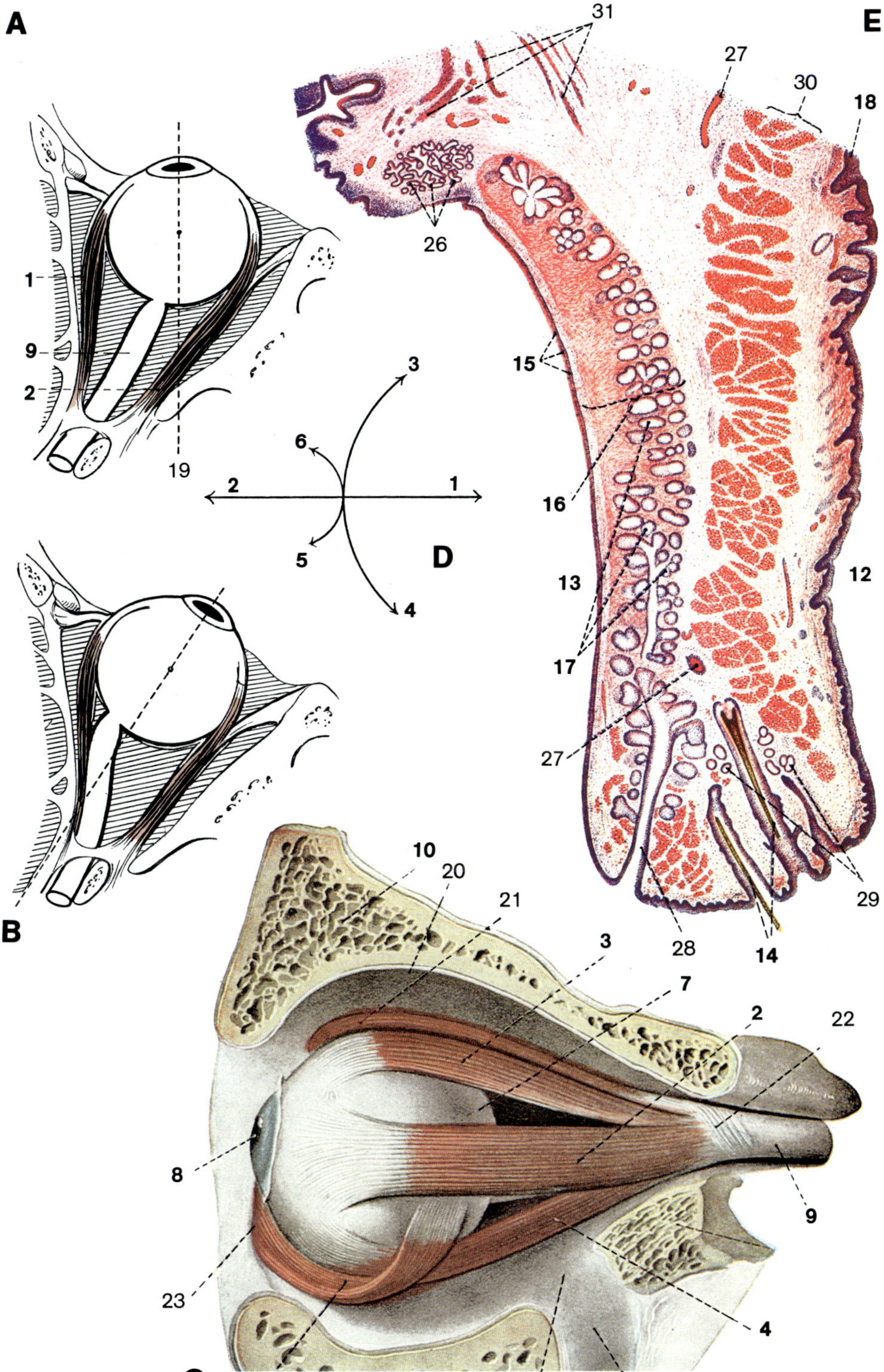
A
1
9
2
19
B
3
6
2
1
5
4
D
E
31
27
30
18
26
15
16
13
17
12
27
29
28
14
10
20
21
3
7
2
22
8
9
23
4
C
6
11
24
25

A Augenlider und Tränendrüsen des rechten Auges nach Entfernung der Haut und des Augenschließmuskels.

B Ableitende Tränenwege des rechten Auges. Die Tränenflüssigkeit wird von der Tränendrüse gebildet, mit dem Lidschlag über Bindehaut und Hornhaut verteilt und schließlich über die beiden Tränenkanälchen, den Tränensack und den Tränen-Nasen-Gang in den unteren Nasengang abgeleitet. Wird mehr Tränenflüssigkeit gebildet, als auf diesem Weg abfließen kann, dann laufen die „Tränen" über das Unterlid.

C bis **G**. Umstülpen (Ektropionieren) des Oberlids. Jedem Leser ist es schon einmal widerfahren, daß ein kleines Insekt, ein Staubkorn usw. „ins Auge" geflogen ist und im Bindehautsack hängen blieb. Da die Oberfläche des Auges sehr berührungsempfindlich ist, hat man das lebhafte Bedürfnis, den Fremdkörper zu entfernen. Das Unterlid kann man leicht nach unten vom Augapfel abziehen, so daß man einen guten Überblick über den unteren Bindehautsack bekommt. Anders ist es beim Oberlid. Der Laie bemüht sich meist vergeblich, es abzuheben. Dies liegt an der bindegewebigen Lidplatte, die das Oberlid versteift. Will man den oberen Bindehautsack besichtigen, so muß man das ganze Oberlid mit der Lidplatte umstülpen. Dazu läßt man den Patienten nach unten sehen (C), zieht dann das Oberlid an den Wimpern nach unten (D), tastet mit dem Daumen der anderen Hand den Oberrand der Lidplatte (E), drückt die Lidplatte nach unten und zieht gleichzeitig das Oberlid vom Auge ab und nach oben (F). Nach vollendeter Umstülpung liegt die Bindehaut des Oberlids oberflächlich (G). Der Fremdkörper kann nun leicht entfernt werden. Statt mit dem Daumen kann man die Lidplatte auch mit einem Glasstäbchen, einem Spatel usw. nach unten drücken.

1	Tränendrüse	Glandula lacrimalis
2	Obere Lidplatte	Tarsus superior
3	Untere Lidplatte	Tarsus inferior
4	Jochbein	Os zygomaticum
5	Oberkiefer	Maxilla
6	Bindehaut des Auges (auf der Lederhaut)	Tunica conjunctiva bulbi; Sclera
7	Bindehautsack (zwischen 6 und 8)	Saccus conjunctivae
8	Bindehaut des Lides	Tunica conjunctiva palpebrae
9	Tränenpunkt auf dem Tränenhügel	Punctum lacrimale; Papilla lacrimalis
10	Tränenröhrchen	Canaliculus lacrimalis
11	Tränensack	Saccus lacrimalis
12	Tränen-Nasen-Gang	Ductus nasolacrimalis
13	Mittlere Nasenmuschel	Concha nasalis media
14	Untere Nasenmuschel	Concha nasalis inferior
15	Ausführungsgänge der Tränendrüse	Ductuli excretorii (glandulae lacrimalis)
16	Äußeres Lidband	Lig. palpebrale laterale
17	Bindegewebeplatte am Eingang der Augenhöhle	Septum orbitale
18	Sehne des Oberlidhebers	(M. levator palpebrae superioris)
19	Inneres Lidband	Lig. palpebrale mediale
20	Verbindungsfalte der Umschlagstelle der Augenbindehaut auf die Lidbindehaut	Plica semilunaris conjunctivae
21	Augenschließmuskel	M. orbicularis oculi
22	Tränenwärzchen	Caruncula lacrimalis
23	Mündung des Tränen-Nasen-Gangs in den unteren Nasengang	Ductus nasolacrimalis; Meatus nasi inferior
24	Unteraugenhöhlennerv (Ast des Drillingsnervs)	N. infraorbitalis
25	Schleimhaut der Kieferhöhle	(Sinus maxillaris)

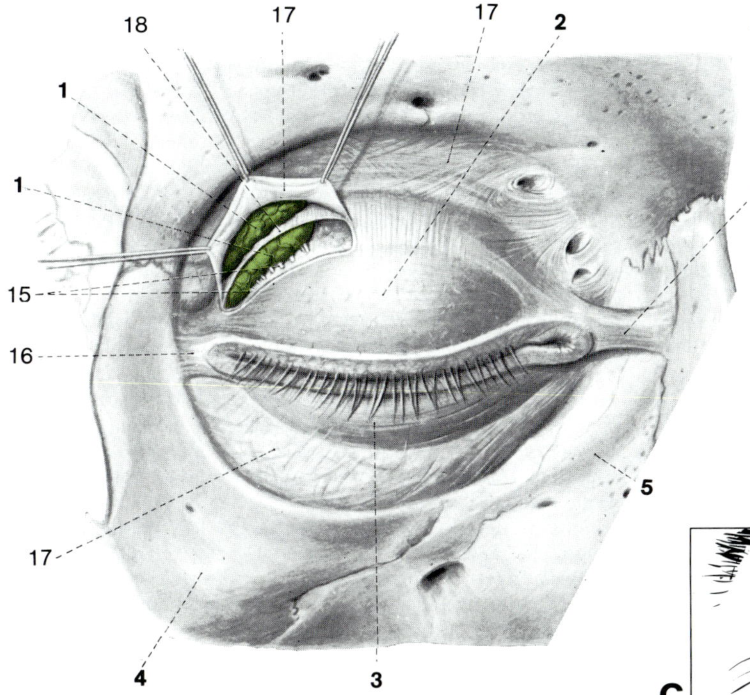
18
17
17
2
1
1
15
16
19
5
17
4
3

A

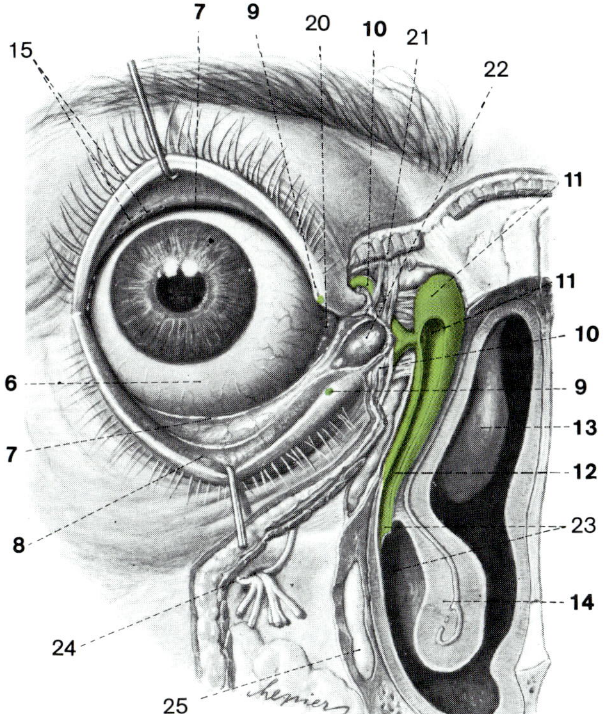
15
7
9
20
10
21
22
11
11
10
6
9
13
7
12
23
8
14
24
25

B

C

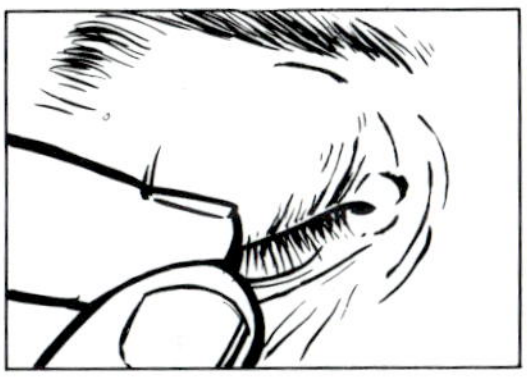

D

E

F

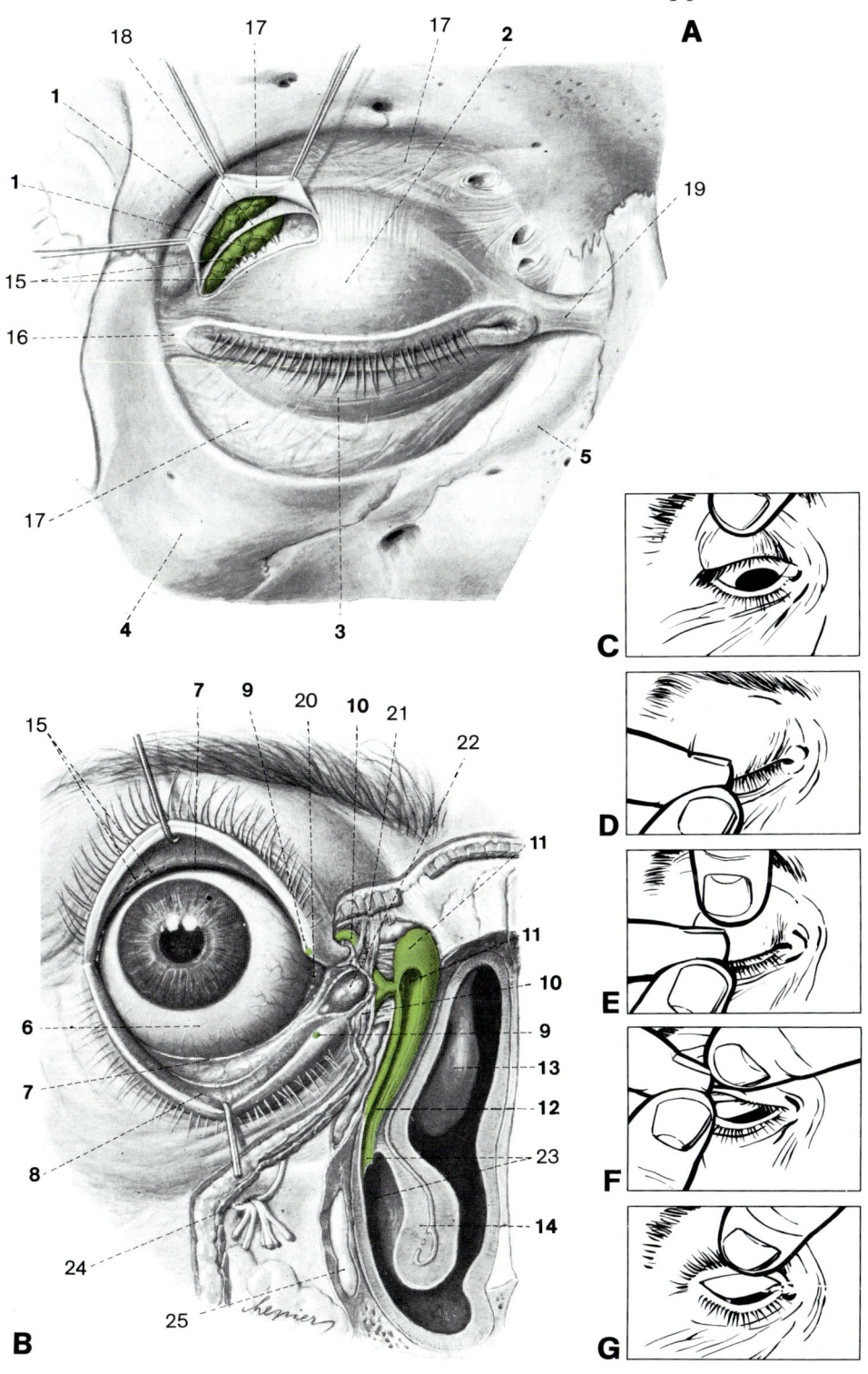

G

Hör- und Gleichgewichtsorgan

A Überblick über das linke Hörorgan. Das Hörorgan besteht aus drei Teilen: einem Schalltrichter (äußeres Ohr), einem Verstärkerapparat (Mittelohr) und einem Analysator, der die Töne nach Höhe, Klangfarbe und Lautstärke identifiziert (Innenohr). Im Innenohr („Labyrinth") ist auch noch das Gleichgewichtsorgan untergebracht. Das Mittelohr ist durch das Trommelfell normalerweise gegen den äußeren Gehörgang luftdicht abgeschlossen. Belüftet wird die Paukenhöhle durch die Ohrtrompete in den Rachenraum. Diese Belüftung ist zum Druckausgleich nötig: Eine abgekammerte Luftblase wird vom Körper aufgesaugt (und eventuell durch Flüssigkeit ersetzt). Von der Bedeutung des Druckausgleichs über die Ohrtrompete kann man sich bei Erkältungen leicht überzeugen. Bei Rachenentzündungen wird häufig die Ohrtrompete durch die geschwollene Schleimhaut verschlossen. Es treten dann bald Schmerzen im Ohr auf: Wegen der Resorption der Luft im Mittelohr wird das Trommelfell durch den äußeren Luftdruck schmerzhaft in die Paukenhöhle gepreßt. Ähnlich ist es bei raschen Talfahrten mit Bergbahnen: Man fühlt sich dann genötigt, zum Druckausgleich öfters einmal zu schlucken. Beim Schluckakt werden nämlich jedesmal die Ohrtrompeten geöffnet und das Mittelohr belüftet.

B Schnitt durch den äußeren Gehörgang (5fache Vergrößerung).

C Rechte Ohrmuschel. Infolge ihres Stützgerüstes aus elastischem Knorpel ist die Ohrmuschel in allen Richtungen biegsam und kehrt doch immer wieder zu ihrer angeborenen Form zurück. Abstehende Ohren mit Verbänden zu behandeln, ist vergebliche Mühe. Nach Abnahme des Verbandes stehen die Ohren wieder ab. Hier hilft nur die chirurgische Korrektur mit Herausschneiden eines Keils aus dem elastischen Knorpel.

D Mikroskopisches Bild eines Ausschnitts aus dem äußeren Gehörgang (16fache Vergrößerung). Ein Teil des äußeren Gehörgangs wird sensibel vom zehnten Hirnnerv (Vagus) versorgt, der die parasympathischen Fasern für die Brusteingeweide und einen großen Teil der Bauchorgane führt. Bei Reizung des äußeren Gehörgangs, z. B. mit einem Ohrschmalzlöffel, kann daher der Herzschlag unregelmäßig werden.

1 Ohrmuschel	Auricula
2 Äußerer Gehörgang	Meatus acusticus externus
3 Trommelfell	Membrana tympani
4 Paukenhöhle	Cavitas tympanica
5 Ohrtrompete (Tube)	Tuba auditiva
6 Schnecke	Cochlea
7 Bogengänge	Canales semicirculares
8 Trommelfellspanner	M. tensor tympani
9 Hammer	Malleus
10 Oberes Hammerband	Lig. mallei superius
11 Ausbuchtung der Paukenhöhle oberhalb des Trommelfells	Recessus epitympanicus
12 Amboß	Incus
13 Knorpel der Ohrtrompete	Cartilago tubae auditivae
14 Membranöse Wand der Ohrtrompete	Lamina membranacea
15 Heber des Gaumensegels	M. levator veli palatini
16 Hammergriff	Manubrium mallei
17 Vorderer Hammerfortsatz	Processus anterior [mallei]
18 Seitlicher Hammerfortsatz	Processus lateralis [mallei]
19 Seitliches Hammerband	Lig. mallei laterale
20 Knorpel des äußeren Gehörgangs	Cartilago meatus acustici
21 Haut des äußeren Gehörgangs	(Cutis)
22 Ohrhaare	Tragi
23 Talgdrüsen	Glandulae sebaceae
24 Ohrschmalzdrüsen	Glandulae ceruminosae
25 „Ziegenbock" (= Tragus)	Tragus
26 Ohrleiste	Helix
27 Gegenleiste	Anthelix

A

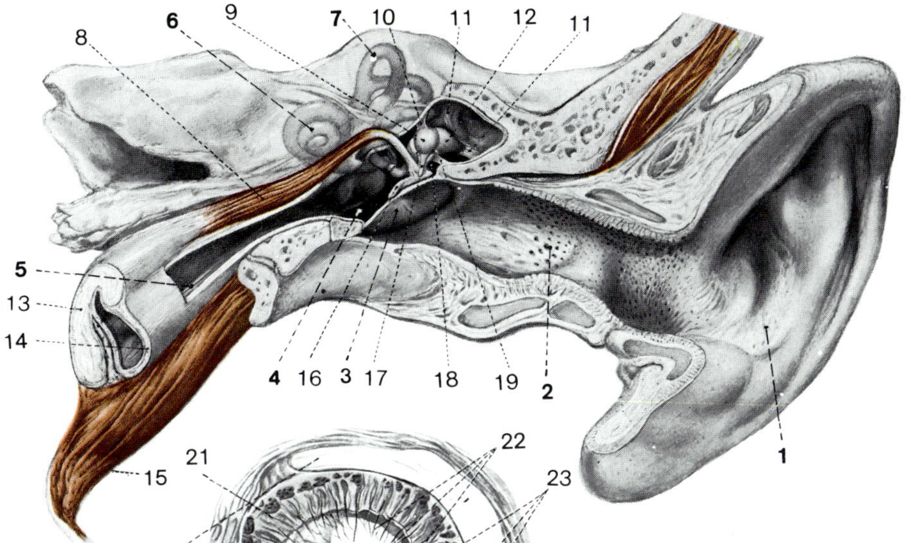
6
9
7
10
11
12
11
8
5
13
14
4
16
3
17
18
19
2
1
15

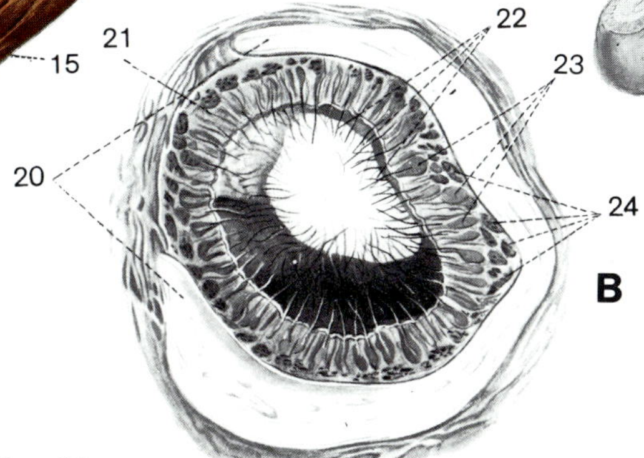
21
22
23
20
24

B

C

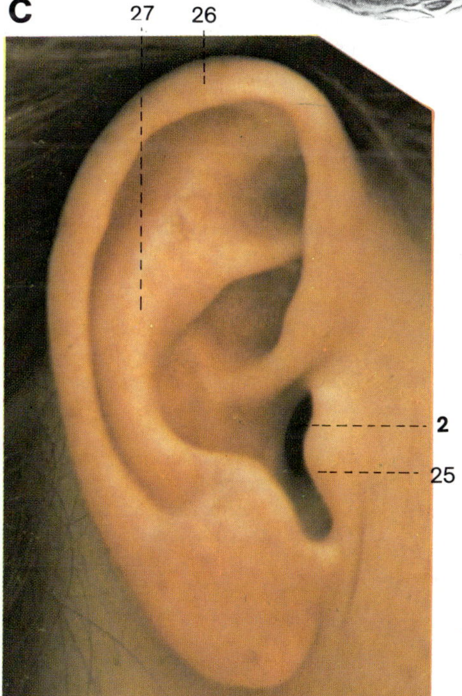
27
26
2
25

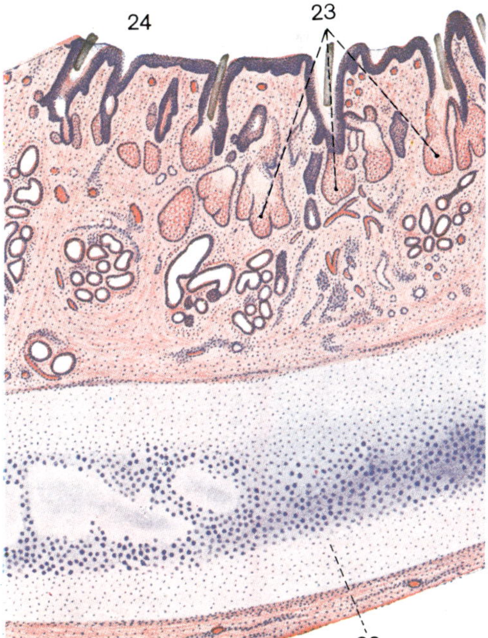
24
23
20

D

A Schrägschnitt durch äußeren und inneren Gehörgang. Der Schnitt geht durch die Schnecke. Hammer und Amboß sind z.T. entfernt. Rechts unten blickt man in das Hohlraumsystem des Warzenfortsatzes. Ähnlich wie die Nasennebenhöhlen sind die Warzenfortsatzzellen entstanden: Die Schleimhaut der Paukenhöhle ist in den Knochen vorgewachsen. Das dabei entstandene Kammersystem ist individuell verschieden. Es gibt Warzenfortsätze mit großen und mit kleinen Zellen. Nachteil dieser Auflockerung des Knochens ist die Möglichkeit des Festsetzens von Eiterungen. Bei Mittelohrentzündungen wird immer die Schleimhaut der Warzenfortsatzzellen mitbetroffen. Während die Paukenhöhle meist rasch ausheilt, können Eiterungen in den engen Zellen des Warzenfortsatzes über Wochen weiterschwelen und zu einem chirurgischen Eingriff zwingen.

B Frontalschnitt durch das Mittelohr (3fache Vergrößerung). Die Pfeile geben die Hauptbewegungsrichtung der Gehörknöchelchen bei Schalleinwirkung wieder. Das Trommelfell und die Gehörknöchelchen haben die Aufgabe einer Schallverstärkung. Das Trommelfell (etwa 8×10 mm) ist weitaus größer als das ovale Fenster (etwa 2×4 mm), ferner sind die Gehörknöchelchen so aufgehängt, daß die längeren Hebel in Richtung Trommelfell, die kürzeren in Richtung ovales Fenster liegen. Die Gesamtverstärkung hierdurch beträgt das 22fache (entsprechend 26 dB = Dezibel = Maß der relativen Lautstärke). Diese Verstärkung ist nötig, weil die Luft einen sehr viel kleineren Wellenwiderstand als Wasser hat. Bei der Übertragung der Schallwellen von der Luft im äußeren Gehörgang auf die Flüssigkeit im Innenohr würde ohne Mittelohr ein Verlust von 70 dB auftreten (70 dB ~ Lautstärke eines ruhig laufenden Automotors). Bei Zerstörung des Mittelohrs tritt keine völlige Taubheit, sondern Schwerhörigkeit (eben mit Verlust von 26 dB) ein. Die Verstärkerwirkung ist abhängig von der Tonhöhe. Die beste Verstärkung erfolgt im Bereich der Eigenschwingungszahl des Mittelohrs zwischen 1000 und 2000 Hz (Hz = Hertz = physikalische Einheit der Tonhöhe bzw. Schwingungsfrequenz), also im Bereich der menschlichen Sprache. Die Gehörknöchelchen sind so geschickt aufgehängt, daß Erschütterungen durch das Gehen usw. nicht zum Mitschwingen und dadurch zu Geräuschempfindungen führen.

C Trommelfell von außen (6fache Vergrößerung). Die Gehörknöchelchen, vor allem der Hammergriff, scheinen durch.

1	Äußerer Gehörgang	Meatus acusticus externus
2	Trommelfell	Membrana tympani
3	Paukenhöhle	Cavitas tympanica
4	Hammer	Malleus
5	Amboß	Incus
6	Steigbügel	Stapes
7	Warzenfortsatzzellen	Cellulae mastoideae
8	Häutiger Schneckengang	Ductus cochlearis
9	Hör- und Gleichgewichtsnerv (achter Hirnnerv)	N. vestibulocochlearis
10	Harte Hirnhaut	Dura mater
11	Paukensaite	Chorda tympani
12	Vorhof der Warzenfortsatzzellen	Antrum mastoideum
13	Kapsel des Kiefergelenks	Articulatio temporomandibularis, Membrana synovialis superior
14	Vorhoftreppe	Scala vestibuli
15	Paukentreppe	Scala tympani
16	Nerv zum hinteren Bogengang	N. ampullaris posterior
17	(Vorhof)	(Vestibulum)
18	Hinterer Bogengang	Ductus semicircularis posterior
19	Seitlicher Bogengang	Ductus semicircularis lateralis
20	Gesichtsnerv	N. facialis (intermediofacialis)
21	Ausbuchtung der Paukenhöhle über dem Trommelfell	Recessus epitympanicus
22	Boden der Paukenhöhle	Paries jugularis
23	Innere Halsvene	V. jugularis interna
24	Dach der Paukenhöhle (Teil des Felsenbeins)	Tegmen tympani; Pars petrosa
25	Schlaffer Teil des Trommelfells	Membrana tympani, Pars flaccida

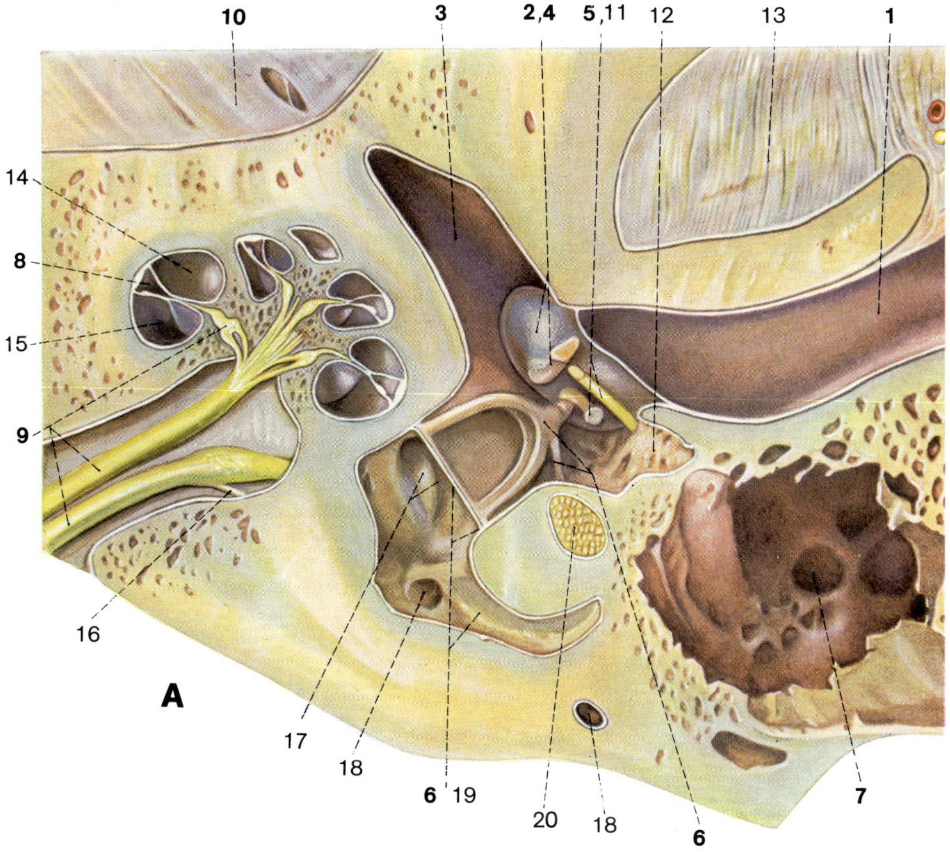
10
3
2,4
5,11
12
13
1
14
8
15
9
16
17
18
6
19
20
18
6
7

A

B

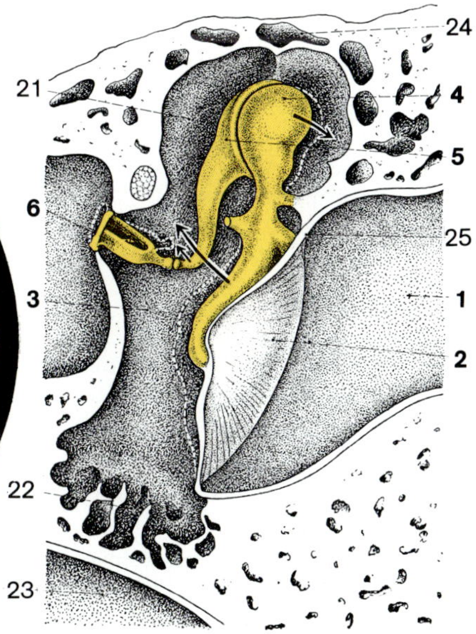
24
21
4
5
6
25
3
1
2
22
23

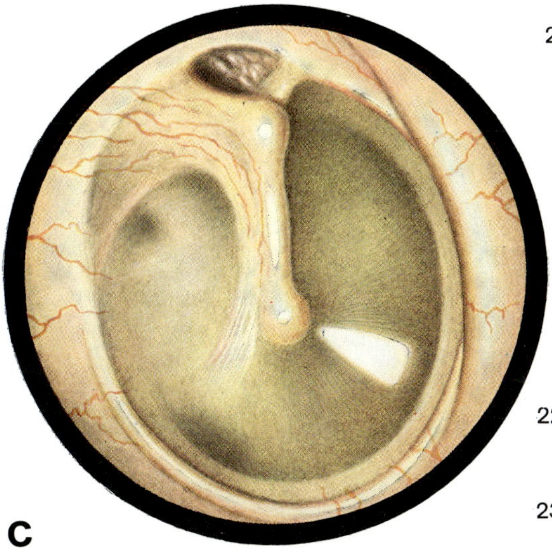

C

Hör- und Gleichgewichtsorgan

A Überblick über das Hohlraumsystem des Mittelohrs.
B Darstellung der Paukenhöhle nach Aufmeißeln des Warzenfortsatzes, Entfernung der Gehörknöchelchen und des Trommelfells sowie Eröffnung der Kanäle des Innenohrs.
C Röntgenaufnahme von Warzenfortsatz und Kiefergelenk.
D Mittelohr und Rachen. Die Paukenhöhle steht durch die Ohrtrompete mit dem Rachen in Verbindung. Dies ist entwicklungsgeschichtlich zu erklären. Die Paukenhöhle entsteht als Sproß des Kopfdarms, dem eine Bucht der äußeren Haut entgegenwächst (vgl. S. 215). Das Trommelfell bildet schließlich die Grenze zwischen Haut und Darm.
E, F Wirkung des Steigbügelmuskels: Bei Anspannung des Muskels wird die Steigbügelplatte im ovalen Fenster verkantet und dadurch weniger beweglich. Auf diese Weise werden laute Geräusche gedämpft. Bei Lähmung des Gesichtsnervs, der den Steigbügelmuskel innerviert, werden laute Geräusche schmerzhaft empfunden. Außer der Herabsetzung zu hoher Schallintensitäten dienen die beiden Mittelohrmuskeln (Steigbügelmuskel und Trommelfellspanner) auch der Minderung des Klirrfaktors und der Verkürzung der Ausschwingvorgänge des Sprachschalls.

1	Gelenkfortsatz (des Unterkiefers)	Processus condylaris (mandibulae)
2	Kiefergelenk	Articulatio temporomandibularis
3	Höcker vor dem Kiefergelenk	Tuberculum articulare
4	Keilbeinhöhle	Sinus sphenoidalis
5	Innerer Gehörgang	Meatus acusticus internus
6	Labyrinth	Labyrinthus
7	Warzenfortsatzzellen	Cellulae mastoideae
8	Hintere Begrenzung der Warzenfortsatzzellen	(Cellulae mastoideae)
9	Warzenfortsatz	Processus mastoideus
10	Knochen um das Hinterhauptloch	(Foramen magnum)
11	Ohrmuschel (nach vorn geklappt)	Auricula
12	Steigbügel	Stapes
13	Amboß	Incus
14	Trommelfell	Membrana tympani
15	Ohrtrompete	Tuba auditiva
16	Rachenseitige Mündung der Ohrtrompete	Ostium pharyngeum tubae auditivae
17	Felsenbein und hintere Schädelgrube	Pars petrosa + Fossa cranii posterior
18	Rachenmandel	Tonsilla pharyngea
19	Zungengrund	Radix linguae
20	Kehldeckel	Epiglottis
21	Knochenkanal des hinteren Bogengangs	Canalis semicircularis posterior
22	Knochenkanal des vorderen Bogengangs	Canalis semicircularis anterior
23	Knochenkanal des seitlichen Bogengangs	Canalis semicircularis lateralis
24	Kanal des Gesichtsnervs	Canalis facialis
25	Ovales Fenster	Fenestra vestibuli
26	Vorwölbung durch die Schnecke	Promontorium
27	S-förmiger Blutleiter der harten Hirnhaut	Sinus sigmoideus
28	Steigbügelmuskel	M. stapedius
29	Aufhängung der Steigbügelplatte im ovalen Fenster	Syndesmosis tympanostapedia
30	Paukensaite (Ast des 7. Hirnnervs)	Chorda tympani
31	Trommelfellspanner	M. tensor tympani
32	Gaumensegelheber	M. levator veli palatini
33	Gaumensegelspanner	M. tensor veli palatini
34	Haken des Flügelfortsatzes des Keilbeins	Hamulus pterygoideus
35	Schleimhautfalte über dem Stellknorpel-Kehldeckel-Muskel	Plica aryepiglottica
36	Griffelfortsatz-Rachen-Muskel	M. stylopharyngeus
37	Zweibäuchiger Muskel	M. digastricus
38	Zäpfchenmuskel	M. uvulae
39	Innerer Flügelmuskel	M. pterygoideus medialis
40	Schleimhautfalte über dem Kehlkopfnerv	Plica nervi laryngei
41, 42	Höckerchen über kleinen Kehlkopfknorpeln	Tuberculum corniculatum, Tuberculum cuneiforme

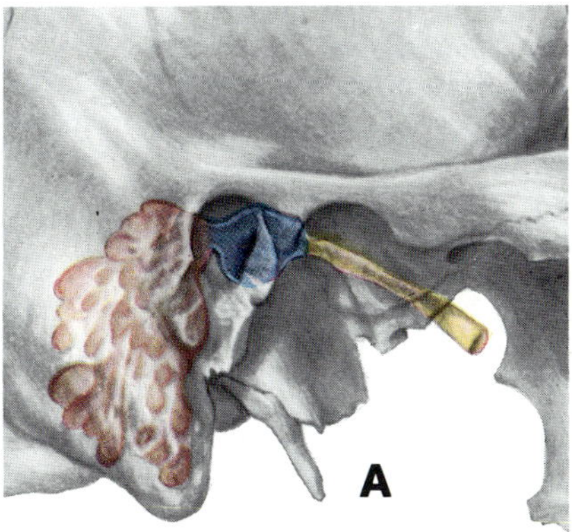

A

B

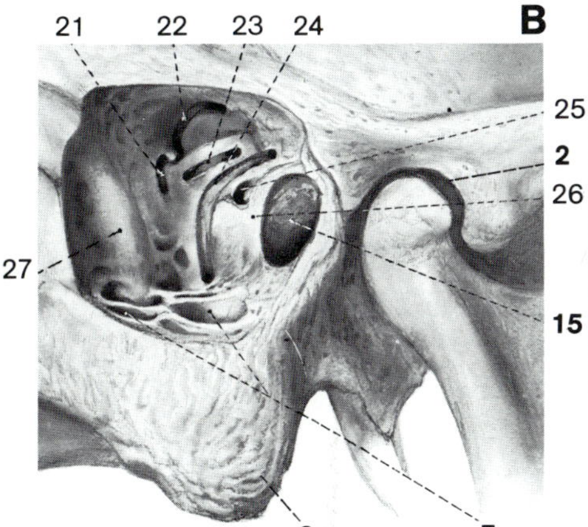
21
22
23
24
25
2
26
27
15
9
7

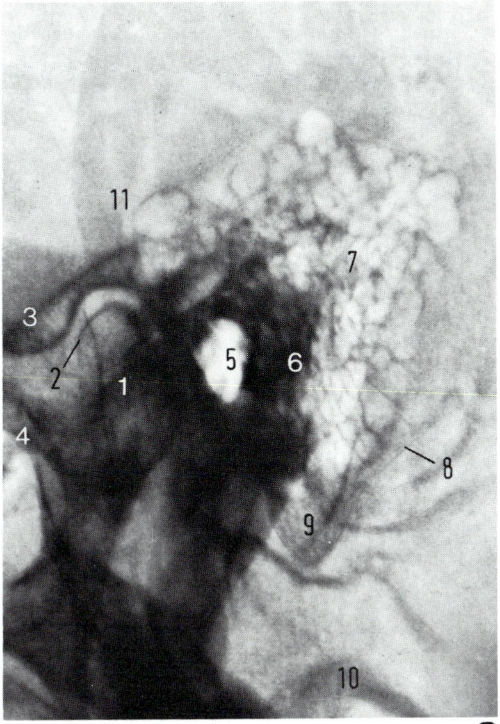
11
7
3
2
1
5
6
4
8
9
10

C

D

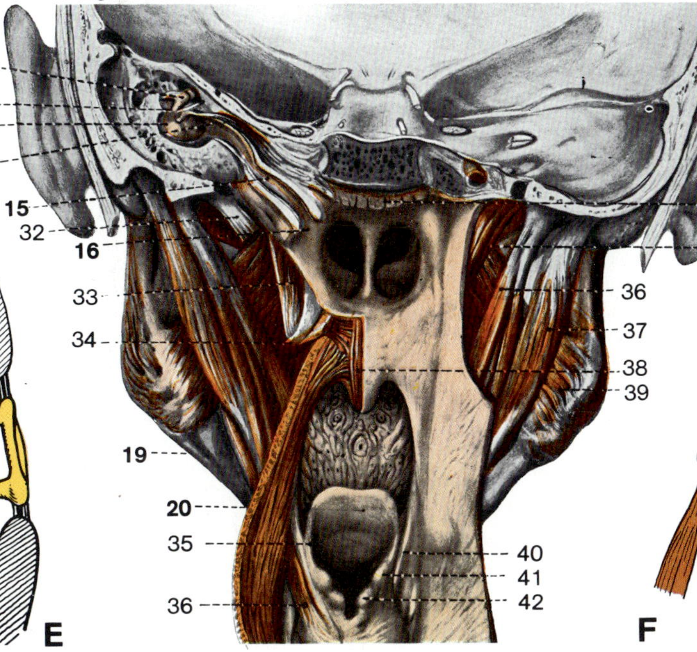
13
30
14
31
15
32
16
33
34
19
20
35
36
17
18
32
36
37
38
39
40
41
42

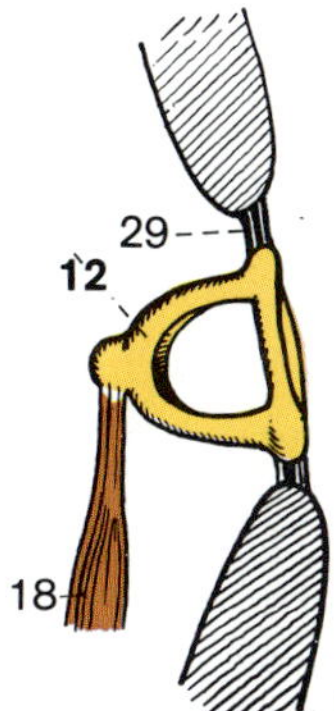
29
12
18

E

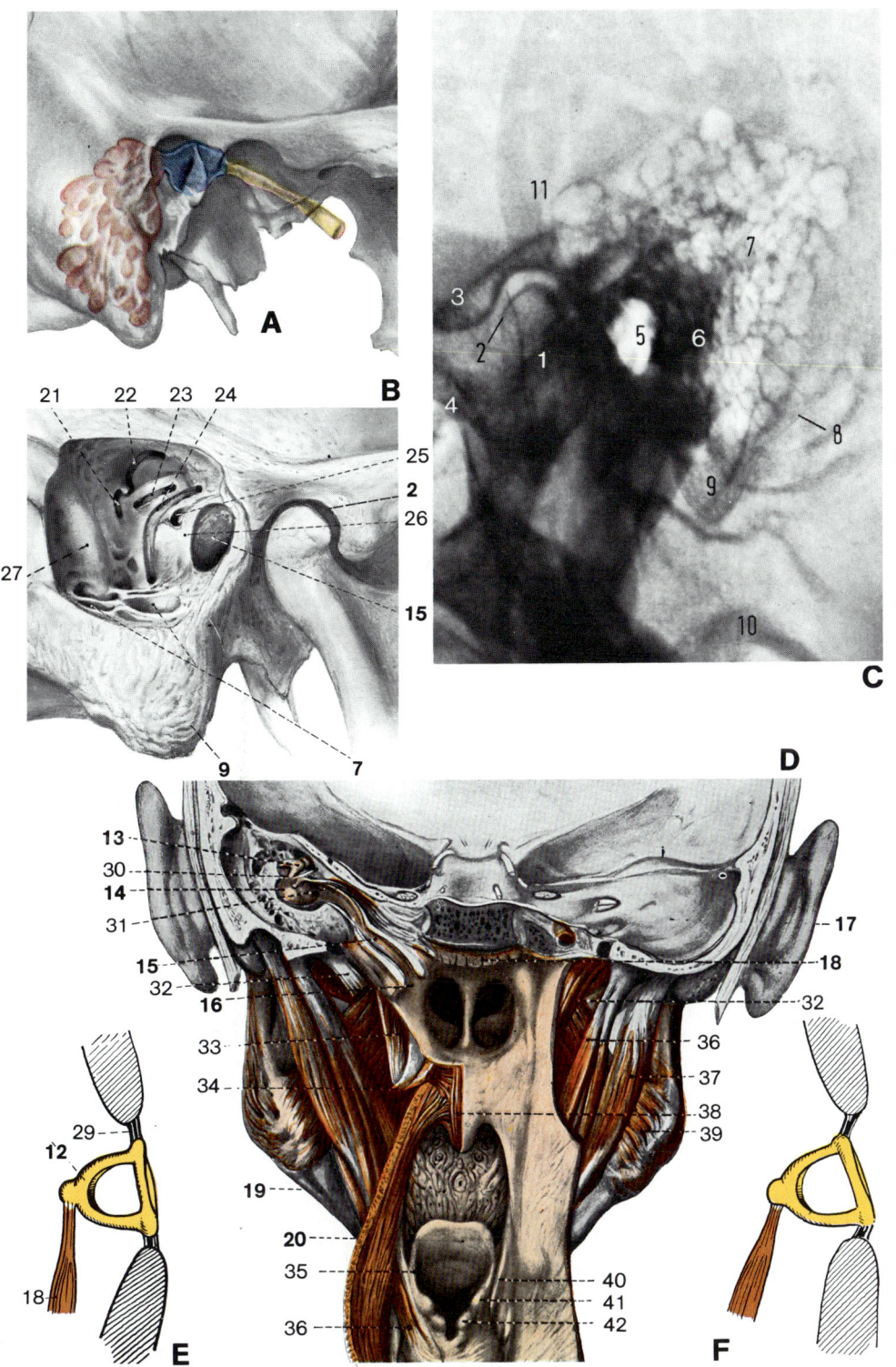

F

Hör- und Gleichgewichtsorgan

A Lage des Hör-Gleichgewichts-Organs im Felsenbein. Das Hörorgan ist die Schnecke, das Gleichgewichtsorgan besteht aus den beiden Vorhofsäckchen (Lageempfindung) und den drei Bogengängen (Beschleunigungsempfindung). Ein Teil des Felsenbeins ist abgemeiselt.

B Übersicht über die Weichteile des Innenohrs, sog. „häutiges Labyrinth“ (etwa 6fache Vergrößerung).

1	Felsenbein	Pars petrosa
2	Schnecke (Hörorgan)	Cochlea
3	Vorderer Bogengang	Ductus semicircularis anterior
4	Seitlicher Bogengang	Ductus semicircularis lateralis
5	Hinterer Bogengang	Ductus semicircularis posterior
6	Achter Hirnnerv (Hör-Gleichgewichts-Nerv)	N. vestibulocochlearis
7	Gesichtsnerv (siebenter Hirnnerv)	N. facialis (intermediofacialis)
8	Vorhofsäckchen	Utriculus + Sacculus
9	Rückwand des Türkensattels	Dorsum sellae
10	Innere Halsschlagader	A. carotis interna
11	Zünglein des Keilbeins	Lingula sphenoidalis
12	Großer Felsenbeinnerv	N. petrosus major
13	Knieganglion des Gesichtsnervs	Ganglion geniculi (geniculatum)
14	Dach der Paukenhöhle	Tegmen tympani
15	Hörnerv	Pars cochlearis
16	Gleichgewichtsnerv	Pars vestibularis
17	Labyrinthschlagader	A. labyrinthi
18	Endolymphgang	Ductus endolymphaticus (Aqueductus vestibuli)
19	Endolymphsack (unter der harten Hirnhaut, zum Druckausgleich)	Saccus endolymphaticus
20	Drosselloch	Foramen jugulare
21	Häutiger Schneckengang	Ductus cochlearis

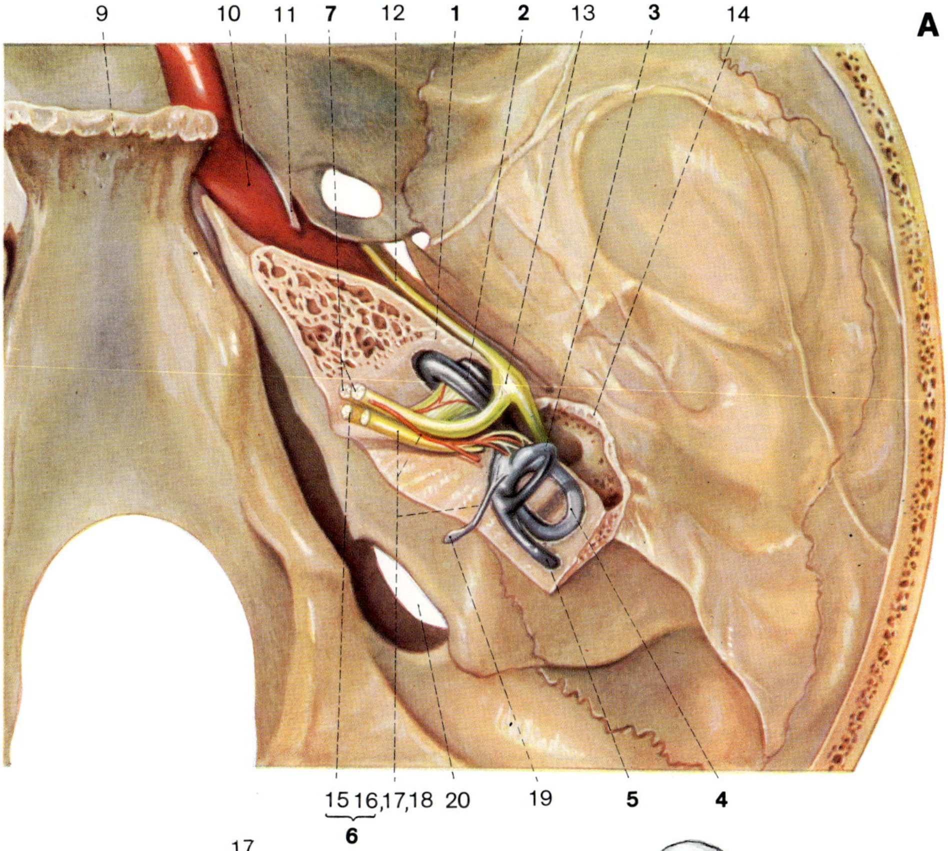

A

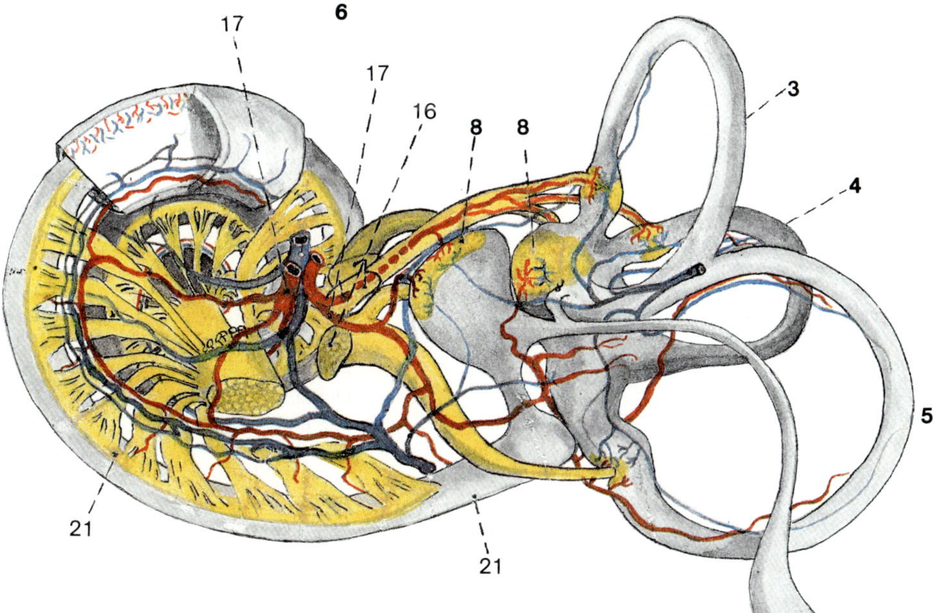

B

Hör- und Gleichgewichtsorgan

A Schema der Basilarmembran in der Schnecke mit Angabe der zugehörigen Tonhöhen (in Hertz). Ursprünglich hatte man angenommen, daß die Basilarmembran aus einzelnen Saiten verschiedener Länge und Dicke aufgebaut wäre, die jeweils bei einem ganz bestimmten Ton in Mitschwingungen versetzt würden. Diese „Resonanztheorie" ist inzwischen verlassen worden. Aus der Untersuchung der Schnecken von Gehörgestörten weiß man, daß die hohen Töne in der Basis der Schnecke, nahe dem ovalen Fenster, gehört werden und die tiefen Töne in der Schneckenkuppel; ein Aufbau der Basilarmembran aus einzelnen Saiten konnte jedoch nicht gefunden werden. Nach der heute gültigen Wanderwellentheorie laufen die Schallwellen nach Art von Schlauchwellen durch die Schnecke, und zwar mit unterschiedlicher Geschwindigkeit je nach Tonhöhe. Die Wellengeschwindigkeit für hohe Töne ist sehr viel höher als für niedere. Die Geschwindigkeit ist auch noch von der Kanaltiefe abhängig. Es kommt zu einer Art „Brandung" der Welle in Abhängigkeit von der Tonhöhe an einer ganz bestimmten Stelle. Allerdings handelt es sich dabei nicht um eng begrenzte Bereiche, bei mittleren Tonhöhen schwingt etwa ein Drittel der ganzen Basilarmembran.

B Gleichgewichtsorgan. Die Bogengänge sind die Sinnesorgane der Beschleunigungsempfindung. Das Prinzip ist sehr einfach: In den erweiterten Teilen der Bogengänge liegen die Sinneskämme mit den Gallertkuppeln, das ganze Gangsystem ist mit Flüssigkeit („Endolymphe") gefüllt. Flüssigkeiten bleiben aufgrund ihrer Trägheit bei Bewegungen des Gefäßes zunächst in der Bewegung zurück. Wenn man eine gefüllte Kaffeetasse ruckartig zur Seite schiebt, so fließt der Kaffee auf der der Bewegung abgewandten Seite der Tasse über, weil er nicht so schnell „mitkommt". Ähnlich ist es in den Bogengängen: Hier fließt die Flüssigkeit zwar nicht über, weil das System geschlossen ist, aber sie drückt gegen die Gallertkuppel des Sinneskamms und biegt diese im Gegensinn der Bewegung des Kopfes ab. Das Sinnesorgan spricht nicht auf Bewegung als solche, sondern nur auf Änderungen der Geschwindigkeit (Beschleunigung oder Verzögerung) an. Bei sehr langsamem Anfahren eines Zuges kann die Reizschwelle z.B. nicht erreicht werden, wir glauben dann, der Zug am Nachbargeleise führe. Der Stärke der Beschleunigung entspricht das Ausmaß der Ablenkung der Gallertkuppel. Die Richtung der Bewegung wird aus der Kombination der erregten Sinneskämme in den insgesamt sechs Bogengängen des Menschen ermittelt.

C bis **E** Schemata vom Bau der Sinneskämme in den Bogengängen.

F Feinbau eines Vorhofsäckchens (350fache Vergrößerung). Auf einer Gallertschicht, in welcher die Sinneshaare der Gleichgewichtszellen eingebettet sind, liegen Kalkkörnchen. Diese drücken entsprechend der Schwerkraft auf die Sinneshaare und erregen so die Sinneszellen. Von den beiden Vorhofsäckchen jeder Körperseite steht das eine horizontal, das andere vertikal, so daß bei jeder Lageänderung des Kopfes eine andersartige Beanspruchung der Sinneshaare erfolgt.

G Mikroskopisches Schnittbild der Ohrtrompete (Vergrößerung etwa 10fach).

1	Basilarmembran	Lamina basilaris
2	Vorderer Bogengang	Ductus semicircularis anterior
3	Seitlicher Bogengang	Ductus semicricularis lateralis
4	Hinterer Bogengang	Ductus semicircularis posterior
5	Vorhofsäckchen	Utriculus + Sacculus
6	Spiralige Knochenlamelle	Lamina spiralis ossea
7	Erweiterung des Bogengangs (Ampulle)	Ampulla membranacea
8	Sinneskamm	Crista ampullaris
9	Gallertkuppel	Cupula
10	Gleichgewichtszellen („Haarzellen")	Cellulae sensoriae pilosae
11	Haargefäße (Kapillaren)	Vasa capillaria
12	Nervenfasern	Fibrae nervi
13	Knorpel der Ohrtrompete	Cartilago tubae auditivae
14	Membranöse Wand der Ohrtrompete	Lamina membranacea
15	Lichtung	Lumen
16	Schleimhaut	Tunica mucosa
17	Drüsen der Ohrtrompete	Glandulae tubariae
18	Lymphatisches Gewebe (Ohrtrompetenmandel)	Tonsilla tubaria

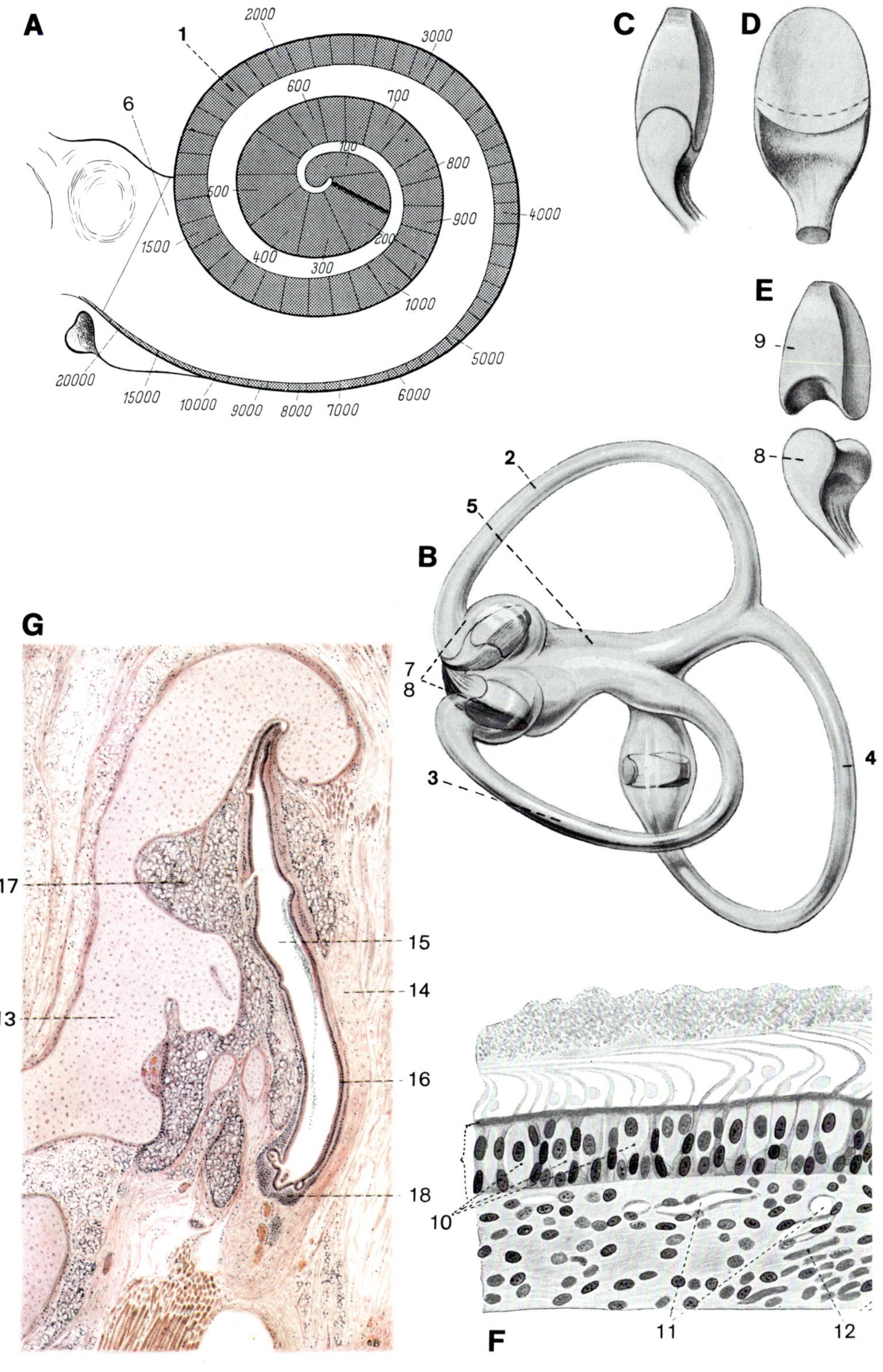
A
1
6
2000
3000
600
700
100
800
500
900
4000
1500
400
300
200
1000
5000
20000
15000
10000
9000
8000
7000
6000
C
D
E
9
8
B
2
5
7
8
3
4
G
17
15
14
13
16
18
F
10
11
12

Hör- und Gleichgewichtsorgan

A Knöchernes Labyrinth (Vergrößerung etwa 7fach). Das Innenohr wird wegen seines komplizierten Kanalsystems auch als „Labyrinth" bezeichnet. Es ist als ganzes in das Felsenbein, einen Teil des Schläfenbeins, eingelassen. Dem „häutigen" Labyrinth der Weichgewebe des Sinnesorgans (S. 393) entspricht ein „knöchernes" Labyrinth, ein Kanalsystem im Knochen. Die knöcherne Wand dieses Kanalsystems besteht aus besonders dichtem Knochen und kann durch Abtragen des locker gebauten Knochens der Umgebung freigelegt werden. Beim abgebildeten Präparat ist die Schnecke aufgefeilt worden. Man beachte, daß die spiralige Knochenlamelle gegen die Schneckenkuppel zu immer kürzer wird, entsprechend wird die Basilarmembran immer länger!

B Schnitt durch einen knöchernen Schneckengang bei etwa 30facher Vergrößerung. Durch 2 Membranen wird der Endolymphraum (der häutige Schneckengang) vom Perilymphraum (Vorhof- und Paukentreppe) abgegrenzt.

C Bau des häutigen Schneckengangs mit dem eigentlichen Hörorgan = Cortisches Organ (Vergrößerung etwa 60fach).

D Cortisches Organ im Innenohr: mikroskopischer Bau (300fache Vergrößerung). Durch die Bewegungen der Steigbügelplatte wird die Flüssigkeit (Perilymphe) im Vorhof in Schwingungen versetzt. Diese Schwingungen übertragen sich auf die Basilarmembran und damit auf die Endolymphe im Schneckengang. Dabei kommt es zu Flüssigkeitsverschiebungen zwischen Deckmembran und Cortischem Organ. Vermutlich werden die Sinneshaare der Sinneszellen durch den Flüssigkeitsstrom in Bewegung versetzt und so die Sinneszellen erregt. Am Spiralorgan werden zahlreiche Zellarten unterschieden, deren Funktion aber noch nicht geklärt ist. In der Abbildung sind daher nur „Hörzellen" und „Stützzellen" besonders bezeichnet (Hörzellen und Hörnerv gelb).

Bild eines Achsenschnitts durch die Schnecke S. 389.

1	Schnecke	Cochlea
2	Knöcherner Schneckenkanal	Canalis spiralis cochleae
3	Vorhoftreppe	Scala vestibuli
4	Paukentreppe	Scala tympani
5	Häutiger Schneckengang	Ductus cochlearis
6	Basilarmembran	Lamina basilaris
7	Spiralorgan (= Cortisches Organ)	Organum spirale
8	Knöcherner Kanal des hinteren Bogengangs	Canalis semicircularis posterior
9	Knöchernes Spiralblatt (zwischen Vorhof- und Paukentreppe)	Lamina spiralis ossea
10	Schneckenkuppel	Cupula cochleae
11	Schneckenspindel	Modiolus
12	Schneckenloch (Verbindung zwischen Vorhof- und Paukentreppe)	Helicotrema
13	Ende des knöchernen Spiralblatts	Hamulus laminae spiralis
14	Gefäßstreifen, der die Endolymphe bildet	Stria vascularis
15	Spiralband der Schnecke	Lig. spirale (Crista spiralis)
16	Ausstrahlung der Basilarmembran	(Lamina basilaris)
17	Knochenhaut	Periosteum
18	Reißnersche Membran (zwischen Schneckengang und Vorhoftreppe)	Paries vestibularis ductus cochlearis (Membrana vestibularis)
19	Deckmembran	Membrana tectoria
20	Vorhoflippe des Randes des knöchernen Spiralblatts	Labium limbi vestibulare
21	Innere Spiralrinne	Sulcus spiralis internus
22	Rand des knöchernen Spiralblatts	Limbus laminae spiralis osseae
23	Nervenknoten des Hörnervs = Spiralganglion (nicht zu verwechseln mit Spinalganglion!)	Ganglion spirale cochleae
24	Blutgefäße der Schnecke	(Vasa sanguinea)
25	Hörzelle	Cellula sensoria pilosa
26	Stützzelle	Cellula phalangea

D

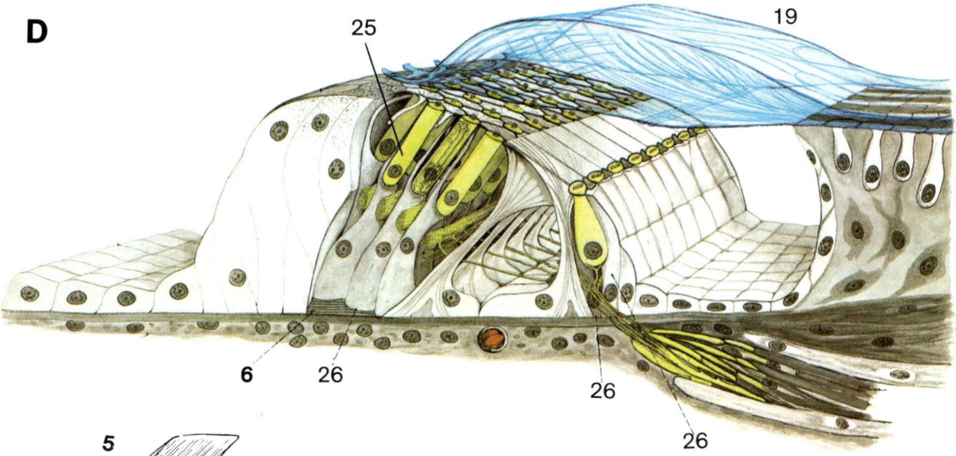
25
19
6
26
26
26

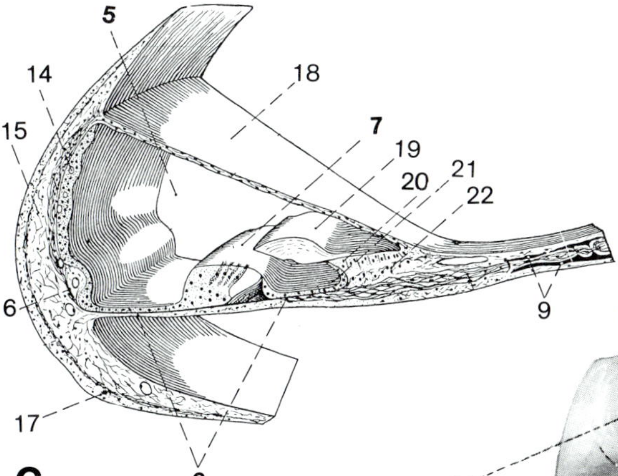
5
14
18
15
7
19
21
20
22
9
16
17
6

C

A

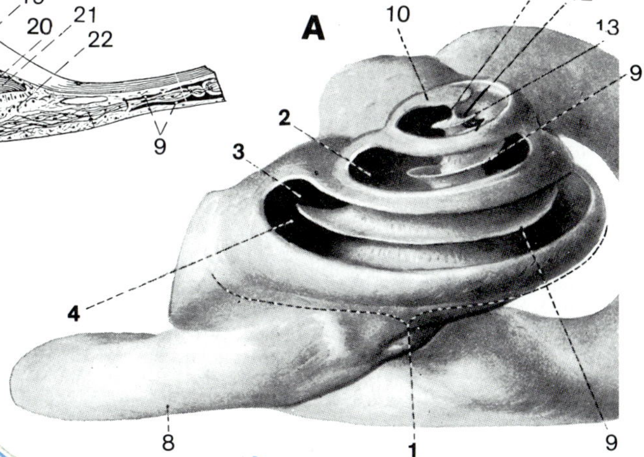
10
11
12
13
9
2
3
4
8
1
9

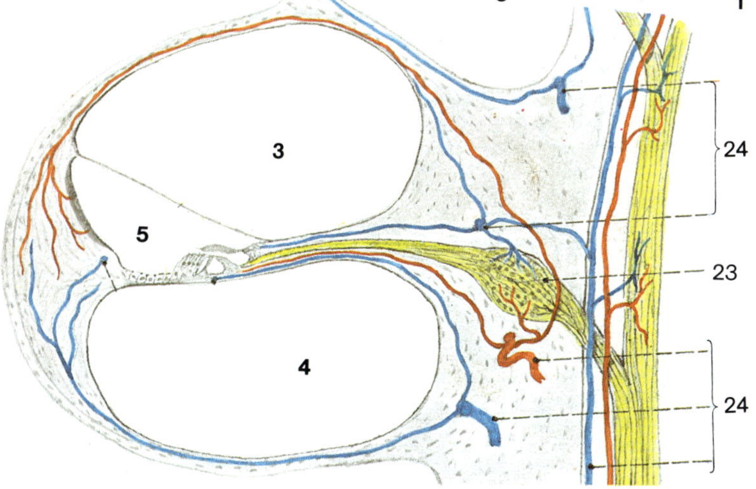
3
24
5
23
4
24

B

Sinnesorgane werden von „Reizen“ der Umwelt oder im Innern des Körpers erregt und melden diese „Erregung“ dem Zentralnervensystem. Dort wird diese Erregung als „Sinnesempfindung“ bewußt gemacht und in Bedeutungsgefüge als „Wahrnehmung“ eingeordnet. Die volkstümliche Aufzählung von „fünf Sinnen“ (Gesicht, Gehör, Geschmack, Geruch, Gefühl) genügt wissenschaftlichen Ansprüchen nicht und bedarf zumindest der Ergänzung.

Lichtsinnesorgan = Auge

Das Auge ist als ein von der Natur gebauter Fotoapparat zu betrachten: lichtempfindlicher Film = Netzhaut, Linsensystem = Hornhaut plus Linse, Blende = Regenbogenhaut mit Pupille, Gehäuse = Lederhaut, Schutztasche = Augenlider und Augenhöhle. Das Auge verfügt über „automatische Blendeneinstellung“ aufgrund von „Lichtinnenmessung“: Die Pupille wird je nach Stärke des einfallenden Lichts weiter oder enger (Pupillenreflex). Die beiden Augen zusammen bilden zudem noch eine automatische Stereoaufnahmevorrichtung: Wir sehen räumlich. Das menschliche Auge ist als „inverses Auge“ gebaut: innerhalb der Netzhaut liegen die lichtempfindlichen Sinneszellen („Zapfen“ für das Farbensehen, „Stäbchen“ für das Helldunkelsehen) außen, d. h. das durch Hornhaut, vordere und hintere Augenkammer, Linse und Glaskörper zur Netzhaut gelangende Licht muß erst alle Schichten der Netzhaut durchlaufen, um die Sehzellen zu erreichen. Diese ragen in das Pigmentepithel, das je nach Stärke des Lichteinfalls die Sehzellen mehr oder weniger abschirmt. Der „gelbe Fleck“ ist die Stelle des schärfsten Sehens, am „blinden Fleck“ verlassen die Sehnervenfasern das Auge.

Hör- und Gleichgewichtsorgan

Dieses Organ wird in drei Abschnitte gegliedert:

a) äußeres Ohr: Ohrmuschel, äußerer Gehörgang, Trommelfell;
b) Mittelohr: Paukenhöhle mit Gehörknöchelchen (Hammer, Amboß, Steigbügel), Ohrtrompete (= Eustachische Röhre, Verbindung zum Rachenraum), Nebenhöhlensystem im Warzenfortsatz;
c) Innenohr (= Labyrinth): Schnecke (enthält die Hörzellen), Bogengangsystem (Gleichgewichtsorgan).

Äußeres und Mittelohr bilden den schalleitenden Apparat. Die Kette der Gehörknöchelchen dient als Verstärker, um die Dämpfung aufgrund des Übergangs von Luft- zu Flüssigkeitsleitung im Innenohr zum Teil zu kompensieren. Die Basilarmembran in der Schnecke schwingt je nach Tonhöhe in verschiedenen Abschnitten verschieden stark („Wanderwellentherorie“). In den Bogengängen und Säckchen des Gleichgewichtsorgans werden die Trägheit von Flüssigkeiten und die Schwerkraft ausgenützt, um Bewegungen zu registrieren. Übererregung erzeugt Übelkeit (Seekrankheit).

Chemische Sinnesorgane

Geruch- und Geschmacksinn werden durch chemisch wirkende Stoffe erregt. Unsere Geschmacksempfindung ist im Grunde wenig differenziert: süß, sauer, bitter und salzig werden von Geschmacksorganen auf der Zunge festgestellt. Ein Großteil dessen, was wir „Geschmack“ nennen, ist „Geruch“, da Geruch- und Geschmacksinn eng zusammenwirken. „Gaumenfreuden“ sind also großteils „Nasenfreuden“ (deshalb schmeckt beim Schnupfen das Essen langweilig). In der Nasenhöhle ist die Geruchsempfindung auf den obersten Nasengang beschränkt. „Beißende“ und „stechende“ Gerüche reizen jedoch die gesamten Schleimhäute (deshalb auch Tränenfluß).

Oberflächen- und Tiefensensibilität

In der Haut finden wir getrennte Sinnesorgane bzw. Nervenendigungen für Berührungs-, Schmerz-, Kälte- und Wärmeempfindung, aber auch aus der Tiefe des Körpers wird Schmerz gemeldet, z. B. vom Bauchfell, der Knochenhaut usw. Ferner können wir auch im Dunkeln die Stellung unserer Gelenke angeben: Lageempfindung.

Weitere „Sinnesorgane“

Im Körper wird noch eine Fülle von Informationen über Körperfunktionen gesammelt, z. B. über den Blutdruck, den Kohlendioxidgehalt des Blutes, die Konzentration der Verdauungssäfte usw., die vom Nervensystem zur Steuerung vegetativer Funktionen benötigt werden. Da diese Informationen aber nicht bewußt werden, also keine Empfindungen bewirken, rechnet man die entsprechenden Rezeptoren im allgemeinen auch nicht zu den Sinnesorganen.

Nervensystem

Rückenmark

Das Nervensystem gliedert sich in drei große Bereiche:
a) das Zentralnervensystem: Gehirn und Rückenmark,
b) das periphere Nervensystem: die Hirn- und die Rückenmarksnerven,
c) das vegetative Nervensystem: Sympathikus und Parasympathikus.

Das Nervensystem wird neuerdings gewöhnlich mit einer Großrechenanlage verglichen. Das Zentralnervensystem entspricht dann dem Computer, in welchem die Daten gespeichert und verarbeitet werden, das periphere Nervensystem vermittelt die Verbindung zu den Eingabe- und Ausgabestationen (den Sinnesorganen und der Muskulatur). Das vegetative Nervensystem ist allerdings in diesem Vergleich nicht recht unterzubringen. Es steuert innerhalb des Organismus die Tätigkeit der inneren Organe. Am ehesten könnte man es vielleicht noch mit einem inneren Kontrollsystem des Computers vergleichen.

A Rückenmark im Wirbelkanal. Die Wirbelbögen und die hinteren Abschnitte der harten Rückenmarkhaut („Durasack") sind weggenommen.

B Schema der Segmentanordnung von Rückenmark und Wirbelsäule. In der embryonalen Entwicklung jedes Menschen wird zuerst das Rückenmark mit seinen Nerven angelegt, erst später bildet sich die Wirbelsäule so um das Rückenmark herum aus, daß jeweils ein Rückenmarknerv auf jeder Seite zwischen zwei Wirbelbögen zu liegen kommt. Die Wirbelsäule wächst in der Folgezeit etwas rascher als das Rückenmark und schiebt sich so allmählich am Rückenmark vorbei. Während in der frühen Embryonalzeit das Rückenmark noch den ganzen Wirbelkanal ausfüllt, endet es beim Erwachsenen etwa auf Höhe des zweiten Lendenwirbels. Da die Rückenmarknerven aber aus den zu dem betreffenden Segment gehörigen Zwischenwirbellöchern austreten müssen, hat dieser „Aufstieg" des Rückenmarks zur Folge, daß die Nervenwurzeln im Wirbelkanal vom Rückenmarksegment zum entsprechenden Wirbelsegment absteigen.

C bis **K** Schemata von Querschnitten des Rückenmarks auf verschiedenen Höhen bei etwa dreifacher Vergrößerung. Die Umrisse der grauen Rückenmarksubstanz sind eingetragen. Auf Querschnitten des Rückenmarks sieht man im Innern eine graue „Schmetterlingsfigur", die von einem weißen Mantel umhüllt ist. In der grauen Substanz liegen die Zellen, in der weißen Substanz verlaufen die „Bahnen", d.h. die Fortsätze der Nervenzellen, die vom Gehirn kommen oder zum Gehirn ziehen. Die weiße Farbe rührt von den fettartigen Stoffen in den Markscheiden der Nervenzellfortsätze her. Die weiße Substanz nimmt im Rückenmark von unten nach oben zu: Es lagern sich immer neue Züge von sensiblen Nervenfasern zum Verlauf in Richtung Gehirn an (S. 403, Abb. D), umgekehrt schwenken von oben nach unten immer mehr motorische Nervenfasern zu den Muskeln ab. Das Lendenmark beherbergt also viel weniger Bahnen als das Halsmark. Anders ist es mit der grauen Rückenmarksubstanz. Ihre Ausdehnung wird von der Zahl der Zellen bestimmt, die in den entsprechenden Segmenten benötigt werden. Die graue Substanz ist besonders ausgedehnt im unteren Halsabschnitt, im unteren Lendenabschnitt und im oberen Kreuzbeinabschnitt, weil in diesen Bereichen die Nervenzellen für die Arme und Beine liegen.

C Erstes Halssegment (C_1).
D Viertes Halssegment (C_4).
E Siebentes Halssegment (C_7).
F Zweites Brustsegment (Th_2).
G Zwölftes Brustsegment (Th_{12}).
H Fünftes Lendensegment (L_5).
J Erstes Kreuzbeinsegment (S_1).
K Viertes Kreuzbeinsegment (S_4).

I–XII Segmente der Wirbelsäule	(Columna vertebralis)
1–12 Segmente des Rückenmarks und zugehörige Rückenmarknerven	Segmenta medullae spinalis; Nn. spinales
13 Halsnerven	Nn. cervicales
14 Brustnerven	Nn. thoracici
15 Lendennerven	Nn. lumbales
16 Kreuzbeinnerven	Nn. sacrales
17 Steißbeinnerv	N. coccygeus
18 Spinalganglion (Nervenknoten neben dem Rückenmark)	Ganglion spinale (sensoriale)
19 Harte Rückenmarkhaut („Dura")	Dura mater spinalis
20 Fünfter Lendenwirbel	Vertebra lumbalis V
21 Kreuzbein	Os sacrum
22 Endfaden der harten Rückenmarkhaut	Filum (durae matris) spinale

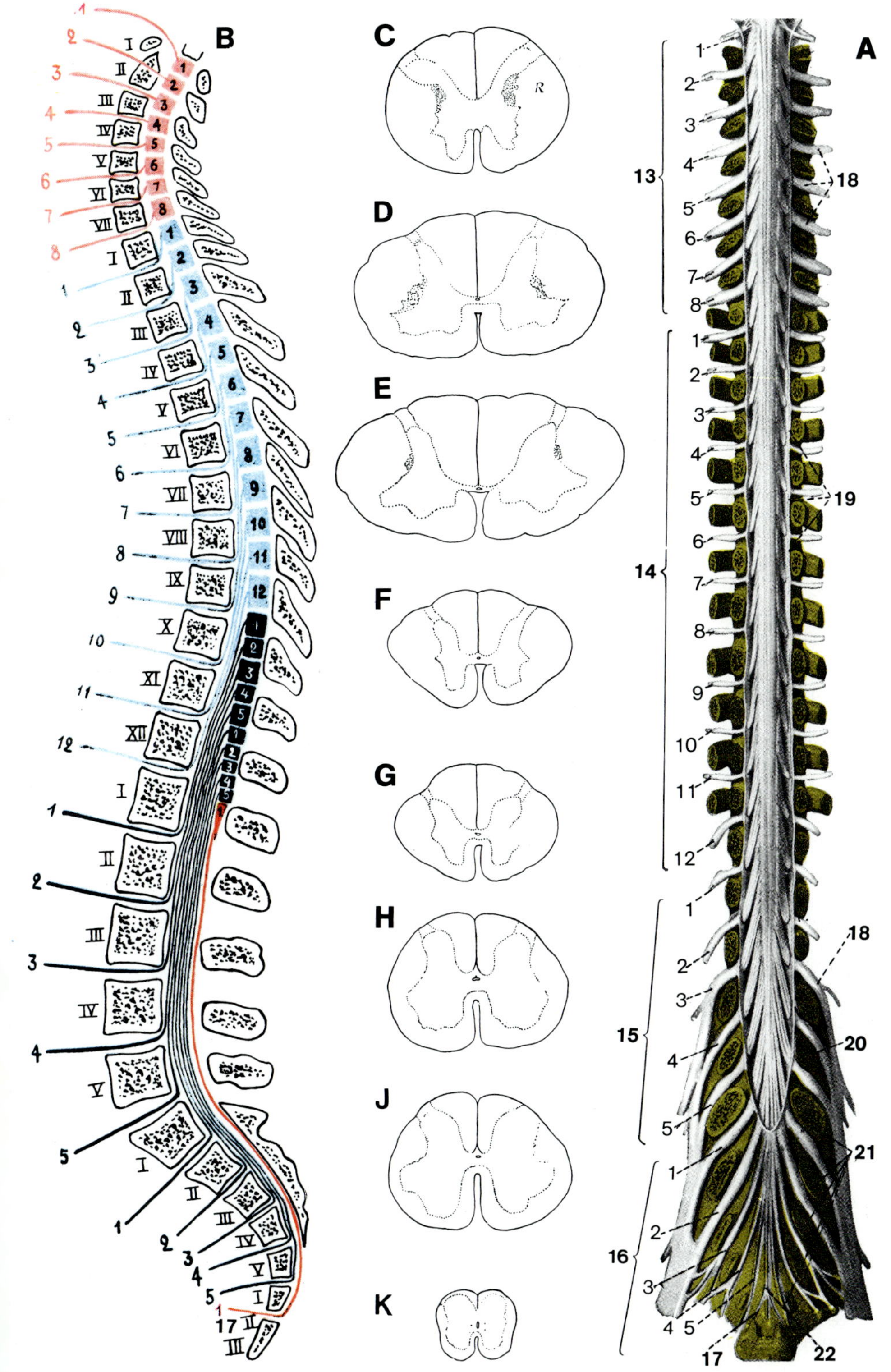
B
C
D
E
F
G
H
J
K
A
13
14
15
16
17
18
19
20
21
22

A, B Schemata vom Bau des Rückenmarks mit Reflexbogen. Etwas vereinfachend kann man sagen, daß die vordere Wurzel des Rückenmarknervs „motorische" Fasern, die hintere Wurzel „sensible" Fasern führt, d. h. alle Impulse vom Rückenmark zu den Muskeln laufen über die vorderen Wurzeln, alle Empfindungen von der Haut oder aus der Tiefe des Körpers über die hinteren Wurzeln. Bewußte Reaktionen kommen so zustande, daß eine Meldung vom Rückenmark zuerst an das Gehirn weitergegeben und dort verarbeitet wird, worauf vom Gehirn entsprechende „Anweisungen" wieder zum Rückenmark zurücklaufen. Bei den „Reflexen" ist der Weg viel kürzer: Hier wird die Erregung von der sensiblen Bahn direkt an die motorische weitergegeben. Beim Kniesehnenreflex z. B. wird durch den Schlag des Reflexhammers der vierköpfige Oberschenkelmuskel ruckartig gedehnt. Von den „Muskelspindeln" (Sinnesorgane im Muskel) wird diese Dehnung an das Rückenmark berichtet, dort wird die Erregung direkt an die motorischen Vorderhornzellen weitergegeben, die den Muskel zu einer Kontraktion veranlassen. Jeder Muskel ist mit einem derartigen „Muskeleigenreflex" als Schutzmechanismus ausgestattet, der meist nur ein Rückenmarksegment betrifft. Bei den sog. „Fremdreflexen" erfolgt die Auslösung der Muskelanspannung von der Haut her. Streicht man z. B. mit einer Nadel über die Bauchhaut, so spannen sich die Bauchmuskel an („Bauchdeckenreflex"). Bei den Muskeleigenreflexen sind in der Regel nur zwei Nervenzellen (eine sensible und eine motorische) zusammengeschlossen (eine Kontaktstelle = „monosynaptische Reflexe"). An den Fremdreflexen sind meist mehrere Nervenzellen beteiligt (mehrere Kontaktstellen = „polysynaptische Reflexe"). Die Abbildung ist stark vereinfacht.

C Schema wichtiger Bahnen und Schaltstellen des Rückenmarks und der Rückenmarknerven. Die Pfeile geben die Leitungsrichtung der Bahnen an (vgl. S. 405).

D Schema der sensiblen Hinterstrangbahnen. Erläuterung S. 406, B.

E Schema der sensiblen Bahnen für Schmerz-, Temperatur- und Berührungsempfindung. Erläuterung S. 406, B.

1	Weiße Rückenmarksubstanz	Substantia alba
2	Graue Rückenmarksubstanz	Substantia grisea
3	Vorderhorn (der grauen Rückenmarksubstanz)	Cornu ventrale (anterius)
4	Hinterhorn (der grauen Rückenmarksubstanz)	Cornu dorsale (posterius)
5	Vordere Wurzel (des Rückenmarknervs)	Radix ventralis (anterior)
6	Hintere Wurzel (des Rückenmarknervs)	Radix dorsalis (posterior)
7	Spinalganglion (Nervenknoten neben dem Rückenmark)	Ganglion spinale
8	Rückenmarknerv	N. spinalis
9	Großhirnrinde	Cortex cerebri
10	Quergestreifte Muskelfasern	Myofibrae
11	Oberhaut	Epidermis
12	Nervenfaser	Neurofibra
13	Körper der Nervenzelle (Perikaryon = der um den Kern gelegene Teil)	Corpus neurocyti
14	Innere Hinterstrangbahn (Gollscher Strang)	Fasciculus gracilis
15	Äußere Hinterstrangbahn (Burdachscher Strang)	Fasciculus cuneatus
16	(Teil des extrapyramidalen Systems)	Tractus rubrospinalis
17	Bahn der Schmerz- und Temperaturempfindung	Tractus spinothalamicus lateralis
18	Hintere Kleinhirnseitenstrangbahn	Tractus spinocerebellaris posterior
19	Vordere Kleinhirnseitenstrangbahn	Tractus spinocerebellaris anterior
20	Bahn der Druck- und Berührungsempfindung	Tractus spinothalamicus anterior
21	Sehhügel (Teil des Zwischenhirns)	Thalamus
22	Innere Schleife	Lemniscus medialis

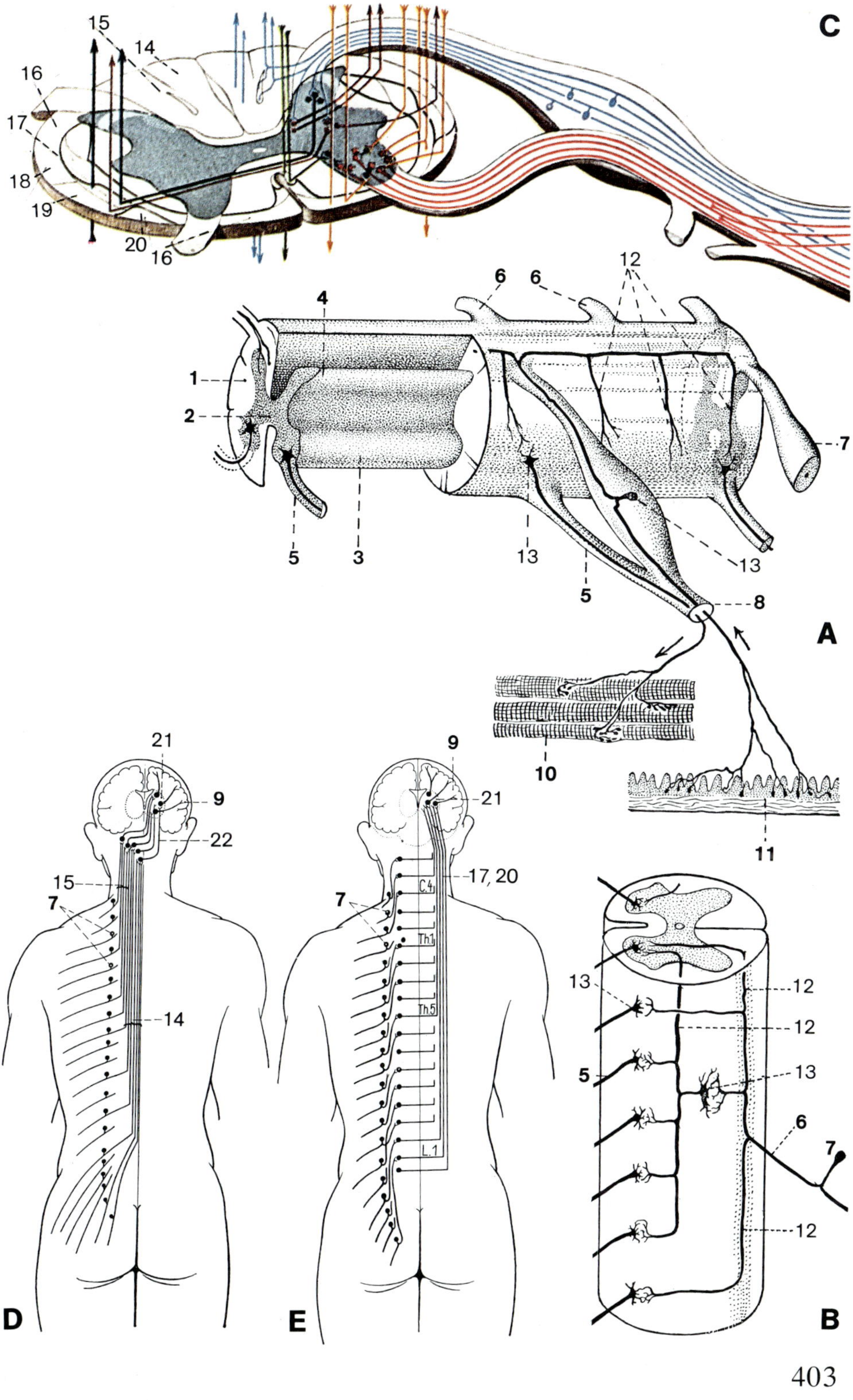
C
15
14
16
17
18
19
20
16
12
6
6
4
1
2
7
5
3
13
13
5
8
A
10
11
21
9
22
15
7
14
D
9
21
17, 20
C.4
Th.1
Th.5
L.1
7
E
13
12
12
5
13
6
7
12
B

Rückenmark

A Mikroskopisches Bild eines Querschnitts durch das Rückenmark im unteren Halsbereich (Vergrößerung 8fach).

B Schema der Bahnen und Kerngebiete des Rückenmarks. Graue Substanz grau, sensible Bahnen, blau und violett, motorische Bahnen rot und orange (hellrot Pyramidenbahnen, orange extrapyramidalmotorische Bahnen), vegetative Bahnen gelb, Eigenapparat des Rückenmarks (z. B. für Reflexe) grün.

1	Vordersäule = Vorderhorn	Columna ventralis (anterior), Cornu ventrale (anterius)
2	Hintersäule = Hinterhorn	Columna dorsalis (posterior), Cornu dorsale (posterius)
1 + 2	Graue Rückenmarksubstanz	Substantia grisea
3	Vorderstrang	Funiculus ventralis (anterior)
4	Seitenstrang	Funiculus lateralis
5	Hinterstrang	Funiculus dorsalis (posterior)
3 + 4 + 5	Weiße Rückenmarksubstanz	Substantia alba
6	Vordere (motorische) Wurzel	Radix ventralis (anterior, motoria)
7	Hintere (sensible) Wurzel	Radix dorsalis (posterior, sensorialis)
6 + 7	Rückenmarknerv	N. spinalis
8	Weiche Rückenmarkhaut	Pia mater spinalis
9	Pyramidenseitenstrangbahn	Tractus corticospinalis (pyramidalis) lateralis
10	Pyramidenvorderstrangbahn	Tractus corticospinalis (pyramidalis) anterior
11	Sensible Hinterstrangbahnen	Fasciculus gracilis; Fasciculus cuneatus
12	Vordere Rückenmarkspalte	Fissura mediana ventralis (anterior)
13	Hintere Rückenmarkscheidewand	Septum medianum dorsale (posterius)
14	Zentrale graue Substanz	Substantia (grisea) intermedia centralis
15	Zentralkanal	Canalis centralis
16	Blutgefäße	Vasa sanguinea
17	Netzsubstanz	Formatio (Substantia) reticularis
18	Hintere Kleinhirnseitenstrangbahn	Tractus spinocerebellaris dorsalis (posterior)
19	Vordere Kleinhirnseitenstrangbahn	Tractus spinocerebellaris ventralis (anterior)
20	Bahn der Schmerz- und Temperaturempfindung	Tractus spinothalamicus lateralis
21	Bahnen des extrapyramidal-motorischen Systems	Tractus rubrospinalis
22		Tractus tectospinalis
23		Tractus olivospinalis
24		Tractus vestibulospinalis
25	Seitensäule = Seitenhorn	Columna lateralis, Cornu laterale
26	Seitenstranggrundbündel	Fasciculi proprii laterales
27	Hinterstranggrundbündel	Fasciculi proprii dorsales (posteriores)
28	Vorderstranggrundbündel	Fasciculi proprii ventrales (anteriores)

A

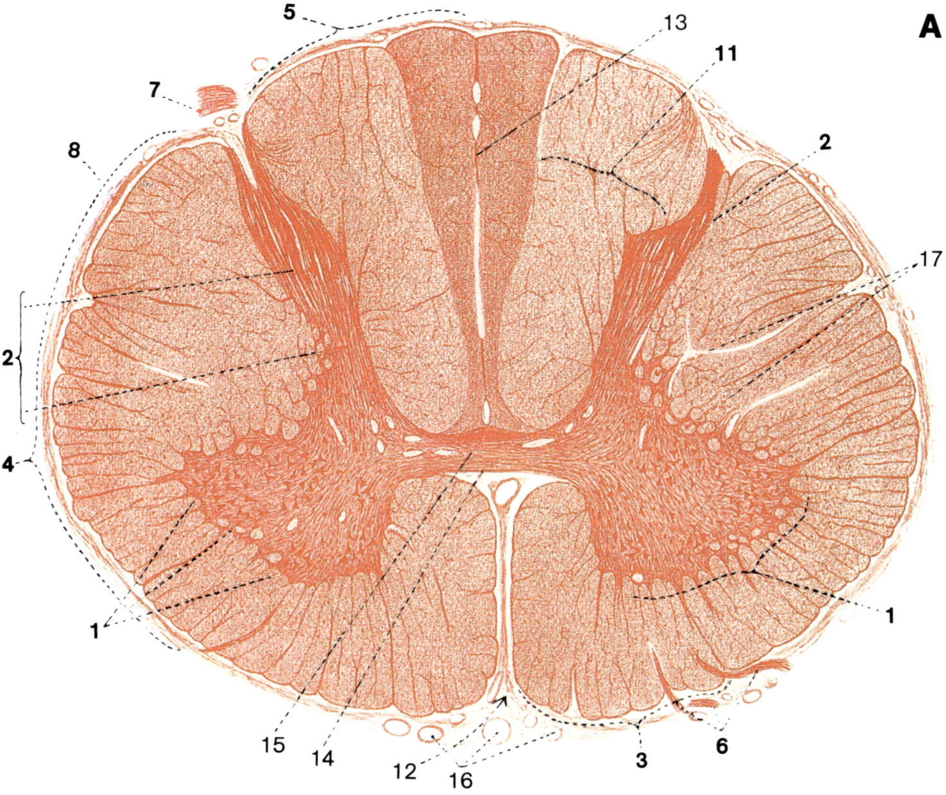
5
13
11
7
2
8
17
2
4
1
1
15
14
12
16
3
6

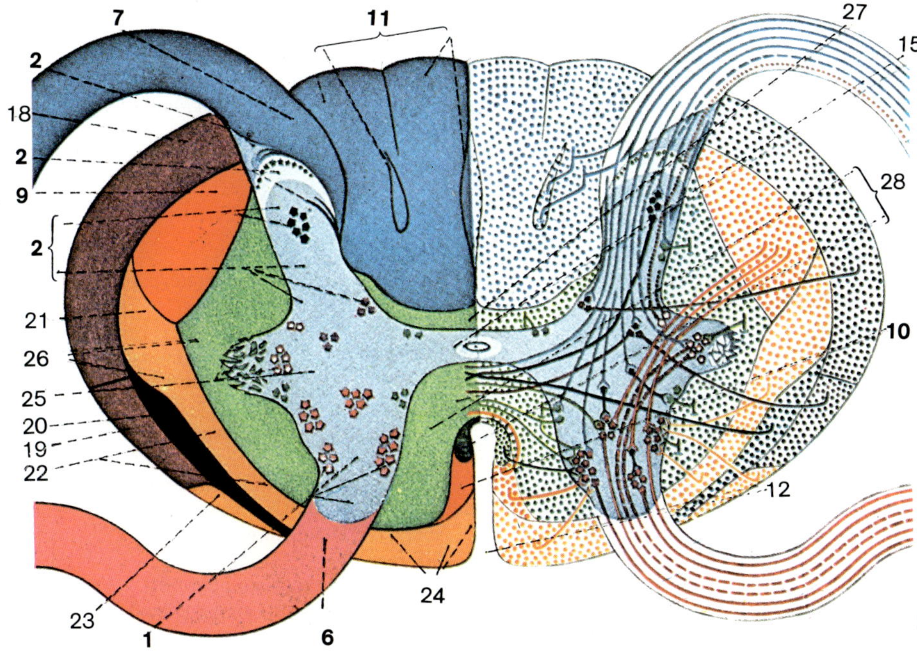
7
11
27
15
2
18
2
9
28
2
21
10
26
25
20
19
22
12
24
23
1
6

B

A Schema der Pyramidenbahn und der Großhirn-Kleinhirn-Bahnen. Nähere Erläuterung S.414.

B Ausfallerscheinungen bei einer halbseitigen Querschnittverletzung des Rückenmarks in der Mitte des Brustbereichs rechts. Da die einzelnen Bahnen auf verschiedener Höhe zur Gegenseite kreuzen, sind nicht alle Symptome auf der Seite der Verletzung. Die motorischen Bahnen kreuzen im Hirnstamm, folglich sind die Muskeln auf der Seite der Verletzung gelähmt. Hingegen kreuzen die Bahnen für die Temperatur- und Schmerzempfindung erst im Rückenmark, so daß der Ausfall auf der gesunden Seite liegt. Die Bahnen der Berührungsempfindung kreuzen z.T. ober- z.T. unterhalb, deshalb ist diese auf beiden Seiten geschwächt, aber nur im unmittelbar zerstörten Bereich aufgehoben. Dieses eigenartige Symptomenbild nennt man „dissoziierte Empfindungsstörung".

C Einbau des Rückenmarks in den Wirbelkanal. Das Rückenmark „schwimmt" in der Gehirn-Rückenmark-Flüssigkeit („Liquor") und ist im wesentlichen nur durch die abgehenden Nerven aufgehängt. Die harte Rückenmarkhaut („Dura") ist gelb eingetragen.

D Motorische Nervenzelle aus dem Rückenmark (Vorderhornzelle).

E Sensible Spinalganglienzelle mit Hüllzellen.

1	Großhirnrinde	Cortex cerebri
2	Pyramidenbahnen	Tractus corticospinales
3	Kleinhirn	Cerebellum
4	Hintere Wurzel (des Rückenmarknervs)	Radix dorsalis (posterior, sensorialis)
5	Vordere Wurzel (des Rückenmarknervs)	Radix ventralis (anterior, motoria)
6	Spinalganglion (Nervenknoten neben dem Rückenmark)	Ganglion spinale (sensoriale)
7	Harte Rückenmarkhaut	Dura mater spinalis
8	„Epiduralraum" (zwischen den beiden Blättern der harten Rückenmarkhaut)	Cavitas epiduralis
9	Subarachnoidealraum, mit Gehirn-Rückenmark-Flüssigkeit („Liquor") gefüllt	Cavitas subarachnoidealis; Liquor cerebrospinalis
10	Dornfortsatz	Processus spinosus
11	Rinden-Brücken-Bahnen	Tractus corticopontini
12	Mittlerer Kleinhirnstiel	Pedunculus cerebellaris medius
13	Kerngebiet der Brücke	Nuclei pontis
14	Kreuzung der Pyramidenbahnen	Decussatio pyramidum
15	Pyramidenseitenstrangbahn	Tractus corticospinalis lateralis
16	Pyramidenvorderstrangbahn	Tractus corticospinalis anterior
17	Ausfall der Schmerz- und Temperaturempfindung	–
18	Muskellähmung	–
19	Ausfall der Tiefensensibilität (Lage- und Bewegungsempfindung)	–
20	Überempfindlicher Bereich	–
21	Ausfall aller Empfindungsqualitäten	–
22	Spinnwebenhaut des Rückenmarks	Arachnoidea (mater) spinalis
23	Weiche Rückenmarkhaut	Pia mater spinalis
24	Gezähntes Band (der weichen Rückenmarkhaut)	Lig. denticulatum
25	Rückenmarknerv, hinterer Ast	N. spinalis, Ramus dorsalis (posterior)
26	Rückenmarknerv, vorderer Ast	N. spinalis, Ramus ventralis (anterior)
27	Rückenmarknerv, Verbindungsast zum Grenzstrang des Sympathikus	N. spinalis, Ramus communicans
28	Übergang der harten Rückenmarkhaut in die Nervenscheide	Dura mater spinalis; Epineurium
29	Axon = Neurit (vom Zelleib wegleitender Fortsatz)	Axon (Neuritum)
30	Dendrit (zum Zelleib leitender Fortsatz)	Dendritum
31	Zelleib der Nervenzelle (mit Zellorganellen und Pigmenteinlagerung)	Cytoplasma neurocyti
32	Hüllzelle	Gliocytus ganglionicus
33	Bindegewebezelle	Fibrocytus

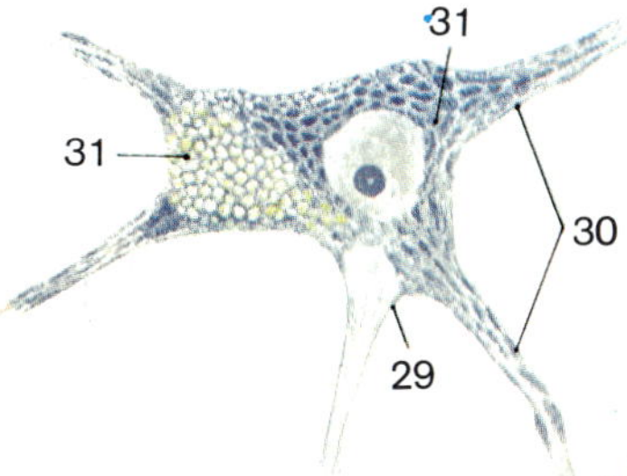
31
31
30
29

D

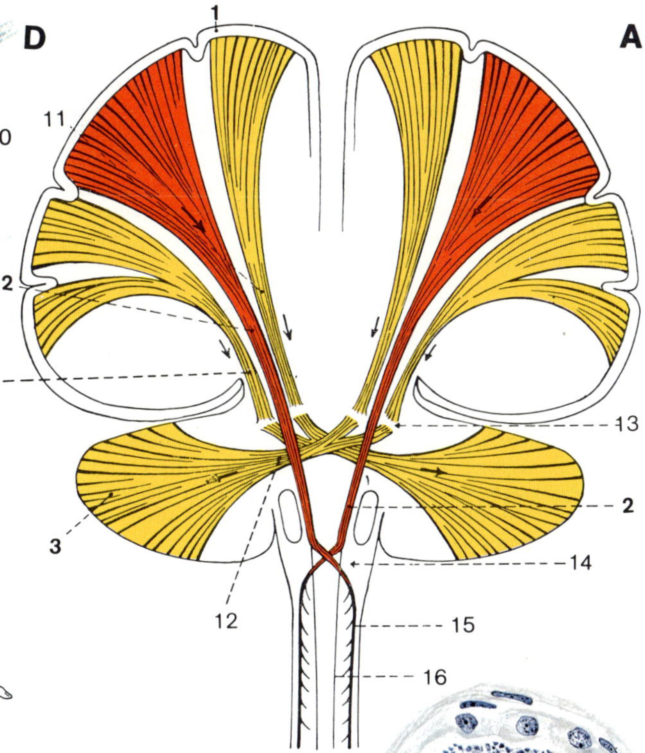
1
11
2
11
13
2
3
12
14
15
16

A

B

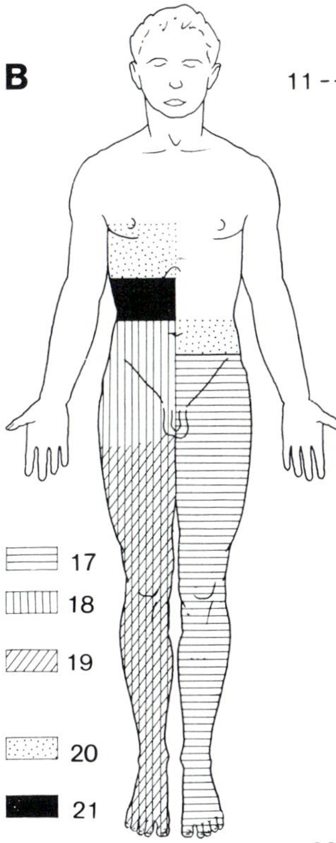
17
18
19
20
21

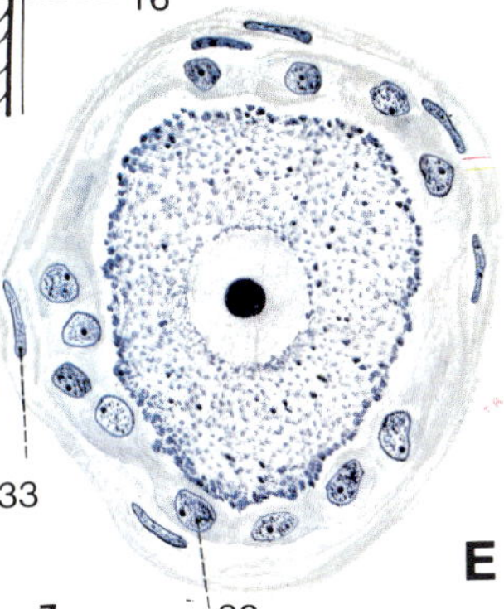
33
32

E

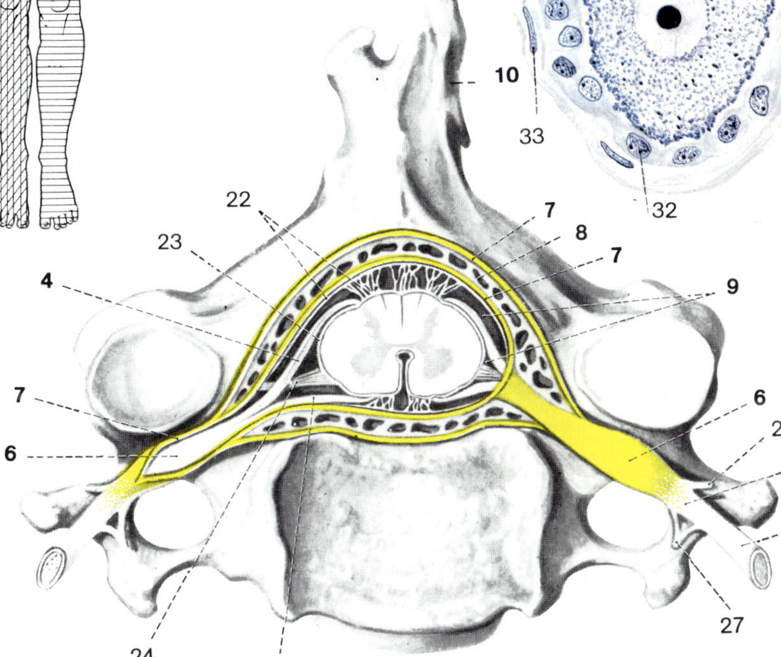
10
22
23
7
8
7
4
9
7
6
6
25
28
26
27
24
5

C

A bis **D** Zuordnung von Hautbereichen zu „Segmenten“ des Rückenmarks. Aus jedem „Segment“ entspringt ein Paar von Rückenmarknerven. Diese Nerven versorgen jeweils einen ganz bestimmten Hautbereich („Dermatom“). Auf der Rückseite des Körpers bilden die Dermatome eine lückenlose Folge, auf der Vorderseite wird es etwas komplizierter durch die Gliedmaßen, in welche einige Dermatome hinausverlegt wurden (die Halssegmente 6 bis 8). Die Kenntnis der Dermatome ist für den Arzt für die Lokalisation von Erkrankungen im Wirbelkanal wichtig. Das Zentralnervensystem bildet sich ein Urteil über die Lage an der „Front“, indem jedem Nerv ein bestimmter Hautbezirk zugeteilt ist. Aus der Tatsache, daß eine Erregung über einen bestimmten Nerv zum Rückenmark gelangt, schließt das Zentralnervensystem, daß die Ursache der Erregung in dem zugehörigen Hautgebiet liegen muß. Daß der Nerv irgendwo in seinem Verlauf und nicht an seinen dafür bestimmten Endorganen erregt wird, ist im Beurteilungsschema des Zentralnervensystems nicht vorgesehen. Der Schmerz wird in jedem Fall in das zugehörige Hautgebiet „projiziert“, auch wenn der Nerv z.B. durch einen Bandscheibenvorfall im Zwischenwirbelloch gequetscht wird. Der Patient hat dann Schmerzen („Ischias“) im an sich gesunden Bein. Dieser Projektionsmechanismus bleibt selbst dann erhalten, wenn z.B. ein Bein amputiert wird. Man kann dann Schmerzen in dem fehlenden Bein empfinden! Die Dermatome sind nicht scharf gegeneinander abgegrenzt, sie überlappen sich so weitgehend, daß häufig bei Lähmung eines Nervs noch kein Empfindungsausfall entsteht. Die Begrenzungen der Hautsegmente stimmen bei verschiedenen Menschen nicht völlig überein. Dementsprechend gibt es auch kleine Unterschiede in den Abbildungen verschiedener einschlägiger Bücher. Im Bereich des Rumpfes ist es so, daß jedem Dermatom auch ein Hautnerv entspricht, d. h. der Rückenmarknerv zieht als Einheit zu seinem Haut- und Muskelgebiet. Anders im Bereich der Gliedmaßen: Hier finden beträchtliche Überlagerungen und Verschiebungen der Nervengebiete statt. Die einzelnen Rückenmarknerven bilden zunächst ein Geflecht (Plexus), aus dem dann nach Umordnung der Fasern die in die Peripherie ziehenden Nerven hervorgehen. Die aus den vier großen Nervengeflechten (Halsgeflecht, Armgeflecht, Lendengeflecht, Kreuzbeingeflecht), entspringenden Nerven führen daher immer Fasern aus mehreren Rückenmarksegmenten, ihre Versorgungsgebiete können daher auch nicht den Dermatomen entsprechen.

E Mikroskopisches Bild des Querschnitts durch einen Nerv (Ausschnitt). Vergrößerung 35fach. Nervenfasern und Blutgefäße gelb, Bindegewebe rot. Die Nervenfasern sind zu Bündeln zusammengelagert, die von Bindegewebe umhüllt werden.

1 Hautäste des Augenhöhlennervs (erster Hauptast des Drillingsnervs) . . . . (N. ophthalmicus)
2 Hautäste des Oberkiefernervs (zweiter Hauptast des Drillingsnervs) . . . . (N. maxillaris)
3 Hautäste des Unterkiefernervs (dritter Hauptast des Drillingsnervs) . . . . (N. mandibularis)
4 Hautnerven aus dem Halsgeflecht . . . . (Plexus cervicalis)
5 Hautnerven aus dem Armgeflecht . . . . (Plexus brachialis)
6 Zwischenrippennerven . . . . Nn. intercostales
7 Hautnerven aus dem Lendengeflecht . . . . (Plexus lumbalis)
8 Hautnerven aus dem Kreuzbeingeflecht . . . . (Plexus sacralis)

9 Bündel von Nervenfasern . . . . (Neurofibrae)
10 Bindegewebige Nervenscheide . . . . Epineurium

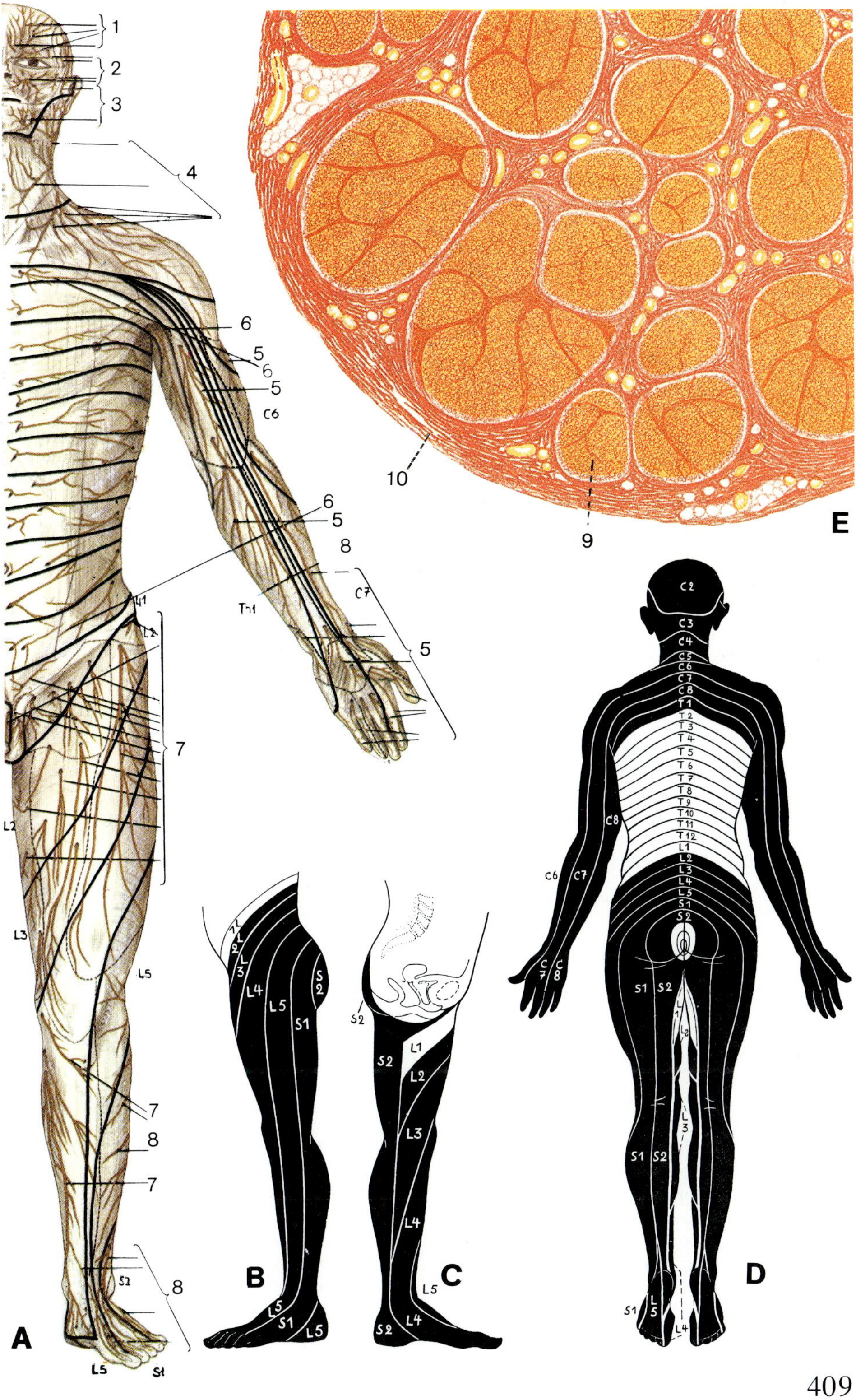
1
2
3
4
5
6
7
8
9
10
C6
C7
C8
L2
L3
L5
S1
S2
A
B
C
D
E
C2
C3
C4
C5
T1
T2
T3
T4
T5
T6
T7
T8
T9
T10
T11
T12
L1
L4

Gehirn

A bis **C** Vergleichende Anatomie des Gehirns dreier Wirbeltiere: Hai (A), Kaninchen (B), Mensch (C). Das Großhirn ist schwarz, die Hirnkammern sind dunkelgrau gezeichnet. Aufgrund der Entwicklungsgeschichte gliedert man das Gehirn traditionsgemäß in 5 Abschnitte (S. 413, A): I. Endhirn (die beiden Großhirnhemisphären), II. Zwischenhirn (umfaßt Sehhügel und Hypothalamus), III. Mittelhirn, IV. Hinterhirn (vorn die Brücke, hinten das Kleinhirn), V. Verlängertes Mark (eigentlich im Schädelinnern liegender Teil des Rückenmarks). Diese 5 Abschnitte haben bei den einzelnen Ordnungen der Wirbeltiere je nach deren Lebensweise und Organisationshöhe verschiedene Größe. Die schwerwiegendsten Unterschiede findet man beim Großhirn, das beim Menschen den größten Teil des Gehirns ausmacht. Der Mensch hat jedoch nicht das größte Gehirn unter allen Lebewesen: Die Gehirne der größten Säugetiere (Elefant, Wal) haben ein größeres Volumen. Der Mensch hat auch nicht das relativ größte Gehirn (bezogen auf das Körpergewicht): Das „Spatzenhirn" ist relativ größer. Das Hirn ist die zentrale Verwaltungsstation des Körpers, in der alle Informationen aus dem übrigen Körper gesammelt werden und von der Befehle an alle Körperzellen erteilt werden. Die Größe dieses Hirnteils ist naturgemäß von der Zahl der Körperzellen abhängig. Der andere Hirnteil ist abhängig von der Organisationshöhe des Organismus. Der Apparat für die Koordination einiger Instinkte wird sicher kleiner sein als ein „Denkgebäude". Für eine bestimmte Organisationshöhe kann der Programmapparat eine gewisse Mindestgröße nicht unterschreiten. Er wird beim Spatzen nicht kleiner sein können als beim Adler, und deswegen haben kleine Tiere relativ größere Gehirne als vergleichbare Großtiere. Das Neugeborene hat daher ein relativ größeres Gehirn als der Erwachsene (bezogen auf das Körpergewicht). Es ist schließlich ein Lebewesen der Organisationshöhe Mensch. Die großen Gedächtnisspeicher sind lediglich noch nicht gefüllt. Erst die zunehmende Erfahrung läßt die angeborenen Fähigkeiten immer besser nützen. Das menschliche Gehirn erreicht bereits mit drei Jahren nahezu seine endgültige Größe. Damit muß auch der Hirnschädel schon fast die Endgröße aufweisen.

D Horizontalschnitt durch den Schädel in Augenhöhe.

a–i wie Seite 140

1	Nasenhöhle	Cavitas nasi
2	Siebbeinzellen	Sinus ethmoidales
3	Keilbeinhöhle	Sinus sphenoidalis
4	Augenhöhle	Orbita
5	Augapfel	Bulbus oculi
6	Hirnanhangsdrüse	Hypophysis (Glandula pituitaria)
7	Kavernöser Blutleiter	Sinus cavernosus
8	Innere Halsschlagader	A. carotis interna
9	Sechster Hirnnerv (Augenmuskelnerv)	N. abducens
10	Schläfenlappen (des Großhirns)	Lobus temporalis
11	Spinnwebenhaut	Arachnoidea (mater)
12	Mittelhirn	Mesencephalon
13	Kleinhirn	Cerebellum
14	Hirnsichel (Teil der harten Hirnhaut)	Falx cerebri; Dura mater
15	Nasenbein	Os nasale
16	Oberkiefer	Maxilla
17	Tränenbein	Os lacrimale
18	Schließmuskel des Auges	M. orbicularis oculi
19	Siebbein	Os ethmoidale
20	Keilbein	Os sphenoidale
21	Schläfenmuskel	M. temporalis
22	Obere Augenhöhlenspalte	Fissura orbitalis superior
23	Gerader Blutleiter	Sinus rectus
24	Oberer Blutleiter der Hirnsichel	Sinus sagittalis superior
25	Tränensack	Saccus lacrimalis
26	Muskel der Augenhöhle	M. orbitalis
27	Unterer schräger Augenmuskel	M. obliquus bulbi inferior
28, 30	Innerer und äußerer gerader Augenmuskel	M. rectus bulbi medialis / lateralis
29	Fettkörper der Augenhöhle	Corpus adiposum orbitae
31	Weiße Substanz (des Großhirns)	Substantia alba

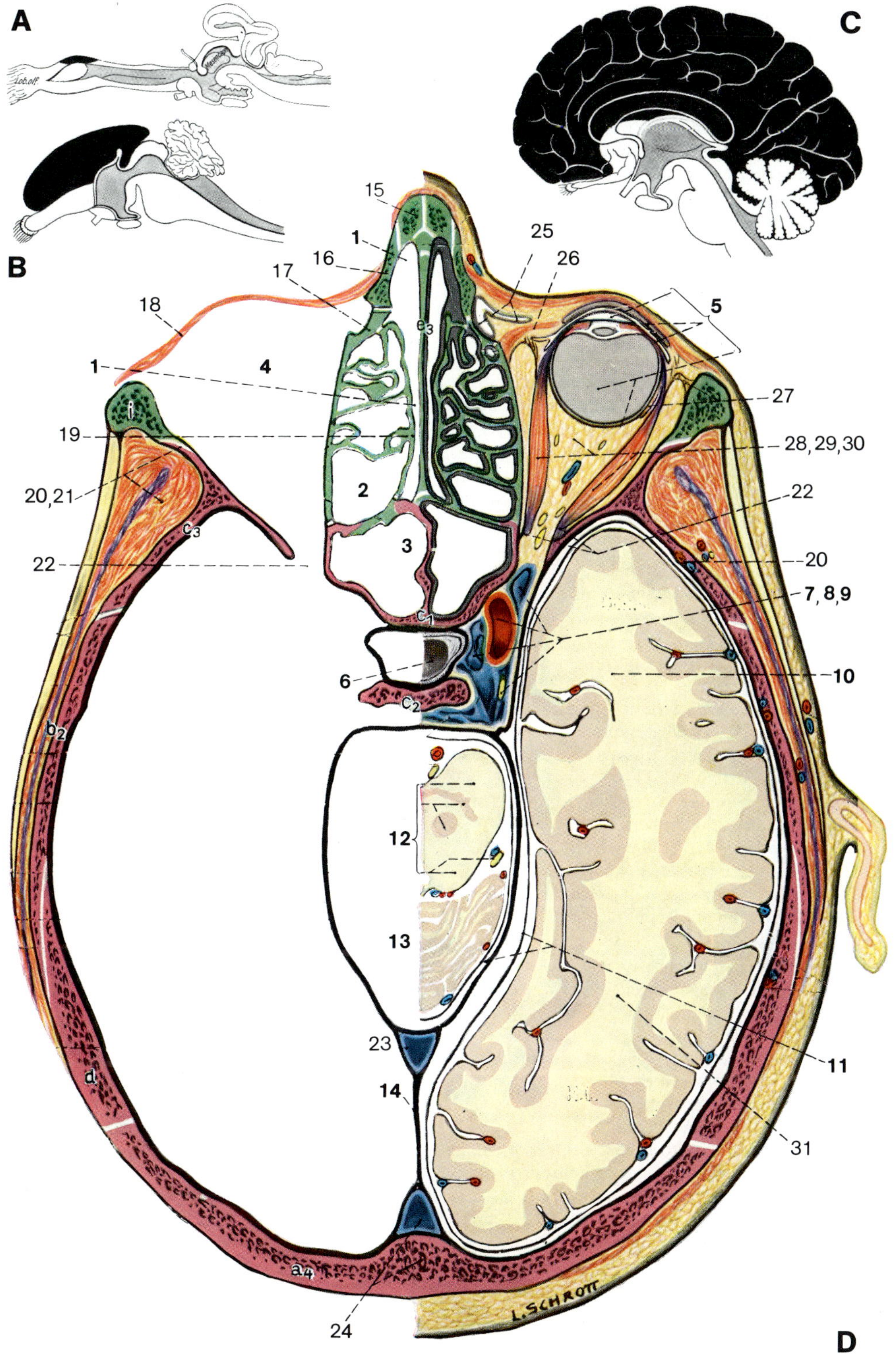
A
Lob.olf.
Mesencep
B
C
15
1
16
17
18
25
26
5
1
4
e3
27
19
28, 29, 30
20, 21
2
22
c3
3
20
22
7, 8, 9
c1
6
c2
10
b2
12
13
23
11
d
14
31
a4
24
L. SCHROTT
D

Gehirn

A Hauptabschnitte des Gehirns. Nicht als Hirnteil anzusehen ist der Vorderlappen der Hirnanhangsdrüse, der aus der Rachenwand hervorgeht. Der Hinterlappen der Hirnanhangsdrüse ist hingegen als Teil des Zwischenhirns zu betrachten. Die überragende Bedeutung der unteren Abschnitte des Zwischenhirns (Hypothalamus) für die Steuerung vegetativer Funktionen hat man erst in den letzten Jahrzehnten erkannt. Früher war etwas einseitig das Großhirn Mittelpunkt des Interesses gewesen.

B Linke Hälfte eines in der Mitte (median) durchschnittenen Gehirns. Hirnkammern rot.

C Linke Großhirnhemisphäre, von außen betrachtet. Die Bezeichnungen für einige nur für den Spezialisten interessante Einzelheiten wurden in den Abbildungen B und C weggelassen.

1	Großhirn = Endhirn	Cerebrum = Telencephalon
2	Zwischenhirn	Diencephalon
3	Mittelhirn	Mesencephalon
4	Brücke } Hinterhirn } Rautenhirn	Pons } Metencephalon } Rhombencephalon
5	Kleinhirn } Hinterhirn } Rautenhirn	Cerebellum } Metencephalon } Rhombencephalon
6	Verlängertes Mark } Rautenhirn	Medulla oblongata } Rhombencephalon
7	Hypophysenvorderlappen (kein Hirnteil!)	Hypophysis, Lobus anterior
8	Balken (Querverbindung der Großhirnhemisphären)	Corpus callosum
9	Dritte Hirnkammer (dritter Ventrikel)	Ventriculus tertius
10	Vierte Hirnkammer (vierter Ventrikel)	Ventriculus quartus
11	Vierhügelplatte	Lamina tecti
12	Seitliche Großhirnfurche (Sylviussche Spalte)	Sulcus (cerebri) lateralis
13	Zentralfurche (Grenze zwischen Stirnlappen und Scheitellappen)	Sulcus centralis
14	Vordere Zentralwindung	Gyrus precentralis
15	Hintere Zentralwindung	Gyrus postcentralis
16	Stirnlappen	Lobus frontalis
17	Scheitellappen	Lobus parietalis
18	Hinterhauptlappen	Lobus occipitalis
19	Schläfenlappen	Lobus temporalis
20	Furche zwischen Scheitel- und Hinterhauptlappen	Sulcus parietooccipitalis
21	Spornfurche (Kalkarinafurche)	Sulcus calcarinus
22	Oberes Marksegel	Velum medullare craniale (superius)
23	Zentralkanal	Canalis centralis
24	Durchscheinende Scheidewand der Vorderhörner der seitlichen Hirnkammern	Septum pellucidum
25	Verbindung der Sehhügel	Adhaesio interthalamica
26	Zwischenkammerloch	Foramen interventriculare
27	Vordere Querverbindung (Kommissur)	Commissura anterior
28	Vorwölbung am Boden des Zwischenhirns	Corpus mamillare
29	Riechkolben	Bulbus olfactorius
30	Sehnervenkreuzung	Chiasma opticum
31	Stiel der Hirnanhangsdrüse	Infundibulum
32	Sehnerv	N. opticus
33	Zirbeldrüse (Epiphyse)	Corpus pineale
34	„Wasserleitung" (Aquädukt) des Mittelhirns	Aqueductus cerebri
35	Obere Stirnhirnwindung	Gyrus frontalis superior
36	Mittlere Stirnhirnwindung	Gyrus frontalis medius
37	Untere Stirnhirnwindung	Gyrus frontalis inferior
38	Furche vor der vorderen Zentralwindung	Sulcus precentralis
39	Furche hinter der hinteren Zentralwindung	Sulcus postcentralis
40	Oberrandwindung	Gyrus supramarginalis
41	Winkelwindung	Gyrus angularis
42	Oberes Scheitelläppchen	Lobulus parietalis superior
43	Unteres Scheitelläppchen	Lobulus parietalis inferior
44	Untere Schläfenwindung	Gyrus temporalis inferior
45	Mittlere Schläfenwindung	Gyrus temporalis medius
46	Obere Schläfenwindung	Gyrus temporalis superior

B

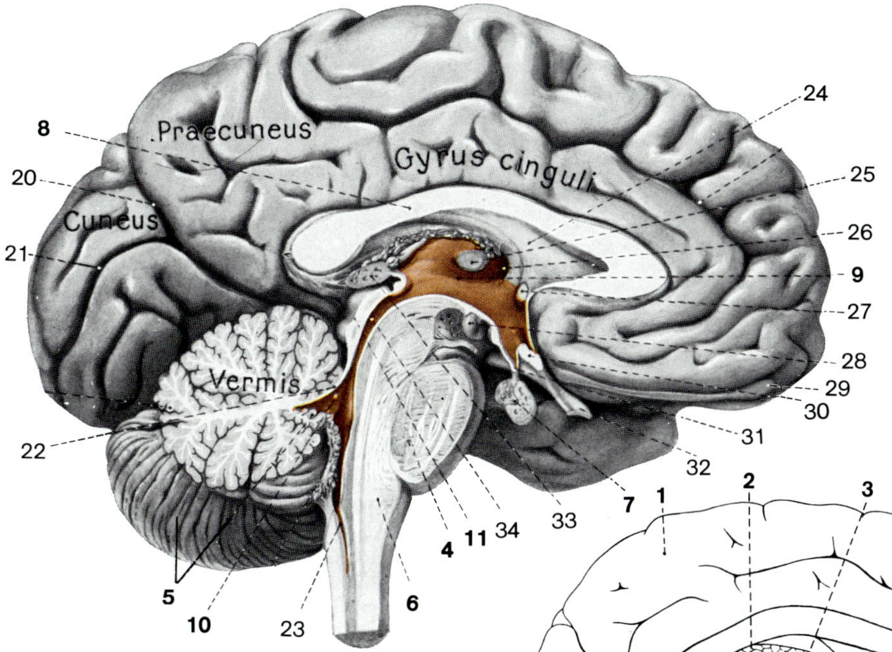
Praecuneus
Gyrus cinguli
Cuneus
Vermis
8
20
21
22
5
10
23
6
4
11
34
33
7
32
31
30
29
28
27
9
26
25
24

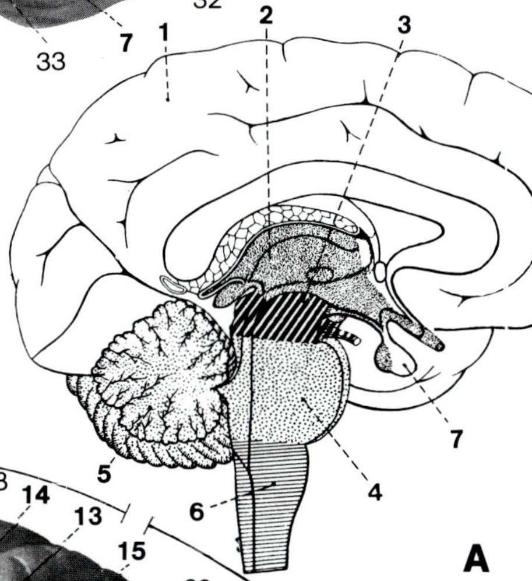
1
2
3
5
6
4
7

A

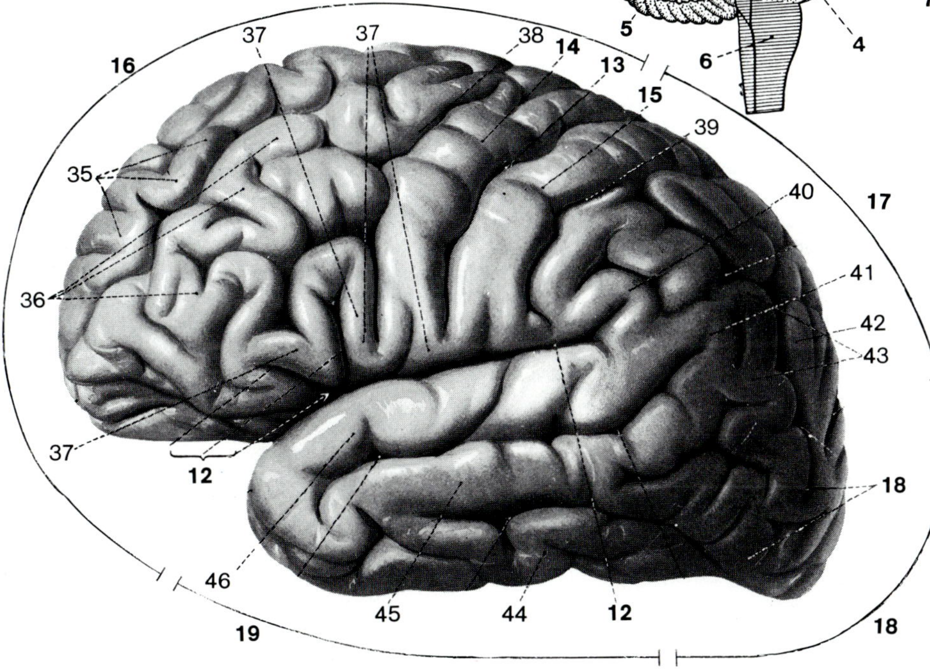
16
37
37
38
14
13
15
39
35
36
40
17
41
42
43
37
12
18
46
45
44
12
19
18

C

A Hirnbasis mit den zwölf Hirnnerven (I–XII). Großhirn gelb, Kleinhirn rot.

B, C Computertomogramme der Großhirnrinde. Bei der Computertomographie umkreisen die Röntgenröhre und ein ihr gegenüberstehendes Strahlenmeßgerät den Kopf. Ein Computer errechnet aus den Meßdaten die Gewebedichten für ein Rasterbild, das dann von einem Bildschirm abfotografiert wird. Man kann so beliebige Scheiben des Körpers abbilden („Tomogramm“ = „Schnittbild“). Dieses Verfahren wurde erst in den letzten Jahren entwickelt. Es eröffnet bisher ungeahnte Möglichkeiten der Diagnostik, besonders am Gehirn. *Weitere Bilder auf S. 421.*

I	Erster Hirnnerv (Riechkolben)	Bulbus olfactorius
II	Zweiter Hirnnerv (Sehnerv)	N. opticus
III	Dritter Hirnnerv (Augenmuskelnerv)	N. oculomotorius
IV	Vierter Hirnnerv (Augenmuskelnerv)	N. trochlearis
V	Fünfter Hirnnerv (Drillingsnerv)	N. trigeminus
VI	Sechster Hirnnerv (Augenmuskelnerv)	N. abducens
VII	Siebenter Hirnnerv (Gesichtsnerv)	N. facialis (intermediofacialis)
VIII	Achter Hirnnerv (Hör- und Gleichgewichtsnerv)	N. vestibulocochlearis
IX	Neunter Hirnnerv (Zungen-Rachen-Nerv)	N. glossopharyngeus
X	Zehnter Hirnnerv („Vagus“)	N. vagus
XI	Elfter Hirnnerv („Akzessorius“)	N. accessorius
XII	Zwölfter Hirnnerv (motorischer Zungennerv)	N. hypoglossus

1	Stirnlappen (des Großhirns)	Lobus frontalis
2	Schläfenlappen (des Großhirns)	Lobus temporalis
3	Hirnanhangsdrüse (Hypophyse)	Hypophysis (Glandula pituitaria)
4	Zwischenhirn	Diencephalon
5	Sehnervenkreuzung	Chiasma opticum
6	Augenhöhlennerv (erster Hauptast des Drillingsnervs)	N. ophthalmicus
7	Oberkiefernerv (zweiter Hauptast des Drillingsnervs)	N. maxillaris
8	Unterkiefernerv (dritter Hauptast des Drillingsnervs)	N. mandibularis
9	Ganglion (Nervenknoten) des Drillingsnervs	Ganglion trigeminale
10	Brücke	Pons
11	Kleinhirn	Cerebellum
12	Adergeflecht der vierten Hirnkammer	Plexus choroideus ventriculi quarti
13	Verlängertes Mark	Medulla oblongata

14	Stiel der Hirnanhangsdrüse	Infundibulum
15	(Durch Blutgefäßeintritte durchlöchertes Feld hinter dem Riechdreieck)	Substantia perforata rostralis (anterior)
16	Haken der Ammonshornwindung	Uncus gyri parahippocampalis
17	„Brustwarzenähnliche“ Erhebung am Boden des Zwischenhirns	Corpus mamillare
18	Hirnstiel	Pedunculus cerebri (cerebralis)
19	Teil des Gesichtsnervs mit den Fasern zu den Geschmacksorganen und Speicheldrüsen	N. intermedius
20	Erster Halsnerv	N. cervicalis I
21	Kreuzung der Pyramidenbahnen	Decussatio pyramidum (motoria)
22	Riechstrang	Tractus olfactorius
23	Ast des Drillingsnervs zu den Kaumuskeln	Radix motoria
24	Grube zwischen den Hirnstielen	Fossa interpeduncularis
25	Olive	Oliva
26	Pyramide (des verlängerten Marks)	Pyramis (medullae oblongatae)

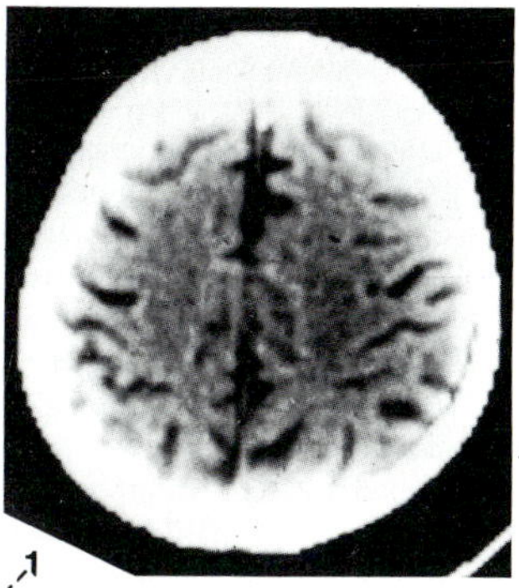

B

C

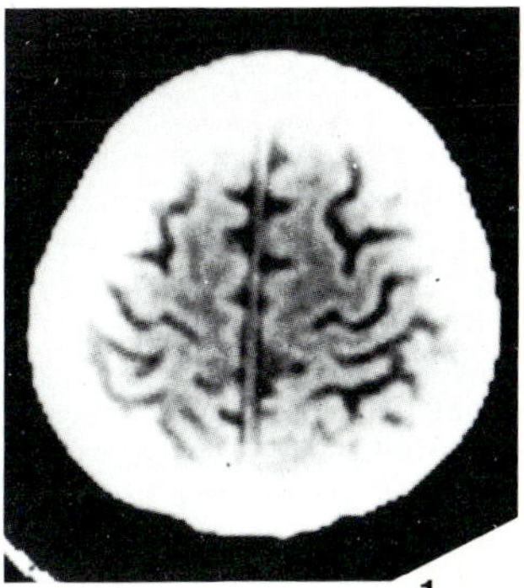

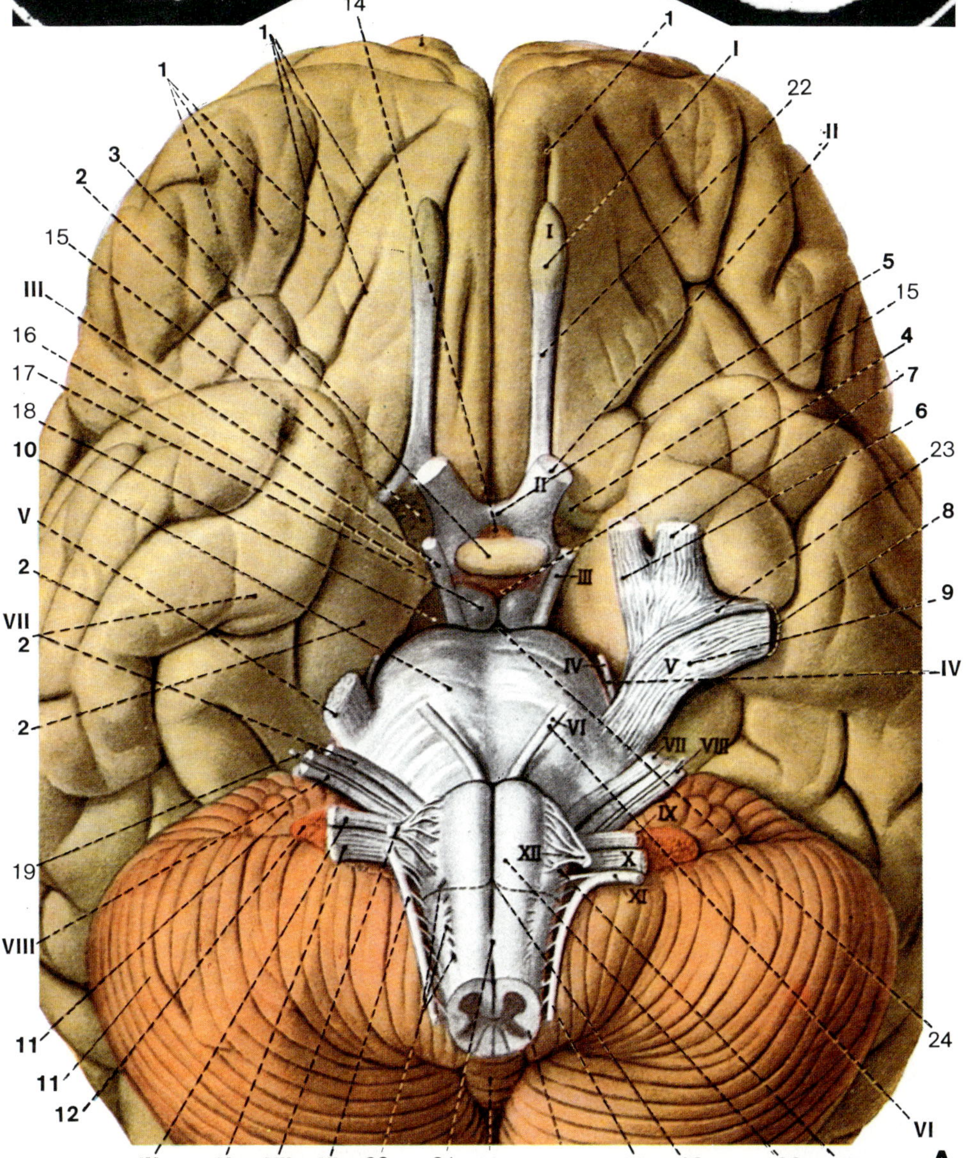
14
1
1
1
I
22
II
3
2
15
I
5
15
III
16
4
17
7
18
6
10
23
II
8
V
III
2
9
VII
2
IV
V
IV
2
VI
VII
VIII
IX
XII
X
XI
19
VIII
24
11
11
12
VI
IX
X
XII
XI
20
21
11
11
13
26
25

A

A Frontalschnitt durch das Gehirn auf Höhe der Sehnervenkreuzung. Auf der rechten Bildseite sind die Faserzüge der weißen Hirnsubstanz eingezeichnet. Man unterscheidet 3 große Gruppen von Faserzügen:
a) Assoziationsbahnen (verbinden verschiedene Bereiche einer Großhirnhemisphäre),
b) Kommissurenbahnen (verbinden die beiden Großhirnhemisphären),
c) Projektionsbahnen (verbinden das Großhirn mit dem Hirnstamm, dem Kleinhirn und dem Rückenmark). Fast alle wichtigen Projektionsbahnen verlaufen in der inneren Kapsel, die wichtigsten Kommissurenbahnen im Balken.

B Repräsentation des Körpers in der vorderen Zentralwindung. In der vorderen Zentralwindung liegt das übergeordnete Zentrum der Willkürmotorik. Wenn Sie jetzt diese Zeilen lesen, so mußten die Muskeln des Halses veranlaßt werden, den Kopf so zu drehen, daß das Gesicht über dem Buch steht und die Augenmuskeln die Möglichkeit hatten, die Augen so zu drehen, daß genau das Bild des Wortes am gelben Fleck der Netzhaut abgebildet wird, das sie jetzt lesen. Der unmittelbare Impuls kam von den Vorderhornzellen im Halsbereich des Rückenmarks, von denen die Neuriten zu den entsprechenden Muskelzellen laufen. Die Vorderhornzellen bekamen aber ihren Auftrag vom Großhirn, und zwar aus der vorderen Zentralwindung auf dem Weg der „Pyramidenbahn". Die Zahl der Vorderhornzellen des Rückenmarks entspricht in etwa der Größe der Muskeln und der Feinheit ihrer Innervation, in der Großhirnrinde bestimmt die biologische Wertigkeit: Hand und Mund nehmen zusammen mehr als die Hälfte der gesamten motorischen Repräsentation ein. Sie bedürfen auch der sorgfältigsten Abstimmung ihrer Bewegungen, während, mit ihnen verglichen, das Bewegungsspiel des Rumpfes unbedeutend ist. Die vordere Zentralwindung enthält also ein Bild des Körpers, das nur auf den ersten Blick so verzerrt erscheint. Wie konnte man eine derartige Landkarte entwerfen? Wird bei einer eng umschriebenen Verletzung (z.B. einer Schußverletzung) im Bereich der vorderen Zentralwindung ein Defekt gesetzt, so erhält der zugehörige Rückenmarkbereich keine Impulse mehr, die zugehörige Muskelgruppe erscheint gelähmt. Nehmen wir an, der Defekt liege an der oberen Kante der linken Großhirnhemisphäre, wo das Bein repräsentiert ist. Da fast alle Bahnen vom Großhirn zur Peripherie die Mittellinie kreuzen, ist mithin das rechte Bein gelähmt. Fordert man den Patienten auf, das Bein zu heben, so kann er dies nicht. Schlägt man aber mit dem Reflexhammer auf das Kniescheibenband, so zuckt das Bein, als ob es gesund wäre. Der Patient kann z.B. auch einen Krampf im Bein bekommen, der von dem nicht der Willkür unterliegenden „extrapyramidalmotorischen System" ausgelöst wird, aber eine willkürliche Bewegung ist nicht möglich.

C Mikroskopisches Bild des Adergeflechts der Hirnkammern (Vergrößerung etwa 30fach). Die Adergeflechte sondern die Hirn-Rückenmark-Flüssigkeit (Liquor) ab (vgl. S. 420/421).

1	Hirngewölbe	Fornix
2	Adergeflecht der seitlichen Hirnkammer	Plexus choroideus ventriculi lateralis
3	Schweifkern	Nucleus caudatus
4	Sehhügel	Thalamus
5	Dritte Hirnkammer	Ventriculus tertius
6	Schale des Linsenkerns	Putamen } Nucleus lentiformis
7	Innerer Abschnitt des Linsenkerns	Globus pallidus } Nucleus lentiformis
8	Hypothalamus (unter dem Sehhügel gelegener Teil des Zwischenhirns)	Hypothalamus
9	Sehnervenkreuzung	Chiasma opticum
10	Balken (Querverbindung der beiden Großhirnhemisphären)	Corpus callosum
11	Innere Kapsel	Capsula interna
12	Insellappen (des Großhirns)	Lobus insularis (Insula)
13	Adergeflecht der dritten Hirnkammer	Plexus choroideus ventriculi tertii
14	Äußerste Kapsel	Capsula extrema
15	Vormauer	Claustrum
16	Äußere Kapsel	Capsula externa
17	Hirngürtel	Cingulum
18–20	Verschiedene Assoziationsbahnen	Neurofibrae associationes
21	Vordere Querverbindung	Commissura rostralis (anterior)
22	Linsenschleife	Ansa lenticularis

A

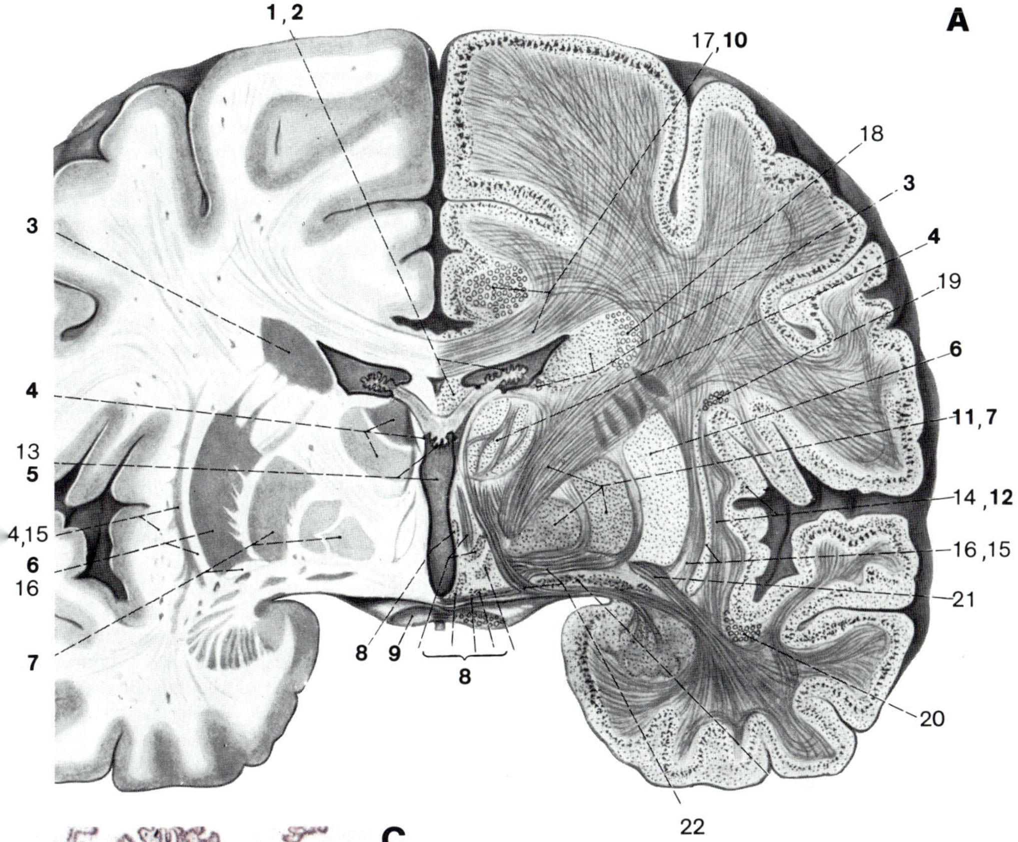
1, 2
17, 10
18
3
4
19
6
11, 7
14, 12
16, 15
21
20
22
3
4
13
5
4,15
6
16
7
8
9
8

C

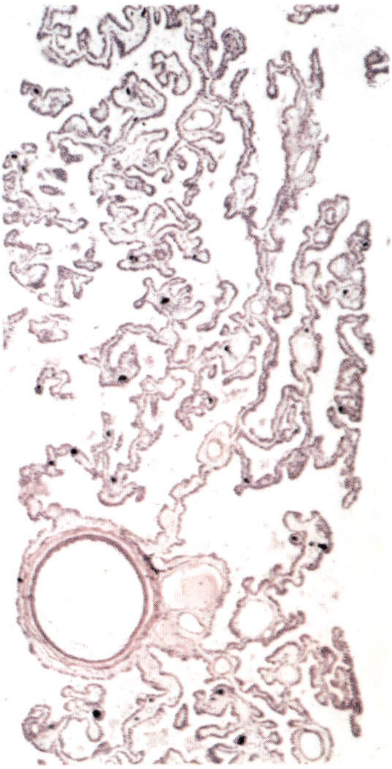

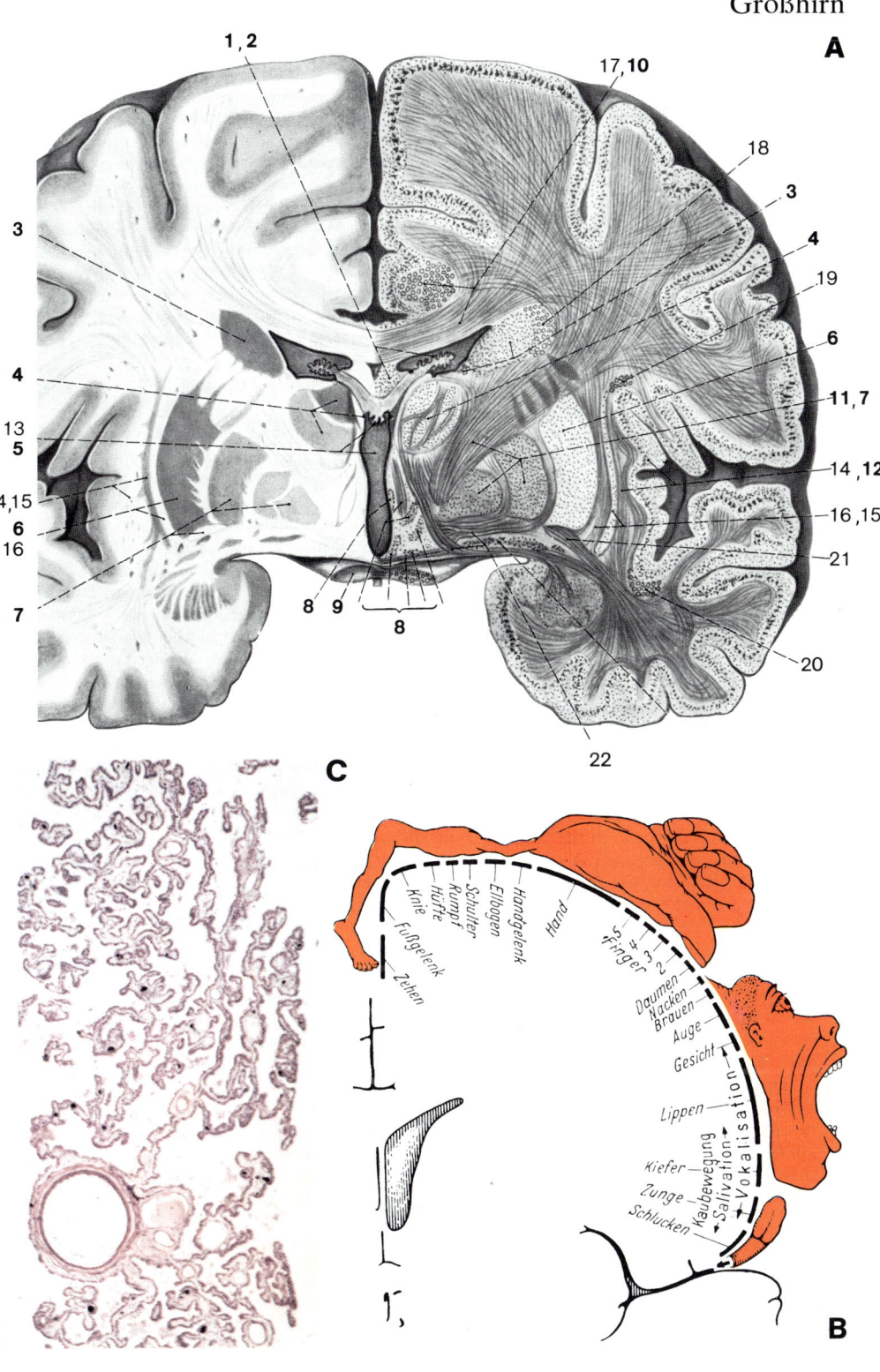
Knie
Hüfte
Rumpf
Schulter
Ellbogen
Handgelenk
Hand
5
4
3
2
Finger
Daumen
Nacken
Brauen
Auge
Gesicht
Lippen
Kiefer
Zunge
Schlucken
Kaubewegung
Salivation
Vokalisation
Fußgelenk
Zehen

B

A Repräsentation des Körpers in der hinteren Zentralwindung. In der hinteren Zentralwindung enden die Bahnen der Tast-, Schmerz- und Temperaturempfindung. Ähnlich wie beim „primären Projektionsfeld" der Motorik ist auch im „primären Projektionsfeld" der Sensibilität der ganze Körper repräsentiert, jedoch mit etwas anderen Gewichten. Bei Zerstörung eines Teils der hinteren Zentralwindung besteht für den repräsentierten Körperabschnitt eine Empfindungsstörung. Eine Verbrennung z. B. wird nicht bemerkt, hingegen kann der Patient unter Umständen auf eine Berührung reflexartig zusammenzucken, denn der sensible Apparat des Rückenmarks ist nicht unmittelbar betroffen. Interessanterweise kann aber eine derartige Empfindungsstörung Bewegungsstörungen nach sich ziehen. Die Steuerung der Bewegungen geschieht mit Hilfe der sensiblen Rückmeldungen an die Hirnrinde über das erreichte Bewegungsausmaß. Bleiben diese aus, so können die Bewegungen nicht optimal gesteuert werden.

B „Landkarte" der Großhirnrinde mit Lokalisation der wichtigsten Funktionen (in die Windungen eingetragen) und der zugehörigen Ausfallerscheinungen bei Zerstörung des betreffenden Bereichs (mit Pfeil angegeben).

Die beiden primären Projektionsfelder in der vorderen und hinteren Zentralwindung sind nicht letzte Instanzen, sondern stehen mit „Assoziationsfeldern" in Verbindung. Vor der vorderen Zentralwindung liegen die motorischen Assoziationsfelder. In ihnen werden Bewegungen zu Handlungen geordnet. Wird ein derartiges Gebiet zerstört, so entsteht keine Lähmung, sondern eine Unfähigkeit, bestimmte Handlungen auszuführen („Apraxie"). In der unteren Stirnwindung z. B. wird die Bildung von Lauten so koordiniert, daß daraus Worte und Sätze entstehen. Man nennt diesen Bereich das „motorische Sprachzentrum". Wird dieses Zentrum isoliert zerstört, so ist die Mund- und Kehlkopfmuskulatur nicht gelähmt, der Patient kann ungestört essen, pfeifen, eine Melodie summen, aber er kann nicht mehr sprechen. Er versteht auch, was man mit ihm spricht, kann aber vorgesprochene Wörter nicht nachsprechen. Diesen Zustand nennt man eine „motorische Aphasie". Die motorischen Assoziationsfelder werden meist nur in einer Großhirnhälfte ausgebildet. Es hätte auch keinen Zweck, wenn die beiden Großhirnhemisphären gleichberechtigt und unabhängig voneinander koordinieren wollten. Eine Hälfte übernimmt also die Führung. Beim Rechtshänder ist es (wegen der Kreuzung der Bahnen) die linke Hemisphäre, beim Linkshänder die rechte. Für den Rechtshänder ist mithin eine Verletzung der linken Großhirnhälfte sehr viel folgenschwerer als eine Verletzung der rechten. Allerdings kann die bislang untergeordnete Hemisphäre bei Ausfall von Zentren in der übergeordneten im Laufe der Zeit einen Teil der Funktionen übernehmen. Die Festlegung im Bereich der Assoziationsfelder ist nicht gleichermaßen scharf wie bei den primären Projektionsfeldern.

Die Zentralfurche bildet die Grenze zwischen dem „motorischen" und dem „sensorischen" Bereich der Großhirnrinde. In der hinteren Zentralwindung liegt nur das primäre Projektionsfeld für die Tast-, Temperatur- und Schmerzempfindung. Die höheren Sinne haben eigene Projektionsfelder: das Sehen im Hinterhauptlappen, das Hören in der oberen Schläfenwindung. Auch die sensorischen Projektionsfelder werden von „Assoziationsfeldern" beeinflußt bzw. geben ihre Erregungen an diese zur Bildung von Wahrnehmungen und zur Einfügung in Bedeutungszusammenhänge weiter. Im Sehzentrum in der Umgebung der Kalkarinafurche kann z. B. ein schwarzer Kreis auf einem weißen Untergrund gesehen werden. Die Deutung als Buchstabe O hingegen findet erst im „Lesezentrum" statt. Beim Ausfall des Lesezentrums werden die Buchstaben zwar gesehen, nicht hingegen in ihrer Bedeutung erkannt („Alexie"). Der Gruppe der Handlungsunfähigkeiten („Apraxien") im motorischen Bereich entspricht im sensorischen Bereich die Gruppe der Erkennungsstörungen („Agnosien"). Da sich Empfindungsstörungen häufig sekundär auf die Motorik auswirken, weil die Kontrolle wegfällt, so ziehen Agnosien häufig Apraxien nach sich: Wenn das Sprachverständnis aufgehoben ist, geht auch das Sprechvermögen verloren (weil man nicht mehr versteht, was man spricht).

C Mikroskopisches Bild der Großhirnrinde (Vergrößerung 20fach). Charakteristisch sind die großen pyramidenförmigen Nervenzellen. Entsprechend den unterschiedlichen Aufgaben der einzelnen Rindengebiete sind Zahl, Form und Anordnung der Nervenzellen verschieden.

B

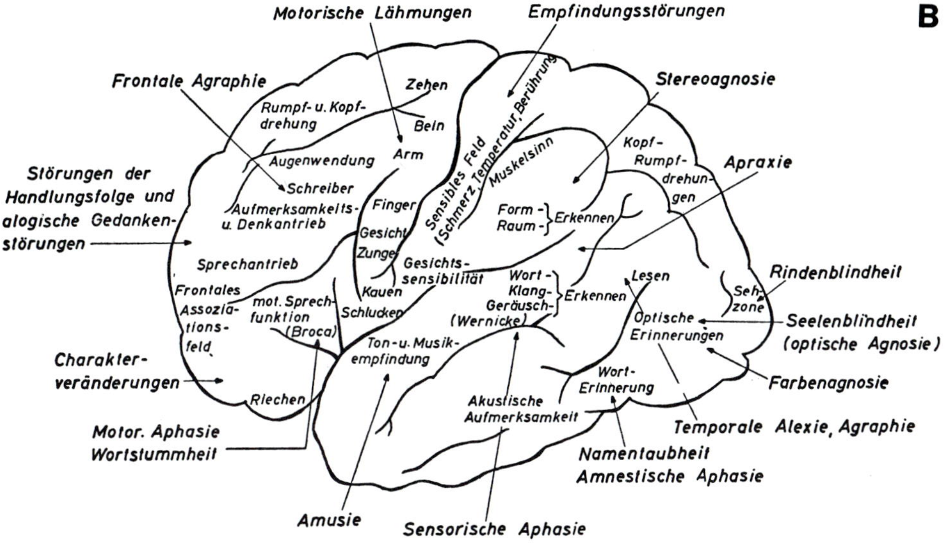
Motorische Lähmungen
Empfindungsstörungen
Frontale Agraphie
Zehen
Rumpf- u. Kopf-
drehung
Bein
Sensibles Feld
(Schmerz, Temperatur, Berührung
Stereoagnosie
Störungen der
Handlungsfolge und
alogische Gedanken-
störungen
Augenwendung
Arm
Muskelsinn
Kopf-
Rumpf-
drehun-
gen
Apraxie
Schreiber
Aufmerksamkeits-
u. Denkantrieb
Finger
Form -
Raum -
Erkennen
Gesicht
Zunge
Sprechantrieb
Gesichts-
sensibilität
Wort -
Klang-
Geräusch-
Erkennen
Lesen
Seh-
zone
Rindenblindheit
Frontales
Assozia-
tions-
feld
mot. Sprech-
funktion
(Broca)
Kauen
Schlucken
(Wernicke)
Optische
Erinnerungen
Seelenblindheit
(optische Agnosie)
Charakter-
veränderungen
Ton- u. Musik-
empfindung
Wort-
Erinnerung
Farbenagnosie
Riechen
Akustische
Aufmerksamkeit
Temporale Alexie, Agraphie
Motor. Aphasie
Wortstummheit
Namentaubheit
Amnestische Aphasie
Amusie
Sensorische Aphasie

C

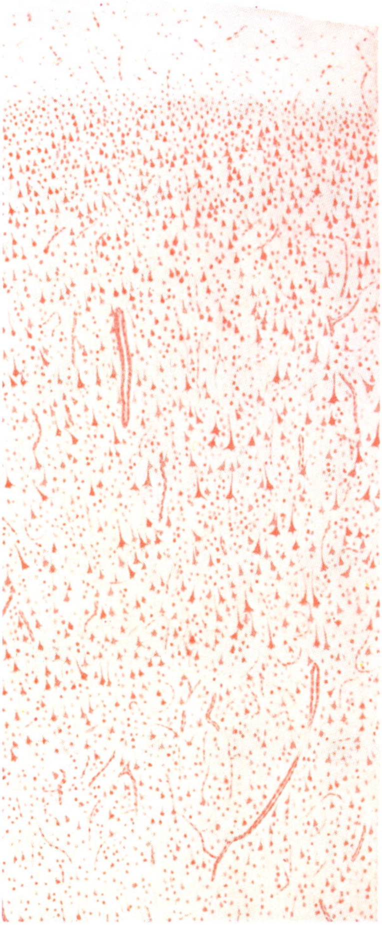

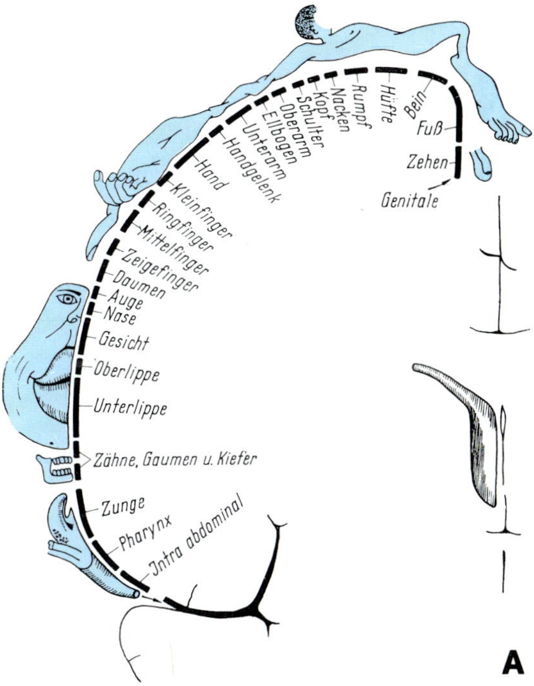
Hüfte
Rumpf
Nacken
Kopf
Schulter
Oberarm
Ellbogen
Unterarm
Handgelenk
Hand
Bein
Fuß
Zehen
Genitale
Kleinfinger
Ringfinger
Mittelfinger
Zeigefinger
Daumen
Auge
Nase
Gesicht
Oberlippe
Unterlippe
Zähne, Gaumen u. Kiefer
Zunge
Pharynx
Intra abdominal

A

A Ausguß der flüssigkeitsgefüllten Räume im Gehirn (Hirnkammern = Ventrikel). Ansicht von links. Natürliche Größe. Die Hirnkammern enthalten eine wasserklare Flüssigkeit („Hirn-Rükkenmark-Flüssigkeit"), die der Arzt in Vereinfachung des vollen Namens Liquor cerebrospinalis meist als „Liquor" bezeichnet. Dieser Liquor wird von den Adergeflechten der Hirnkammern (vgl. S. 417, Abb. C) gebildet. Er fließt durch die 3 Öffnungen der vierten Hirnkammer in den Subarachnoidealraum aus. Dieser „unter der Spinnwebenhaut gelegene Raum" umhüllt sowohl das Gehirn als auch das Rückenmark (vgl. S. 407, Abb. C). Gehirn und Rückenmark sind an den Nerven im Liquor schwimmend aufgehängt. Wenn man mit dem Kopf an die Wand rennt, bekommt zwar der Kopf eine Beule, jedoch das Gehirn schlägt nicht hart am Knochen an, sondern fällt in das weiche Wasserbett des Liquors. Der Aufschlag muß schon sehr heftig sein, daß die Dämpfung durch den Liquor nicht mehr ausreicht und es zur „Hirnerschütterung" kommt. Einen ähnlichen mechanischen Schutz bietet das Fruchtwasser dem Fetus. Die Gesamtmenge an Liquor beträgt etwa 100 bis 150 ml (ml = Milliliter = Kubikzentimeter). Bei vielen Erkrankungen des Zentralnervensystems ist die Beschaffenheit des Liquors verändert. Deshalb entnimmt man gern Liquor zur Untersuchung. Am einfachsten geschieht dies im Lendenbereich als „Lumbalpunktion". – Wenn von den Adergeflechten ständig Liquor gebildet wird, so muß er irgendwohin verschwinden. Interessanterweise ist der Abflußweg noch nicht hundertprozentig geklärt. Wahrscheinlich wird der Liquor von den Granulationen der Spinnwebenhaut (vgl. S. 431, Abb. B) dem Venenblut zugeführt. Daneben fließt vermutlich ein Teil über die Nervenscheiden in die Lymphbahn ab. Ist der Liquorabfluß gestört, so steigt der Druck im Schädelinnern. Beim Kleinkind gibt der Schädel dem höheren Druck nach und wächst stark („Wasserkopf"). Beim Wasserkopf wird das Hirngewebe geschädigt, und es droht Schwachsinn. Deshalb muß dem Liquor operativ Abfluß verschafft werden (über einen Kunststoffschlauch).

B bis **D** Computertomogramme des Gehirns mit Darstellung der inneren (Hirnkammern) und äußeren (Subarachnoidealraum) Liquorräume. Die Bilder stammen von einem Patienten, bei welchem die Liquorräume etwas erweitert sind (Fortsetzung der Bildserie von S. 415).

E Projektion der seitlichen Hirnkammern auf die Oberfläche des Großhirns. Schema zu den Computertomogrammen B bis D.

F Röntgenbild des Kopfes nach Luftfüllung der Hirnkammern (Pneumenzephalogramm). Dazu wird Liquor abgelassen und ein steriles Gas an seiner Stelle in den Liquorraum eingeblasen. Dieses für den Patienten unangenehme und nicht ungefährliche Verfahren hat seit Einführung der Computertomographie sehr an Bedeutung verloren.

G Skizze zu Abbildung F.

1	Seitliche Hirnkammer (Seitenventrikel)	Ventriculus lateralis
2	Dritte Hirnkammer (dritter Ventrikel)	Ventriculus tertius
3	Verbindung zwischen dritter und vierter Hirnkammer („Aquädukt" = Wasserleiter)	Aqueductus mesencephali (cerebri)
4	Vierte Hirnkammer (vierter Ventrikel)	Ventriculus quartus
5	Stirnlappen (des Großhirns)	Lobus frontalis
6	Vordere Zentralwindung	Gyrus precentralis
7	Zentralfurche	Sulcus centralis
8	Hintere Zentralwindung	Gyrus postcentralis
9	Scheitellappen (des Großhirns)	Lobus parietalis
10	Spalt zwischen den Großhirnhemisphären	Fissura longitudinalis cerebri
11	Augenhöhle	Orbita
12	Vorderhorn (der seitlichen Hirnkammer)	Cornu frontale (anterius)
13	Hinterhorn (der seitlichen Hirnkammer)	Cornu occipitale (posterius)
14	Unterhorn (der seitlichen Hirnkammer)	Cornu temporale (inferius)
15	Zwischenkammerloch (zwischen seitlicher und dritter Hirnkammer)	Foramen interventriculare
16	Vordere Querverbindung	Commissura anterior
17	Querverbindung der Sehhügel	Adhesio interthalamica
18	Kammerbucht oberhalb der Sehnervenkreuzung	Recessus opticus
19	Trichterbucht (in den Stiel der Hirnanhangsdrüse)	Recessus infundibuli
20	Seitliche Ausbuchtung der vierten Hirnkammer	Recessus lateralis (ventriculi quarti)
21	Mittlere Öffnung der vierten Hirnkammer	Apertura mediana ventriculi quarti
22	Zentralkanal (des Rückenmarks)	Canalis centralis

A

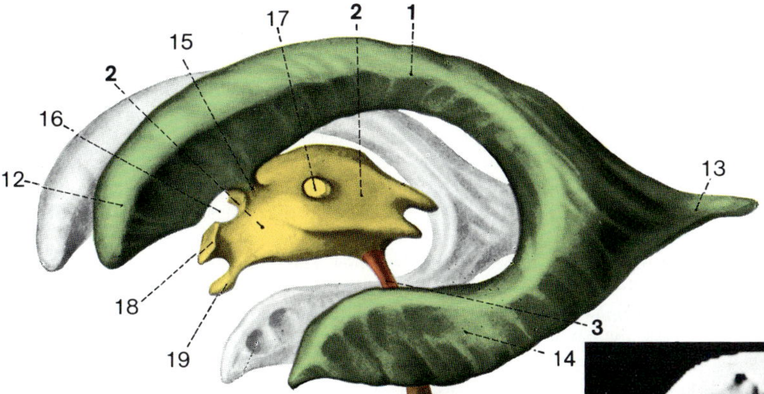
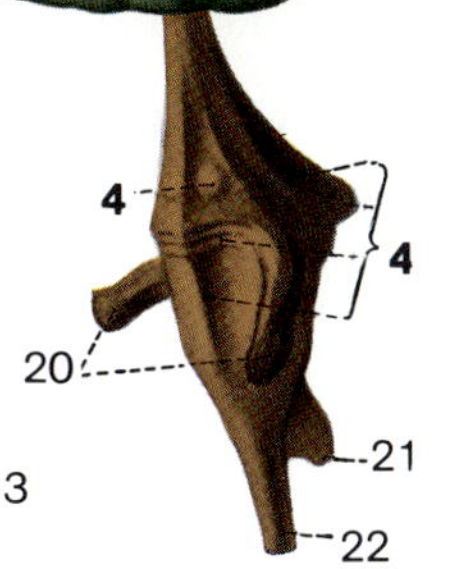

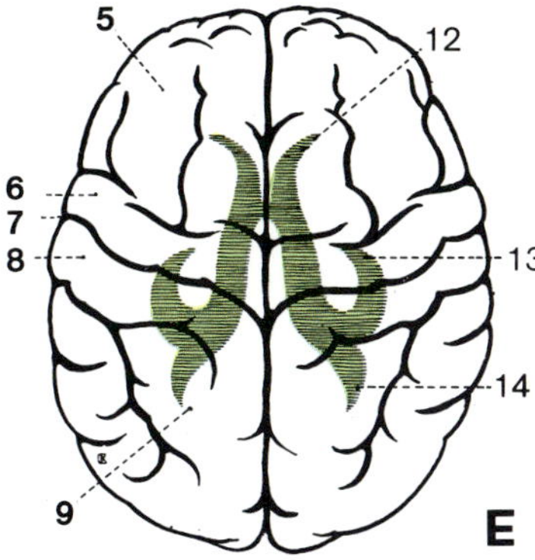

E

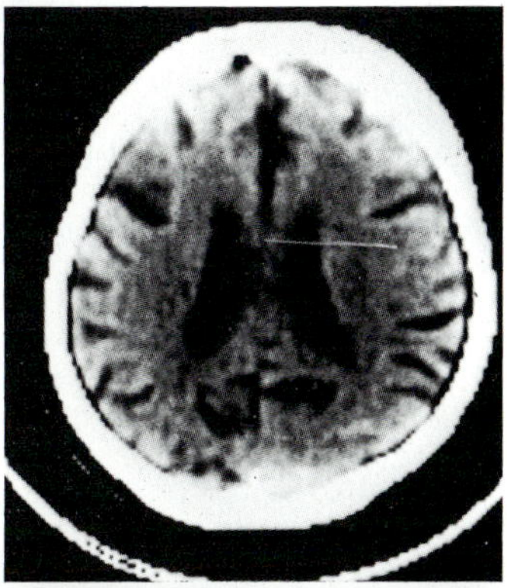

B

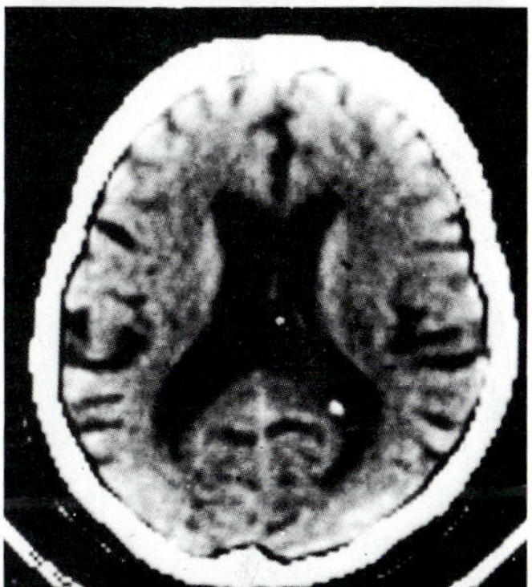

C

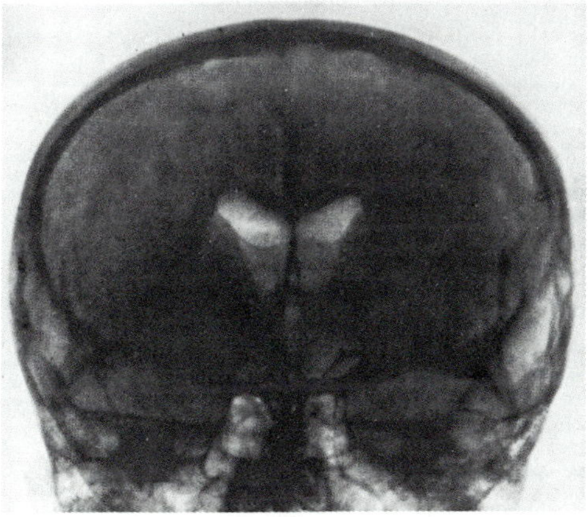

F

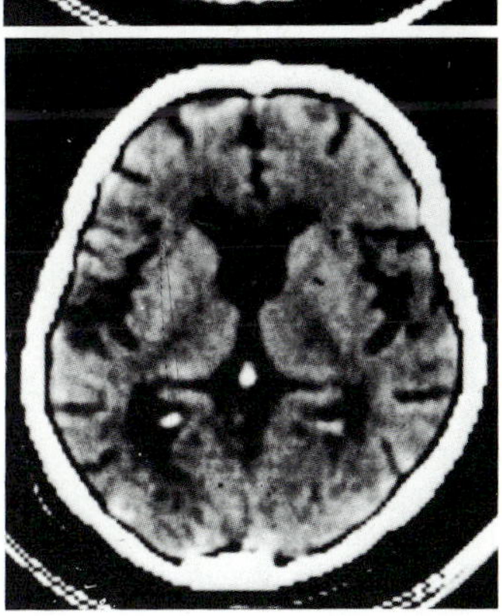

D

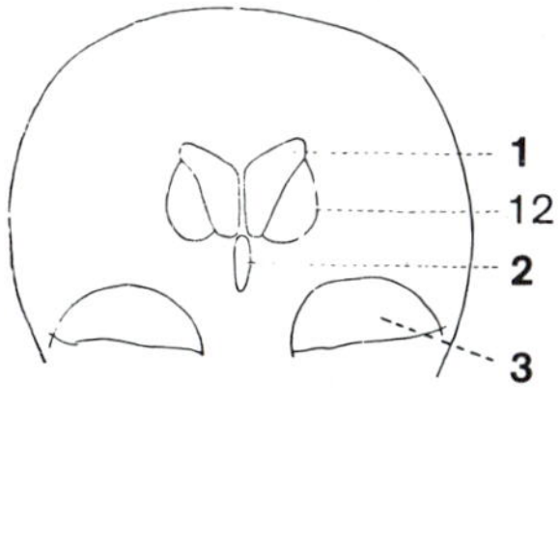

G

A Kleinhirn von vorn (also vom abgetragenen Hirnstamm aus).

B Horizontalschnitt durch das Kleinhirn. Die Windungen des Kleinhirns sind sehr viel feiner als jene des Großhirns und ergeben ein blattartiges Aussehen, weshalb das Schnittbild in alten Zeiten als „Lebensbaum" bezeichnet wurde. Heute sieht man das Kleinhirn viel nüchterner als einen Bestandteil des sog. extrapyramidalmotorischen Systems. Neben dem System der Willkürmotorik (pyramidales System) bestehen noch weitere motorische Funktionen, deren Bahnen außerhalb der Pyramidenbahn liegen. Diese faßt man unter dem Begriff „extrapyramidalmotorisches System" zusammen. Zu ihm gehören außer dem Kleinhirn der Linsenkern, der rote und der schwarze Kern, der Olivenkern und die Netzsubstanz. Das Kleinhirn dient dabei folgenden Aufgaben:

a) Erhaltung des Gleichgewichts, daher bestehen enge Beziehungen zum Gleichgewichtsorgan.

b) Regelung des Muskeltonus über einen Regelkreis durch Bahnen vom Rückenmark zum Kleinhirn und umgekehrt. „Sinnesorgane" sind dabei die Muskelspindeln.

c) Zeitliche Koordination der Bewegungen (Regelkreis Großhirn – Kleinhirn). Bei Ausfall des Kleinhirns können keine raschen Bewegungsfolgen mehr ausgeführt werden, wie sie z.B. beim Klavierspiel nötig sind.

C Mikroskopisches Bild der Kleinhirnrinde (Vergrößerung etwa 40fach).

Bild einer Kleinhirnzelle bei stärkerer Vergrößerung S. 11.

1	Vierte Hirnkammer	Ventriculus quartus
2	Oberer Kleinhirnstiel	Pedunculus cerebellaris cranialis (superior)
3	Mittlerer Kleinhirnstiel (= Brückenarm)	Pedunculus cerebellaris medius (pontinus)
4	Kleinhirnwurm	Vermis cerebelli
5	Oberlappen des Kleinhirns	Lobus cranialis (anterior) cerebelli
6	Unterlappen des Kleinhirns	Lobus caudalis (posterior) cerebelli
7	Außenschicht der Kleinhirnrinde (zellarm)	Cortex cerebelli, Stratum moleculare (plexiforme)
8	Körnerschicht der Kleinhirnrinde (zellreich, darum dunkler)	Cortex cerebelli, Stratum granulosum
9	Oberes Marksegel	Velum medullare craniale (superius)
10	Unteres Marksegel	Velum medullare caudale (inferius)
11	Kleinhirnflöckchen	Flocculus
12	Hintere seitliche Kleinhirnspalte	Fissura dorsolateralis (posterolateralis)
13	Markstrahlen	Laminae albae
14	Blätter (= Windungen) des Kleinhirns	Folia cerebelli
15	Kleinhirnmark	Corpus medullare
16	Pfropfenförmiger Kern (Pfropfkern)	Nucleus emboliformis
17	Kugelförmiger Kern (Kugelkern)	Nucleus globosus
18	Gezähnter Kern (Zahnkern)	Nucleus dentatus
19	Kern im Dach der vierten Hirnkammer (Dachkern)	Nucleus fastigii (fastigiatus)

A

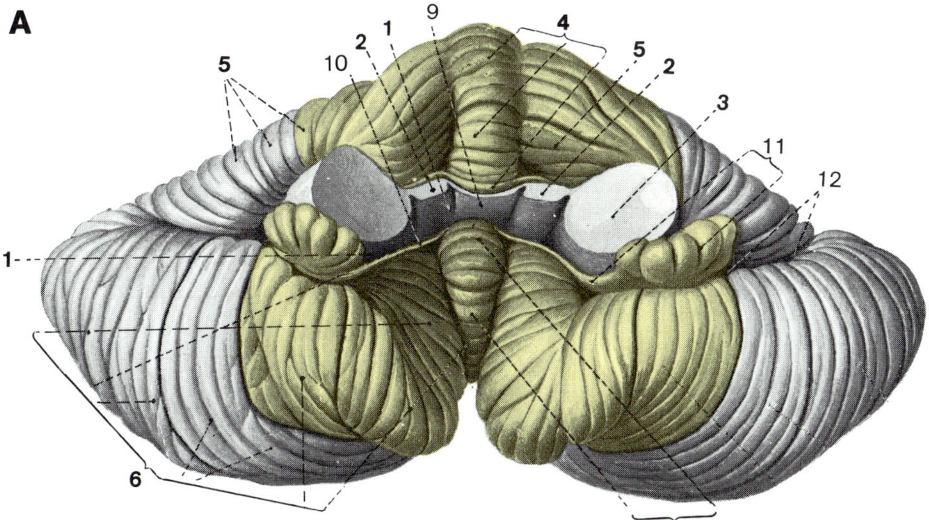

B

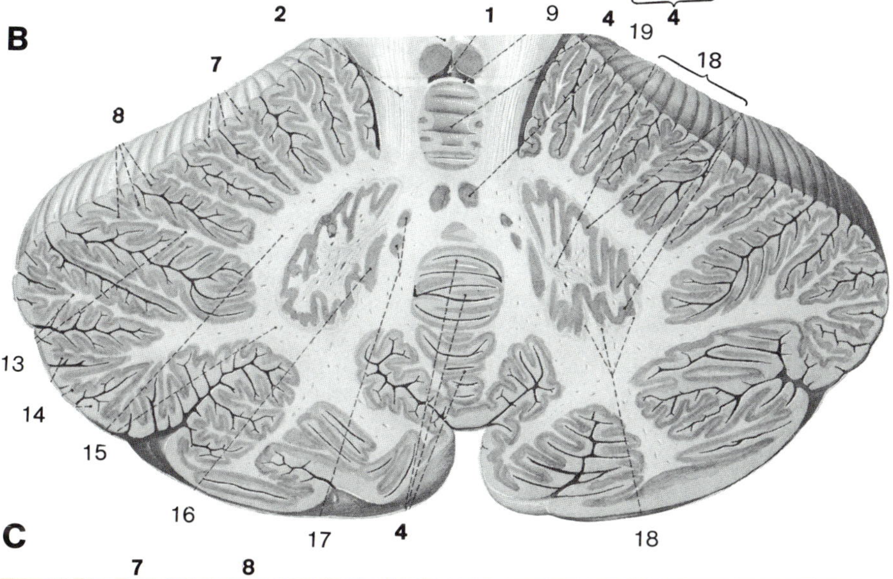

C

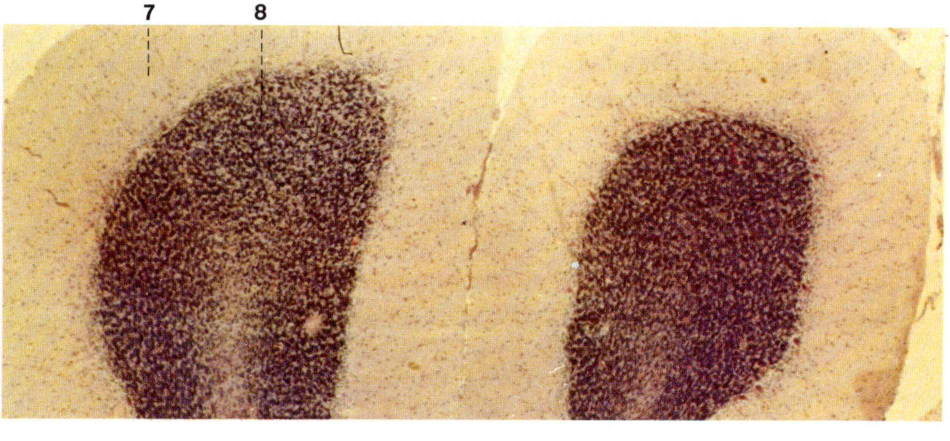

A Hirnstamm von rückwärts. Die drei Kleinhirnstiele sind durchtrennt, der Boden der vierten Hirnkammer (Rautengrube) liegt frei.

B Hirnstamm von rechts hinten.

C Hirnstamm von vorn.

D Querschnitt durch das verlängerte Mark auf Höhe des unteren Teils der Rautengrube (natürliche Größe).

E Mikroskopisches Bild eines Teils des Olivenkerns (Ausschnitt aus Abbildung D, Vergrößerung 30fach). Die Markscheiden sind angefärbt, dadurch erscheint die „weiße“ Hirnsubstanz dunkel, die „graue“ hell! Der Olivenkern ist ein Bestandteil des extrapyramidalmotorischen Systems.

1	Sehhügel (wichtige Schaltstelle der sensiblen Bahnen) . .	Thalamus
2	Dritte Hirnkammer	Ventriculus tertius
3	Zirbeldrüse (Epiphyse)	Corpus pineale
4	Vierhügelplatte	Lamina tecti
5	Oberer Hügel (Teil der Sehbahn)	Colliculus cranialis (superior)
6	Unterer Hügel (Teil der Hörbahn)	Colliculus caudalis (inferior)
7	Vierter Hirnnerv	N. trochlearis
8	Hirnschenkel (Pyramiden- und Brückenbahn)	Pedunculus cerebri (cerebralis)
9	Brücke	Pons
10	Oberer Kleinhirnstiel	Pedunculus cerebellaris cranialis
11	Mittlerer Kleinhirnstiel	Pedunculus cerebellaris medius
12	Unterer Kleinhirnstiel	Pedunculus cerebellaris caudalis
13	Rautengrube (=Boden der vierten Hirnkammer) . . .	Fossa rhomboidea
14	Sehnerv (zweiter Hirnnerv)	N. opticus
15	Sehstrang	Tractus opticus
16	Pyramide	Pyramis (medullae oblongatae)
17	Motorischer Zungennerv (zwölfter Hirnnerv)	N. hypoglossus
18	Dritter Hirnnerv (Augenmuskelnerv)	N. oculomotorius
19	Sechster Hirnnerv (Augenmuskelnerv)	N. abducens
20	Drillingsnerv (fünfter Hirnnerv)	N. trigeminus
21	Gesichtsnerv (siebenter Hirnnerv)	N. facialis (intermediofacialis)
22	Hör- und Gleichgewichtsnerv (achter Hirnnerv)	N. vestibulocochlearis
23	Zungen-Rachen-Nerv (neunter Hirnnerv)	N. glossopharyngeus
24	Zehnter Hirnnerv („Vagus“)	N. vagus
25	Elfter Hirnnerv („Akzessorius“)	N. accessorius
26	Innerer Kniehöcker (Teil der Hörbahn)	Corpus geniculatum mediale
27	Arm des unteren Hügels (Teil der Hörbahn)	Brachium colliculi caudalis
28	Oberes Marksegel	Velum medullare craniale (superius)
29	Innerer Teil des Hinterstrangs (Gollscher Strang) . . .	Fasciculus gracilis
30	Äußerer Teil des Hinterstrangs (Burdachscher Strang) .	Fasciculus cuneatus
31	Hintere Querverbindung (des Zwischenhirns)	Commissura epithalamica
32	Zügeldreieck	Trigonum habenulae (habenularis)
33	Arm des oberen Hügels (Teil der Sehbahn)	Brachium colliculi cranialis
34	Seitlicher Kniehöcker	Corpus geniculatum laterale
35	Rinne zwischen den beiden Teilen des Hinterstrangs . .	Sulcus intermedius posterior
36	Hintere Mittelrinne	Sulcus medianus posterior
37	Olive	Oliva
38	Höckerchen des Drillingsnervs	Tuberculum trigeminale
39	Vordere Seitenrinne	Sulcus ventrolateralis
40	Rückenmarknerven	Nn. spinales
41	Teile des Riechhirns	(Rhinencephalon)
42	Vorwölbung am Boden des Zwischenhirns	Corpus mamillare
43	Grube zwischen den Hirnschenkeln	Fossa interpeduncularis
44	Vordere Mittelrinne	Fissura mediana ventralis (anterior)
45	Seitenstrang	Fasciculus lateralis
46	Grauer Höcker	Tuber cinereum
47	Kreuzung der Pyramidenbahnen	Decussatio pyramidum (motoria)

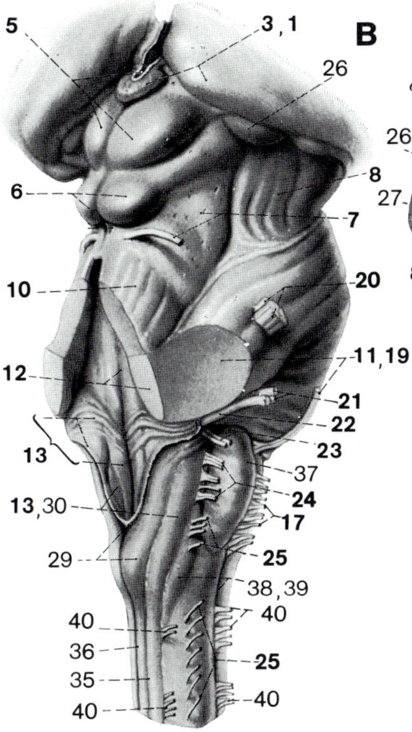
B
5
3, 1
26
6
8
7
10
20
12
11, 19
21
22
13
23
37
13, 30
24
17
29
25
38, 39
40
40
36
25
35
40
40

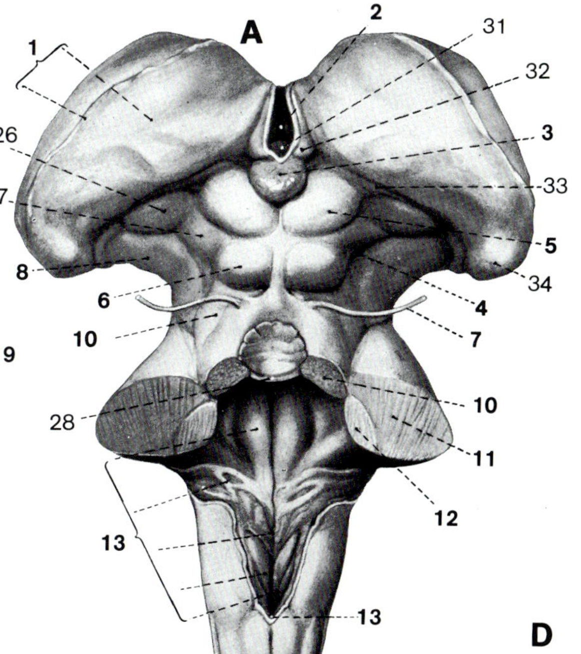
A
2
31
1
32
26
3
27
33
5
8
34
6
4
10
7
10
28
11
12
13
13
29
35
30
36

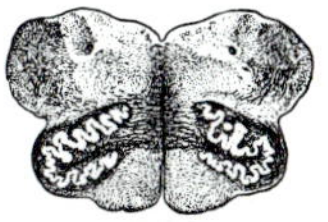
D

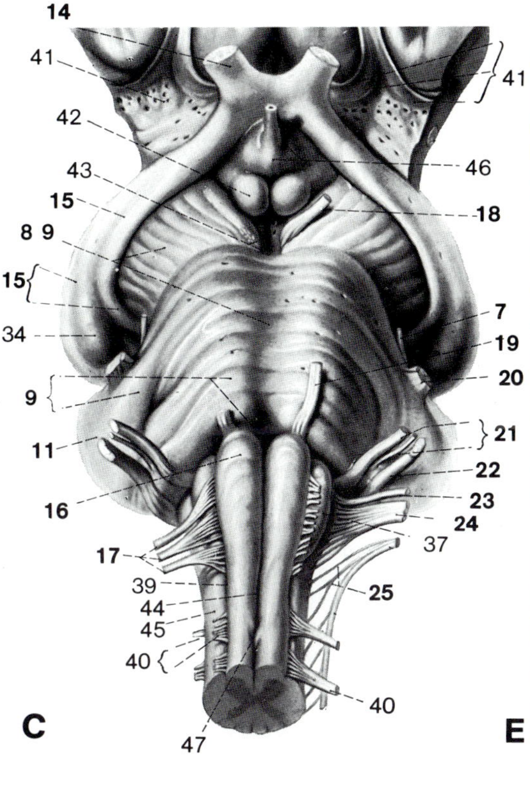
14
41
41
42
46
43
15
18
8 9
15
7
34
19
20
9
21
11
22
16
23
24
17
37
39
25
44
45
40
40
C
47

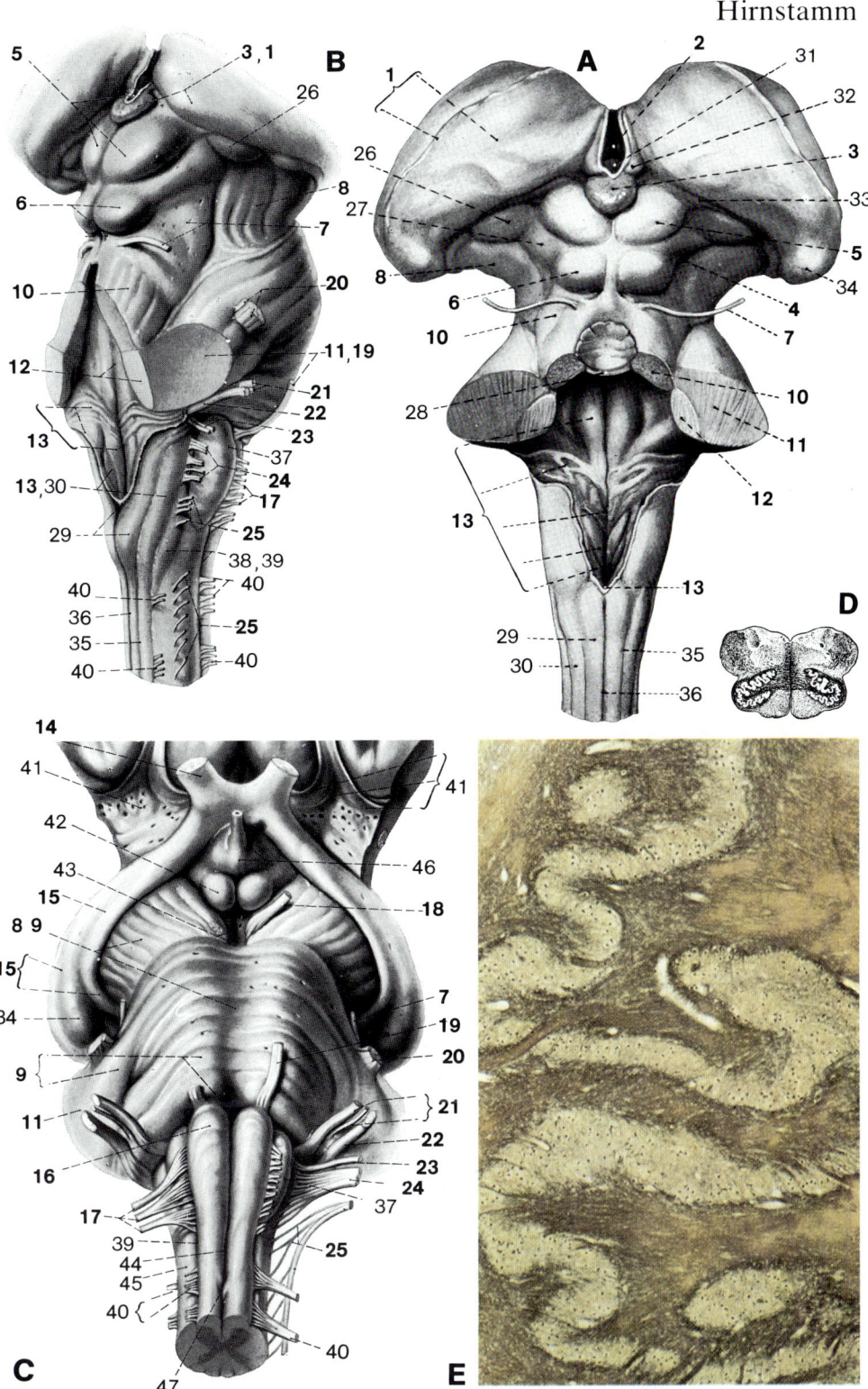
E

A Zentralnervensystem eines Fetus im dritten Schwangerschaftsmonat. Am Gehirn ist die Gliederung in die 5 Hauptabschnitte (End-, Zwischen-, Mittel-, Hinterhirn und verlängertes Mark) deutlich. Das Rückenmark füllt noch den ganzen Wirbelkanal aus (vgl. S. 401).

B Hirnstamm mit plastischer Darstellung der Kerngebiete des dritten bis zwölften Hirnnervs. Unter „Hirnstamm" faßt man Mittelhirn, Brücke und verlängertes Mark zusammen (also das Gehirn nach Abtragung von Groß-, Zwischen- und Kleinhirn). Motorische Kerne und Wurzeln rot, sensible blau, parasympathische gelb, Gleichgewichtsnerv hellgrün, Hörnerv dunkelgrün, extrapyramidalmotorische Kerne grau („roter Kern" und Olivenkern).

C Die Hirnnerven an der Schädelbasis nach Herausnahme des Gehirns (vgl. S. 443).

D Mikroskopisches Bild des Hirnstamms (Vergrößerung 12fach). Es zeigt den Mittelbereich von Abb. D auf Seite 425 („innere Schleifen" = Fortsetzung der sensiblen Hinterstrangbahnen).

1	Riechnerv (erster Hirnnerv)	Bulbus olfactorius
2	Sehnerv (zweiter Hirnnerv)	N. opticus
3	Dritter Hirnnerv (Augenmuskelnerv)	N. oculomotorius
4	Vierter Hirnnerv (Augenmuskelnerv)	N. trochlearis
5	Drillingsnerv (fünfter Hirnnerv)	N. trigeminus
6	Sechster Hirnnerv (Augenmuskelnerv)	N. abducens
7	Gesichtsnerv (siebenter Hirnnerv)	N. facialis (N. intermediofacialis)
8	Hör- und Gleichgewichtsnerv (achter Hirnnerv)	N. vestibulocochlearis
9	Zungen-Rachen-Nerv (neunter Hirnnerv)	N. glossopharyngeus
10	Zehnter Hirnnerv („Vagus")	N. vagus
11	Elfter Hirnnerv („Akzessorius")	N. accessorius
12	Motorischer Zungennerv (zwölfter Hirnnerv)	N. hypoglossus
13	Brücke	Pons
14	Endhirn (= Großhirn)	Telencephalon (Cerebrum)
15	Zwischenhirn	Diencephalon
16	Kleinhirn	Cerebellum
17	Mittelhirn	Mesencephalon
18	Rautengrube (Boden der vierten Hirnkammer)	Fossa rhomboidea
19	Roter Kern	Nucleus ruber
20	Hirnschenkel	Pedunculus cerebri
21	Zirbeldrüse (Epiphyse)	Corpus pineale
22	Parasympathischer Kern des dritten Hirnnervs	Nucleus oculomotorius accessorius
23	Kern des dritten Hirnnervs	Nucleus nervi oculomotorii (Nucleus oculomotorius)
24	Motorischer Kern des vierten Hirnnervs	Nucleus nervi trochlearis (Nucleus trochlearis)
25	Sensibler Mittelhirnkern des Drillingsnervs	Nucleus mesencephalicus nervi trigemini (trigeminalis)
26	Unterer sensibler Kern des Drillingsnervs	Nucleus spinalis nervi trigemini
27	Motorischer Kern des Drillingsnervs	Nucleus motorius nervi trigemini
28	Kern des sechsten Hirnnervs	Nucleus nervi abducentis
29	Kerne des Gleichgewichtsnervs	Nuclei vestibulares
30	Motorischer Kern des Gesichtsnervs	Nucleus nervi facialis
31	Oberer Speichelkern	Nucleus salivatorius cranialis
32	Kerne des Hörnervs	Nuclei cochleares
33	Unterer Speichelkern	Nucleus salivatorius caudalis
34	Parasympathischer Kern des Vagus	Nucleus dorsalis nervi vagi
35	Kern des motorischen Zungennervs	Nucleus nervi hypoglossi
36	Motorischer Kern des neunten bis elften Hirnnervs	Nucleus ambiguus
37	Geschmackskern	Nucleus solitarius
38	Unterer motorischer Kern des elften Hirnnervs	Nucleus nervi accessorii
39	Innere Halsschlagader	A. carotis interna
40	Hirnanhangsdrüse (Hypophyse)	Hypophysis (Glandula pituitaria)
41	Mittlere Hirnhautschlagader	A. meningea media
42	Drosselloch	Foramen jugulare

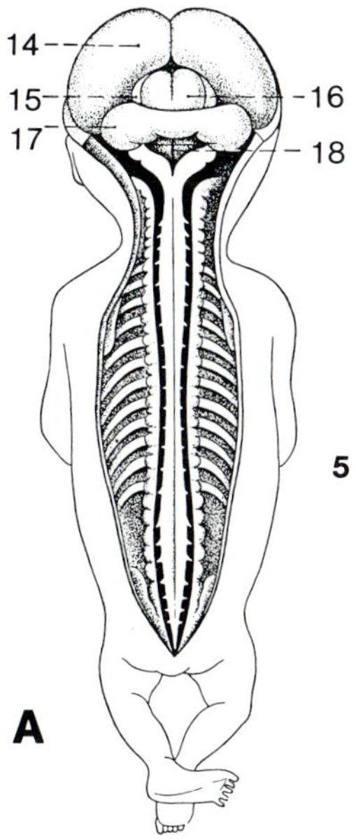
14
15
16
17
18

A

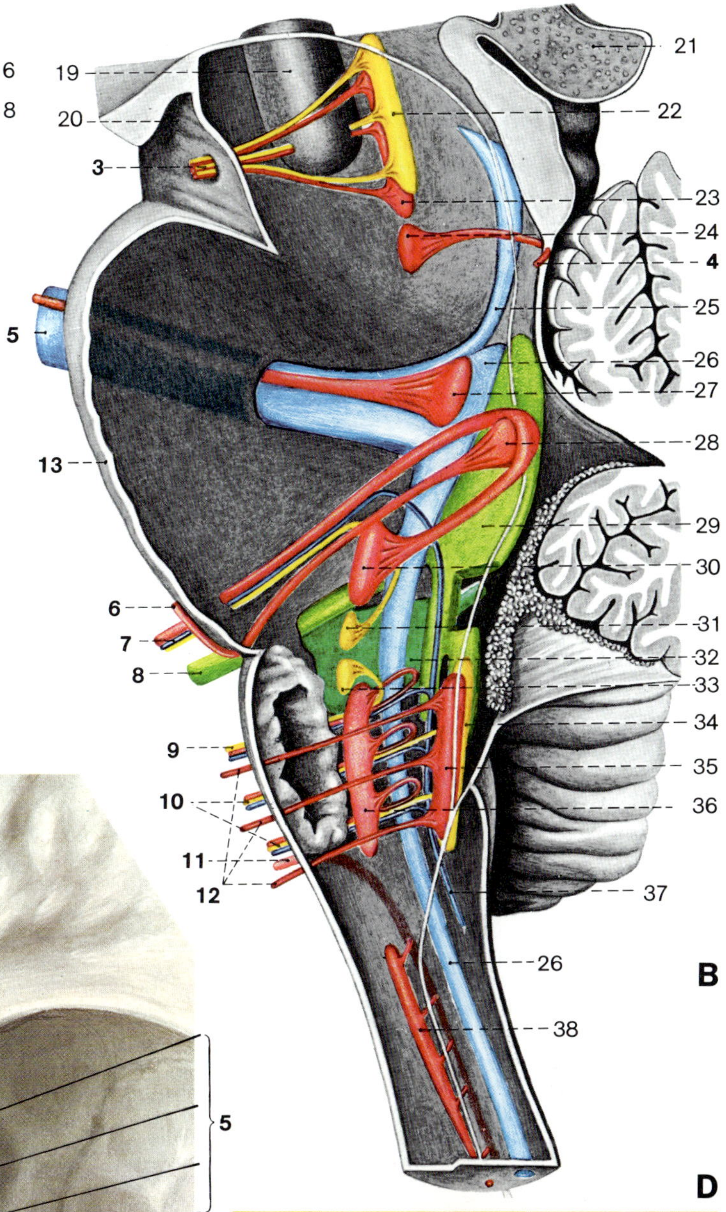
19
20
21
22
3
23
24
4
5
25
26
27
28
13
29
30
6
7
31
8
32
33
34
9
35
10
36
11
12
37
26
38

B

C

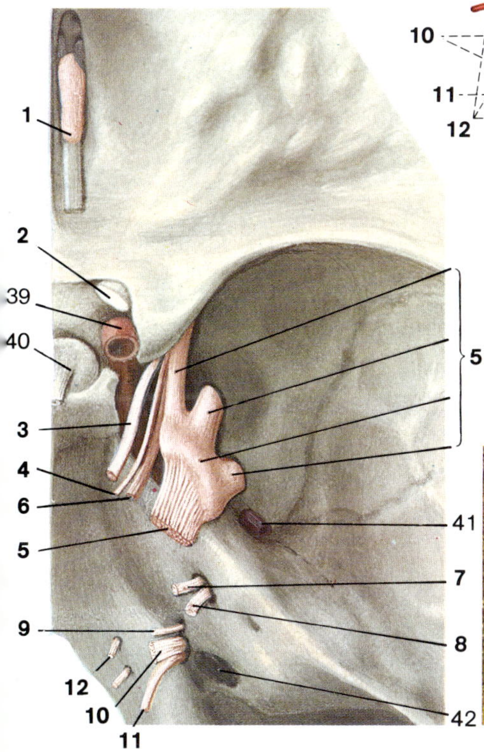
1
2
39
40
5
3
4
6
5
41
7
9
8
12
10
11
42

D

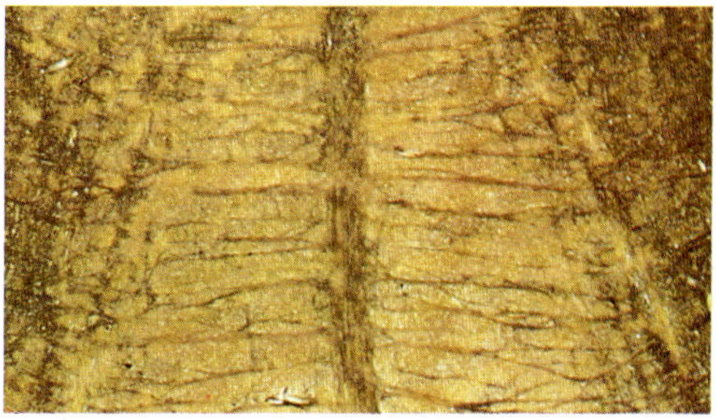

Übersicht über alle zwölf Hirnnerven (I–XII)

I. Riechnerv („Olfaktorius"): Die feinen Riechfäden ziehen vom Riechkolben durch die Siebplatte zu den obersten Abschnitten der Nasenhöhle.

II. Sehnerv („Optikus"): Schema S. 377.

III +IV + VI: Augenmuskelnerven

III. „Okulomotorius": Versorgt alle Augenmuskeln mit Ausnahme der zwei vom vierten und sechsten Hirnnerv innervierten. Parasympathische Fasern zum Schließmuskel des Sehlochs.

IV. „Trochlearis": Zum oberen schrägen Augenmuskel.

VI. „Abduzens": Zum äußeren geraden Augenmuskel. Er wird häufig bei Schädelbasisbrüchen verletzt. Es treten dann „Doppelbilder" beim Blick nach der erkrankten Seite auf.

V. Drillingsnerv („Trigeminus"). Drei Hauptäste: Augenhöhlennerv, Oberkiefernerv, Unterkiefernerv. Der Drillingsnerv versorgt mit seinen sensiblen Anteilen einen Großteil der Haut und der Schleimhäute des Gesichts. Bei Entzündungen des Nervs können so starke Schmerzen im Gesichtsbereich auftreten („Trigeminusneuralgie"), daß manche Kranke an den Rand des Selbstmords getrieben werden. Der Drillingsnerv ist auch für alle Zahnschmerzen verantwortlich. Schmerzfreie Zahnbehandlung ist nach Betäuben der entsprechenden Äste des Drillingsnervs möglich (vgl. S. 172). Die motorischen Anteile des Drillingsnervs innervieren die 4 Kaumuskeln (Masseter, Schläfenmuskel, innerer und äußerer Flügelmuskel, vgl. S. 151). Schemata der Verzweigung des Drillingsnervs: S. 173 und 443.

VII. Gesichtsnerv („Fazialis"): Sein Hauptanteil ist motorisch und versorgt alle mimischen Muskeln (vgl. S. 441). Der Gesichtsnerv ist mithin verantwortlich für den Schluß der Lidspalte und des Mundes. Bei Fazialislähmung ist das Auge gefährdet, wenn die Lidspalte nicht mehr schützend geschlossen werden kann (Austrocknung der Hornhaut). Die parasympathischen und die Geschmacksfasern des Gesichtsnervs bilden meist einen eigenen Stamm, den Nervus intermedius. Die parasympathischen Fasern ziehen zur Tränendrüse, zur Unterzungendrüse, zur Unterkieferdrüse und zu den kleinen Gaumen- und Nasendrüsen. Die Geschmacksfasern kommen von den vorderen Zweidritteln der Zunge.

VIII. Hör- und Gleichgewichtsnerv („Vestibulokochlearis"): von den im Innenohr liegenden Sinnesorganen (vgl. S. 393).

IX. Zungen-Rachen-Nerv („Glossopharyngeus"): Geschmacksempfindung des hinteren Zungendrittels, Schleimhautsensibilität von Rachen und Paukenhöhle, motorisch zu Rachenmuskeln.

X. Vagus („umherschweifender" Nerv, da sein Versorgungsbereich vom Kopf bis zum Bauch reicht). Bisweilen wird für ihn der deutsche Name Lungen-Magen-Nerv gebraucht. Diese Bezeichnung ist jedoch viel zu eng, da er außer den beiden Organen auch für die meisten anderen inneren Organe in Brust- und Bauchraum parasympathische Fasern führt. Er läßt das Herz langsamer schlagen, regt die Sekretion der Verdauungssäfte an und steuert die glatten Eingeweidemuskeln. Außerdem innerviert er alle Kehlkopfmuskeln (vgl. S. 437, Abb. A). Er hat ein kleines sensibles Gebiet im äußeren Gehörgang.

XI. Akzessorischer Nerv („Akzessorius"): zu Kopfwender und Trapezmuskel.

XII. Motorischer Zungennerv („Hypoglossus" = „Unterzungennerv"): Gesamte Zungenmuskulatur (Bild einer Hypoglossuslähmung auf S. 443).

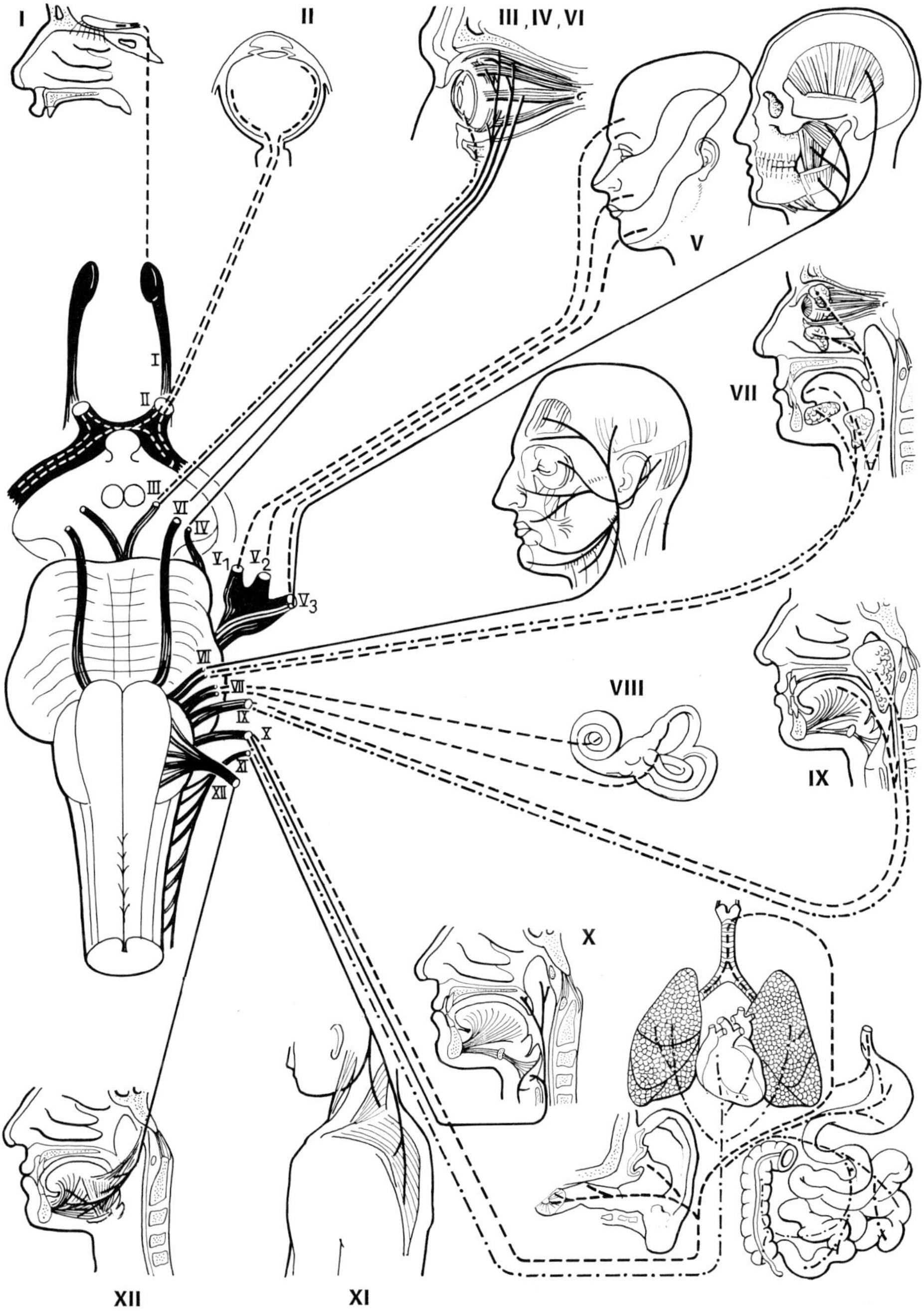
I
II
III, IV, VI
V
VII
VIII
IX
X
XI
XII

Gehirn

A Schema der Hirnhäute und Liquorräume. Die harte Hirnhaut (dicke schwarze Linie) liegt der Innenseite der Knochen der Schädelhöhle an und erfüllt auch die Aufgaben der Knochenhaut. Sie ist aus straffem Bindegewebe aufgebaut. An 2 Stellen hebt sie sich vom Knochen ab und zieht frei durch die Schädelhöhle: Die Hirnsichel schiebt sich zwischen die beiden Großhirnhemisphären. Das Kleinhirnzelt spannt sich zwischen dem Kleinhirn und dem Hinterhauptlappen des Großhirns aus. Spinnwebenhaut und harte Hirnhaut trennt nur ein dünner Spalt (Subduralraum). Die weiche Hirnhaut schmiegt sich unmittelbar der Hirnrinde an und dringt in alle Furchen ein. Zwischen weicher Hirnhaut und Spinnwebenhaut erstreckt sich der liquorgefüllte Subarachnoidealraum (rotes Maschenwerk). Die weiten Venen in der harten Hirnhaut bezeichnet man als „Blutleiter" (blau). „Innere" Liquorräume rot. Über Liquor und Liquorräume vgl. S. 420/421.

B Schädelhöhle mit harter Hirnhaut und Blutleitern. Auf der linken Seite ist ein Großteil des Kleinhirnzeltes entfernt, um den Blick in die hintere Schädelgrube freizugeben. Die Venen des Gehirns münden in die Blutleiter der harten Hirnhaut ein, die das Blut hauptsächlich über den S-förmigen Blutleiter zur inneren Drosselvene weiterleiten.

C Schematisierter Schnitt durch Schädeldach und Hirnhäute am Ansatz der Hirnsichel. In die weiten Blutleiter (blau) ragen die Granulationen der Spinnwebenhaut, über welche ein Teil des Liquors in das Venenblut abfließt. Harte Hirnhaut schwarz.

1	Harte Hirnhaut	Dura mater encephali
2	Spinnwebenhaut des Gehirns	Arachnoidea (mater) encephali
3	Weiche Hirnhaut	Pia mater encephali
4	Mit Gehirn-Rückenmark-Flüssigkeit („Liquor") gefüllter Raum zwischen Spinnwebenhaut und weicher Hirnhaut (= Subarachnoidealraum)	Cavitas subarachnoidealis
5	Vierte Hirnkammer	Ventriculus quartus
6	Verbindungen zwischen Hirnkammern und Subarachnoidealraum	Apertura mediana ventriculi quarti; Apertura lateralis ventriculi quarti
7	Blutleiter der harten Hirnhaut	Sinus durae matris (Sinus venosi durales)
8	Hirnsichel (Teil der harten Hirnhaut)	Falx cerebri
9	Kleinhirnzelt (Teil der harten Hirnhaut)	Tentorium cerebelli
10	Großhirnrinde	Cortex cerebri
11	Schädeldach	Calvaria
12	Oberer Blutleiter der Hirnsichel	Sinus sagittalis superior
13	Querer Blutleiter (durch Hirnsichel durchscheinend)	Sinus transversus
14	Gerader Blutleiter	Sinus rectus
15	Zusammenfluß der Blutleiter	Confluens sinuum
16	S-förmiger Blutleiter (durchsetzt den Schädel im Drosselloch und zieht dann als innere Drosselvene weiter)	Sinus sigmoideus; Foramen jugulare; V. jugularis interna
17	Kavernöser Blutleiter	Sinus cavernosus
18	Granulationen der Spinnwebenhaut	Granulationes arachnoideales
19	Verbindung zwischen Blutleiter und Kopfhautvene	V. emissaria
20	Pfeilnaht	Sutura sagittalis
21	Schweißdrüsen	Glandulae sudoriferae
22	Unterer Blutleiter der Hirnsichel	Sinus sagittalis inferior
23	Große Hirnvene	V. cerebri magna
24	Siebenter und achter Hirnnerv	N. facialis (intermediofacialis); N. vestibulocochlearis
25	Hinterhauptblutleiter	Sinus occipitalis
26	Venengeflecht der Schädelbasis	Plexus basilaris
27	Oberer Blutleiter des Felsenbeins	Sinus petrosus superior
28	Obere Augenhöhlenvene	V. ophthalmica superior
29	Blutleiter am kleinen Keilbeinflügel	Sinus sphenoparietalis

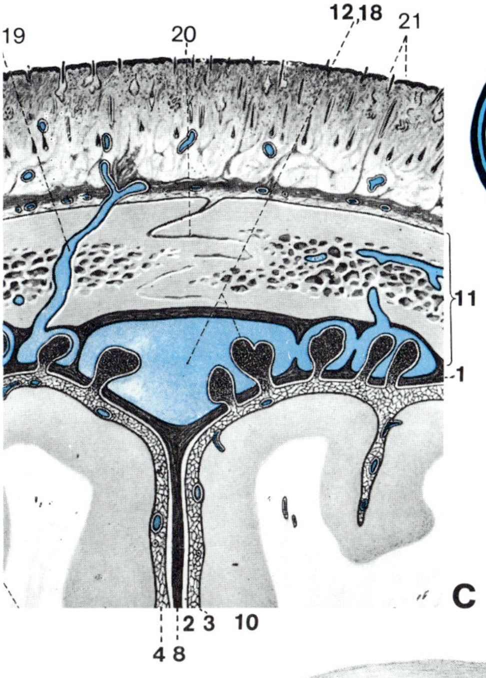
19
20
12,18
21
11
1
4
8
2
3
10
C

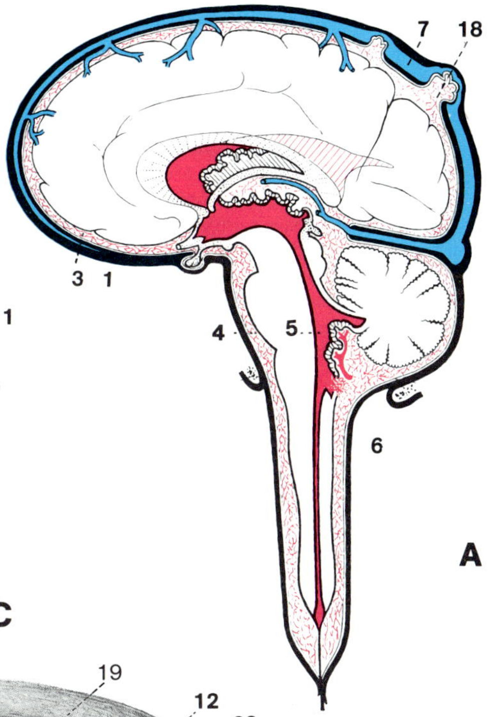
7
18
3
1
4
5
6
A

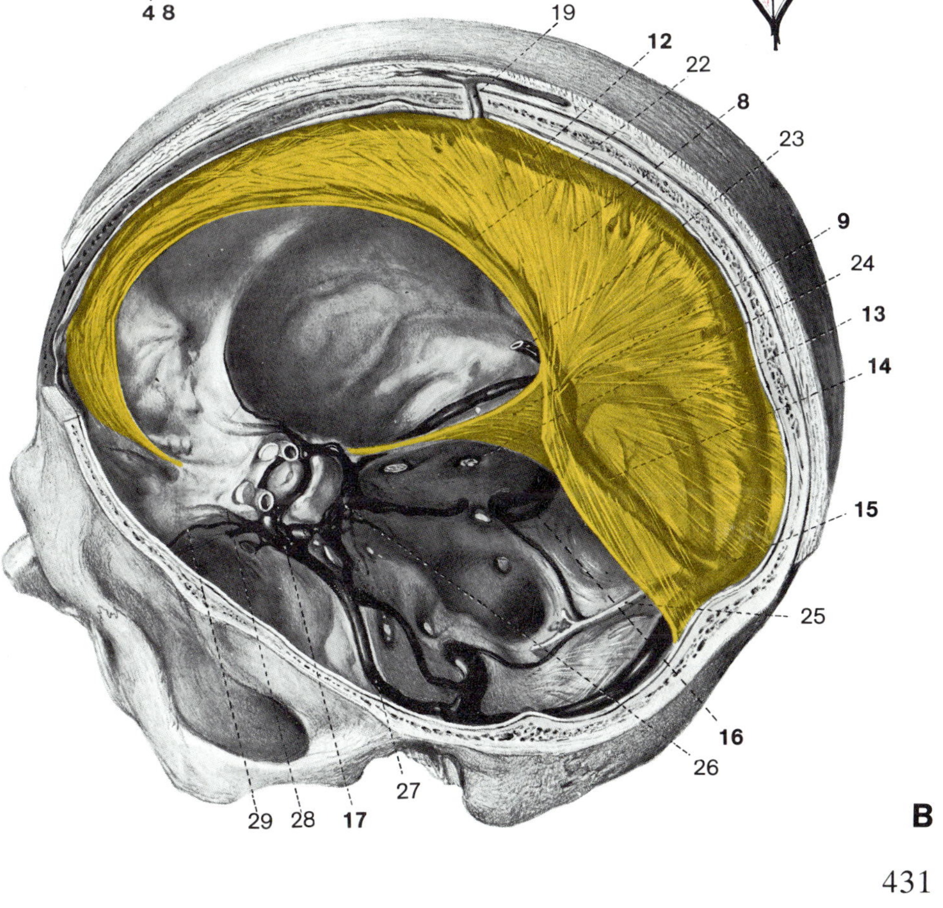
19
12
22
8
23
9
24
13
14
15
25
16
26
27
17
28
29
B

Vegetatives Nervensystem

A Lokalisation der vegetativen Funktionen im Zentralnervensystem. Wenn das Nervensystem gewöhnlich in Zentralnervensystem, peripheres Nervensystem und vegetatives = autonomes Nervensystem gegliedert wird, so könnte das dahingehend mißverstanden werden, daß sich das vegetative Nervensystem außerhalb der beiden erstgenannten befindet. Seine Zentren liegen jedoch im Zentralnervensystem und seine peripheren Bahnen laufen zum Teil mit den Nerven des peripheren Nervensystems. Seine Sonderstellung beruht mehr auf der besonderen Aufgabe, der Regelung des inneren Milieus des Organismus.
Innerhalb des vegetativen Nervensystems lassen sich zwei Teilbereiche nach Bau und Funktion unterscheiden: Sympathikus und Parasympathikus. Das Kerngebiet des Sympathikus liegt in den Seitenhörnern des Brust- und oberen Lendenmarks (in der Abbildung rot), das des Parasympathikus im Hirnstamm und im Kreuzbeinabschnitt (blau). Die Überträgersubstanz an den Nervenkontaktstellen (Synapsen) ist beim Parasympathikus Azetylcholin, bei den zum Erfolgsorgan ziehenden Fasern des Sympathikus Noradrenalin. In vielen (nicht allen) Bereichen sind Sympathikus und Parasympathikus Gegenspieler: Bewegung und Sekretion im Magen-Darm-Kanal werden durch den Parasympathikus gesteigert, durch den Sympathikus vermindert. Beim Herzen ist es umgekehrt: hier setzt der Sympathikus die Schlagfrequenz und die Kraft herauf, der Parasympathikus herab. Das Gegenspielerprinzip ist bei den Blutgefäßen nur unvollständig ausgebildet: Der Sympathikus verengt die Blutgefäße, die Erweiterung erfolgt durch den Blutdruck bei nachlassender Sympathikuserregung. Nur an wenigen Stellen gibt es parasympathische Gefäßerweiterer. Die sympathischen Nervenfasern laufen alle über den „Grenzstrang“, die parasympathischen zu einem großen Teil über den zehnten Hirnnerv (Vagus) und die Beckennerven. Die motorischen Fasern für Magen-Darm-Kanal, Harnblase und Geschlechtsorgane passieren das Grenzstrangganglion und werden erst in einem organnahen Eingeweideplexus auf das zweite Neuron umgeschaltet (z.B. im Sonnengeflecht). Die sympathischen Fasern der Eingeweidesensibilität passieren beide sympathische Ganglien unverändert und haben ihre Zellen im Spinalganglion (wie die übrigen sensiblen Fasern).

B Headsche Zonen = Hautgebiete, in welche die Schmerzen von inneren Organen projiziert werden (*Erläuterung S. 434, A, B.*)

C Headsche Zone der Bauchspeicheldrüse.

D Schmerzen von den Gallenwegen werden häufig auch in die rechte Schultergegend projiziert.

III	Dritter Hirnnerv (Augenmuskelnerv)	N. oculomotorius
VII	Gesichtsnerv (siebenter Hirnnerv)	N. facialis (intermediofacialis)
IX	Zungen-Rachen-Nerv (neunter Hirnnerv)	N. glossopharyngeus
X	Zehnter Hirnnerv („Vagus“)	N. vagus
1	Ziliarganglion (für Schließmuskel des Sehlochs)	Ganglion ciliare
2	Flügelgaumenganglion (für Tränendrüse)	Ganglion pterygopalatinum
3	Ohrganglion (für Ohrspeicheldrüse)	Ganglion oticum
4	Unterkieferganglion (Unterkiefer- + Unterzungendrüse)	Ganglion submandibulare
5	Ganglien für die Brust- und Bauchorgane	Ganglia plexuum autonomicorum
6	Beckenganglien	Ganglia pelvina
7	Oberes Halsganglion des Sympathikus	Ganglion cervicale superius
8	Mittleres Halsganglion des Sympathikus	Ganglion cervicale medium
9	Unteres Halsganglion des Sympathikus	Ganglion cervicothoracicum (stellatum)
10	Brustganglien des Sympathikus	Ganglia thoracica
11	Sonnengeflecht	Ganglia coeliaca (celiaca)
12	Ganglien an den Gekröseschlagadern	Ganglion mesentericum superius, Ganglion mesentericum inferius
13	Lenden- und Kreuzbeinganglien des Sympathikus	Ganglia lumbalia, Ganglia sacralia
14	Headsche Zone des Zwerchfells (C_4)	(Diaphragma)
15	Headsche Zone des Herzens (Th_3–Th_4)	(Cor)
16	Headsche Zone der Speiseröhre (Th_4–Th_5)	(Oesophagus (Esophagus))
17	Headsche Zone des Magens (Th_8)	(Ventriculus (Gaster))
18	Headsche Zone von Leber und Gallenblase (Th_8–Th_{11})	(Hepar; Vesica fellea (biliaris))
19	Headsche Zone des Dünndarms (Th_{10})	(Intestinum tenue)
20	Headsche Zone des Dickdarms (Th_{11}–L_1)	(Intestinum crassum)
21	Headsche Zone der Harnblase (Th_{11}–L_1)	(Vesica urinaria)
22	Headsche Zone von Niere und Hoden (Th_{10}–L_1)	(Ren; Testis)

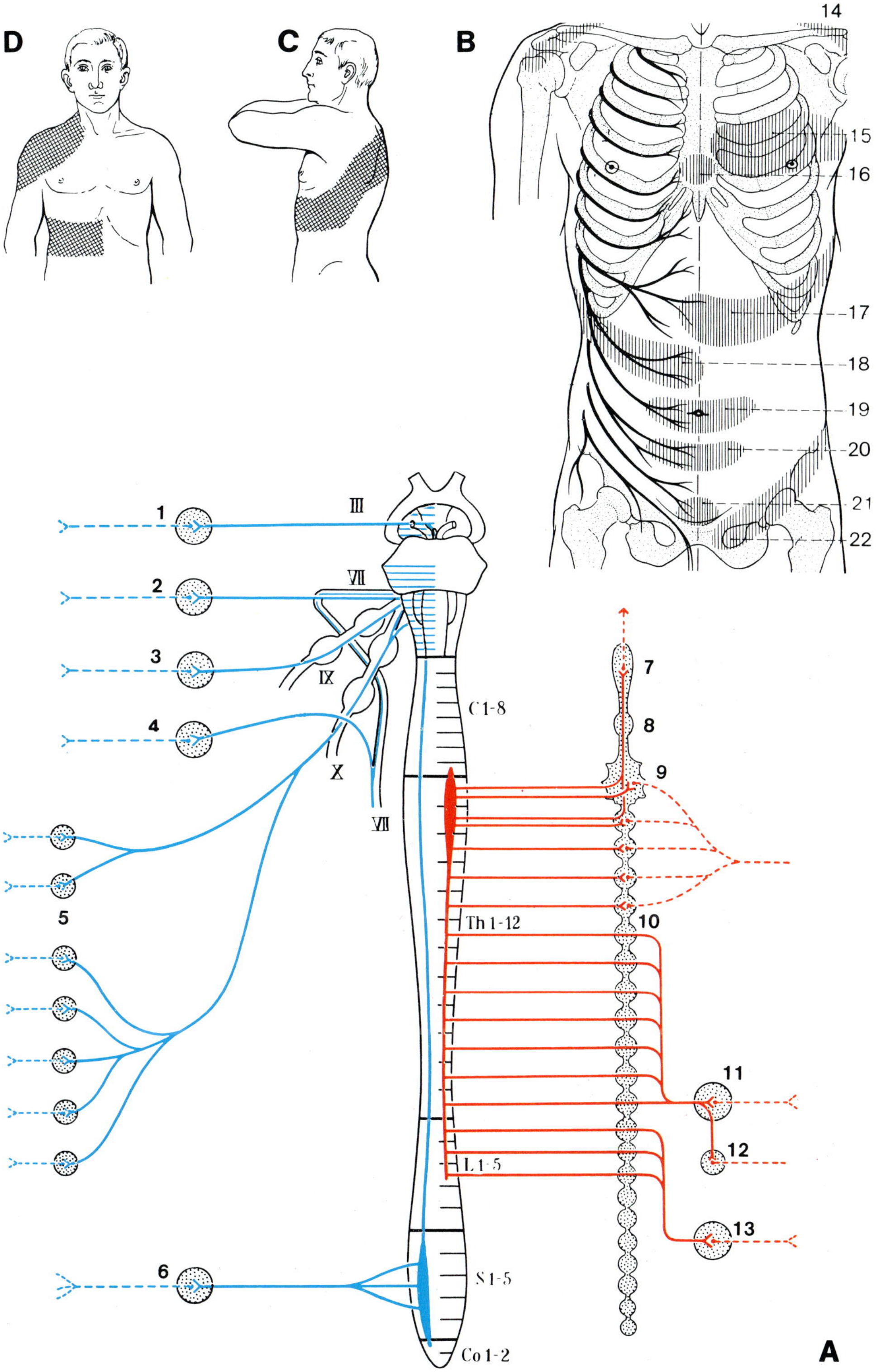
D
C
B
14
15
16
17
18
19
20
21
22
1
2
3
4
5
6
III
VII
IX
X
VII
C 1-8
Th 1-12
L 1-5
S 1-5
Co 1-2
7
8
9
10
11
12
13
A

Vegetatives Nervensystem

A, B Schaltschemata des Sympathikus. Das Kerngebiet der vom Rückenmark wegführenden Fasern des Sympathikus liegt in den Seitenhörnern des Brust- und oberen Lendenmarks (und nur in diesen Bereichen gibt es Seitenhörner, vgl. S. 401). Diese Fasern treten mit den übrigen motorischen Fasern in der vorderen Wurzel aus, verlassen den Spinalnerv als „weißer (markführender) verbindender Ast" zum Grenzstrangganglion. In diesem werden die Fasern für Blutgefäße, Herz, Bronchen, Speicheldrüsen und Auge umgeschaltet. Diese Fasern laufen im „grauen (markarmen) verbindenden Ast" zum Rückenmarknerv zurück und mit diesem in die Peripherie.
Die Zellen der sensiblen Bahnen der Eingeweide liegen wie jene der Hautsensibilität im Spinalganglion. Von dort laufen die Bahnen großteils gemeinsam weiter und werden im Rückenmark und im Sehhügel umgeschaltet. Im Gehirn werden die Meldungen von den Eingeweiden so behandelt, als ob sie von der Haut kämen, und in das zum betreffenden Segment gehörende Hautgebiet projiziert. Diese Hautgebiete liegen keineswegs immer direkt über dem Organ, so daß beim Laien leicht Irrtümer über den Erkrankungsherd entstehen. Bei sehr starken Erregungen kann der Schmerz auch noch in Nachbargebiete ausstrahlen, z. B. bei der Durchblutungsstörung des Herzens (Angina pectoris) in den linken Arm. Die Beziehung zwischen Eingeweiden und Haut besteht auch in gefäßmotorischer Hinsicht: Eine Gefäßverengung in der Tiefe zieht eine gleichsinnige Reaktion der Hautgefäße nach sich: Die Haut wird kühler. Umgekehrt kann man durch warme Umschläge die Blutgefäße der Haut und der inneren Organe erweitern. Die lokale Wärmebehandlung hat durchaus eine wissenschaftliche Basis.

C Sonnengeflecht: Ansammlung vegetativer Ganglien und Fasern um die großen Eingeweideschlagadern. Die sympathischen Nerven kommen vom Grenzstrang, die parasympathischen vom zehnten Hirnnerv (Vagus).

1	Seitensäule = Seitenhorn	Columna lateralis (Cornu laterale)
2	Vordere Wurzel (des Rückenmarknervs)	Radix ventralis (anterior, motoria)
3	Hintere Wurzel (des Rückenmarknervs)	Radix dorsalis (posterior, sensorialis)
4	Spinalganglion	Ganglion spinale (sensoriale)
5	Grenzstrangganglion	Ganglion trunci sympathici
6	Ganglion im Eingeweideplexus	Ganglion plexus autonomici
7	Untere Hohlvene und Lebervenen	V. cava inferior; Vv. hepaticae
8	Bauchfell (abgeschnitten)	Peritoneum
9	Nebenniere	Glandula suprarenalis
10	Niere	Ren
11	Harnleiter	Ureter
12	Mageneingang mit Nerven und Lymphknoten	Pars cardiaca
13	Stamm der Leber-, Milz- und Magenschlagadern	Truncus coeliacus (celiacus)
14	Sonnengeflecht	Plexus coeliacus (celiacus)
15	Obere Gekröseschlagader mit Nervengeflecht	A. mesenterica superior; Plexus mesentericus superior
16	Bauchaorta	Aorta abdominalis
17	Lendenlymphknoten	Nodi lymphatici lumbales
18	Gemeinsame Beckenschlagader mit vegetativen Nerven	A. iliaca communis
19	Aufsteigende sensible Bahn	Tractus spinothalamicus
20	Weißer Verbindungsast	R. communicans [albus]
21	Grauer Verbindungsast	R. communicans [griseus]
22	Untere Zwerchfellschlagader, untere Zwerchfellvene und Zwerchfellnerv	A. + V. phrenica inferior; N. phrenicus
23	Untere Nebennierenschlagader	A. suprarenalis inferior
24	Lendenganglien des vegetativen Nervensystems	Ganglia lumbalia
25	Eierstockvene und Eierstockschlagader	V. ovarica; A. ovarica
26	Lendenlymphstamm	Truncus lumbalis
27	Nerven aus dem Lendengeflecht	(Plexus lumbalis)
28	Linke Magenschlagader mit Magennerven	A. gastrica sinistra; Plexus gastricus
29	Sammelstelle der Lymphe des Bauchraums	Cisterna chyli
30	Vegetatives Nervengeflecht für die Beckenorgane	Plexus hypogastricus superior (N. presacralis)

A

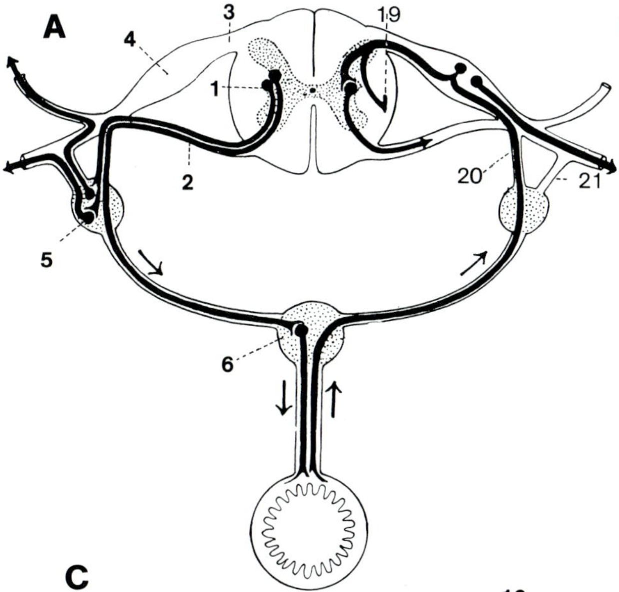
3
19
4
1
2
20
21
5
6

B

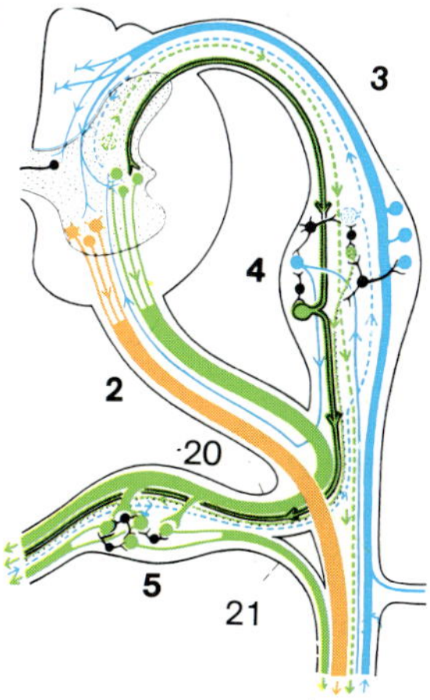
3
4
2
20
5
21

C

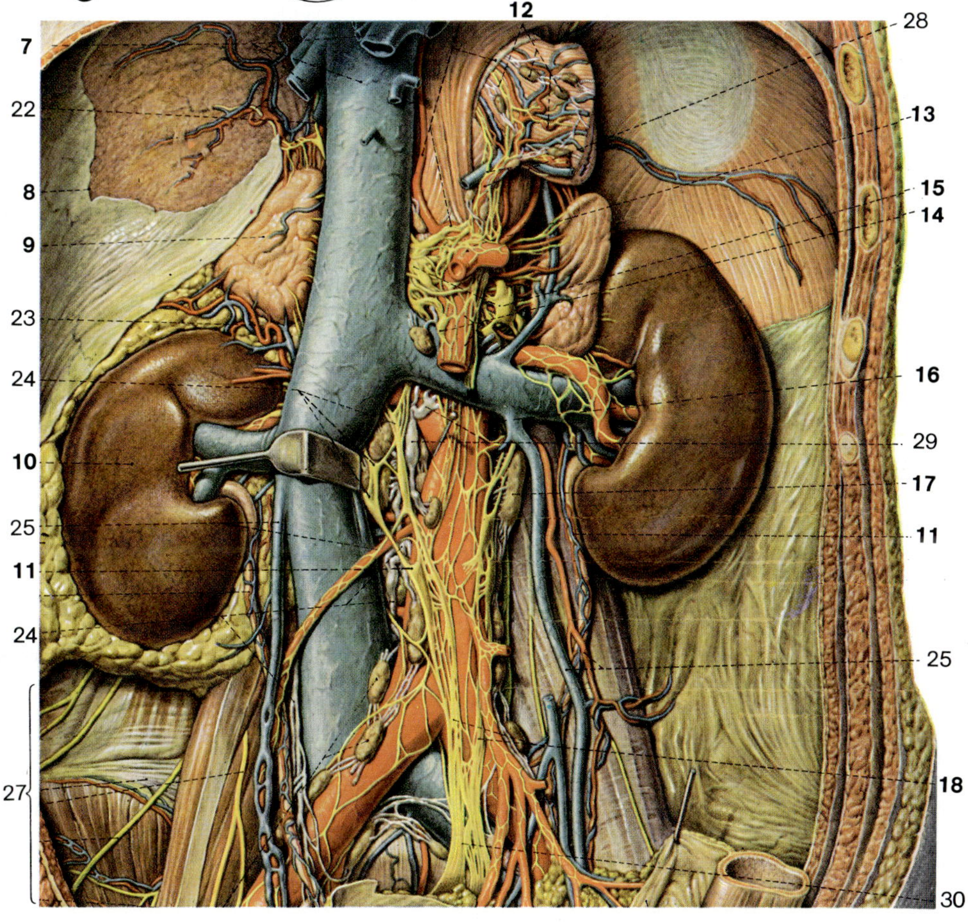
12
28
7
22
13
8
15
9
14
23
24
16
29
10
17
25
11
11
24
25
27
18
30

Vegetatives Nervensystem

A Vegetative Nervenversorgung des Herzens. Die sympathischen Nerven kommen vom Grenzstrang, die parasympathischen vom zehnten Hirnnerv (Vagus).
B Brustwirbelsäule mit Rückenmark und Grenzstrang des Sympathikus.

1	Wirbelkörper	Corpus vertebrae (vertebrale)
2	Wirbelbogen	Arcus vertebrae (vertebrale)
3	Querfortsatz (mit Gelenkfläche für die Rippe)	Processus transversus
4	Rippe	Costa
5	Zwerchfell	Diaphragma
6	Speiseröhre	Oesophagus (Esophagus)
7	Aorta	Aorta
8	Zwischenrippenschlagader, -vene und-nerv	A. + V. + N. intercostalis
9	Untere Hohlvene	V. cava inferior
10	Milchbrustgang	Ductus thoracicus
11	Rückenmark	Medulla spinalis
12	Harte Rückenmarkhaut	Dura mater spinalis
13	Spinnwebenhaut	Arachnoidea (mater) spinalis
14	Spinalganglion	Ganglion spinale (sensoriale)
15	Grenzstrang des Sympathikus	Truncus sympathicus
16	Zehnter Hirnnerv („Vagus“)	N. vagus
17	Herzbeutel	Pericardium
18	Innere Halsschlagader	A. carotis interna
19	Oberes Halsganglion des Sympathikus	Ganglion cervicale superius
20	Mittleres Halsganglion des Sympathikus	Ganglion cervicale medium
21	Unteres Halsganglion des Sympathikus	Ganglion cervicothoracicum (stellatum)
22	Oberer Kehlkopfnerv	N. laryngeus superior
23	Rückläufiger Kehlkopfnerv („Rekurrens“)	N. laryngeus recurrens
24	Gezähntes Band der weichen Rückenmarkhaut	Lig. denticulatum
25	Wirbel-Rippenkopf-Gelenk	Articulatio capitis costae
26	Äußerer Zwischenrippenmuskel	M. intercostalis externus
27	Innerer Zwischenrippenmuskel	M. intercostalis internus
28	Brustfell	Pleura
29	Großer Eingeweidenerv	N. splanchnicus major
30	Zwerchfellnerv (+ Blutgefäße)	N. phrenicus
31	Rechte hintere Brusthöhlenvene	V. azygos
32	Nerv zu den Rückenmarkhäuten	R. meningeus
33	Epiduralraum (mit Venenplexus)	Cavitas epiduralis
34	Hinteres Längsband	Lig. longitudinale posterius
35	Vorderes Längsband	Lig. longitudinale anterius
36	Linke hintere Brusthöhlenvene	V. hemiazygos
37	Innere Brustkorbfaszie	Fascia endothoracica
38	Vegetatives Nervengeflecht an der Brustaorta	Plexus aorticus thoracicus
39	Blutgefäße für die Speiseröhre	Rami + Vv. esophageales

Fortsetzung von S. 438

53, 54	Brust-Rücken-Schlagader, Brust-Rücken-Nerv	A. + N. thoracodorsalis
55	Langer Brustnerv	N. thoracicus longus
56	Seitliche Brustschlagader	A. thoracica lateralis
57	Zwerchfellnerv	N. phrenicus
58	Aufsteigende Halsschlagader	A. cervicalis ascendens
59	Untere Schilddrüsenschlagader	A. thyroidea inferior
60	Wirbelschlagader	A. vertebralis
61	Stamm für Schilddrüsen- und Halsschlagadern	Truncus thyrocervicalis
62	Oberschulterblattschlagader	A. suprascapularis
63	Schlinge des Sympathikus	Ansa subclavia
64	Obere Brustschlagader	A. thoracica superior
65	Seitlicher und medialer Brustnerv	N. pectoralis lateralis / medialis

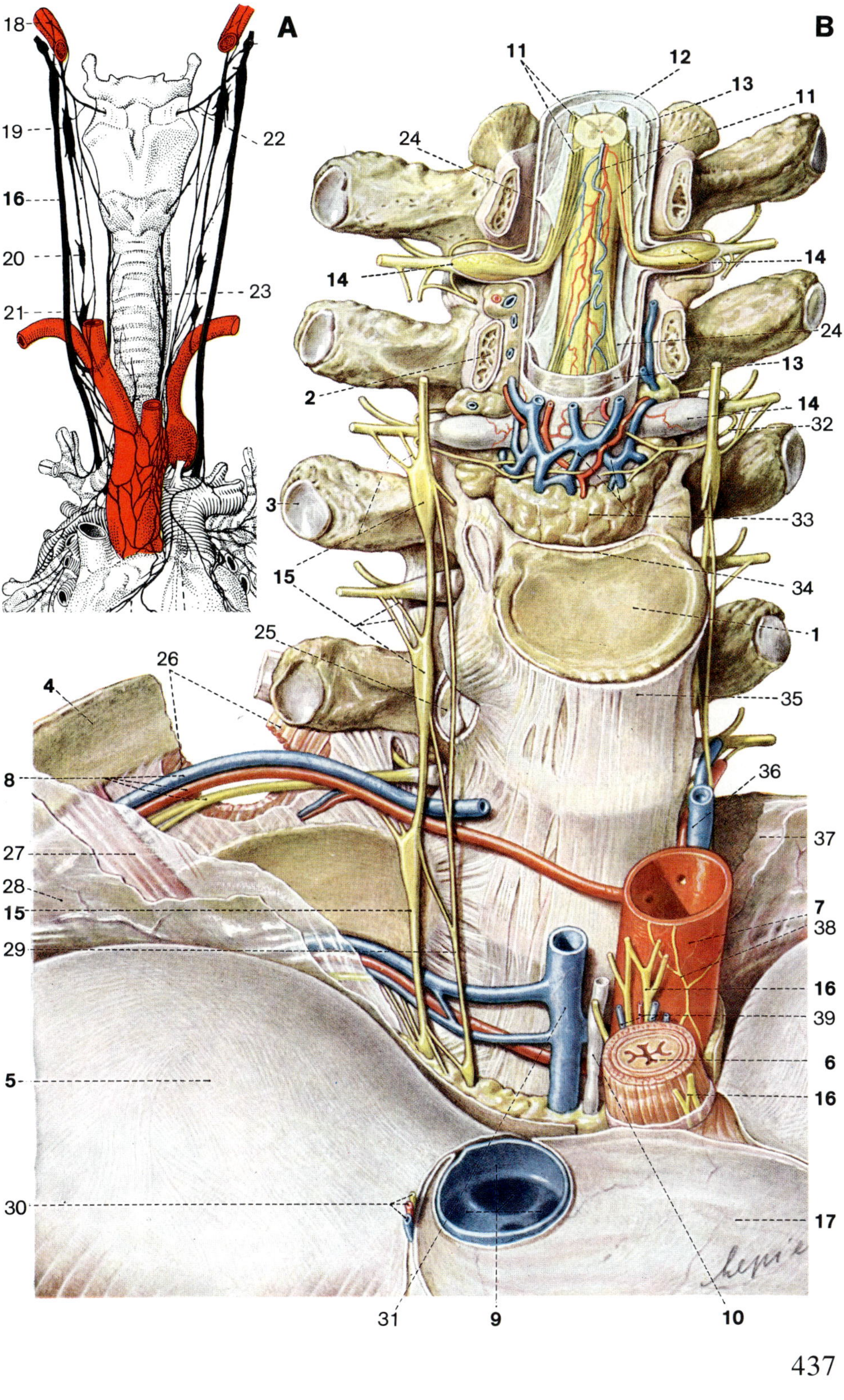
A
18
19
22
16
20
23
21
B
11
12
13
11
24
14
14
24
13
2
14
32
3
33
15
34
15
1
25
26
4
35
8
36
37
27
28
15
7
38
29
16
39
6
5
16
30
17
31
9
10

Periphere Nerven und Blutgefäße

A Schlagadern des Kopfes

B Topographische Anatomie der seitlichen Halsgegend und der Achselgegend.

Überblick über das Armnervengeflecht S. 449.

1	Schlüsselbein	Clavicula
2	Großer Brustmuskel	M. pectoralis major
3	Kleiner Brustmuskel	M. pectoralis minor
4	Deltamuskel	M. deltoideus
5	Vorderer Treppenmuskel (Rippenheber)	M. scalenus anterior
6	Trapezmuskel	M. trapezius
7	Kopfwender	M. sternocleidomastoideus
8	Gemeinsame Halsschlagader	A. carotis communis
9	Innere Halsschlagader	A. carotis interna
10	Äußere Halsschlagader	A. carotis externa
11	Gesichtsschlagader	A. facialis
12	Oberkieferschlagader	A. maxillaris
13	Schlüsselbeinschlagader	A. subclavia
14	Schlüsselbeinvene	V. subclavia
15	Achselschlagader	A. axillaris
16	Zehnter Hirnnerv („Vagus“)	N. vagus
17	Armnervengeflecht	Plexus brachialis
18	Mittelnerv des Arms („Medianus“)	N. medianus
19	Ellennerv („Ulnaris“)	N. ulnaris
20, 35	Schläfenschlagader, Stirnast und Scheitelast	A. temporalis superficialis, R. frontalis / R. parietalis
21	Jochbeinschlagader	A. zygomaticoorbitalis
22	Tiefe Schläfenschlagadern	Aa. temporales profundae
23	Obere hintere Zahnschlagader	A. alveolaris superior posterior
24	Winkelschlagader	A. angularis
25	Unteraugenhöhlenschlagader	A. infraorbitalis
26	Obere Lippenschlagader	A. labialis superior
27	Absteigende Gaumenschlagader	A. palatina descendens
28	Wangenschlagader	A. buccalis
29	Kinnschlagader	A. mentalis
30	Untere Lippenschlagader	A. labialis inferior
31	Unterkinnschlagader	A. submentalis
32	Unterkieferschlagader	A. alveolaris inferior
33	Zungenschlagader	A. lingualis
34	Obere Schilddrüsenschlagader	A. thyroidea superior
36	Mittlere Schläfenschlagader	A. temporalis media
37	Hinterhauptschlagader	A. occipitalis
38	Hintere Ohrschlagader	A. auricularis posterior
39	Quere Gesichtsschlagader	A. transversa faciei
40	Mittlere Hirnhautschlagader	A. meningea media
41	Aufsteigende Rachenschlagader	A. pharyngea ascendens
42	Aufsteigende Gaumenschlagader	A. palatina ascendens
43	Mittlerer Treppenmuskel (Rippenheber)	M. scalenus medius
44	Hinterer Treppenmuskel (Rippenheber)	M. scalenus posterior
45	Oberflächliche Halsschlagader	A. cervicalis superficialis
46	Quere Halsschlagader	A. transversa faciei
47	Schulterblatt-Zungenbein-Muskel	M. omohyoideus
48	Brust-Schultereck-Schlagader	A. thoracoacromialis
49	Speichenseitige Hautvene des Arms	V. cephalica
50	Bizeps (zweiköpfiger Oberarmmuskel)	M. biceps brachii
51	Rabenschnabelfortsatz-Oberarm-Muskel	M. coracobrachialis
52	Muskel-Haut-Nerv	N. musculocutaneus

Fortsetzung auf S. 436.

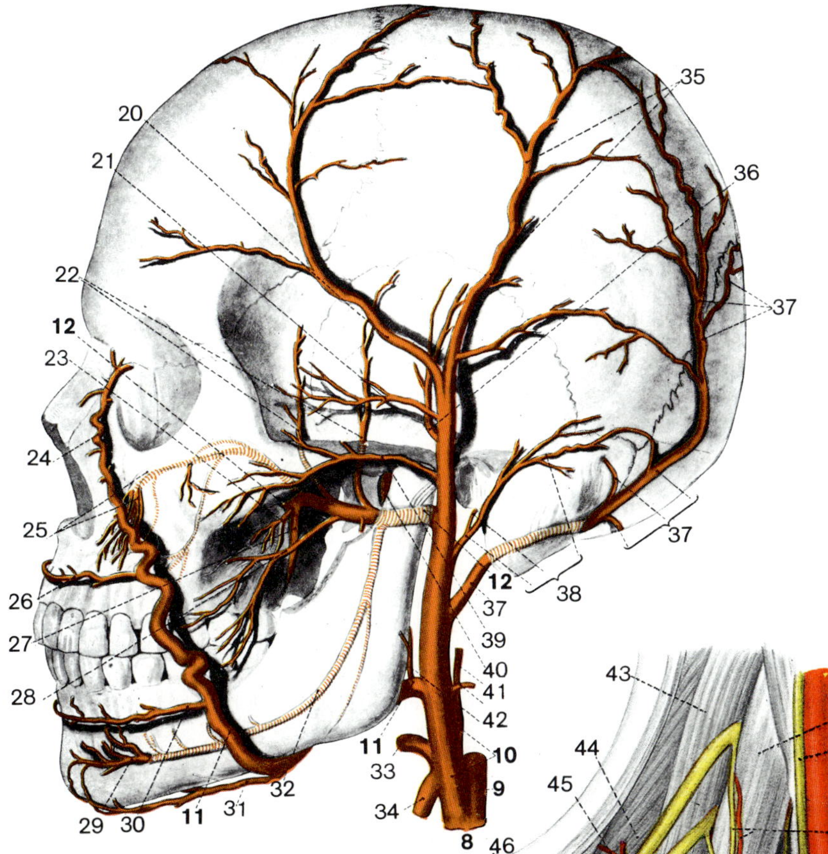
20
21
22
12
23
24
25
26
27
28
29
30
11
31
32
33
11
34
8
9
10
42
41
40
39
37
12
38
37
37
36
35

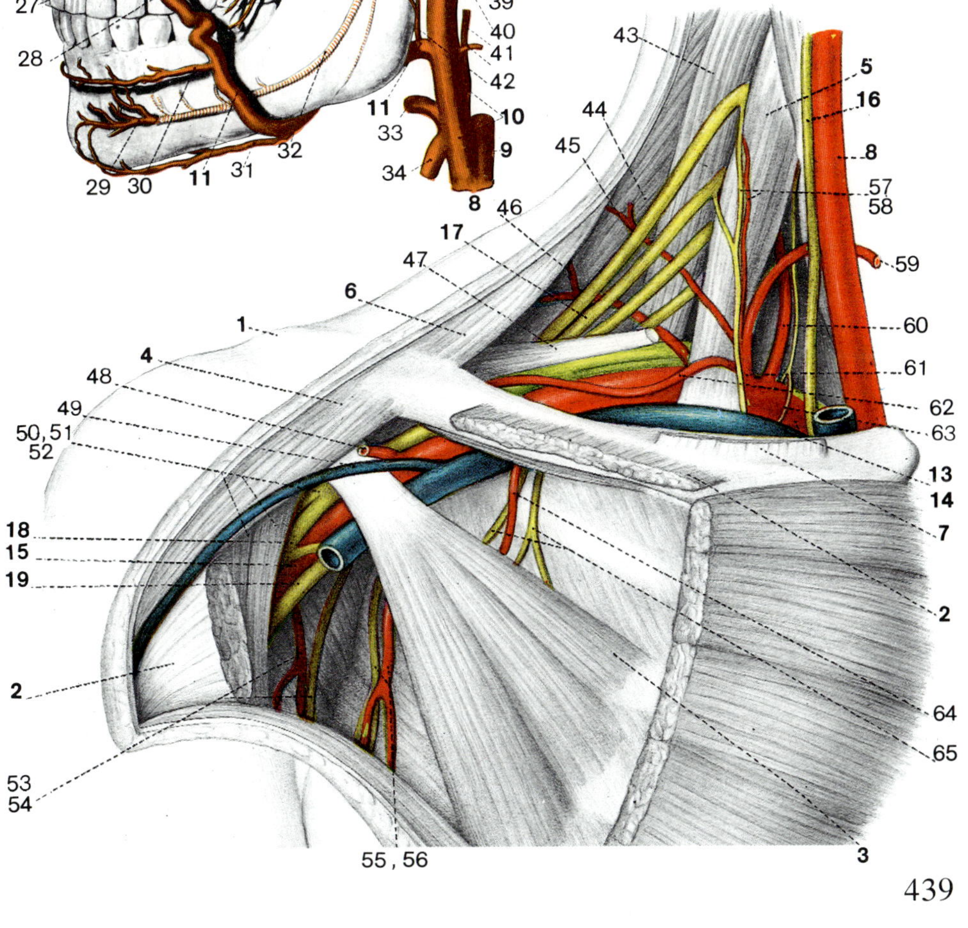
43
5
16
8
44
45
57
58
46
17
47
6
1
4
48
49
50, 51
52
59
60
61
62
63
13
14
7
18
15
19
2
2
64
65
53
54
55, 56
3

Periphere Nerven und Blutgefäße

A Topographische Anatomie der oberflächlichen Kopfregionen.

B Topographische Anatomie des Mundbodens und des Raums neben dem Rachen. Geschmacknerven grün, Nervenfasern für die Speicheldrüsen violett. Der Raum neben dem Rachen ist eine wichtige Durchgangs- und Verteilungsstraße für Blutgefäße und Nerven. Der Kopf erhält das Blut über Schlagadern, die aus der Hauptschlagader (Aorta) im Bereich des Aortenbogens entspringen. Der Aortenbogen entsendet zu jeder Körperseite eine gemeinsame Kopfschlagader („Karotis“) und eine Schlüsselbeinschlagader („Subklavia“). Auf der rechten Seite bilden diese beiden Gefäße normalerweise einen gemeinsamen Stamm (vgl. S. 331, Abb. A), so daß insgesamt drei Äste vom Aortenbogen abzweigen. Die gemeinsame Kopfschlagader teilt sich etwa auf der Höhe des vierten Halswirbels in die innere und äußere Kopfschlagader. Die innere Kopfschlagader verläuft in das Schädelinnere und versorgt vor allem das Gehirn, die äußere Kopfschlagader verzweigt sich in viele Äste, die nahezu der gesamten Oberfläche des Kopfes und dem tiefen Gesichtsbereich das Blut zuführen. Auch die Schlüsselbeinschlagader entsendet Blut zum Kopf: Aus ihr entspringt die Wirbelschlagader, die in den Querfortsätzen der Halswirbel nach oben zieht, durch das große Hinterhauptloch die Schädelhöhle erreicht und dann vor allem Hirnstamm und Kleinhirn mit Blut versorgt.

Die Blutversorgung des Gehirns wird von vier Schlagadern gewährleistet: den beiden inneren Kopfschlagadern und den beiden Wirbelschlagadern. Diese vier Schlagadern sind zu einem Gefäßring zusammengeschlossen (ähnlich wie die Straßen eines Kreisverkehrs), der um den Türkensattel herum liegt. Dies ist als Sicherheitsmaßnahme zu verstehen: Das Gehirn reagiert sehr empfindlich auf Störungen der Blutversorgung. Durch die Querverbindungen zwischen den großen Blutgefäßen kann der Ausfall einer Schlagader ohne Schwierigkeiten kompensiert werden. Allerdings ist dieser Schlagaderring – wie alles in der Anatomie – sehr verschiedenartig ausgebildet, so daß es gelegentlich doch nach Verschluß einer Schlagader zu Ausfallerscheinungen kommen kann. Beim „Schlaganfall“ ist jedoch gewöhnlich nicht eine der großen Schlagadern betroffen, die den Schlagaderring bilden, sondern ein kleinerer Ast der mittleren Hirnschlagader. Dabei gibt es 2 Möglichkeiten:

a) Die Schlagader ist verschlossen, z. B. durch ein Blutgerinnsel. Das Hirngewebe, das sonst von dieser Schlagader ernährt wurde, stellt seine Funktion ein.

b) Die Schlagader platzt, z. B. bei zu hohem Blutdruck. Die Blutung schädigt Hirngewebe.

1	Ohrspeicheldrüse („Parotis“)	Glandula parotidea
2	Oberflächliche Schläfenschlagader	A. temporalis superficialis
3	Gesichtsschlagader	A. facialis
4	Gesichtsnerv (siebenter Hirnnerv)	N. facialis (intermediofacialis)
5	Zungenbein	Os hyoideum
6	Zunge	Lingua
7	Gemeinsame Kopfschlagader	A. carotis communis
8	Äußere Kopfschlagader	A. carotis externa
9	Innere Kopfschlagader	A. carotis interna
10	Innere Drosselvene	V. jugularis interna
11	Zehnter Hirnnerv („Vagus“)	N. vagus
12	Griffelfortsatz-Zungen-Muskel	M. styloglossus
13	Griffelfortsatz-Rachen-Muskel	M. stylopharyngeus
14	Zungen-Rachen-Nerv (neunter Hirnnerv)	N. glossopharyngeus
15	Motorischer Zungennerv	N. hypoglossus
16	Grenzstrang des Sympathikus	Truncus sympathicus
17	Zungenschlagader	A. lingualis
18	Obere Schilddrüsenschlagader	A. thyroidea superior
19	Zahnnerv des Unterkiefers	N. alveolaris inferior
20	Sensibler Zungennerv	N. lingualis
21	Kinn-Zungen-Muskel	M. geniohyoideus
22	Unterkiefer-Zungenbein-Muskel	M. mylohyoideus
23	Zweibäuchiger Muskel	M. digastricus
24	Zungenbein-Zungen-Muskel	M. hyoglossus
25	Griffelfortsatz-Zungenbein-Muskel	M. stylohyoideus
26	Obere Kehlkopfschlagader	A. laryngea superior
27	Oberer Kehlkopfnerv	N. laryngeus superior

A

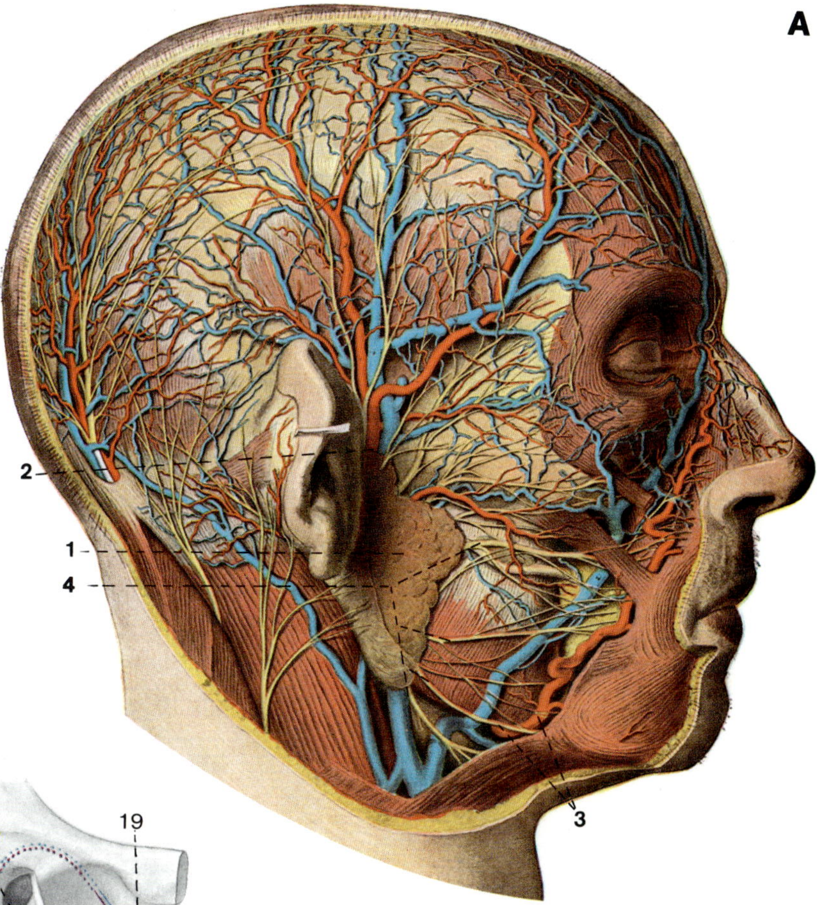

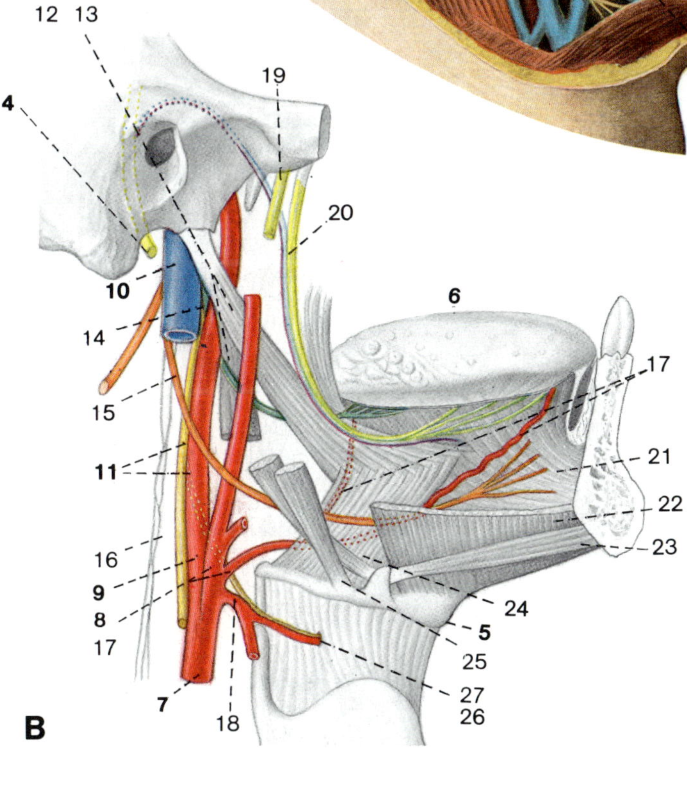

B

Periphere Nerven und Blutgefäße

A Schädelbasis mit Blutgefäßen und Nerven nach Entfernung des Gehirns. Die Blutleiter der harten Hirnhaut sind eröffnet. Auf der linken Seite ist ein Teil des Dachs der Augenhöhle und ein Teil der harten Hirnhaut in der mittleren Schädelgrube entfernt.

B Lähmung des zwölften Hirnnervs links. Der zwölfte Hirnnerv versorgt die Zungenmuskeln. Ist die linke Zungenhälfte gelähmt, so weicht die Zungenspitze beim Herausstrecken der Zunge nach links ab. Es ist ferner eine deutliche Atrophie der gelähmten Zungenhälfte zu sehen.

C Aufzweigung des Drillingsnervs.

1 Großhirn	Cerebrum
2 Kleinhirn	Cerebellum
3 Verlängertes Mark	Medulla oblongata
4 Rückenmark	Medulla spinalis
5 Zunge	Lingua
6 Schlagaderring des Gehirns	Circulus arteriosus cerebri
7 Innere Kopfschlagader	A. carotis interna
8 Unpaare Schlagader der Schädelbasis (durch Zusammenmündung der Wirbelschlagadern)	A. basilaris
9 Wirbelschlagader	A. vertebralis
10 Zusammenfluß der Blutleiter	Confluens sinuum
11 Querer Blutleiter	Sinus transversus
12 S-förmiger Blutleiter	Sinus sigmoideus
13 Kavernöser Blutleiter	Sinus cavernosus
14 Hirnanhangsdrüse (Hypophyse)	Hypophysis (Glandula pituitaria)
15 Riechkolben	Bulbus olfactorius
16 Sehnerv	N. opticus
17 Dritter Hirnnerv	N. oculomotorius
18 Vierter Hirnnerv	N. trochlearis
19 Sechster Hirnnerv	N. abducens
20 Drillingsnerv (fünfter Hirnnerv)	N. trigeminus
21 Ganglion des Drillingsnervs (fünfter Hirnnerv)	Ganglion trigeminale
22 Gesichtsnerv (siebenter Hirnnerv)	N. facialis (intermediofacialis)
23 Hör- und Gleichgewichtsnerv (achter Hirnnerv)	N. vestibulocochlearis
24 Neunter Hirnnerv	N. glossopharyngeus
25 Zehnter Hirnnerv („Vagus“)	N. vagus
26 Elfter Hirnnerv	N. accessorius
27 Zwölfter Hirnnerv (motorischer Zungennerv)	N. hypoglossus
28 Oberer schräger Augenmuskel	M. obliquus superior
29 (Nerv zur Stirnhaut)	N. supratrochlearis
30 Stirnnerv	N. frontalis
31 Tränennerv	N. lacrimalis
32 Dritter Hirnnerv, unterer Ast	N. oculomotorius, R. inferior
33 Augenhöhlennerv (erster Hauptast des Drillingsnervs) . .	N. ophthalmicus
34 Mittlere Hirnhautschlagader	A. meningea media
35 Drosselloch	Foramen jugulare
36 Vordere Großhirnschlagader	A. cerebri anterior
37 Obere Augenvene	V. ophthalmica superior
38 Oberer Blutleiter des Felsenbeins	Sinus petrosus superior
39 Unterer Blutleiter des Felsenbeins	Sinus petrosus inferior
40 Erster Halsnerv (Rückenmarknerv C_1)	N. cervicalis I

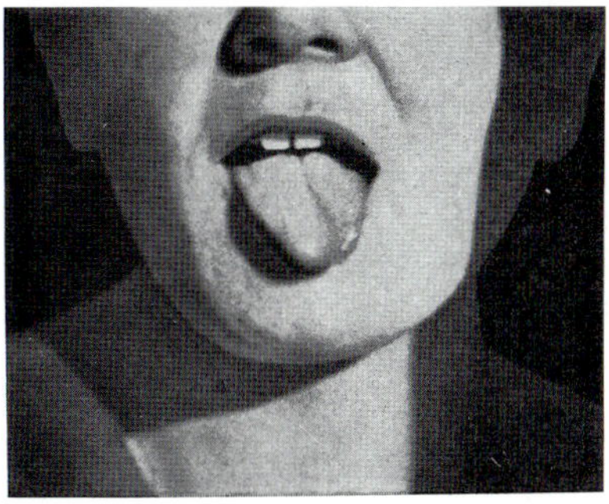

B

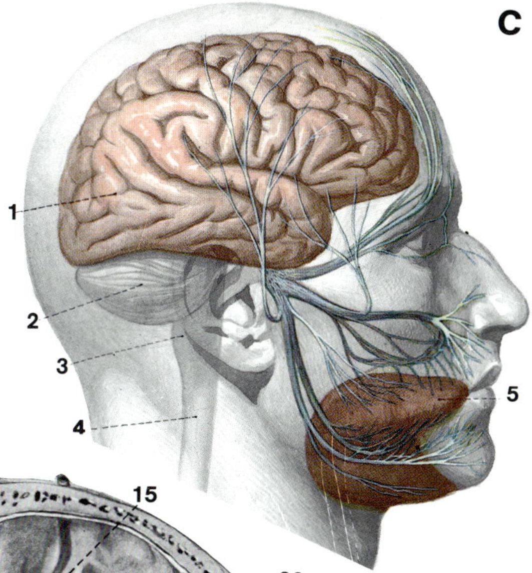
1
2
3
4
5

C

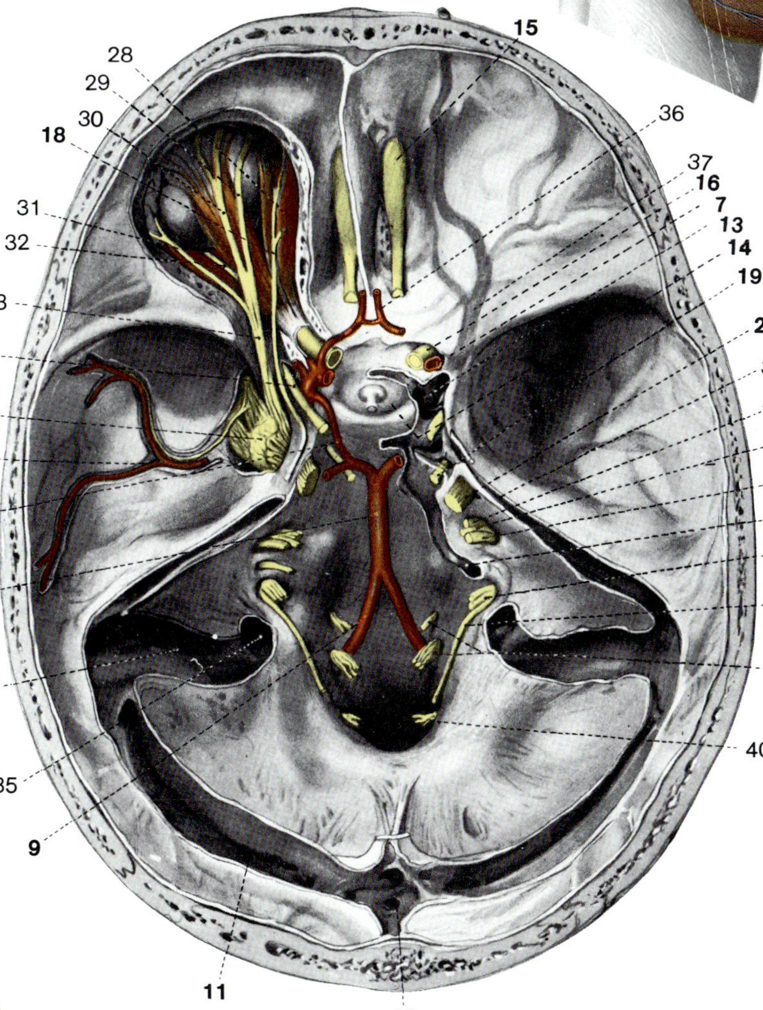
15
28
29
30
18
31
32
33
17
21
34
6
8
12
35
9
11
10
36
37
16
7
13
14
19
20
38
22
23
39
24, 25
26
27
40

A

Periphere Nerven und Blutgefäße

A Nerven und Schlagadern der Gesäßgegend und der Rückseite des Oberschenkels. Der große und der mittlere Gesäßmuskel sind teilweise entfernt. Die wichtigsten Nerven des Beins sind: a) Ischiasnerv („Ischiadikus"): Er versorgt die Muskeln der Rückseite des Oberschenkels und alle Muskeln unterhalb des Kniegelenks. Er ist der stärkste Nerv des Körpers (in der Gesäßgegend etwa 1 cm breit!). b) Oberschenkelnerv („Femoralis"): Er ist für die mächtigen Muskeln verantwortlich, die sich an der Kniescheibe befestigen.

B Nerven und Blutgefäße der Vorderseite des Oberschenkels. Der Schneidermuskel ist durchtrennt. Die Oberschenkelschlagader ist die Fortsetzung der äußeren Beckenschlagader. Sie teilt sich etwas unterhalb des Kniegelenks in die vordere und hintere Schienbeinschlagader.

1	Sitzbeinhöcker	Tuber ischiadicum
2	Kreuzbein-Sitzbeinhöcker-Band	Lig. sacrotuberale
3	Kreuzbein-Sitzbeinstachel-Band	Lig. sacrospinale
4	Großer Rollhügel	Trochanter major
5	Vorderer oberer Darmbeinstachel	Spina iliaca anterior superior
6	Leistenband	Lig. inguinale
7	Schenkelkanal	Canalis femoralis
8	Schienbeinhöcker	Tuberositas tibiae
9	Großer Gesäßmuskel	M. gluteus maximus
10	Mittlerer Gesäßmuskel	M. gluteus medius
11	Kleiner Gesäßmuskel	M. gluteus minimus
12	Zweiköpfiger Oberschenkelmuskel	M. biceps femoris
13	Vierköpfiger Oberschenkelmuskel	M. quadriceps femoris
14	Oberschenkelschlagader	A. femoralis
15	Oberschenkelvene	V. femoralis
16	Oberschenkelnerv	N. femoralis
17	Ischiasnerv	N. ischiadicus
18	Schienbeinnerv	N. tibialis
19	Gemeinsamer Wadenbeinnerv	N. peroneus (fibularis) communis
20	Durchtrittsstelle für Blutgefäße und Nerven oberhalb des birnförmigen Muskels	[Foramen suprapiriforme]
21, 22	Schamnerv, innere Schamschlagader	N. pudendus A. pudenda interna
23	Untere Gesäßschlagader	A. glutea inferior
24	Unterer Gesäßnerv	N. gluteus inferior
25	Großer Anzieher	M. adductor magnus
26	Hinterer Hautnerv des Oberschenkels	N. cutaneus femoris posterior
27	Halbmembranöser Muskel	M. semimembranosus
28	Halbsehniger Muskel	M. semitendinosus
29	Schlanker Muskel	M. gracilis
30	Innerer Wadenmuskel	M. gastrocnemius, Caput mediale
31	Obere Gesäßschlagader und oberer Gesäßnerv	A. glutea superior, N. gluteus superior
32	Faszienspanner	M. tensor fasciae latae
33	Birnförmiger Muskel	M. piriformis
34	Innerer Hüftlochmuskel	M. obturatorius internus
35	Viereckiger Oberschenkelmuskel	M. quadratus femoris
36	Sehnenzug in der Oberschenkelfaszie	Tractus iliotibialis
37	Äußerer Wadenmuskel	M. gastrocnemius, Caput laterale
38	Schneidermuskel	M. sartorius
39	Darmbeinmuskel	M. iliacus
40	Äußeres Halteband der Kniescheibe	Retinaculum patellae laterale
41	Fettkörper unterhalb der Kniescheibe	Corpus adiposum infrapatellare
42	Oberflächliche herumbiegende Darmbeinschlagader	A. circumflexa ilium superficialis
43	Ausstrahlung des Leistenbandes	Lig. lacunare
44	Kamm-Muskel	M. pectineus
45	Langer Anzieher	M. adductor longus
46	Adduktorenkanal	Canalis adductorius
47	(Hautnerv für den Unterschenkel)	N. saphenus
48	Inneres Halteband der Kniescheibe	Retinaculum patellae mediale

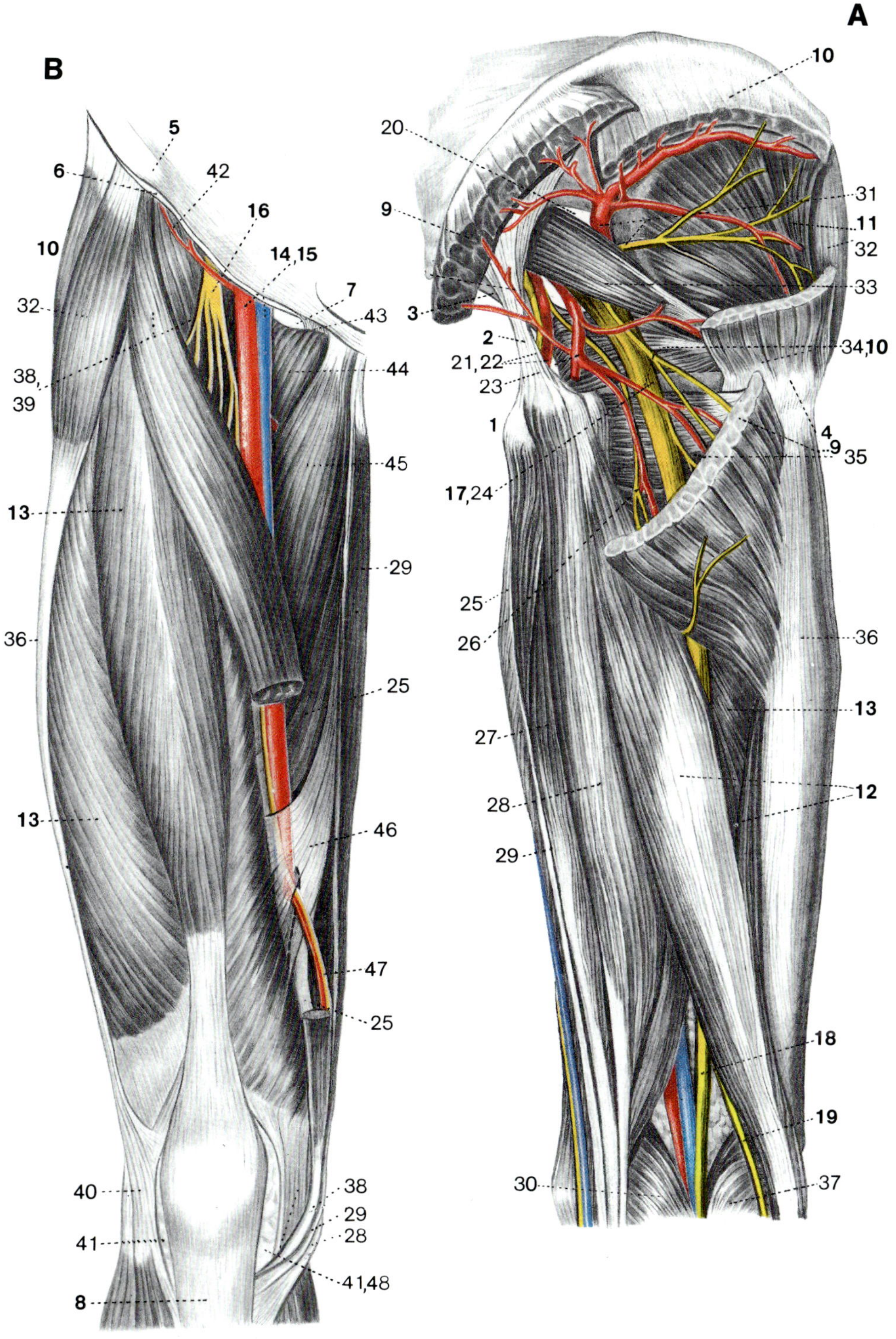
A
B
10
20
31
9
11
32
33
3
2
34,10
21,22
23
1
4
9
35
17,24
25
26
36
13
27
12
28
29
18
19
30
37
5
6
42
16
14,15
7
43
32
38,
39
44
45
13
29
36
25
13
46
47
25
40
38
29
28
41
41,48
8

Periphere Nerven und Blutgefäße

A Schlagadern, Nerven und Sehnenscheiden der Vorderseite des Unterschenkels.
B Schlagadern und Nerven der Rückseite des Unterschenkels.
Bild der Schlagadern und Nerven der Fußsohle und der inneren Knöchelgegend S. 115.

1	Schienbeinhöcker	Tuberositas tibiae
2	Vordere Schienbeinkante	Margo anterior
3	Wadenbein	Fibula
4	Schienbeinknöchel (= innerer Knöchel)	Malleolus medialis
5	Wadenbeinknöchel (= äußerer Knöchel)	Malleolus lateralis
6	Langer Wadenbeinmuskel	M. peroneus (fibularis) longus
7	Kurzer Wadenbeinmuskel	M. peroneus (fibularis) brevis
8	Vorderer Schienbeinmuskel	M. tibialis anterior
9	Langer Zehenstrecker	M. extensor digitorum longus
10	Langer Großzehenstrecker	M. extensor hallucis longus
11	Hinterer Schienbeinmuskel	M. tibialis posterior
12	Langer Zehenbeuger	M. flexor digitorum longus
13	Langer Großzehenbeuger	M. flexor hallucis longus
14	Schollenmuskel	M. soleus
15	Achillessehne	Tendo calcaneus (Achillis)
16	Kniekehlenschlagader	A. poplitea
17	Vordere Schienbeinschlagader	A. tibialis anterior
18	Fußrückenschlagader	A. dorsalis pedis
19	Hintere Schienbeinschlagader	A. tibialis posterior
20	Schienbeinnerv	N. tibialis
21	Gemeinsamer Wadenbeinnerv	N. peroneus (fibularis) communis
22	Oberflächlicher Wadenbeinnerv	N. peroneus (fibularis) superficialis
23	Tiefer Wadenbeinnerv	N. peroneus (fibularis) profundus
24	Schlanker Muskel	M. gracilis
25	Halbmembranöser Muskel	M. semimembranosus
26	Halbsehniger Muskel	M. semitendinosus
27	Untere mediale Knieschlagader	A. genus inferior medialis
28	Kniekehlenmuskel	M. popliteus
29	Sehnenbogen des Schollenmuskels	Arcus tendineus musculi solei
30	Innerer Wadenmuskel	M. gastrocnemius, Caput mediale
31	Obere seitliche Knieschlagader	A. genus superior lateralis
32	Äußerer Wadenmuskel	M. gastrocnemius, Caput laterale
33	Zweiköpfiger Oberschenkelmuskel	M. biceps femoris
34	Untere äußere Knieschlagader	A. genus inferior lateralis
35	Hintere rückläufige Schienbeinschlagader	A. recurrens tibialis posterior
36	Wadenbeinschlagader	A. peronea (fibularis)
37	Verbindungsast zwischen Wadenbein- und hinterer Schienbeinschlagader	Ramus communicans
38	Sehnenscheide der Wadenbeinmuskeln	Vagina synovialis musculorum peroneorum (fibularium) communis
39	Unteres Halteband der Strecksehnen	Retinaculum musculorum extensorum inferius
40	Sehnenscheide des langen Zehenstreckers	Vagina tendinum musculi extensoris digitorum pedis longi
41	Kurzer Zehenstrecker	M. extensor digitorum brevis
42	Dritter Wadenbeinmuskel	M. peroneus (fibularis) tertius
43	Vordere rückläufige Schienbeinschlagader	A. recurrens tibialis anterior
44	Oberes Halteband der Strecksehnen	Retinaculum musculorum extensorum superius
45	Sehnenscheide des vorderen Schienbeinmuskels	Vagina tendinis musculi tibialis anterioris
46	Sehnenscheide des langen Großzehenstreckers	Vagina tendinis musculi extensoris hallucis longi

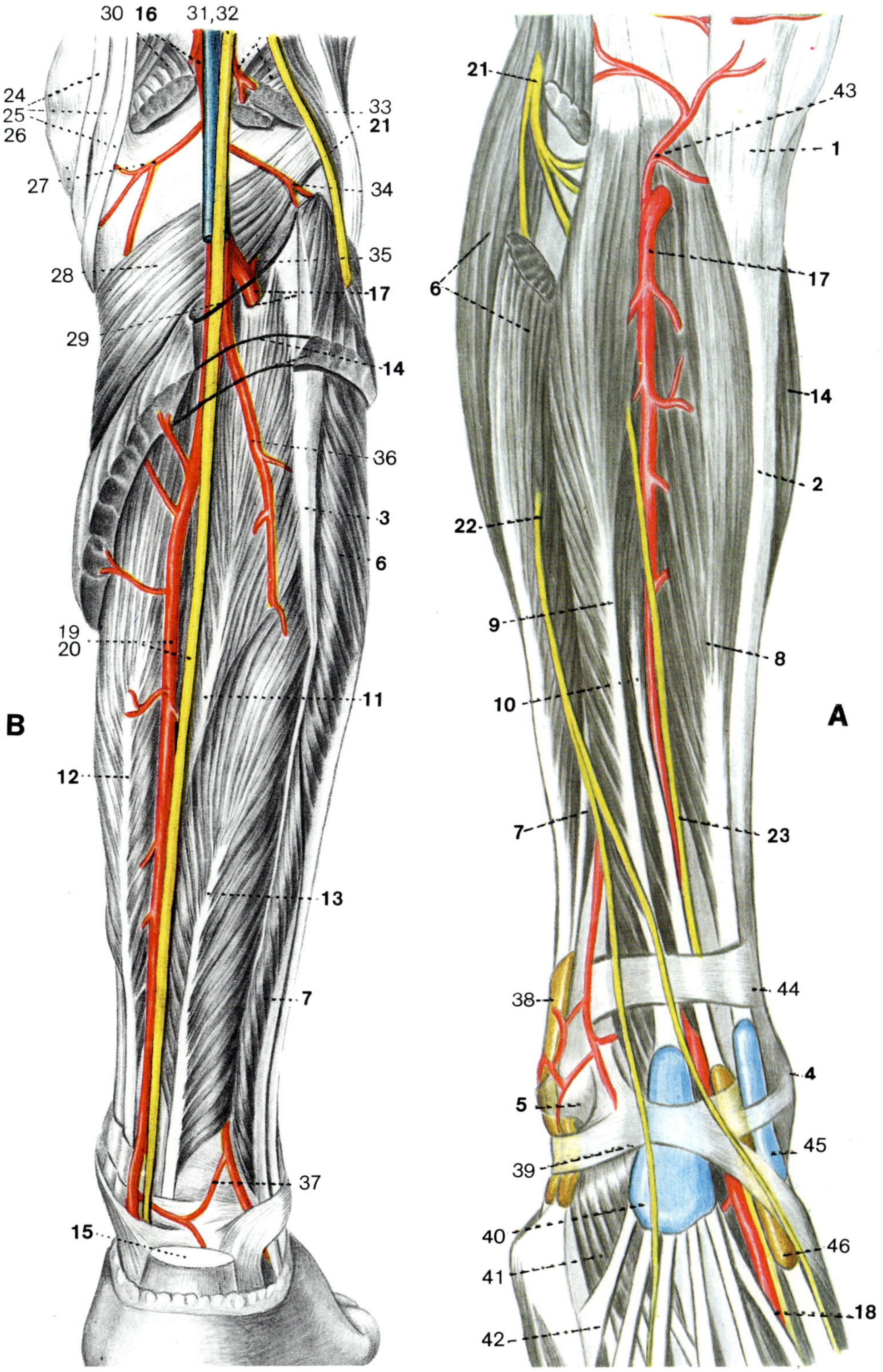
30
16
31,32
24
25
26
27
28
29
33
21
34
35
17
14
36
3
6
19
20
11
B
12
13
7
37
15
21
43
1
17
6
14
2
22
9
8
10
A
7
23
44
38
4
5
45
39
40
46
41
18
42

Periphere Nerven und Blutgefäße

A Nerven der Achselgegend. Die Achselgegend ist eine wichtige Verteilungsstation für Leitungsbahnen. Von hier ziehen Blutgefäße zu Arm, Brust und Rücken. Hier liegen auch die Lymphknoten (vgl. S. 347) für die genannten Regionen. Auf ihrem Weg von den Zwischenwirbellöchern zu ihren Versorgungsgebieten durchflechten sich die Nerven ähnlich wie das Schienennetz eines Bahnhofs. Das Armgeflecht bildet sich aus den vorderen Ästen des fünften bis achten Halsnervs und des ersten Brustnervs (C_5 bis Th_1). Seine wichtigsten Äste s. S. 450, B.

B Schlagadern und Nerven des Oberarms. Die Armschlagader wird von der Achselgegend bis zur Ellenbeuge nicht von Muskeln bedeckt. Man kann auf der gesamten Strecke ihren Puls tasten. Er ist leicht in der Rinne zwischen Bizeps und Armstrecker auf der Innenseite des Arms zu finden. Hier kann die Armschlagader auch rasch zur Ersten Hilfe abgedrückt werden (mit dem Daumen gegen das Oberarmbein pressen). Auf die Dauer bequemer für den Helfer ist es allerdings, den Oberarm abzubinden: Ein Tuch um den Oberarm legen, verknoten und mit einem Stab zudrehen, jedoch nicht stärker als nötig, da sonst die Nerven geschädigt werden können. Die Unterbrechung der Blutzufuhr bedeutet Ausfall der Sauerstoffversorgung und damit Untergang des Gewebes. Der Verunglückte ist daher auf schnellstem Weg in unfallchirurgische Behandlung zu bringen.

C Versorgungsgebiete der Armnerven. Schwarz = Autonomgebiet, grau = anatomisches Gebiet. Unter „anatomischem" Gebiet eines Nervs versteht man den Bereich, über den sich seine gröberen Äste, die man an der Leiche freilegen kann, erstrecken. Interessanterweise kommt es bei Lähmung eines Nervs gewöhnlich nicht zu einer Empfindungsstörung im gesamten „anatomischen" Gebiet, sondern nur in einem Teil davon. Dies ist einfach zu erklären: Die Nerven entsenden feine Fortsätze auch in die anatomischen Gebiete der Nachbarnerven. Die Gebiete überlappen sich. Die Bereiche ohne Überlappung, in denen ein Nerv „autonom" ist, nennt man daher „Autonomgebiete".

1	Kopfwender („Sternokleido")	M. sternocleidomastoideus
2	Dreiköpfiger Armmuskel	M. triceps brachii
3	Armbeuger	M. brachialis
4	Flache Bizepssehne	Aponeurosis musculi bicipitis brachii (Aponeurosis bicipitalis)
5	Schlüsselbeinschlagader	A. subclavia
6	Armschlagader	A. brachialis
7	Speichenschlagader	A. radialis
8	Ellenschlagader	A. ulnaris
9	Schlüsselbeinvene	V. subclavia
10	Speichennerv („Radialis")	N. radialis
11	Achselnerv	N. axillaris
12	Muskel-Haut-Nerv	N. musculocutaneus
13	Mittelnerv („Medianus")	N. medianus
14	Ellennerv („Ulnaris")	N. ulnaris
15	Ellenseitiger Unterarm-Hautnerv	N. cutaneus antebrachii medialis
16	Ellenseitiger Oberarm-Hautnerv	N. cutaneus brachii medialis
17	Rabenschnabel-Oberarm-Muskel	M. coracobrachialis
18	Muskelast (der Armschlagader)	R. muscularis
19	Speichenseitige rückläufige Schlagader	A. recurrens radialis
20	Tiefe Armschlagader	A. profunda brachii
21	Obere ellenseitige Kollateralschlagader	A collateralis ulnaris superior
22	Untere ellenseitige Kollateralschlagader	A. collateralis ulnaris inferior
23	Elfter Hirnnerv	N. accessorius
24	Hinterer Schulterblattnerv	N. dorsalis scapulae
25	Oberer Schulterblattnerv	N. suprascapularis
26	Zwerchfellnerv	N. phrenicus
27	Vordere Brustnerven	Nn. thoracici anteriores
28	Zwischenrippen-Arm-Nerv	N. intercostobrachialis
29	Brust-Rücken-Nerv	N. thoracodorsalis
30	Langer Brustnerv	N. thoracicus longus

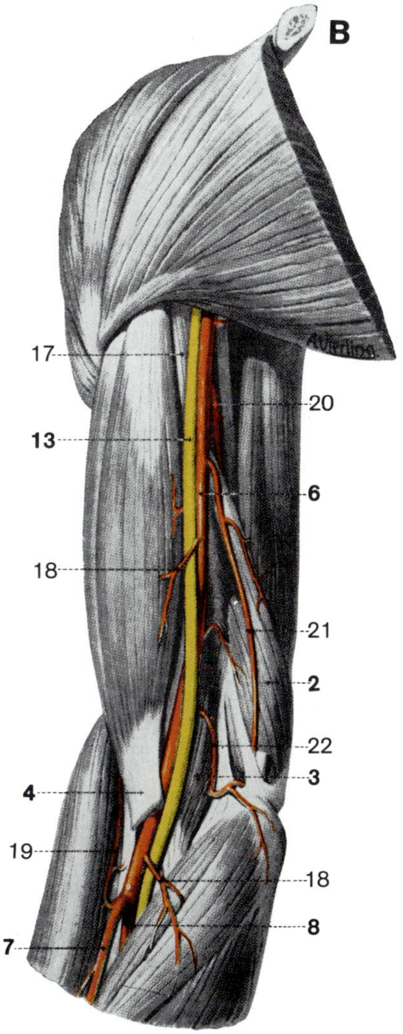
B
17
20
13
6
18
21
2
22
3
4
19
18
8
7

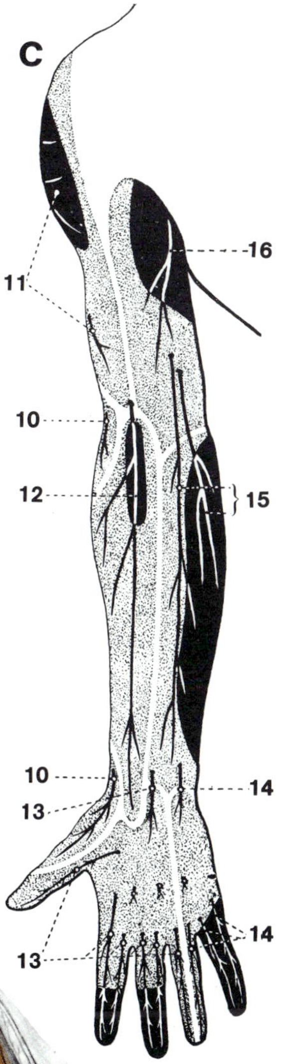
C
11
16
10
12
15
10
14
13
13
14

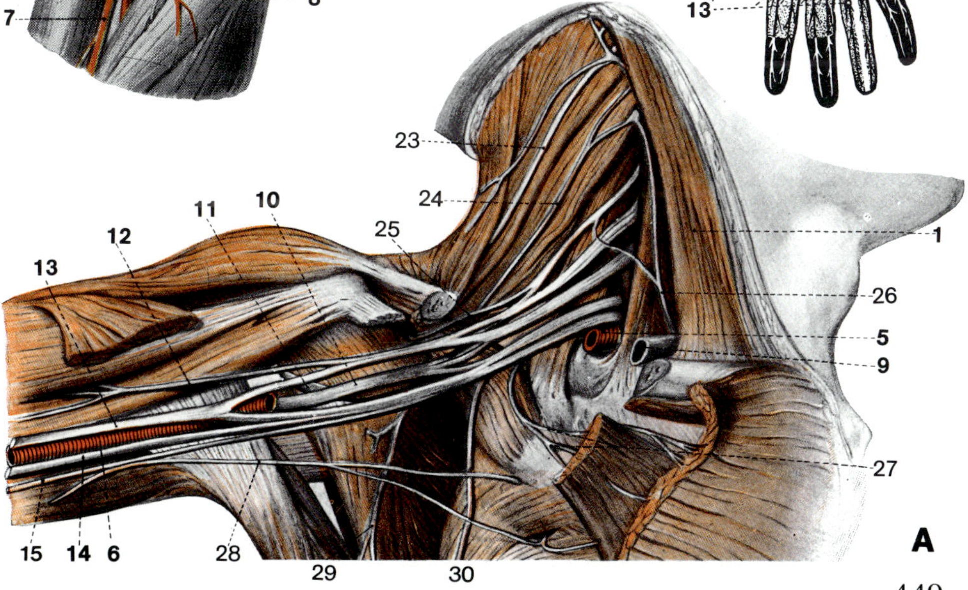
23
24
11
10
25
12
13
1
26
5
9
27
15
14
6
28
29
30
A

Periphere Nerven und Blutgefäße

A Schlagadern und Nerven der Ellenbeuge und des Unterarms nach Entfernung von Haut, Unterhaut und Faszie. Die Hohlhandsehne ist abgeschnitten. Die Speichenschlagader ist in den handgelenknahen Abschnitten des Unterarms, vor allem in der sogenannten „Radialispulsgrube", gut zu tasten. Hier zählt man üblicherweise den Puls nach Auflegen der Fingerspitzen des zweiten bis vierten Fingers (nicht so gut des Daumens).

B Schlagadern und Nerven der Ellenbeuge und des Unterarms: tiefe Schicht. Der oberflächliche Fingerbeuger, der speichenseitige Handbeuger und der runde Einwärtsdreher sind durchtrennt. Die wichtigsten Armnerven (Äste des Armgeflechts) sind:

a) Mittelnerv („Medianus"): Sensibel versorgt er den größeren Teil der Hohlhand und der Finger, vermittelt also in besonderem Maße die Tastempfindung. Motorisch innerviert er fast alle Beugemuskeln am Unterarm und einen Teil des Daumenballens. Bei Medianuslähmung können die Finger 1 bis 3 nicht mehr gebeugt werden („Schwurhand", S. 133, Abb. C).

b) Ellennerv („Ulnaris"): Sensibel innerviert er den kleinen Finger und die angrenzenden Teile der Hand. Motorisch versorgt er die meisten kleinen Muskeln der Hand, den ellenseitigen Handbeuger und einen Teil der Fingerbeuger. Bei seiner Lähmung wird die Hand wegen des Ausfalls der Zwischenknochenmuskeln in einer eigenartigen „Krallenstellung" gehalten (S. 133, Abb. D).

c) Speichennerv („Radialis"): Er ist für alle Streckmuskeln des Ober- und Unterarms verantwortlich. Bei Radialislähmung fällt die Hand schlaff herab („Fallhand", S. 133, Abb. E). Hautgebiete hat er am Handrücken und der Rückseite von Ober- und Unterarm.

d) Achselnerv („Axillaris"): Innerviert den Deltamuskel.

e) Muskel-Haut-Nerv („Muskulokutaneus"): Versorgt Bizeps und Armmuskel und die Haut auf der Speichenseite des Unterarms.

Bild der Hautvenen und Hautnerven der Ellenbeuge und des Unterarms S. 337.

1	Bizeps (zweiköpfiger Oberarmmuskel)	M. biceps brachii
2	Armbeuger	M. brachialis
3	Armstrecker (dreiköpfiger Oberarmmuskel)	M. triceps brachii
4	Innerer Obergelenkknorren (des Oberarmbeins)	Epicondylus medialis (humeri)
5	Runder Einwärtsdreher	M. pronator teres
6	Speichenseitiger Handbeuger	M. flexor carpi radialis
7	Ellenseitiger Handbeuger	M. flexor carpi ulnaris
8	Oberflächlicher Fingerbeuger	M. flexor digitorum superficialis
9	Tiefer Fingerbeuger	M. flexor digitorum profundus
10	Oberarm-Speichen-Muskel	M. brachioradialis
11	Armschlagader	A. brachialis
12	Speichenschlagader	A. radialis
13	Ellenschlagader	A. ulnaris
14	Oberflächlicher Hohlhandbogen	Arcus palmaris superficialis
15	Mittelnerv („Medianus")	N. medianus
16	Speichennerv („Radialis")	N. radialis
17	Ellennerv („Ulnaris")	N. ulnaris
18	Speichenseitige rückläufige Schlagader	A. recurrens radialis
19	Langer Daumenabspreizer	M. abductor pollicis longus
20	Kurzer Daumenstrecker	M. extensor pollicis brevis
21	Kurzer Daumenabspreizer	M. abductor pollicis brevis
22	Kurzer Daumenbeuger	M. flexor pollicis brevis
23	Daumenanzieher	M. adductor pollicis
24	Flache Bizepssehne	Aponeurosis musculi bicipitis brachii
25	Langer Hohlhandsehnenspanner	M. palmaris longus
26	Unterarmfaszie	Fascia antebrachii
27	Kurzer Hohlhandsehnenspanner	M. palmaris brevis
28	Hohlhandsehne	Aponeurosis palmaris
29	Langer Daumenbeuger	M. flexor pollicis longus
30	Viereckiger Einwärtsdreher	M. pronator quadratus
31	(Teil von 5)	–
32	Ellenseitige rückläufige Schlagader	A. recurrens ulnaris

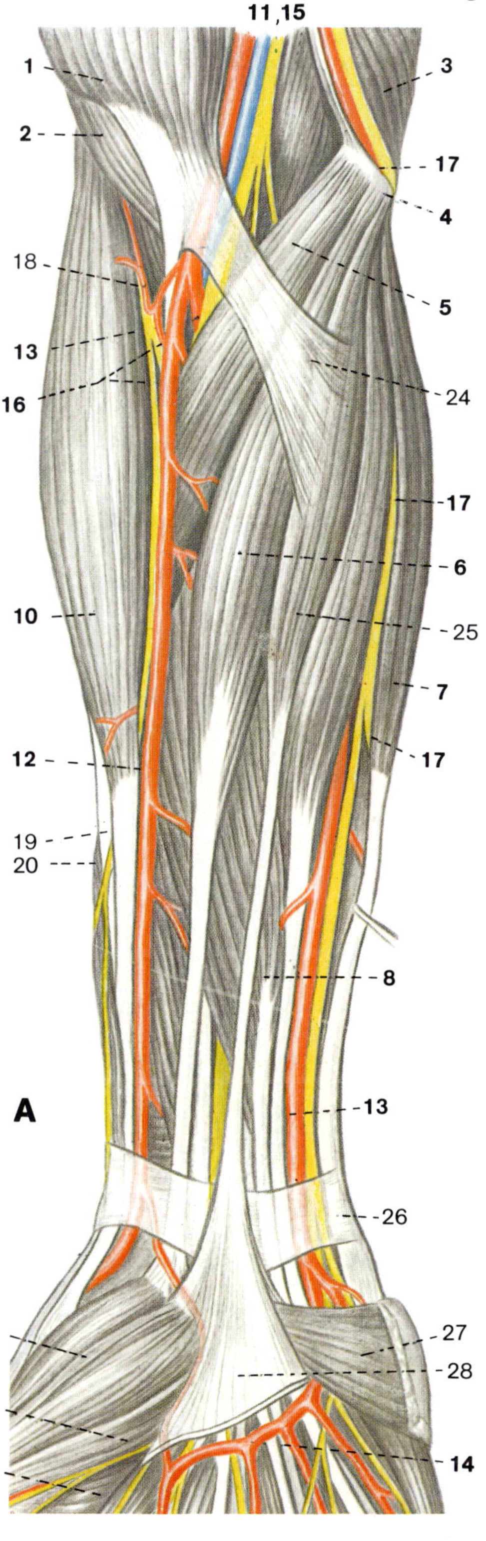
11,15
1
2
3
17
4
5
18
13
16
24
17
6
10
25
7
17
12
19
20
8
A
13
26
27
28
14

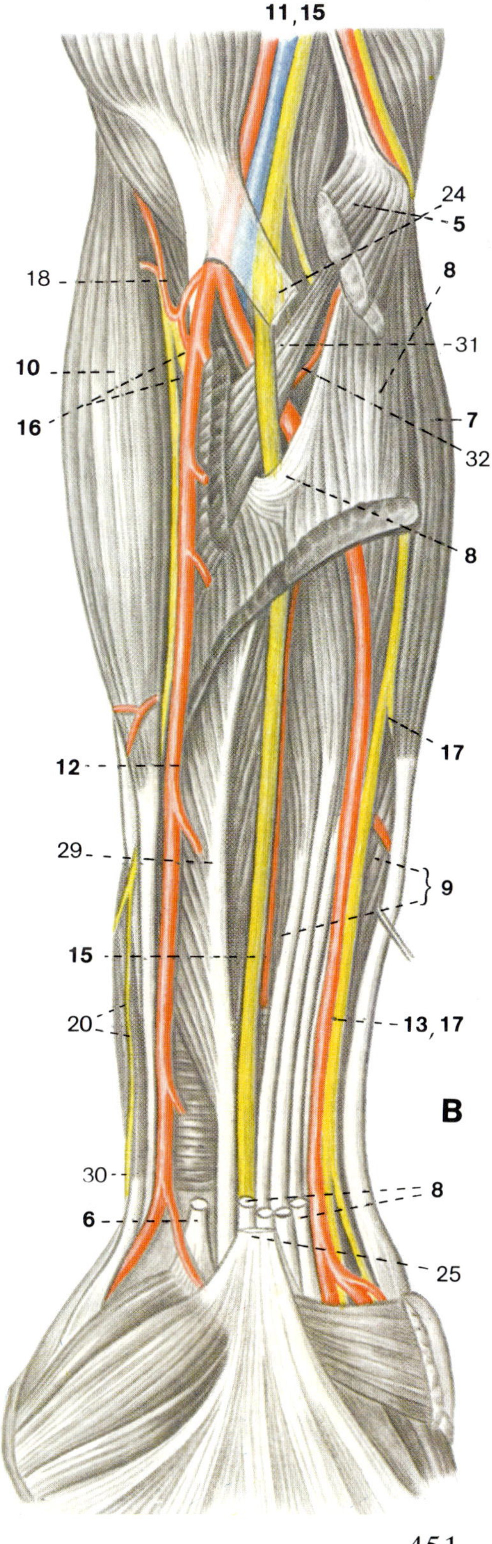
11,15
24
5
8
18
31
10
7
16
32
8
17
12
29
9
15
13,17
20
B
30
8
6
25

A Topographische Anatomie der Hohlhand: Schlagadern, Nerven, Sehnenscheiden. Die Venen sind der besseren Übersicht wegen weggelassen. Zur Erleichterung der Zuordnung ist die Haut mit ihren Beugefalten (die seit Jahrtausenden in der Handlesekunst eine Rolle spielen) durchsichtig dargestellt.

B Schema der Schlagaderbögen der Hohlhand (vgl. Abbildung A).

C Querschnitt durch das Grundglied eines Fingers (Vergrößerung etwa 2fach).

1	Speiche	Radius
2	Elle	Ulna
3	Erbsenbein	Os pisiforme
4	Sehnen der Fingerbeuger	[Tendines mm. flexorum]
5	Sehne des langen Daumenbeugers	(M. flexor pollicis longus)
6	Gemeinsame Sehnenscheide der Fingerbeuger	Vagina synovialis communis mm. flexorum
7	Sehnenscheiden der Fingerbeuger	Vaginae synoviales tendinum digitorum
8	Sehnenscheide des langen Daumenbeugers	Vagina tendinis m. flexoris pollicis longi
9	Speichenschlagader	A. radialis
10	Ellenschlagader	A. ulnaris
11	Oberflächlicher Hohlhandbogen mit daraus entspringenden handflächenseitigen gemeinsamen Fingerschlagadern	Arcus palmaris superficialis; Aa. digitales palmares communes
12	Tiefer Hohlhandbogen mit daraus entspringenden handflächenseitigen Mittelhandschlagadern	Arcus palmaris profundus; Aa. metacarpeae palmares
13	Handflächenseitige Fingerschlagadern	Aa. digitales palmares propriae
14	Mittelnerv des Arms („Medianus“)	N. medianus
15	Ellennerv („Ulnaris“)	N. ulnaris
16	Handflächenseitige Fingernerven	Nn. digitales palmares proprii
17	Verbindungsast zwischen Mittelnerv und Ellennerv	N. medianus, R. communicans cum n. ulnari
18	Ellenschlagader und Ellennerv: tiefe Hohlhandäste	A. ulnaris, R. palmaris profundus; N. ulnaris, R. profundus
19	Ellennerv, Ast zu den Kleinfingerballenmuskeln	N. ulnaris, R. muscularis
20	Vordere Zwischenknochenschlagader	A. interossea anterior
21	Herzlinie	[Linea mensalis]
22	Kopflinie	[Linea cephalica]
23	Lebenslinie	[Linea vitalis]
24	Handflächenseitige Mittelhandschlagader	A. metacarpea palmaris
25	Hauptschlagader des Daumens	A. princeps pollicis
26	Mittelnerv, Äste zu den Daumenballenmuskeln	N. medianus, Rr. musculares
27	Speichenschlagader, oberflächlicher Hohlhandast	A. radialis, R. palmaris superficialis
28	Distale Beugefalte des Handgelenks	[Linea rascetae]
29	Mittlere Beugefalte des Handgelenks	[Linea restricta]
30	Mittelnerv, Handflächenast	N. medianus, R. palmaris
31	Fingergrundglied	Phalanx proximalis
32	Fingerstrecksehne	[Aponeurosis dorsalis]
33	Haut	Cutis
34	Sehnengekröse	Mesotendineum
35	Blutgefäße und Nerven des Fingerrückens	A. digitalis dorsalis, V. digitalis dorsalis, N. digitalis dorsalis

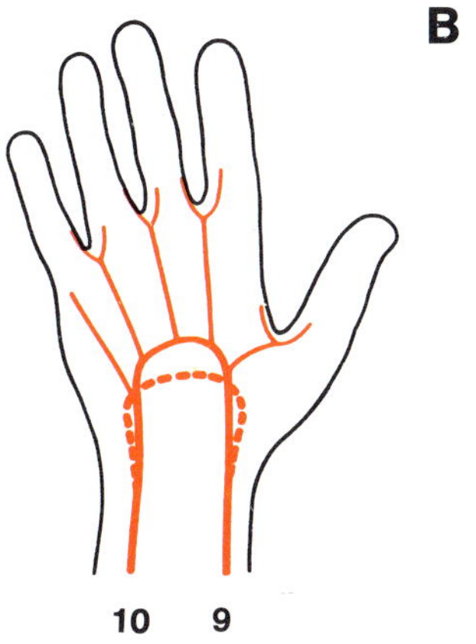
B
10
9

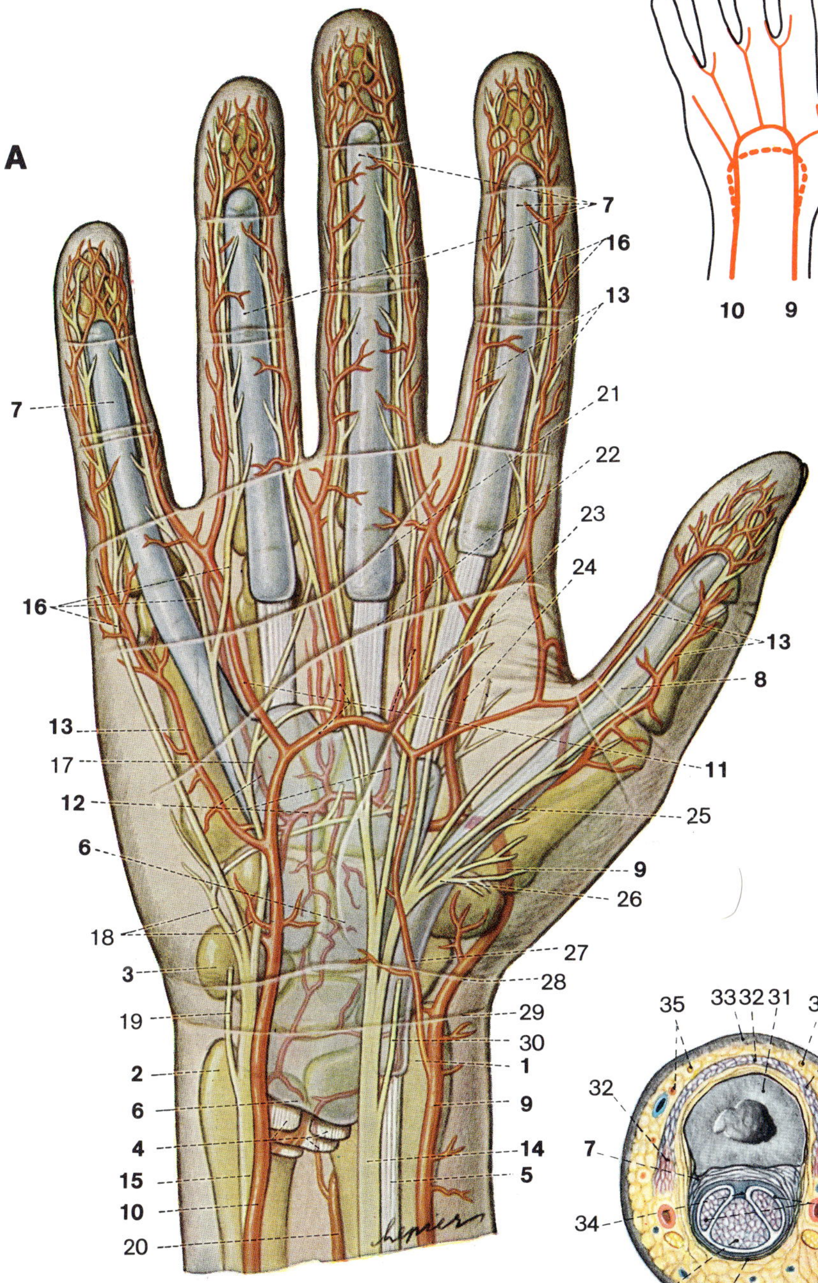
A
7
16
13
21
22
23
24
8
11
25
9
26
27
28
29
30
1
14
5
17
12
6
18
3
19
2
4
15
10
20

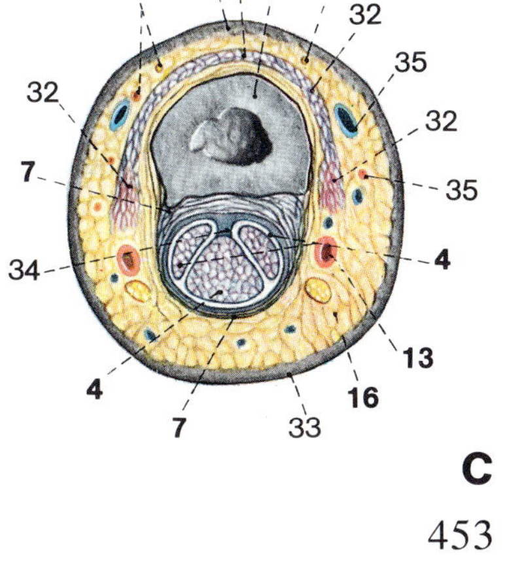
35
33
32
31
34
7
4
13
16
C

Aufgaben des Nervensystems sind die Koordination der einzelnen Organe zu einem funktionellen Ganzen und die Ermöglichung der Auseinandersetzung des Organismus mit seiner Umwelt durch Erwerben, Verarbeiten, Speichern und Wiederausgabe von „Informationen". In der Anatomie wird das Nervensystem gewöhnlich in drei Teile gegliedert: zentrales, peripheres und vegetatives Nervensystem.

Zentralnervensystem

Das Zentralnervensystem umfaßt das Gehirn (in der Schädelhöhle) und das Rückenmark (im Wirbelkanal). Nach der Farbe unterscheidet man die graue Substanz (vorwiegend Nervenzellen) und die weiße Substanz (vorwiegend Leitungsbahnen). Im Rückenmark ist die graue Substanz in einer „Schmetterlingsfigur" im Innern gelegen und wird von einem Mantel weißer Substanz (Bahnen vom und zum Gehirn) umgeben. Die „motorischen" Nervenzellen (für die Muskeln) sitzen im Vorderhorn der grauen Substanz, die motorischen Nervenfasern verlassen das Rückenmark über die vordere Wurzel. Die sensiblen Nervenfasern treten in das Rückenmark mit der hinteren Wurzel ein, in welcher das Spinalganglion mit den Nervenzellen liegt. Ein Teil der sensiblen Bahnen wird direkt mit den motorischen Bahnen im Rückenmark zu einem „Reflexbogen" zusammengeschaltet, der Großteil steigt jedoch auf zum Gehirn.
Das Gehirn kann man nach verschiedenen Gesichtspunkten gliedern, so z. B. in Großhirn, Kleinhirn, Zwischenhirn und Hirnstamm, wobei am Hirnstamm wieder folgende Abschnitte abzugrenzen sind: Mittelhirn, Brücke, verlängertes Mark. Das Großhirn als Sitz aller bewußten Funktionen ist der für den Menschen charakteristische Teil. Die graue Substanz mit den Nervenzellen bildet hier (wie auch beim Kleinhirn) die Hirnrinde, die weiße Substanz mit den verschiedenen Bahnen liegt im Innern (also umgekehrt wie im Rückenmark). Um Platz für die vielen Nervenzellen zu finden, ist die Hirnrinde in Windungen gelegt, zwischen denen Furchen einsinken. Nach der Lage im Schädel unterscheidet man am Großhirn einen Stirn-, Scheitel-, Hinterhaupt- und Schläfenlappen. Besonders wichtig sind die um die Zentralfurche gelegenen beiden Windungen: vordere und hintere Zentralwindung. Von der vorderen Zentralwindung gehen die Bahnen der Willkürmotorik aus, in der hinteren Zentralwindung enden die Bahnen der Oberflächensensibilität.
Im Zwischenhirn finden wir viele vegetative Zentren und die Steuerung der Hormondrüsen. Das Mittelhirn ist wichtige Schaltstelle für das optische und akustische System. Das Kleinhirn dient der Koordination der Körperbewegungen. Die Brücke ist ein Teil der Verbindung zwischen Groß- und Kleinhirn. Das verlängerte Mark ist, wie schon der Name sagt, in seinem Bau dem Rückenmark verwandt.

Peripheres Nervensystem

Das periphere Nervensystem stellt die Verbindung zwischen Zentralnervensystem und den Organen her. Der Mensch hat zwölf Paare von Hirnnerven (rechts und links aus dem Hirnstamm entspringend) und etwa 31–33 Paare von Rückenmarknerven (aus jedem Rückenmarksegment ein Nervenpaar: 8 Hals-, 12 Brust-, 5 Lenden-, 5 Kreuzbein-, 1–3 Steißbeinnerven).

Vegetatives (autonomes) Nervensystem

Das vegetative Nervensystem steuert die „vegetativen", nicht der Willkür unterlegenen Funktionen: Kreislauf, Atmung, Verdauung usw. Es ist in zwei Gegenspieler gegliedert: Sympathikus und Parasympathikus. Der Sympathikus läßt z. B. das Herz schneller schlagen, der Parasympathikus verzögert den Herzschlag. Die Sekretion der Verdauungssäfte wird vom Parasympathikus gefördert, vom Sympathikus gehemmt. Ein Großteil der parasympathischen Nervenfasern verläuft im zehnten Hirnnerv (Vagus). Der Sympathikus bildet einen „Grenzstrang" beidseits der Wirbelkörper.

Bildnachweis

Die Abbildungen entstammen den nachstehenden Quellen, wurden jedoch fast durchweg geändert. Soweit nichts anderes angegeben, sind die Bücher im Verlag Urban & Schwarzenberg, München-Wien-Baltimore bzw. Berlin-Wien, erschienen.

1 Arzt, L., K. Zieler (Hrsg.): Die Haut- und Geschlechtskrankheiten, Bd. 1. 1934.
2 Bauer, R.: Einführung in die Röntgendiagnostik innerer Organe. 1971.
3 Benninghoff, A., K. Goerttler: Lehrbuch der Anatomie des Menschen, Bd. 1, 10. Aufl. 1968.
4 Benninghoff, A., K. Goerttler: Lehrbuch der Anatomie des Menschen, Bd. 2, 8. Aufl. 1967.
5 Benninghoff, A., K. Goerttler: Lehrbuch der Anatomie des Menschen, Bd. 3, 8. Aufl. 1967.
6 Benninghoff/Goerttler: Lehrbuch der Anatomie des Menschen. Herausgegeben von H. Ferner, J. Staubesand. Bd. 2, 11. Aufl. 1977.
7 Benninghoff/Goerttler: Lehrbuch der Anatomie des Menschen. Herausgegeben von H. Ferner, J. Staubesand. Bd. 3, 10. Aufl. 1977.
8 Birkner, R.: Das typische Röntgenbild des Skeletts. 1977.
9 Blumberg, J.: Lehrbuch der topographischen Anatomie mit besonderer Berücksichtigung ihrer Anwendung. 1926.
10 Broman, I.: Cölom. In: L. Bolk, E. Göppert, E. Kallius, W. Lubosch (Hrsg.): Handbuch der vergleichenden Anatomie der Wirbeltiere, Bd. 3, S. 989–1018. 1937.
11 Broser, F.: Topische und klinische Diagnostik neurologischer Krankheiten. 1975.
12 Casper, L.: Lehrbuch der Urologie mit Einschluß der männlichen Sexualerkrankungen. 5. Aufl. 1932.
13 Fawcett, D. W.: Atlas zur Elektronenmikroskopie der Zelle. Übersetzt und bearbeitet von J. Staubesand. 1973.
14 Goecke, C.: Kleine Gynäkologie. 1972.
15 Harndt, R.: Die Kavitätenpräparation. In: D. Haunfelder, L. Hopfauf, W. Ketterl, G. Schmuth (Hrsg.): Praxis der Zahnheilkunde, Bd. 1, Tl. A9. 1976.
16 Heitzmann, C.: Atlas der descriptiven Anatomie des Menschen. 9. Aufl. von E. Zuckenkandl. Braumüller, Wien-Leipzig 1902/1905.
17 Hesse, I.: Bisher unveröffentlichte elektronenmikroskopische Fotos.
18 Hruby, K.: Kurze Augenheilkunde. 4. Aufl. 1972.
19 Huffmann, J. W.: Gynäkologie des Kindesalters. In: H. Schwalm, G. Döderlein, K. H. Wulf (Hrsg.): Klinik der Frauenheilkunde und Geburtshilfe, Bd. 1, S. 261–314. 1974.
20 Jonge, Th. E. de: Anatomie der Zähne. In: K. Häupl, W. Meyer, K. Schuchardt (Hrsg.): Die Zahn-, Mund- und Kieferheilkunde, Bd. 1, S. 169–232. 1958.
21 Kaboth, W., H. Begemann: Blut. In: O. H. Gauer, K. Kramer, R. Jung (Hrsg.): Physiologie des Menschen, Bd. 5. 1971.
22 Koch, Th.: Die Wiederbelebung. In: E. W. Baader, G. Lehmann, H. Symanski, H. Wittgens (Hrsg.): Handbuch der gesamten Arbeitsmedizin, Bd. 4, Tl. 1, S. 784–805. 1963.
23 Krause, R. (Hrsg.): Enzyklopädie der mikroskopischen Technik. 3. Aufl. 1926/1927.
24 Landois-Rosemann: Lehrbuch der Physiologie des Menschen. 28. Aufl. Bd. 1, 1960: Bd. 2, 1962.
25 Lehmann, J. C.: Die Chirurgie der Bauchwand. In: M. Kirschner, O. Nordmann (Hrsg.): Die Chirurgie, Bd. 1, S. 1–46, 2. Aufl. 1941.
26 Leiber, B.: Der menschliche Lymphknoten. 1961.
27 Leiber, B., Th. Olbert: Die klinischen Eponyme. 1968.
28 Leiber, B., G. Olbrich: Die klinischen Syndrome. Bd. 1, 5. Aufl. 1972.
29 Lewy, F. H.: In: Th. Brugsch, F. H. Lewy: Die Biologie der Person. 1926/1931.
30 Lippert, H.: Arterienvarietäten. 60 Beilagetafeln zu Medizinische Klinik, Bd. 62–64. 1967/1969.
31 Lippert, H., A. Luhmann: Bisher unveröffentlichte Fotos.
32 Marchesani, O., H. Sautter: Atlas des Augenhintergrundes, 2. Aufl. 1959.
33 Mathis, H.: Parodontopathien. In: R. Cobet, K. Gutzeit, H. E. Bock, F. Hartmann (Hrsg.): Klinik der Gegenwart, Bd. 2, S. 355–362. 1956.
34 Meyer, W.: Histologie der Zähne und des Gebisses. In: K. Häupl, W. Meyer, K. Schuchardt (Hrsg.): Die Zahn-, Mund- und Kieferheilkunde, Bd. 1, S. 253–296. 1958.

35 Meyer, W.: Entwicklung der Zähne und des Gebisses. In: K. Häupl, W. Meyer, K. Schuchardt (Hrsg).: Die Zahn-, Mund- und Kieferheilkunde, Bd. 1, S. 307–346. 1958.
36 Möbius, W.: Die Anwendung der Röntgen- und Strahlendiagnostik während Schwangerschaft, Geburt und Wochenbett. In: H. Schwalm, G. Döderlein, K. H. Wulf (Hrsg.): Klinik der Frauenheilkunde und Geburtshilfe, Bd. 6, S. 261–393. 1967.
37 Mörl, H.: Prophylaxe und Therapie von Gefäßwandveränderungen. Med. Klin. 73 (1978), 722–729.
38 Mutschelknauss, R.: Die Klinik der marginalen Parodontopathien und ihre pathohistologischen Grundlagen. In: D. Haunfelder, L. Hupfauf, W. Ketterl, G. Schmuth (Hrsg.): Praxis der Zahnheilkunde, Bd. 1, Tl. A 14. 1973.
39 Noltenius, H.: Biologie der Krankheiten. 1974.
40 Oehlert, W.: Speiseröhre, Magen und Darm. In: Büchner, F., E. Grundmann: Spezielle Pathologie, Bd. 1, S. 175–268. 5. Aufl. 1974.
41 Pabst, R., A. Luhmann: Bisher unveröffentlichte Fotos.
42 Patzelt, V.: Histologie, 3. Aufl. 1948.
43 Pernkopf, E.: Topographische Anatomie des Menschen. Bd. 1, 2. Aufl. 1943.
44 Pernkopf, E.: Topographische Anatomie des Menschen, Bd. 2, 2. Aufl. 1943.
45 Pernkopf, E.: Topographische Anatomie des Menschen, Bd. 3. 1952.
46 Pernkopf, E.: Topographische Anatomie des Menschen, Bd. 4. 1960.
47 Petermann, J.: Die Chirurgie des Bauchfells und des Netzes. In: M. Kirschner, O. Nordmann (Hrsg.): Die Chirurgie, Bd. 6, S. 111–208. 2. Aufl. 1941.
48 Pitzen, P., H. Rössler: Kurzgefaßtes Lehrbuch der Orthopädie, 13. Aufl. 1976.
49 Primer, G.: Einführung in die Bronchoskopie. 1978.
50 Rothschuh, K. E.: Theorie des Organismus. 2. Aufl. 1963.
51 Schütz, E., K. E. Rotschuh: Bau und Funktion des menschlichen Körpers. 10./11. Aufl. 1968.
52 Schultze, O.: Atlas und kurzgefaßtes Lehrbuch der topographischen und angewandten Anatomie, 4. Aufl. von W. Lubosch. Lehmann, München 1935.
53 Schumann, M.: Lehr- und Hilfsbuch für medizinisch-technische Assistentinnen. 1931.
54 Sobotta, J.: Atlas und Lehrbuch der Histologie und mirkoskopischen Anatomie, 4. Aufl. Lehmann, München 1929.
55 Sobotta, J., H. Becher: Atlas der Anatomie des Menschen, Bd. 1, 16. Aufl. 1967.
56 Sobotta, J., H. Becher: Atlas der Anatomie des Menschen, Bd. 2, 16. Aufl. 1965.
57 Sobotta, J., H. Becher: Atlas der Anatomie des Menschen, Bd. 3, 16. Aufl. 1962.
58 Soost, H.-J., P. Ziffer: Weibliches Genitale und Mamma. In: Krebsvorsorge und Krebsfrüherkennung. 1974.
59 Stein, E.: Technik der diagnostischen und therapeutischen Eingriffe in der Inneren Medizin. In: R. Cobet, K. Gutzeit, H. E. Bock, F. Hartmann (Hrsg.): Klinik der Gegenwart, Bd. 5, S. 639–712. 1963.
60 Strohal, R.: Manuelle Therapie bei Wirbelsäulenerkrankungen. 1973.
61 Tandler, J.: In: A. Bum (Hrsg.): Handbuch der Krankenpflege, 2. Aufl. 1922.
62 Toldt, C.: In: The Urban & Schwarzenberg Collection of Medical Illustrations Since 1896. 1977.
63 Urbantschitsch, V.: Lehrbuch der Ohrenheilkunde. 5. Aufl. 1910.
64 Vogelsang, H.: Bisher unveröffentlichte Computertomogramme.
65 Wallraff, J.: Leitfaden der Histologie des Menschen. 8. Aufl. 1972.
66 Weibel, W.: Lehrbuch der Frauenheilkunde, 7. Aufl. 1944.
67 Wendt, G. G., U. Theile: Humangenetik und prophylaktische Medizin. In: R. Cobet, K. Gutzeit, H. E. Bock, F. Hartmann (Hrsg.): Klinik der Gegenwart, Bd. 11, S. 283–356. 1974.
68 Wicke, L.: Atlas der Röntgenanatomie. 1977.
69 Lippert, H., A. Buchhorn: Bisher unveröffentlichte Fotos.
70 Schmidtke, I.: Diagnostik, Beurteilung und Therapie des Lymphödems der unteren Extremitäten. Med. Klin. 71 (1976), 1351–1364.

Auf den folgenden beiden Seiten ist für jede Abbildung die Herkunft angegeben: Die Ziffern vor den Buchstaben bedeuten die Seite in diesem Buch, die Buchstaben bezeichnen die Abbildung, die hochgestellten kleinen Ziffern beziehen sich auf die Nummern des voranstehenden Literaturverzeichnisses. Beispiel: 93 A, C^{3}, B^{31}, D^{66} = auf Seite 93 stammen die Abbildungen A und C aus Benninghof (Nr. 3 des Literaturverzeichnisses), D aus Weibel (66), B ist ein bisher unveröffentlichtes Foto des Verfassers (31).

Seite	Abbildung
11	A–D, H–M[42], E–G[23], N[31]
13	A[17], B[65]
15	A[39], B, C[42], D, E[17]
17	A, B[42], C, D[17]
19	A, D[13], B[4], C[6]
21	A–E[3], F–N[41]
23	A–C[67], D, E[32]
25	A–F[39]
27	A–G[65], H[54], J[5], K[42]
29	A–D[65], E[53], F, G[42], H[23]
31	A–F[65], G–K[44]
33	A, B[65], C, D[3], E–H[42]
35	A[23], B, C[3], D[54]
37	A, B[3], C, D[65], E[17]
39	A[3], B[17], C–F[28]
41	A[65], B[42], C–E[3]
43	A, C[3], B[23]
45	A[42], B, C[65], D, E[55]
47	A[4], B[54], C[65]
49	[21]
51	[21]
53	A, B, D, F, G[3], C[23], E[65]
55	A[54], B[66], C[23], D, E[65]
57	A, E[5], B[51], C[23], D[65], F, G[42]
61	A–F[3], G[55]
63	A, C–E[3], B, F[8]
65	A–D[3], E–G[48]
67	A–C[3]
69	A, B[3], C[60], D–O[48]
71	A, B[61], C, D[3]
73	A–C, E, F[3], D[61]
75	A[3], B[51], C–E[22]
77	A–D[3]
79	A–C[3]
81	A[55], B[25], C[3]
83	A–C[3]
85	A, B[9], C–G[3]
87	A, B[3], C[68]
89	A[61], B[9], C[31]
91	A–D[3]
93	A, C[3], B[31], D[66]
95	A–F[3]
97	A–G[3]
99	A, E[3], B, C[59], D[48]
101	A–E[3]
103	A, B, D[3], C[8]
105	A[8], B[9], C–G[3]
107	A[8], B, C[3]
109	A–F[3]
111	A–C[3]
113	A, C, D[3], B[8]
115	A, B[3], C[9]
117	A, C–J[3], B[8]
119	A[64], B–D[3], E[28]
129	A, C, D[3], B[9]

Seite	Abbildung
123	A, B, D–G[3], C[8]
125	A–C[3]
127	A–G[3]
129	A–F[3]
131	A–C[3], D[55]
133	A–E[3]
135	A, C–E[3], B[9]
137	A–G[3]
139	A, B[8], C[43], D, E[3]
141	A[46], B–E[3]
143	A, B[8], C[3], D[6]
145	A, B[46]
147	A, B[46], C, D[3]
149	A–G[3]
151	A–D[3]
153	A[45], B–E[3]
159	[61]
161	A, B[61], C, D[3]
163	[61]
165	A[61], B–D[4]
169	A, C–H[34], B[20], I[56]
171	A[65], B[4], C[15], D, E[38], F[33]
173	A, D, E[4], B[6], C[56]
175	A–J[35], K, L[8]
177	A, B[4], C[24], D[54]
179	A[4], B[56], C–H[24]
181	A[9], B, C[4]
183	A[52], B[4], C[54]
185	A[56], B[61], C[31]
187	A, E[4], B–D[2]
189	A[4], B[56], C, D[54], E[40]
191	A–C[4]
193	A[4], B, D[54], C[61]
195	A, B[2], C[4], D[54], E[40]
197	A, D[4], B[54], C[2], E[55]
199	A[47], B–E[4]
201	[56]
203	A[44], B[4]
205	A[4], B[54]
207	A[65], B[54]
209	A, D, E[4], B[2], C[54]
211	A[56], B[4]
215	A[4], B, D[42], C[54]
217	A[4], B[65], C[57], D[8], E[6]
219	A, C[56], B[54]
221	A, B[65]
223	A, B[56], C[54], D, E[42]
225	A, B, F–H[51], C–E[28]
229	A[46], B[61], C[4], D[56]
231	[56]
233	A, B[56], C, D[4]
235	A–C, G–J[4], D–F[56]
237	[68]
239	A–C[56]
241	A–C[9], D–L[4]
243	A, B[4], C[42]

Seite	Abbildung
245	A, B[31], C, D[49]
249	A, C–E[4], B[56]
251	A[4], B, C[42]
253	A, B[54], C[56]
255	[56]
257	A, B[31]
259	A[12], B[54], C, D[2]
261	A–D[4], E[54]
263	A, C–F[4], B[44]
265	A[56], B[4], C[41], D[54]
267	A–F[4]
269	A, B[56]
271	A, B[56], C[31]
273	A, B[4], C[6]
275	A[56], B, C[4]
277	A[4], B–D[54], E[24]
279	A[56], B[54]
281	A[51], B[68], C[9]
283	A, B[4], C[54]
285	A, B[65], C[24]
287	A–D[56], E[6]
289	A[56], B–G[19], H-K[28]
291	A[56], B[4]
293	A[14], B–G[42]
295	A, B[51], C–E[66], F[42], G[10], H[6]
297	A[4], B–D[66], E[69], F[36]
299	A[65], B[31], C, D[66]
301	A–F[66]
303	A–F[66], G–J[4]
305	A[66], B[4], C[51]
309	A[57], B, C[4]
311	A, B[57]
313	A[9], B–D[2]
315	A[61], B, C[24], D[6], E[4]
317	A[57], B, C[4]
319	A, B[54], C–G[24], H[4], J[57]
321	A[57], B, D[30], C[4]
323	A, B[31]
325	A[42], B–E[4]
327	A, C[4], B[54], D–G[37]
329	A–C[4]
331	A[4], B[62], C[16]
333	[68]
335	A[61], B, C[4]
337	A[1], B[4], C[57]
339	[57]
341	A[57], B[4], C[42]
345	A[61], B[68]
347	A[1], B[26], C[4], D[65], E[70]
349	A[54], B[4], C[16]
351	A[54], B[42]
353	A[4], B[56], C[31]
357	A–E[5], F[51]
359	A–C[54], D, E[24]
361	A, B, E, F[5], C[42], D[54]

Bildnachweis

Seite	Abbildung
363	A, D[54], B, C[5]
365	A, C, D[31], B[57]
367	A, B[54], C–E[5]
369	A[5], B–H[58], J[68]
373	[42]
375	A[54], B[65], C[32], D, E[5]
377	A, D[57], B[54], C[5]
379	A, C[31], B[46]
381	A[57], B–F[51]
383	A, B, D[5], C[57], E[54]
385	A, B[57], C–G[18]
387	A[5], B[57], C[31], D[54]
389	A[46], B[5], C[57]
391	A[46], B, E, F[5], C[8], D[4]
393	A[46], B[42]
395	A–F[5], G[63]
397	A[57], B, D[42], C[5]
401	A[57], B[9], C–K[5]
403	A, B, D, E[5], C[43]
405	A[54], B[43]
407	A[5], B[28], C[57], D, E[42]
409	A[1], B–D[5], E[54]
411	A–C[29], D[46]
413	A–C[5]
415	A[57], B, C[64]
417	A[46], B[24], C[31]
419	A[24], B[50], C[54]
421	A[57], B–D[64], E–G[5]
423	A, B[5], C[31]
425	A, D[5], B, C[46], E[31]
427	A[5], B[7], C[16], D[31]
429	[11]
431	A, B[5], C[57]
433	A[57], B[5], C, D[27]
435	A, B[5], C[57]
437	A[5], B[57]
439	A[57], B[9]
441	A[57], B[9]
443	A, B[5], C[61]
445	A, B[9]
447	A, B[9]
449	A–C[5]
451	A, B[9]
453	A[57], B[30], C[43]

Sachverzeichnis

O